LES

GRANDS ÉCRIVAINS

DE LA FRANCE

NOUVELLES ÉDITIONS

PUBLIÉES SOUS LA DIRECTION

DE M. AD. REGNIER

Membre de l'Institut

MÉMOIRES

DE

SAINT-SIMON

TOME III

PARIS. — TYPOGRAPHIE A. LAHURE

Rue de Fleurus, 9

MÉMOIRES

DE

SAINT - SIMON

NOUVELLE ÉDITION

COLLATIONNÉE SUR LE MANUSCRIT AUTOGRAPHE

AUGMENTÉE

DES ADDITIONS DE SAINT-SIMON AU JOURNAL DE DANGEAU

et de notes et appendices

PAR A. DE BOISLISLE

Et suivie d'un Lexique des mots et locutions remarquables

TOME TROISIÈME

PARIS

LIBRAIRIE HACHETTE ET Cie

BOULEVARD SAINT-GERMAIN, 79

1881

AVERTISSEMENT

Il s'est écoulé un trop long intervalle de temps
la publication de nos deux premiers volumes, pou
nous ne désirions pas faire connaître la cause princ
de ce retard. Le tome III était déjà en préparation l
que, vers le commencement de l'année 1880, se sont
ouvertes les portes du Dépôt des Affaires étrangères, où
gisaient, depuis cent vingt ans, derrière des murs im-
pénétrables et sous de solides serrures, les manuscrits
enlevés, par l'ordre de Louis XV, aux héritiers de Saint-
Simon. Nous n'insisterons pas ici sur cet heureux dénoue-
ment de la campagne de revendication qui, commencée,
il y a plus d'un demi-siècle, par le général de Saint-
Simon, et reprise en dernier lieu par M. Armand Baschet, a été enfin couronnée de succès le lendemain du
jour où nous nous plaignions, dans l'Avant-propos du
tome Ier, de n'avoir pu vaincre une consigne injusti-
fiable; mais on nous permettra du moins d'exprimer,
pour notre compte, une vive gratitude aux confrères en
histoire qui se sont associés à nos réclamations, aux
membres des Compagnies savantes et aux écrivains qui
ont bien voulu y intéresser le public, et tout particulièrement au Ministre qui nous a donné gain de cause,
comme à ceux de ses collaborateurs qui se sont empres-
sés de nous faire regagner autant que possible le temps
perdu.

Mais un pareil surcroît de matériaux mis à notre disposition augmentait singulièrement la tâche : il a fallu
d'abord pratiquer des reconnaissances préalables, puis
poser les bases d'un inventaire, le faire exécuter, établir les références entre les *Mémoires* et les nouveaux
papiers, où une grande partie de ces mêmes *Mémoires*
se retrouvait à l'état de fragments épars, sous une forme
primitive ou sous plusieurs formes successives, et enfin
faire faire la transcription des pièces, des fragments qui,
sans sortir du cadre adopté pour notre édition, pouvaient
être immédiatement mis à profit dans l'Appendice du
tome III ou dans les compléments des deux Appendices
précédents. Bien que cette besogne ait été facilitée par
l'obligeance inépuisable des conservateurs du Dépôt, et
qu'elle se trouve aussi simplifiée par les publications
entreprises de côté ou d'autre, des mois se sont passés
avant que nous pussions, sûrs d'un butin devenu magnifique, revenir au volume que nous préparions. Plus tard,
pour la mise en œuvre, il s'est produit, c'était chose
inévitable, des hésitations, des tâtonnements, c'est-à-dire
d'autres pertes de temps fort regrettables. On sait que
les dimensions de notre plan, quoique sagement et prudemment réduites, ne laissaient pas d'inquiéter encore
et nos amis et nous. Il s'agissait donc de ne point élargir
inconsidérément ce cadre, et de fournir néanmoins au lecteur des *Mémoires* tout ce qui, dans les nouveaux papiers
de Saint-Simon, peut être nécessaire ou sérieusement
utile. Les notes et les appendices du tome III feront
voir si nous avons bien compris nos obligations nouvelles. Notre règle générale est de renvoyer aux textes
publiés, ou même à ceux qui sont encore inédits, mais
facilement abordables, plutôt que d'encombrer le bas des

pages et la fin des volumes. Sauf de rares exceptions, nous suivrons le même système pour tout ce qui a été imprimé ou s'imprimera des papiers des Affaires étrangères, soit dans des revues, soit en ouvrages séparés, comme les *Écrits inédits de Saint-Simon*, que publie M. Faugère et qui sont parvenus actuellement à leur troisième volume.

Plus ces publications se multiplieront, plus notre fardeau personnel s'allégera : aussi est-ce un devoir pour nous, non seulement de les accueillir avec gratitude, mais d'en provoquer de nouvelles et d'en favoriser l'exécution autant que nous le pourrons.

Ce que nous disons ici surtout pour les manuscrits sortis de la plume même de Saint-Simon s'étend à tous les textes quelconques qui intéressent l'histoire des dix-septième et dix-huitième siècles. Nous souhaitions, par exemple, en 1879, que les mémoires inédits du marquis de Sourches vinssent prendre place à côté du *Journal de Dangeau*, ce guide si sûr. Notre satisfaction est grande d'annoncer qu'ils commenceront très prochainement à paraître par les soins de la maison même qui édite les *Mémoires* et les *Écrits inédits de Saint-Simon;* et j'ajoute que, n'ayant pas été absolument étrangers à cette louable entreprise, nous avons pu en profiter au fur et à mesure que le tome Ier s'imprimait à côté de notre tome III.

J'en dirai autant d'un manuscrit de haut intérêt, la *Relation de la cour de France en* 1690, par l'allemand Ézéchiel Spanheim, dont M. Charles Schefer, de l'Institut, fait en ce moment la publication pour la Société de l'Histoire de France et qu'il y aura lieu souvent de citer en regard des portraits de Saint-Simon.

Bientôt aussi commencera l'impression de cette cor-

respondance de la marquise de Balleroy qui a été déjà
mise en relief par MM. Aubertin et Chéruel, et qui, imprimée intégralement, rendra les meilleurs services au
commentateur de la seconde moitié des *Mémoires*.

Comme les publications s'attirent en quelque sorte
les unes les autres, il est probable, il est même déjà
certain, que l'histoire du temps dont Saint-Simon est
et restera le peintre incomparable va s'enrichir de toutes
parts. Nombre de documents ou d'études sur cette époque, ayant vu le jour dans les deux dernières années, ont
déjà servi à notre annotation; puisse le futur tome IV
bénéficier de la continuation de cet heureux mouvement !

Avant d'en finir avec ce sujet, il faut encore annoncer
à qui l'ignorerait que l'édition in-12 des *Mémoires* due à
la collaboration de M. Chéruel et de feu Adolphe Regnier
fils (1873-1875), cette édition à laquelle se rapportent
tous nos renvois pour la suite des *Mémoires*, s'est augmentée, en 1881, de la Table alphabétique dressée par
M. Jules Guérin et annoncée à la page ııı de notre tome Iᵉʳ.
On comprend que, dès à présent, cette table, commode
et nécessaire pour les recherches personnelles des pos-
sesseurs de l'édition de 1873, est surtout d'un usage
constant et fructueux pour le commentateur, qui ne pouvait avoir aucune confiance dans les anciens index.

En ce qui touche l'annotation du présent volume,
comme elle est conçue et établie d'après des principes
suffisamment exposés dans l'Avant-propos, je n'aurai à
faire qu'une ou deux observations.

Mais d'abord je dois revenir sur un point important
de cet Avant-propos. Quelques critiques, de ceux mêmes
qui ont fait le plus bienveillant accueil à nos premiers

volumes, m'ont reproché d'avoir dit que, « sans Dangeau,
on n'aurait peut-être pas eu les *Mémoires de Saint-
Simon.* » Ce que nous connaissons maintenant des papiers
de notre auteur fait voir que certainement, et quoi qu'il
dise en divers endroits, il n'avait ni commencé la rédaction régulière de ses Mémoires, ni même songé à cette
entreprise, avant d'avoir eu communication et copie du
Journal. Alors même que le manuscrit de Dangeau se
trouva entre ses mains, il ne voulut d'abord qu'annoter, commenter, rectifier ou contredire, par des « Additions », certains passages du manuscrit dont la forme
et le caractère lui semblaient, dit-il, si fort « au-dessous
du médiocre, » bien que le fond fût pour lui un secours
nécessaire, une mine facile à exploiter. Sur ces entrefaites, les continuateurs de l'*Histoire généalogique* du
P. Anselme et de du Fourny ayant terminé leur œuvre
(1733), Saint-Simon se trouva peu satisfait de ce qu'ils
avaient dit des ducs et pairs, encore moins de leur volume des chevaliers du Saint-Esprit, et, regrettant en
outre qu'ils n'eussent pas fait droit à ses propositions
ou réclamations en faveur des charges de la couronne
qui n'avaient aucune place dans l'ouvrage, il entreprit
de reprendre et compléter par lui-même, comme biographie et comme histoire, ces articles des ducs, des
chevaliers du Saint-Esprit et des officiers de la couronne
qu'on n'avait traités qu'à un point de vue purement généalogique, ou qui même faisaient lacune. Ce fut seulement après avoir poussé fort loin ce travail d'une part,
et d'autre part les Additions à Dangeau, que l'idée lui
vint de donner une forme plus régulière, en même
temps que plus personnelle, à ses souvenirs, aux portraits, aux anecdotes, aux considérations, aux digres-

sions qu'il éparpillait jusque-là, sans suite et sans liaison,
dans ses portefeuilles ou sur sa copie du manuscrit de
Dangeau. Et, je le répète, avec plus d'assurance encore
qu'en 1879, maintenant que j'ai mûrement étudié la
masse énorme de papiers conservée aux Affaires étrangères, tout nous prouve qu'il a pris pour se guider dans
la contexture de son œuvre définitive les éphémérides du
véridique et exact marquis, et qu'il n'a pu faire autrement. Nulle part on ne trouve la moindre trace de *Mémoires*, au sens véritable du mot, qui aient été com-
mencés en 1694 et continués depuis lors. En effet, ce
ne sont point des *Mémoires*, ces pièces éparses sur les
faits de guerre ou les événements politiques qui intéres-
saient personnellement le duc, ces mémorandums à l'u-
sage des princes ses amis ou de l'héritier de la couronne,
ces factums (on n'a point de terme plus propre) sur les
questions de préséance et de cérémonial où l'ordre des
ducs et pairs se trouvait continuellement engagé. Sont-
ce davantage des *Mémoires*, ces « Courtes notes sur les
Duchés-pairies, » ou ces « Légères notions sur l'ordre
du Saint-Esprit, » qui, paraphrase animée de l'*Histoire
généalogique*, en égalent presque les dimensions; ou
bien ces Additions, indépendantes les unes des autres,
qui viennent donner la vie, de distance en distance, au
monotone journal de Dangeau? Et si, au contraire, on
examine attentivement le texte des *Mémoires*, où se retrouvent, remaniés dans un ordre chronologique, et enfin
rapprochés, enchaînés, soudés les uns aux autres, la
plupart de ces morceaux détachés que les papiers inédits
nous présentent dans leur forme première, avec une destination tout autre ; si, en même temps, on suit, sur une
ligne parallèle, les articles quotidiens du *Journal de Dan-*

geau, à chaque instant il ressort de cette comparaison que tout ou presque tout ce qui forme la trame du récit historique de Saint-Simon est emprunté à Dangeau, y compris même des expressions, des membres de phrase entiers, et jusqu'aux tours par le temps présent dont naturellement l'auteur du *Journal* se servait chaque soir en consignant ses souvenirs de la journée. N'est-il donc pas permis de croire et de dire que, sans ce guide, sans cette trame, quels que fussent le talent de Saint-Simon, sa verve, sa connaissance des faits, des choses, des personnes, sa vigueur de plume, son génie enfin, il lui eût été impossible de reconstituer, à un demi-siècle d'intervalle, le fond de son récit, et qu'il n'eût eu ni le courage ni même le moyen de reprendre la filière de ses souvenirs?

Mais j'espère traiter bientôt cette question aussi complètement qu'elle le mérite, puisqu'il ne s'agit de rien moins que de la constitution fondamentale des *Mémoires*, et par conséquent de leur valeur historique : pour le moment, il suffira qu'ayant exposé de nouveau d'où me viennent et sur quoi s'appuient mes convictions, je renvoie ici, d'une manière générale, à maint et maint passage du tome III, où les notes montreront, de façon à n'en pouvoir douter, que, toutes les fois que notre auteur veut reprendre la suite chronologique des événements, c'est-à-dire la trame de son récit, il est obligé de recourir à Dangeau.

En ce qui concerne le commentaire philologique et grammatical, on verra que les notes ont considérablement augmenté en nombre et en importance; mais personne assurément ne s'en plaindra, et personne même n'en peut être surpris. Étant données les dimensions des *Mémoires* et par suite la durée probable de la publication, pouvions-nous renvoyer le lecteur au futur lexique pour nombre de renseignements ou d'explications que la langue, les locutions et les constructions de Saint-Simon, si souvent étranges et embrouillées, rendent nécessaires en regard du texte même? Ces notes, comme on peut s'en souvenir, sont du ressort particulier de M. Regnier, qui a bien voulu se charger de tout ce qui, dans le commentaire, a rapport à la langue. Sans rendre par là inutile le lexique à venir, sans rien ôter de son intérêt ni de son importance au travail d'ensemble qui doit se faire en son temps, M. Regnier donnera désormais à cette partie de l'édition toute l'extension qu'elle comporte. Si considérable que puisse devenir ainsi sa tâche personnelle, nos lecteurs peuvent être assurés, comme je le suis moi-même, que sa surveillance n'en continuera pas moins à s'exercer activement sur tous les autres détails d'un labeur qui trouve dans cette haute direction une précieuse garantie, et je dois être le premier à en exprimer une profonde gratitude.

A. DE BOISLISLE.

MÉMOIRES

DE

SAINT-SIMON

L'année 1696 commença par un petit dégoût à des gens qui n'y étoient pas accoutumés. Le Roi donna l'Ordre à Monsieur de Noyon et à Guiscard, et, à la cérémonie, les cardinaux d'Estrées et de Fürstenberg n'eurent qu'un banc, comme tous les autres chevaliers[1]. Peu à peu[2] cette dignité, habile en usurpations et heureuse à les tourner en droits[3], avoit trouvé moyen d'avoir[4] chacun un siège

1696.

Banc, au lieu
de ployant,
aux cardinaux
aux
cérémonies

1. Voyez le *Journal de Dangeau*, tome V, p. 331 et 339, la *Gazette d'Amsterdam*, 1696, Extraordinaire III, etc. La cérémonie eut lieu, comme d'habitude, le 1ᵉʳ janvier. Dangeau dit : « Les cardinaux.... n'ont point eu de sièges pliants ; on leur a donné un banc, comme aux autres chevaliers. MM. les cardinaux d'Estrées et de Fürstenberg y étoient. » — On trouvera un plan de la séance à la chapelle dans le volume 32 des Papiers de Saint-Simon, aux Affaires étrangères, fol. 231.

2. Le second *peu* est écrit en interligne.

3. Voyez l'article des cardinaux dans les *Projets de gouvernement du duc de Bourgogne*, publiés par M. P. Mesnard, p. 102-107, et divers passages des *Mémoires* cités dans le commentaire, *ibidem*, p. 255-258.

4. Devant *avoir* Saint-Simon avait d'abord écrit *de*.

ployant[1] à leur place auprès de la crédence[2] de l'autel, comme Monseigneur[3] et Monsieur et la maison royale en ont[4] auprès du Roi, qui, à la fin, le trouva mauvais et le leur ôta[5]. Ils l'avalèrent sans oser dire mot[6].

Au chapitre qui précéda cette cérémonie[7], le Roi nomma à l'Ordre le duc Lanti[8], dont la femme[9] étoit sœur[10] de la

1. L'Académie (1694) dit que *ployer* « n'est plus guère en usage, » et écrit, ainsi que Furetière (1690) : un *siège pliant* (de même Dangeau, tome V, p. 339 et 360, et Sainctot, ms. Fr. 14 117, p. 83), ou un *pliant* (Molière, *la Comtesse d'Escarbagnas*, scène v) ; Saint-Simon préfère habituellement la forme vieillie *ployant* (voyez ci-après, p. 62, et les *Projets de gouvernement*, p. 63 ; c'est à tort que M. Littré a lu, dans le premier de ces deux passages : *un pliant*).

2. *Crédence*, « petite table qu'on met de chaque côté de l'autel, où l'on pose les chandeliers, bassin, burettes. » (*Furetière*.)

3. *Mons* a été corrigé en *Mgr*. — 4. *Ont* au-dessus de *a*, biffé.

5. Cela avait été notifié la veille (*Dangeau*, tome V, p. 331).

6. Dans sa Table alphabétique générale (tome XX, p. 121), Saint-Simon, en analysant ce passage, ajoute que le nouvel ordre de choses « a subsisté jusqu'à ce que le cardinal Fleury, premier ministre de son successeur (du successeur de Louis XIV), leur ait fait reprendre (aux cardinaux) le tabouret. » Comparez la suite des *Mémoires*, tome V, p. 181, tome IX, p. 420, etc., le *Journal de Dangeau*, tome XV, p. 356, et, sur le règlement des cérémonies de l'Ordre, un passage des *Projets de gouvernement*, p. 147-149. Il faut ajouter que l'on ne faisait pas de différence entre *pliant* et *tabouret* : voyez l'Addition 188 (ci-après, p. 373).

7. Ce fait est encore pris du *Journal de Dangeau*, tome V, p. 329 et 339.

8. Don Antoine Lanti della Rovere, duc de Bomarse, marquis de la Roche-Sinibaldi, connu d'abord sous le nom de prince de Belmonte. Il mourut à Rome le 5 mai 1716. Son portrait au lavis est dans le ms. Clairambault 1170, fol. 9, avec une légende qui dit que ses preuves furent admises le 10 juin 1696. Depuis longtemps, raconte Dangeau, il avait arboré les armes de France sur son palais de Rome.

9. Louise-Angélique de la Trémoïlle, dite Mlle de Noirmoutier, mariée par procuration le 11 novembre 1682 (*Mercure*, novembre 1682, p. 154), et morte à Paris le 25 novembre 1698, à l'âge de quarante-trois ans. M. Geffroy a publié en 1859, en tête de ses *Lettres inédites de la princesse des Ursins*, plusieurs lettres à la duchesse Lanti, écrites entre 1685 et 1693, et il a en outre emprunté un certain nombre d'autres documents aux archives du duc Lanti actuel.

10. Saint-Simon a écrit, par distraction · « dont la sœur étoit femme ».

duchesse de Bracciano[1], qui l'y servit fort par elle et par
ses amis[2]. Il étoit à Rome, et l'y reçut au grand contentement du cardinal d'Estrées, ami intime de la duchesse
de Bracciano[3], et[4] qui y avoit le plus travaillé[5]. Ces Lanti
ne sont rien du tout : ils ont pris le nom della Rovere[6]
parce qu'ils en ont eu une mère[7], et ces Rovere eux-
mêmes étoient de la lie du peuple avant leur pontificat[8].

à l'Ordre; son
extraction.

[Add. S^tS. 136
et 137]

1. Voyez notre tome II, p. 260, note 4. C'est en 1696, et non,
comme nous l'avons dit, en 1698, que, par suite de la vente du duché
de Bracciano, le duc et la duchesse prirent le titre princier des Ursins
(*Cabinet historique*, tome XI, p. 309). Saint-Simon se trompe sur
ce point (tome II de 1873, p. 32, et Addition à Dangeau, 17 décembre
1687), et nous donnerons plus loin (p. 171, note 2) une lettre de
l'année 1696, qui est signée : LA PRINCESSE DES URSINS. Mais, en France,
on conserva longtemps encore à la princesse son premier titre : voyez
une lettre de 1701, dans le *Sévigné*, tome X, p. 465.

2. Comparez, dans la suite des *Mémoires*, le tome II de 1873, p. 14
et 145, et le tome XVIII, p. 19. — La *Gazette d'Amsterdam* avait annoncé
dès 1690, dans sa correspondance de Paris du 21 octobre, que le Roi
avait promis à Mme de Bracciano de donner l'Ordre à son beau-frère
et d'être parrain de la fille de celui-ci, et l'on voit, dans les *Lettres
inédites de la princesse des Ursins* (p. 8-10), que, vivement pressé par
Mme de Bracciano, lors de la promotion de décembre 1688, il avait
exprimé en public son regret de n'y pas faire figurer le duc Lanti.

3. Sur les séjours du cardinal d'Estrées à Rome et sur ses relations
avec Mme des Ursins, voyez la suite des *Mémoires*, tome X, p. 351,
352 et 354, les *Mémoires de Berwick*, p. 359 et 360, et les *Mémoires du
duc de Luynes*, tome XVI, p. 293. Selon l'Addition indiquée ici, n° 136,
et une autre grande Addition sur ce cardinal (*Dangeau*, tome XV,
p. 309), c'est lui qui trouva pour la duchesse un second mari, alors
qu'elle était veuve de M. de Chalais et « errante à Rome. » Antérieurement, le cardinal de Retz avait été de même familier et assidu chez elle.

4. *Et* est écrit en interligne.

5. La suite de ce paragraphe a été citée comme exemple des procédés de travail de Saint-Simon, dans un article de la *Revue d'Édimbourg*
traduit, en mars 1864, par la *Revue britannique*, et reproduit en partie
par M. Chéruel, dans *Saint-Simon considéré comme historien*, p. 168-171.

6. Saint-Simon a écrit : *Rovéré*, comme on prononce en italien.

7. Voyez un tableau de la parenté des Lanti et des la Rovere avec
les Médicis, en 1700, au Cabinet des titres, dossier ROVERE (LA), fol. 34.

8. Saint-Simon est ici d'accord avec la généralité des historiens et

François della Rovere[1], qui fut pape en 1471[2], et qui le
fut quatorze ans[3], sous le nom de Sixte IV, étoit fils d'un
pêcheur des environs de Savone[4], et ce furieux Jules second[5], pape en 1503, et qui le fut dix ans, étoit fils de
son frère. Ils n'oublièrent rien pour élever leur famille[6]
par argent, par alliances, par troubles, et par toutes sortes

des généalogistes ; cependant un auteur a fait remonter les la Rovere
jusqu'à un certain Hermond qui aurait vécu à la cour du duc de
Turin en l'an 700. Voyez l'article ROVERE (LA) dans le *Moréri.*

1. François d'Albescola della Rovere, né le 22 juillet 1414, était
devenu général des Cordeliers quand le cardinal Bessarion, charmé de
son érudition et de son éloquence, lui fit donner le chapeau en 1464. Il
succéda au pape Paul II le 9 août 1471, et mourut le 13 août 1484.

2. Le chiffre *7*, dans *1471*, corrige, ce semble, un *5*.

3. Treize ans et cinq jours.

4. Sixte IV naquit à Cella, bourg peu éloigné de Savone, ville forte
à l'embouchure de l'Egabona et à trente-neuf kilomètres S. O. de Gênes.

5. *Jules 2d*, dans le manuscrit. — Julien della Rovere, fils de Raphaël
della Rovere et de Theodora Manerola, né en 1441, à Albizale, près
de Savone, occupa d'abord l'évêché de Carpentras, au Comtat-Venais-
sin ; puis, sous le pontificat de son oncle, qui lui donna à conduire les
troupes du saint-siège contre quelques populations révoltées, il eut le
chapeau de cardinal au titre de Saint-Pierre-ès-Liens (1471), les évêchés d'Albano, de Sabine, d'Ostie, de Boulogne, celui d'Avignon, qu'il
fit ériger en archevêché (1475), l'évêché de Mende, et enfin le titre de
légat en France (1480). Son rôle devint ensuite des plus considérables à
la cour pontificale et dans les affaires de l'Italie et de la France, jusqu'au
jour où il fut élu pape (31 octobre 1503) en remplacement de Pie III.
Pendant dix années qu'il porta la tiare, ses intrigues et sa politique
« furieuse, » comme le dit Saint-Simon, occupèrent sans relâche l'Europe entière ; mais il mourut (19 février 1513) avant d'avoir pu chasser
d'Italie les *barbares* qu'il y avait amenés tout le premier. On raconte
que, lorsque Michel-Ange fit sa statue, il lui commanda de placer dans
sa main droite, non un livre, mais une épée nue ; nous ne devons pas
toutefois oublier que, comme protecteur des lettres et des arts, il pré-
para les splendeurs du règne de son successeur Léon X.

6. Un des frères de Jules II devint patriarche d'Antioche, et un autre
préfet de Rome, prince de Sora et de Sinigaglia. Deux Riario, neveu et
petit-neveu de Sixte IV, reçurent successivement le chapeau de cardinal ; un troisième, Jérôme, eut les principautés d'Imola et de Forli,
et le neveu de Jules II (voyez la note suivante) eut le duché d'Urbino.

de voies. Le duché d'Urbin[1] et d'autres grands fiefs y entrèrent, qui pour la plupart sont retournés aux papes. Ces la Rovere ont eu trois ducs d'Urbin[2].

M. le prince de Conti gagna tout d'une voix son procès contre Mme de Nemours[3] à l'audience de la grand chambre[4], c'est-à-dire la permission de prouver que M. de Longueville étoit en état de tester lorsqu'il fit son testament en sa faveur[5] : à quoi lui servit beaucoup son ordination postérieure à l'ordre de prêtrise par les mains du Pape[6] ; et ce jugement préliminaire emportoit le fond,

1. Le duché d'Urbino, situé entre la Romagne au N., l'Adriatique à l'E., la Marche d'Ancône au S., avec Pesaro, Sinigaglia, Urbino, pour principales villes, était possédé par les Montefeltro. Le mariage du préfet de Rome, frère de Jules II, avec l'héritière des Montefeltro, et l'adoption de François-Marie della Rovere, issu de ce mariage, par le dernier duc d'Urbin, firent entrer le duché dans la maison della Rovere (1508), à l'extinction de laquelle il fut légué au saint-siège (1631).

2. On compte quatre ducs d'Urbin de ce nom; mais trois seulement régnèrent : François-Marie Ier, mort en 1538 ; Guidobaldo, mort en 1574, et François-Marie II, mort en 1626, dont le fils, Frédéric-Ubaldo, était mort en 1623. François-Marie Ier et Guidobaldo furent de grands capitaines.

3. Voyez notre tome II, p. 125 et p. 226 et note 5, et comparez à ce nouveau paragraphe de Saint-Simon le texte de Dangeau, qui lui sert toujours de guide, tome V, p. 345.

4. Saint-Simon conserve d'ordinaire l'ancien féminin *grand* et écrit en abrégé *g^d chambre* (p. 7, *g^d salle* ; p. 33, *g^d chose* ; p. 357, *g^d cour*). Il lui arrive pourtant aussi de mettre l'apostrophe ; nous ferons comme lui.

5. Le premier testament, daté de Lyon, le 1er octobre 1668, instituait successivement pour héritiers : 1° le frère du testateur, M. de Saint-Pol; 2° les enfants de celui-ci ; 3° Mme de Longueville, avec prière de transmettre l'héritage aux Conti : voyez le 37° plaidoyer de Daguesseau, au tome III de ses *Œuvres*, p. 255-258. Le second testament avait été fait le 26 février 1671, au profit de Mme de Nemours, six mois seulement avant que l'interdiction fût prononcée (*Journal de Dangeau*, tome III, p. 272, et tome IV, p. 453-454), et alors que, selon Daguesseau (p. 261 et suivantes), la démence était déjà reconnue.

6. Le sens, évident, corrige l'amphibologie de construction ; *à l'ordre* dépend, non de *postérieure*, mais d'*ordination* : « Son ordination à l'ordre de prêtrise faite par les mains du Pape postérieurement à la date du testament. » — Les *Annales de la cour et de Paris pour les années 1697 et 1698*, qui consacrent quelques pages au procès (p. 157-

supposé les preuves[1]. J'étois dans la lanterne[2], avec M. le
prince de Conti, Monsieur le Duc et M. de la Rocheguyon,
assis sur le banc, et devant nous le peu des premiers officiers de ces princes qui y purent tenir. Toute la France
en hommes remplissoit[3] la grand chambre. Le plaidoyer,
déjà commencé en une autre audience, remplit celle-ci.
Il fut très éloquent, et tout de suite suivi du jugement[4].
Jamais on n'ouït de tels cris de joie, ni tant d'applaudis-

162 du tome I de l'édition de 1739), disent que les partisans de Mme de
Nemours ne s'appuyaient que sur « l'infaillibilité du Pape, qui l'avoit ordonné prêtre justement dans le temps qu'il avoit fait ce second testament. »

1. Voyez à l'Appendice, n° I, un fragment de l'article des ducs
DE LONGUEVILLE tiré des *Notes* de Saint-Simon *sur les Duchés-pairies
éteints*. — Cette cause fut réputée « la plus immense qui eût été portée
à l'audience. » On en trouvera les principaux détails dans le tome III,
déjà cité, des *Œuvres du chancelier Daguesseau*, p. 249-642, et dans
la *Gazette d'Amsterdam*, 1695, p. 62, 93, 96, 112, 145, etc. La première fois, il y eut vingt audiences pour les avocats et deux pour
Daguesseau, qui obtint un arrêt conforme à ses conclusions ; la seconde
fois, vingt-neuf audiences pour les avocats et quatre pour Daguesseau,
dont les conclusions eurent gain de cause, huit mois après, par l'arrêt
définitif du 10 janvier 1696. Le 29 mars 1695, le prince de Conti avait
obtenu permission de faire informer de l'état d'esprit du testateur.

2. On appelait *lanterne* ou *écoute* un petit cabinet en menuiserie
ajouté en saillie sur une salle d'audience pour que les auditeurs étrangers qu'on y plaçait pussent entendre les débats *incognito*, et, au besoin,
se dissimuler derrière des jalousies. Il y avait deux lanternes à la grand'-
chambre, l'une dans l'angle où s'ouvrait la porte conduisant au greffe
et à la buvette, et l'autre contre la cheminée ; la première, dite *lanterne
du greffe* ou *lanterne haute*, était à deux étages, et l'on y avait accès par
un escalier placé dans le greffe ; la seconde était *basse*, au niveau des
sièges des magistrats, et on l'appelait la *lanterne de la quatrième* (chambre). On voit la situation et la forme des deux lanternes dans les per-
spectives gravées de plusieurs séances importantes de la grand'chambre.

3. La première lettre de *remplissoit* corrige *en*.

4. Dangeau raconte que l'avocat général « parla plus de deux heures
(le 9) avec beaucoup d'éloquence ; » puis, le 10, il ajoute : « M. le prince
de Conti.... obtint tout ce qu'il demandoit ; et, puisqu'il est reçu à faire
l'enquête, on ne doute pas qu'il ne gagne son procès dans le fond. Les
conclusions de l'avocat général ont été toutes pour lui, et il n'y a pas
eu une voix contre. » (*Journal*, tome V, p. 345.)

sement ; la grand salle étoit pleine de monde qui reten-
tissoit : à peine pûmes-nous passer. M. le prince de Conti
se contint fort ; mais il parut fort sensible et à la chose et
à la part générale qu'on prenoit pour lui[1]. On ne laissa
pas, dans le monde, d'appeler un peu de ce jugement[2], sans
se soucier pourtant de Mme de Nemours, à qui le choix
de son héritier[3] ne laissa pas de faire grand tort. La colère
qu'elle conçut de cette décision est inconcevable, et tout
ce qu'elle dit de plaisant et de salé contre sa partie et
contre ses juges[4]. Ce ne fut encore que le commencement
de leurs combats[5].

1. « Il y eut une foule si prodigieuse de monde, que ce prince (de
Conti) put à peine fendre la presse pour remonter dans son carrosse.
Ce n'est pas la seule occasion où il a reçu des marques de l'affection
publique et d'un applaudissement général, que sa sagesse et sa modestie ne lui font pas rechercher. » (*Gazette d'Amsterdam*, 1696, Extr.
VI ; voyez aussi les *Annales de la cour*, tome I, p. 162.) Selon son ancien précepteur, l'abbé Fleury, le prince se connaissait fort en procédure : « Les juges qu'il alloit solliciter étoient surpris de l'entendre
parler de ces matières comme si c'eût été sa profession ; M. Daguesseau,
procureur général, en rendroit un bon témoignage. » (*Les Collections
d'autographes de M. de Stassart*, par M. Kervyn de Lettenhove, p. 89.)

2. Saint-Simon lui-même, dans la première rédaction qu'on trouvera
à l'Appendice, p. 377, semble protester contre ce jugement.

3. Le chevalier de Soissons : voyez notre tome II, p. 227-229. Outre
la terre de Coulommiers, Mme de Nemours, se portant comme héritière
du duc de Longueville, avait donné à ce bâtard légitimé du comte de
Soissons les comtés et souverainetés de Neufchâtel et de Valengin.
(Arch. nat., Y 262, fol. 432 et 453, donations des 17 et 18 février 1694.)

4. Le couplet suivant est attribué à la duchesse ou à quelqu'un de
l'hôtel de Vendôme, dans les *Lettres de Mme Dunoyer*, éd. 1720, tome I,
p. 192 :

> Conti avoit, par ses malheurs,
>   Dès sa tendre jeunesse,
> Des courtisans gagné les cœurs,
>   Des peuples la tendresse ;
> Aujourd'hui ses fausses grandeurs
>   Font voir sa petitesse.
>   . . . .
> Plaider la veuve est moins l'emploi
> D'Achille que d'Ulysse.

5. Voyez la suite des *Mémoires*, année 1698, tome II de 1873, p. 150.

Mariage
de Barbezieux
et de
Mlle d'Alègre.

Cet hiver fut fertile en mariages[1]. Barbezieux les commença[2] : il épousa la fille aînée de d'Alègre[3], qui fit en[4] cette occasion une fête aussi somptueuse que pour l'alliance d'un prince du sang[5]. Il étoit maréchal de camp, il en espéroit sa fortune : il eut tout le temps de s'en repentir[6].

Celui de M. de Luxembourg fut fort avancé avec Mme de Seignelay[7]. C'étoit une grande femme, très bien faite,

1. Dans les pages qui suivent, le lecteur va comprendre quelle marche Saint-Simon observera désormais pour chaque année, et quel usage il put faire des tables de Mariages, de Morts, etc. dont il avait muni, à cet effet, son exemplaire manuscrit du *Journal de Dangeau*. Tous les mariages dont il parlera d'abord se retrouvent aussi dans la correspondance de Coulanges avec les habitants du château de Grignan, imprimée au tome X des *Lettres de Mme de Sévigné*.

2. Barbezieux était veuf, depuis un an et demi, de la dernière fille du duc d'Uzès, qu'on avait voulu faire épouser à Saint-Simon : voyez notre tome I, p. 142.

3. Cette fille aînée du marquis d'Alègre, laquelle a sa notice dans notre tome II, p. 169, note 2, s'appelait Marie-Thérèse-Delphine-Eustachie. Elle mourut le 29 octobre 1706, âgée de vingt-six ans environ.

4. *En* corrige *à*.

5. Voyez le *Journal de Dangeau*, tome V, p. 345, les *Lettres de Mme de Sévigné*, tome X, p. 338 et suivantes, et le *Mercure*, janvier 1696, p. 312-315. Les noces eurent lieu le 10 et le 11, à l'hôtel d'Alègre, « avec une magnificence qui ne se peut exprimer, » dit le *Mercure* ; et ce journal ajoute, au sujet de la mariée, qui n'avait qu'une quinzaine d'années : « Elle est toute charmante ; mais son esprit passe encore tous les avantages qu'elle a du côté de la beauté, et il n'y a point de science dont elle n'ait quelque teinture, jusqu'à n'ignorer pas même la philosophie. »

6. M. d'Alègre ne passa lieutenant général qu'après la mort du ministre qu'il avait pris pour gendre, et le mariage de 1696 n'eut que des suites malheureuses, comme le racontera Saint-Simon.

7. Seignelay, ayant perdu en 1678 sa première femme, qui était une d'Alègre (tante de celle dont il est parlé six lignes plus haut), s'était remarié, le 6 septembre 1679, avec Catherine-Thérèse de Matignon-Torigny, qu'il laissa veuve le 3 novembre 1690, ayant cinq fils, et que nous verrons bientôt (p. 14) épouser en secondes noces le comte de Marsan, puis mourir en couches, le 7 décembre 1699, à trente-huit ans. Sur les bruits qui avaient couru de son mariage avec le duc de Luxembourg dès le mois de février 1695, voyez les *Lettres de Mme de Sévigné*,

avec une grande mine et de grands restes de beauté[1]. Sa
hauteur excessive avoit été soutenue par celle de son mari,
par son opulence, sa magnificence[2], son autorité dans le
Conseil et dans sa place[3], dont il avoit bizarrement tenté
de se faire un degré à devenir maréchal de France[4]; mais,
devenue veuve, elle brûloit d'un rang et d'un autre nom[5],
quoiqu'elle eût plusieurs enfants[6]. Le rare fut que M. de
Chevreuse, qui avoit marié sa fille à M. de Luxembourg,

tome X, p. 239, et le *Journal de Dangeau*, tome V, p. 313 et 349. Il avait
été aussi question que ce duc épousât Mme de Bellefonds, née Mazarin,
ou la fille de M. de Monaco. (*Gazette d'Amsterdam*, 1693, p. 19 et 193.)

1. « Mme de Seignelay.... est belle, très bien faite, magnifique en
toutes choses, » dit le *Mercure* (février 1696, p. 301-306). De plus,
elle avait soixante-cinq ou soixante-quinze mille livres de rente, nous
apprend Dangeau. Elle tenait aux Bourbons par sa bisaïeule paternelle, Éléonore d'Orléans-Longueville, et Mlle de Montpensier (*Mémoires*, tome IV, p. 516) dit que cette parenté donnait « un grand air à
M. de Seignelay, qui naturellement avoit assez de vanité. »

2. « C'est la splendeur qui est morte, » s'écrie Mme de Sévigné en
annonçant la fin de Seignelay. Après avoir payé cinq millions de dettes,
ses héritiers conservèrent encore quatre cent mille livres de rente.
(*Lettres de Mme de Sévigné*, tome IX, p. 583 et suivantes.)

3. Sa place de secrétaire d'État de la marine et de la maison du Roi.
Comparez la suite des *Mémoires*, tome II de 1873, p. 279.

4. C'est dans cette intention (la charge d'amiral appartenant alors à
un des bâtards du Roi) qu'il avait voulu commander une flotte à plusieurs reprises, en 1685 et en 1689 ; Saint-Simon rappelle ce fait dans
le *Parallèle des trois premiers rois Bourbons*, p. 221. « Il étoit général
en tout, dit Mme de la Fayette (*Mémoires*, p. 643), hors qu'il ne donnoit pas le mot; et même il en avoit les habits et la mine. » « M. de Seignelay me paroît comme Bacchus jeune et heureux qui va conquérir les
Indes, » écrivait Mme de Sévigné (tome IX, p. 128).

5. Remarquable emploi, dont M. Littré ne cite point d'exemple (voyez
Brûler, 14°), de *brûler* suivi d'un nom régi par *de*, au sens de « brûler
du désir, de l'ambition de, » sens qu'il a souvent devant un verbe
précédé de *de* ou de *que*.

6. Après avoir passé pour être une veuve inconsolable, des bruits
peu favorables avaient couru sur son compte, et l'on prétendait même
qu'elle avait eu les bonnes grâces du Roi. (Chansonnier, ms. Fr. 12 691,
p. 190, et *Lettres de Mme Dunoyer*, éd. 1720, tome I, p. 105.) Elle
venait de perdre un de ses cinq fils, tout jeune, en 1695.

qui en étoit veuf sans enfants, et Cavoye, le plus grand favori de M. de Seignelay, furent les entremetteurs de l'affaire, que M. de Luxembourg rompit fort malhonnêtement, parce qu'il la[1] voulut rompre, les habits achetés et tous les compliments reçus[2]. Il eut lieu de s'en repentir. Tous deux ne tardèrent pas à trouver ailleurs.

De M. de Luxembourg

M. de Luxembourg épousa Mlle de Clérembault[3], riche

1. Saint-Simon, ayant d'abord écrit : « l'avoit », a corrigé en « la voulut »; mais il a laissé, par mégarde, l'apostrophe.

2. *Journal de Dangeau*, tome V, p. 349 ; *Lettres de Mme de Sévigné*, tome X, p. 339, 340, 349 et 350. Selon Coulanges, on attribua cette rupture à la liaison bien connue de M. de Luxembourg avec Mme de Bellefonds, quoique son père et sa mère se fussent toujours opposés à ce qu'il épousât celle-ci; comparez le Chansonnier, ms. Fr. 12 692, p. 184. Dangeau (tome V, p. 352) dit assez malignement, contre son habitude, que M. de Luxembourg, apprenant qu'on faisait courir le bruit qu'il cherchait un mariage d'inclination chez Mme de Seignelay, se retourna aussitôt vers Mlle de Clérembault, qui avait plus de deux millions de bien : « Il désabuse le public, et fera une très bonne affaire. » Au contraire, les *Annales de la cour et de Paris*, tome II, p. 9-10, prétendent que la rupture vint de Mme de Seignelay, parce qu'elle refusa d'avantager le duc.

3. Marie-Gilonne Gilier de Clérembault, qui épousa le duc de Luxembourg le 13 février 1696, et mourut à Rouen, le 15 septembre 1709, âgée de trente-deux ans. « Elle étoit fort jolie, quoique ce ne fût pas une beauté. » (*Annales de la cour*, tome II, p. 10.) Sa main avait été convoitée successivement par les ducs de Lesdiguières et d'Uzès, et par le fils aîné du prince de Guémené ; on avait même parlé, en décembre 1694, du duc de Vendôme : voyez la *Gazette d'Amsterdam*, 1694, p. 412, le *Journal de Dangeau*, tome V, p. 320-323, ou les *Lettres de Mme de Sévigné*, 1695 et 1696, *passim*. M. de Luynes (*Mémoires*, tome X, p. 404) raconte que Monsieur avait proposé Mlle de Clérembault à la duchesse de Bouillon, pour son fils, mais que la duchesse n'avait point voulu d'une « fille de domestique. » Le mariage avec M. de Luxembourg fut célébré *summo mane* (à minuit), par l'archevêque de Bourges (l'acte est dans le *Dictionnaire critique* de Jal, p. 892), et, selon le *Mercure* (février 1696, p. 296-299), « il y eut la veille un repas d'une propreté et d'une magnificence à laquelle on ne peut rien ajouter. » La dot était de cinq ou sept cent mille livres, avec cent mille livres de pierreries. (Lettre de Coulanges du 3 février 1696, tome X, p. 354, et *Journal de Dangeau*, tome V, p. 366.)

et unique héritière, et fort jolie, mais dont la naissance
étoit légère. Son nom étoit Gilier[1]; elle étoit fille de Clérembault[2], qui, étant dans les basses charges chez Monsieur, donna dans l'œil de la comtesse du Plessis[3], dame
d'honneur de Madame en survivance de la maréchale du
Plessis[4] sa belle-mère, et veuve du comte du Plessis[5],

avec Mlle de
Clérembault.
[Add. S^tS. 138]
[Add. S^tS. 139]

1. On ne doit donc pas confondre ces Gilier de Clérembault avec les
Clérembault de Palluau, dont un a déjà figuré dans notre tome I,
p. 273. M. de Luynes (*Mémoires*, tome X, p. 404) dit : « M. de Cléremù
bault n'étoit pas Palluau; c'étoit un fort simple gentilhomme. » Plus
anciennement, Guillard, dans ses généalogies satiriques, écrivait : « Le
marquis de Clérembault, ci-devant premier écuyer de Madame, porte le
surnom de Gilier. C'est une noblesse de la cloche (c'est-à-dire d'échevinage) de Poitiers. Il est le brochet de sa famille. » (*Cabinet historique*,
tome V, p. 99.) En effet, cette maison s'était élevée, à partir du milieu
du quatorzième siècle, par les charges de finance, puis par la mairie de
Poitiers, et, bien que la branche des marquis de Puygarreau, où la
terre de Clérembault avait été apportée par Claude de Laval, en 1382,
eût fini par jouer un rôle important en Poitou et par faire alliance avec
des familles considérables, comme les Chabot, les la Rochefoucauld,
les Bueil-Sancerre, etc., néanmoins le mariage de l'héritière avec un
duc de Luxembourg était nécessaire pour « dépiquer » les Clérembault,
comme le dit Coulanges (*Sévigné*, tome X, p. 354).

2. René Gilier, marquis de Clérembault, de Puygarreau, de Mar-
mande, etc., capitaine de cavalerie au régiment de Condé (1650),
maître d'hôtel de Madame Henriette (1661), puis premier écuyer de
cette princesse et de Madame Palatine (1662 à 1680), gouverneur de
Toul de 1685 à 1690, mourut le 29 mars 1713, âgé de cent un ans,
selon les gazettes et Mme de Maintenon, ou de quatre-vingt-dix-huit
seulement, selon le registre de Saint-Sulpice. (*Notes prises aux archives
de l'état civil de Paris*, par M. de Chastellux, p. 300.)

3. Marie-Louise le Loup de Bellenave avait épousé, le 16 juillet 1659,
le comte du Plessis-Praslin (ci-après, note 5). Elle se remaria, en
août 1673, avec Clérembault, et mourut le 25 septembre 1724, âgée de
quatre-vingt-quatre ans. Elle fut d'abord dame d'atour de Madame, puis
fit parfois les fonctions de dame d'honneur, comme survivancière de sa
belle-mère, à partir de 1673, et fut titulaire de 1681 à 1684.

4. Colombe le Charron, baptisée à Paris le 25 février 1603, mariée le
31 juillet 1625 à César de Choiseul, faite dame d'honneur de Madame
Palatine en 1671, et morte le 26 janvier 1681, à soixante-dix-huit ans.

5. Alexandre de Choiseul, comte du Plessis-Praslin, né en 1634, était

premier gentilhomme de la chambre de Monsieur en survivance du maréchal du Plessis[1], son père, qui avoit été
gouverneur de Monsieur[2]. Le comte du Plessis fut tué devant Arnheim[3], en Hollande, en 1672, à trente-huit ans,
trois ans avant la mort de son père, et laissa un fils
unique[4], qui devint duc et pair par la mort du maréchal
son grand-père[5], et qui fut tué sans alliance devant Luxembourg[6], en 1684, ce qui fit duc et pair le chevalier du

mestre de camp de cavalerie et maréchal des camps et armées du Roi
lorsqu'il fut tué devant Arnheim, le 14 juin 1672.

1. César de Choiseul, comte du Plessis-Praslin, baptisé à Paris le
12 février 1598 et choisi par Henri IV pour être enfant d'honneur du
Dauphin, commença à commander un régiment à quatorze ans, sous les
ordres du maréchal de Praslin, son oncle, et passa par tous les grades
avant d'arriver au bâton de maréchal de France (1645). Il devint gouverneur de Monsieur en mars 1648, et plus tard surintendant de sa
maison et premier gentilhomme de sa chambre, fut ministre d'État de
1653 à 1661, chevalier des ordres en 1662, duc-pair du Plessis-Praslin
en 1665, et mourut le 23 décembre 1675. Il assista à trente-cinq sièges
et huit batailles, dont la principale fut sa grande victoire de Rethel
(1650), remplit à plusieurs reprises des missions diplomatiques, et posséda les charges de gouverneur de Turin et des Trois-Évêchés, de
bailli de Troyes, etc. On a de lui des *Mémoires*, ou plutôt un panégyrique, s'étendant de 1628 à 1671. Il signait : *Plessis-Praslain*.

2. Le gouverneur du prince devenait généralement, après avoir fini
l'éducation, son premier gentilhomme et surintendant de sa maison et
de ses finances; mais M. du Plessis perdit la surintendance en 1654.

3. Capitale de la Gueldre, sur la rive droite du Rhin, à soixante-
quinze kilomètres S. E. d'Amsterdam. — Sur la mort du comte du Plessis
et sur son éloge, voyez la *Gazette*, nos du 25 juin et du 2 juillet 1672. Déjà
le maréchal avait perdu deux fils, à Crémone (1648) et à Rethel (1650).

4. César-Auguste de Choiseul, comte puis duc du Plessis-Praslin, né
en 1664 et nommé dès 1672 premier gentilhomme de la chambre du
duc d'Orléans, fut blessé, en servant comme volontaire au siège de
Luxembourg, le 28 mai 1684, et mourut peu après.

5. La comtesse du Plessis se trouva ainsi sans titre entre sa belle-mère
et sa belle-fille, toutes deux duchesses (*Corr. de Bussy*, tome II, p. 151).

6. La ville forte de Luxembourg, capitale du duché souverain de ce
nom, qui appartenait à l'Espagne, mais faisait partie de l'Empire ger-
manique, fut prise par le maréchal de Créquy et Vauban, le 4 juin 1684.
On la restitua à la paix de Ryswyk.

Plessis, son oncle, qui prit le nom de duc de Choiseul[1].
Nous avons vu plus haut[2] l'étrange raison qui l'empêcha
d'être maréchal de France. La comtesse du Plessis s'appeloit le Loup et étoit fille de Bellenave[3] et riche. Amoureuse de Clérembault, elle l'épousa[4], et, pour le[5] rapprocher un peu d'elle, eut le crédit de le faire premier écuyer
de Madame[6]. L'un et l'autre la quittèrent[7], et vécurent dans
une grande avarice et fort dans le néant. Ils voulurent
garder leur fille, et M. de Luxembourg se mit chez eux[8].

1. César-Auguste de Choiseul (tome I, p. 117, note 5). — Ce passage de Saint-Simon (repris et développé au tome X, p. 7-8) et celui de
Dangeau, tome XIV, p. 376, présentent tous deux de l'analogie avec
l'article du *Mercure* sur le mariage de M. de Luxembourg, février 1696,
p. 296. Saint-Simon a du reste consacré à ces Choiseul une page de ses
Notes sur les Duchés-pairies existants, qu'on trouvera à l'Appendice, n° II.

2. Tome I, p. 117-119.

3. Claude le Loup, baron de Bellenave, maréchal des camps et armées
du Roi, marié en premières noces à Madeleine d'Hostun, en secondes
à Marie de Guénégaud, et tué à Nordlingue, en 1645. Cette famille
avait possédé la charge de maréchal héréditaire du Bourbonnais.

4. Clérembault avait un renom bien établi d'homme amoureux :
voyez les *Mémoires de Gourville*, p. 498. Selon Loret et Tallemant
(*Historiettes*, tome III, p. 95 et 101), il ruina la veuve d'Arnauld, mestre
de camp général des carabins, sous prétexte de l'épouser. Il fut aussi le
tenant de la marquise d'Huxelles, d'après la *Carte du pays de Braquerie*
(*ibidem*, tome IV, p. 524-530), qui le qualifie d' « homme de naissance,
pauvre, mais de grande réputation. » Bussy-Rabutin, apprenant son prochain mariage avec la comtesse du Plessis, prétendait qu'il devait s'en
estimer singulièrement heureux. « Ce sont des miracles de l'amour,
disait-il, car Clérembault a cinquante ans passés, et elle n'en a pas
trente. » Mais la marquise de Gouville, qui avait négocié cette union,
répondit que Clérembault, quoique cadet, avait trente mille livres de
rente, et qu'il serait un mari bien plus raisonnable que quelque jeune duc
et pair. (*Corresp. de Bussy*, tome II, p. 250, 252, 258, 263 et 281 ; voyez
aussi diverses mentions faites par Mme de Sévigné, tome III, p. 182, 205,
212, et les *Mémoires de Sourches*, éd. 1836, tome I, p. 257, note 1.)

5. *Le* est écrit en interligne, à la place de *se*.

6. Clérembault avait cette charge depuis dix ans quand Mme du
Plessis devint veuve.

7. Le mari et la femme quittèrent le service de Madame en 1684.

8. Mlle de Clérembault, dit Dangeau, « aura plus de deux millions

Mme de Seignelay, outrée de ce qui venoit de lui arriver[1], trouva un mari qui lui donnoit un rang, et de meilleure maison que M. de Luxembourg : aussi ne le manqua-t-elle pas, et les Matignons, ses oncles, se cotisèrent pour brusquer cette affaire[2]. Ce fut avec M. de Marsan[3], frère de Monsieur le Grand. Cavoye, si intime de feu M. de Seignelay et de feu M. de Luxembourg, piqué du[4] procédé avec Mme de Seignelay, en fit la noce chez lui[5], à Paris, où il y eut fort peu de monde[6].

de bien ; » et plus loin : « Outre les sept cent mille livres que M. de Luxembourg a eues en mariage, il seroit logé et nourri chez son beau-père. » (*Journal*, tome V, p. 365, 366.) M. de Luxembourg rendit la dot de Mlle de Chevreuse lorsque, peu de temps avant son second mariage, il perdit la fille qu'il avait du premier. A en croire les *Annales de la cour*, tome II, p. 10-12, il reprit tout aussitôt ses relations avec Mme de Bellefonds et ne tarda pas à se séparer des parents de sa femme.

1. Pontchartrain écrit à l'abbé de la Trémoïlle, le 19 février 1696 : « Mme de Seignelay, par un dépit amoureux, s'est donnée en corps et en âme à M. le comte de Marsan ; » et Coulanges à Mme de Sévigné : « Son dessein a été de se dépiquer, et toute sa famille en même temps. » (Depping, *Correspondance administrative sous le règne de Louis XIV*, tome IV, p. 772 et 773; *Lettres de Mme de Sévigné*, tome X, p. 364.)

2. M. de Marsan alla demander la permission du Roi dès le lendemain du mariage Luxembourg. (*Journal de Dangeau*, tome V, p. 366.)

3. Charles de Lorraine-Armagnac, né le 8 avril 1648, cinquième fils du comte d'Harcourt et frère cadet du grand écuyer et du chevalier de Lorraine, portait les titres de comte de Marsan, sire de Pons, prince de Mortagne, etc. Il était lieutenant général en basse Normandie et avait eu, en 1688, un des quatre colliers de l'Ordre donnés aux Lorrains. Il avait perdu, le 13 juin 1692, sa première femme, laquelle était veuve du marquis d'Albret. Il mourut le 13 novembre 1708. On trouve son portrait au lavis dans le ms. Clairambault 1160, fol. 198.

4. *De son* a été corrigé en *du*.

5. « La noce se fit à l'hôtel de Matignon; ils se marièrent dans la chapelle de Cavoye. » (*Journal de Dangeau*, tome V, p. 369.) Cavoye habitait dans la rue des Saints-Pères, non loin de l'hôtel de Saint-Simon.

6. Le contrat se signa le 20 février 1696 ; il y en a une copie aux Archives nationales, dans le registre des Insinuations Y 267, fol. 151. Le mariage fut célébré le 21, à minuit : voyez *Mme de Sévigné*, tome X, p. 364; *Dangeau*, tome V, p. 366 et 369 ; le *Mercure*, février 1696, p. 301, etc. Selon les *Lettres de Mme Dunoyer*, tome I, p. 105, le Roi

M. de Duras fit un grand mariage pour sa seconde fille[1]. L'aînée[2] avoit épousé, il y avoit quelques années, le duc de la Meilleraye[3], fils unique du duc Mazarin[4], mais qui n'avoit que des richesses avec sa dignité. Il trouva pour l'autre, avec les grands biens, tout ce qu'il pouvoit desi-

Du duc
de Lesdiguières
avec
Mlle de Duras.

félicita Mme de Seignelay de ce qu'elle remplaçait son premier mari, l'homme le plus brusque du monde, par le plus doux et le plus poli.

1. Le duc de Duras, oncle paternel de Mme de Saint-Simon, avait trois filles ; mais la seconde, dite Mlle de Blanquefort, était religieuse, et Saint-Simon n'en tient pas compte[a]. La troisième, dont il est parlé en ce moment, s'appelait Louise-Bernardine, demoiselle de Pujols. Elle épousa le duc de Lesdiguières le 17 janvier 1696, et mourut le 21 mars 1747, à soixante-cinq ans.

2. Charlotte-Félicie-Armande de Durfort-Duras, née à Paris le 2 janvier 1672, mariée, en décembre 1685, au duc de la Meilleraye-Mazarin, et morte le 27 décembre 1730.

3. Paul-Jules de la Porte-Mazarin de la Meilleraye, né le 25 janvier 1666, mourut le 7 septembre 1731. Il eut, en 1686, par la démission de son père (voyez la note suivante), les gouvernements d'Alsace, un justaucorps bleu et le titre de duc de la Meilleraye. En mai 1688, il acheta une compagnie ; mais il ne put obtenir, quatre ans plus tard, l'agrément royal pour acquérir un régiment. Son père se démit à son profit du duché-pairie de la Meilleraye en 1700, et il prit séance au Parlement le 23 août. Ce fut seulement à la fin de 1713 qu'il hérita du titre de duc Mazarin. Voyez les circonstances curieuses de son mariage dans les *Mémoires de Sources*, tome I, p. 346 et 383-386, et dans le *Journal de Dangeau*, tome I, p. 252, 267 et 275 ; comparez *les Mariages dans l'ancienne société française*, par M. Ernest Bertin (1879), p. 163-164.

4. Armand-Charles de la Porte, marquis de la Meilleraye, fils du duc et maréchal de ce nom, devint duc Mazarin en 1661, par son mariage avec Hortense Mancini et par la substitution que le Cardinal fit à son profit. Lieutenant général de la province de Bretagne dès 1643, capitaine de cavalerie en 1645, grand maître de l'artillerie, à la place de son père, de 1648 à 1669, maréchal de camp en 1649, lieutenant général des armées en 1654, il eut les charges de gouverneur de l'Alsace, de Brisach et de Philipsbourg, de grand bailli d'Haguenau, de gouverneur de la Fère, du château de Vincennes, des villes de Port-Louis, Blavet, Hennebont, Quimperlé, etc. Il reçut l'Ordre en 1688, et mourut à la Meilleraye le 9 novembre 1713, âgé de quatre-vingt-deux ans. Outre son fils, il eut trois filles.

[a] Dans sa Table alphabétique (tome XX, p. 283), il dit plus exactement : « La 3me fille du maréchal duc de Duras. »

rer d'ailleurs : ce fut le jeune duc de Lesdiguières[1], ardemment desiré des plus grands partis, parce qu'il étoit lui-même le plus grand parti de France[2]. Sa mère[3], héritière des Gondi[4], étoit une fée solitaire, qui ne laissoit entrer presque personne dans son palais enchanté[5], et que[6] la maréchale de Duras[7] sut pourtant pénétrer. Tout convenu dans un grand secret avec elle, qui étoit aussi la tutrice, il fut question des parents. Le maréchal de Villeroy et Monsieur le Grand, qui étoient les plus proches du côté paternel[8], et la maréchale de Villeroy[9], du maternel, firent

1. Voyez notre tome II, p. 17. On a un très beau portrait du jeune duc, gravé d'après Rigaud.

2. Le public lui attribuait plus de six cent cinquante mille livres de rente, et sa mère paraissait désireuse de se débarrasser de lui par un mariage. En novembre 1691, il avait été question de lui faire épouser la fille du duc de la Trémoïlle, malgré le jeune âge de l'un et de l'autre ; mais M. de Canaples avait fait rompre ce projet. (Pap. du P. Léonard, Arch. nat., MM 825, fol. 145.) A la fin de 1695, on crut encore son mariage conclu avec Mlle de Clérembault ; cette seconde alliance fut abandonnée par Mme de Lesdiguières, avec des procédés très désagréables (*Mme de Sévigné*, tome X, p. 335 et 340, et lettre de Villeroy à Harlay, dans le ms. Fr. 17 429, fol. 92).

3. Voyez notre tome II, p. 17. Mme de Lesdiguières, née le 12 mars 1655 à Machecoul, et mariée le 12 mai 1675, avait perdu son mari le 3 mai 1681. Elle mourut le 21 janvier 1716. Comme plusieurs autres Gondi, elle écrivait son nom à la française : *Gondy*.

4. Elle était la dernière héritière de ces Gondi, ducs de Retz, d'origine florentine, qui étaient venus s'établir en France sous François Ier, et dont elle fit écrire l'histoire généalogique, en 1705, par Corbinelli. Voyez l'article de la maison de Gondi dans le mémoire de d'Hozier sur les Ducs et pairs, ms. Clairambault 719, p. 43-44.

5. Voyez notre tome II, p. 121, et la suite des *Mémoires*, notamment tome XII, p. 415. Nous aurons l'occasion, en cet endroit, de donner une note sur l'hôtel de Lesdiguières, qui était situé rue de la Cerisaye.

6. *Que* amphibologique, pouvant se rapporter à *fée* ou à *palais*. La virgule devant *et* (elle est au manuscrit) rend probable l'accord avec *fée*.

7. Marguerite-Félicie de Levis, fille du duc de Ventadour, mariée au duc de Duras, le 15 avril 1668, et morte le 10 septembre 1717.

8. La mère du maréchal de Villeroy et de Mme d'Armagnac était Madeleine de Créquy, tante du père du jeune duc.

9. La maréchale de Villeroy (Marguerite de Cossé-Brissac) et la

grand bruit[1]. Le maréchal[2] et le père[3] du jeune duc

duchesse de Lesdiguières (Gondi) avaient pour grand-père commun
Henri de Gondi, duc de Retz, mort en 1639.

1. Voyez à la Bibliothèque nationale, dans le ms. Fr. 17429, fol.
92-97, les lettres de Mme de Lesdiguières au maréchal de Villeroy, et
celles de ce dernier à la duchesse et au premier président de Harlay.
La duchesse dit : « Suivant, Monsieur, les conseils que vous me fîtes
l'honneur de me donner la dernière fois que je vous vis, je me suis
tout à fait résolue à marier mon fils, afin de le mettre dans le monde
comme il doit y être. J'ai cru que Mlle de Duras étoit d'assez bonne
maison et avoit des alliances assez considérables pour y trouver des
agréments. M. le maréchal de Duras lui donne cent mille écus, et,
connoissant comme je fais M. et Mme de Duras, je suis persuadée que
je trouverai avec eux une certaine douceur de voies, qui est la seule
chose que je souhaite.... » Dans sa réponse, le maréchal se borne à
inviter Mme de Lesdiguières à consulter les Créquy, et il lui rappelle
qu'elle a signé un engagement de ne point disposer de son fils sans
le consentement de sa famille. En envoyant ensuite une copie de cette
correspondance au premier président, le 26 décembre 1695, il s'exprime
ainsi : « Si l'Archevêque (Harlay), de très glorieuse mémoire, vivoit, nous
saurions bien contenir Mme de Lesdiguières ; mais le bon sens, la raison
et l'intérêt de son fils ne font que blanchir quand l'humeur et la boutade
sont en campagne.... Je ne veux point m'embarquer mal à propos et
inutilement pour servir M. de Lesdiguières ; mais je suis bien résolu
de faire tout ce que les lois et un véritable attachement pour sa maison
et sa personne me permettront, au hasard de déplaire à M. le maréchal
de Duras, et même à M. de Lauzun. » Comparez les articles de Dangeau
datés du 31 décembre 1695 et du 12 janvier 1696, tome V, p. 330 et 346.

2. Avant *Le maréchal*, le pronom *Ils* a été biffé.

3. François-Emmanuel de Bonne de Créquy, d'abord comte puis duc
de Sault, ne devint qu'en 1677 duc de Lesdiguières et pair de France.
Pourvu tout jeune de la survivance du gouvernement de Dauphiné
(1651), fait mestre de camp d'infanterie en 1655, brigadier en 1672,
maréchal de camp en 1674, il quitta le service en 1676, ne suivit plus
les armées que comme volontaire, et mourut à Saint-Germain-en-Laye,
le 3 mai 1681, âgé de trente-six ans et quatre mois. C'est lui qui figure
dans l'ode de Boileau sur le passage du Rhin :

> Mais déjà devant eux une chaleur guerrière
> Emporte loin du bord le bouillant Lesdiguière.

Il s'était aussi distingué à la mort de Turenne, en 1675. On le voit souvent mentionné dans les *Lettres de Mme de Sévigné*, et Saint-Simon
fera son portrait en 1704, dans les *Mémoires*, tome IV, p. 57.

étoient enfants du frère et de la sœur[1], et la duchesse de
Lesdiguières et la maréchale étoient filles aussi du frère
et de la sœur[2]. Mme d'Armagnac[3] étoit sœur du maréchal ; lui et Monsieur le Grand étoient intimes. Il ménageoit depuis longtemps Mme de Lesdiguières, qui se servoit de son crédit à son gré. Plusieurs partis avoient
manqué à Mlle d'Armagnac[4] : ils vouloient celui-ci, bien
que plus jeune qu'elle, et c'est ce qui les mit en si grand
émoi[5]. Pendant ce vacarme, tout fut signé[6], et par M. de
la Trémoïlle, tuteur paternel, gendre du feu duc de Créquy[7], ami des maréchaux[8] de Duras et de Lorge et fils de
leur cousin germain[9]. Cela fit taire tout à coup les autres,

1. François de Bonne de Créquy, duc de Lesdiguières, pair de
France, chevalier des ordres en 1619, gouverneur et lieutenant général
en Dauphiné, mort le 1er janvier 1677 ; — et Madeleine de Créquy,
mariée, par contrat du 11 juillet 1617, à Nicolas de Neufville, duc de
Villeroy, et morte le 31 janvier 1675, à soixante-six ans.

2. Mme de Lesdiguières et Mme de Villeroy n'étaient pas filles du
frère et de la sœur, mais des deux sœurs : Catherine de Gondi (1612-
1679), mariée en 1633 à son cousin germain Pierre de Gondi, à qui elle
porta le duché de Retz ; et Marguerite-Françoise de Gondi, duchesse de
Beaupréau (1615-1670), mariée en 1643 à Louis de Cossé, duc de Brissac.

3. Voyez notre tome II, p. 248 et 249. — 4. *Ibidem*, p. 260.

5. A la suite d'*émoi*, Saint-Simon a écrit, puis biffé : « pour l'empêcher ».

6. Voyez deux lettres de M. de Villeroy au premier président de
Harlay, des 12 et 14 janvier 1696, qui ont été publiées dans le tome VI
de la *Correspondance administrative du règne de Louis XIV*, p. 770-772,
et le *Journal de Dangeau*, tome V, p. 348-349. Le Roi avait d'abord
promis de ne pas signer ; mais le maréchal de Duras l'y fit consentir en
lui amenant le jeune duc de Lesdiguières, et M. de la Trémoïlle se
laissa également gagner. « Mme de Lesdiguières, écrivait de dépit le
maréchal, est la plus grande folle qu'il y ait en France ; dans un état
bien policé, on la mettroit entre quatre murailles. »

7. Sur les ducs de la Trémoïlle et de Créquy, voyez tome I, p. 152.

8. *Des Mx* corrige *de Mre*.

9. Henri-Charles de la Trémoïlle, duc de Thouars, chevalier de
l'ordre de la Jarretière, général de la cavalerie des États de Hollande,
né en 1621, mort le 14 septembre 1672, avait eu pour mère Marie de
la Tour, fille d'Henri, duc de Bouillon, et sœur d'Élisabeth de la Tour,
mère des deux maréchaux de Duras et de Lorge.

et le mariage se fit à petit bruit à l'hôtel de Duras[1], parce
que Mme de Lesdiguières ne voulut point de monde,
encore moins les parents de mauvaise humeur[2]. Il n'en
coûta que cent mille écus de dot à M. de Duras ; encore
en retint-il onze mille livres de rente pour loger et nourrir
sa fille et son gendre[3]. Il avoit marié l'aînée à aussi bon
marché[4]. La mariée étoit grande, bien faite, belle, avec
le plus grand air du monde, et d'ailleurs très aimable[5];
et l'âge convenoit entièrement.

Il s'en fit un autre, d'âge bien disproportionné, du duc
d'Uzès[6], qui avoit dix-huit ans, et de la fille unique[7] du

Du duc d'Uzès
avec Mlle de
Monaco.

1. L'hôtel de Duras était alors sur la place Royale ; celui qui a donné son
nom à une rue du faubourg Saint-Honoré ne fut construit que vers 1718.

2. Le *Mercure* (janvier 1696, p. 315-318) dit : « Le lundi 16 de ce
mois, M. le duc de Lesdiguières épousa Mlle de Duras.... M. le duc de
Lesdiguières n'a que dix-sept ans.... Mlle de Duras.... n'a pas encore
quatorze ans.... Aucun préparatif ne fut affecté pour cette noce : on
étoit bien sûr d'une assemblée illustre, sans appeler des étrangers.... »
La célébration eut lieu le 17, *summo mane*, à Saint-Paul ; l'acte est
reproduit en partie dans le *Dictionnaire critique* de Jal, p. 778.

3. Comparez tout cet article à celui du *Journal de Dangeau*, tome V,
p. 349, dont Saint-Simon s'est évidemment inspiré, de même que pour
les autres mariages qu'il raconte au début de cette année 1696. Une
copie du contrat de mariage, qui se signa le 14 janvier, est aux Archives nationales, dans le registre des Insinuations Y 266, fol. 454.

4. Coulanges écrivait, le 6 janvier 1696 : « Pour celui (le mariage)
de Mlle de Duras avec M. de Lesdiguières, les uns parient pour, et les
autres contre ; mais Mme de Lesdiguières se décrie si fort, qu'on commence à la regarder comme la femelle de M. de Mazarin. Il sera plaisant que Mme de Duras, par son bon esprit, ait profité à bon marché de
l'extravagance de l'un et de l'autre pour aussi bien établir ses filles. »
(*Lettres de Mme de Sévigné*, tome X, p. 340.)

5. Sur cette jeune duchesse de Lesdiguières, voyez la suite des
Mémoires, tome IV, p. 153-157, et, sur sa présentation au Roi, le
Sévigné, tome X, p. 346.

6. Jean-Charles de Crussol, duc d'Uzès et colonel d'infanterie depuis
1693 : voyez tome I, p. 258, note 3. Ce duc n'avait pas dix-huit ans,
mais environ vingt ou vingt et un ans, car il mourut en 1739, dans sa
soixante-quatrième année, selon la *Gazette*, ou à soixante-trois ans et
demi, d'après l'épitaphe placée dans la chapelle du château d'Uzès.

7. Anne-Hippolyte de Grimaldi, dite Mlle de Monaco, épousa le duc

prince de Monaco[1], sœur du duc de Valentinois[2] gendre de
Monsieur le Grand : elle avoit trente-quatre ou trente-cinq
ans[3], et les paroissoit. Elle étoit riche[4]. Sa mère[5] étoit sœur
du duc de Gramont[6]. Il étoit lors dans les horreurs de la
taille[7]; M. de Valentinois n'avoit ni feu ni lieu que chez
son beau-père, et il n'avoit pas lieu d'être bien avec sa
femme ni avec les siens; M. de Monaco étoit à Monaco[8]. La

d'Uzès le 18 janvier 1696, et mourut le 23 juillet 1700, à trente-huit ans.

1. Louis Grimaldi : voyez notre tome II, p. 18 et note 3.

2. Antoine Grimaldi, duc de Valentinois, né le 27 janvier 1661,
devint prince de Monaco et pair de France après son père en 1701, et
chevalier des ordres en 1724. Il s'était marié le 13 juin 1688 avec la
princesse Marie de Lorraine-Armagnac, fille du grand écuyer. Il mourut
le 20 février 1731, étant veuf depuis le 30 octobre 1724.

3. Elle était née le 14 janvier 1662.

4. Selon la *Gazette d'Amsterdam*, 1696, n° VIII, elle avait cinq cent
mille livres comptant et cent cinquante mille livres assurées après la
mort de son père. Dangeau (tome V, p. 344) donne des chiffres un peu
moindres, et dit que le duc d'Uzès devait, après la mort de son aïeule,
jouir de près de cinquante mille écus de rente.

5. Catherine-Charlotte de Gramont, mariée à Pau, le 30 mars 1660,
avec Louis Grimaldi, prince de Monaco (ci-dessus, note 1), et morte au
Palais-Royal, le 4 juin 1678, à l'âge de trente-neuf ans. Elle avait été
nommée surintendante de la maison de Madame en mars 1673, et était
la favorite de cette princesse.

6. Antoine-Charles de Gramont, quatrième du nom, connu d'abord
sous le titre de comte de Louvigny, fut pourvu, après la mort de son
frère aîné le comte de Guiche (1673), des gouvernements de la Navarre,
du Béarn, de Bayonne et de Saint-Jean-Pied-de-Port, s'étant déjà distingué, comme volontaire, en Pologne et au passage du Rhin. Il devint
duc de Gramont et pair de France à la mort du maréchal son père
(1678), fut nommé aide de camp du Roi en 1684 et chevalier des ordres
en 1688, fut envoyé en ambassade extraordinaire auprès de Philippe V
en 1704, fut fait ministre d'État et chevalier de la Toison d'or par ce
prince en 1705, et mourut le 25 octobre 1720, âgé de soixante-quinze ans.

7. Le duc de Gramont fut taillé par Maréchal le 16 avril 1696 ; l'opération réussit bien. Voyez le *Journal de Dangeau*, tome V, p. 397.

8. Monaco, capitale d'une principauté souveraine, qui comprenait
en outre les villes de Menton et de Roquebrune, avec sept mille cinq
cents habitants. La ville de Monaco est bâtie sur un promontoire es-
carpé que surmontait jadis un temple d'Hercule *Monœcus*.

noce[1] se fit donc chez la duchesse du Lude, veuve en
premières noces de ce galant comte de Guiche[2], frère aîné
du duc de Gramont, et elle étoit toujours demeurée[3] fort
unie avec eux tous. Mlle[4] de Monaco avoit le tabouret[5]
parce qu'au mariage de M. de Valentinois, en 1688, Monsieur le Grand avoit obtenu le rang de prince étranger[6]
pour M. de Monaco et pour ses enfants : à quoi ils n'avoient
jamais osé songer jusque-là[7]. La mère[8] de M. de Monaco

[Add. St S. 140]
Rang nouveau
de prince
étranger de
M. de Monaco.

1. *Journal de Dangeau*, tome V, p. 350; *Mercure*, janvier 1696,
p. 319-320; *Dictionnaire critique* de Jal, p. 1217. Le mariage fut célébré le 18, à l'Archevêché. En raison de l'alliance du comte de Guiche,
cousin germain maternel de Mlle de Monaco, avec le maréchal de
Noailles, celui-ci se chargea de représenter le prince de Monaco.

2. Marguerite-Louise de Béthune-Sully (voyez tome I, p. 81-82,
note 3, où il faut corriger, à la ligne 33, *21 janvier* en *25 janvier*, et à
la ligne 34, *quatre-vingt-trois* ans en *quatre-vingt-quatre*, selon les
Notes de M. de Chastellux, p. 61) avait épousé en premières noces, le
23 janvier 1658, Armand de Gramont, comte de Guiche, né en 1638,
fils aîné du maréchal et survivancier de ses charges et gouvernements.
Il mourut dans la campagne du Palatinat, le 29 novembre 1673, ayant
alors le grade de lieutenant général. Voyez plus loin, p. 161-171, l'article
consacré à sa veuve, belle-sœur des Monaco par ce premier mariage.

3. *Demeuré*, sans accord, dans le manuscrit.

4. La lettre *M* de *Mlle* corrige un premier *de*.

5. Sur cette expression, voyez notre tome II, p. 41, note 1.

6. Voyez tome I, p. 202, note 5. Les princes étrangers avaient un
rang intermédiaire entre les princes du sang, issus de la maison royale
ou légitimés, et les ducs et pairs, avec l'important avantage sur ces
derniers que leur qualité profitait à toute leur famille, tandis que les
enfants ou les frères et sœurs d'un duc et pair ne partageaient aucun
de ses privilèges. Saint-Simon parle assez longuement de ces princes
dans ses *Projets de gouvernement*, p. 100-102, dans son mémoire sur
les *Rangs étrangers à l'État*, vol. 45 et 68 de ses Papiers, dans d'autres
notices sur les principales familles qui jouissaient du même privilège,
et enfin dans divers endroits des *Mémoires*, notamment tomes III (de
1873), p. 171-172, IX, 447-448, etc.

7. Cette affaire du mariage de 1688 est racontée plus longuement
dans l'Addition indiquée en marge, n° 140, et dans le travail de Saint-
Simon sur les *Duchés-pairies éteints*, art. VALENTINOIS, vol. 58 de ses Papiers, fol. 117. Il en reparlera encore dans les *Mémoires*, en 1697 et 1699.

8. Marie-Aurélie Spinola, mariée, en juin 1641, à Hercule II Gri-

vint à Paris pour le faire tenir sur les fonts de baptême
par le Roi et par la Reine sa mère[1]. Son mari étoit mort[2]
sans que son père[3], qui vivoit encore[4], se fût démis ; elle
s'appeloit la princesse de Mourgues[5]. C'étoit M. d'Angoulême [6] qui, étant dans son gouvernement de Provence,
avoit fait avec ce même beau-père le traité de se donner
à la France[7] ; ce fut donc à la duchesse d'Angoulême, sa

maldi, marquis des Baux, lequel mourut avant son père et ne posséda
point la souveraineté de Monaco. Elle mourut le 29 septembre 1670.

1. Louis XIV et Anne d'Autriche. — Le baptême fut célébré à
Monaco, le 13 octobre 1643, le jeune roi étant représenté par le comte
d'Alais, plus tard duc d'Angoulême (ci-dessous, note 6), et la Reine
mère par la comtesse : voyez le récit de cette cérémonie dans la
Gazette, p. 941-946. Y eut-il plus tard un complément de baptême
à Paris? Ce que dit Saint-Simon le ferait croire.

2. Le marquis des Baux fut tué d'un coup de pistolet parti acciden-
tellement, en 1651. Il était alors dans sa vingt-septième année.

3. Honoré Grimaldi, second du nom, seigneur souverain de Monaco
depuis 1604, chevalier de la Toison d'or, puis des ordres du Roi, reçu
duc de Valentinois et pair de France le 19 février 1643. Il mourut le 9 janvier 1662, dans sa soixante-cinquième année. On lui attribue l'histoire de
la maison de Grimaldi publiée sous le nom de son secrétaire Vénasque.

4. *Encore* a été ajouté en interligne.

5. A cause de la ressemblance de *Monaco* avec le latin *monachus*,
« les Provençaux, dit Thomas Corneille, lui donnent le nom de *Mourgues*, par allusion, parce que ce mot signifie *moine* en leur langue. »
(*Dictionnaire universel de géographie et d'histoire* ; comparez les *Mémoires
de Monglat*, p. 113.) Les emblèmes de la ville étaient aussi des moines.
C'est sous le nom de Mourgues que M. de Monaco est désigné par
la *Gazette*, lors des voyages qu'il fit en France, dans les années 1642,
1646, 1651, etc.

6. Louis-Emmanuel de Valois, fils du bâtard de Charles IX et de
Marie Touchet, portait, en 1643, le titre de comte d'Alais, et il ne devint duc d'Angoulême qu'à la mort de son père, en 1650. Il fut, comme
celui-ci, dès 1620, colonel général de la cavalerie légère, et eut, de 1637
à 1651, le gouvernement de Provence. Né en 1596, il mourut le 13 novembre 1663.

7. Par ce traité, signé à Péronne le 8 juillet 1641, Honoré II, qui
venait de se débarrasser de la garnison espagnole établie à Monaco
depuis 1525, se plaça sous la protection de la France et accepta une
garnison française, dont il eut le commandement. Alors Louis XIII lui

veuve[1], qu'elle s'adressa pour la présenter et la mener à la cour. Elle y fut debout[2], sans prétention ni équivoque, et, après un court séjour, elle s'en retourna avec son fils, comblée des bontés du Roi et de la Reine. Mme d'Angoulême, chez qui ma mère a logé longtemps fille, et y a été mariée, le lui a conté cent fois, et c'est le père de ce prince de Monaco du traité qui, le premier, s'est fait appeler et intituler prince de Monaco[3] ; le père de celui-là[4] et tous ses devanciers ne se sont jamais dits ni fait appeler que seigneurs de Monaco[5]. C'est, au demeurant, la souveraineté d'une roche, du milieu de laquelle on peut, pour ainsi dire, cracher hors de ses étroites limites[6].

donna l'ordre du Saint-Esprit en remplacement de la Toison d'or, dont il renvoyait le collier au roi d'Espagne, et le duché-pairie de Valentinois en compensation des domaines qu'il perdait à Naples et à Milan. Voyez le *Recueil des traités*, par Jacques Bernard (1700), tome III, p. 415 et 416, ou *Monaco et ses princes*, par M. Métivier (1862), tome I, p. 365-371. Le duc de Luynes parle du traité dans ses *Mémoires*, tome XI, p. 258, ainsi que Monglat dans les siens, p. 113, et Saint-Simon reviendra longuement sur les conséquences de cet acte (tome X, p. 416-418). On trouvera dans le ms. Clairambault 1226, fol. 154-155, un mémoire sur les biens que MM. de Monaco avaient au royaume de Naples, et que le traité de 1641 leur fit perdre.

1. Henriette de la Guiche : voyez notre tome I, p. 24, note 2.

2. C'est-à-dire qu'elle n'eut point de tabouret au cercle de la Reine.

3. Hercule Ier Grimaldi, seigneur de Monaco, assassiné en 1604.

4. Honoré Ier, qui suivit tour à tour le parti de François Ier et celui de Charles-Quint, et qui mourut en 1581, avec une rare réputation de sagesse, de vaillance et d'érudition.

5. Comparez à ces vingt dernières lignes l'Addition n° 136. — Dans les textes que cite M. Métivier, on ne trouve aucun titre de « prince » avant le traité de Péronne. La généalogie publiée par Vénasque rattachait les Grimaldi à Grimoald, fils de Pépin d'Héristal ; il paraît du moins prouvé que la côte méridionale de la Provence, de Saint-Tropez à Fréjus, leur appartenait dès la fin du dixième siècle. Voyez un article de d'Hozier que nous sommes obligé de renvoyer à l'Appendice, n° III, avec un mémoire de 1740 sur les origines de la principauté, et le passage déjà cité du mémoire de Saint-Simon sur les *Duchés-pairies éteints*.

6. Dans les *Lettres historiques et galantes* de Mme Dunoyer (tome II, p. 162-163), une des correspondantes dit du royaume d'Yvetot « qu'il

Le duc d'Albret[1], fils aîné de M. de Bouillon, épousa la fille du duc de la Trémoïlle[2]. Il y eut d'autres mariages plus tard, dont il vaut autant finir la matière tout de suite.

Mme[3] la maréchale de Lorge maria une cousine germaine[4] qu'elle avoit auprès d'elle au marquis de Saint-Hé-

y a une tour au milieu de ce petit État, d'où on en découvre non seulement toute l'étendue, mais du haut de laquelle le Roi peut, s'il veut, cracher sur tout le pays de son obéissance. » Selon le duc de Luynes (tome III, p. 317), la principauté de Monaco, au dix-huitième siècle, rapportait soixante-douze mille livres de rente.

1. Voyez notre tome II, p. 128, note 4.

2. *Ibidem*, p. 134 et note 1. Il avait été question de faire épouser cette jeune personne par Saint-Simon (même tome, p. 260 et 269). — Le contrat d'Albret fut signé le 31 janvier 1696; on en trouve le texte dans le registre des Insinuations Y 270, fol. 172. Sur le mariage, voyez *Dangeau*, tome V, p. 317, 353, 359 et 361, le *Mercure*, février 1696, p. 291-296, et les *Lettres de Mme de Sévigné*, tome X, p. 339, 349, 352 et 363. M. Ernest Bertin en a parlé longuement dans son livre sur *les Mariages dans l'ancienne société française*, p. 96-101. La *Gazette* de 1696 (p. 60) fit remarquer qu'il y avait déjà eu, près de trois siècles auparavant, en 1416, une alliance entre Jeanne d'Auvergne, comtesse d'Auvergne et de Bologne, veuve du duc de Berry, et Georges de la Trémoïlle, neuvième aïeul paternel de la nouvelle duchesse d'Albret.

3. *Mlle*, par mégarde.

4. Nous avons déjà indiqué (tome II, p. 265, fin de la note 4) ce côté des alliances de la maréchale. Une sœur de son père, Marie de Frémont, avait épousé à Rouen, le 25 avril 1665, Jacques Rioult de Douilly, qui devint fermier général et acheta une charge de secrétaire du Roi; dont : 1° un fils, qui acquit une charge de maître des requêtes en 1698, et que Saint-Simon recommande dans une lettre du 1er avril 1707 (tome XIX, p. 249); 2° un autre fils, qui fut capitaine de dragons; et 3° une fille, nommée Marie-Geneviève, dont il s'agit ici, et qui, après avoir dû se marier au fils de M. de Montchevreuil, épousa, le 6 février 1696, le marquis de Saint-Hérem, et mourut à Paris, le 19 juin 1751, âgée de soixante-dix-huit ans, selon le *Mercure* et l'acte mortuaire cité par M. de Chastellux (*Notes de l'état civil*, p. 514). A l'occasion de ce mariage, que le Roi facilita par le don d'un brevet d'assurance de cent mille livres, le *Mercure* fit paraître une note généalogique sur l'ancienneté des Rioult de Douilly; mais, en admettant même leur attache avec certains Rioult qui étaient nobles en 1463, on savait que le grand-père de Mme de Saint-Hérem, comme son père aussi, n'avaient eu qu'une situation fort modeste en Normandie, et que le second s'était

rem[1], du nom de Montmorin[2], qui étoit fort de mes amis.
Il avoit la survivance du gouvernement de Fontaine-

enrichi par la finance[a]. Aussi Coulanges[b], à propos du mariage Saint-
Hérem, raille-t-il fort cette « bonne maison.... toute resplendissante
d'une Frémont pour mère, qui lui donne une maréchale de Lorge
pour cousine germaine, et des duchesses de Saint-Simon et de Lauzun pour nièces à la mode de Bretagne.... Voyez le *Mercure galant*
du mois de février, et vous verrez que c'est une maison que la maison de
Douilly! » (*Lettres de Mme de Sévigné*, tome X, p. 354, 359-360 et 376.)
Le plus piquant, et Coulanges le fait remarquer à mots couverts, tandis
que le *Mercure* n'en parle pas, c'est qu'une autre Douilly, cousine germaine
de celle-ci, venait d'épouser, le mois précédent, le financier Berthelot de
Pléneuf, d'où vint la trop célèbre marquise de Prie. Voilà pourquoi notre
auteur ne prononce même pas le nom de ces parentes de Mme de Saint-
Simon[c]. — Le contrat fut signé le 4 février 1696, à l'hôtel de Lorge, avec
assistance de toute la famille, parmi laquelle figuraient M. et Mme de
Saint-Simon. (Arch. nat., Y 266, fol. 464 v°.) Mlle de Douilly recevait
en dot trois cent mille livres; mais les parents de M. de Saint-Hérem
étaient ruinés ou à peu près. (*Lettres de Mme de Sévigné*, tome X, p. 376.)
    1. Charles-Louis de Montmorin, marquis de Saint-Hérem, pourvu le
9 novembre 1686 de la survivance du gouvernement de Fontainebleau,
et mort le 10 juin 1722, dans sa quarante-huitième année (voyez
le tome XVIII, p. 439). On écrivait, comme on prononçait : *Saint-Héran*.
    2. Maison fort ancienne, dont Jean du Bouchet avait dressé la généa-
logie en 1685. Nous aurons ailleurs occasion de citer un article que

    [a] Voyez les Papiers du P. Léonard, Arch. nat., MM 824, fol. 126, la *Des-
cription de Paris*, par Piganiol de la Force, éd. 1742, tome II, p. 531,
surtout le mémoire de d'Hozier sur les maîtres des requêtes (ms. Clairambault 648, p. 372), et le dossier RIOULT au Cabinet des titres. Le père du
fermier général avait une charge d'élu à Lisieux. Le grand-père, procureur
du Roi à Argentan, avait obtenu d'Henri IV, en récompense de services rendus pour la soumission des villes d'Argentan, de Lisieux, de Falaise, etc.,
des lettres de relief de dérogeance et de confirmation de noblesse (décembre 1596). Quant à Jacques Rioult lui-même, qui s'était pourvu d'une
charge de secrétaire du Roi en 1666, et qui se qualifiait seigneur de Douilly
(*sic*; c'est Ouilly, localité de l'élection de Lisieux), de Neuville, du pont de
Neuilly, du Roule, etc., il avait partagé avec un frère aîné, nommé Pierre
(dont deux filles épousèrent des Berthelot), la recette générale des finances
de Poitiers, et était entré dans les fermes générales lors du bail Fauconnet
(1681). Né en 1625, il mourut le 24 mars 1704. Dangeau appelle sa fille :
Mlle de Riou; le *Mercure* écrit : *Rioule Douilly*.
    [b] Et non Mme de Sévigné, comme nous l'avons dit par erreur au tome II.
    [c] Il se gardera encore mieux d'écrire ce nom de Douilly en faisant le por-
trait de M. et Mme de Pléneuf, tome XIX, p. 50-51.

bleau[1] de son père[2], que le Roi prit en 1688 pour un
homme de peu, quoique de très bonne et ancienne maison et très bien alliée[3], dont les pères avoient eu le gouvernement d'Auvergne, et qu'il ne fit point chevalier
de l'Ordre. M. de la Rochefoucauld, ami du bonhomme
Saint-Hérem, le détrompa; mais il n'étoit plus temps[4].

De Villacerf   Villacerf[5] épousa Mlle de Brinon, sans bien; elle étoit

Saint-Simon a consacré aux Saint-Hérem, d'après le P. Anselme, dans
ses Grands Louvetiers (Affaires étrangères, vol. Saint-Simon 45).

1. Selon le duc de Luynes (*Mémoires*, tome VIII, p. 382-383), le
véritable titre de ce gouverneur était capitaine-concierge du château,
et la charge, avec la surintendance des bâtiments, n'avait coûté, en
1661, que quatre-vingt-six mille livres. Sous Louis XV, le revenu allait
à trente ou quarante mille livres. Le texte des provisions en survivance données au fils de M. de Saint-Hérem se trouve aux Archives nationales, O¹ 274, fol. 67-68. Lorsqu'il se maria, le père reçut, par faveur
exceptionnelle, un brevet de retenue de cent cinquante mille livres.

2. François-Gaspard de Montmorin, marquis de Saint-Hérem, commanda un régiment de cavalerie et fit les fonctions de maréchal de
camp avant d'obtenir, au mois de mars 1655, la charge de grand louvetier de France, en remplacement du successeur immédiat de Claude
de Saint-Simon; puis il eut, le 6 février 1656, les charges de capitaine,
garde et gouverneur de la forêt de Bière, du bourg et du château de
Fontainebleau, de maître particulier des eaux et forêts du bailliage
de Melun, de capitaine des chasses, etc., et enfin, le 6 juin 1661,
en remplacement du duc de Damville, les provisions de capitaine-
concierge et garde des clefs de Fontainebleau. C'était un ami de Mmes
de Sévigné et de Grignan. Il mourut en août 1701, âgé de plus de
quatre-vingts ans, et n'étant plus grand louvetier depuis 1684.

3. Il faut dire cependant que M. de Saint-Hérem père avait fait une
mésalliance et épousé une fille de financiers, fort riche, mais hideuse,
prodigue et ruineuse. Voyez *les Mariages dans l'ancienne société française*, par M. Ernest Bertin, p. 539-540.

4. On trouvera des variantes de cette anecdote dans le tome III de
1873, p. 68, et dans le tome XII, p. 14.

5. Pierre-Gilbert Colbert, marquis de Villacerf, fut reçu chevalier de
Malte en 1676; puis, devenu l'aîné par la mort de deux de ses frères et
par l'entrée d'un autre dans les ordres sacrés, il quitta la Religion et
reçut une commission de capitaine de vaisseau en décembre 1692. En
1697, quand son père fut nommé premier maître d'hôtel de la duchesse
de Bourgogne, il eut la survivance, et Louis XV lui donna, en 1725,

Saint-Nectaire[1], et lui Colbert : les noms ne se ressem-
bloient pas[2]. Son père[3] et Saint-Pouenge[4], son frère,
étoient fils d'une sœur du chancelier le Tellier[5]. Saint-
Pouenge faisoit tout sous M. de Louvois, et après sous

la même charge auprès de la reine Marie Leczinska. Il mourut à Paris,
le 3 mars 1733, âgé de soixante et un ans.

1. Saint-Nectaire est une localité d'Auvergne (arrondissement d'Issoire)
connue pour ses eaux thermales et son antique église. Les seigneurs du
lieu avaient peu à peu changé leur nom primitif en *Sainectaire, Sénec-
tere, Sénecterre* et *Senneterre*. La dernière de ces formes est plus usitée
aujourd'hui ; mais la seconde et la troisième se retrouvent généralement
dans les signatures du dix-septième siècle. — Marie-Madeleine de Senneterre, fille du comte de Brinon, épousa M. de Villacerf le 21 février 1696
(*Mercure* de ce mois, p. 299), et mourut le 22 juin 1716, à quarante-
trois ans. Son mariage eut lieu le même jour que celui de M. de Marsan.
Le contrat, signé les 15 et 20 février, se trouve à la Bibliothèque nationale, dans le ms. Fr. 11439. Quoique Mlle de Brinon fût devenue
« grande héritière » par la mort de son frère unique, tué à Fleurus
(*Dangeau*, tome III, p. 162), elle n'avait que cent cinquante mille livres
de dot, tandis que M. de Villacerf en apportait le double. Elle perdit
au bout de quelques mois son père, qui était lieutenant général et
avait quatre-vingt-huit ans (*Mercure*, novembre 1696, p. 319).

2. Les Senneterre étaient de fort ancienne noblesse et avaient produit beaucoup d'hommes de guerre considérables : voyez la *Généalogie
de la maison de Sénecterre*, par F. Fayon (1688), et l'article qui lui a
été consacré par les continuateurs du P. Anselme, tome IV, p. 887. —
Est-ce à cause de l'inégalité de noblesse que ce mariage ne fut pas
approuvé (*Lettres de Mme de Sévigné*, tome X, p. 364)?

3. Édouard Colbert, marquis de Villacerf, baron de Payens, etc., en
Champagne, acheta en 1639, grâce à sa parenté avec Jean-Baptiste
Colbert, la charge de premier maître d'hôtel de la Reine, et eut un
titre de conseiller d'État le 24 juillet 1677. En août 1686, il fut adjoint à
son cousin maternel Louvois comme inspecteur général des bâtiments,
et il lui succéda, comme surintendant et ordonnateur général, le
28 juillet 1691. Il se démit de cette charge en janvier 1699, ayant eu,
en décembre 1697, celle de premier maître d'hôtel de la duchesse de
Bourgogne. Mort le 18 octobre 1699, à l'âge de soixante et onze ans.

4. Voyez notre tome I, p. 113, note 4.

5. Claude le Tellier, sœur du chancelier, mariée le 6 mars 1628 à
Jean-Baptiste Colbert, seigneur de Saint-Pouenge et de Villacerf, qui fut
maître des comptes, conseiller d'État semestre, intendant en Lorraine,
en Soissonnais et en Picardie, était devenue veuve le 29 avril 1663.

Barbezieux[1]. Ils avoient répudié les Colberts[2] pour les Telliers, dont ils avoient pris les livrées[3] et suivi la fortune. Tous deux étoient bien avec le Roi, surtout Villacerf, avec confiance de longue main; c'étoit aussi un très bon homme et fort homme d'honneur[4]. Il eut les bâtiments à la mort de Louvois, et fut aussi un temps premier maître d'hôtel de la Reine[5]. Son fils aîné[6] avoit été tué à la tête d'un régiment qu'on avoit fait royal pour lui[7]; celui-ci avoit servi à la mer quelque temps.

De Lassay et d'une bâtarde

Lassay[8] épousa à l'hôtel de Condé la bâtarde de Mon-

1. Nous avons déjà dit qu'il était premier commis du secrétaire d'État de la guerre. Son père avait eu ce poste en 1643, sous le Tellier.

2. Cette branche de Colbert descendait d'un grand-oncle du ministre.

3. Voyez, chez M. Littré, à l'article LIVRÉE, 1°, un premier emploi du mot qui lui ôte ce qu'il semble avoir ici de par trop humiliant, et, à la fin de 2°, un emploi figuré qu'en a fait notre auteur (tome XVI, p. 176).

4. Voyez la suite des *Mémoires*, tome II, p. 241-242, et, outre l'Addition placée ici, n° 141, celle du 29 juillet 1691, qui est commune aussi à Saint-Pouenge et à Villacerf. Le marquis de Sourches (éd. 1881, tome I, p. 78, note 3) ne dit pas moins de bien de Villacerf que Saint-Simon.

5. Il le fut pendant toute la vie de Marie-Thérèse, et eut vingt mille écus pour prix de la vaisselle d'argent qui lui devait revenir à sa mort. (*Mémoires de Choisy*, p. 608, et *Journal de Dangeau*, tome I, p. 324.)

6. Villacerf avait perdu à la bataille de Cassel un premier fils, nommé Édouard, capitaine de cavalerie. Le second, dont parle ici Saint-Simon, s'appelait François-Michel, marquis de Payens et de Villacerf, et il fut tué devant les remparts de Furnes, le 5 janvier 1693.

7. Le Roi lui avait fait la grâce, en 1689 ou 1690, de donner le nom de Berry au régiment de cavalerie qu'il commandait depuis 1685 : voyez la suite des *Mémoires*, tome X, p. 334, et le *Dangeau*, tome III, p. 134. En devenant la propriété du Roi ou d'un prince de la famille royale, le régiment prenait un rang invariable parmi les premiers de son arme.

8. Armand de Madaillan de Lesparre, marquis de Lassay, né le 28 mai 1652, commença à servir en 1672 comme aide de camp de Condé, devint guidon des gendarmes du Roi la même année, enseigne en 1675, et se distingua dans toutes les campagnes suivantes, puis en Hongrie, avec les princes. Quand la guerre de 1688 éclata, il y prit part, d'abord comme volontaire, puis comme aide de camp du Roi (1690-1692), et fut blessé devant Namur. Fait chevalier des ordres en 1724, il mourut à Paris, le 21 février 1738. Sur ce personnage, dont on possède un *Recueil de différentes choses*, en quatre volumes, imprimé par lui-même au

sieur le Prince[1] et de Mlle de Montalais[2], qu'il avoit fait
légitimer[3]. Elle étoit fort jolie et avoit beaucoup d'es-

château de Lassay, voyez plusieurs articles : de Sainte-Beuve, dans les
Causeries du lundi, tome IX, p. 129-162 ; de P. Paris, dans le *Bulletin
du Bibliophile*, année 1848, p. 719 et suivantes ; de M. Weiss, dans
la *Biographie universelle*; d'Alexandre Destouches, dans la *Correspondance littéraire*, tome III, p. 387-389 ; de M. Desnoiresterres, dans ses
Cours galantes, tomes I, p. 77-86, II, p. 265-336, etc.

1. Ici sont biffés ces mots : « légitimée sans avoir nommé la mère ».
Les dix mots qui suivent ont été écrits en interligne.

2. La mère de cette bâtarde n'était point la Montalais, cette fille
d'honneur qui prit part à tant d'intrigues de cour, mais sa sœur, Fran-
çoise-Charlotte de Montalais, veuve, depuis 1665, de Jean de Bueil,
comte de Marans, grand échanson de France, celle que Mme de Sévigné
désigne du nom de « la méchante fée Mélusine, » et que le Chansonnier
(ms. Fr. 12 618, p. 311) représente également comme folle, médisante,
méchante et laide[a]. Si Saint-Simon dit : *Mlle de Montalais*, au lieu de :
Mme de Marans, cette négligence doit venir de ce que les continuateurs
de l'*Histoire généalogique* du P. Anselme, à l'article de Lassay (tome IX,
p. 275), n'ont nommé que « Françoise de Montalais, » sans rappeler les
titres de femme de celle-ci, déjà donnés à l'article de sa fille (tome I,
p. 341). Mme de Marans, mariée en avril 1660, était veuve depuis trois
ans lorsqu'elle eut du prince de Condé (voyez la note suivante) Mlle de
Châteaubriant. — Quelques auteurs ont prononcé, au lieu du nom de
Mme de Marans, celui de la comtesse de Marey, grande amie de Saint-
Simon : celle-ci fut aussi la maîtresse du prince, mais postérieurement
à 1668, époque où elle n'avait environ que vingt ans, et où elle perdit
son mari, tué au siège de Candie, après trois années d'union.

3. Julie de Bourbon, fille naturelle d'Henri-Jules, prince de Condé,
naquit vers 1668 et fut d'abord élevée à Maubuisson par une tante de
Fagon, puis à l'Abbaye-aux-Bois. Elle ne fut légitimée qu'en 1693, par
lettres que le Roi signa dans son séjour à Namur[b], et où il est dit que
son père « l'a fait élever sous le nom de demoiselle de Guenani (anagramme d'*Anguien*), et qu'elle est parvenue en âge d'être pourvue. »
Cette légitimation avait été demandée par Madame la Princesse elle-

[a] Saint-Simon fait allusion aux traits plaisants de Mme de Sévigné dans le
tome VIII, p. 220. — Mme de la Fayette dit, à la fin de 1672, que, depuis que
Mme de Marans est devenue dévote et pénitente, « sa personne est changée
à n'être pas connoissable ; elle paroît soixante ans. » (*Sévigné*, tome III,
p. 180.) Voyez son portrait dans les *Mémoires de l'abbé Arnauld*, p. 536.
[b] L'*Histoire généalogique* date à tort cette légitimation de 1692. Comme pour
les enfants de Mme de Montespan, on n'y nommait pas la mère. Voyez la note 1.

prit[1]. Il en eut du bien et la lieutenance générale de Bresse[2]. Il étoit fils de Montataire[3], grand menteur de son métier[4], et d'une Vipart[5], très petite damoiselle[6] de Normandie. Ce nom de Madaillan est étrangement connu par la *Vie de M. d'Épernon*[7], et n'a pas brillé depuis. Lassay avoit déjà

même, pour pouvoir marier la jeune fille, devenue Mlle de Châteaubriant. Elle épousa M. de Lassay le 6 mars 1696, et mourut le 10 mars 1710, en sa quarante-troisième année. Elle signait : *Julie L. de Bourbon* (Jal, *Dictionnaire critique*, p. 817).

1. Mme de Sévigné disait d'elle, en 1676, alors qu'on l'élevait à Maubuisson : « Elle est aimable, sans être belle ; elle est vive, douce, complaisante, glorieuse et folle. » (*Lettres*, tome IV, p. 501 ; comparez une lettre de Mme de Maintenon, dans la *Correspondance générale*, tome IV, p. 78.) Effectivement, elle devint à peu près folle vers la fin de sa vie.

2. Dans le contrat de mariage, daté du 5 mars 1696 (Arch. nat., Y 266, fol. 462), il est dit que Monsieur le Prince obtiendra pour le futur les provisions de la charge de lieutenant de Roi de Bresse, que le Roi lui a donnée à cette intention, et qui est estimée cent trente-cinq mille livres. La future reçoit une somme de cent mille livres et dix-sept mille livres de pierreries. Comparez *Dangeau*, tome V, p. 367.

3. Louis de Madaillan, marquis de Montataire, servit depuis 1649 jusqu'à la paix de Nimègue, comme capitaine-lieutenant des gendarmes de Bourgogne, qui appartenaient au prince de Condé, et comme maréchal de camp. Il mourut le 17 mars 1708, à soixante-dix-neuf ans.

4. Voyez une note sur sa misère et ses escroqueries dans le Chansonnier, ms. Fr. 12687, p. 193.

5. Suzanne, fille unique de Guillaume de Vipart, marquis de Sainte-Croix, mariée le 10 juin 1651, morte le 22 février 1676. Son mari épousa en secondes noces, en 1682, une fille de Bussy-Rabutin.

6. *Damoiselle* signifiait une fille noble ; mais l'Académie, dès 1694, dit qu'on ne l'emploie plus que « dans les actes publics, » et que, « hors de cet usage, » l'on se sert toujours de la forme *demoiselle*. — Nous aurons occasion, à propos du marquis de Silly, de dire ce qu'était cette maison de Vipart. Celle de Madaillan était de très bonne noblesse.

7. La *Vie du duc d'Épernon* (éd. de 1730, tome IV, p. 453-474), que Saint-Simon avait dans sa bibliothèque (n° 708), parle longuement de Madaillan, le plus indigne de la qualité de gentilhomme qu'il y eût..., « aussi méfiant et artificieux que méchant..., » accusé de polygamie, d'inceste, d'infanticide, etc. Voyez aussi des lettres du duc d'Épernon à Mazarin, sur ce Madaillan-Laval, dans les *Archives historiques du département de la Gironde*, tome II, p. 17, 18 et 24, et la réponse dans les *Lettres de Mazarin*, publiées par M. Chéruel, tome I, p. 715.

été marié deux fois. D'une Sibourg[1], qu'il perdit tout au
commencement de 1675, il eut une fille unique[2], qui n'eut
point d'enfants du marquis de Coligny[3] dernier de cette
grande et illustre maison. Il devint après amoureux de la
fille d'un apothicaire[4] qui s'appeloit Pajot[5], si belle, si modeste, si sage, si spirituelle, que Charles IV, duc de Lorraine[6], éperdu d'elle, la voulut épouser malgré elle, et n'en
fut empêché que parce que le Roi la fit enlever[7]. Lassay,

1. Voyez le début de l'Addition n° 143. Marie-Marthe Sibourg, qui
mourut en couches au mois de janvier 1675, n'étant âgée que de dix-
huit ans, était fille d'un conseiller au parlement de Normandie et
sœur d'un inspecteur de cavalerie. — Saint-Simon suit en ce moment
la généalogie des continuateurs du P. Anselme.

2. Adélaïde-Marie-Constance de Madaillan de Lesparre, dite Mlle de
Lassay-Montataire, mariée au comte de Coligny le 5 mars 1690, et
morte le 28 février 1725, à cinquante ans passés.

3. Gaspard-Alexandre, qui se titrait comte, et non marquis, de Coli-
gny-Saligny, mourut le 14 mai 1694, à trente-deux ans, étant mestre
de camp du régiment de Condé. Voyez notre tome I, p. 89, note 1. Ce
Coligny était cousin de Bussy-Rabutin ; les lettres qu'ils échangèrent à
l'occasion de son mariage sont dans l'édition Lalanne, tome VI, p. 325.

4. Saint-Simon a écrit : *une apothicaire.*

5. Marie-Anne-Françoise Pajot, fille de Claude Pajot, apothicaire de
Mademoiselle, et d'Élisabeth Souart, première femme de chambre de la
princesse. Il y eut, entre Marie-Anne et le duc, un contrat de mariage
passé à Paris, le 18 avril 1662, chez un autre apothicaire de la rue
Saint-Honoré. Cette pièce est reproduite dans les *Mémoires du marquis
de Beauvau pour servir à l'histoire de Charles IV* (1686 et 1689), p. 221.
Il y est dit que le duc a voulu « faire choix d'une épouse en laquelle
la pudeur et la sagesse remplissent les lieux de ces éminentes et fas-
tueuses qualités qui sont plutôt les objets de l'ambition des hommes
que d'un amour chaste et véritablement conjugal, » et que Marie-Anne
offre de « belles et considérables qualités, accompagnées d'une vertu
rare, d'une piété solide et d'une modération non commune. »

6. Charles III, dit communément Charles IV, duc de Lorraine et de
Bar, né le 5 avril 1604, devenu duc par l'abdication de son père,
en 1624, et mort le 17 septembre 1675. Ce fut pour pouvoir épouser
Marie-Anne Pajot qu'il céda ses États à Louis XIV, par l'étrange traité
de Montmartre (6 février 1662).

7. Voyez les curieux détails donnés par Mademoiselle dans ses *Mémoires*, tome III, p. 497, 530-531, 579-580, et le *Recueil de différentes choses,*

qui n'étoit pas de si bonne maison, l'épousa[1], et en
eut un fils unique[2], puis la perdit, et en pensa perdre
l'esprit. Il se crut dévot, se fit une retraite charmante
joignant les Incurables[3], et y mena quelques années une
vie fort édifiante. A la fin, il s'en ennuya; il s'aperçut
qu'il n'étoit qu'affligé, et que la dévotion passoit avec la
douleur. Il avoit beaucoup d'esprit, mais c'étoit tout. Il
chercha à rentrer dans le monde, et bientôt il se trouva
tout au milieu. Il s'attacha à Monsieur le Duc et à MM. les
princes de Conti, avec qui il fit le voyage de Hongrie[4].

du marquis de Lassay, tome I, p. 5-17. Ce dernier ouvrage (p. 6-7) dit
que le duc de Lorraine, devenu amoureux de Marie-Anne, « s'aperçut
bientôt que ce n'étoit pas une conquête aisée, et il l'estima assez pour la
vouloir faire duchesse de Lorraine.... Elle n'en fut point éblouie, au point
de s'en croire indigne. » Ce fut Marie-Anne elle-même qui rompit, et
le Roi la fit mettre sous bonne garde au couvent de la Ville-l'Évêque.

1. Sur les amours de Lassay avec Marie-Anne, voyez les *Lettres de
Mme Dunoyer*, tome I, p. 55, et surtout les pages touchantes qu'il lui
a consacrées dans le tome I de son *Recueil de différentes choses*. Leur
mariage se fit secrètement; il ne fut rendu public que lorsque M. de
Montataire voulut se remarier, et le Roi lui-même, qui avait donné
une dot à Marie-Anne, intervint pour que le père de Lassay ratifiât son
union. Trois ans plus tard, peu après la conclusion de la paix de Nimègue, Marie-Anne mourut : voyez le *Recueil*, tome I, p. 51 et suivantes,
et les *Cours galantes* de M. G. Desnoiresterres, tome I, p. 55-76.

2. Léon de Madaillan de Lesparre, comte puis marquis de Lassay,
lieutenant au régiment d'infanterie du Roi en 1698, colonel d'un régiment de son nom en 1702, colonel-lieutenant du régiment d'Enghien
en 1710, brigadier en 1719, mourut sans laisser d'enfants, le 2 octobre
1750, à soixante-douze ans.

3. Hôpital fondé dans la rue de Sèvres, en 1634, à côté des Petites-
Maisons et de la rue du Bac. La demeure de Lassay possédait un grand
jardin (Lefeuve, *les Anciennes maisons de Paris*, tome III, p. 210; G. Desnoiresterres, *Cours galantes*, tome II, p. 334, note). Monsieur le Duc
avait là aussi une maison où l'on allait festiner (*Dangeau*, tome V, p. 318).

4. Voyez notre tome II, p. 288, note 2, et l'Addition n° 121. La Fare
(*Mémoires*, p. 292), au sujet de ce voyage, dit que Lassay était
« homme d'esprit et d'un grand courage, capable d'aller, comme un
second don Quichotte, en chevalier errant, chercher les aventures et les
occasions de se signaler. » Le *Recueil* de Lassay renferme une suite de
lettres écrites de Hongrie.

Il n'avoit jamais servi[1], et avoit été quelque temps à faire[2] l'important en basse Normandie[3]. Il plut à Monsieur le Duc par lui être commode à ses plaisirs[4], et il espéra de ce troisième mariage[5] s'initier à la cour sous sa protection et celle de Madame la Duchesse : il n'y fut jamais que des faubourgs[6]. Il en eut une fille unique[7].

Un mariage d'amour fort étrange suivit celui-ci, d'un frère de Feuquière[8], qui n'avoit jamais fait grand chose, avec la fille du célèbre Mignard, le premier peintre de son temps, qui étoit mort, et dont j'ai parlé ci-devant[9]. Elle

De Feuquière
avec
la Mignard.

1. Saint-Simon veut probablement dire qu'il n'avait eu ni régiment ni grade supérieur. Voyez ci-dessus, p. 28, note 8, et l'*Abrégé chronologique* de le Pippre, tome I, p. 477-478.

2. Entre *faire* et *l'important*, on aperçoit un mot biffé, peut-être *après*.

3. Sans doute dans les terres de sa mère, à Sainte-Croix-Grand-Tonne, élection de Saint-Lô.

4. Voyez l'Addition 143, p. 343, et le tome VIII des *Mémoires*, p. 228.

5. On parla de cette alliance dès le milieu de l'année 1695 (*Dangeau*, tome V, p. 211). Le *Recueil* de M. de Lassay (tome II, p. 1-116) renferme ses lettres amoureuses à Mlle de Châteaubriant et celles qu'il écrivit à Monsieur le Prince et à Mme de Maintenon. Celle-ci, qui avait vu naître Lassay et qui l'avait toujours favorisé, prit une grande part à la conclusion du mariage (*Correspondance générale*, tome IV, p. 41 et 77). Madame la Princesse ne le souhaitait pas moins, dit Dangeau, et c'est pour le faciliter que le Roi avait mis la lieutenance du pays de Bresse à la disposition de Monsieur le Prince. La noce se fit à l'hôtel de Condé, comme l'a dit Saint-Simon, et fut magnifique. (*Journal*, tome V, p. 367, 373 et 374.)

6. Furetière cite cette locution : « Il y a longtemps qu'il cherche cette invention ; s'il n'y est arrivé, il est du moins aux faubourgs. »

7. Anne-Louise de Madaillan de Lesparre de Lassay, née le 26 juin 1697, mariée, le 21 février 1715, à Gabriel-Simon, comte d'O, et morte à Paris, le 2 octobre 1723. — Nous retrouvons tout cet article de Lassay, presque textuellement reproduit, mais un peu amplifié, dans la suite des *Mémoires*, tome VIII, p. 228-229, et, en première rédaction, dans l'Addition correspondante, *Journal de Dangeau*, 2 avril 1711.

8. Jules de Pas, comte de Feuquière (frère cadet du marquis cité tome I, p. 243 et note 2), avait un régiment d'infanterie de son nom et la charge de lieutenant général au gouvernement du pays de Verdun. Il mourut à Paris, le 10 octobre 1741, âgé de quatre-vingt-six ou sept ans. Ce fut lui qui édita les mémoires de son frère.

9. Voyez tome II, p. 281-282. Sur Catherine Mignard et son père, de

étoit encore si belle[1], que Blouin[2], premier valet de
chambre du Roi, l'entretenoit depuis longtemps, au vu et
au su de tout le monde[3], et fut cause que le Roi en signa
le contrat de mariage[4].

nombreux et importants documents ont été publiés récemment par
M. J. Guiffrey, dans les *Nouvelles archives de l'Art français*, année 1874-
1875, et par feu M. le Brun-Dalbanne, dans les *Mémoires de la Société
académique de l'Aube*, tomes XXXI, XXXIV et XLI.

1. Elle avait déjà trente-neuf ans, quoique son acte de mariage ne lui
en donne que trente, et trente-cinq à M. de Feuquière. (*Dictionnaire
critique* de Jal, p. 862.)

2. Louis Blouin, qui avait succédé tout jeune à son père, comme
premier valet de chambre du Roi, en 1665, eut, à la mort de Bontemps,
le 16 janvier 1701, l'intendance des châteaux de Versailles, Marly, etc.,
qu'avait possédée également son père. Il acheta le gouvernement de
Coutances en 1713, vendit sa charge de premier valet de chambre à
Bachelier en septembre 1715, et mourut à Versailles, le 11 novembre
1729, dans sa soixante-douzième année. Voyez son portrait dans le
tome II des *Mémoires*, éd. 1873, p. 430. Il signait : *Blouin.*

3. M. Guiffrey et, avec lui, M. Campardon ont fourni des témoignages positifs de ces relations dans l'article cité des *Nouvelles archives
de l'Art français*, 1874-1875, p. 500-515, et dans le *Bulletin de la
Société de l'histoire de l'Art français*, octobre 1875, p. 67. Par exemple,
Blouin avait passé, en 1688, une donation de cent mille livres au profit
de Catherine Mignard, « fille majeure, » demeurant comme lui dans la
rue Richelieu, « pour donner des marques de l'amitié qu'il lui porte, et
de l'estime qu'il fait de ses vertus et de son mérite. » Trente ans plus
tard, le 3 septembre 1717, ils se firent, avec l'autorisation de M. de
Feuquière, une donation mutuelle de l'hôtel qu'ils occupaient en commun dans le faubourg Saint-Honoré, en face de la rue d'Anjou.

4. M. Guiffrey a donné le texte du contrat, dont la signature eut lieu
le 16 avril 1696, selon Dangeau, qui ajoute (tome V, p. 397) : « Ce
mariage n'a pas été approuvé de tout le monde. » La cérémonie des
épousailles se fit à Paris, le 1ᵉʳ mai ; peu après, le Roi ôta à Mme de
Feuquière un logement qu'elle avait eu jusque-là au palais de Versailles, et le mari fut forcé de vendre son régiment en 1700. (*Dangeau,*
tome V, p. 476, et tome VII, p. 287.) — Saint-Simon a écrit la note
qui suit dans la table des Mariages de son manuscrit de Dangeau,
année 1696 : « Mariage de Feuquière, frère du lieutenant général, avec
la fille de Mignard, fameux peintre du Roi, si extrêmement aimée de
son père et de bien d'autres, fort belle et peinte partout dans la galerie
de Versailles et dans force tableaux de son père. »

Enfin Bouzols[1], gentilhomme d'Auvergne tout simple et peu connu, sinon par avoir acheté le[2] régiment Royal-Piémont[3], épousa la fille aînée de Croissy[4], déjà fort montée en graine[5] et très laide. Ce n'étoit pas faute d'ambition d'être duchesse comme ses cousines[6]; mais, à force d'attendre et d'espérer, il fallut faire une fin et se contenter du possible, fort éloigné du titre[7]. Elle avoit infiniment d'esprit, de grâces et d'amusements dans l'esprit, et passoit sa vie avec Madame la Duchesse. Elle ne faisoit pas moins de chansons bien assenées qu'elle; mais elle[8] et son

De Bouzols
et de
Mlle de Croissy.

1. Louis-Joachim de Montaigu, marquis de Bouzols, puis vicomte de Beaune, en Auvergne, d'abord enseigne aux gendarmes du Dauphin (1682), était mestre de camp du régiment de cavalerie de Royal-Piémont depuis 1690, et avait été blessé à la bataille de Fleurus. En 1698, il remplit une mission extraordinaire auprès du duc de Lorraine. Fait brigadier en 1702, maréchal de camp en 1704, lieutenant général des armées en 1708, il eut la charge de lieutenant général de la basse Auvergne en 1719, celle de gouverneur de Brouage en 1732, le collier des ordres en 1724, et mourut en Auvergne, le 16 septembre 1746, âgé de quatre-vingt-quatre ans. Il a signé son acte de mariage : *Montaigu Bouzolle*. Voyez ses preuves de 1724 dans le dossier MONTAIGU, fol. 13 et suivants, au Cabinet des titres. Cette famille, originaire du Vivarais, ne s'était transplantée en Auvergne qu'au seizième siècle.

2. *Le* corrige *un*.

3. Ce régiment, l'un des six *vieux corps* de l'infanterie, avait été formé, en 1567, des bandes qui servaient en Piémont. Il « roulait » avec les régiments de Champagne et de Navarre. Le tome VI des *Essais historiques* de Roussel est consacré à son histoire.

4. Marie-Françoise Colbert de Croissy, fille aînée du ministre, mariée le 15 mai 1696, au château de Croissy-Beaubourg, et morte le 28 septembre 1724, à cinquante-trois ou quatre ans, était donc âgée d'environ vingt-huit ans quand elle se maria. Elle avait dû épouser le comte d'Estrées, puis le comte de Tillières (*Mme de Sévigné*, tomes IX, p. 459, et X, p. 242). Son contrat de mariage se trouve dans le registre des Insinuations Y 267, fol. 138 v° : voyez ce qu'en dit Dangeau, tome V, p. 410.

5. « On dit proverbialement, d'une fille qui est déjà un peu âgée pour se marier, qu'elle *monte en graine*. » (*Furetière*.)

6. Les trois filles de Jean-Baptiste Colbert, mariées aux ducs de Chevreuse, de Beauvillier et de Mortemart.

7. La noblesse des Montaigus était toutefois fort ancienne.

8. C'est-à-dire Madame la Duchesse. Les mots : « son cher ami

cher ami Lassay ne furent pas à l'épreuve des siennes, et si parlantes et si plaisantes qu'on s'en souvient toujours[1].

Comte de Luxe, fait duc vérifié de Châtillon-sur-Loing, épouse Mlle de Royan. [*Add. S^tS. 144*]

Le Roi fit presque en même temps deux grâces[2]. Il avoit fait passer la Normandie du maréchal de Luxembourg à son fils aîné, à condition qu'il ne lui parlât jamais pour lui de sa charge de capitaine des gardes du corps[3]. Le père, hardi de ses lauriers, et qui, avec raison, ne se croyoit pas inférieur en naissance aux Bouillons, aux Rohans, aux Monacos[4], auxquels tous le Roi avoit donné des rangs de prince étranger[5], s'étoit mis à le prétendre et à l'en presser[6]; et, comme il fait toujours bon se mettre en prétention, comme disoit M. le Tellier[7], le Roi s'en crut quitte à bon marché de promettre à M. de Luxembourg de faire son second fils duc lorsqu'il trouveroit quelque mariage[8]. M. de Luxembourg mourut avant que

Lassay » ne laissent pas de doute sur ce rapport peu grammatical. — Il ne faut pas confondre cependant la liaison de Lassay père et les relations beaucoup plus tendres qui unirent plus tard Madame la Duchesse à son fils (voyez tomes VIII, p. 406, et XII, p. 392); certainement Saint-Simon veut parler de ce dernier à la ligne suivante.

1. Voyez le Chansonnier, années 1716 à 1718.

2. L'article qui va suivre a été fait à l'aide de trois passages du *Journal de Dangeau*, tome V, p. 98, 352 et 365.

3. La même chose est déjà dite au tome II, p. 233, et l'on a vu, tome I, p. 136, que le Roi ne donnait plus aucune survivance de gouvernement.

4. Il est difficile de distinguer s'il y a *Monacos* (c'est probable), ou, peut-être à cause de la désinence étrangère, *Monaco*, sans accord. Plus haut (voyez p. 16), il y a *des Gondi* dans le manuscrit.

5. Voyez ci-dessus, p. 21.

6. C'est en 1685, à l'occasion du mariage du prince de Tingry avec Mlle de Chevreuse, qu'on avait dit que le Roi accorderait aux époux les honneurs du Louvre, le tabouret, etc., comme les avait déjà la tante du marié, cette princesse de Luxembourg-Tingry dont Saint-Simon a parlé en 1694. (*Journal de Dangeau*, tome I, p. 247; *Correspondance de Bussy*, tome V, p. 493, et mémoire fait par Clairambault, en 1696, dans le volume 1195 de ses manuscrits, fol. 114.)

7. Le chancelier le Tellier. — Ce mot de le Tellier se trouve encore dans l'Addition reproduite dans notre tome II, n° 67, p. 380, à laquelle il faut se reporter de nouveau pour ce qui concerne ce fils du maréchal.

8. Saint-Simon a déjà annoncé cette « grâce » en termes couverts.

le comte de Luxe [1] fût marié : la famille crut ne devoir
pas laisser refroidir trop longtemps la promesse [2]. Le maréchal ne fut pas plutôt mort que le Roi s'en repentit;
néanmoins il ne put reculer, mais il le fit de mauvaise
grâce. Il fit [3] donc expédier une érection sur Châtillon-sur-
Loing [4], que le comte de Luxe avoit eu du legs universel
de sa tante de Meckelbourg [5], pour être vérifiée au Parlement, sans pairie, lorsqu'il se marieroit, et n'en pas jouir
auparavant [6]. Il épousa [7] enfin Mlle de Royan, celle-là
même que la duchesse de Bracciano, sa tante, avoit eu
tant d'envie de me donner, et à laquelle Phélypeaux avoit
osé prétendre [8]. Ce nouveau duc ne put jamais plaire au
Roi depuis qu'il le fut, et en essuya tous les dégoûts

lors de la mort du maréchal de Luxembourg, tome II, p. 228 et note 6.
Comparez le *Journal de Dangeau*, tome V, p. 352.

1. Paul-Sigismond de Montmorency-Luxembourg, second fils du maréchal : voyez nos tomes I, p. 256, note 1, et II, p. 234. Son comté de
Luxe, en basse Navarre, venait de l'héritière de ce nom, mariée en 1593
à l'aïeul du maréchal.

2. On parla d'abord de lui faire épouser la fille unique du président
de Bosmelet, qui ne se maria qu'en 1698, avec le duc de la Force.
Voyez le *Journal de Dangeau*, tome V, p. 352, et les lettres de M. et de
Mme de Coulanges, dans le *Sévigné*, tome X, p. 256 et 356.

3. *Lui* a été corrigé en *fit*.

4. Cette terre (voyez tome II, p. 39, note 4) fut érigée pour la seconde fois en duché par lettres patentes du mois de février 1696,
qui furent enregistrées au Parlement le 3 mars suivant, et dont on trouvera le texte dans l'*Histoire généalogique*, tome V, p. 787.

5. Voyez tome II, p. 234. L'acte de donation de Châtillon, daté du
17 septembre 1694, se trouve aux Archives nationales, au registre
des Insinuations Y 264, fol. 3 v°. De plus, Mme de Bouteville avait
donné à son petit-fils, le 13 février suivant, une rente de huit mille livres
sur sa part de l'héritage de Mme de Meckelbourg.

6. Comparez le *Journal de Dangeau*, tome V, p. 371.

7. Voyez les *Lettres de Mme de Sévigné*, tome X, p. 368. Ni Dangeau ni la *Gazette* ne mentionnent la célébration de ce mariage, qui se
fit le même jour que celui de M. de Lassay ; Jal en a donné l'acte dans
son *Dictionnaire critique*, p. 892.

8. Voyez notre tome II, p. 260-262. Le mariage se fit par l'intermédiaire du duc de Noirmoutier, sans que Mme de Bracciano fût consultée.

qu'il lui put donner toute sa vie, pour se dépiquer[1] de
l'avoir fait duc malgré lui.

L'autre grâce fut fort extraordinaire, et j'avoue franchement que je ne sais d'où elle vint[2]. Le Roi, qui aimoit
le feu maréchal d'Humières[3], avoit fait[4] le mariage de
sa fille aînée en lui accordant un tabouret de grâce[5] en[6]
épousant le prince d'Isenghien : ce qui a le même effet
que ce qu'on connoît sous le nom d'un brevet de duc. Il
étoit mort[7] et avoit laissé deux fils[8] : le Roi, sans aucune

1. Nous avons déjà rencontré cette expression, tome II, p. 338 : voyez
ci-dessus, p. 14, note 1, une citation de Coulanges.

2. Saint-Simon prend cet épisode dans le *Dangeau*, tome V, p. 365.

3. Voyez tome II, p. 177-178.

4. Saint-Simon avait d'abord écrit : « fit le mariage ». Il a corrigé
ensuite *fit* en *fait*, et a ajouté *avoit* en interligne.

5. Voyez tome II, p. 41, note 1. Selon une note de Saint-Simon dans
son travail sur les *Rangs étrangers à l'État* (Affaires étrangères, vol.
Saint-Simon 45, p. 237), les dames suivantes avaient obtenu le tabouret
de grâce : Mme de Tingry et la princesse d'Espinoy (1662), Mme de Montespan (1666), la maréchale de Schonberg (1668), la princesse d'Isenghien (1677), la duchesse de Bracciano (1680), la duchesse de Sforce
(1688), la comtesse d'Almond, favorite de la reine d'Angleterre, et les
duchesses de la cour de Saint-Germain (1689), la princesse de Fürstenberg
(1694). La suppression des tabourets de grâce est énergiquement demandée dans les *Projets de gouvernement du duc de Bourgogne*, p. 125.

6. *En* corrige l'abréviation de *que* ou *qu'*.

7. Le prince d'Isenghien était mort à Versailles le 6 mai 1687. Sur
son mariage avec Mlle d'Humières, voyez la *Correspondance de Bussy*,
tome III, p. 213-216.

8. Louis de Gand de Mérode de Montmorency, prince d'Isenghien, etc.,
né à Lille le 16 juillet 1678, mousquetaire en 1696, colonel en 1697,
brigadier en 1703, maréchal de camp en 1709, lieutenant général des
armées en 1718, chevalier des ordres et lieutenant général d'Artois en
1724, gouverneur d'Arras en 1725, maréchal de France en 1741; mort
le 6 juin 1767. — Alexandre-Maximilien-Balthazar-Dominique de Gand,
etc., dit le comte de Middelbourg, né le 2 janvier 1683, colonel d'infanterie en 1704, brigadier en 1719, maréchal de camp en 1734 et gouverneur de Bouchain; mort le 30 décembre 1758. — La terre d'Isenghien, en Flandre, n'était qu'un comté, érigé le 16 mai 1582; c'est
celle de Mamines qui avait été érigée en principauté le 1er août 1652,
par le roi d'Espagne, avec mention que les comtes de Gand descen-

occasion, ni de[1] mariage, non seulement accorda la même
grâce à l'aîné, mais, ce qui étoit sans exemple, il l'accorda de mâle en mâle à sa postérité, c'est-à-dire que,
sans aucun renouvellement, le fils aîné y succéderoit à
son père, n'ayant toutefois que des honneurs, sans aucun
rang, comme les ducs à brevet[2].

Le nouvel archevêque de Cambray s'applaudissoit ce-   Sourde lutte

daient des anciens ducs de Saxe, et, dans les premiers temps, on
n'avait connu que le prince de Mamines à la cour de France.

1. Ce *de* incorrect corrige *d'un.*

2. La copie du brevet dont parle Saint-Simon nous a été conservée
par Clairambault. Il était ainsi conçu : « Aujourd'hui, 23ᵉ du mois d'avril
1696, le Roi étant à Versailles, mettant en considération le zèle qu'a eu
pour son service le feu sieur Jean-Alphonse de Gand, prince d'Isenghien,
lequel, pour donner à Sa Majesté des assurances plus particulières de
sa fidélité et de son attachement pour toujours, renonça aux biens qu'il
possédoit en Espagne, aux établissements qu'il avoit lieu d'y espérer
et aux honneurs dont sa maison y jouissoit : à l'occasion de quoi et de
son mariage avec la fille aînée du feu sieur duc d'Humières, maréchal de
France, Sa Majesté avoit été conviée de lui donner des marques de son
affection, et, pour le gratifier et traiter d'autant plus favorablement,
lui accorder, comme elle fit dès lors, les honneurs convenables et pro-
portionnés à ceux dont lui et sa maison avoient joui en Espagne (*en
marge, de la main de Clairambault :* Il faudroit en voir les preuves) ; et
Sa Majesté voulant, suivant l'intention qu'elle en a eue en accordant
lesdits honneurs audit feu sieur prince d'Isenghien, les continuer à son
fils aîné et les faire passer successivement aux aînés de sa maison, Sa
Majesté a ordonné et ordonne que le sieur Louis de Gand, prince d'Isenghien, et son épouse, lorsqu'il sera marié, jouiront de l'entrée au Louvre
dans leurs carrosses, et ladite dame princesse d'Isenghien de la séance
devant les Reines sur un tabouret ; et que dorénavant les aînés mâles de
ladite maison d'Isenghien et leurs femmes jouiront des mêmes prérogatives d'honneur, sans toutefois que les cadets de ladite maison d'Isenghien ni les filles puissent en aucune manière prétendre les mêmes
avantages ; m'ayant Sa Majesté commandé d'expédier le présent brevet,
qu'elle a signé de sa main et fait contresigner par moi, son conseiller
secrétaire d'État et de ses commandements et finances. » Signé sur l'original : LOUIS, et plus bas : Le Tellier. (Arch. nat., KK 599, p. 339-
341.) — Au mois de février précédent (ms. Clairambault 1193, fol. 128
vᵒ et 129), M. de Pontchartrain avait fait faire un mémoire concluant à
ce que les lettres de principauté de MM. d'Isenghien n'emportaient au-

de
l'archevêque
de Cambray et
de l'évêque
de Chartres.

pendant de ses succès auprès de Mme de Maintenon[1] : les espérances qu'il en concevoit, avec de si bons appuis, étoient grandes, mais il crut ne les pouvoir conduire avec sûreté jusqu'où il se les proposoit qu'en achevant de se rendre maître de son esprit sans partage. Godet[2], évêque de Chartres, tenoit à elle par les liens les plus intimes[3] : il étoit diocésain de Saint-Cyr, il en étoit le directeur unique, il étoit de plus celui de Mme de Maintenon ; ses mœurs, sa doctrine, sa piété, ses devoirs épiscopaux, tout étoit irrépréhensible[4] ; il ne faisoit à Paris que des voyages courts et rares, logé au séminaire de Saint-Sulpice, se montroit encore plus rarement à la cour, et toujours comme un éclair, et voyoit Mme de Maintenon longtemps et souvent à Saint-Cyr, et faisoit d'ailleurs par lettres tout ce qu'il vouloit[5]. C'étoit donc là un étrange rival à abattre ; mais, quelque ancré qu'il fût, son extérieur[6] de cuistre[7] le rassura : il le crut tel à sa longue

cune prérogative pour eux ; mais la qualification de *cousin* avait été donnée au jeune prince dès 1689 (*Dangeau*, tome II, p. 384).

1. Voyez notre tome II, année 1695, p. 338-346.

2. Voyez, sur ce prélat, le même tome II, p. 207, note 4, où nous devons signaler une grande inadvertance, car M. Godet des Marais ne passa pas au siège de Blois, en 1697, comme nous l'avons imprimé ; au contraire, il sollicita et obtint le démembrement de son évêché et la formation du diocèse de Blois au profit de M. de Bertier.

3. Sur la liaison de l'évêque de Chartres avec Mme de Maintenon et sur ses conséquences, voyez une citation faite par Lavallée, dans la *Correspondance générale de Mme de Maintenon*, tome III, p. 188 et 189.

4. Dans le manuscrit, *irreprenhensible*.

5. Comparez la suite des *Mémoires*, tome VII. p. 123-125, une Addition au *Journal de Dangeau*, 6 février 1690, et partie de l'Addition n° 127 (tome II, p. 414). Un certain nombre de lettres de l'évêque à Mme de Maintenon, recueillies par l'abbé Berthier, forment le neuvième volume de la collection de la Beaumelle, dans l'édition d'Amsterdam. et elles y ont été en partie reprises par Lavallée.

6. Saint-Simon avait d'abord écrit : *extérieure*, et a biffé l'*e* final.

7. Le *cuistre* est, selon Furetière, un « valet de pédants ou de prêtres, » souvent un pauvre écolier qui se met en service (comparez l'ancien mot *coustre*, « sacristain », du latin *custos*, et l'allemand *küster*).

figure malpropre, décharnée, toute sulpicienne, un air simple[1], aspect niais, et sans liaison qu'avec de plats prêtres[2].
En un mot, il le prit pour un homme sans monde, sans
talents, de peu d'esprit et court de savoir, que le hasard
de Saint-Cyr établi dans son diocèse[3] avoit porté où il
étoit, noyé dans ses fonctions, et sans autre appui ni
autres[4] connoissances. Dans cette idée, il ne douta pas de
lui faire bientôt perdre terre par la nouvelle spiritualité de
Mme Guyon, déjà si goûtée de Mme de Maintenon : il n'i-
gnoroit pas qu'elle n'étoit pas insensible aux nouveautés
de toute espèce, et il se flatta de culbuter par là Monsieur
de Chartres, dont Mme de Maintenon sentiroit et mépri-
seroit l'ignorance, pour ne plus rien voir que par lui[5].

Pour arriver à ce but, il travailla à persuader Mme de
Maintenon de faire entrer Mme Guyon à Saint-Cyr, où
elle auroit le temps de la voir et de l'approfondir[6] tout
autrement que dans de courtes et rares après-dînées à

1. Devant *simple*, Saint-Simon semble avoir voulu écrire *contrit*, et
en a écrit en effet la première syllabe, qu'il a ensuite oublié d'effacer;
le *cru simple* des dernières éditions ne nous paraît possible, ni comme
lecture, ni comme sens. A la suite, l'*a* d'*aspect* corrige un *u*.

2. Nous avons déjà remarqué (tome II, p. 339, note 3), en disant
quel motif on avait cru pouvoir attribuer à cette malveillance, que
Saint-Simon ne perdait pas une occasion de déprécier les prêtres de
Saint-Sulpice, à qui il reproche platitude, ignorance, manque de sujets
de distinction, etc. Comparez le tome XII, p. 141.

3. C'est-à-dire le hasard qui avait fait prendre une localité de son
diocèse pour siège de l'établissement fondé par Mme de Maintenon.

4. Ce second *autre* est au singulier, comme le premier.

5. Si l'on s'en rapporte à une lettre de Madame, duchesse d'Orléans
(20 juillet 1698), et à une autre de Mme de Maintenon à Mgr de Noailles
(29 mai 1697), les partisans ou les fauteurs de Mme Guyon avaient
cru se rendre maîtres de la cour et du Roi lui-même par Mme de
Maintenon, et ils avaient déjà dressé leurs listes de distribution des
charges, quand Mme de Maintenon dut faire volte-face. (*Correspondance générale*, tome IV, p. 162-163.) — Pour toute cette partie de
l'histoire de Mme Guyon, il faut se reporter à l'Addition 127, déjà placée
dans le tome II, p. 414.

6. Ce mot est écrit en interligne, au-dessus d'*aprondir* (sic), biffé.

l'hôtel de Chevreuse ou de Beauvillier. Il y réussit :
Mme Guyon alla à Saint-Cyr deux ou trois fois[1]; ensuite
Mme de Maintenon, qui la goûtoit de plus en plus, l'y fit
coucher; et de l'un à l'autre, mais près à près[2], les séjours s'y allongèrent, et, par son aveu[3], elle s'y chercha des
personnes propres à devenir ses disciples, et elle s'en fit[4].
Bientôt il s'éleva dans Saint-Cyr un petit troupeau tout à
part, dont les maximes, et même le langage de spiritualité
parut fort étranger à tout le reste de la maison, et bientôt
fort étrange à Monsieur de Chartres[5]. Ce prélat n'étoit
rien moins que ce que Monsieur de Cambray s'en étoit
figuré[6] : il étoit fort savant, et surtout profond théolo-
gien; il y joignoit beaucoup d'esprit; il y avoit de la douceur, de la fermeté, même des grâces; et, ce qui étoit le
plus surprenant dans un homme qui avoit été élevé et
n'étoit jamais sorti de la profondeur de son métier[7], il étoit

1. Elle y fut introduite par sa cousine, Mme de la Maisonfort, directrice de la maison et grande admiratrice du *Moyen court et très facile
pour faire oraison* (publié par Mme Guyon, en 1688). Voyez les *Mémoires
pour servir à l'histoire de Mme de Maintenon*, par la Beaumelle, éd. de
1789, tome IV, p. 12 et suivantes.

2. « De l'un à l'autre, » neutralement, d'une fois à l'autre; « de près
à près, » à des intervalles rapprochés. Richelet interprète cette seconde
locution par « l'un contre l'autre, tout contre. » Il est remarquable
que *Furetière*, à l'article Près, ne la donne pas; l'Académie la donne
dans toutes ses éditions, et ne la dit « peu usitée » que dans les deux
dernières (1835 et 1878).

3. Emploi à noter de *par*, où nous disons *de* : « et, par suite de l'agrément de Mme de Maintenon, *de* ou *avec* son aveu, elle (Mme Guyon), etc. »

4. Voyez l'*Histoire de la maison royale de Saint-Cyr*, par Th. Lavallée, p. 152-174; l'*Histoire de Fénelon*, par le cardinal de Beausset,
tome I, p. 348-350; la *Vie de Mme de la Motte-Guyon*, écrite par elle-
même, 3ᵉ partie, p. 123 et suivantes; les *Mémoires.... de Mme de
Maintenon*, par la Beaumelle, tome IV, p. 24, 27, 35-37, etc.

5. Voyez l'*Histoire de Saint-Cyr*, p. 162.

6. Voyez l'éloge historique de Godet des Marais, par l'abbé Berthier,
imprimé à Bruxelles, en 1755, et l'*Histoire de Fénelon*, tome I, p. 350-355.

7. Nous verrons plus d'une fois notre auteur, même quand le tour
était facile à modifier, ne pas tenir compte de la diversité des régimes.

tel pour la cour et pour le monde, que les plus fins courtisans auroient eu peine à le suivre, et auroient eu à profiter de ces[1] leçons. Mais c'étoit en lui un talent enfoui
pour les autres, parce qu'il ne s'en servoit jamais sans de
vrais besoins : son désintéressement, sa piété, sa rare
probité les retranchoient presque tous, et Mme de Maintenon, au point où il étoit avec elle, suppléoit à tout.

Dès qu'il eut le vent de cette doctrine étrangère, il fit en
sorte d'y faire admettre deux dames de Saint-Cyr sur
l'esprit et le discernement desquelles il pouvoit compter,
et qui pourroient faire impression sur Mme de Maintenon. Il les choisit surtout parfaitement à lui, et les instruisit bien. Ces nouvelles prosélytes parurent d'abord ravies,
et peu à peu enchantées. Elles s'attachèrent plus que pas
une à leur nouvelle directrice, qui, sentant leur esprit
et leur réputation dans la maison, s'applaudit d'une conquête qui lui aplaniroit celle qu'elle se proposoit. Elle[2]
s'attacha donc aussi à gagner entièrement ces filles : elle
en fit ses plus chères disciples; elle s'ouvrit à elles,
comme aux plus capables de profiter de sa doctrine et de
la faire goûter dans la maison. Elle et Monsieur de Cambray, qu'elle instruisoit de tous ses progrès, triomphoient,
et le petit troupeau exultoit[3]. Monsieur de Chartres, par
le consentement duquel Mme Guyon[4] étoit entrée à Saint-
Cyr et y étoit devenue maîtresse extérieure, la laissa
faire. Il la suivoit de l'œil : ses fidèles lui rendoient un
compte exact de tout ce qu'elles apprenoient en dogme
et en pratiques; il se mit bien au fait de tout, il l'examina
avec exactitude, et, quand il crut qu'il étoit temps, éclata.

1. Il y a bien *ces* dans le manuscrit; on s'attendrait plutôt à *ses*.

2. *Elle* corrige *ce*.

3. Nous retrouverons ce mot, qui francise le latin *exultare*, dans la
suite des *Mémoires* (tome XII, p. 109); il est aussi dans une lettre de
Voltaire de 1760 (tome LVIII, p. 547, éd. Beuchot). Le dérivé *exultation*
est seul dans Furetière et dans le *Dictionnaire de l'Académie* de 1694;
on l'a supprimé dès l'édition de 1762.

4. Saint-Simon a écrit ici : *Mme de Guyon*.

Mme de Maintenon fut étrangement surprise de tout ce
qu'il lui apprit de sa nouvelle école[1], et plus encore de ce
qu'il lui en prouva par la bouche de ses deux affidées et
par ce qu'elles en avoient mis par écrit. Mme de Maintenon interrogea[2] d'autres écolières: elle vit par leurs réponses que, plus ou moins instruites et plus ou moins
admises dans la confiance de leur nouvelle maîtresse, tout
alloit au même but, et que ce but et le chemin étoient
fort extraordinaires. La voilà bien[3] en peine, puis en
grand scrupule[4] : elle se résolut à parler à Monsieur de
Cambray. Celui-ci, qui ne soupçonnoit pas qu'elle fût si
instruite, s'embarrassa et augmenta les soupçons. Tout
à coup Mme Guyon fut chassée de Saint-Cyr[5], et on ne
s'y appliqua plus qu'à effacer jusqu'aux moindres traces
de ce qu'elle y avoit enseigné. On y eut beaucoup de
peine : elle en avoit charmé plusieurs[6], qui s'étoient véritablement attachées à elle et à sa doctrine[7], et Monsieur

Mme Guyon
chassée de
Saint-Cyr, puis
à la Bastille.

1. Une lettre de Mme de Maintenon à Mme du Tourp (*Lettres historiques et édifiantes*, tome I, p. 212) prouve que, dès 1692, éclairée
sans doute par MM. Brisacier et Tiberge, que l'évêque de Chartres avait
fait nommer directeurs de Saint-Cyr, elle condamnait l'abandon des pratiques de solide dévotion pour le nouveau mysticisme; néanmoins
elle fut toute surprise de voir que « ce qu'elle avoit trouvé bon fût
traité d'erreur. » La Beaumelle a fabriqué, sur ce sujet, plusieurs
fausses lettres, que Lavallée a reproduites, comme telles, dans la *Correspondance générale*, tome III, p. 393-394, 402-403.

2. Dans le manuscrit, par mégarde, *interragea*; plus loin, après *par*,
l'archaïsme, qui y revient fréquemment, de *leur*, sans accord.

3. *Bien* est en interligne, au-dessus de *fort*, biffé.

4. Voyez ce que dit Lavallée (*Histoire de la maison de Saint-Cyr*,
p. 169-170) de la colère du Roi contre Mme de Maintenon.

5. Dangeau écrit, à la date du 10 janvier 1694 : « Mme Guyon,
femme de grande piété, mais accusée d'avoir des opinions un peu singulières sur la religion et de les avoir inspirées à quelques dames, s'est
éloignée de Paris; on ne sait si elle en a reçu l'ordre, ou si elle l'a
prévenu. » (*Journal*, tome IV, p. 434.)

6. *Plusieures* (sic) est en interligne, au-dessus de *beaucoup*, biffé.

7. Voyez l'*Histoire de la maison de Saint-Cyr*, p. 163-174. Les dames
conservèrent un commerce de lettres secret avec Mme Guyon. Il fallut

de Chartres en profita pour faire sentir tout le danger
de ce poison et pour rendre Monsieur de Cambray fort
suspect. Un tel revers, et si peu attendu, l'étourdit, mais
il ne l'abattit pas : il paya d'esprit, d'autorités mystiques,
de fermeté sur ses étriers ; ses amis principaux le sou-
tinrent. Monsieur de Chartres, content de s'être solidement raffermi dans l'esprit et la confiance de Mme de
Maintenon, ne voulut pas pousser si fort de suite[1] un
homme si soutenu ; mais sa pénitente, piquée d'avoir été
conduite sur le bord du précipice, se refroidit de plus en
plus pour Monsieur de Cambray et s'irrita de plus en
plus contre Mme Guyon[2]. On sut qu'elle continuoit à voir
sourdement du monde à Paris ; on le lui défendit sous de
si grandes peines, qu'elle se cacha davantage, mais sans
pouvoir se passer de dogmatiser bien en cachettes[3], ni

que l'évêque de Chartres vînt en personne enlever livres et manuscrits
suspects ; puis Bossuet fit deux conférences. Les plus exaltées étaient,
avec Mme de la Maisonfort, deux professes de la première fondation,
Mmes du Tourp et de Montaigle, qu'on finit par reléguer dans d'autres
maisons. La paix ne se rétablit réellement à Saint-Cyr qu'après une
visite que le Roi y fit au retour du camp de Compiègne.

1. Avec suite, sans interruption ; et non au sens de « tout de suite »,
sens encore incorrect aujourd'hui, mais dont des exemples comme celui-
ci expliquent bien l'origine.

2. Au mois de juin 1694, Mme Guyon, se sachant accusée « de crimes, »
et croyant devoir faire connaître publiquement la vérité, demanda à
Mme de Maintenon qu'on lui indiquât une prison pour s'y rendre et se
soumettre à l'enquête d'une commission mi-partie d'ecclésiastiques et
de laïques. Sa lettre se trouve dans la *Correspondance générale*,
tome III, p. 400, et dans la *Correspondance de Fénelon*, tome VII, p. 51.
M. Ravaisson, dans les *Archives de la Bastille*, tome IX, p. 46-47, a
publié une autre lettre de justification (16 octobre 1694), adressée à la
duchesse de Noailles. Comme le sollicitait la principale accusée, Mme de
Maintenon fit prier les évêques de Meaux et de Châlons, le P. Bourdaloue, et MM. Joly, Tronson, Brisacier et Tiberge, d'examiner les doctrines
de « cette illusion qu'on nomme le *quiétisme*. »

3. Richelet (1680) dit qu'*en cachette et en cachettes* se trouvent l'un
et l'autre dans les bons auteurs, mais que le premier est préférable ;
Furetière et l'Académie ne donnent que le singulier.

son petit troupeau de se rassembler par parties autour
d'elle, en différents lieux. Cette conduite, qui fut éclairée[1], lui fit donner ordre de sortir de Paris[2]. Elle obéit ;
mais incontinent après[3] elle se vint cacher dans une petite
maison obscure du faubourg Saint-Antoine. L'extrême
attention avec laquelle elle étoit suivie fit que, ne la dé-
pistant de nulle part, on ne douta pas qu'elle ne fût rentrée dans Paris, et, à force de recherches[4], on la soup-
çonna où elle étoit, sur le rapport qu'on eut des voisins
des mystères sans lesquels[5] cette porte ne s'ouvroit point.
On voulut être éclairci : une servante qui portoit le pain et
les herbes[6] fut suivie de si près et si adroitement, qu'on
entra avec elle. Mme Guyon fut trouvée[7] et conduite
sur-le-champ à la Bastille[8], avec ordre de l'y bien traiter,
mais avec les plus rigoureuses défenses de la[9] laisser voir,

1. Au sens, plus rare à présent, mais que l'Académie donne encore
à ce mot, de « surveiller, épier. »

2. Nous n'aurons qu'en 1697 la suite du récit fait incomplètement
ici. Quand Saint-Simon reviendra alors sur cette affaire, il s'excu-
sera d'avoir omis de dire en 1696 qu'avant d'être chassée de Paris,
puis emprisonnée, Mme Guyon se rendit à Meaux et signa une ré-
tractation entre les mains de Bossuet, mais reprit tout aussitôt ses
pratiques de prosélytisme, et fut alors expulsée.

3. *Incontinent* est suivi, en interligne, d'*après*, qui, presque en entier,
est recouvert d'encre, mais paraît brouillé par hasard, plutôt qu'effacé
à dessein.

4. Le signe du pluriel a été ajouté après coup.

5. *Lesquelles*, dans le manuscrit.

6. On dirait plutôt maintenant : *les légumes*. Les deux termes s'employaient concurremment : voyez l'Addition 143, ci-après, p. 344.

7. Rentrée à Paris le 9 juillet 1695, ce ne fut que dans les derniers
jours de décembre que Mme Guyon fut découverte par l'exempt Desgrez.

8. Non pas à la Bastille, mais à Vincennes, comme Saint-Simon lui-
même le dira en 1697. Comparez les *Archives de la Bastille*, tome IX,
p. 52-55, et le *Journal de Dangeau*, tome V, p. 351. « Il y avoit beaucoup de personnes de grande vertu à qui elle en avoit imposé, dit
Dangeau. On la cherchoit il y a longtémps.... On l'a trouvée dans le
faubourg Saint-Antoine, où elle étoit fort cachée. »

9. *La* est ajouté en interligne, au-dessus de *lui*, biffé.

écrire, ni recevoir de nouvelles de personne[1]. Ce fut un
coup de foudre pour Monsieur de Cambray et pour ses
amis, et pour le petit troupeau, qui ne s'en réunit que
davantage. Les suites dépasseroient l'année; il vaut mieux
en demeurer où nous en sommes pour celle-ci, et remettre aux événements de la suivante[2] tout ce qui les
amena.

Il y a dans les cours des personnages singuliers, qui,
sans esprit, sans naissance distinguée et sans entours ni
services, percent dans la familiarité de ce qui y est le
plus brillant, et font enfin, on ne sait pourquoi, compter
le monde avec eux. Tel y fut Cavoye[3] toute sa vie, très
petit gentilhomme tout au plus, dont le nom étoit Oger[4].
Il étoit grand maréchal des logis de la maison du Roi[5],
et le roman qui lui valut cette charge mérite de n'être pas
oublié, après avoir dit ce qui le regarde en ce temps-ci.
J'ai parlé de lui plus d'une fois et fait mention de son
amitié intime avec M. de Seignelay[6], chez qui la fleur de
la cour étoit trayée[7]. Cette grande liaison, qui devoit lui
aider à tout, par le crédit où étoit ce ministre, causa

Cavoye
et sa fortune.

[Add. S^tS. 147]

1. Les ordres relatifs à la prisonnière qui se trouvent dans les
registres de la Maison du Roi ont été publiés dans les *Archives de la
Bastille*, à l'endroit cité, et dans le *Dictionnaire critique* de Jal, p. 668.
Elle n'était connue à Vincennes que sous le nom de Besnard.

2. Tome IV, année 1697.

3. Voyez sa notice dans notre tome II, p. 60, note 1, et quelques
notes complémentaires dans un article de la *Revue historique*, mai-
juin 1881, p. 114-126, avec la première rédaction de cette historiette
du mariage de Cavoye, tirée des papiers inédits de Saint-Simon, vol. 68.

4. Il signait : Louis Doger de Cavoye, sans apostrophe. Les généalogies
ne font rien connaître de saillant sur cette famille.

5. Tome II, p. 82, note 1, et ci-dessus, p. 9 et 14.

6. Voyez notre tome II, p. 60, et ci-dessus, p. 9-10.

7. L'Académie (1694) ne donne que *trier*; Furetière n'admet *trayer*
que comme terme technique en parlant des monnaies. M. Littré,
bien qu'on entende souvent encore cette ancienne prononciation (il la
figure par *trèier*), dit que c'est une faute chez notre auteur. Nous le verrons plus tard, en 1703, parlant de la société réunie chez Cavoye lui-
même, dire encore (tome III de 1873, p. 378) : « C'étoit un monde trayé. »

pourtant le ver rongeur[1] de sa vie. Avec sa charge, ses
amis considérables à la cour qui l'y faisoient figurer[2], et
les bontés du Roi toujours distinguées[3], il se flatta d'être
chevalier de l'Ordre en la promotion de 1688[4]. Le Roi la
fit avec M. de Louvois, qui étoit chancelier de l'Ordre :
ce ministre, qui minutoit une grande guerre, qu'il avoit
déjà fait déclarer et qu'il rendit plus générale que le Roi
ne s'y attendoit[5], ne songea qu'à profiter de l'occasion de
se faire des créatures. Il la rendit donc toute militaire,
pour la première qui ait jamais été faite de la sorte, et
eut grande attention à en exclure tous ceux qu'il n'aimoit
pas, tant qu'il put[6]. L'amitié de Seignelay, son[7] ennemi,
pour Cavoye l'avoit mis dans ce nombre : il ne fut point
de la promotion, et il en pensa mourir de douleur[8]. Le

1. L'Académie (1694) rappelle que cette figure est empruntée à l'Écriture sainte (*Isaïe*, chapitre LXVI, verset 24), et Furetière dit : « On appelle figurément *ver* le remords de la conscience, parce qu'il ressemble à un ver qui nous ronge le cœur incessamment. »

2. Parmi ces amis, on citait les Condés et les Contis, Colbert, les maréchaux de Turenne, de Luxembourg, de Noailles et de Boufflers, Racine, l'abbé Genest, etc.

3. Il obtint un des justaucorps bleus le 25 juillet 1678, peu de temps après être devenu grand maréchal des logis. Mme de Sévigné cite plusieurs preuves du crédit dont il jouissait à la cour. Voyez aussi son article nécrologique dans le *Mercure*, février 1716, p. 81-95.

4. Ses prédécesseurs avaient tous eu l'Ordre.

5. La guerre que nous allons voir se terminer en 1697 et 1698.

6. Voyez tome I, p. 61, notes, et une page de l'Addition n° 6, p. 322 ; et, sur le mécontentement de Cavoye et des autres courtisans oubliés dans cette promotion, les *Lettres de Mme de Sévigné*, tome VIII, p. 301, 336 et 337. Aux documents que nous avons indiqués dans le tome I, touchant la même promotion de 1688, il faut ajouter une relation officielle recueillie par Clairambault (ms. 721, p. 487-490), et qui présente le détail des décisions prises par Louis XIV et des exclusions dont il crut devoir donner publiquement le motif. Saint-Simon a consacré au même sujet un article important dans ses *Légères notions sur les chevaliers de l'Ordre*, vol. 34 de ses papiers inédits ; on le trouvera dans le complément que nous publierons pour notre premier volume.

7. La première lettre de *son* corrige un p[our].

8. Le *brave* Cavoye (voyez ci-après, p. 51) avait fait la guerre très

Roi, à qui il parla et fit parler par Seignelay et par
d'autres amis, lui adoucit sa peine par des propos de
bonté et d'espérance pour une autre occasion[1]. Il se fit
depuis diverses petites promotions[2], et toujours Cavoye
laissé, parce qu'en[3] effet ces promotions avoient des causes particulières pour chacun de ceux qui en furent. A la
fin, Cavoye, lassé et outré, écrivit au Roi une rapsodie[4]
sur sa santé et ses affaires, et demanda la permission de
se[5] défaire de sa charge. Le Roi ne lui dit ni ne lui fit
rien dire là-dessus; et cependant Cavoye prenoit publiquement tous ses arrangements pour se retirer de la

vaillamment ; son nom figure avec honneur dans l'épître iv de Boileau
sur le passage du Rhin :

> La Salle, Beringhen, Nogent, d'Ambres, Cavois[a],
> Fendent les flots tremblants sous un si noble poids ;

et, selon l'abbé de Choisy (*Mémoires*, p. 558), le Roi, le croyant mort
dans cette affaire, avait manifesté un profond chagrin de sa perte.
Mais Cavoye n'avait pas de grade dans l'armée, et, bien qu'il eût
servi comme aide de camp du Roi en 1684, il ne comptait point dans ce
que Saint-Simon appelle *le militaire*. De plus, les *Annales de la cour*
(tome II, p. 19-20) prétendent qu'il fut exclu de la promotion de 1688
parce que le Roi apprit qu'il avait trafiqué de son crédit auprès de Seignelay et de l'amirauté. Ce libelle ajoute, comme Saint-Simon, que
Louvois profita de l'occasion pour marquer ses sentiments d'animosité
à l'égard d'une créature de son rival.

1. D'après une lettre de Boileau, c'est en juin 1693 que le Roi aurait
fait cette promesse du cordon bleu (*Œuvres de Racine*, tome VII, p. 99).

2. Il y eut des promotions particulières, d'un, deux ou trois cor-
dons, en 1689, 1693, 1694 et 1695.

3. *En* corrige *cel*. — Faisons observer à ce propos que Saint-Simon
écrit toujours *que* par un simple *q* avec signe d'abréviation, qu'il y ait
ou non lieu à élision.

4. « Maintenant le mot de *rapsodie*.... ne se prend, dit l'Académie
(1694), que pour un mauvais ramas, un mauvais ouvrage, soit de vers,
soit de prose. » Mme de Sévigné emploie *rapsodage* dans un des
fragments publiés par M. Capmas (tome II, p. 71), et le verbe *rapsoder*
(tomes II, p. 250, et V, p. 369), dans le sens de *ravauder*, *raccommoder*, au figuré : voyez le *Lexique* de ses lettres, tome II, p. 294.

5. *Se* corrige *ce*.

a. Orthographe fréquente dans le manuscrit des *Mémoires*.

cour[1], dont je pense qu'il se fût cruellement repenti. Dix[2] ou douze jours après avoir remis sa lettre au Roi, vint un voyage de Marly, et Cavoye, sans demander, y fut à l'ordinaire[3]. Deux jours après[4], le Roi, entrant dans son cabinet, l'appela, lui dit avec bonté qu'il y avoit trop longtemps qu'ils étoient ensemble pour se séparer, qu'il ne vouloit point qu'il le quittât, et qu'il auroit soin de ses affaires. Il y ajouta des espérances sur l'Ordre : Cavoye[5] prétendit en avoir eu parole; et le voilà enrôlé à la cour plus que jamais.

Sa mère[6] étoit une femme de beaucoup d'esprit, venue je ne sais par quel hasard de sa province, ni par quel autre connue de la Reine mère dans des temps où elle avoit besoin de toutes sortes de gens[7]. Elle lui plut, elle

1. On avait d'abord attribué ces projets de retraite à un excès de dévotion; mais, le 29 janvier 1696, Dangeau écrit, dans son *Journal :* « Cavoye, au retour de Marly, écrivit au Roi pour lui demander permission de se défaire de sa charge; ses affaires et sa santé l'obligent de prendre ce parti-là. » (Tome V, p. 351 et 354.) C'est pour ce passage du *Journal* que Saint-Simon a fait l'Addition 147, et il se sert encore ici des expressions de Dangeau, *affaires* et *santé*.

2. Le premier chiffre de *10* corrige un *D*.

3. Cavoye avait eu un logement à Marly dès l'origine.

4. Dangeau écrit, de Marly, le vendredi 10 février 1696 : « Le Roi, après son lever, appela Cavoye dans son cabinet et lui dit : « Il y a « trop longtemps que nous vivons ensemble pour que je consente que « nous nous séparions; soyez tranquille, j'aurai soin de vos intérêts et « de ceux de votre femme. » Il accompagna cela de beaucoup de marques de bonté, et Cavoye, pénétré de reconnoissance, l'assura qu'il ne le quitteroit jamais. » (*Journal*, tome V, p. 364.) Saint-Simon copie encore Dangeau presque textuellement, sauf en ce qui concerne l'Ordre. — Mme de Cavoye eut la permission de venir à Marly pendant l'après-dînée, et le Roi lui donna, peu après, sans qu'elle eût rien demandé, une pension de six mille livres, « en considération des services de son mari. » (*Dangeau*, tomes V, p. 450, et VI, p. 63; *Annales de la cour*, tome II, p. 19; Arch. nat., O¹ 41, fol. 16, brevet du 28 janvier 1697.)

5. *Cavois* (sic) est écrit en interligne, sur *il*, biffé.

6. Voyez notre tome II, p. 81, note 3. Mme de Cavoye avait eu un premier mari, du nom de la Croix, conseiller au présidial de Nîmes.

7. Cette dame de Cavoye, « fille de Sérignan, gentilhomme de qua-

la distingua en bontés, sans la sortir de son petit état[1].
Mme de Cavoye en profita pour mettre son fils à la cour
et se faire à tous deux des amis[2]. Cavoye étoit un des
hommes de France le mieux fait et de la meilleure mine[3],
et qui se mettoit le mieux. Il en profita auprès des dames.
C'étoit un temps où on se battoit fort malgré les édits[4] :
Cavoye, brave et adroit, s'y acquit tant de réputation,
que le nom de *brave Cavoye* lui en demeura[5]. Mlle de

lité du Languedoc, » et son mari, ont leur historiette dans Tallemant
des Réaux, tome V, p. 175-178. Le mari, « gentilhomme de Picardie,
peu accommodé, mais de beaucoup de cœur, » c'est-à-dire duelliste
renommé, avait été d'abord attaché à M. de Montmorency ; le cardinal
de Richelieu le prit pour capitaine de ses mousquetaires en 1634, et il
mourut en 1641, de blessures reçues devant Bapaume, ayant déjà
conquis une situation fort honorable à la cour. Il avait eu au moins
douze enfants. Tallemant dit, en terminant l'historiette, que Mme de
Cavoye, Mme Pilou et Mme Cornuel « sont trois originaux. » La première figure, sous le nom de CASSIOPE, dans le *Dictionnaire des précieuses*.

1. Selon une note des éditeurs de Tallemant (tome V, p. 178), Mme de
Cavoye aurait été nommée dame d'honneur en 1643 ; elle ne fut que
dame du palais ou de la maison, pendant une quinzaine d'années.

2. Le *Dictionnaire de Moréri* dit, à l'article CAVOYE (tome III, p. 360) :
« Il eut le bonheur d'être élevé auprès du roi Louis XIV, les belles
qualités qui brilloient en lui ayant engagé ceux qui étoient chargés de
l'éducation de ce prince à admettre le jeune d'Oger, qui n'avoit encore
que sept ans, pour lui tenir compagnie : ce qui, l'exemptant des fatigues
ordinaires de l'étude, lui en fit recevoir tout le fruit, son goût s'étant
formé parfaitement dans une cour dont la politesse est connue de tout
le monde. » Cet article paraît fait d'après celui que la veuve de Cavoye
fit insérer dans le *Mercure* lorsqu'il mourut, février 1716, p. 81-95.

3. Voyez le premier portrait de Cavoye, tome II, p. 81.

4. Les ordonnances de 1643, 1651 et 1670, qui déclaraient les duel-
listes criminels de lèse-majesté divine et humaine, et les frappaient de
peines encore plus sévères que celles du règne de Louis XIII.

5. Il est parlé des duels de Cavoye et de sa bravoure dans les *Mémoires* d'Amelot de la Houssaye, tome III, p. 113 et 114. En revanche,
comme l'a dit Saint-Simon en commençant, Cavoye n'avait guère d'esprit (voyez des couplets en contre-vérités, de l'année 1680, dans la
Correspondance de Bussy, tome V, p. 117), et le *Mercure* (février 1716,
p. 93) dit qu'il n'avait fait aucunes études, mais qu'il y suppléait par
un goût excellent et par le commerce des gens de lettres.

Coëtlogon[1], une des filles de la reine Marie-Thérèse[2],
s'éprit de Cavoye, et s'en éprit jusqu'à la folie. Elle étoit
laide, sage, naïve aimée, et très bonne créature. Personne ne s'avisa de trouver son amour étrange, et, ce
qui est un prodige, tout le monde en eut pitié. Elle en
faisoit toutes les avances. Cavoye étoit cruel, et quelquefois brutal; il en étoit importuné à mourir. Tant fut procédé[3], que le Roi et même la Reine le lui reprochèrent,
et qu'ils exigèrent de lui qu'il seroit plus humain. Il fallut
aller à l'armée, où pourtant il ne passa pas les petits emplois[4]. Voilà Coëtlogon aux larmes, aux cris, et qui quitte
toute parure tout du long de la campagne, et qui ne
les[5] reprend qu'au retour de Cavoye. Jamais on ne fit
qu'en[6] rire. Vint, l'hiver, un combat où Cavoye servit de
second et fut mis à la Bastille : autres douleurs. Chacun
alla lui faire compliment; elle quitta toute parure et se
vêtit le plus mal qu'elle put. Elle parla au Roi pour Cavoye, et, n'en pouvant obtenir la délivrance, elle le que-

1. Louise-Philippe de Coëtlogon, dont le père avait les charges de
lieutenant de Roi en Bretagne et de gouverneur de Rennes, et dont
l'oncle fut vice-amiral et maréchal de France en 1730. Mariée le 9 février 1677, elle mourut le 31 mars 1729, âgée de quatre-vingt-huit ans,
selon le *Mercure* et l'*Histoire généalogique*, ou plutôt de quatre-vingt-
trois, comme le portent l'épitaphe de Saint-Sulpice reproduite par
Piganiol de la Force et l'extrait de l'acte mortuaire recueilli par
M. Chastellux, dans ses *Notes de l'état civil*, p. 182. Elle n'eut qu'un
fils, mort en naissant.

2. Elle était fille d'honneur dès le mariage du Roi, et, lorsque la
chambre des filles fut dispersée le 26 novembre 1673, elle se retira
chez la duchesse de Richelieu (*Sévigné*, tomes II, p. 105, et III, p. 293).

3. L'Académie définit le verbe *procéder*, dans cet emploi : « agir.... en
quelque chose que ce soit. » Cette locution, que nous rencontrerons encore à la page 53, et que Saint-Simon affectionnait, veut dire ici : « On fit
si bien..., les choses en vinrent à tel point, que, etc. » Voyez les *Lettres
de Mme de Sévigné* et *de Mme de Simiane* (tomes X, p. 25, et XI, p. 71).

4. Voyez ci-dessus, p. 48, note 8. Il s'agit de la guerre de Hollande.

5. Il y a bien *les* dans le manuscrit.

6. Saint-Simon a écrit : « n'en fit qu'en rire. » Après avoir ajouté
le second *en* au-dessus de la ligne, il a oublié d'effacer le premier.

rella jusqu'aux injures. Le Roi rioit de tout son cœur : elle
en fut si outrée, qu'elle lui présenta ses ongles, auxquels
le Roi comprit qu'il étoit plus sage de ne se pas exposer.
Il dînoit et soupoit tous les jours en public avec la Reine :
au dîner, la duchesse de Richelieu[1] et les filles de la
Reine[2] servoient. Tant que Cavoye fut à la Bastille, jamais
Coëtlogon ne voulut servir quoi que ce fût au Roi : ou
elle l'évitoit, ou elle le refusoit tout net, disoit[3] qu'il ne
méritoit pas qu'elle le servît[4]. La jaunisse la prit, les va-
peurs, les désespoirs. Enfin tant fut procédé, que le Roi
et la Reine exigèrent bien sérieusement de la duchesse de
Richelieu de mener Coëtlogon voir Cavoye à la Bastille,
et cela fut répété deux ou trois fois. Il sortit enfin, et
Coëtlogon, ravie, se para tout de nouveau ; mais ce fut avec
peine qu'elle consentit à se raccommoder avec le Roi[5].

1. Anne Poussart de Fors du Vigean, mariée : 1° le 16 octobre 1644,
à François-Alexandre d'Albret, sire de Pons ; 2° le 26 décembre 1649,
à Armand-Jean de Vignerot du Plessis, duc de Richelieu. Nommée
dame d'honneur de la Reine en novembre 1671, elle passa auprès de
la Dauphine en décembre 1679, et mourut le 28 mai 1684.

2. Étaient filles de la Reine, en même temps que Mlle de Coëtlogon,
Mlles de Théobon, de Ludres, de Dampierre, de Rouvroy, de la Marck, de
la Mothe-Houdancourt et de Lannoy. Au sujet de ces fonctions, Dangeau
disant que Mme de Cavoye avait eu une pension jusqu'en 1683 comme
dame du palais de la Reine, Saint-Simon a eu soin de relever ce *lapsus*　[*Add. St-S. 148*]
en quelques mots (*Journal*, tome VI, p. 63) ; et effectivement le brevet
de 1697, indiqué plus haut, ne parle que des services du mari.

3. La conjonction *et* est biffée avant *disoit*.

4. En janvier 1674, les filles ayant cessé leur service, il revint, comme
par le passé, aux gentilshommes servants et aux maîtres d'hôtel : voyez
le *Sévigné*, tome III, p. 344, 348 et 386.

5. On trouve dans le Chansonnier (ms. Fr. 12 618, p. 403-404) et dans
le *Nouveau siècle de Louis XIV*, tome IV, p. 203, ce couplet de 1671 :

> Il ne manque à la Coëtlogon
> Qu'un Cavoye d'une humeur plus tendre,
> Qui prouvât par d'autres raisons
> L'amour dont il a su la prendre.
> La pauvrette meurt de langueur
> Pour tant de charme et de rigueur....

Le commentateur a ajouté en note : « Il y avoit déjà longtemps que

La pitié et la mort de M. de Froullay[1], grand maréchal des logis, vinrent à son secours. Le Roi envoya
querir Cavoye, qu'il avoit déjà tenté inutilement sur ce
mariage. A cette fois, il lui dit qu'il le vouloit, qu'à cette
condition il prendroit soin de sa fortune, et que, pour lui
tenir lieu de dot avec une fille qui n'avoit rien, il lui feroit
présent de la charge de grand maréchal des logis de sa
maison[2]. Cavoye renifla[3] encore ; mais il y fallut passer[4].
Il a depuis bien vécu avec elle, et elle toujours dans la

Mlle de Coëtlogon aimoit le marquis de Cavoye, et, comme elle avoit
beaucoup de vertu et que ses vœux alloient au mariage, elle ne s'en
cachoit point, jusque-là que, Cavoye ayant été plusieurs années en prison pour s'être battu en duel, Mlle de Coëtlogon, pendant tout ce
temps-là, ne porta ni mouches, ni rubans, ni habit de couleur, ni frisure.
Cavoye, de son côté, l'avoit fort aimée; mais sa passion n'étoit plus si
vive, et il attendoit pour l'épouser que le Roi fît du bien à tous les
deux. » On voit encore une fois que l'analogie est remarquable entre le
commentaire du Chansonnier, qui vient sans doute de Gaignières, et le
récit de Saint-Simon.

1. Louis, comte de Froullay, pourvu de la charge de grand maréchal
en survivance le 23 avril 1671, et entré en fonctions la même année, à
la mort de son père, fut tué au combat de Consarbrück, le 11 août 1675.
Son portrait au lavis se trouve dans le ms. Clairambault 1151, fol. 16.

2. La veuve de M. de Froullay et une vingtaine de concurrents deman-
daient cette charge : voyez le *Sévigné*, tome IV, p. 81 et 87-88. Un peu
auparavant, le bruit avait couru que Cavoye recevrait la lieutenance
de Languedoc pour se marier. (*Gazette d'Amsterdam*, 1676, correspondance de Paris du 29 septembre.)

3. Cet exemple de *renifler* dans cette acception est le plus ancien
que cite M. Littré ; il en donne un autre d'une lettre de Voltaire, de
1763 (tome LXI, p. 70, éd. Beuchot). L'Académie l'admet dès 1740 ;
elle explique bien le sens de « témoigner de la répugnance » par cette
phrase où l'on peut dire que le mot est pris à la fois au propre et au
figuré : « Le cheval renifle sur l'avoine. » Nous disons aujourd'hui familièrement, dans le même sens, *renâcler* (*Académie* à partir de 1762);
on se servait jadis, avec une signification un peu différente, de *renas-
quer*, que l'*Académie* donne encore en 1762, conjointement avec *renifler* et *renâcler*.

4. Voyez l'acte de leur mariage, du 9 février 1677, dans le *Dictionnaire critique* de Jal, p. 336. On n'y donne que vingt-sept ans environ à la mariée, ce qui est certainement inexact de plusieurs années.

même adoration jusqu'à aujourd'hui[1] ; et c'est quelquefois
une farce de voir les caresses qu'elle lui fait devant le
monde, et la gravité importunée avec laquelle il les reçoit.
Des autres histoires de Cavoye, il y auroit un petit livre
à faire[2] : il suffit ici d'avoir rapporté cette histoire pour
sa singularité, qui est sûrement sans exemple, car jamais
la vertu de Mme de Cavoye, ni devant ni depuis son mariage, n'a reçu le plus léger soupçon[3]. Son mari, lié, toute
sa vie, avec le plus brillant de la cour, s'étoit érigé chez lui
un[4] espèce de tribunal, auquel il ne falloit pas déplaire ;
compté et ménagé jusque des ministres, mais d'ailleurs
bon homme, et un fort honnête homme, à[5] qui on se
pouvoit fier de tout[6].

Le duc de Berwick[7], bâtard du roi d'Angleterre, parti Projet avorté

1. Cet *aujourd'hui* et les indicatifs qui suivent pourraient faire croire
que Saint-Simon transcrit un passage rédigé antérieurement à la mort
de Cavoye (1716), au lieu de suivre, comme d'ordinaire, une rédaction
composée entre 1730 et 1740 ; mais c'est chose peu vraisemblable.

2. On en trouvera quelques *contes* dans l'Addition nº 147 et dans la rédaction primitive, indiquées p. 47, ou dans les *Mémoires*, tome VI, p. 426.

3. Saint-Simon rendra encore ailleurs hommage à la vertu de
Mme de Cavoye et à l'amour qu'elle conserva pour son mari jusque
dans le veuvage : voyez le tome XII, p. 418.

4. Saint-Simon fait l'accord avec le mot régime *tribunal* : voyez plus
loin, p. 257 et 345. Nous trouvons de semblables accords, devant *espèce*, dans les *Mémoires de Retz*, par exemple, tome II, p. 105 et 167,
et dans les *Lettres de Mme de Sévigné*, tome VI, p. 128-129.

5. *Et a été* corrigé en *à*.

6. Voyez l'éloge de Cavoye, déjà cité, dans le *Mercure* de 1716 et dans
le *Moréri*, et comparez un autre passage des *Mémoires*, tome III, p. 378.

7. Jacques Fitz-James était fils du roi Jacques II et d'Arabella Chur-
chill, sœur de Jean, duc de Marlborough. Né le 21 août 1670, à Moulins,
et élevé en France, il servit dès 1686 en Hongrie, où il fut blessé, et,
à son retour en Angleterre, il fut créé par son père duc de Berwick,
comte de Tinmouth et baron de Bosworth, puis chevalier de la Jarretière, colonel et gouverneur de Portsmouth (mars 1687). Il suivit
Jacques II en France, fut renvoyé par lui en Irlande comme général d'armée et commandant du royaume, entra ensuite au service de la France
avec le grade de lieutenant général (31 mars 1693), et fit toutes les
campagnes depuis lors. Naturalisé en décembre 1703, il alla comman-

sous prétexte[1] pour aller faire la revue des troupes que
Jacques II avoit en France[2], alla secrètement en Angleterre[3], où il fut découvert, et au moment d'être arrêté et
peut-être pis. Le but de ce voyage étoit de voir par lui-
même ce qu'il y avoit de réel dans un parti formé pour
le rétablissement du roi Jacques, qui le sollicitoit puissamment de passer en Angleterre avec des troupes[4]. Le
retour de Berwick[5] donna de telles espérances, que le roi
d'Angleterre s'en alla le lendemain à Calais[6], où, à tout

der les troupes françaises en Espagne (1704) et y reçut la grandesse.
Il fut promu maréchal de France le 15 février 1706, reçut de Philippe V, après sa victoire d'Almanza (1707), le duché de Liria, la Toison
d'or et la lieutenance générale d'Aragon, eut alors en France le gouvernement de Limousin, et obtint, en 1710, l'érection de la terre de
Warty en duché-pairie de Fitz-James. Il remplit, en 1714, les fonctions
de généralissime des armées françaises et espagnoles, devint, en 1719,
conseiller au conseil de régence et général de l'armée dirigée contre
l'Espagne, eut le commandement en chef de la Guyenne et de plusieurs
autres provinces du midi en 1721, le collier du Saint-Esprit en 1724,
le gouvernement de Strasbourg en 1730, et fut tué le 12 juin 1734,
devant Philipsbourg, commandant alors l'armée française d'Allemagne.

1. *Sous prétexte* a été ajouté en interligne, au-dessus de *pour*. Saint-
Simon a-t-il oublié de remplacer cette préposition par *de*, ou bien ferait-
il peut-être de « sous-prétexte » une locution adverbiale détachée :
« en apparence, à l'en croire » ?

2. Voyez le *Journal de Dangeau*, tomes IV, p. 3, et V, p. 364. Les
troupes anglo-irlandaises s'élevaient à seize mille hommes environ ;
on en avait formé deux compagnies de gardes, deux régiments de cavalerie, et dix de dragons et d'infanterie (*État de la France*).

3. Voyez un autre passage du *Journal*, tome V, p. 372.

4. Voyez les *Mémoires de Berwick*, p. 343, l'*Histoire de Louis XIV*,
par la Martinière, tome V, p. 104-105, l'*Histoire de Guillaume III*, par
Macaulay, traduction Pichot, tome III, p. 366-377, etc. M. Fr. Ravaisson
a publié, dans le tome IX des *Archives de la Bastille*, p. 351-456, le dossier de l'agent Jones Simpson, qui travaillait en Angleterre pour Jacques II.

5. *Journal de Dangeau*, tome V, p. 373 et 377.

6. Jacques II, parti le 28 février, au matin, était déjà sur la route
de Calais quand son fils le rencontra, quoiqu'il eût été convenu qu'on
attendrait le retour de celui-ci, et Berwick, loin de donner des « espérances, » comme le dit Saint-Simon, avertit qu'il n'y avait point lieu de
compter sur un soulèvement jacobite tant qu'une armée française n'au-

hasard, dès les premières notions, on s'étoit préparé à
tout ce qui lui étoit nécessaire[1]. Les troupes destinées au
trajet, et qu'on tenoit à portée, y marchèrent en même
temps, et une escadre s'y rendit pour le transport. Le
marquis d'Harcourt commanda tout sous lui, avec Pracomtal maréchal de camp[2], et le duc d'Humières, Biron[3]
et Mornay[4] pour brigadiers[5]. Ces Messieurs s'y morfon-

rait pas débarqué en Angleterre. Il ajoute, dans ses *Mémoires* (p. 343) :
« Le Roi très chrétien, demeurant ferme dans sa première résolution de
ne point faire d'embarquement jusqu'à ce qu'il eût appris un soulèvement formel en Angleterre, conclut que l'entreprise ne se feroit pas.
Toutefois, comme je lui fis part du projet qu'on m'avoit communiqué
contre la personne du prince d'Orange, il ordonna que tout resteroit dans
le même état, afin d'être prêt à passer en Angleterre, en cas que l'on eût
la nouvelle que, depuis mon départ, il y fût arrivé quelque événement. »

1. Sur ces préparatifs, voyez le *Mercure galant*, février 1696, p. 324-
327, et la continuation de Rapin-Thoyras, tome XI, p. 391. On trouvera aussi des rapports et des correspondances secrètes sur les projets de
débarquement dans le ms. Clairambault 1108, fol. 245-264. Les évêques
de Soissons et de Noyon firent des mandements en faveur de l'entreprise, et il y eut aussi des prédications. (*Gazette d'Amsterdam*, n° xxxi.)

2. Selon Dangeau (tome V, p. 372) et le *Mercure*, que peut-être Dangeau a suivi, Albergotti était de l'expédition, comme maréchal de camp.

3. Charles-Armand de Gontaut, marquis de Biron, né le 5 août 1664,
débuta comme capitaine dans le régiment du Roi. Il eut le régiment de la
Marche en 1684, fut fait brigadier en 1696, maréchal de camp en 1702,
lieutenant général en 1704, gouverneur de Landau en 1713, membre
du conseil de guerre en 1715 et du conseil de régence en 1721, premier
écuyer du Régent en 1719, duc de Biron et pair de France en 1723,
maréchal de France en 1734, chevalier des ordres en 1737, et mourut
le 23 juillet 1756, étant alors doyen des maréchaux.

4. Léonor, comte de Mornay-Montchevreuil, lieutenant au régiment
du Roi en 1682, capitaine en 1684, pourvu du régiment de Béarn en
1688, à la mort de son frère aîné tué devant Mannheim (voyez tome I,
p. 57, note 3), avait été fait brigadier au mois de janvier 1696. Il
passa maréchal de camp en 1702, lieutenant général en 1704, et, ayant
succédé, en 1706, à son père, comme gouverneur de Saint-Germain-
en-Laye, il ne servit plus. Mort le 18 octobre 1717. Il a déjà été
parlé, dans le tome I, de son père, de son frère, de son oncle, tué à
Nerwinde, et de Pracomtal, qui était son beau-frère.

5. Cette distribution avait été faite antérieurement au retour de

dirent tout le reste de l'hiver et tout le printemps[1], longtemps contrariés des vents, puis bloqués par les vaisseaux
anglois, qui empêchèrent qu'on ne pût entrer ni sortir[2].
Tout échoua de la sorte, comme il arriva toujours aux
projets de ce malheureux prince[3], qui revint enfin à Saint-
Germain[4], et les troupes retournèrent se rafraîchir, puis
joindre les armées de Flandres.

Berwick : voyez le *Journal de Dangeau*, que suit de loin Saint-Simon,
tome V, p. 371-372. L'armée comptait dix-huit régiments; la flotte
était sous les ordres de Gabaret.

1. Pracomtal seul obtint la permission de revenir vers le milieu
d'avril. (*Dangeau*, tome V, p. 398.)

2. Voyez la *Gazette d'Amsterdam*, n[os] xx-xxiii. La flotte anglaise partit
des Dunes le 5 mars, commandée par Russell et Berkeley.

3. On se souvient du désastre de la Hougue, raconté dans le tome I,
en 1692.

4. Le 5 mai. (*Dangeau*, tome V, p. 405.) — Cette tentative avait-elle
une relation réelle avec les projets d'enlèvement ou d'assassinat tramés
dans le même temps contre Guillaume III, et dont la répression fut
si sévère? Du moins ce prince affecta d'avoir la preuve que les conspi-
rateurs étaient inspirés par Jacques II et dirigés par Berwick : voyez les
manifestes anglais envoyés de Gênes à M. de Pontchartrain, dans le
ms. Clairambault 1064, fol. 151-152. Le 6/16 mars 1696, Guillaume
écrivait, de Kensington, cette lettre autographe à l'électeur de Bavière
(Bibl. nat., mss. Nouvelles acquisitions françaises, vol. 486, fol. 138) :
« Mon frere, je vous suis tres obligé de la part que vous prenés à
la decouverte que l'on a fait de l'infame dessin qui avoit esté tramé
contre ma personne, et, comme mes ennemis ont manqué leur coup en
ça aussi bien qu'au grand dessin qu'ils avoient projetté pour invader
ce royaume, j'espere que cela tournera à leur honte et prejudice, et
que toutte la cause commune en poura profiter. Je vous prie d'estre
tousjours assouré de mon amitié, et que je chercherés avec empressement les occasions à vous tesmoigner combien veritablement je suis,
mon frere, vostre tres affectionné frere. WILLIAM R. » De son côté, Jacques II, en restant sur le bord de la mer même après la découverte
du complot, voulut prouver qu'il n'avait pas compté sur son succès
(*Gazette d'Amsterdam*, Extraordinaire xxiv). Madame, dans une des
lettres traduites par M. Jaeglé, en 1880 (tome I, p. 142), affirme que
Louis XIV n'avait aucune part à cette conspiration; mais elle ajoute :
« Peut-être que le duc de Berwick, qui est un peu brutal, a eu cette
idée et aura proposé la chose au nom des deux rois, et à leur insu. » Il

Mme de Guise[1] mourut en [ce] temps-ci. Bossue et
contrefaite à l'excès, elle avoit mieux aimé épouser le
dernier duc de Guise[2], en mai 1667[3], que de ne se point
marier[4]. Monsieur[5], son père, frère de Louis XIII, étoit
mort en 1660. Madame[6], sa mère, qui étoit sœur de
Charles IV, duc de Lorraine, et que Monsieur avoit clan-
destinement épousée à Nancy en 1632[7], dont Louis XIII
voulut si longtemps faire casser le mariage, et qui ne
put venir en France qu'après sa mort[8], étoit morte en
1662[9]. Mme de Savoie[10], sœur du même lit, et cadette de
Mme de Guise, étoit morte sans enfants en 1664, et son
autre sœur du même lit, et l'aînée[11], étoit revenue dans

paraît plutôt, par le passage cité plus haut des *Mémoires de Berwick*,
que celui-ci eut simplement connaissance des projets d'assassinat.

1. Élisabeth d'Orléans, née le 26 décembre 1646, et dite Mlle d'Alen-
con (tome II, p. 96, note 2). On a un portrait d'elle au musée de
Versailles, n° 2070.

2. Louis-Joseph de Lorraine (tomes I, p. 24, note 5, et II, p. 96,
note 1). Nous avons fait remarquer que Saint-Simon le qualifie toujours
de dernier duc de Guise, bien que son fils lui ait survécu quatre ans.

3. Sur ce mariage (15 mai 1667), voyez, en date du 22, une des gazettes en vers adressées à Madame par le continuateur de Loret.

4. Lors de la mort du précédent duc de Guise (1664), la Reine mère
reprocha à Mlle de Montpensier de porter le deuil trop rigoureusement.
« Cela ne se fait point, disait-elle, à des gens si au-dessous de soi. »
(*Mémoires de Mademoiselle*, tome III, p. 586.)

5. Gaston, duc d'Orléans.

6. Marguerite de Lorraine, née en 1613, mariée à Gaston d'Orléans
le 31 janvier 1632, et morte le 3 avril 1672.

7. Voyez le *Parallèle des trois premiers rois Bourbons*, par Saint-
Simon, p. 181, et les *Mémoires de Mademoiselle*, tome I, p. 34-35.

8. Le premier mariage étant considéré comme nul, il y eut une autre
célébration à Meudon, le 26 mai 1643 ; l'acte est indiqué dans le *Dictionnaire critique* de Jal, p. 801-802.

9. En 1672, comme on vient de le dire, et non en 1662. Saint-Simon
transcrit mal la généalogie dont il se sert en cet endroit.

10. Françoise-Madeleine d'Orléans, née le 13 octobre 1648, dite
Mlle de Valois, mariée le 4 mars 1663 à Charles-Emmanuel II, duc de
Savoie, et morte le 14 janvier 1664.

11. Marguerite-Louise d'Orléans, dite Mlle d'Orléans, née le 28 juillet

un couvent en France, sans aucune considération, après avoir quitté ses enfants et son mari, le grand-duc de Toscane[1], qui ne put jamais l'apprivoiser[2]. Mlle d'Alençon, c'est ainsi qu'on appeloit Mme de Guise avant son mariage, avoit plus de vingt[3] ans, étant née 26 décembre 1646; elle étoit fort maltraitée par Mademoiselle, sa sœur unique du premier lit, puissamment riche, et qui n'avoit jamais pu digérer le second mariage de Monsieur[4], son père, ni souffrir sa seconde femme ni ses filles[5]. Dans cet état d'abandon, comptée pour rien par le Roi et par Monsieur, ses seuls parents paternels (car la branche de Condé étoit déjà fort éloignée), elle se laissa gouverner par Mlle de Guise[6], qui tenoit, par ses biens et[7] son rang,

1645, mariée le 19 avril 1661 à Côme de Médicis, troisième du nom, grand-duc de Toscane, et morte à Paris le 17 septembre 1721. On la désignait à la cour de France sous le titre de Grande-Duchesse. Elle était en très mauvais termes avec Mme de Guise.

1. Côme III de Médicis, né le 14 août 1642, devenu grand-duc de Toscane en 1670, et mort le 31 octobre 1723, n'ayant plus alors qu'un fils, en qui finit la dynastie deux fois séculaire des grands-ducs de la maison de Médicis, et une fille, mariée à l'électeur palatin.

2. Ce fut en 1675 que la Grande-Duchesse revint en France, où on lui assigna sa demeure auprès d'une de ses tantes, abbesse du couvent de Montmartre. Voyez les *Mémoires de Mademoiselle*, tome IV, p. 376-377 et 520-524, les *Lettres de Mme de Sévigné*, tomes III, p. 481 et 503, et IV, p. 555, et la suite des *Mémoires de Saint-Simon*, tome XVII, p. 265-266.

3. Le chiffre *20* corrige un *30*.

4. Gaston d'Orléans avait perdu, au bout de dix mois de mariage, sa première femme, Marie de Bourbon, héritière du duché de Montpensier, de la souveraineté de Dombes, etc.

5. Un fils du second lit était mort à l'âge de deux ans, et une fille à l'âge de quatre. Restaient : la grande-duchesse de Toscane, la duchesse de Savoie et Mlle d'Alençon.

6. Sur Mlle de Guise, voyez notre tome II, p. 96 et note 4, et les deux Additions à Dangeau, des 4 et 11 mars 1688, que nous plaçons ici dès à présent, quitte à y renvoyer quand Saint-Simon parlera du mariage secret de la princesse avec Montrésor (*Mémoires*, tome XIII, p. 393).

7. Au-dessus des quatre derniers mots, on lit, en interligne, ces deux, biffés : « avec esprit ». *Avec* paraît corriger *son*.

un grand état dans le monde, et qui s'étoit soumis toute
la maison de Lorraine[1]; c'étoit[2] de plus une personne de
beaucoup d'esprit et de desseins, et fort dignes[3] des Guises, ses pères[4]. Elle avoit perdu tous ses frères[5], desquels
tous il ne restoit d'enfants que le seul duc de Guise, né
en août 1650. Il y avoit un grand inconvénient : sa mère[6]
étoit à peu près folle dès lors, et ne tarda pas à la devenir
tout à fait; elle étoit fille unique et héritière du dernier
duc d'Angoulème[7], fils du bâtard de Charles IX[8] et d'une
la Guiche de laquelle j'ai déjà parlé, chez qui ma mère
fut mariée[9]. Mlle de Guise, malgré ce grand contredit[10],

1. Voyez les *Mémoires de Mademoiselle*, tome IV, p. 75.

2. *Ce f[ut]* a été corrigé en *c'estoit*.

3. *Dignes* est ainsi au pluriel, et l'accord avec *desseins* donne, croyons-
nous, un sens plus satisfaisant que l'accord avec *personne*. Le tour
est négligé ; le second *et* équivaut à la répétition du nom : « d'esprit et
de desseins, de desseins (tels qu'on les peut dire) fort dignes, etc. »

4. Saint-Simon parlera encore (tome XVII, p. 39) des Guises et de
« cette ambition et cet esprit qui leur a été si terriblement propre. »
Comparez leur article dans les *Notes sur tous les Duchés-pairies éteints*,
vol. 58 et 64 des Papiers de Saint-Simon, aux Affaires étrangères.

5. Le prince de Joinville (1612-1639), Henri II de Lorraine (1614-
1664), le duc de Joyeuse (Charles-Louis, 1618-1637), un autre duc de
Joyeuse (Louis, 1622-1654, père du dernier duc de Guise), et Roger de
Lorraine, chevalier de Malte (1624-1653).

6. Françoise-Marie de Valois, duchesse d'Angoulème, comtesse de
Lauraguais et d'Alais, née en 1630, mariée le 3 novembre 1649 à Louis
de Lorraine, duc de Joyeuse, et morte le 4 mai 1696. Voyez ci-après,
p. 67, et l'Addition n° 1, dans le tome I, p. 305.

7. Voyez ci-dessus, p. 22, note 6.

8. Charles IX, né le 27 juin 1550, devenu roi le 5 décembre 1560,
à la place de François II son frère, et mort le 30 mai 1574, eut de
Marie Touchet, sa maîtresse, Charles de Valois, né le 28 avril 1573 et
mort le 24 septembre 1650, duc d'Angoulème, comte d'Auvergne, de
Ponthieu et d'Alais, pair de France, chevalier des ordres, colonel général de la cavalerie légère, etc. Voyez la suite des *Mémoires*, tome X,
p. 69, et le *Mémoire sur les Légitimés*, dans le tome II de la publication des *Écrits inédits de Saint-Simon*, par M. Faugère, p. 9-10.

9. Voyez tome I, p. 24 et 211, tome II, p. 34, et ci-dessus, p. 23.

10. Les anciens dictionnaires, non plus que ceux d'à présent, n'ont,

entreprit cette grande affaire, et elle en vint à bout[1]. Tous
les respects dus à une petite-fille de France[2] furent conservés[3] : M. de Guise n'eut qu'un ployant[4] devant Mme sa
femme ; tous les jours, à dîner, il lui donnoit la serviette, et, quand elle étoit dans son fauteuil et qu'elle
avoit déployé sa serviette, M. de Guise debout, elle or-
donnoit qu'on lui apportât un couvert, qui étoit toujours .
prêt au buffet ; ce couvert se mettoit en retour[5] au bout de
la table ; puis elle disoit à M. de Guise de s'y mettre, et
il s'y mettoit. Tout le reste étoit observé avec la même
exactitude, et cela se recommençoit tous les jours, sans
que le rang de la femme baissât en rien, ni que, pour ce[6]
grand mariage, celui de M. de Guise en ait augmenté de
quoi que ce soit[7]. Il mourut de la petite vérole à Paris, en
juillet 1671[8], et ne laissa qu'un seul fils, qui ne vécut pas

ni dans leurs définitions ni dans leurs exemples de *contredit*, ce sens
si large de « motif d'opposition à faire valoir » et, presque tout simplement, d' « inconvénient faisant obstacle, » que lui donne ici Saint-
Simon. Le mot signifiait, comme Furetière l'explique, « allégation contraire, » et était surtout terme de Palais : voyez un exemple, entre
autres, dans les *Historiettes de Tallemant*, tome VII, p. 477.

1. Voyez les *Mémoires de Mademoiselle*, tome IV, p. 44-45. M. de
Guise, selon Mademoiselle, était beau et bien fait, mais avait l'air fade et
très délicat ; comparez les *Mémoires de Sourches*, éd. 1881, tome I, p. 13.

2. Saint-Simon a dit déjà (tome I, p. 127-129, et Addition 37, p. 362)
que Mlles d'Orléans avaient dû à son père ce rang et ces distinctions.

3. Comparez l'article de la duchesse de Guise dans les *Notes sur
tous les Duchés-pairies éteints*, que nous renvoyons à l'Appendice, n° IV.

4. Voyez ci-dessus, p. 2 et note 1.

5. Nous ne trouvons la locution « en retour » dans aucun des dictionnaires du temps ; mais elle se déduit naturellement du sens que Furetière donne au mot *retour* en architecture. M. Littré cite notre exemple
et l'explique au mot RETOUR, 10°. Dans l'article des *Duchés-pairies*, Saint-
Simon dit que M. de Guise s'asseyait « à un des bouts, sur un ployant. »

6. *Ce* semble avoir été effacé. L'auteur a peut-être voulu modifier
ce qu'il venait d'écrire, puis s'en est tenu à sa première rédaction.

7. On lui avait seulement rendu le carreau à la messe du Roi (*Correspondance de Bussy*, tome I, p. 173 et 180).

8. Sur sa mort et ses obsèques, voyez la *Gazette*, de 1671, p. 737,
756, 830 et 854.

cinq ans, et qui mourut à Paris en août 1675[1]. Mme de
Guise en fut affligée jusqu'à en avoir oublié son *Pater*[2].

Elle fut toujours mal avec Mademoiselle[3], quoiqu'elles
logeassent toutes deux à Luxembourg[4], qu'elles parta-
geoient par moitié[5]. C'étoit une princesse très pieuse et
toute occupée de la prière et de bonnes œuvres[6]. Elle
passoit six mois d'hiver à la cour, fort bien traitée du Roi
et soupant tous les soirs au grand couvert[7], mais passant
les Marlis[8] à Paris. Les autres six mois, elle les passoit
à Alençon[9], où elle régentoit l'intendant comme un petit
compagnon[10] et l'évêque de Séez[11], son diocésain, à peu

1. Voyez tome I, p. 24. Cet enfant, François-Joseph de Lorraine, né
le 28 août 1670, était de constitution malsaine (*Mémoires de Mademoiselle*, tome IV, p. 370 et 371). On ne le baptisa et nomma que quelques
heures avant sa mort, 16 mars (et non août) 1675 (*Gazette*, p. 195-196).

2. Le comte de Gramont oublia aussi le *Pater* (tome V, p. 122).

3. Voyez ci-dessus, p. 60, et les *Mémoires de Mademoiselle*, tome IV,
p. 305, 325 et 370. Mademoiselle trouvait fort peu d'esprit à sa sœur.

4. Au palais de Luxembourg : voyez tome I, p. 122, note 5.

5. *Mémoires de Mademoiselle*, tome IV, p. 74-75, 372-375, 528-
536, etc. Après avoir cherché à vendre ce palais, dont elle était restée
seule propriétaire, Mme de Guise le céda au Roi, le 16 mai 1694,
moyennant une pension viagère de cinquante mille livres, outre laquelle
le Roi se chargeait d'acquitter quatre cent mille livres de legs pieux de
Mlle de Guise et de rembourser ses créanciers (Arch. nat., Y 263,
fol. 195). Aussitôt Mme de Guise morte, on prit possession du palais.

6. Elle était une des directrices de la Charité de Saint-Sulpice.

7. Sur le grand couvert, voyez l'*État de la France*, qui dit en effet
que les filles de Monsieur Gaston y mangent à la même table que le
Roi. (Année 1692, tome I, p. 281.)

8. C'est-à-dire le temps des séjours de la cour à Marly.

9. Elle avait eu ce duché dans la succession de son père, et, selon
les *Mémoires de Mademoiselle*, tome IV, p. 529, elle y séjournait tous
les ans de l'Ascension à la Saint-Martin d'été (4 juillet ; faut-il lire
d'hiver, ou Saint-Simon se trompe-t-il en disant « six mois » ?).—L'hôtel
de ville actuel d'Alençon remplace le château, dont il reste deux tours.

10. Les Papiers du Contrôle général, conservés aux Archives nationales, renferment un certain nombre de lettres de la duchesse concernant les intérêts qu'elle avait dans l'intendance d'Alençon.

11. Séez ou Sées, sur l'Orne, à vingt-deux kilomètres N. N. E. d'Alen-

près de même, qu'elle tenoit debout des heures entières, elle dans son fauteuil, sans jamais l'avoir laissé asseoir, même derrière élle, en un coin. Elle étoit fort sur son rang, mais du reste savoit fort ce qu'elle devoit, le rendoit, et étoit extrêmement bonne. En allant et revenant d'Alençon, elle passoit toujours quelques jours à la Trappe[1], et coupoit son séjour d'Alençon par y faire un petit voyage exprès[2]. Elle y logeoit au dehors, dans une maison que Monsieur de la Trappe avoit bâtie pour les abbés commendataires, afin qu'ils ne troublassent point la régularité de la maison[3]. Il étoit le directeur de Mme de Guise[4], et on a, entre ses ouvrages, quelques-uns qu'il a faits pour elle[5]. Il venoit de perdre l'abbé qu'il avoit choisi[6], et qui étoit à souhait : il n'avoit pas cinquante ans[7] et il étoit d'une bonne santé; une fièvre maligne l'emporta[8]. Mme de Guise contribua à faire agréer au Roi

çon, était et est encore le siège de l'évêché (suffragant de Rouen), quoique la ville d'Alençon soit quatre ou cinq fois plus considérable.

1. On comptait une dizaine de lieues d'Alençon à la Trappe.

2. Saint-Simon dit, dans la table des Morts jointe à son manuscrit du *Journal de Dangeau*, année 1696 : « Mort de Mme de Guise, saintement, à Versailles, après une vie pareille et un grand attachement au célèbre abbé de la Trappe, qu'elle alloit voir tous les ans trois fois, allant et revenant d'Alençon, et une fois au milieu de son séjour à Alençon. »

3. Voyez notre tome II, p. 361-363.

4. Il avait été l'aumônier de son père.

5. Nous ne pouvons citer que la *Conduite chrétienne*, que M. de Rancé avait composée pour la duchesse, et qu'il fit imprimer en 1697, avec privilège, pour empêcher qu'on ne publiât sans son assentiment d'autres instructions dont les copies défectueuses circulaient dans la haute société : voyez la *Vie du T. R. P. dom Armand.... de Rancé*, par M. de Maupeou (1702), tome II, p. 106, et l'*Histoire de l'abbé de Rancé et de sa réforme*, par M. l'abbé Dubois (1869), tome II, p. 458. Châteaubriand, dans sa *Vie de Rancé* (p. 169), dit avoir eu communication de vingt-sept lettres de l'abbé à Mme de Guise.

6. Dom Zozime, qui mourut le 3 mars 1696 : voyez notre tome II, p. 363, note 3, et le *Journal de Dangeau*, tome V, p. 386.

7. Il n'avait que trente-cinq ans, disent les relations du temps.

8. « Quelques heures avant que le mal se déclarât, on lui avoit

celui que Monsieur de la Trappe desira mettre en sa place[1].

Ce fut la dernière bonne œuvre de cette princesse[2]. Elle tomba incontinent après malade, d'un mal assez semblable à celui dont M. de Luxembourg étoit mort[3], et qui l'emporta de même, le 17 mars[4]. Elle avoit reçu ses sacrements, et elle mourut avec une piété semblable à sa vie[5].

eutendu dire, sur un avis qu'on lui donnoit de prendre plus de soin de lui-même qu'il ne faisoit pas (*sic*), qu'il avoit plus de force et de santé que tous ses frères.... Le lundi 7 février..., il se sentit saisi d'un froid extraordinaire.... suivi d'une fièvre chaude.... » (*Relations de la vie et de la mort de quelques religieux de la Trappe*, attribuées à l'abbé de Rancé, éd. de 1755, tome II, p. 351.)

1. Dom Armand (François Gervaise, dit d'abord le P. Agathange), qui eut plus tard des différends si pénibles avec M. de Rancé, et sur lequel Saint-Simon reviendra longuement en 1698 (tome II de 1873, p. 122 et suivantes), était un ancien carme déchaussé, âgé de trente-sept ans, et il faisait les fonctions de prieur à la Trappe lorsque les moines l'élurent abbé, le 29 mars 1696. Le P. Léonard, dans des notes sur la Trappe dont nous aurons souvent occasion de nous servir, dit, à ce propos : « Ce dom François-Armand a été nommé abbé par le Roi à la recommandation de Mme de Guise (cette abbaye a beaucoup perdu à la mort de cette princesse, qui la protégeoit fort), bonne amie de l'ancien abbé, un peu avant la mort de cette princesse, S. M. ayant pris ses mesures du côté de Rome pour conserver son droit, car, étant le troisième abbé régulier, ce bénéfice seroit devenu régulier. » (Bibl. nat., ms. Fr. 24123, fol. 24 v°.)

2. Cette phrase est prise de l'Addition n° 132, que nous avons déjà placée au tome II, p. 417, à propos de l'élection de dom Zozime.

3. Voyez tome II, p. 231. C'est Dangeau (tome V, p. 378) qui dit que la maladie « approche de celle dont mourut M. de Luxembourg. » En effet, selon Coulanges (*Lettres de Mme de Sévigné*, tome X, p. 377), c'était « une grosse fièvre, avec une fluxion sur la poitrine. »

4. Voyez la lettre de Coulanges que nous venons d'indiquer et les documents réunis par Jal, dans son *Dictionnaire critique*, p. 667.

5. M. de Maupeou parle de cette fin édifiante dans sa *Vie de Rancé*, tome II, p. 232-236. « Mme la duchesse de Guise, dit aussi le *Mercure*, a montré, dans les derniers moments de sa vie, toute la résignation d'une personne qui a toujours vécu dans de grandes pratiques de piété. C'est ce qui a fait dire au Roi que cette princesse étoit morte comme elle avoit vécu, c'est-à-dire toujours pleine de charité. » (*Mer-*

Le Roi l'aimoit et l'alla voir deux fois, la dernière le
matin du jour qu'elle mourut[1], et, le soir, il alla coucher
et passer quelques jours à Marly, pour laisser faire les
cérémonies[2]; mais elle les avoit toutes défendues, et voulut
être enterrée, non à Saint-Denis suivant sa naissance[3],
mais aux Carmélites du faubourg Saint-Jacques[4], et en
tout comme une simple religieuse[5] : elle fut obéie. On ne
sut qu'à sa mort qu'elle portoit un cancer depuis longtemps, qui paroissoit prêt à s'ouvrir[6]. Dieu lui en épargna
les douleurs. Elle avoit fait et jeûné tous les carêmes,
et toute sa vie n'en étoit pas moins pénitente.

cure galant, mars 1696, p. 253-259.) — « Voilà Mme de Guise morte
en quatre jours, écrit Mme de Maintenon ; et nous vivons encore! Nous
ne devrions penser qu'à nous préparer à mourir. » (Correspondance
générale, tome IV, p. 78.) Et Madame : « J'en ai été fort affligée. C'était
une digne et pieuse femme. Nous dînions chaque jour ensemble ; il n'y
avait qu'une antichambre entre ma chambre et son cabinet. Elle a conservé toute sa tête jusqu'au dernier moment, et elle est morte tranquille et sans regret. » (Correspondance, éd. Brunet, tome I, p. 23.)
Outre l'article du mois de mars, le Mercure publia, dans son volume
d'avril 1696, p. 127-132, un éloge de la princesse par l'abbé de Fourcroy.
L'oraison funèbre fut prononcée à Alençon par le P. Dorothée, capucin.

1. Journal de Dangeau, tome V, p. 378 et 379.

2. Le Roi, ne connaissant pas encore les dernières volontés de sa
cousine, avait déjà réglé la pompe des obsèques, nommé des dames
pour la garde du corps, etc. (Journal de Dangeau, tome V, p. 380.)

3. « Mme de Guise, écrit Coulanges, a ordonné qu'on l'enterrât sans
cérémonie, et a préféré la sépulture des Carmélites du grand couvent à
tout le faste de celle de Saint-Denis avec les rois ses aïeux. » Et Mme de
Sévigné répond : « Je fais la révérence à la sainte et modeste sépulture
de Mme de Guise, dont le renoncement à celle des rois ses aïeux mérite
une couronne éternelle. » (Lettres, tome X, p. 379 et 382.)

4. Sur ce couvent, le grand couvent par excellence de l'ordre des
Carmélites, voyez notre tome II, p. 94 et 181. Mme de Guise allait
souvent faire des visites et des retraites chez les Carmélites de la rue du
Bouloy (Mémoires de Mademoiselle, tome IV, p. 81-83 et 375).

5. Ces derniers mots : « enterrée.... comme une simple religieuse »,
sont empruntés à l'article du Journal de Dangeau, tome V, p. 380.

6. Dangeau ne parle pas ici de cancer, mais il a dit en 1688 (tome II,
p. 114) que Mlle de Guise se mourait d'une affection de ce genre.

Le Roi donna mille écus de pension à Mme de Vibraye[1], sa dame d'honneur, et cinq cents écus à chacune de ses filles d'honneur[2].

La duchesse de Joyeuse[3], sa belle-mère, ne la survécut pas deux mois, dans l'abbaye d'Essey[4], où elle faisoit prendre soin d'elle depuis la mort de Mme d'Angoulême[5].

Le marquis de Blanchefort[6], second fils du feu maréchal de Créquy[7], beau, bien fait, galant, avancé et fort appliqué à la guerre, mourut en même temps à Tournay[8],

Du marquis
de Blanchefort.

1. Polyxène le Coigneux de Bélabre, fille du chancelier de Gaston d'Orléans, avait épousé, le 20 (ou 26) mars 1658, Henri-Emmanuel Hurault, marquis de Vibraye (qui signait : *Vibrais;* voyez le *Dictionnaire critique,* p. 1265); elle avait remplacé Mme du Bouchet, comme dame d'honneur de la duchesse, en mai 1685, après avoir failli occuper la même place auprès de la princesse de Conti (1680). Elle mourut à Paris, le 13 janvier 1705.

2. *Journal de Dangeau,* tome V, p. 380 et 397. Ces filles d'honneur étaient au nombre de trois : Mlles de Congnée, de Langeais et d'Illiers. Le brevet de pension de Mme de Vibraye et celui de Mlle de Congnée se trouvent dans les registres de la Maison du Roi, Arch. nat., O¹ 40, fol. 66 v°.

3. Morte le 4 mai 1696. Le bruit avait couru de sa mort en juin 1692 : voyez le *Journal de Dangeau,* tome IV, p. 120-121 (avec l'Addition de Saint-Simon que nous avons placée au tome I, n° 1), et tome V, p. 409.

4. Bourg du diocèse de Séez, où les anciens ducs d'Alençon avaient eu une maison de plaisance, et qui possédait une abbaye de l'ordre de Saint-Benoît, fondée en 1064.

5. Henriette de la Guiche était morte le 22 mai 1682.

6. Charles-Nicolas de Blanchefort-Créquy, marquis de Blanchefort, né en 1669 et pourvu du régiment de cavalerie d'Anjou en 1688, après avoir fait son apprentissage aux mousquetaires, avait été nommé brigadier en 1693 et maréchal de camp le 3 janvier 1696, à vingt-sept ans.

7. Voyez tome I, p. 132, note 3.

8. Il mourut le 16 mars 1696 (*Mercure,* mars 1696, p. 268-269, et *Dangeau,* tome V, p. 379). La dernière lettre que l'on possède de Mme de Sévigné, et l'une des plus touchantes (tome X, p. 381; comparez tome VIII, p. 46), est consacrée à l'éloge de « cet aimable garçon, tout parfait, qu'on donnoit pour exemple à tous nos jeunes gens. » Voyez ce que disent aussi de ses qualités les *Mémoires de Sourches,* éd. Bernier, tome I, p. 74, et le Chansonnier, ms. Fr. 12 692, p. 25. En 1685, il avait failli périr d'une chute de cheval; mais Félix l'avait trépané et guéri.

sans alliance, et M. de Saint-Géran[1] tomba mort dans
Saint-Paul[2], à Paris. On dit qu'[il] venoit de faire ses dévotions[3]. C'est ce comte de Saint-Géran si connu par ce
procès célèbre sur son[4] état qui est entre les mains de
tout le monde[5]. Il portoit une calotte, d'une furieuse blessure qu'il avoit reçue devant Besançon[6], du crâne du frère
aîné de Beringhen[7], premier écuyer, à qui un coup de
canon emporta la tête[8]. M. de Saint-Géran étoit court,
gros et entassé, avec de gros yeux et de gros traits, qui ne

1. Voyez tome I, p. 145, note 3, et le portrait, en deux rédactions
différentes, de M. et Mme de Saint-Géran, dans les *Légères notions des
chevaliers.... de l'ordre du Saint-Esprit*, que nous plaçons à l'Appendice, n° V.

2. L'église paroissiale du Marais, qui, d'abord petite chapelle au
milieu d'un cimetière, puis érigée en paroisse au douzième siècle, avait
surtout pris de l'importance par le voisinage de l'hôtel Saint-Paul et du
palais des Tournelles. Le bâtiment ne remontait qu'au règne de Charles VI.

3. « M. de Saint-Géran est mort ce matin à Paris, en entrant à Saint-
Paul ; il est tombé aux pieds de son confesseur. » (*Dangeau*, tome V,
p. 380, 18 mars 1696.) Comparez le *Mercure*, mars, p. 264-266, et les
détails plus circonstanciés que donne Coulanges (*Sévigné*, tome X, p. 378).

4. *Son* est en interligne. — 5. Voyez notre tome I, p. 145, note 4.

6. Lors du second siège de cette ville et de l'annexion définitive de
la Franche-Comté, en 1674, dans la nuit du 13 au 14 mai : voyez la
Gazette, p. 444 et 465, et le *Sévigné*, tomes III, p. 408, et IV, p. 327.

7. Jacques-Louis, chevalier puis marquis de Beringhen, né le 20 octobre 1651, envoyé d'abord à Malte et pourvu, en mai 1667, de l'abbaye Saint-Étienne de Fontenay, devint cornette et enseigne aux gendarmes de Bourgogne en 1674, par la mort de son frère aîné, colonel
d'infanterie et premier écuyer en survivance, puis gouverneur de la citadelle de Marseille (juin 1679) et chevalier des ordres (1688). Il faisait
les fonctions de premier écuyer depuis la retraite de son père (1685).
Sous la Régence, il fut nommé membre du conseil du dedans, directeur
général des ponts et chaussées, membre honoraire de l'Académie des
belles-lettres, et mourut le 1er mai 1723. — Son frère aîné, Henri de
Beringhen, dont parle Saint-Simon, était pourvu de la survivance de
premier écuyer et commandait le régiment Dauphin, quand il fut tué
devant Besançon. Déjà en 1668, étant aide de camp du Roi, il avait été
blessé devant Dôle, et il s'était signalé, en 1673, au siège de Maëstricht.

8. Le marquis de Gesvres fut blessé de même à la figure, en 1688,
par une portion du crâne d'un soldat.

promettoient rien moins que l'esprit qu'il avoit. Il avoit
été auprès de quelques princes d'Allemagne[1], lieutenant
général, chevalier de l'Ordre en 1688, fort pauvre[2], presque toujours à la cour, mais peu de la cour, quoique dans
les meilleures compagnies. Sa femme[3], charmante d'esprit
et de corps, l'avoit été pour d'autres que pour lui; leur
union étoit moindre que médiocre[4]. M. de Seignelay,
entre autres, l'avoit fort aimée. Elle avoit toujours été
recherchée[5] dans ce qui l'étoit le plus à la cour, et dame
du palais de la Reine[6], recherchée elle-même dans tout ce
qu'elle avoit, et mangeoit avec un goût exquis et la délicatesse et la propreté la plus poussée[7]. Elle étoit fille du

Mme de Saint-
Géran.

1. En 1671, il avait été envoyé successivement en Toscane, à Londres et auprès de l'électeur de Brandebourg, d'où on l'avait rappelé en
mars 1672.

2. En 1680, le Roi lui avait accordé remise d'une somme de cent
quatre-vingt-quatre mille livres, pour l'aider à se défaire de ses créanciers et à dégager ses terres; en 1685, Mme de Maintenon lui avait fait
donner une pension de douze mille livres, et une de six mille livres à sa
femme. (Arch. nat., O¹ 24, fol. 73, et 29, fol. 141.) Plus anciennement,
en 1679, il avait failli devenir premier écuyer de la Dauphine; ce fut
le comte de Gramont qui empêcha ce « gros pifre » d'être nommé
(*Correspondance de Bussy*, tome V, p. 29 et 35).

3. Tome I, p. 145. Mignard fit le portrait de Mme de. Saint-Géran.

4. A *moins*, qu'il avait mis d'abord, l'auteur a substitué *moindre*, en
risquant cette forte ellipse : « moindre que (elle n'eût été si elle avait
été seulement) médiocre. » — Il avait été question qu'ils se séparassent,
en 1686 (*Correspondance de Bussy*, tome V, p. 532).

5. Ce premier *recherchée* prête à deux sens; il peut signifier, comme
celui qui va suivre, *ayant*, *mettant de la recherche*, *du raffinement*,
mais est plutôt, vu le complément, pris au propre : « Elle était une des
personnes recherchées parmi celles qui l'étaient le plus à la cour. »
Cette dernière interprétation nous paraît seule admissible, étant donnée
la première rédaction qu'on trouvera dans l'appendice V, p. 390.

6. Elle avait été pourvue de cette charge vers le commencement
de l'année 1683, à sa propre surprise et par l'influence de Mme de
Maintenon. Voyez la *Correspondance de Bussy*, tome V, p. 341.

7. *Poussé*, dans le sens, jadis fréquent, de « porté loin, » ou même
« outré. » — Une lettre de Coulanges (*Sévigné*, tome X, p. 250) fait voir
que cette propreté à table n'était pas le fait de toutes les dames.

frère cadet de M. de Blainville, premier gentilhomme de
la chambre de Louis XIII, à la mort duquel, sans enfants,
mon père eut sa charge[1]. Sa viduité ne l'affligea pas[2]. Elle
ne sortoit point de la cour et n'avoit pas d'autre demeure.
C'étoit en tout une femme d'excellente compagnie et extrêmement aimable, et qui fourmilloit d'amis et d'amies[3].

On perdit en même temps Mme de Miramion[4], à
soixante-six ans, dans le mois de mars[5], et c'en fut une
véritable[6]. Elle s'appeloit[7] Bonneau, et son père[8] le sieur
de Rubelles[9], de fort riches bourgeois de Paris[10]. Elle en

Mort de Mme de Miramion.

[Add. S^tS. 152]

1. Saint-Simon a déjà dit cela : voyez notre tome I, p. 144 et 145,
et comparez l'Addition à l'article de Dangeau du 25 octobre 1696, qui
trouvera sa place (n° 189) lors de la disgrâce de Mme de Saint-Géran.

2. Mme de Coulanges écrit à Mme de Sévigné (*Lettres*, tome X,
p. 383) : « Mme de Saint-Géran a reçu deux visites de Mme de Maintenon ;
vous jugez bien qu'il n'en falloit pas tant pour la consoler. » Et Coulanges (p. 379) : « Notre amie a toujours vécu au jour le jour, sans jamais
songer à l'avenir ; Dieu veuille qu'elle s'en trouve bien jusques au bout ! »

3. Particulièrement dans la société de Mme de Sévigné, qui parle
souvent d'elle, mais qui semble lui trouver plus d'apparences que de
véritables qualités, et Coulanges de même. Le Chansonnier (ms. Fr.
12 687, p. 133) prétend en effet qu'après avoir été fort dévote, elle
étoit devenue non moins coquette. Voyez plus loin, p. 320-322.

4. Marie Bonneau de Rubelles, née à Paris le 26 novembre 1629, et
mariée, le 26 avril 1645, à M. de Miramion (ci-après, p. 71, note 2).
Edelinck a gravé son portrait en costume demi-religieux, d'après de Troy.

5. Le 24 mars 1696. Voyez le *Journal de Dangeau*, tome V, p. 383,
le *Dictionnaire critique* de Jal, p. 866, la *Gazette* de 1696, p. 156, et le
Mercure du mois de mars, p. 324-325.

6. « Et ce fut une véritable perte, » accord remarquable avec la
pensée, sans égard aux mots. — Mme de Sévigné (*Lettres*, tome X,
p. 382) écrit que la mort de « cette mère de l'Église » sera « une perte
publique ; » et Dangeau dit : « C'est une grande perte pour les pauvres. »

7. *S'appeloit*, écrit au bas de la page 83 du manuscrit, est répété
au commencement du *verso*, page 84.

8. Elle était fille de Jacques Bonneau, seigneur de Beauvais, de Rubelles et de Purnon, reçu secrétaire du Roi en 1634, enrichi dans les
affaires de finances et mort en 1645, et de Marie d'Ivry, morte en 1639.
Elle s'était donc trouvée orpheline à seize ans.

9. Village à cinq kilomètres N. de Melun, sur un affluent de l'Anqueil.

10. Le grand-père, Thomas Bonneau, seigneur du Gorsois et du

avoit épousé[1] un autre[2], d'Orléans, fort riche aussi, dont le
père[3] avoit obtenu des lettres patentes pour changer son
sale et ridicule nom de Beauvit en celui de Beauharnois[4].

Plessis-Saint-Antoine, avait eu la noblesse comme maire de Tours,
en 1604; le bisaïeul était un simple procureur au présidial de cette
ville. Tallemant des Réaux commence ainsi son historiette de Mme de
Miramion (*Historiettes*, tome VII, p. 147; voyez la citation faite par le
commentateur, p. 149) : « Elle est fille d'un des Bonneaux de Tours
intéressés aux gabelles et à bien d'autres affaires. » A propos de Mme de
la Hoguette, qui était aussi une Bonneau de Rubelles, Saint-Simon
(tome XVII, p. 41) dira encore que c'« étoit très peu de chose. »

1. *Épousé* a été écrit après coup, en interligne.

2. Un autre bourgeois. — Marie Bonneau avait épousé, le 26 avril
1645, Jean-Jacques de Beauharnais, chevalier, seigneur de Miramion
(château voisin d'Orléans) et de la Couarde, qui était conseiller au
Parlement depuis 1644, et qui mourut le 2 novembre 1646.

3. Aignan de Beauharnais, seigneur de Miramion, secrétaire et contrôleur général de l'extraordinaire de la cavalerie légère, mort en juillet 1652. Il avait épousé, le 13 septembre 1618, Marguerite de Choisy,
sœur du chancelier de Gaston d'Orléans et tante de l'abbé dont on a de
si curieux mémoires, écrits en partie sous le toit de Saint-Simon, et qui
publia en outre une *Vie de Mme de Miramion* en 1706. C'est de ces
Choisy que vint une grosse portion de la fortune des Miramion.

4. Cette légende a été, croyons-nous, recueillie et mise en circulation par Amelot de la Houssaye, qui était d'Orléans, comme les Beauharnais[a]. « Il y a là, dit le plus récent biographe de Mme de Miramion,
une erreur grossière, car la famille de Beauharnais n'a jamais porté
d'autre nom patronymique que celui-là, et elle remontait à Guillaume
de Beauharnais, seigneur de Miramion et de la Chaussée, vivant en
1380, dont le fils, Jehan de Beauharnais, figure en qualité de témoin
au procès pour la justification de Jeanne d'Arc. » (*Madame de Miramion*, par M. Bonneau-Avenant, 1873, p. 20 et note 1.) Le nom de
Beauharnais figure seul en effet dans la généalogie imprimée par d'Hozier, en 1764, au tome V de l'*Armorial général*, et dans les généalogies
modernes, comme dans les titres originaux; mais il ne semble pas que
le Jean *Beauharnoys* témoin au procès de Jeanne d'Arc (voyez le recueil
de M. J. Quicherat, tome III, p. 31 et 35, et le fac-similé du n° 502 du
Musée des Archives), et qui avait pris une part active à la défense d'Orléans, fût noble. Point de traces non plus d'un Beauharnais, fils de Jean,
qui, selon la généalogie de la famille, aurait eu une charge de maître
des requêtes sous Louis XI et administré le duché d'Orléans sous

a Voyez une note complémentaire dans nos Additions et corrections.

Elle fut[1] et mariée et veuve la même année, en 1645, et
demeura grosse d'une fille[2], qu'elle maria à M. de Nesmond[3], qu'elle vit longtemps président à mortier à Paris,

Charles VIII[a]. En revanche, il y eut, dit-on, un Beauharnais barbier à Orléans, que son confrère Olivier le Dain transforma en prévôt des maréchaux pour procéder plus à son aise contre le conseiller Martin de Bel-
lefaye et contre l'évêché de Paris[b]. Les pièces originales conservées au
département des Manuscrits prouvent que la généalogie de d'Hozier dissi-
mule la véritable situation de tous les personnages dont elle parle avant
le dix-septième siècle. Nous y voyons que, sous Louis XII, en 1511, Guillaume Beauharnais était un simple échevin d'Orléans. François Beauharnais, qui, sous Henri III, ne se qualifiait que d'honorable homme,
marchand et bourgeois d'Orléans, devint, sous Henri IV, lieutenant général et président du présidial, et prit alors la qualité de noble homme.
A la même époque, Guillaume Beauharnais était trésorier de France à
Orléans et secrétaire ordinaire de la chambre du Roi. Aignan, son fils,
le contrôleur général, ne fut pas conseiller d'État, comme le dit la généalogie, mais seulement conseiller du Roi en ses conseils, ce qui était
un titre purement honorifique, attaché à la charge de contrôleur. C'est
d'un frère aîné d'Aignan, François de Beauharnais, que descend la
branche qui porte aujourd'hui en Allemagne le titre ducal de Leuch-
tenberg, et dont chacun connaît les attaches avec Napoléon Ier.

1. Après *fut*, il y a *veuve* (*vefve*), biffé.

2. Marguerite de Beauharnais de Miramion, née le 7 mars 1646,
quatre mois et demi après la mort de son père, mariée le 22 juin 1660 à
M. de Nesmond, et morte le 6 novembre 1725. Sa fortune, selon Tallemant, s'élevait à quatre cent mille écus. Elle écrivit une vie de sa mère.

3. Guillaume de Nesmond, conseiller au parlement de Paris en 1649,
maître des requêtes en 1659, fut reçu président à mortier le 1er décembre 1664, en remplacement de son père, dont il avait la survivance
depuis le 16 novembre 1658. Il mourut le 19 mars 1693, âgé de soixante-
cinq ou six ans. Il était d'une famille d'Angoulème qui, anoblie par
l'échevinage, avait donné un premier président au parlement de Bordeaux, un ambassadeur en Turquie, etc. Son père avait eu une grande
réputation ; lui-même passait pour un esprit médiocre, mais bon homme

[a] De plus, la généalogie de d'Hozier donne à Jean une femme appelée
Anne de Loynes, tandis que, dans le procès, cette femme porte le seul nom
de Pétronille. Les de Loynes étaient d'ailleurs de l'échevinage d'Orléans.

[b] G. Picot, Mémoire sur le procès d'Olivier le Dain, dans les *Comptes
rendus de l'Académie des sciences morales et politiques*, tome CVIII, 1877,
p. 498. Comparez le recueil des *Ordonnances des rois de France*, tome XIX,
p. 338, note *a*, où le nom est écrit : *Blancharnois*.

et qui n'eut point d'enfants. Mme de Miramion, veuve, jeune, belle et riche, fut extrêmement recherchée de se marier [1], sans y vouloir entendre [2]. Bussy-Rabutin [3], si connu par son *Histoire amoureuse des Gaules* [4] et par la profonde disgrâce qu'elle lui attira, et encore plus par la vanité de son esprit et la bassesse de son cœur [5], quoique très brave à la guerre, la vouloit épouser absolument, et, protégé par Monsieur le Prince [6], qui n'eut pas, dans les

[Add. St S. 153]

et juge intègre (*Portraits des membres du parlement de Paris*, publiés par Duleau, p. 7, et Papiers du P. Léonard, Arch. nat., MM 826, fol. 99).

1. *Rechercher* prenait de même pour complément *de* avec un nom. On disait, par exemple (voyez *Furetière*), en parlant d'un plaideur : « Il commence à rechercher sa partie d'accommodement. »

2. Selon Tallemant, elle fut « comme accordée » avec un Caumartin, parent de son premier mari par les Choisy.

3. Roger de Rabutin, comte de Bussy, né le 3 avril 1618, pourvu en 1636 du régiment qu'avait eu son père, en 1644 du commandement de la compagnie de chevau-légers de Monsieur le Prince, en 1645 de la lieutenance générale de Nivernais, en 1653 de la charge de mestre de camp général de la cavalerie légère, fut fait conseiller d'État en 1646, maréchal de camp en 1651, lieutenant général en 1654, devint membre de l'Académie française en 1665, et mourut à Autun, le 9 avril 1693. Bussy venait de perdre sa première femme, Gabrielle de Toulongeon, quand il se mit en tête d'épouser Mme de Miramion.

4. L'*Histoire amoureuse des Gaules*, roman libre reposant en partie sur les galanteries bien connues de certaines dames de la cour, avait été composée par Bussy en 1660 et courait depuis plusieurs années de main en main, lorsque la première édition imprimée parut en 1665. On croit que ce ne fut point ce livre, mais un couplet satirique sur les amours du Roi et de Mlle de la Vallière, qui valut alors à Bussy un an de Bastille, puis une longue disgrâce, dont il ne se releva jamais. Voyez les éditions de ses *Mémoires* et de sa *Correspondance* publiées, de 1857 à 1859, par M. Ludovic Lalanne, celle de l'*Histoire amoureuse*, par M. Paul Boiteau, 1856, et, particulièrement sur la disgrâce de Bussy, les pièces reproduites par M. Fr. Ravaisson dans le tome VII des *Archives de la Bastille*, p. 193 et suivantes. Comparez aussi divers passages des *Mémoires*, tomes IV, p. 256, V, p. 168, et XII, p. 280.

5. Saint-Simon parle encore assez longuement de Bussy dans l'Addition 143, à propos de Lassay. Voyez le portrait que M. P. Mesnard a fait de lui dans la *Notice biographique sur Mme de Sévigné*, p. 31.

6. Bussy avait servi sous les ordres du grand Condé aux sièges de

suites, lieu de se louer de lui, l'enleva et la conduisit
dans un château[1]. Tout en y arrivant, elle prononça devant ce qu'il s'y trouva de gens un vœu de chasteté[2], puis
dit à Bussy que c'étoit à lui à voir ce qu'il vouloit faire.
Il se trouva étrangement déconcerté de cette action si
forte et si publique, et ne songea plus qu'à mettre sa
proie en liberté et à tâcher[3] d'accommoder son affaire[4]. De
ce moment, Mme de Miramion se consacra entièrement à
la piété et à toutes sortes de bonnes œuvres. C'étoit une
femme d'un grand sens et d'une grande douceur, qui, de
sa tête et de sa bourse, eut part à plusieurs établissements
très utiles dans Paris[5], et elle donna la perfection à celui
de la communauté de Sainte-Geneviève[6], sur le quai de la

Mardyck et de Lerida. La Fronde étant venue, il l'alla rejoindre dans
Montrond, en 1650, quoiqu'il sût bien que ce prince ne l'aimait pas
(*Lettres de Mme de Sévigné*, tome I, p. 368); et en effet, Condé l'obligea,
l'année suivante, de vendre au comte de Guitaut sa compagnie de
chevau-légers. Bussy, dépité, se rallia aussitôt à la cour.

1. Le château fort de Launay (département de l'Yonne, commune de
Saint-Martin-sur-Oreuse), qui était une maison de campagne appartenant
à un oncle de Bussy, comme apanage du grand prieur de France. — Cet
enlèvement eut lieu le 7 août 1648; on en trouve le récit dans les
Mémoires de Bussy lui-même, dans la *Vie de Mme de Miramion* par
l'abbé de Choisy, dans l'historiette de cette dame par Tallemant des
Réaux, dans les *Mémoires de M. d'Artagnan*, où Sandras a usé très
librement des privilèges du romancier, dans les *Mémoires sur Mme de
Sévigné*, par Walckenaer, tome II, p. 126-148, dans *Madame de Miramion*, par M. Bonneau-Avenant, p. 39-73, etc.

2. Elle fit plus régulièrement son vœu de chasteté le 2 février suivant, n'ayant pas encore vingt ans.

3. Le *t* initial corrige un *c*.

4. Il affecta de prendre bien les choses et de plaisanter sur son « infante », son « Hélène ». Voyez sa *Correspondance*, tome IV, p. 114 et 115.

5. Citons, entre autres : l'orphelinat de la Sainte-Enfance, l'association des Dames de charité, les fourneaux économiques, la congrégation
des Prêtres de l'Hôtel-Dieu, la communauté de la Sainte-Famille, les
refuges de la Pitié et de Sainte-Pélagie, etc.

6. Sur l'origine de cette communauté, fondée en 1636 par Mlle de
Blosset, pour quelques filles pieuses qui, sans vœux et sans clôture, se
consacraient au soulagement des pauvres et à l'éducation des enfants,

Tournelle[1], où elle se retira et qu'elle conduisit avec
grande édification, et qui est si utile à l'éducation de tant
de jeunes filles et à la retraite de tant d'autres filles et
veuves. Le Roi eut toujours une grande considération pour
elle[2], dont son humilité ne se servoit qu'avec grande
réserve et pour le bien des autres, ainsi que de celle que
lui témoignèrent toute sa vie les ministres[3], les supérieurs ecclésiastiques et les magistrats publics[4]. Sa fille,
dont la maison étoit contiguë à la sienne[5], se fit un titre

Mme de
Nesmond; son
orgueil.

voyez Piganiol de la Force, *Description de Paris*, éd. de 1742, tome IV,
p. 729-733.

1. Le logement où Mme de Miramion avait établi, vers 1660, la
Sainte-Famille, dans la rue Saint-Antoine, s'étant trouvé trop étroit,
elle se transporta dans le voisinage de l'église Saint-Nicolas du Char-
donnet et de l'hôtel de son gendre (voyez ci-après, p. 76, note 3),
en 1662. Ce fut alors qu'elle conçut le projet d'unir sa communauté
avec celle de Sainte-Geneviève, qui était installée non loin de là, sur
les fossés de Saint-Victor, et elle acheta à cette intention deux maisons
du quai Saint-Bernard, autrement dit de la Tournelle, attenant à l'hôtel
de Nesmond, qui devinrent le siège des *Miramionnes*, et où elle mourut en odeur de sainteté. Les principaux devoirs de cette communauté
étaient d'enseigner gratuitement la lecture, l'écriture et les travaux
utiles aux petites filles pauvres, de donner des secours aux malades et
aux blessés, d'élever chrétiennement des pensionnaires, etc. Les dames
du monde y venaient faire des retraites annuelles. — Voyez les
diverses descriptions de Paris, par Piganiol et autres, et les *Anciennes
maisons de Paris*, par M. Lefeuve, tome IV, p. 336-338. La maison
des Miramionnes existe encore, et est occupée par la Pharmacie cen-
trale des hôpitaux civils.

2. « Le Roi, dit Dangeau, l'aidoit beaucoup dans les bonnes œuvres
qu'elle faisoit, et ne lui refusoit jamais rien. » (*Journal*, tome V, p. 383.)
Voyez, dans la *Correspondance générale de Mme de Maintenon*, tome IV,
p. 80-81, la dernière lettre écrite par Mme de Miramion pour demander
qu'on maintînt après elle les aumônes de quartier que le Roi la chargeait
de distribuer depuis la mort de Mlle de Lamoignon. Mme de Montespan
avait aussi beaucoup aidé les Miramionnes de son crédit et de ses libéralités.

3. La conjonction *et* est biffée après *ministres*.

4. Sur ces relations charitables, voyez l'*Histoire de Mme de Miramion*, par M. Bonneau-Avenant, p. 327-330.

5. Voyez ci-dessus, note 1, et ci-après, p. 76, note 3.

d'en prendre soin après sa mort, et, devenue veuve, se fit
dévote en titre d'office[1] et d'orgueil, sans quitter le monde
qu'autant qu'il fallut pour se relever sans s'ennuyer. Elle
s'étoit ménagé les accès de sa mère de son vivant, et les
sut bien cultiver après, surtout Mme dé Maintenon, dont
elle se vantoit modestement[2]. Ce fut la première femme
de son état qui ait fait inscrire sur sa porte : *Hôtel de
Nesmond*[3]. On en rit, on s'en scandalisa ; mais l'écriteau

1. Cette locution se trouve déjà dans notre tome II, p. 181 et note 2.

2. Dans sa Table alphabétique générale (éd. de 1873, tome XX,
p. 364), Saint-Simon a indiqué ce passage en ces termes : « Orgueil
rare de la veuve de son frère (M. de Nesmond), président à mortier ;
famillé de cette ambitieuse dévote. » — Mme de Nesmond mourut
octogénaire, étant directrice en titre de la communauté des filles de la
Providence de la rue de l'Arbalète, au faubourg Saint-Marcel.

3. L'hôtel de Nesmond, bâti en retrait au fond d'une cour et flan-
qué de deux ailes, existe encore à l'angle du quai de la Tournelle et de
la rue des Bernardins, en face du pont de l'Archevêché ; il est occupé
par un distillateur. L'inscription primitive a été remplacée par cette
« sotte » variante, comme disait Montalembert (*le Correspondant*, 25 janvier 1857, p. 20) : « Hôtel ci-devant de Nesmond. » — Saint-Simon fait
allusion à l' « entreprise » de Mme de Nesmond, dans les *Projets de gouvernement*, p. 156, et demande qu'aucun magistrat ne puisse avoir de
suisse, ni écrire le mot d'*hôtel* sur la porte de sa maison. Selon les *Mémoires du duc de Luynes*, tome VIII, p. 378, ce n'est pas le président de
Nesmond, mais le président de Maisons, qui, dans le Parlement, fut
le premier à donner l'exemple de ces inscriptions. Tallemant des Réaux
dit du chancelier Séguier (tome III, p. 385) : « Personne n'a tant donné
à l'extérieur que lui ; il a baptisé sa maison *hôtel*, il a mis un manteau
et des masses.... à ses armes.... » — Ainsi qu'on le voit dans une curieuse correspondance de M. d'Argenson (mss. Clairambault, vol. 490,
fol. 29 ; Arch. nat., recueil de la Pairie, KK 600, fol. 883-887 ; et *Correspondance administrative sous le règne de Louis XIV*, tome II, p. 836),
la dénomination d'*hôtel* était, dans l'origine, à Paris, réservée pour les
demeures des princes du sang et des seigneurs d'une naissance et d'une
illustration supérieures[a]. Mais, dit M. d'Argenson, en 1704, « jamais
aucune ordonnance n'a déterminé la condition des personnes qui peu-

a Dans les villages au contraire, le mot d'*hôtel* avait longtemps désigné
les demeures de simples laboureurs, quelque chose de moins que ce qu'on
appelle *maison*. Selon le *Glossaire françois* de du Cange, *hôtel* signifiait
« toute espèce de maison ou de logement ; » c'était à l'époque où le mot

demeura, et est devenu l'exemple et le père[1] de ceux qui[2],
de toute espèce, ont peu à peu inondé Paris. C'étoit une
créature suffisante, aigre, altière, en un mot une franche
dévote, et dont le maintien la découvroit pleinement.

Mme[3] de Sévigné[4], si aimable et de si excellente compagnie, mourut quelque temps après à Grignan[5], chez sa
fille[6], qui étoit son idole et qui le méritoit médiocrement.
J'étois fort des amis du jeune marquis de Grignan[7], son
petit-fils. Cette femme, par son aisance, ses grâces natu-

Mort de Mme de
Sévigné.

vent mettre sur le frontispice de leurs maisons l'inscription d'*hôtel* ;
la naissance et les dignités ont seules établi cette distinction, sans
l'autorité des lois, et je ne vois pas que, jusqu'à présent, on ait beaucoup abusé de cette liberté. »

1. Cet emploi du mot *père*, au sens de « principe par l'exemple, »
est bon à ajouter, dans l'article de M. Littré, à la fin de 9°.

2. *Qui* corrige un premier *de*.

3. La lettre initiale de *Mme* remplace un *J*.

4. Saint-Simon écrit ici *Sévigny*, suivant l'usage presque général du
temps, et d'autres fois *Sévigné*. — Marie de Rabutin-Chantal, baptisée
à Paris le 6 février 1626, mariée, le 4 août 1644, à Henri, marquis de
Sévigné, et devenue veuve le 6 février 1651, mourut le 17 avril 1696.
Voyez son article dans le *Dictionnaire critique* de Jal, p. 1129-1132,
sa biographie, par M. Paul Mesnard, en tête de l'édition des *Lettres* publiée dans la collection des Grands écrivains, et diverses *lettres* sur
sa mort dans le tome X de cette édition, notamment celles de M. et
de Mme de Grignan, p. 387, 393 et 399.

5. Ville et château magnifique situés sur la limite du Dauphiné et de
la Provence, dans ce qu'on appelait les *Terres adjacentes*, à dix kilomètres E. du Rhône et vingt-sept S. de Montélimar. C'était un comté érigé
en faveur d'une branche de la maison d'Adhémar de Monteil, par lettres
du mois de juin 1558. Le marquis du Muy en devint propriétaire en
1732. Le château a été ruiné pendant la Révolution.

6. Françoise-Marguerite de Sévigné, née à Paris en octobre 1646,
mariée, le 29 janvier 1669, à François Adhémar de Monteil, comte de
Grignan, et morte à Marseille le 13 août 1705 (*Mémoires*, tome IV,
p. 274). Mme de Grignan, malade elle-même lorsque sa mère mourut,
ne connut la nouvelle de cette mort que plus tard (*Dangeau*, tome V,
p. 401).

7. Voyez notre tome II, p. 146, où Saint-Simon a déjà parlé de cette

hospes, primitif d'*hospice*, d'*hôtel* (*hospitalis* et plus souvent *hospitale*,
au neutre), etc., désignait un paysan vassal du seigneur du lieu.

relles[1], la douceur de son esprit, en donnoit par sa conversation à qui n'en avoit pas, extrêmement bonne d'ailleurs[2], et savoit extrêmement de toutes sortes de choses, sans vouloir jamais paroître savoir rien[3].

Le P. Séraphin[4], capucin[5], prêcha, cette année, le[6] carême

liaison; il y reviendra plus longuement lors de la mort du jeune marquis, en 1704.

1. Mme de Sévigné conserva toujours sa beauté, tandis que Mme de Grignan perdit ses charmes de bonne heure : voyez la *Correspondance de Bussy*, tome IV, p. 152 et 153, et un passage de l'appendice VI, p. 393.

2. « C'est une dame qui n'a point de plus grand plaisir que quand elle peut obliger quelqu'un, étant la générosité même. » (*Mémoires de Mme de la Guette*, p. 50.) Comparez les *Mémoires de Conrart*, p. 593.

3. Dans la table jointe à son exemplaire du *Journal de Dangeau*, à l'article des Morts du mois d'avril 1696, Saint-Simon a écrit : « Mort de Mme de Sévigny à Grignan, chez sa fille, si connue par son esprit et ses illustres amis dans le grand monde, et par ses lettres. » — Il ne parle pas ici des lettres de Mme de Sévigné; mais nous aurons à relever, dans la suite des *Mémoires* (tomes I de 1873, p. 409 ; IV, p. 178 ; VIII, p. 229 ; XII, p. 97, etc.; comparez une ligne de l'Addition 143), des allusions qui prouvent qu'elles lui étaient familières; il avait dans sa bibliothèque l'édition de 1734. — Dans ses *Légères notions des chevaliers du Saint-Esprit*, à propos de M. de Grignan, il a tracé un portrait de Mme de Sévigné que nous renvoyons à l'Appendice, n° VI, et qu'on devra comparer avec une Addition sur Mme de Grignan (*Dangeau*, tome X, p. 397).

4. Le P. Séraphin, dit de Paris (dans le monde Claude-Robert Hurault), supérieur et gardien du couvent des Capucins de Meudon, mourut le 10 septembre 1713, à l'âge de soixante-dix-sept ans, dans le grand couvent que son ordre possédait à Paris, rue Saint-Honoré. Voyez une note de M. Servois dans le commentaire des *Caractères de la Bruyère*, tome II, p. 416-419, et les *Orateurs sacrés à la cour de Louis XIV*, par M. l'abbé Hurel, tome II, p. 186-188. On possède de ce prédicateur plusieurs séries d'*Homélies sur les évangiles des dimanches*.

5. Cet ordre de religieux mendiants avait été établi à Meudon d'abord, par le cardinal de Lorraine (mort en 1564), ensuite à Paris, par les rois Charles IX et Henri III. Depuis que Catherine de Médicis les avait aidés à transférer leur siège principal de Picpus à la rue Saint-Honoré, ils avaient prospéré grandement. Ils jouissaient d'une grande popularité et avaient une attribution spéciale pour combattre les incendies, le service municipal des pompes n'étant pas encore créé. Ils s'occupaient aussi avec succès de la médication par les simples.

6. La lettre *l* corrige un *d*.

à la cour[1]. Ses sermons, dont il répétoit souvent deux
fois de suite les mêmes phrases, et qui étoient fort à la
capucine[2], plurent fort au Roi, et il devint à la mode de
s'y empresser et de l'admirer[3]; et c'est de lui, pour le
dire en passant, qu'est venu ce mot si répété depuis :
Sans Dieu point de cervelle[4]; il ne laissa pas d'être hardi

1. Voyez le *Journal de Dangeau*, tome V, p. 360, 376, 385 et 399.

2. « A la manière des capucins, » ainsi que l'explique le *Dictionnaire
de Trévoux*, qui dit que cette expression entre souvent dans le discours familier. M. Littré en restreint le sens, et, citant notre exemple,
il la traduit ainsi : « avec une dévotion étroite. » Ne marque-t-elle pas
plutôt ici la simplicité du langage ou une certaine hardiesse populaire ? Voyez la réponse, rapportée dix lignes plus loin, du duc de
Vendôme. — La Bruyère, qui était un des admirateurs les plus enthou-
siastes du P. Séraphin, au point qu'il l'a voulu nommer en toutes lettres
dans les *Caractères* (tome II, p. 221-222), nous apprend que ce prédicateur, par son débit uni, familier et vraiment apostolique, rompait
avec les traditions des « rhéteurs, déclamateurs, énumérateurs, » ses
devanciers, mais que ce genre, quoique fort goûté tout de suite par les
courtisans, n'avait plu nullement au public des paroisses où il prêcha
avant d'être appelé à Versailles. L'abbé le Gendre s'est fait (*Mémoires*,
p. 14-15) l'écho de ces sentiments du public et des rancunes de tous
ceux que le P. Séraphin attaquait sans aucun ménagement. Le P. Léonard (Arch. nat., M 757, p. 163) cite, entre autres, un trait qui dut le
faire voir fort mal des bénéficiers. On raconte qu'une fois, l'abbé de
Fénelon s'étant endormi au milieu du sermon, le Père l'apostropha du
haut même de la chaire (*l'Intermédiaire*, 1870-1873, col. 263).

3. Dangeau répète à deux reprises (tome V, p. 376 et 399) que le
Roi « trouve ces sermons-là plus de son goût qu'aucun qu'il ait jamais
entendu. » Mme de Maintenon écrit que le Père a « fait pleurer bien des
gens, » et qu'il a reçu du Roi « plus de louanges que tous les prédica-
teurs ensemble n'en ont donné au Roi depuis trente ans. » Le 2 février
1696, elle dit à l'archevêque de Paris : « Jamais succès ne fut égal à
celui du P. Séraphin. Toute la cour en est charmée ; mais ce qui est
considérable, c'est que le Roi a trouvé son sermon court, en a retenu
une grande partie, et m'a dit que cet homme donnoit envie d'être
dévot.... » (*Correspondance générale*, tome IV, p. 65 et 91.) Plus tard,
le quiétisme compromit le P. Séraphin, qui fut même interdit en 1700.

4. Les jugements contemporains sur le maréchal de Villeroy rendent bien raison de l'application ironique qui lui fut faite, comme on
va le voir, du mot du capucin, lequel n'est, au propre, qu'une déduc-
tion de la parole bien connue de l'Écriture (*Épitre de saint Jacques*,

devant un prince qui croyoit donner les talents avec les
emplois : le maréchal de Villeroy étoit à ce sermon[1]; chacun, comme entraîné, le regarda. Le Roi fit des reproches
à M. de Vendôme, puis à M. de la Rochefoucauld, de ce
qu'ils n'alloient jamais au sermon, pas même à ceux du
P. Séraphin. M. de Vendôme lui répondit librement qu'il
ne pouvoit aller entendre un homme qui disoit tout ce
qu'il lui plaisoit, sans que personne eût la liberté de lui
répondre, et fit rire le Roi par cette saillie. M. de la Rochefoucauld le prit sur un autre ton, en courtisan avisé[2] :
il lui dit qu'il ne pouvoit s'accommoder d'aller, comme
les derniers de la cour, demander une place à l'officier
qui les distribuoit[3], s'y prendre de bonne heure pour en
avoir une bonne, et attendre, et se mettre où il plaisoit à
cet officier de le placer. Là-dessus, et tout de suite[4], le
Roi lui donna, pour sa charge[5], une quatrième place derrière lui, auprès du grand chambellan[6], en sorte que

[Add.S^tS. 154]
Éclat de
l'évêque d'Or-
léans contre
le duc de la
Rochefoucauld
sur une
place derrière
le Roi donnée
au dernier.

1, 16) : « Tout don parfait vient d'en haut, descendant du père des
lumières. » Donc, sans Dieu point d'intelligence, point de bon sens, de
qualités d'esprit. De même, sans le dieu de Versailles, qui donne les
talents avec les emplois, que serait, qu'est vraiment le maréchal? —
Qu'on se reporte aux divers portraits que Saint-Simon fait de celui-ci dans
la suite des *Mémoires*, au commentaire des *Caractères* sur « Ménippe, »
dans le tome I de l'édition des Grands écrivains, p. 450-452, au portrait
de Villeroy par Ézéchiel Spanheim, dans l'*Athenæum français*, année
1856, p. 567, à trois autres articles dans les *Portraits et caractères de
la cour de France* de 1703, p. 58-59, dans les *Nouveaux portraits et
caractères* de 1706, réédités par M. Édouard de Barthélemy, p. 24-25,
dans les *Caractères* inédits du Musée britannique, fol. 20 v°, etc.

1. Sans doute un des sermons qu'indique Dangeau aux dates des
2 février, 11 et 26 mars, 22 avril 1696.

2. Voyez tome II, p. 71, et la suite des *Mémoires*, tome IV, p. 381-382.

3. C'était un exempt de la première compagnie des gardes du corps :
voyez les *Mémoires du duc de Luynes*, tome I, p. 215.

4. Dangeau (tome V, p. 380-381) place cette prise de possession au
dimanche 11 mars 1696, où le sermon fut prêché par le P. Séraphin.

5. Celle de grand maître de la garde-robe : voyez l'*État de la France*
de 1698, tome I, p. 191-193.

6. L'*État de la France* (1698) dit seulement : « Quand le Roi donne

partout il est ainsi placé : le capitaine des gardes derrière
le Roi, qui a le grand chambellan à sa droite et le premier gentilhomme de la chambre à sa gauche ; et jamais
que ces trois-là jusqu'à cette quatrième que M. de la
Rochefoucauld sut tirer sur le temps[1] pour sa charge, qui
n'en avoit point, qui est nouvelle[2], et que le Roi fit pour
Guitry[3], tué au passage du Rhin[4], auquel M. de la Roche-   [Add. S.-S. 135]

audience aux ambassadeurs, le grand maître de la garde-robe a sa place
derrière le fauteuil de S. M., à côté du premier gentilhomme ou du
grand chambellan, et prend la gauche de la chaise du Roi. » M. de
Luynes (*Mémoires*, tome I, p. 215-216) énumère ainsi les places, telles
qu'elles étaient réglées pour le sermon : « Le capitaine des gardes immédiatement derrière le Roi ; à sa droite, le grand chambellan ; à sa
gauche, le premier gentilhomme de la chambre ; à la droite du grand
chambellan, le grand maître de la garde-robe ; et cela depuis la décision
du feu roi, de 1684, 85 ou 86 (le duc nous paraît se tromper de dix
ans), que cette charge étoit une des grandes charges de sa maison.... »
Comparez les mêmes *Mémoires*, même tome, p. 221-222.

1. Cet emploi figuré de *tirer sur* a de l'analogie avec celui qu'on fait
de ce tour dans la locution « tirer une somme sur quelqu'un, » adresser
à quelqu'un, se servir d'un tiers pour le payement (voyez, dans le *Dictionnaire de M. Littré*, l'article Tirer, 34°). Le sens est que M. de la
Rochefoucauld mit à profit le temps, le moment, se servit de la circonstance pour se faire donner cette place.

2. La charge unique de grand maître avait été créée le 26 novembre 1669 (voyez note 3), et ses attributions définies par un règlement du
même jour, qu'on trouve dans les registres de la Maison du Roi, Arch.
nat., O¹ 13, fol. 349-350, et O¹ 274, fol. 95 ; mais, avant ce temps, les
deux maîtres de la garde-robe se qualifiaient eux-mêmes grands maîtres.

3. Guy de Chaumont, marquis de Guitry (on dit à tort aujourd'hui :
Quitry) et de Bertichères, pourvu d'une charge de maître de la garde-
robe le 31 décembre 1656, en remplacement du marquis de Monglat, et
nommé conseiller d'État le mois suivant, fut créé grand maître de la
garde-robe le 26 novembre 1669. En 1667, il avait rempli une mission
à Vienne. — Saint-Simon rappellera encore le même souvenir, presque
dans les mêmes termes, quatre ou cinq fois ; mais, nulle part, il n'a
reproduit dans ses *Mémoires* les détails biographiques et généalogiques
que contient l'article Guitry dans ses notes sur les *Grandes charges de
la couronne*, et nous plaçons ce fragment à l'Appendice, n° VII.

4. Sur le passage du Rhin, qui eut lieu le 12 juin 1672, et où
périrent plusieurs volontaires portant des noms illustres, voyez ci-après
un endroit où Saint-Simon parle du comte de Saint-Pol, p. 294, note 5.

foucauld succéda[1]. Monsieur d'Orléans[2], premier aumônier, qui a sa place au prié-Dieu[3], mais point ailleurs[4],
s'étoit peu à peu accoutumé à se mettre auprès du grand
chambellan, et, comme il étoit fort aimé et honoré, on
l'avoit laissé faire sans lui dire mot. C'étoit celle que le
Roi donna à M. de la Rochefoucauld. Monsieur d'Orléans, qui, à force de s'y mettre, la vouloit croire sienne,
fit les hauts cris, comme si elle l'eût été, et, n'osant se
prendre au Roi, qui venoit de le nommer si gracieusement au cardinalat[5], se brouilla ouvertement avec M. de
la Rochefoucauld, jusqu'alors et de tout temps son ami
particulier. Les envieux de sa faveur, qui ne manquent
point dans les cours, firent grand bruit, Monsieur le
Grand surtout et ses frères. Ils étoient, eux et le duc de
Coislin et Monsieur d'Orléans et le chevalier de Coislin,
enfants du frère et de la sœur[6]. Ils avoient toujours vécu
sur ce pied-là avec eux, et s'étoient surtout piqués d'une
grande amitié pour Monsieur d'Orléans. Monsieur le Grand
étoit l'émule de la faveur de M. de la Rochefoucauld;
et fort jaloux l'un de l'autre. N'osant aller au Roi, ils
excitèrent Monsieur, dont le chevalier de Lorraine dispo-
soit : bref, toute la cour se partialisa[7], et Monsieur d'Or-

[Add. S^{ts}S. 156]

1. Voyez la *Correspondance de Bussy*, tome II, p. 182.
2. M. de Coislin : voyez notre tome II, p. 354, note 2.
3. Cette forme (voyez tome I, p. 93), la seule qu'admette l'Académie
jusqu'à 1762 inclus (cependant Saint-Simon écrit parfois sans accent), est
identique, pour la prononciation, avec la forme, probablement plus régulière, *priez-Dieu*, que nous trouvons dans la *Gazette* de 1660, p. 572.
4. Sur les fonctions du premier aumônier, consultez l'*État de la
France*, année 1698, tome I, p. 24-25 et 51.
5. En 1695 : voyez notre tome II, p. 354-355.
6. Sur ces Coislin, voyez notre tome I, p. 82, note. Leur père, Pierre-
César du Cambout, marquis de Coislin, mort le 28 juillet 1641, avait
pour sœur la comtesse d'Harcourt (tome I, p. 187, note 1), mère de Louis
de Lorraine-Armagnac, du chevalier de Lorraine et de M. de Marsan.
7. Nous avons déjà vu ce mot dans le tome II, p. 83 ; nous en trouvons à peu près le même emploi dans les *Mémoires de Lenet*, p. 194 :
« En peu de temps, la cour fut partialisée. »

'léans l'emporta pour le nombre et pour la considération
des personnes qui se déclarèrent pour lui. Le Roi tâcha
inutilement de lui faire entendre raison; M. de la Rochefoucauld, vraiment affligé de perdre son amitié, fit fort
au delà de ce dont il étoit ordinairement capable; des
amis communs s'entremirent : Monsieur d'Orléans fut inflexible, et, quand il vit que tout cet éclat n'aboutissoit
qu'à du bruit, il s'en alla bouder dans son diocèse[1].

1. Comparez les *Mémoires du duc de Luynes*, tome I, p. 222.— Ainsi
que nous l'avons annoncé dans le tome II, p. 357, note 3, Saint-Simon
avait écrit une première fois, pour 1695, par conséquent hors de l'ordre
chronologique, le récit de ce conflit, et, s'apercevant de son erreur, il a
biffé cette rédaction primitive, pour la refaire ici et la compléter plus
loin encore, en 1697. On trouvera à l'Appendice du présent volume,
n° VIII, le texte de la rédaction biffée sur la page 77 du manuscrit original. — Saint-Simon aurait-il pris quelques éléments de cet épisode
(p. 78-83) dans le passage qu'on va lire des *Annales de la cour et de
Paris* (tome II, p. 169-171 de l'édition de 1739) : « Le carême vint bientôt après, et un certain P. Séraphin, gardien des capucins de Meudon,
ayant été choisi pour prêcher le carême devant le Roi, s'en acquitta avec
tant de liberté, que l'on crut que la chaire lui seroit interdite; mais Sa
Majesté, qui étoit dans la dévotion, et qui, par un principe de christia-
nisme, se relâchoit, à ce qu'on prétendoit, en faveur de la paix, de
quantité de choses qu'il eût voulu conserver dans un autre temps à la
pointe de l'épée, Sa Majesté, dis-je, qui aimoit les gens de bien, bien
loin de s'en scandaliser, lui témoigna que ses sermons étoient de son
goût, et qu'il n'avoit qu'à les continuer sur le même ton. Ce prince n'en
perdit pas un, et, voyant que le duc de la Rochefoucauld n'y venoit point,
il lui en demanda la raison. Le duc lui répondit que c'étoit qu'il n'avoit
point de banc à l'église, et, comme l'évêque d'Orléans, premier aumônier, étoit absent, le Roi lui donna celui que ce prélat occupoit d'ordinaire. Il n'étoit pas allé bien loin : il n'étoit allé qu'à son évêché, qui
n'est qu'à deux petites journées de Paris, et, en étant bientôt revenu,
il voulut ravoir son banc. Le duc ne voulut pas le lui rendre, et prétendoit que, ne l'ayant jamais eu que parce qu'il s'en étoit emparé
par droit de bienséance, il l'en excluoit maintenant que le Roi le lui
avoit donné. Ce démêlé ne fit pas moins de bruit que le lutrin dont
nous parle Boileau. Leurs amis, tant de part que d'autre, se rangèrent
auprès d'eux pour les soutenir dans leurs prétentions.... Le Roi se
déclara pour le duc : ce qui fâcha si fort ce prélat, qu'il s'en retourna
de dépit dans son diocèse. » Sur la conclusion de l'incident, voyez la

Mort
de la Bruyère.

Le public perdit bientôt après un homme illustre par
son esprit, par son style et par la connoissance des hommes : je veux dire la Bruyère[1], qui mourut d'apoplexie à
Versailles[2], après avoir surpassé Théophraste[3] en travaillant d'après lui, et avoir peint les hommes de notre temps,

suite des *Mémoires*, tome I (de 1873), p. 424-425, et le *Journal de
Dangeau*, tome VI, p. 124.

1. Jean de la Bruyère, baptisé à Paris le 17 août 1645, pourvu, de
1674 à 1687, d'une charge de trésorier de France en la généralité de
Caen, attaché à la maison de Condé en 1684, pour prendre part à l'éducation du jeune duc, puis comme homme de lettres et comme gentilhomme de Monsieur le Duc, reçu membre de l'Académie française le
15 juin 1693, et mort le 11 mai 1696. Voyez son article dans le *Dictionnaire critique* de Jal, p. 713-719, et surtout la *Notice biographique* qui
complétera très prochainement l'édition des *Œuvres de la Bruyère*
donnée par M. Servois dans la collection des Grands écrivains. On ne
connaît pas de portrait authentique de l'auteur des *Caractères;* mais
celui que possède le musée de Versailles, n° 4277, se trouve offrir de
la ressemblance avec une autre toile conservée au château de Mouchy.

2. Dans l'hôtel de Condé, situé rue des Réservoirs. Selon la *Gazette
d'Amsterdam*, année 1696, n° xli, et le *Mercure*, mai 1696, p. 309-310,
il mourut subitement dans la nuit du jeudi 10 au vendredi 11, après
avoir soupé, à deux heures, avec grand appétit. L'apoplexie se faisait
pressentir depuis quelques jours. — Dangeau (tome V, p. 408) dit seulement ces mots : « La Bruyère mourut ici d'apoplexie; il étoit un
des quarante de l'Académie et étoit connu par un ouvrage qu'il a fait
à la suite de la traduction des *Caractères* de Théophraste. » Dans une

[*Add. St-S. 157*] Addition sur cet article un peu froid et bref, Saint-Simon a expliqué
quel ressentiment Dangeau pouvait avoir contre son confrère. En faisant
les tables de ce volume du *Journal*, il a écrit : « Mort de la Bruyère,
que ses *Caractères de Théophraste* ont tant illustré. »

3. Tyrtame, surnommé Théophraste, né dans l'île de Lesbos, en
l'an 371 avant Jésus-Christ, fut disciple de Platon, puis d'Aristote, et
remplaça celui-ci lorsqu'il cessa d'enseigner au Lycée d'Athènes. Il
mourut extrêmement âgé, laissant beaucoup d'écrits sur toutes les
sciences, dont un petit nombre sont arrivés jusqu'à nous, parmi lesquels
sont surtout connus de tous et lus les *Caractères*, traduits par la Bruyère.
Huit éditions de l'ouvrage de la Bruyère avaient paru de son vivant (la
Gazette d'Amsterdam, en annonçant sa mort, dit : « Il s'étoit rendu
recommandable par son livre des *Caractères de Théophraste*, dont il y a
déjà eu huit éditions »), et la neuvième fut mise en vente peu de jours
après son décès. Voyez la *Notice bibliographique* de M. Servois.

dans ses nouveaux *Caractères*[1], d'une manière inimitable[2]. C'étoit d'ailleurs un fort honnête homme[3], de très bonne compagnie, simple, sans rien de pédant[4], et fort désintéressé. Je l'avois assez connu pour le regretter, et les ouvrages que son âge et sa santé pouvoient faire espérer de lui[5].

D'Aquin, ci-devant premier médecin du Roi, ne put survivre longtemps à sa disgrâce[6] : il alla chercher à prolonger ses jours à Vichy[7], et y mourut en arrivant[8], et avec lui sa famille, qui retomba dans le néant[9].

De d'Aquin, ci-devant premier médecin.

1. Les *Caractères ou Mœurs de ce siècle*, placés par la Bruyère à la suite de sa traduction de Théophraste, ce qui faisait confondre à certaines gens, à Dangeau par exemple, deux œuvres si différentes. La première édition parut en mars 1688, sous le titre de : *Les Caractères de Théophraste traduits du grec, avec les Caractères ou les Mœurs de ce siècle.*

2. Comparez le jugement porté par Bussy sur les *Caractères*, lorsqu'ils parurent en 1688 (*Correspondance*, tome VI, p. 122).

3. M. Édouard Fournier (*Comédie de la Bruyère*, tome I, p. 225) fait observer, mais cela nous paraît fort douteux, qu'ici cette qualification doit être plutôt prise dans le sens moderne que « dans le sens alors admis d'une urbanité parfaite. » D'Olivet, dans son *Histoire de l'Académie françoise*, tome II, p. 317, dit la Bruyère « toujours disposé à une joie modeste et ingénieux à la faire naître, poli dans ses manières et sage dans ses discours, craignant toute sorte d'ambition.... » C'est bien l'*honnête homme* au sens de ce temps-là.

4. Voyez, aux tomes II et III de ses *Œuvres*, les vingt et une lettres que l'on a de lui.

5. On a attribué à la Bruyère des *Dialogues sur le Quiétisme*, qui n'étaient point achevés, et que néanmoins l'abbé du Pin fit paraître en 1698. M. Servois a cru devoir, tout bien pesé, reproduire ce texte, comme authentique, dans son édition, tome II, p. 529 et suivantes.

6. Voyez tome I, p. 284-288.

7. Les eaux minérales de Vichy étaient fort en vogue, et l'intendant de cet établissement, le médecin Claude Fouet, en avait fait l'objet de deux notices, en 1679 et 1686, dédiées précisément à d'Aquin.

8. Le 17 mai. Selon Dangeau (tome V, p. 415), Antoine d'Aquin n'avait pris les eaux qu'un jour. Voyez, sur sa mort, le *Mercure*, mai 1696, p. 310-311, et un long article consacré aux D'Aquin dans le *Dictionnaire critique*, où Jal a reproduit (p. 60) le texte de l'acte d'inhumation du premier médecin dans l'église Saint-Blaise de Vichy.

9. Voyez la suite des *Mémoires*, tome II, p. 147. Mme de Sévigné

L'Espagne perdit la reine mère[1] d'un cancer[2]. C'étoit
une méchante et malhabile femme, toujours gouvernée
par quelqu'un, qui remplit de troubles la minorité du
roi son fils[3]. Dom Juan d'Autriche[4] lui arracha le fameux

(tome III, p. 30) avait appliqué à « ce petit d'Aquin » le vers du *Cid :*

La faveur l'a pu faire autant que le mérite.

1. Marie-Anne, archiduchesse d'Autriche, née en 1634, était fille de
Ferdinand III, empereur d'Allemagne, et de Marie-Anne d'Autriche.
Fiancée en 1648 à l'infant d'Espagne, qui mourut avant la consomma-
tion du mariage, elle épousa l'année suivante le père de ce prince, le
roi Philippe IV, dont elle devint veuve le 17 septembre 1665. Son portrait, en 1679, est dans les *Lettres et mémoires de Mme d'Aulnoy sur
l'Espagne*, tome I (éd. Carrey de 1876), p. 476. Philippe IV, en mourant, l'avait dispensée de se faire religieuse selon l'obligation ordinaire.

2. Elle mourut à Madrid, dans la nuit du 16 au 17 mai 1696, et son
corps fut transporté le 20 à l'Escurial, dans le Panthéon où reposent
les reines qui ont donné des enfants à leurs époux. Sur cette mort (dont
Saint-Simon a rencontré l'indication dans le *Journal de Dangeau*,
tome V, p. 415 et 417, à côté de celle du décès d'Antoine d'Aquin), voyez
la *Gazette*, p. 207, 219, 242-243, 267-268, 302-303, 315, le *Mercure*
de juin 1696, p. 185-208, et la *Gazette d'Amsterdam*, n°ˢ XLVII et XLVIII.

3. Charles II, dernier roi d'Espagne de la branche aînée de la maison
d'Autriche, né le 6 novembre 1661, appelé dès 1665 à remplacer son
père sur le trône, déclaré majeur le 6 novembre 1675, à quatorze ans,
et marié : 1° en 1679, à Marie-Louise d'Orléans ; 2° en 1690, à une
princesse de Neubourg. Il mourut le 1ᵉʳ novembre 1700, et ce fut le
petit-fils de Louis XIV qui lui succéda.

4. Don Juan, deuxième bâtard de ce nom, fils naturel de Philippe IV
et d'une comédienne, naquit en 1629, fut grand prieur de Castille,
vicaire général et plénipotentiaire du roi son père, généralissime de ses
armées de terre et de mer. Forcé de quitter la cour à la mort de Philippe IV, il y reprit sa prépondérance onze ans plus tard, en 1676, et
obligea alors la reine mère à se retirer pour un temps à Tolède. Mort
le 17 septembre 1679. Mademoiselle, qui le vit à Paris en 1659, a fait
un portrait de lui dans ses *Mémoires*, tome III, p. 362, et Mme d'Aulnoy
en parle très souvent et assez longuement dans ses *Lettres et mémoires
sur l'Espagne* (tomes I, p. 177-179, 491-494, et II, p. 12, 60-61, 99-
101). Comparez la suite des *Mémoires de Saint-Simon*, tomes III,
p. 154-155, et IX, p. 290. Au pouvoir pendant cinquante ans, don Juan
eut le plus grand crédit parce qu'il était le seul homme de guerre que
possédât alors l'Espagne ; mais ses talents étaient fort médiocres.

Vasconcellos[1], puis le jésuite Nithard[2], son confesseur,
qu'elle consola par l'ambassade d'Espagne à Rome, n'é-

1. Saint-Simon commet ici une erreur, car il ne saurait être question, dans la régence de Marie-Anne d'Autriche, du portugais Michel
Vasconcellos, qui remplit auprès de la vice-reine de Portugal les fonctions de secrétaire d'État, sous les ordres du comte-duc d'Olivarès, et
périt le 1ᵉʳ décembre 1640 dans la sédition par laquelle les Bragance
gagnèrent la couronne. Il est certain qu'ici, comme en deux autres
endroits (tomes III, p. 100-101, et XIII, p. 236), Saint-Simon a écrit ce
nom au lieu de celui du ministre Fernando Valenzuela, espagnol de
classe inférieure et serviteur du P. Nithard, que la Régente appela au
pouvoir, non pas avant Nithard, mais après la chute de celui-ci, en
1669, et qu'elle conserva jusqu'en 1677, époque où don Juan fit reléguer la reine à Tolède et Valenzuela aux îles Philippines. Il est vrai
que, dans les deux autres passages, Saint-Simon a du moins rétabli
l'ordre chronologique et placé son Vasconcellos après le P. Nithard ;
mais l'erreur principale subsiste, et elle est d'autant moins facile à
comprendre qu'on ne la retrouve ni dans une Addition que notre auteur
avait écrite antérieurement à la rédaction des *Mémoires* (article de Dangeau du 28 septembre 1692, tome IV, p. 175), et où il commente la
disgrâce de Valenzuela annoncée par Dangeau, ni dans la Table alphabétique générale des *Mémoires*, au mot Grands, tome XX, p. 241. — Sur
la faveur et la disgrâce de Valenzuela, voyez les *Mémoires de Mme d'Aulnoy sur l'Espagne*, tome II, p. 47-54, les *Négociations relatives à la
succession d'Espagne*, par M. Mignet, tome IV, p. 632-641, et un article
de M. Eugène Baret dans la *Revue des Deux Mondes*, 1ᵉʳ juillet 1880.
2. Jean-Éverard Nithard (*Nidhard*, en allemand), né en Autriche le
8 décembre 1607 et d'abord luthérien, étant entré dans la compagnie
de Jésus le 5 octobre 1631, enseigna la philosophie à Gratz, puis devint
confesseur de l'archiduchesse Marie-Anne, la suivit en Espagne, eut sa
confiance absolue quand elle devint régente (octobre 1665), entra dans
toutes les juntes avec le titre de conseiller d'État, fut naturalisé, et,
sous le titre d'inquisiteur général, devint premier ministre (1666) ; mais
son caractère incertain et timide, mêlé d'orgueil, lui attira l'inimitié
générale, et don Juan n'eut pas de peine à obtenir qu'il fût renvoyé et
exilé le 25 février 1669 (M. Mignet, tome IV, p. 405 et suivantes, et
p. 423-424; *Mémoires de Mme d'Aulnoy*, tome II, p. 2-47; article Nidhard
dans le *Dictionnaire de Bayle; et Gazette*, 1669, p. 113, 185-186, 285-
286, 309-310, 333, 358). Il se rendit à Rome avec les fonctions d'ambassadeur d'Espagne, que la Régente lui donna en partant, eut en 1672
le chapeau de cardinal, fut fait archevêque d'Édesse et de Monreale,
et mourut à Rome le 30 janvier 1681, dans la maison des Jésuites.

tant que simple jésuite, et, le fit cardinal après, mais sans
avoir pu le rapprocher d'elle. Elle régna avec plus de
tranquillité sous le nom de son fils devenu majeur, et
rendit fort malheureuse la fille de Monsieur[1], que ce
prince avoit épousée. A la fin, son mauvais gouvernement, et plus encore son humeur altière, qui lui avoit
aliéné toute la cour, refroidit le roi pour elle, sur qui
elle l'exerçoit avec peu de ménagement[2], et elle alla
passer ses dernières années dans un palais particulier
dans Madrid[3], peu comptée et peu considérée. Elle haïssoit extrêmement la France et les François. Elle étoit
sœur de l'Empereur[4] et seconde femme de Philippe IV[5],
qui, de sa première femme[6], fille d'Henri IV, avoit eu
notre reine Marie-Thérèse[7] : en sorte que le Roi en drapa[8]
pour un an, sans regret[9].

1. Marie-Louise d'Orléans, fille de Philippe, duc d'Orléans, et de sa
première femme, Henriette d'Angleterre, était née le 27 mars 1662.
Mariée le 31 août 1679 à Charles II, elle mourut le 12 février 1689,
empoisonnée au dire de Saint-Simon et de beaucoup de contemporains.

2. Voyez le portrait de cette princesse dans un rapport fait par l'ambassadeur vénitien en 1695, et des détails sur les ministres et les membres du Conseil dans un rapport de 1698 (*Relazioni degli ambasciatori
veneziani*, publiées par Barozzi, ESPAGNE, tome II, p. 569 et 625).

3. Selon l'article du *Mercure* (juin 1696, p. 185-208), ce palais était
situé en face de l'église Sainte-Marie ; ce devait être celui des comtes
d'Oñate. Antérieurement, la reine avait habité le palais du duc d'Uzeda.

4. Léopold I⁹ʳ. Voyez tome I, p. 112, note 5.

5. Philippe IV, né le 8 avril 1605, monta sur le trône d'Espagne
le 30 mars 1631, et mourut le 17 septembre 1665.

6. Élisabeth de France, née le 22 novembre 1602, mariée le
18 octobre 1615 à Philippe IV, et morte le 6 octobre 1644.

7. Voyez tome I, p. 85 et *Additions et corrections*.

8. *Draper* signifiait spécialement, en matière d'étiquette, recouvrir
les carrosses, à l'intérieur comme à l'extérieur, de drap et d'ornements
de deuil ; le Roi drapait de violet, et les autres personnes de noir.
Voyez les différents articles indiqués par Saint-Simon, dans sa Table
alphabétique générale, aux mots DEUIL et DRAPER, et son Addition à
l'article de Dangeau du 21 février 1696, *Journal*, tome V, p. 369.

9. Voyez le *Journal de Dangeau*, tome V, p. 417 et 429-431. On
écrivait de Paris, le 22 juin, à la *Gazette d'Amsterdam* (année 1696,

Maintenant il est temps de reprendre la suite du procès
de M. de Luxembourg, dont je n'ai pas voulu interrom-
pre la suite[1]. Le départ pour les armées avoit interrompu
le cours de cette affaire, que M. de Luxembourg avoit
reprise à la mort du maréchal son père. Nous avions fait
notre opposition à sa réception au Parlement; nous
avions résolu de mettre en cause le duc de Gesvres, pour
entraîner par là la récusation du premier président, dont
les ruses, les détours et les manèges, dans la soif de demeurer notre juge, avoient causé une division entre nous,
dont le danger avoit été promptement arrêté par notre
réunion pour la récusation, avec ce ménagement pour
ceux qui l'avoient combattue, de n'y venir point tant
que rien ne péricliteroit. C'est ce qui se trouve expliqué
page 61[2], où on voit aussi qu'il fut résolu de commencer
par une requête civile de MM. de Lesdiguières, de Brissac et de Rohan. Ce fut aussi par où nous voulûmes re-
commencer cette année. La requête civile, toute scellée
et toute prête, étoit entre les mains du procureur du duc
de Rohan[3], tandis que, dès notre première assemblée, les
agitations se renouveloient parmi nous sur la récusation
actuelle du premier président, par toutes les bassesses
et les artifices qu'il prodiguoit de nouveau pour se conserver le plaisir de demeurer notre juge et parer la honte
de la récusation. Nous sûmes de[4] ce procureur du duc de
Rohan qu'il avoit défense expresse de lui, qui étoit lors

Reprise du procès de M. de Luxembourg.

n° LII) : « S. M. se dispose à prendre le grand deuil au commencement
du mois prochain. Les ducs et pairs et les officiers de la couronne font
draper leurs carrosses et habiller leurs livrées. »

1. Voyez notre tome II, p. 238-242 et l'Appendice (n° I). — Nous
renvoyons à l'Appendice (n° IX) les pièces relatives à la seconde période du procès, comme nous avons fait, pour la première, au tome II.

2. La page 61 du manuscrit correspond aux pages 236-242 de notre
tome II.

3. Le duc de Rohan et MM. de Ventadour, de Brissac et de Montbazon avaient pour procureur François-Hubert Véron.

4. La première lettre de la préposition *de* corrige un *p[ar]*.

en Bretagne, de laisser faire aucun usage de la requête civile, que préalablement le duc de Gesvres ne fût en cause. Cette déclaration finit toutes les diversités d'avis. Le duc de Gesvres fut assigné et mis en cause[1], sans donner le moindre signe de vie au premier président[2], non plus que lors de sa récusation, que nous fîmes tout de suite. La rage qu'il en conçut ne se peut exprimer, et, quelque grand comédien qu'il fût, il ne la put cacher. Toute son application depuis ne fut plus que de faire tout ce qu'il pourroit contre nous : le reste de masque tomba[3], et la difformité du juge parut dans l'homme à découvert.

Aussitôt après, nous fîmes signifier à M. de Luxembourg qu'il eût à opter des lettres[4] d'érection de Piney de 1581 ou de celles de 1662[5]. En abandonnant les premières, le procès tomboit; en répudiant les dernières, il renonçoit à l'état certain de duc et pair après nous, pour s'attacher à l'espérance de nous précéder et courir le risque, s'il perdoit, de n'être plus que duc vérifié de

---

1. La requête civile, datée du 13 août 1695, fut signifiée le 21 janvier 1696, en même temps que MM. de Sully, de la Rochefoucauld et de Valentinois déposaient des conclusions tendantes à ce que M. de Gesvres fût appelé à défendre et à plaider conjointement avec eux, et que l'arrêt qui interviendrait fût déclaré commun pour tous.

2. Saint-Simon a écrit par mégarde la conjonction *et* entre les abréviations *Pr* et *Pt*.

3. On retrouvera la même métaphore dans le tome V, p. 58, à propos de Vendôme. Il est à remarquer qu'un contemporain de notre auteur, J.-B. Rousseau, l'avait récemment employée de la même façon, dans ces vers bien connus de l'*Ode à la Fortune* (c'est la vi^e du livre II, mais elle fut publiée en tête des *Œuvres* dans les premières impressions, de Soleure 1712, de Rotterdam 1714, avec le titre d'*Ode sur les Conquérants*) :

> Le masque tombe, l'homme reste,
> Et le héros s'évanouit.

4. Saint-Simon avait d'abord mis *entre*, voulant écrire : « entre les lettres. » *Des l[ettres]* corrige cet *entre*.

5. Voyez notre tome II, p. 24, note 8, et p. 42-43, note 3.

l'érection qui[1] avoit été faite en sa faveur de la terre de
Beaufort, sous le nom de Montmorency[2], lorsqu'il épousa
la fille du duc de Chevreuse. Le parti étoit bien délicat :
aussi en fut-il effrayé; mais, après avoir bien consulté,
il ne put se résoudre d'abandonner ses prétentions, et
choisit d'en courir tout le danger[3]. Il compta sur son
crédit et sur la compassion des juges dans une si grande
extrémité, et il espéra contre toute raison et prudence.
M. de Gesvres, mis en cause, exclut tous les présidents à
mortier[4], excepté Maisons[5] seul, et, des trois avocats gé-

1. *Que* a été changé en *qui*.

2. Voyez notre tome II, p. 47.

3. Voyez, dans l'appendice n° IX, consacré, comme nous venons de le
dire, à la suite du procès, l'intitulé des deux requêtes présentées par
les ducs le 4 et le 24 février 1696.

4. Le 8 mars, le procureur du duc de Luxembourg fut averti que le
premier président et les présidents Molé, Charron de Ménars et de Hanyvel étaient forcés de se récuser. Le 9 mars, le président de Mesmes
se reconnut parent au degré probibé de MM. d'Elbeuf et de Brissac;
les conseillers Rancher et Bochart, parents de M. de Brissac; le conseiller Briçonnet, parent de la duchesse de Rohan. Le président le
Peletier se retira comme créancier du duc de Gesvres; les conseillers
Catinat, le Boultz, Brisard, le Doulx, Camus de Pontcarré, le Tonnellier
de Breteuil et de Villevaut, comme créanciers de divers ducs. (Arch.
nat., recueil de la Pairie, K 616, n° 22.) Le nom du président de Bailleul de Château-Gontier ne figure pas dans cette énumération. —
Le même jour, 9 mars, et le jour suivant, 10 mars, M. de Gesvres fit
signifier aux ducs et pairs qu'il renonçait, ainsi que le faisait M. de
Luxembourg, à récuser aucun magistrat de la Cour comme parent, allié
ou créancier. Nous reproduisons le texte de ces significations dans l'appendice n° IX.

5. Jean de Longueil, marquis de Maisons, était fils du surintendant
des finances qui avait acquis jadis la capitainerie de Claude de Saint-
Simon (voyez tome I, p. 151). Pourvu d'une charge de conseiller au
Parlement en 1644, de la survivance de celle de président à mortier en
1646 et d'une charge de maître des requêtes en 1650, il avait remplacé
son père comme chancelier de la Reine mère et avait eu la survivance
du gouvernement de Versailles, Saint-Germain et Poissy. Il exerçait les
fonctions de président depuis le 1er décembre 1672 et venait d'en faire
donner la survivance à son fils, le 6 décembre 1695. Mort le 10 avril

néraux[1], ne nous laissa que Daguesseau[2], qui étoit alors l'aigle du Parlement.

Cette reprise[3] pouvoit demander des lettres patentes de renvoi au Parlement, pour lui donner pouvoir de juger, les pairs non parties convoqués[4], par[5] l'option forcée de M. de Luxembourg, par laquelle, en perdant son procès, il tomboit entièrement de la dignité de pair de France; mais, comme il étoit pourtant vrai que cette option n'étoit qu'une suite en conséquence[6] de la reprise du même procès, le Roi aima mieux y suppléer de

bouche. Il manda donc le président de Maisons et les gens du Roi, et leur dit qu'encore que notre affaire ne fût pas naturellement de la compétence du Parlement, il vouloit que, pour cette fois, il la jugeât selon les lois et définitivement, sans tirer à[7] conséquence pour de pareilles matières, parce qu'il ne se vouloit point mêler de celle-ci, ni la retenir à son Conseil[8]. Ce fut le 27 mars, et,

---

1705, à quatre-vingts ans. Ce fut un des magistrats les plus remuants de la Fronde.

1. Les trois avocats généraux étaient MM. de Lamoignon, de Harlay, fils du premier président, et Daguesseau.

2. Henri-François Daguesseau, né le 27 novembre 1668, reçu avocat le 18 avril 1690, fut, peu après, pourvu d'une charge nouvelle d'avocat général, dans laquelle il fut installé le 10 janvier 1691, n'ayant que vingt-deux ans. Il passa procureur général en 1700, fut nommé chancelier de France sous la Régence, le 2 février 1717, ne se démit de cette charge que le 27 novembre 1750, après avoir supporté plusieurs disgrâces, et mourut le 9 février suivant.

3. Selon Furetière, *reprise* se disait plus communément, comme aujourd'hui encore, en termes de manège et d'escrime, d'une leçon ou d'une manœuvre recommencée; mais il ajoute : « *Reprise d'instance* se dit au Palais du renouvellement d'un procès contre une nouvelle partie, après qu'elle en a fait un acte au greffe. »

4. Après *convoqués* est biffé *et*. — 5. *Par*, en raison de.

6. Ni Furetière (1690), ni les trois premières éditions de l'Académie (1694, 1718, 1740) ne donnent la locution *en conséquence de*, qui figure dans ce pléonasme, lequel équivaut à « une suite découlant de. »

7. *A* corrige *en*.

8. Cette phrase est presque textuellement empruntée au *Journal de*

le dernier du même mois, le premier président, le président de Maisons et plusieurs conseillers de la grand chambre vinrent faire leur remerciement au Roi de l'honneur qu'il lui plaisoit faire au Parlement de lui renvoyer notre affaire et de ce qu'il avoit fait la grâce de dire là-dessus au président de Maisons et aux gens du Roi[1].

Il ne fut plus question que de se bien défendre de part et d'autre. Nous persuadâmes à quelques ducs postérieurs aux lettres d'érection nouvelle de Piney en 1662[2] de se joindre à nous, par la juste crainte que d'autres prétentions d'ancienneté[3] les vinssent troubler, si celle-ci réussissoit, et les ducs d'Estrées, la Meilleraye, Villeroy, Aumont, la Ferté[4] et Charost[5] entrèrent avec nous en

Pairs postérieurs en cause.

Dangeau, tome V, p. 385-386. Saint-Simon, dans sa Table alphabétique (tome XX, p. 314), comme dans la note marginale, dit : « Le Roi, de sa bouche, renvoie la cause au Parlement. »

1. Cette autre phrase est également prise du *Journal de Dangeau*, p. 388. — A côté de la lettre de convocation adressée au président de Maisons et au procureur général par l'intermédiaire du secrétaire d'État de la maison du Roi, et presque à la même date, on trouve, dans les registres de cette secrétairerie, un transport de moitié de la pension de douze mille livres de M. de Harlay sur la tête de son fils l'avocat général, et des lettres de conseiller honoraire pour M. Catinat (Arch. nat., O¹ 40, fol. 51 v°, 58 et 60, 25 mars, 1ᵉʳ et 2 avril 1696).

2. Voyez, dans notre tome II, Appendice, p. 438-439, la liste des ducs et pairs par ordre de réception.

3. Saint-Simon a écrit : *d'ancienné*. Ce *lapsus*, si c'en est un et non une abréviation voulue, revient plus d'une fois, à notre connaissance, dans ses manuscrits.

4. Henri-François de Senneterre, marquis de la Ferté-Nabert, né le 23 janvier 1657, fait colonel d'infanterie en 1671, gouverneur de Metz et des Trois-Évêchés en 1674, brigadier en 1684, maréchal de camp en mai 1692, lieutenant général en janvier 1696. Il siégeait comme duc-pair de la Ferté depuis 1678, et mourut le 1ᵉʳ août 1703.

5. Armand Iᵉʳ de Béthune, titré d'abord marquis de Charost, n'avait obtenu que le 9 août 1690 la vérification de l'érection de Charost en duché-pairie faite en 1672 au profit de son père, moyennant l'échange de la charge de capitaine de la quatrième compagnie des gardes du corps, dont il avait la survivance, contre celles de lieutenant général au gouvernement de Picardie, Boulonnais, Hainaut, etc., et de gouverneur

cause [1]. Arrault [2] plaida pour eux, Fréteau [3] pour nous,
Magueux [4] pour M. de Richelieu, à cause de ses pairies
femelles, en expliquer [5] les différences et les écoulements [6];

particulier de Calais. Pourvu aussi de ces deux charges depuis la mort
de son père, il avait été fait chevalier des ordres en 1688. Én novembre
1695, il s'était démis de son duché au profit de son fils et avait pris
alors le titre de duc de Béthune (que Saint-Simon lui donnera plus loin);
mais il continua de siéger au Parlement jusqu'à ce que le nouveau duc
y eût été reçu. Il mourut le 1ᵉʳ avril 1717, âgé de soixante-seize ans.

1. Voyez, dans l'appendice n° IX, l'intitulé des requêtes des 15, 21,
29 et 30 mars 1696. Saint-Simon oublie le nom du duc de Choiseul
parmi ceux des ducs intervenants.

2. Saint-Simon a écrit : *Harreau;* mais il s'agit de Charles Arrault,
qui, reçu avocat depuis le 28 novembre 1667, était aussi renommé
comme consultant que comme plaidant. Il devint bâtonnier de l'ordre
en 1717, conseiller au conseil de la maison du Régent, procureur
général du duc de Berry et chef du conseil du comte de Toulouse, et
mourut en 1718. On connaît de lui un recueil de mémoires et factums pour le duc de Gesvres et un mémoire pour le duc de Savoie.

3. Héracle-Michel Fréteau, né le 16 septembre 1663, reçu avocat le
9 juillet 1682, quitta le barreau en 1723 pour prendre une charge
de secrétaire du Roi, et fut alors appelé par le chancelier Daguesseau,
qui le considérait comme son plus ancien et plus fidèle ami, au
poste de contrôleur général de la chancellerie. Il mourut fort vieux,
en 1752. C'est le grand-père du président de la Constituante qui fut
exécuté le 14 juin 1794. — Sa plaidoirie pour les ducs est résumée
dans le *Journal des principales audiences du Parlement,* éd. 1733,
tome IV, p. 639.

4. Voyez tome II, p. 70, et note 7. Cet avocat eut un fils, François
Magueux, qui lui succéda au barreau et épousa en 1707 une fille de
Charles Arrault. Dans les factums du procès de 1694-1696, nous n'en
voyons pas qui soit signé par Magueux; mais on a de lui deux mémoires
sur l'extinction du duché-pairie d'Épernon, qui furent imprimés en 1714,
pour les ducs et pairs, dans l'affaire de M. d'Antin, où Saint-Simon
prit une part très active (Arch. nat., carton K 620).

5. Devant « en expliquer », il y a ellipse de *pour,* mot ayant même
sens, quoique autre régime, que l'*à cause* qui précède.

6. M. Littré donne divers exemples d'emploi semblable du mot *écou-
lement* au figuré, dans l'article de ce mot, au n° 2, et l'on en trouve
aussi un emploi singulier dans le *Parallèle* de Saint-Simon, p. 374. —
Sur les exemples de pairies femelles, voyez un mémoire manuscrit
dans le carton de la Pairie, aux Archives nationales, coté K 620, et,

Chardon[1] fut chargé de la réplique, et du Mont[2] plaida
pour M. de Luxembourg. Nous nous mîmes à solliciter tous
ensemble et à les instruire, et nous nous rendîmes assidus
aux audiences[3], qui étoient tous les mardis et samedis
matins[4], aux bas sièges[5]. M. de la Trémoïlle, en année de

dans le carton suivant, K 621, n° 3, une copie du dialogue que nous
avons déjà cité, tome II, p. 65, fin de la note 3, et qui est l'œuvre du
duc de Chevreuse. Nous rencontrerons plus tard, tome VIII, p. 319-328,
un projet de règlement pour la transmission des duchés-pairies femelles,
dressé dès 1694 par le premier président de Harlay, et annoté en 1711
par Saint-Simon.

1. Daniel Chardon, qui avait été reçu avocat le 24 novembre 1653,
fut élu bâtonnier le 9 mai 1699. Saint-Simon racontera ailleurs (tome IV,
p. 164-165) dans quelles circonstances presque miraculeuses ce même
Chardon, qui fut l'avocat de son père avant de plaider pour lui, avait,
ainsi que sa femme, abjuré la religion protestante. Chardon mourut
en janvier 1714.

2. Jacques-François du Mont, reçu avocat le 4 juillet 1667. Il était
renommé pour sa facilité d'élocution, et l'on comparait son éloquence
à celle de Mascaron; le *Mercure* du mois de mai 1718, en annonçant
sa mort, survenue dans le mois de mars précédent, dit (p. 187) qu'il
était surnommé « l'aigle du Palais. » Il avait alors soixante-treize ans
et un demi-siècle de profession. — Les seuls factums imprimés pour
M. de Luxembourg, en 1696, que nous ayons trouvés, sont signés
par les avocats Argoud et Nivelle; aucun ne l'est par du Mont.

3. Voyez le *Journal des principales audiences*, tome IV, livre XI,
chapitre XVI, p. 638-642. Ce recueil contient une dissertation sur l'arrêt d'appointement du 13 avril 1696, l'analyse des plaidoiries de Fréteau, de Magueux, de Véron, d'Arrault, de celle de du Mont surtout,
puis de la réplique de Chardon, du réquisitoire de M. Daguesseau, et
enfin le texte de l'arrêt.

4. Il y a bien ainsi *matins*, au pluriel.

5. Sur ce qu'on appelait les bas sièges, voyez la description que
Saint-Simon fait de la grand'chambre dans le tome X, p. 446, et
le mémoire sur les pertes subies par la Pairie, dans le volume 51 de
ses Papiers. On peut se reporter aussi, pour tout le détail des audiences, au *Dictionnaire géographique et historique* d'Expilly, tome V,
article PARIS, p. 533, ou au *Livre commode des adresses de Paris
pour 1692*, éd. Éd. Fournier, tome I, p. 81, qui dit : « Nos seigneurs
de la grande (*sic*) chambre du Parlement tiennent les grandes audiences
de robes rouges, sur les hauts sièges, les lundis, les mardis et les jeudis,
depuis huit heures du matin jusqu'à dix; et celles de robes noires, de re-

premier gentilhomme de la chambre[1], et M. de la Rochefoucauld, dont la charge est d'un service continuel[2], s'y rendirent au moins une fois la semaine, très ordinairement
toutes les deux fois ; je n'en manquai aucune, et presque
tous s'y rendirent aussi assidus. Notre nombre nous détourna d'y mener nos amis, et M. de Luxembourg n'y fut
accompagné que de MM. de Saillans[3] et de Clérembault[4],
son beau-père, dont le maintien, le vêtement et la perruque, fort semblable à celle des quais[5] et qui lui en avoit
mérité le surnom[6], paroissoit un vieux valet que l'attache-

levée, les mardis pour les causes du rôle, et les vendredis pour celles des
placets. Les audiences ordinaires de la grande chambre qui se tiennent
sur les bas sièges, en robes noires, sont données les mercredis, vendredis
et samedis, outre les petites audiences qui se donnent tous les jours,
à l'exception des lundis, depuis sept jusqu'à huit heures du matin. »

1. Voyez notre tome II, p. 71, note 3.

2. Comparez la suite des *Mémoires*, tome VI, p. 382.

3. Jean-Philippe d'Estaing, comte de Saillans, page, puis mousquetaire du Roi, entra comme enseigne au régiment des gardes françaises
en 1663. Promu lieutenant de la compagnie colonelle en 1675, capitaine en 1678, brigadier d'infanterie et chevalier de Saint-Louis en 1694,
il devint maréchal de camp en 1702, lieutenant général en 1704, lieutenant-colonel des gardes françaises et gouverneur de Sarrelouis en 1710,
gouverneur des évêchés de Metz et de Verdun en 1712, et mourut à Metz,
le 23 juillet 1723. A l'occasion de sa mort, Saint-Simon dira (tome XIX,
p. 132) que c'était un homme brave et honnête, mais « court à l'excès. »

4. Le marquis de Clérembault, dont nous avons vu ci-dessus (p. 10-
13) la fille unique épouser le duc de Luxembourg, le 14 février 1696.

5. Saint-Simon a écrit *quaïs*, ce qui augmente la difficulté apparente
pour interpréter cette locution ; mais, si l'on se reporte à un autre passage (tome X, p. 7) sur ce Clérembault, où Saint-Simon dit qu'on l'accusait d'acheter ses perruques sur les quais[a], on comprendra sans
peine qu'il s'agit d'une perruque commune et à bon marché, peut-être
de rebut, comme certaines autres marchandises qui se vendaient et se
vendent encore sur quelques quais de Paris. — *Celles* semblerait préférable à *celle* ; pourtant le singulier s'explique au besoin par : « semblable
à la perruque, à l'espèce de perruque qui se vend sur les quais. »

6. *Clérembault-la-Perruque;* voyez le passage du tome X que nous
venons d'indiquer.

[a] Écrit cette fois sans tréma.

ment conduit à la suite de son maître[1]. Ses écus nous
firent plus de mal que son crédit : il ne les épargna pas
à une dame Bailly[2], que le président de Maisons entretenoit depuis longues années qu'il la[3] logeoit avec lui, et
pour qui il avoit chassé sa femme[4], sœur de Fieubet[5],
conseiller d'État fort distingué, et qui étoit elle-même une
femme d'esprit et de mérite[6]. Il avoit eu depuis peu la

1. Comparez le portrait de M. de Clérembault dans les *Mémoires de
Sourches*, éd. Bernier, tome I, p. 257, note 1, et dans le Chansonnier.
ms. Fr. 12692, p. 204-205.

2. Suivant l'article du P. Léonard qui va être cité dans la note 6.
cette dame devait être Esther Hallé, fille d'un conseiller au parlement
de Rouen, mariée le 10 septembre 1659 à Alexandre-Paul Bailly, sieur
d'Avrigny, gentilhomme ordinaire de Monsieur et écuyer de la reine
d'Espagne, puis de Madame, et enfin de la duchesse de Chartres, lequel
mourut en septembre 1701, et qui était frère de M. Bailly, avocat général au Grand Conseil, et de l'abbé Bailly. Voyez le *Mercure*, septembre 1701, p. 396-397, et l'*État de la France*, 1698, tome II, p. 141.
Serait-ce aussi la « demoiselle Bailly » qui porte le pseudonyme de
BERONICE dans le *Dictionnaire des précieuses* de 1661, tome I, p. 36-37 ?
Mme Bailly eut de nombreux enfants.

3. *La* est ajouté en interligne.

4. Louise de Fieubet, fille d'un trésorier de l'Épargne, baptisée le
18 mai 1638, mariée à M. de Maisons le 29 juin 1656, et morte subitement le 13 novembre 1698. On prétendait qu'elle avait eu dix-huit
cent mille livres de dot.

5. Gaspard de Fieubet, conseiller au parlement de Toulouse en 1646
et à celui de Paris en 1649, maître des requêtes de 1654 à 1671, chancelier de la Reine mère en 1660, conseiller d'État semestre en 1671 et
ordinaire en 1683 ; mort le 10 septembre 1694, à soixante-sept ans.
Il est bien souvent question de lui dans les *Lettres de Mme de Sévigné*.
Saint-Simon fera plus tard, incidemment, son portrait (tome IV.
p. 40-41).

6. C'est sans doute cette dame de Maisons qui figure fréquemment.
comme cousine, dans la *Correspondance de Bussy*, et que Mme de
Sévigné voyait assez souvent. Mme de Coulanges lui reconnaissait un
très bon cœur et une véritable générosité; mais le Chansonnier (ms.
Fr. 12617, p. 529) dit qu'elle avait peu d'esprit, qu'elle était très
bourgeoise et laide, avec un teint de corbeau, et que cependant elle
faisait la coquette et « dégoisoit souvent hors de propos. » Le P. Léonard raconte que le président de Maisons, s'étant séparé de sa femme.

survivance de sa charge pour son fils[1], par le crédit du
premier président[2]; aussi ne fit-il aucun pas dans notre
affaire que par ses ordres, et se fit un fidèle canal de sa
partialité. Daguesseau s'instruisit avec grande application,
et en montra une extrême à écouter les avocats en toutes
les audiences.

parce que c'était une joueuse[a], et lui ayant donné une pension de dix
mille livres, entretenait une dame d'Avril ou Bailly (*sic*), femme d'un
écuyer de la duchesse de Chartres, que cela se passait publiquement à
Maisons, au grand scandale du public et malgré les menaces du Roi,
et qu'un fils de cette femme fut marié à la chapelle de Maisons, en juillet 1693. (Arch. nat., MM 825, fol. 155.) Dans une fort longue Addition
sur M. de Maisons le fils (*Journal de Dangeau*, tome XVI, p. 101-109),
qui ne trouvera sa place que beaucoup plus tard, Saint-Simon insiste
également sur les graves conséquences de la liaison du président avec
Mme Bailly. Il « fut, dit-il, président à mortier, très vénal et très dé-
crié pour ses injustices, ses débauches et une Mme Bailly qu'il entretenoit chez lui publiquement, après avoir chassé de chez lui sa femme,
qui avoit du mérite et de l'esprit, et qui étoit Fieubet. Les plaideurs
alloient à découvert traiter avec la Bailly, qui rendoit d'autant plus
dangereusement la justice, que Maisons, comme l'ancien des présidents
à mortier, tint longtemps les audiences de l'après-dînée. »
   1. Claude de Longueil, marquis de Maisons et de Poissy, né le
12 juin 1668, pourvu d'une charge de conseiller au Parlement le 15
juin 1689, et de la survivance de celle de président à mortier le 4 décembre 1695, entra en exercice en l'année 1701, et mourut le 22 août
1715.
   2. En envoyant au fils de M. de Maisons ses lettres de survivance,
M. de Pontchartrain lui écrivit, le 6 décembre 1695 : « S. M. a trouvé
bon que je retranchasse la clause qui y avoit été insérée, de ne présider
qu'à trente ans. S. M. est persuadée qu'à quelque âge que vous exer-
ciez cette charge, vous le ferez dignement, et elle a bien voulu encore
ajouter à cette grâce celle de vous faire don et remise des frais des
parties casuelles. » (Arch. nat., O¹ 39, fol. 235.) Ces lettres de survivance, rédigées en termes très élogieux pour les impétrants, parlent
des services du président, de ceux de son père et de ses ancêtres, de
« sa grande capacité, intégrité, fidélité, » etc. (Arch. nat., V¹ 111.)
Saint-Simon aura occasion de revenir longuement sur tous les Maisons
dans la suite des *Mémoires :* voyez notamment tome X, p. 208-210.

   [a] Il est parlé de projets de séparation en 1678, dans la *Correspondance
de Bussy*, tome IV, p. 194.

Nous nous mettions dans la lanterne du côté de la cheminée[1], qui étoit celui de nos avocats, et sur le banc des
gens du Roi, avec eux, et M. de Luxembourg, avec sa
petite suite et son avocat, auprès de la lanterne du côté de
la buvette, avantage de droit qui ne nous fut pas disputé.

La réception du duc de Villeroy[2], qui se fit un des
jours de nos audiences[3], y amena les princes du sang et
légitimés et beaucoup d'autres pairs[4]. M. le prince de
Conti, Monsieur de Reims, M. de Vendôme et plusieurs
autres y demeurèrent[5], et furent si satisfaits d'avoir ouï
plaider Arrault, qu'ils ne doutèrent pas que nous ne ga-
gnassions notre cause.

[Add. St-S. 160]

1. Comme ci-dessus, p. 6, lors du procès Conti-Nemours. Pour bien
comprendre la disposition des lieux, ici et p. 104, ligne 3, le lecteur
peut se reporter au plan que Saint-Simon lui-même donne de la grand'-
chambre dans la suite des *Mémoires* (tome X, p. 439) et dans les manuscrits conservés aux Affaires étrangères (vol. Saint-Simon 50), ou
bien à un plan plus complet, dessiné à la sanguine, qui se trouve dans
les manuscrits de l'abbé de Dangeau, ms. Fr. 22 603, fol. 123, ou
encore à un autre plan qui est dans le ms. Clairambault 719, p. 593,
avec une gravure de la séance du 12 septembre 1715.

2. Comme nous l'avons dit dans une note du tome II, p. 131, le
maréchal de Villeroy avait cédé sa pairie à son fils, pour que celui-ci
épousât Mlle de Louvois.

3. Dans le manuscrit, par mégarde, *audience* au singulier. — L'information préalable à la réception eut lieu le 8 avril 1696, les ducs de
Foix et de Gramont et le comte de Fiesque étant témoins, et le nouveau pair prit séance le 11 du même mois.

4. Étaient présents : le duc de Bourbon et le prince de Conti, le duc
du Maine, le comte de Toulouse et le duc de Vendôme, les ducs de
Montbazon, de Luynes, de Chaulnes, de Richelieu, de la Rochefoucauld,
de la Force, d'Estrées, de Foix, de Noailles, d'Aumont et de la Ferté.
Les registres ne citent aucun nom de pair ecclésiastique (Arch. nat.,
K 616, n° 37, et X^{ia} 8412, fol. 321). L'archevêque de Reims serait
donc ici de trop.

5. Dangeau dit : « M. le duc de Villeroy fut reçu duc et pair au
Parlement. Messeigneurs les princes du sang qui étoient ici (à Marly)
allèrent tous à sa réception, et entendirent ensuite parler l'avocat de
M. de Luxembourg et ceux des autres ducs, qui parlèrent pour la dernière fois. » (*Journal*, tome V, p. 392-393.)

Nos avocats ayant fini, ce[1] fut à du Mont à parler. Il
tint trois audiences en beaucoup de fatras, et, faute de
raisons, battit fort la campagne; et[2], à la quatrième, il se
licencia fort sur nos avocats. La cinquième fut fertile[3] en
subtilités, où, et hors d'espérance de rien emporter par
raisons[4], il hasarda tout pour réussir par une impression
de crainte qui persuadât à des gens éloignés du monde
et de la cour que le Roi étoit intéressé dans l'affaire pour
M. de Luxembourg, comme le[5] premier président avoit
tâché sans cesse de le leur persuader. Ce du Mont étoit
un homme fort audacieux, et qui en fit là ses preuves.
Il assimila tant qu'il put le droit infini des pairies femelles, qu'il s'efforçoit d'établir, au nouveau rang des
bâtards, et nous appliqua en propres termes ce passage
de l'Écriture : *Populus hic labiis me honorat ; cor autem
eorum longe est a me*[6], tandis que nous contestions si vivement le rang à sa partie, sans cesser de faire assidûment
notre cour au Roi. Les ducs de Montbazon (Guémené)[7],
la Trémoïlle, Sully, Lesdiguières, Chaulnes et la Force
étoient sur le banc des gens du Roi, et moi assis dans la
lanterne, entre les ducs de la Rochefoucauld et d'Estrées.
Je m'élançai dehors, criant à l'imposture, et justice[8] de ce
coquin. M. de la Rochefoucauld me retint à mi-corps et
me fit taire : je m'enfonçai, de dépit plus encore contre
lui que contre l'avocat. Mon mouvement avoit excité une

1. *Ce* corrige *et.*
2. *Et* est ajouté après coup ; *il*, qui suit, est écrit en interligne.
3. *Fertile* remplace *fertilité*, et *où* est en interligne.
4. Le signe du pluriel a été ajouté après coup au mot *raison.*
5. *Le* paraît corriger une *M.*
6. *Évangile selon saint Matthieu*, chapitre xv, verset 8 : « Ce peuple
m'honore des lèvres, mais son cœur est loin de moi. »
7. Voyez notre tome II, p. 16 et note 6, et aussi la suite des *Mémoires*, tome II de 1873, p. 214.
8. C'est-à-dire « et demandant justice, » ou plutôt, « criant : *Justice
de ce coquin!* » Il y a une virgule dans le manuscrit, après *imposture*,
comme pour bien montrer que *de ce coquin* ne dépend que de *justice.*

rumeur, et il n'y avoit qu'à interpeller M. de Luxembourg s'il avouoit son avocat ou non ; et sur-le-champ on
auroit eu justice du Parlement contre l'avocat, ou, dans
la journée, du Roi de M. de Luxembourg [1] ; mais nous
n'étions plus pour la demander [2], et moins encore pour
nous la faire : on laissa achever du Mont, et le président
de Maisons fit une légère excuse [3].

L'après-dînée [4], nous nous assemblâmes. M. de Guémené
y rêva à la suisse, à son ordinaire [5] ; M. de la Trémoïlle
parut plus fâché que le matin ; M. de Lesdiguières, tout
neuf encore, écoutoit fort étonné ; M. de Chaulnes rai-
sonnoit en ambassadeur, avec le froid et l'accablement
d'un courage [6] étouffé par la douleur de son échange [7], dont
il ne put jamais revenir ; M. de la Rochefoucauld pétilloit [8]

Misère des ducs opposants.

1. Continuation avec *de* du tour précédent avec *contre* : « On aurait
eu du Roi justice de M. de Luxembourg. »

2. Mais, ayant laissé échapper le moment, nous ne pouvions plus, il
était trop tard, la demander.

3. C'est à cet incident du procès que la Table alphabétique de Saint-
Simon (tome XX, art. Ducs, p. 184) renvoie en ces termes, qui déve-
loppent la manchette : « Misère des ducs opposants à la prétention du
maréchal duc de Luxembourg de la première ancienneté de Piney. »
Voyez ci-après, p. 104, note 5.

4. C'était le mercredi 11 avril : voyez *Dangeau*, tome V, p. 393.

5. Comparez la suite des *Mémoires*, tome V, p. 65. — *Rêver à la
suisse*, « c'est, dit Furetière, ne penser à rien. » Selon le P. Buffier
(*Principes du raisonnement*, 1714, p. 213, § 167), « *penser à la suisse*
s'est dit pour laisser aller son esprit à de simples idées qui se présentent
à l'imagination, sans prendre la peine d'examiner l'une par rapport à
l'autre. » Le duc de Gramont disait « qu'il n'y avoit point de bête qui
ressemblât plus à l'homme que le Suisse. » (*Chevræana*, p. 82.)

6. L'*e* final de *courage* porte, par mégarde, un accent aigu, *lapsus*
auquel Saint-Simon se laisse assez souvent entraîner par l'accentuation
du mot qui doit suivre immédiatement celui qu'il écrit.

7. L'échange forcé de son gouvernement de Bretagne contre celui de
Guyenne : voyez notre tome II, p. 253-258. — Il avait été trois fois,
nous l'avons dit (tome I, p. 130), ambassadeur à Rome, et une fois à Cologne. Au tome II, p. 17, Saint-Simon l'a caractérisé par ces mots :
« si connu par ses ambassades. »

8. Voyez le *Lexique de Mme de Sévigné*, où l'on trouvera deux

de colère et d'impatience, et au fond ne savoit que proposer ni que conclure ; le duc d'Estrées grommeloit en
grimaçant, sans qu'il en sortît rien, et le duc de Béthune[1]
bavardoit des misères[2]. Après une longue pétaudière[3], il
fut résolu que le Roi seroit[4] informé de cette insolence
par MM. de la Trémoïlle et de la Rochefoucauld, chez
lequel nous nous assemblerions, avec chacun un projet de
réponse, pour en pouvoir choisir. Ces Messieurs s'en ac-
quittèrent auprès du Roi mieux qu'il n'y avoit eu lieu de
l'espérer. Le Roi témoigna sa surprise que Maisons n'eût
pas imposé silence, et ajouta, sur ce beau passage de
l'Écriture, qu'il étoit à présumer que ceux qui accusoient
les autres de manquements à son égard en étoient plus
coupables, et que, pour nous, nous pouvions être pleinement en repos sur ce qu'il en pensoit ; que M. de Luxembourg ne lui avoit point parlé ; qu'il verroit ce qu'il lui
diroit, mais qu'il ne nous disoit rien sur notre réponse,
sinon qu'il vouloit n'en rien savoir qu'après qu'elle seroit
faite. Nous portâmes donc chacun la nôtre chez M. de la
Rochefoucauld, où je crus voir des pensionnaires[5] qui ont

exemples de *pétiller* employé de même au figuré, mais absolument et
sans régime. Nous le rencontrerons encore dans Saint-Simon.

1. Le duc de Béthune-Charost : voyez ci-dessus, p. 93, note 5.

2. M. Littré ne donne de *bavarder* actif que cet exemple. Furetière
(1690) dit que ce verbe est bas ; l'édition de 1694 de son *Dictionnaire*
lui prête le sens actif que nous avons ici ; l'Académie (même année)
dit qu'il n'y a guère d'usité que l'infinitif.

3. Terme de raillerie, signifiant un lieu de confusion et de désordre,
une « assemblée confuse où chacun fait le maître, » dit M. Littré, en
citant notre exemple. Le marquis d'Argenson, dans ses *Essais dans le
goût de ceux de Montaigne*, p. 215, et dans ses *Mémoires*, tome VIII,
p. 223, qualifie certains Conseils de la Régence ou du règne de Louis XV
de véritable *pétaudière*.

4. Saint-Simon avait d'abord commencé à écrire : *en s[eroit]*.

5. *Pensionnaire*, entre autres sens, se disait soit des élèves d'académie, comme on le voit dans le *Journal d'un voyage à Paris en 1657-
1658*, édité par M. Faugère, p. 43, soit des enfants mis en pension
chez un régent (*Furetière*, 1690) ou dans un collège (*Académie*, 1694).

composé pour les places. Il s'en fit une assez mauvaise compilation. M. de Chaulnes se chargea d'aller travailler avec Chardon pour la réplique et de lui porter notre réponse. Il l'affoiblit encore, et elle ne valut pas la peine d'être prononcée : au moins c'est ce qu'il m'en parut quand Chardon la débita.

Tout fini de part et d'autre[1], ce fut à Daguesseau à parler. Il s'en acquitta avec une si exacte fidélité à mettre dans le plus grand jour jusqu'aux moindres raisons alléguées de part et d'autre, et tant de justesse à les balancer toutes et[2] à laisser une incertitude entière sur son avis, que le barreau et les parties mêmes auroient donné les mains à en passer par son avis. Il se reposa le lendemain, et, le vendredi 13 avril, il reparut pour achever. Il tint encore l'auditoire assez longtemps en suspens, puis commença à se montrer : ce fut avec une érudition, une force, une précision et une éloquence incomparables[3]; et conclut entièrement pour nous[4]. Il se déroba aussitôt aux acclamations publiques[5], et nous fûmes priés de sortir pour laisser opiner les juges avec liberté : c'est ce qu'ils appellent *délibérer sur le registre*[6]. Tout le monde sortit

Daguesseau,
avocat général,
conclut
pour nous.

1. Douze audiences avaient été consacrées à l'audition des avocats. Selon une note mise en marge de l'arrêt original (Arch. nat., X¹ᵇ 7040), les deux derniers jours, jeudi 12 et vendredi 13, « Messieurs sont montés aux hauts sièges, quoiqu'à toutes les audiences ils se fussent mis aux bas, et M. le président de Longueil avoit sa robe rouge les deux jours. »

2. *Et* est écrit en interligne.

3. Bien que notre auteur, le plus souvent, laisse l'adjectif au singulier après plusieurs noms, c'est par réflexion et après coup qu'il semble avoir ajouté ici une *s* à *incomparables*.

4. Il conclut que la pairie originale de 1581 était éteinte, mais que les magistrats devaient en référer au Roi avant de se prononcer. Voyez le compte rendu de la *Gazette d'Amsterdam*, 1696, n° xxxiii, et surtout le 38ᵉ plaidoyer de Daguesseau, dans ses *Œuvres*, tome III, p. 643-767.

5. « Son discours fut universellement applaudi, » dit la *Gazette d'Amsterdam*.

6. « La Cour prononce quelquefois qu'il en sera *délibéré sur le registre*, lorsqu'elle ne veut pas juger à l'audience, ni aussi prononcer

donc en même temps, et ils demeurèrent seuls dans la
grand chambre. Mme de la Trémoïlle[1], qui étoit dans une
lanterne haute[2], nous vint trouver. Le délibéré[3] ne fut
pas long ; mais notre impatience nous fit entrer dans le
parquet des huissiers, d'où, un moment après, nous vîmes sortir de la grand chambre, qui étoit fermée et où
il ne devoit y avoir que les juges, Poupart, secrétaire du
premier président. Bientôt après on nous fit entrer pour
entendre la prononciation de l'arrêt[4], qui donna gain de
cause à M. de Luxembourg sur l'érection de 1662 et l'ap-

M. de Luxem-

en appointement, mais seulement revoir les pièces sur le bureau, et
juger à huis-clos. » (*Furetière*, 1690, au mot Registre.)

1. Madeleine de Créquy, duchesse de la Trémoïlle : voyez notre
tome I, p. 152, note 3.

2. L'étage supérieur de la lanterne de la buvette ou du greffe.

3. *Délibéré* signifie ici plutôt (et c'est le premier sens du mot chez
M. Littré, celui qu'il a plus bas, p. 108, ligne 2) la délibération même
que son résultat (dans l'acception technique définie par Furetière).
L'Académie, en 1694, omet ce terme.

4. Cet arrêt fut imprimé en huit pages in-4° ; on le trouve en outre dans
le *Journal des Audiences*, avec un résumé de l'affaire, tome IV, p. 638-
642, et, à la suite du plaidoyer de Daguesseau, dans le tome III de ses
Œuvres, p. 767-772. Nous le donnons à la fin de l'appendice n° IX, d'a-
près la minute originale. Dangeau le mentionne en ces termes (tome V,
p. 393-394) : « M. le prince de Conti, qui étoit à Paris depuis deux
jours, revint au dîner du Roi (à Marly, où la cour était depuis le
dimanche 8), et dit que les conclusions de M. Daguesseau, avocat général, avoient été entièrement contre M. de Luxembourg, et qu'il avoit
été d'avis que le duché de Piney étoit éteint ; cependant qu'il croyoit
que cet avis-là ne seroit pas suivi et que les juges penseroient différemment de l'avocat général. En effet, on sut une heure après que M. de
Luxembourg avoit entièrement gagné son procès contre les nouveaux
ducs, qui sont condamnés aux dépens ; et il sera reçu au Parlement duc
et pair de l'année 62, et son procès contre les anciens ducs appointé. »
Dans sa Table alphabétique (voyez le tome XX, art. Luxembourg, p. 341),
Saint-Simon a résumé ainsi la conclusion du procès de 1696 : « Misère
et pitoyable conduite des opposants (comparez ci-dessus, p. 101 et
note 3). L'avocat général Daguesseau conclut pour eux. Le procès est
appointé, et le duc de Luxembourg mis, en attendant, en possession
du rang de la réérection de Piney faite en 1662 en faveur de son père,
sans qu'il en ait formé la demande. »

pointa[1] sur celles de 1581 : tellement qu'il se trouva par là au même état qu'étoit son père. Nous eûmes peine à entendre un arrêt si injuste et si nouveau, et qui[2] statuoit ce qui ne pendoit point en question[3].

Quelque outré que je fusse, je proposai là même de nous aller assembler ; mais je parlois à des gens à qui le dépit avoit bouché les oreilles. Rentré[4] chez moi, ce même dépit, qui me faisoit toute une autre impression, m'en fit sortir pour aller tâcher de persuader M. de la Rochefoucauld de porter ses plaintes au Roi ; mais je ne trouvai qu'un homme furieux, incapable de rien entendre ni de rien faire, et qui s'exhaloit[5] inutilement. Je revins donc chez moi, plus piqué contre les nôtres que contre nos juges. Je n'y fus pas longtemps, que la duchesse de la Trémoïlle me manda d'aller chez Riparfonds[6]. Je fus surpris d'y trouver M. de la Rochefoucauld avec elle, qui l'exhortoit avec force, comme j'avois fait le matin. Je me joignis à elle ; mais nous y perdîmes notre temps. Il ne répondit qu'en furie, et, au fond, qu'en mollesse ; et, las enfin d'être serré de si près, il nous laissa. Mme de la

1. Le tribunal, tout en établissant les termes de la contestation, remettait son jugement à un autre temps, pour que l'instruction pût être plus complète, comme l'explique la définition que donne Furetière du mot APPOINTEMENT. A l'article APPOINTER, le même dictionnaire ajoute : « Quand les juges veulent favoriser une méchante cause, ils sont d'avis de l'appointer, au lieu de la juger. » Voyez, dans notre Appendice, p. 377, un endroit où Saint-Simon parle « du dégoût et des longueurs de l'appointement. »

2. Après *qui* sont biffés les mots : *prononçoit sur.*

3. La décision du Roi, à qui le Parlement s'en rapportait quant au fond de l'affaire, ne fut donnée que quinze ans plus tard, par l'édit du mois de mai 1711 (voyez la suite des *Mémoires*, tome VIII, p. 396-398), dont l'article 11 réduisit le duc de Luxembourg au rang de 1662.

4. L'*é* de *rentré* corrige *ay.*

5. Emploi remarquable de *s'exhaler* pris absolument. Nous avons vu déjà (tome I, p. 232) ce même verbe construit, selon l'usage, avec des noms de personnes pour sujets, mais avec un complément : « Le prince de Conti et son fils.... s'exhalèrent en désespoirs. »

6. Riparfonds demeurait rue de la Harpe.

Trémoïlle, outrée, ne se contraignit pas sur son chapitre;
et puis nous nous séparâmes. Rentrant chez moi, il me
vint dans la pensée de faire un mémoire pour le Roi.
Comme il explique bien l'arrêt et nos sujets de plaintes,
je l'insérerai ici[1] :

« Sire,

Projet d'écrit
que je fis pour
le Roi
inutilement.

« L'arrêt qui a été rendu ce matin sur notre affaire porte des caractères si singuliers, que nous croyons pouvoir oser supplier la bonté et
la patience de Votre Majesté de trouver bon que nous ayons l'honneur
de lui en rendre compte. Nous commencerons par nous dépouiller des
premiers mouvements qui peuvent échapper à ceux qui sont vivement
persuadés d'un tort considérable qui leur a été fait, et nous deman-
derons à Votre Majesté la grâce de lire cet écrit, non comme une
plainte, mais comme un soulagement que nous nous donnons en l'in-
struisant de ce qui nous touche si sensiblement, moins encore comme
une censure aigre contre des personnes dont nous ne croyons pas nous
devoir louer, mais comme un récit exactement conforme à la vérité la
plus scrupuleuse.

« Ce matin, Sire, les juges sont entrés un peu avant neuf heures,
apparemment instruits des desirs qu'il y a si longtemps que Monsieur
le premier président ne se donne pas même la peine de cacher contre
nos intérêts; et ce magistrat, seul dès cinq heures et demie[2] dans la
grand chambre[3], a eu tout le loisir de leur en rafratchir la mémoire,
les ayant tous attendus et vus entrer un à un.

« M. l'avocat général Daguesseau a continué, avec une force et une
éloquence que tous les auditeurs, en nombre prodigieux, ont unanime-
ment admirée, le beau plaidoyer qu'il avoit commencé avant-hier[4]. Il

1. Nous n'avons pas encore retrouvé l'original autographe de cette
pièce dans les papiers conservés aux Affaires étrangères, non plus d'ailleurs qu'une partie des documents que Saint-Simon avait réunis sur le
procès des ducs et pairs contre MM. de Luxembourg, et que mentionne
l'inventaire de 1755. Quelques-unes des corrections que nous aurons
à signaler ici semblent prouver que Saint-Simon a modifié en divers
endroits le texte primitif, dont sans doute une minute lui était restée.
2. Voyez ce qui a été dit dans le tome II (p. 50, note 5) de l'heure
matinale de certaines audiences.
3. Ici sont biffés les mots : « où il les a attendus. »
4. *Avant-hier* est en interligne, au-dessus d'*avant-hier samedi*, biffé.

avoit, ce jour-là, rapporté, avec une mémoire et une exactitude infinie,
toutes les raisons de part et d'autre, et avoit si bien réussi à le [1] mettre
dans un jour égal, qu'on ne put pénétrer du tout ce qu'il pensoit.
Aujourd'hui, Sire, il s'est expliqué, et pour nous; il a si fortement
combattu, et, nous osons vous l'avancer avec la voix du public, ter-
rassé les raisons de notre partie par les nôtres, par notre droit, par le
droit commun, par le droit public, que chacun nous a donné gain de
cause. Il a fait plus, Sire : il a été tellement convaincu que Votre Majesté y étoit intéressée, qu'il a non seulement conclu, mais requis et
demandé en termes exprès et [2] formels que M. de Luxembourg ne fût
point reçu, et, comme par commisération pour son état et pour son
nom, qu'il fût sursis au jugement de sa réception jusqu'à ce que Votre
Majesté eût expliqué plus clairement ses intentions [3] et ses ordres sur
la diversité qui [4] semble se trouver dans les lettres d'érection de Piney
de 1662 et la déclaration de 1676, émanées de Votre Majesté [5]. Et
quant à l'ancienne érection de Piney de 1581, il a conclu à son extinction, à cause des monstrueuses conséquences du contraire, également
préjudiciables à Votre Majesté et à l'État, qu'il [6] a parfaitement déduites.

« Il a été ordonné un *délibéré sur le registre* sur-le-champ, c'est-à-

1. Il y a bien *le*, au sens neutre de *cela*, à moins que ce ne soit une
simple inadvertance.

2. Les mots *exprès et* sont écrits en interligne.

3. Saint-Simon a hésité entre deux manières de s'exprimer ; il paraît
avoir voulu mettre d'abord : « se fût expliquée.... sur ses intentions » ;
puis, comme le montrent les mots suivants : « sur la diversité », il a
adopté le tour que nous donnons, mais s'est corrigé imparfaitement.
Voici une sorte de fac-similé (l'italique représente les mots biffés) :
      eust fust   ses
« V. M. *se fust* expliquée plus clairement ses intentions. »
Il a effacé *eust* au lieu de *fust*, et a oublié de supprimer l'*e* final d'*expliquée* et un des deux *ses*.

4. *Qui* est en interligne, au-dessus de *qu'il*, biffé.

5. Voici les termes mêmes de cette conclusion (*OEuvres du chancelier
Daguesseau*, tome III, p. 765) : « Ce seroit une extrême rigueur de faire
tomber tout l'effet de la grâce accordée à ce grand homme (le maréchal
de Luxembourg) et de l'arrêt de réception, sur le fondement des dernières lettres qu'il a obtenues, et de priver par là un nom si illustre
d'une dignité par laquelle le Roi a voulu en relever l'éclat. Tout concourt
à chercher des expédients pour tempérer cette rigueur.... »

6. Par mégarde, *qui*, au lieu de *qu'il*.

dire que tout le monde s'est retiré pour laisser la liberté aux juges
d'opiner tout haut et plus à leur aise. Durant ce délibéré[1], où il ne se
doit trouver personne que les juges, M. l'avocat général Harlay[2] et
Poupart, secrétaire de Monsieur le premier président, sont demeurés
dans la grand chambre. Au bout d'une grosse heure[3], les parties ont
été rappelées pour entendre leur arrêt, que voici[4] :

. . . .

« Nous l'avouerons, Sire, ç'a été pour nous un coup de foudre, et
nous ne croyions pas le Parlement assez hardi pour faire tant de choses
à la fois sans exemple : accorder[5] à M. de Luxembourg ce qu'il ne
demandoit pas, puisque, par l'option qu'il a faite, il a renoncé à l'érection de 1662, dont il[6] lui donne la dignité et le rang ; et pour prono-
cer la réception d'un pair de France, non seulement[7] contre les conclusions formelles de l'homme de Votre Majesté et de l'organe de ses
volontés, surtout en telles matières, mais encore contre sa réquisition
expresse, et sans user du tempérament qu'il a dit *ne proposer à la
Cour que par une espèce de commisération pour l'état violent, mais
juste, de M. de Luxembourg*[8], où il s'est mis par l'option qu'il a faite.

« Oserions-nous, Sire, prendre la liberté de demander en grâce à
Votre Majesté de se faire rendre compte du plaidoyer de M. Daguesseau,
et oserions-nous l'assurer qu'il mérite cet honneur ? Mais, Sire, ose-
rions-[nous] davantage, et notre confiance aux[9] bontés et en l'équité
de Votre Majesté nous en donneroit-elle assez pour lui demander,
comme la plus grande grâce, de se faire rapporter l'affaire pour la
juger de nouveau, si le plaidoyer de votre avocat général et les deux
nullités expliquées de l'arrêt vous paroissent mériter une revision ?
Oui, Sire, nous l'espérons de votre justice accoutumée et de votre

1. Voyez ci-dessus, p. 104 et note 3.
2. Achille IV, fils du premier président : voyez notre tome II, p. 118,
note 4.
3. Le manuscrit porte *heures*, au pluriel.
4. Ici, un blanc, marquant la place du texte de l'arrêt.
5. L'*a* d'*accorder* corrige un *d*, initiale sans doute de *donner*.
6. *Ils*, dans le manuscrit, quoique *donne* soit au singulier.
7. Ces deux mots sont en interligne.
8. Les mots imprimés en *italique* sont soulignés dans le manuscrit.
Nous avons donné à la page précédente, note 5, le texte des paroles de
Daguesseau.
9. *Aux* corrige *à*.

bonté; et à qui est-ce enfin[1] à décider des dignités et de leur effet, sinon à celui qui en est le seul maître, dispensateur et arbitre suprême, et à la source incorruptible de la justice? Nous demandons cette grâce à Votre Majesté avec toute la soumission et toute l'instance dont nous sommes capables[2], et aucun de nous ne la desire avec une ardeur moins vive que la restitution de ses biens et de son honneur, également contents[3] et soumis au succès[4], tel qu'il puisse être, pourvu que sa décision sorte de la bouche de l'oracle de la justice. »

Dès que j'eus achevé ce projet de mémoire, j'allai le[5] porter au duc de la Trémoïlle, à qui j'avois mandé de ne s'en aller pas à Marly[6] que je ne l'eusse vu. Mme de la Trémoïlle et la duchesse de Créquy[7], sa mère, qui en entendirent la lecture avec lui, auroient[8] bien voulu qu'il l'eût porté au Roi. Il en avoit aussi grande envie; mais la scène de M. de la Rochefoucauld et sa foiblesse les en détourna. Je ne trouvai pas mieux mon compte avec le duc de Chaulnes, à qui je le portai; et de là[9] je m'en revins chez moi, plus fâché, s'il se pouvoit encore, que je

1. *Enfin* est en interligne, sur *en effet*, biffé.

2. *Capable*, au singulier, dans le manuscrit.

3. Encore un accord étonnant, soit avec le *nous* qui précède *demandons*, soit avec l'idée de *tous*, contenue négativement dans *aucun de nous*.

4. *Au succès* corrige : *à ce que*. — Nous avons ici un exemple assez remarquable du mot *succès* sans épithète, pris au sens général, et très fréquent jadis, d'issue quelconque, soit bonne, soit mauvaise, d'une affaire. Voyez les divers *Lexiques* de la Collection.

5. *Le* corrige *la*, et, à la ligne suivante, le second *de* corrige *da*.

6. La cour était à Marly depuis le 8 avril, et elle en revint le 14, c'est-à-dire le jour même où Saint-Simon dut porter son mémoire à M. de la Trémoïlle.

7. Armande de Lusignan ou Lezignem de Saint-Gelais de Lansac, mariée le 22 juin 1653 à Charles III, duc de Créquy, et restée veuve en 1687. Elle mourut d'apoplexie le 10 août 1709, âgée de soixante-douze ans environ, et n'ayant eu d'autre enfant que Mme de la Trémoïlle. Elle avait été dame d'honneur de la Reine de 1680 à 1683, et nous la verrons plus loin (p. 179, note 3) proposée pour le même poste auprès de la duchesse de Bourgogne.

8. *Aur* de *auroient* corrige *av[oient]*.

9. *De là* est écrit en interligne.

n'en étois sorti. Il étoit pourtant vrai que le Roi trouva le jugement contre toutes les formes et très extraordinaire, et qu'il s'attendoit aux plaintes qui lui en seroient portées. Il s'en expliqua même, à son dîner, d'une manière peu avantageuse au Parlement, et toute sa promenade, le soir, dans ses jardins, se passa à ouïr M. de Chevreuse, qui revenoit de Paris, et à lui faire des questions peu obligeantes pour les juges[1]. Mais l'obstination de M. de la Rochefoucauld, qui tourna en dépit contre soi-même, rendit tout inutile, et me combla de déplaisir, que j'allai chercher à émousser à la Trappe, pour y profiter du temps de la semaine sainte[2]. En revenant, j'appris que le Roi, à son retour à Versailles, avoit fort parlé de ce jugement au premier président; que ce magistrat[3] l'avoit fort blâmé, et dit au Roi que notre cause étoit indubitable pour nous, et qu'il l'avoit toujours et dans tous les temps estimée telle. C'étoit se jeter à lui-même la dernière pierre. Pensant ainsi, quel juge, après tout ce qu'il fit contre nous, jusqu'à nous forcer à le récuser, et, après, en faire plus ouvertement contre nous sa propre chose[4]! S'il ne le pen-

Prévarication solennelle du premier président Harlay.

1. « Le Roi nous dit à son dîner et à sa promenade que cette affaire-là lui paroissoit jugée contre les formes, et que le Parlement avoit trouvé le moyen de n'obliger aucune des parties. M. de Chevreuse, sur la fin de la promenade du Roi, arriva de Paris : S. M. lui fit conter le détail de tout ce qui s'étoit passé à ce jugement. Le président de Maisons, qui y étoit le seul des présidents à mortier, et les vingt-quatre conseillers qui y étoient ont tous été du même avis. » (*Journal de Dangeau*, tome V, p. 394.)

2. La fête de Pâques fut le 22 avril. Voyez ci-après, p. 253-264, le récit d'un autre voyage à la Trappe.

3. Ces trois derniers mots sont en interligne, sur *et qu'il*, biffé.

4. La construction est fort irrégulière et mal suivie; mais le sens, croyons-nous, ne laisse pas de doute. La phrase revient à dire : « Pensant ainsi, quel juge (était-il) », c'est-à-dire « quel juge (était-il) s'il pensait ainsi après avoir tout fait, etc. »; ou, en tournant par *de*, comme va faire l'auteur : « quel juge (c'était là), d'agir, tout en pensant ainsi, contre nous au point de nous forcer à le récuser, puis, après (la récusation), d'en faire (de faire de la cause de M. de Luxembourg), plus ouvertement (qu'avant), sa propre chose contre nous! » *Après* est

soit pas, quel juge encore et quel prévaricateur de répondre au Roi avec cette flatterie sur ce qu'il voyoit quel
étoit son sentiment! Les juges eux-mêmes, honteux de
leur jugement, s'excusèrent sur la compassion de l'état
de M. de Luxembourg tombé de toute pairie sans cet
expédient, et sur l'impossibilité qu'il gagnât jamais la
préséance de l'ancienne érection de 1581, dont ils lui
avoient laissé la chimère : c'est-à-dire qu'après s'être
déshonorés par le jugement, ils montrèrent par là la honte
qu'ils en ressentoient.

Honte des
juges de leur
jugement.

M. de Luxembourg fut reçu au Parlement au rang
de 1662, le vendredi 4 mai suivant; le duc de la Ferté et
deux autres de la queue seulement s'y trouvèrent[1]. Il vint
chez nous tous[2]; mais aucun ne voulut d'aucun commerce
ni avec lui ni avec ses juges[3]. Nous portâmes tous nos
remerciements à l'avocat général Daguesseau, qui, pour
la première fois[4] de sa vie, fut tondu[5], et dans la seule

Réception
de M. de
Luxembourg
au Parlement.

adverbe; l'infinitif précédent, *forcer*, a entraîné le suivant, *faire*, quoiqu'il en soit détaché comme idée.

1. Le *Journal de Dangeau*, tome V, p. 404-405, dit : « Quelques-uns
des nouveaux ducs contre qui il vient de gagner son procès se trouvèrent à sa réception. » Nous reproduisons à la fin de l'appendice n° IX
le procès-verbal original, d'après lequel les assistants étaient : le duc
de Bourbon, le prince de Conti, le duc du Maine, le comte de Toulouse,
l'archevêque de Reims, et les ducs d'Estrées, de Villeroy, de Foix,
d'Aumont et de la Ferté; c'est-à-dire deux pairs « de la queue » de
plus que n'en compte Saint-Simon.

2. Pour les solliciter comme juges devant se prononcer sur sa réception.

3. Le point qui suit *juges* était d'abord une virgule.

4. *Fois* est en interligne. Plus loin, *et* corrige *de*.

5. Selon les dictionnaires du temps, *tondu* se disait de ceux contre
l'avis desquels un arrêt avait été prononcé. Ils ajoutent que l'expression
est basse; Saint-Simon, en l'appliquant ici à Daguesseau, ne la juge
sans doute que familière. Voyez un second exemple dans la suite des
Mémoires, tome XII, p. 212, et un autre dans *Conrart*, éd. Michault et
Poujoulat, p. 580. « Je suis tondu dans mes conjectures, » écrit aussi
l'avocat Barbier (*Journal*, tome III, p. 77); et le marquis d'Argenson
(*Mémoires*, tome VI, p. 370) : « M. de Machault a été tondu tout à fait
sur le traitement de *Monseigneur*. »

cause qu'il eût peut-être plaidée[1], où cela étoit de droit impossible par son seul caractère d'avocat général[2].

Destination des armées. Maréchal de Choiseul sur le Rhin.

La destination des armées[3] étoit réglée comme l'année précédente, excepté que le maréchal de Choiseul eut l'armée du Rhin à la place de M. le maréchal de Lorge[4]; le maréchal de Joyeuse alla en la sienne sur les côtes[5]; les princes du sang furent de l'armée du maréchal de Villeroy, où M. de Chartres commanda la cavalerie, et les bâtards en celle de M. de Boufflers, pour les séparer et mettre M. du Maine moins au grand jour[6]. Le Roi, avant de déclarer le maréchal de Choiseul[7], le prit en particulier dans son cabinet[8], et se fit expliquer par lui, pendant un assez long temps, les objets qu'il voyoit de ses fenêtres : il s'assura par ce moyen de sa vue, qui étoit fort basse de près, mais qui distinguoit bien de loin[9]. Nous demeurâmes persuadés que le Roi se sentit plus à son aise de ce changement.

M. le maréchal de Lorge, qui vouloit faire[10], qui en sentoit les moyens, et qui voyoit de plus, comme tout le monde, que les succès de Flandres n'amèneroient point

1. Le représentant du Roi, comme aujourd'hui celui du ministère public, ne pouvait que conclure, sans faire acception de personne, sans avoir à se préoccuper d'autre chose que de la justice et du droit.

2. Notre auteur a dit au Roi (p. 108) que, en droit, et surtout à raison du caractère particulier de l'affaire, les juges ne pouvaient se prononcer contre les conclusions de l'avocat général.

3. Voyez le *Dangeau*, tome V, p. 387 et suivantes, et plusieurs numéros de la *Gazette d'Amsterdam*, 1696, VIII, XXX, XXXII, XL et XLVII.

4. *Journal de Dangeau*, tome V, p. 385 et 387.

5. Ce maréchal avait dû servir en Allemagne, sous Choiseul; ce fut à la suite d'une longue conversation avec lui que le Roi l'envoya sur les côtes normandes. Il partit le 1er mai. (*Dangeau*, p. 387, 388, 398 et 403.)

6. *Dangeau*, tome V, p. 397 et 404. — 7. Le dimanche 25 mars.

8. Le cabinet du Roi, qui devint sa chambre en 1701, au centre de la cour de Marbre : voyez plus loin, p. 165, note 1.

9. Voyez notre tome I, p. 117, note 2. Mme de Sévigné écrivait, le 12 avril 1692 : « On dit que le tombeau de M. de Louvois fait des miracles; il fait voir un aveugle, qui est notre ami Choiseul, dont le public a eu une véritable joie. » (*Lettres*, tome X, p. 76.)

10. Emploi absolu remarquable, au sens d' « agir utilement ».

la paix dans un pays tout hérissé de places, à moins de
conjonctures uniques, comme avoient été celle de Parc,
lorsque le Roi revint[1], et la dernière, qui sauva M. de
Vaudémont[2], ne cessoit, tous les hivers, de proposer le
siège de Mayence et d'emporter[3] les lignes d'Heilbronn, et
d'en presser le Roi à temps d'y donner les ordres nécessaires à une heureuse et sûre exécution ; et le Roi, demeuré persuadé qu'il ne falloit rien faire d'important en
Allemagne et réserver[4] tous ses efforts ailleurs, éccondui-
soit tous les ans le maréchal de Lorge avec ennui, parce
que les répliques lui manquoient, hors celle de sa volonté[5].
M. de Louvois, qui avoit procuré cette guerre et qui ne
la vouloit finir de longtemps, avoit, par cette raison-là
même que je viens de dire, persuadé au Roi l'avis où il
étoit demeuré, et que sa pique personnelle contre le
prince d'Orange lui faisoit goûter, lequel commandoit
toutes les années l'armée de Flandres, et sa colère aussi
contre les Hollandois. Les sources de toutes ces choses
feroient ici une trop longue parenthèse ; peut-être se
placeront-elles d'elles-mêmes plus naturellement ailleurs[6].

Ce changement de situation de M. le maréchal de
Lorge[7] en apporta bientôt un autre dans sa famille. M. de

M. de uzun

1. Voyez notre tome II, p. 228 et suivantes.
2. Voyez *ibidem*, p. 314-318.
3. « Et (proposer) d'emporter, » diversité de régime ;fort commune
jadis, mais que rend ici un peu choquante la différence de rôle des *de*.
4. Les deux premières lettres *ré (re)* corrigent *me[ttre ?]*.
5. Une dernière fois, l'année précédente, en quittant son armée,
M. de Lorge avait demandé qu'on fît le siège de Mayence dès le mois
de mai 1696, cette place lui semblant indispensable à avoir comme base
d'opérations ; tout au moins il réclamait une armée assez forte pour empêcher l'irruption des ennemis en deçà du Rhin. Le Roi lui avait répondu, le 15 septembre, qu'on avait le temps d'y songer. (Dépôt de la
guerre, vol. 1324, n°s 18 et 27.)
6. Voyez notamment tome VI, p. 263, et tome XII, p. 25.
7. La *Gazette d'Amsterdam* de 1696 dit, dans son numéro I, en date
du 26 décembre 1695, que le maréchal de Lorge, incommodé, a remis
le bâton (des gardes du corps) à M. de Villeroy, et, dans son numéro IV,

Lauzun, qui n'avoit si opiniâtrément voulu épouser sa seconde fille que par l'espérance de rentrer dans quelque chose avec le Roi à l'occasion d'un beau-père général d'armée[1], ne lui pardonnoit pas d'avoir résisté à tous ses contours[2] et de ne l'avoir mis à portée de rien[3]. Il ignoroit les précautions et les défenses expresses du Roi là-dessus lors de son mariage[4]; et quand il les auroit sues, il n'auroit pas trouvé moins mauvais que le maréchal ne les eût pas su vaincre. C'étoit d'ailleurs un homme peu suivi[5] et peu d'accord avec soi-même, et dont l'humeur et les fantaisies lui avoient plus d'une fois coûté la plus haute et la plus solide fortune. Dépité donc de n'avoir eu part à rien, et hors d'espérance d'y revenir par un beau-père qui ne commandoit plus d'armées, il ne compta plus assez sur sa charge pour se contraindre plus longtemps. Ce n'étoit pas un homme à durer longtemps au pot et au logis[6] d'au-

qu'il a déclaré au Roi son intention de ne plus servir. Voyez la réponse du Roi, que mentionne Dangeau, à la date du 2 janvier (tome V, p. 340). Bien des gens, dit Coulanges, ne croyaient pas que cette retraite fût volontaire (*Lettres de Mme de Sévigné*, tome X, p. 340).

1. Voyez notre tome II, p. 276 et 277. De même la Feuillade épousera la seconde fille, « cruellement laide, » de Chamillart, et Lauzun mariera la troisième à son beau-frère le duc de Lorge, pour s'ouvrir à lui-même « la porte du cœur et de l'esprit » du tout-puissant ministre. (*Mémoires*, tome III de 1873, p. 196 et 362.)

2. Le mot est mal écrit et nous laisse quelque doute; *contours* nous paraît la lecture la plus probable. Le seul dictionnaire qui donne à ce terme le sens d' « action de circonvenir, de solliciter, » est celui de M. Littré, et ce sens, qu'il faut compléter par « moyen d'agir, d'arriver à ses fins, » il ne le fonde que sur l'exemple que nous trouvons ici; mais Saint-Simon dira ailleurs (tome XIV, p. 304) que, pour faire le bien, il faut ne pas ignorer « les contours, sans quoi rien ne réussit, » et dans le *Parallèle*, p. 255, il parle des « contours de l'ambition. »

3. Comparez l'Addition 118, tome II, p. 406. — 4. Voyez tome II, p. 278.

5. Nous dirions plutôt « peu conséquent »; mais, à s'en rapporter aux dictionnaires, il ne paraît pas que *conséquent* s'employât dès lors ainsi.

6. « On dit d'un homme assidu à manger à la table d'autrui qu'il y est *à pot et à rôt*. » (*Furetière*, 1690.) — D'après l'Académie (1694), cette locution aurait eu d'ordinaire un emploi plus restreint.

trui[1], et la jalousie, qui toute sa vie avoit[2] été sa passion
dominante, ne se pouvoit accommoder d'une maison soir
et matin ouverte à Paris et[3] à la cour et qui fourmilloit à
toute heure de ce qu'il y avoit de plus brillant en l'une
et en l'autre, sans que la cessation du commandement eût
rien diminué de cette nombreuse et continuelle compagnie. Il avoit surtout en butte[4] les neveux[5], qui étoient
sur le pied d'enfants de la maison, et il étoit extrêmement
choqué de leur âge et de leur figure[6], avec une femme de
l'âge et de la figure de la sienne. Elle ne sortoit pourtant
jamais des côtés de sa mère, et ni le monde ni lui-même
n'avoient pu trouver rien à reprendre en elle ; mais il trouvoit le danger continuel, et, comme les vues d'ambition
ne le retenoient plus, il ne résista plus à ses fantaisies :
plaintes vagues, caprices, scènes pour rien, lettres ou
d'avis ou de menaces, humeurs continuelles. Enfin il prit
son temps que M. le maréchal de Lorge[7] avoit le bâton à
Marly pour M. le maréchal de Duras[8] : il sortit le matin
de l'hôtel de Lorge, manda à sa femme de le venir trouver dans la maison qu'il avoit gardée joignant l'Assomp-

---

1. Le contrat de mariage du 19 mai 1695, que nous avons mentionné
dans le tome II, p. 278, note 4, avait stipu'é que les parents de Mme de
Lauzun, ne lui donnant rien présentement, logeraient le ménage.

2. *Avoit* corrige *estoit.* — 3. *Et* corrige *à.*

4. Nous ne voyons pas cité d'exemple d'aucun autre écrivain pour
cette locution active *avoir en butte,* « viser, tirer sur, » dont au reste
le sens se déduit bien de la passive *être en butte,* « être exposé à, »
que nous trouverons écrite par *but,* substitué par correction à *butte*
(voyez le tome X de l'édition de 1873, p. 202 et note 1). Le mot *butte,*
au figuré, que nous ne disons plus qu'avec *en,* s'employait jadis assez
souvent sans la préposition.

5. Le duc de Duras, le comte de Roucy et le chevalier de Roye, déjà
nommés dans notre tome II.

6. Le plus jeune avait vingt-trois ans, l'aîné trente-six ou trente-neuf.

7. Les mots *de Lorge* sont écrits en interligne.

8. Dangeau (tome V, p. 411) place cette nouvelle au 15 mai 1696, et
dit un peu plus loin (p. 418) que M. de Lorge tient le bâton pour son
frère Duras (le remplace comme capitaine des gardes en quartier).

tion[1], rue Saint-Honoré, et qu'elle auroit un carrosse sur
les six heures, pour y aller désormais demeurer avec
lui. Quoique tout eût dû préparer à cette dernière scène,
ce furent des cris et des larmes de la mère et de la fille,
qui écrivit fort inutilement : il fallut obéir[2]. Elle fut reçue
chez M. de Lauzun par les duchesses de Foix[3] et du Lude[4],
parentes et amies de M. de Lauzun, qui lui donna toute
une maison nouvelle, renvoya[5] le soir même tous ses
domestiques, et lui présenta deux filles dont il connoissoit la vertu et qu'il avoit connues à Mme de Guise[6],
pour ne la jamais perdre de vue. Il lui défendit tout commerce avec père et mère et tous ses parents[7], excepté

1. Ce couvent, dont une partie des bâtiments et l'église, en forme
de dôme, achevée en 1676 sur les dessins de Charles Errard, existent
encore à l'angle des rues de Luxembourg (maintenant Cambon) et
Saint-Honoré, avait été fondé en 1622, par le cardinal de la Rochefoucauld, pour des religieuses de la règle de Saint-Augustin soumises
à la juridiction du grand aumônier de France. Ces dames de l'Assomp-
tion possédaient les maisons de la rue Saint-Honoré attenantes à leur
église, et c'est, croyons-nous, la seconde ou la troisième que Lauzun,
en quittant la place Dauphine, avait louée, le 2 mai 1694, pour le prix
de treize cents livres par an. Avant lui, elle était occupée par le financier Gorge d'Antraigue, et Lauzun y fut remplacé, en 1712, par la princesse de Neufchâtel. (Arch. nat., S 4627.)

2. Mme de Lauzun, dit Dangeau, « obéit aux ordres de son mari avec
bien de la douleur, car elle aime fort son père et sa mère. »

3. Marie-Charlotte de Roquelaure épousa, le 8 mars 1674, Henri-
François, duc de Foix-Randan, et mourut le 22 janvier 1710, à cinquante-
cinq ans. Elle était fille de la dernière héritière des Daillon du Lude, et
son mari avait eu pour grand'mère paternelle une Caumont-Lauzun.

4. Voyez, au tome I, la note 4 de la page 81.

5. Devant *renvoya* est biffée la conjonction *et*.

6. La duchesse de Guise (voyez ci-dessus, p. 59-67, et tome II, p. 96)
était sœur consanguine de Mademoiselle, que Lauzun avait dû épouser
vingt-six ans auparavant.

7. Il renouvela encore plus expressément cette défense quelques
mois plus tard, lorsque M. de Frémont mourut et que, pour obtenir le
parfait payement des quatre cent mille livres que le défunt lui avait
promises, il fallut intenter un procès à la veuve et au fils. Les *Annales
de la cour et de Paris*, tome I, p. 209-213 et 219-222, donnent sur

Mme de Saint-Simon, avec qui même il fut rare dans les
premiers temps, et l'amusa de ce qu'il put de compagnies
qui ne lui étoient point suspectes. Après les premiers
jours d'affliction et d'étonnement, l'âge et la gaieté naturelle prirent le dessus et[1] servirent bien, dans les suites,
à supporter des caprices continuels et peu éloignés de
la folie. M. le maréchal de Lorge prit mieux patience
que Mme sa femme : c'étoit son cœur qui lui étoit arra-
ché, une fille pour qui elle n'avoit pu cacher ses continuelles préférences[2]. Le Roi fut instruit de cet éclat,
assez modérément par M. le maréchal de Lorge, beaucoup
plus fortement appuyé par[3] M. de Duras; mais le Roi,
qui n'avoit jamais approuvé ce mariage[4], non plus que
le public, et qui n'entroit jamais dans les affaires de famille, ne voulut point se mêler de celle-ci. Le monde
tomba fort sur M. de Lauzun[5], et plaignit fort sa femme
et le père et la mère; mais personne n'en fut surpris.

Chacun partit pour se rendre aux différentes armées.
Le duc de la Feuillade passa par Metz pour aller à celle
d'Allemagne et s'y arrêta chez l'évêque[6], frère de feu son

Le duc de la
Feuillade vole
son oncle en
passant à Metz.

---

cette brouille beaucoup de détails qu'il est intéressant de rapprocher
du texte de Saint-Simon. Nous en reparlerons dans l'appendice XXII.

1. Après *et* est biffé le pronom *lui*.

2. Voyez notre tome II, p. 267 et 268.

3. *Par* corrige *de*.

4. Voyez, tome II, p. 278, sa réponse à M. de Lorge annonçant ce
mariage.

5. Coulanges écrit à Mme de Simiane : « N'êtes-vous pas trop heureuse, divine Pauline, de n'avoir point épousé M. de Lauzun, qui, sans
rime et sans raison, a planté là sa femme? » (*Lettres de Mme de Sévigné,*
tome X, p. 368.) Cette lettre, datée du 27 février, prouverait qu'il y
avoit eu une rupture antérieure de plusieurs mois à celle du 15 mai.
— Lauzun ne se rapprocha des de Lorge qu'à la mort du maréchal.

6. Georges d'Aubusson, dit l'abbé de la Feuillade, docteur de Sorbonne,
entra d'abord chez les jésuites, puis fut nommé archevêque d'Embrun
en 1648, ambassadeur à Venise en 1659 et à Madrid de 1661 à 1667,
commandeur de l'ordre du Saint-Esprit dans la promotion du 31 décembre 1661, évêque et prince de Metz en 1668, conseiller d'État d'Église

père, qui étoit tombé en enfance et qui étoit fort riche[1].
Il jugea à propos de se nantir et demanda la clef de son
cabinet et de ses coffres, et, sur le refus que les domestiques lui en firent, il les enfonça bravement et prit
trente mille écus en or, beaucoup de pierreries, et laissa
l'argent blanc. Le Roi d'ailleurs, de longue main fort mal
content des débauches et de la négligence de la Feuillade
dans le service, s'expliqua fort durement et fort publiquement de cet étrange[2] avancement d'hoirie, et fut si
près de le casser, que Pontchartrain eut toutes les peines
du monde à l'empêcher[3] : ce n'est pas que la Feuillade
ne vécût très mal avec Châteauneuf, secrétaire d'État, et
avec sa fille[4], qu'il avoit épousée dès 1692; mais un coup
de cet éclat leur parut à tous mériter tous les efforts de
leur crédit pour le parer.

en 1690. Il mourut à Metz le 12 mai 1697, étant âgé de quatre-vingt-
huit ans et le plus ancien des prélats de France. Il était doyen de la faculté de théologie de Paris et possédait les abbayes de Saint-Loup de
Troyes, de Saint-Jean de Laon et de Joyenval. Il avait eu aussi celles
de Saint-Remy, de Reims et de Solignac.

1. Son évêché rapportait plus de quatre-vingt mille livres, l'abbaye
de Joyenval huit ou dix mille livres, celle de Saint-Loup de Troyes
neuf mille livres, celle de Saint-Jean de Laon douze mille livres. Il
avait conservé en outre une pension sur l'archevêché d'Embrun, recevait le traitement de conseiller d'État, avait recueilli, en 1660, un legs
universel du maréchal de l'Hospital, etc. ; mais, selon le *Gallia chris-
tiana* (tomes III, p. 1098, et XIII, p. 804), il faisait dans son diocèse,
à grands frais, nombre de fondations charitables et utiles. Saint-Simon
parlera cependant de son avarice en 1697.

2. *Cet étrange* est en interligne, au-dessus de *cette*, biffé.

3. Le texte de cet épisode est presque littéralement emprunté au
Journal de Dangeau, tome V, p. 419, 31 mai 1696. Nous reproduirons à
l'Appendice, n° X, une lettre du procureur général au parlement de Metz
qui en donne le récit officiel. — Peu après, M. de la Feuillade demanda
l'interdiction de son oncle, et elle fut prononcée le 17 juillet 1696.

4. Catherine-Thérèse Phélypeaux de Châteauneuf, mariée le 8 mai
1692 au duc de la Feuillade, et morte le 5 septembre 1697, à vingt et
un ans. Elle était cousine des Phélypeaux de Pontchartrain ; mais les
deux branches ne s'aimaient point, comme le dira plus tard Saint-Simon (tome II de 1873, p. 224 et 338).

J'avois vu le maréchal de Choiseul, avant partir[1], chez lui et chez moi, et j'en avois reçu toutes sortes d'offres et de civilités. Il étoit assez de la connoissance de mon père, et, comme il étoit plein d'honneur et de sentiments[2], il se piqua de faire merveilles à tout ce qui, dans son armée, tenoit à M. le maréchal de Lorge. Je trouvai à Philipsbourg Villiers[3], mestre de camp de cavalerie, qui y étoit venu avec un assez gros détachement, et qui s'en retournoit le lendemain à l'armée, laquelle[4] venoit, d'entrée[5] de campagne, de passer le Rhin[6]. En traversant les

Prévenances du
maréchal de
Choiseul, en
l'armée duquel
j'arrive.

1. Nous trouverons d'autres exemples de cet emploi d'*avant*, sans *que* ni *que de* ni *de*, devant l'infinitif; il était fréquent au seizième siècle (voyez, chez M. Littré, l'*historique* de l'article Avant), et il s'est conservé dans le style de procédure : *avant dire* ou *faire droit*. — En partant pour l'armée, Saint-Simon laissa à sa femme une nouvelle procuration, qui est datée du 16 mai. (Minutier de M⁰ Galin, notaire à Paris.) Il avait dû assister, le 14, au service annuel de Louis XIII, célébré par l'évêque de Perpignan.

2. *Sentiments*, absolument, pour « bons et nobles sentiments, » exemple qui confirme bien l'explication donnée par M. Littré, sans citation d'aucune autorité, à l'article Sentiment, 8°. — Voyez l'éloge du maréchal de Choiseul dans la suite des *Mémoires*, tome VIII, p. 212-213, et dans les *Lettres de Mme de Sévigné*, tome X, p. 491, 540, etc. Ézéchiel Spanheim lui a consacré une page intéressante dans la série de portraits que M. Ch. Schefer, de l'Institut, va prochainement publier pour la Société de l'Histoire de France. — En 1702, le maréchal fut un des témoins qui déposèrent en faveur de Saint-Simon, lorsque celui-ci se fit recevoir au Parlement comme duc et pair (nous publierons le texte de sa déposition), et l'un des amis aussi qui approuvèrent, peu après, son intention de quitter le service (*Mémoires*, tome III, p. 224-226).

3. Étienne Bérault de Villiers-le-Morhier, cornette au régiment de Catheux, eut, en 1671, une compagnie de cavalerie. Il devint lieutenant-colonel en 1686, mestre de camp en 1693, brigadier en 1702, maréchal de camp en 1704, et mourut de maladie dans le courant du mois de mai 1709.

4. *Laquelle* a été écrit en interligne, au-dessus de *qui*, biffé.

5. Emploi à remarquer de *de* au sens de *dès*, comme dans les locutions « d'abord, de prime abord, d'emblée. »

6. Selon la correspondance du Dépôt de la guerre (vol. 1364), M. de

bois de Bruchsal, nous trouvâmes les débris de l'escorte
qui avoit conduit Montgon[1] la veille, et qui avoit été
bien battue, assez de gens tués et pris, et Montgon gagna le camp seul et de vitesse comme il put[2]. J'avois fait
tout ce que j'avois pu pour le joindre en arrivant un jour
plus tôt à Philipsbourg, et je ne me repentis pas de n'a-
voir pu y réussir.

J'allai mettre pied à terre chez le maréchal de Choiseul.
Il me pressa extrêmement de loger au quartier général;
mais je le suppliai de me permettre de camper à la queue
de mon régiment, et je l'obtins avec peine. Il demanda
au marquis d'Huxelles comment M. le maréchal de Lorge
en usoit avec moi et avec ses neveux, pour que nous ne
nous aperçussions de la différence que le moins qu'il lui
seroit possible ; et en effet il ne se lassa point de nous
prévenir en tout tant que la campagne dura, et de nous
combler d'attentions et de toutes les distinctions qu'il put.

Choiseul arriva le 9 mai à Strasbourg, le 16 au Fort-Louis, le 19 à
Bellheim et au pont de Philipsbourg (voyez le *Journal de Dangeau*,
tome V, p. 416), le 20 à Bruchsal. Le 23, il vint camper à Sickingen,
devant les lignes d'Eppingen; mais cette position des ennemis lui sembla
trop formidable pour tenter une attaque. Il avait ordre de rester le plus
longtemps possible sur la rive droite. La *Gazette d'Amsterdam*, n°ˢ xxxv
et suivants, donne des détails intéressants, venant du camp allemand,
sur les mouvements, sans importance d'ailleurs, qui remplirent les trois
premiers mois de cette campagne.

1. Jean-François Cordebœuf de Beauverger, marquis puis comte de
Montgon, né en 1655, nommé cornette de cavalerie en 1674, sous-
lieutenant des gendarmes bourguignons en 1677, mestre de camp-
lieutenant du régiment Royal-cuirassiers en 1678, inspecteur général
de la cavalerie et des dragons en 1690, brigadier en 1691, venait
d'être fait maréchal de camp le 3 janvier 1696. Il devint lieutenant
général le 23 décembre 1702, et mourut le 7 mai 1730 (?).

2. Le 29 mai, du camp de Golzheim, le maréchal annònce que
M. de Montgon, en venant de Philipsbourg avec cent vingt-cinq maîtres,
a donné dans une embuscade d'infanterie et a perdu quatre ou cinq
officiers et sept ou huit cavaliers. (Dépôt de la guerre, vol. 1364, n° 184;
la *Gazette* fournit aussi quelques détails, p. 274.) Les bois qui couvraient Philipsbourg étaient toujours périlleux à traverser, comme on

De juin, qui commençoit, jusqu'en septembre, le maréchal et le prince Louis de Baden[1], la[2] plupart du temps dans ses lignes d'Eppingen, ne firent que s'observer et subsister : après quoi nous repassâmes le Rhin à Philipsbourg, où l'arrière-garde fut tâtée plutôt qu'inquiétée, sans le plus léger inconvénient[3]. La campagne mérita de-

le voit dans une lettre où Mme de Sévigné (tome VIII, p. 213) parle des dangers que M. de Vins y avait courus en 1688.

1. Ce général, que le margrave de Bayreuth suppléait en son absence, avait dû être éloigné du théâtre de la guerre par les puissances alliées, si l'on en croit cette lettre autographe de Guillaume III à l'électeur de Bavière, que nous reproduisons avec toutes ses incorrections : « A Kensington, ce 7/17 de janv : 1696. — Mon frere je n'ay receu qu'avent hier la lettre que vous m'aves escrit du 4 du courent a vostre retour de Namur, et ay veu par les Memoires que vous m'aves envoye ce que vous y aves ordonne, ce que j'approuve fort, et espere que vous tiendrez la main que cela s'execute avec toutte la promtitude possible, vous saves combien le temps est presentement a menage, Je vous suis tres oblige de la confiance que vous me temoignes en me communiquent ce que vous aves appris a l'eguard du Prince de Baden, je vous dires naivement mes sentiments avec ma franchise ordinaire, que je croi que c'est un artifice de la france, et j'advoue tres bien controuvée, puisque si la chose estoit veritable, il est certain que nous deverions tous contribue affin qu'il ne fut plus emploie en Almagne mais en Hongerie, a quoy je croi que la france butte, Et je crains fort qu'a Vienne l'on ne pouroit que trop aisement donner dans ce paneau, pour moy je ne puis croire la chose, Et j'ay trop bonne opinion du Priuce de Baden de pouvoir croire qu'il peu tant manque a son honneur, Et avoir asses peu de jugement d'escouter de telles propositions qui ne peuvent en auqu'une maniere tourne a son adventage, Je vous prie de me communiquer de ce que vous en apprenderes de plus Et de me croire tousjours, Mon frere, Votre tres affectione frere. WILLIAM R. » (Bibl. nat., Nouvelles acquisitions françaises, ms. 486, fol. 136-137.)

2. L'*l* de *la* corrige un *d*.

3. Il semble que Saint-Simon suive en ce moment le *Journal de Dangeau*, où le retour en deçà du fleuve est ainsi mentionné : « M. le maréchal de Choiseul repassa le Rhin sur le pont de Philipsbourg, le 30 de juin, sans que notre arrière-garde fût inquiétée par les ennemis.... » (Tome V, p. 436.) On voit donc que cette opération s'exécuta à la fin du mois de juin, et non pas en septembre, comme l'expression « après quoi » de Saint-Simon pourrait le faire croire ici. D'après la correspondance du Dépôt de la guerre, vol. 1365, la date exacte serait le 28 juin.

puis plus d'attention. Je me servirai de ce loisir jusqu'en septembre pour faire des courses ailleurs.

La Flandre[1] ne fournit rien du tout cette année : il ne fut question de part et d'autre que de subsistances et que de s'épier. Le prince d'Orange laissa de fort bonne heure l'armée à l'électeur de Bavière, avec lequel il ne se passa rien non plus.

Mort de Montal. Pendant la campagne, le bonhomme du Montal mourut à Dunkerque. Il avoit un corps séparé vers la mer[2]. C'étoit un très galant[3] homme, et qui se montra tel jusqu'au bout, à plus de quatre-vingts ans[4]. Il vaqua, par sa mort, le gouvernement de Mont-Royal[5] et un collier de l'Ordre; et le public et les troupes, qui lui rendirent justice, trouvèrent honteux qu'il n'eût pas été fait maréchal de France : j'ai parlé de lui lorsqu'on les fit[6].

Du marquis de Noailles. Le marquis de Noailles[7], qui servoit en Flandres, y

1. *Flandres* a le signe du pluriel, dans le manuscrit, malgré l'article *la*, ce qui n'est pas rare dans les documents du temps.

2. Voyez notre tome II, p. 311 et 326.

3. Ici, *galand :* voyez notre tome I, p. 284, note 1, et ci-dessus, p. 67.

4. Il mourut le 27 septembre 1696, n'ayant que soixante-dix-sept ans, dit la *Gazette.* On doit donc corriger en *1696* la date de *1698*, imprimée par mégarde dans notre note 2 de la page 122 du tome I.

5. Bonne forteresse construite par Louis XIV, peu avant que la guerre de 1688 éclatât, dans le comté de Spanheim, à onze lieues au-dessous de Trèves. La rivière de Moselle l'environnait presque entièrement. Le gouvernement en fut donné au marquis de Montrevel dans les premiers jours de l'année 1697; selon Dangeau (tome VI, p. 55), il valait plus de vingt mille livres de rente. Les fortifications furent détruites à la paix de Ryswyk.

6. Lorsqu'on créa sept maréchaux en 1693 : voyez nos tomes I, p. 121-122, et II, p. 311, et l'article consacré à M. du Montal dans les *Notions sur les chevaliers du Saint-Esprit*, que nous renvoyons à l'Appendice, n° XI. Son éloge funèbre, par un prêtre du nom de le Clerc, fut imprimé en 1699.

7. Voyez notre tome II, p. 155, note 2. — Jean-François, marquis de Noailles, était né le 28 août 1658. Major du régiment Dauphin-étranger en 1675, mestre de camp d'un régiment de cavalerie de son nom en 1677, capitaine de Najac en 1678, lieutenant général et grand bailli de la

mourut de la petite vérole et ne laissa que deux filles[1].
Le duc son frère eut pour un de ses fils[2] enfant la lieutenance générale d'Auvergne[3], qu'il avoit.

Il ne faut pas omettre la mort de deux hommes célèbres en genre fort différent, qui arriva en ce même
temps : de Varillas[4], si connu par les histoires qu'il a
écrites ou traduites[5], et du Plessis[6], écuyer de la grande

De Varillas; du
Plessis.

haute Auvergne en 1679, capitaine en chef dans Royal-Piémont le 15 août
de la même année, il avait été fait brigadier de cavalerie en mai 1692.
Il mourut au camp de Gosseliers, le 23 juin 1696, et fut enterré à
Mons (*Mercure galant*, juin 1696, p. 310-311, et juillet, p. 274-278). Sa
veuve, Marie-Thérèse Rouillé, devint plus tard duchesse de Richelieu.

1. Il avait eu quatre filles, dont deux seulement survivaient : Anne-
Marie de Noailles, née le 10 janvier 1691, qui mourut le 17 juillet 1703 ;
et Anne-Catherine de Noailles, née le 28 septembre 1691, qui devint, en
1711, la femme du fameux Louis-François-Armand, duc de Richelieu,
et mourut le 7 février 1716. — Saint-Simon suit toujours Dangeau, qui
dit (tome V, p. 431) : « Le marquis n'a laissé que deux filles. »

2. Jules-Adrien, chevalier de Noailles, né le 7 juin 1690 et reçu
chevalier de Malte, puis chanoine de l'église Notre-Dame de Paris, fut
en effet pourvu de la lieutenance générale de la haute Auvergne. Il
devint plus tard comte de Noailles par la mort d'un frère aîné, et
obtint, en 1709, le régiment de cavalerie de son nom ; mais il mourut
de la petite vérole, à Perpignan, le 17 septembre 1710, sans alliance.

3. Cette lieutenance générale de la haute Auvergne valait, selon
Dangeau, huit à neuf mille livres. Voyez les *Additions et corrections*.

4. Antoine Varillas (ce nom vient sans doute de la localité de *Va-
reilles*, département de la Creuse), né à Guéret en 1624, commença
par être précepteur à Lyon, puis en Bretagne ; il devint ensuite historiographe de Gaston, duc d'Orléans (1648-1655), et, vers 1660, historiographe ordinaire du Roi. Il mourut à Paris le 9 juin 1696. Voyez une
note complémentaire à l'Appendice, n° XII.

5. On retrouve à peu près les mêmes expressions, non seulement
dans le *Journal de Dangeau* (tome V, p. 424), qui dit : « Varillas, fort
connu par toutes les histoires qu'il nous a données..., » mais aussi dans
la *Gazette d'Amsterdam* (n° XLIX) : « Varillas, qui s'est fait connoître par
plusieurs ouvrages d'histoire qu'il a donnés au public..., » et dans la
Gazette (p. 205) : « Varillas, connu par un grand nombre d'ouvrages
d'histoire. »

6. Pierre du Vernay du Plessis, le plus ancien des écuyers ordinaires
du Roi, mort subitement le 8 juin 1696, à soixante-seize ans et trois

écurie et le premier homme de cheval de son siècle, quoique déjà fort vieux[1].

Du roi
de Pologne
J. Sobieski.

Une autre mort fit plus de bruit dans le monde et y eut de grandes suites : c'est celle du fameux roi de Pologne J. Sobieski[2], qui arriva subitement. Ce grand homme est si connu, que je ne m'y étendrai pas[3].

Cavalerie
battue par

En Catalogne, M. de Vendôme battit la cavalerie d'Espagne[4]. Elle étoit de quatre mille hommes, à la tête des-

---

mois. Il était déjà renommé comme maître de manège en 1657 (*Journal d'un voyage à Paris en 1657*, p. 60), et, deux ans plus tard, appartenant alors au corps des écuyers de la grande écurie, il avait succédé au célèbre Arnolfiny pour enseigner l'équitation au Roi et à son frère. (Brevet du 18 décembre 1659, Arch. nat., KK 1454, fol. 151 v°.) Il avait été également le professeur de tous les enfants de France, selon la *Gazette* et selon l'article du *Mercure*, qui a été reproduit par les éditeurs du *Journal de Dangeau*, tome V, p. 423. Il tenait l'Académie royale, dit la *Gazette d'Amsterdam*, n° XLIX.

1. Dangeau dit : « M. du Plessis, écuyer de la grande écurie et le plus habile homme qui ait jamais été pour apprendre à monter à cheval, mourut hier subitement ; il étoit fort vieux, mais il étoit encore fort vigoureux. » (*Journal*, tome V, p. 422-423.) Dans la table du manuscrit de Dangeau conservé aux Affaires étrangères, Saint-Simon a relevé ainsi ce décès : « Mort de du Plessis, le plus fameux et habile écuyer de plusieurs âges, fort vieux et subitement. »

2. Jean Sobieski (Saint-Simon a écrit par mégarde, en abrégeant : *Jacq.*, qui était le nom du fils aîné de ce souverain) ; sa notice est dans notre tome I, p. 303, note 2. La *Gazette* de 1696, p. 325, et la *Gazette d'Amsterdam*, n° LIV, donnent des détails sur cette mort, arrivée le 17 juin : malade depuis quelques jours, Sobieski fut enlevé par une espèce d'apoplexie, qui lui laissa à peine le temps de remplir ses derniers devoirs. Comparez son *Histoire*, par Salvandy, tome II, p. 395-397.

3. Saint-Simon parlera plus loin (p. 302-308) de sa succession, de ses fils et de sa veuve, qui était française, comme on l'a vu dans le tome I. Beaucoup plus tard (tome V, p. 288-290), il reviendra assez longuement sur son règne et ses victoires.

4. Victoire de Massanet, près Hostalrich, remportée le 30 mai 1696 : voyez la continuation de Rapin-Thoyras, tome XI, p. 425, l'*Histoire des dernières campagnes du duc de Vendôme*, p. 416, et le récit détaillé de la *Gazette*, p. 283-284, ou celui de la *Gazette d'Amsterdam*, n°° XLIX et L. Monsieur le Prince écrivit au vainqueur cette lettre, de Chantilly, le 12 juin : « Je m'accoutume, Monsieur, avec un grand plaisir à vous faire

quels étoit le prince de Darmstadt[1]. Ils en[2] ont eu[3] le quart M. de Vendôme.
tué ou pris, et le comte de Tilly[4], commissaire général,
neveu de Tzerclaës[5], est des derniers; et il n'en a coûté
qu'une centaine de carabiniers, et autant de dragons.
Longueval[6], lieutenant général, fut reconnoître, après

des compliments sur ce qui se passe dans les armées que vous com-
mandez. Je vous prie de croire que, outre l'intérêt général, je suis fort
sensible à ce qui vous regarde en cela particulièrement. La liberté d'é-
crire de la main des secrétaires doit être établie entre tout le monde,
mais surtout entre ceux qui ont les affaires d'un général et ceux qui,
comme moi, ont le poignet attaqué par un peu de goutte. » (Bibl.
nat., ms. Fr. 14 177, fol. 140-141.)

1. Georges de Hesse-Darmstadt, né le 25 avril 1669, fils cadet issu
du second mariage de Louis II, landgrave de Hesse-Darmstadt, avec
une princesse de Saxe-Gotha, s'était converti au catholicisme, et, après
avoir servi en Irlande pour le compte du prince d'Orange, il était passé
en Espagne, où la Reine, sa parente, le fit mettre à la tête de l'armée,
en remplacement de Gastanaga. Saint-Simon racontera, en 1697, les
causes prétendues ou réelles de la haute fortune qu'il fit à la cour de
Madrid, où il devint grand de première classe, chevalier de la Toison
d'or et vice-roi de Catalogne. Disgracié en 1700 avec le parti allemand,
puis forcé de quitter l'Espagne à l'avènement de Philippe V, il se ran-
gea alors du côté de l'Archiduc, alla diriger les opérations en Portugal
et y fut nommé général de la cavalerie en 1704; mais il périt au siège
de Barcelone, le 14 septembre 1705.

2. L'e de en corrige un o, et ont est écrit on.

3. Ce passé indéfini, conservé pendant quatre lignes, trahit encore
un emprunt à Dangeau : voyez ci-après, p. 126, note 1.

4. Voyez notre tome I, p. 236, note 1.

5. Jean Tzerclaës, comte de Tilly (1559-1632), plus connu sous ce
dernier titre que sous son nom patronymique (Saint-Simon écrit : *Ser-
claes*), fut l'un des plus illustres capitaines de la guerre de Trente ans.
Il venait de remplacer Wallenstein comme généralissime des armées
de l'Empire et de la ligue catholique, quand il périt de blessures
reçues en combattant contre l'armée de Gustave-Adolphe.

6. François-Annibal, comte de Longueval, cornette, puis capitaine au
Royal-cuirassiers (1667), aide de camp des armées du Roi pendant la
guerre de Hollande, fait colonel des dragons du Dauphin en 1675, brigadier en 1686, maréchal de camp en 1690, lieutenant général le 3 janvier 1696. Selon la *Gazette d'Amsterdam* (n° LI), son corps, retrouvé
après le combat du 30 mai, fut inhumé dans l'église d'Hostalrich. Le
comte de Tilly, dont il vient d'être question trois lignes plus haut, avait

l'action, leur infanterie, qui étoit dans un camp retranché, et fut emporté d'un coup de canon[1].

L'Italie fut plus fertile[2]. Le Roi, résolu de ne rien oublier pour donner la paix à son royaume, qui en avoit un grand besoin, jugea bien qu'il n'y parviendroit qu'en détachant quelqu'un des alliés contre lui[3], dont l'exemple

épousé une Longueval de la branche des comtes de Buquoy, qui avaient quitté la Picardie pour s'établir en Flandre.

1. Il faut mettre en regard de ce récit le paragraphe correspondant de Dangeau (tome V, p. 422), pour montrer que Saint-Simon n'y a fait que des modifications peu importantes, ou des altérations par mégardes « Cotron, officier des gardes de M. de Vendôme, apporta au Roi la nouvelle que M. de Vendôme avoit battu la cavalerie d'Espagne, qui étoit composée de quatre mille *cinq cents* chevaux et commandée par le prince [de] Darmstadt. *On leur a pris ou tué* plus de mille hommes; nous avons perdu environ *deux cents* carabiniers ou dragons. Parmi les prisonniers que nous avons faits, est le comte de Tilly, commissaire général et neveu de Tzerclaës, qui commande les troupes de Liège. M. de Longueval, lieutenant général, après l'action finie, voulut aller reconnoître le camp de l'infanterie ennemie, qui est retranché, et fut emporté d'un coup de canon. Mailly a été légèrement blessé d'un coup de sabre. »

2. Plus fertile en événements. Saint-Simon dit, dans le *Parallèle des trois premiers rois Bourbons*, p. 264 : « En 1696, la paix particulière de Savoie et le mariage de Mgr le duc de Bourgogne furent les seuls événements, avec la neutralité d'Italie. »

3. C'est-à-dire, de ceux qui étaient alliés contre lui. Le sens est clair; mais, grammaticalement, *contre lui* dépendrait plutôt du verbe *détacha* que du participe-substantif *alliés*. — Les organisateurs de la ligue d'Augsbourg (7 mai et 9 juillet 1686) avaient été l'Empereur, l'électeur de Bavière, les rois d'Espagne et de Suède (comme faisant partie du corps de l'Empire), les cercles de Bavière et de Franconie, les princes de la maison de Saxe, les princes et États du Haut-Rhin et du Westerwald : voyez le *Journal de Dangeau*, tome I, p. 365. L'électeur palatin et le duc de Holstein y avaient adhéré aussitôt. La Hollande n'était entrée dans la ligue qu'après avoir reçu une déclaration de guerre du roi de France (26 novembre). Quant à l'Angleterre, qui, sous Jacques II, avait eu beaucoup de peine à se maintenir à l'état de neutralité, elle était tout acquise à la confédération depuis que la maison d'Orange avait remplacé les Stuarts. Le duc de Savoie, un des premiers à approuver la formation de la ligue, n'avait conclu cependant son

affoibliroit les autres et lui donneroit plus de moyens de leur résister et de les amener à son but, et il pensa au duc de Savoie comme à celui dont les difficiles accès[1] lui causoient plus de peines et de dépenses, et qui d'ailleurs se trouvoit fort molesté par les hauteurs de l'Empereur et très[2] mal content de l'Espagne, qui lui tenoient tous[3] très peu de tout ce qu'ils lui avoient promis et de ce qu'ils lui promettoient sans cesse. Le Roi donc, pour parvenir à réussir dans son dessein, donna au maréchal Catinat une armée formidable[4], et en même temps des instructions secrètes fort amples, avec des pleins pouvoirs pour négocier[5], et, s'il se pouvoit, conclure avec M. de Savoie. Catinat passa les monts de bonne heure[6], et, gardant une exacte discipline, menaçoit de dévaster tout et de couper sans miséricorde tous les mûriers de la plaine, qui faisoient le plus riche commerce du pays par l'abondance des soies[7], et dont la perte l'eût ruiné pour un siècle avant de pouvoir être remis. M. de Savoie avoit vu brûler ses plus belles maisons de campagne, les années précédentes, et les lieux de plaisance qu'il

---

traité de jonction avec l'Allemagne et l'Espagne qu'après l'entrée d'une armée française en Piémont (juin 1690). Sur les motifs de sa décision, voyez les *Mémoires de Catinat*, tome II, p. 374, et la suite de nos *Mémoires*, tome XII, p. 26-27. Mme de Sévigné appelait cela « la frénésie de M. de Savoie contre tous ses intérêts. » (Lettre du mois de juillet [1690], tome IX, p. 547.)

1. L'accès de la Savoie et du Piémont.

2. Le *t* de *très* corrige une *m*.

3. *Tous* est écrit en interligne.

4. Il eut cinquante-cinq ou soixante bataillons et plus de quatrevingts escadrons. (*Dangeau*, tome V, p. 348, 410 et 415.)

5. Catinat avait déjà été chargé de faire des propositions au duc en 1691 : voyez ses *Mémoires*, tome II, p. 66 et suivantes.

6. Il avait pris congé du Roi dès le 29 janvier, pour retourner à Pignerol ; mais il ne fit entrer son armée dans les plaines du Piémont que le 19 mai.

7. Le Piémont fournissait des soies à toutes nos manufactures de Lyon et de Tours, ainsi qu'à celles de Turin.

avoit les[1] plus ornés[2]; il avoit éprouvé ce que peut une
armée supérieure que rien n'arrête : il vouloit la paix,
et Catinat crut voir distinctement que c'étoit tout de
bon. Le maréchal avoit contribué à se faire associer le
comte de Tessé pour la négociation[3] : il falloit un homme
intelligent et de poids, qui, s'il étoit nécessaire, pût
parler et répondre : ce que le maréchal n'étoit pas en situation de faire à la tête d'une armée qui avoit les yeux
sur lui, et dont il n'y avoit pas moyen qu'il disparût un
moment; et c'est ce que put[4] Tessé en faisant le malade,
comme il en usa plusieurs fois, et tant qu'enfin, les[5] temps
où on ne le voyoit point joints à l'inaction des troupes, on
s'en aperçut dans l'armée, où il étoit le plus ancien des
lieutenants généraux et chevalier de l'Ordre de 1688.

Tessé   C'étoit un homme fort bien et fort noblement fait[6],
d'un visage agréable, doux, poli, obligeant, d'un esprit
raconteur et quelquefois point mal[7], au-dessous du médiocre si on en excepte le génie courtisan et tous les re-
plis qui servent à la fortune, pour laquelle il sacrifia tout.
Il s'étoit fait un protecteur déclaré de M. de Louvois par
ses bassesses, son dévouement et son attention à lui ren-

1. Saint-Simon a écrit *les*. Est-ce à dessein ou par inadvertance ?
Plus loin, *un*, devant *armée*.

2. Voyez notre tome I, p. 276 et note 2.

3. Nous donnons à l'Appendice, n° XIII, des fragments de la correspondance diplomatique de Tessé relative à cette négociation secrète de
1696; ses premières démarches dataient de 1692.

4. *Put* est en interligne, au-dessus du même mot corrigeant *fit*, puis
effacé.

5. *Les* corrige *le*. — La proposition incidente qui commence par cet
article est un latinisme, une sorte d'ablatif absolu, que les désinences
de cas rendraient très clair en latin, mais dont le rapport avec le reste
de la phrase est, au premier abord, beaucoup moins net en français.

6. Voyez son portrait au lavis dans le ms. Clairambault 1168, fol. 62.

7. Les lettres de Tessé sont innombrables, et se distinguent par un
tour piquant qui justifie cette appréciation favorable de Saint-Simon.
Tessé doit certainement être compté parmi les bons écrivains épisto-
laires de son temps.

dre compte de tout : ce qui ne servit pas à sa réputation,
mais à un avancement rapide et à en donner bonne opinion au Roi. Son nom est Froullay[1] ; il étoit Manceau, et
ne démentoit en rien sa patrie[2]. D'une charge caponne[3]
de général des carabins[4], qui n'existoient plus, il s'en fit

1. C'était une fort bonne famille, de noblesse ancienne, ayant pris
son nom d'une des châtellenies les plus considérables qui relevaien
du duché de Mayenne, aujourd'hui commune de Tessé-Froullay.

2. Dans un autre portrait, où Saint-Simon (voyez le tome III de 1873,
p. 388-389, et comparez une Addition à Dangeau, tome IX, p. 96) ne
fera guère qu'amplifier certains détails de celui-ci, il caractérise ains
Tessé : « C'étoit un Manceau, digne de son pays, fin, adroit, ingrat
à merveilles, fourbe et artificieux de même. » Mme de Caylus dit, dans
ses *Souvenirs* (p. 490), à propos des courtisans que Mme de Montespan
s'amusait à tourner en ridicule : « Un troisième ressembloit au valet
de carreau : ce qui donna même à ce dernier un si grand ridicule, qu'il
lui a fallu depuis tout le manège d'un Manceau pour faire la fortune
qu'il a faite ; car elle (Mme de Montespan) ne s'en tenoit pas à la critique de son ajustement, elle se moquoit aussi de ses phrases, et n'a-
voit pas tort. » Mais il s'agirait là de Dangeau, dit-on, et non de Tessé.
— Du reste, la réputation des gens du Maine était bien établie, car le
Mémoire sur la généralité de Tours dressé en 1698, par l'intendant
Miroménil, s'exprime ainsi : « Le caractère des Manceaux est l'industrie
et la vigilance pour leur intérêt ; ils sont laborieux et actifs, mais
d'une foi douteuse. » On se rappelle que, dans Racine, l'Intimé dit à
Petit-Jean, qui lui présente, comme témoins, la tête et les pieds du
chapon (*Plaideurs*, vers 722 et 723) :

> Je les récuse.... Ils sont du Maine.

3. Une charge « nulle, » comme le dira ailleurs Saint-Simon (tome III,
p. 388 ; comparez les *Projets de gouvernement du duc de Bourgogne*,
p. 97). Il se servira plusieurs fois de cette expression de « caponne, »
et dira (éd. de 1873, tome II, p. 478, et tome V, p. 466) qu'il l'emprunte à la langue espagnole. Selon M. Littré, une charge, ou une
clef *caponne*, c'est-à-dire *chaponnée*, était ainsi dite, en Espagne, par
analogie, comme n'ayant que les apparences, sans pouvoir ni exercice.
Voyez les *Lettres de Mme d'Aulnoy sur l'Espagne*, tome I, p. 413.

4. Les carabins, qu'il ne faut pas confondre avec le corps d'élite
des carabiniers dont nous avons vu l'organisation se faire après Nerwinde, étaient des soldats de cavalerie légère, arquebusiers ou mousquetaires, qui, sous Henri IV et Louis XIII, avaient été formés en
compagnies ou en régiments, pour servir à la garde des officiers géné-

une réelle de mestre de camp général des dragons[1], qui
le porta à celle de leur colonel général[2] quand M. de
Boufflers la quitta pour le régiment des gardes, et on
regarda avec raison comme une signalée faveur qu'à son
âge et n'étant[3] que maréchal de camp, il fût fait chevalier
de l'Ordre. Il sut se maintenir avec Barbezieux comme il
avoit été auprès de son père, et, tant qu'il pouvoit dans
son éloignement de la cour, il ne négligea de cultiver
aucun homme dont il pût espérer près ou loin. Il avoit
aussi le riche gouvernement d'Ypres[4] et quantité de sub-

raux, aux escarmouches, aux reconnaissances. Leur tactique était en
général de tourner bride aussitôt après avoir déchargé la courte carabine
à rouet dont ils étaient armés et d'où ils prenaient leur nom[a]. Dans les
batailles, ils combattaient sur les ailes de la première ligne. Comme
armure défensive, ils avaient une cuirasse échancrée à l'épaule droite,
un casque et un gantelet à coude pour la main qui tenait la bride.
Leur arme de tir, fort embarrassante à charger, fut abandonnée sous
Louis XIV, et le corps des carabins n'exista plus que de nom, comme
e dit notre auteur. C'est surtout sous le commandement général d'Isaac
Arnauld, oncle d'Arnauld d'Andilly, que les carabins avaient eu une
grande réputation.

1. Ceci est probablement pris du passage suivant, où Dangeau an-
nonçait la création, en date du 6 novembre 1684 (tome I, p. 67) : « Il
y avoit une ancienne charge de mestre de camp général des carabins
qui s'étoit conservée dans la maison de Quincé ; Tessé l'acheta de cette
famille quarante mille francs ; le Roi la supprima, et lui donna en la
place celle de mestre de camp général des dragons. Il y avoit douze
cents écus d'appointements à celle des carabins, qu'on attacha à celle
des dragons. » Voyez l'*Histoire de la Milice françoise*, par le P. Daniel,
tomes I, p. 232-236, et II, p. 506.

2. Cette charge, sous Louis XV, valait cinq cent mille livres et
en rapportait vingt-cinq mille, plus les produits casuéls ; celle de mestre de camp général ne rapportait que huit mille livres net et le casuel.
(*Mémoires du duc de Luynes*, tomes VIII, p. 465, et XIII, p. 136.)
Celle-ci, nous l'avons dit, avait été créée pour Tessé en 1684 ; il eut
l'autre en 1692, comme le dira Saint-Simon dans son second portrait.

3. L'*n* qui précède *étant* corrige *si*. — Un peu après, il y a bien *fût*
au subjonctif (*fust*).

4. Dangeau dit (tome III, p. 415) que ce gouvernement rapportait

[a] C'est de cette manœuvre que vint l'expression *carabiner* que nous
rencontrerons dans Saint-Simon.

sistances[1]. Son bien d'ailleurs étoit fort court, et sa
femme[2], qu'il tint toujours au Maine, ne lui servit de
rien, n'étant pas propre à en sortir[3]. Il étoit cousin germain du marquis de Lavardin[4] chevalier de l'Ordre en
même promotion, pendant son ambassade de Rome, par
sa mère[5], petite-fille du maréchal de Lavardin[6]. Sa femme
s'appeloit Auber[7], fille d'un baron d'Aulnay[8], du même
pays du Maine[9]. Par sa mère, Beaumanoir, il devint héritier de beaucoup de choses de cette illustre maison[10].

plus de quarante-cinq mille livres au marquis de la Trousse, prédécesseur de Tessé. Ypres fut français de 1678 à 1713.

1. L's finale a été ajoutée après coup. — On comprend que *subsistances* signifie les fournitures ou les indemnités allouées à l'officier
général, peut-être aussi les profits du gouverneur.

2. Voyez ci-dessous, note 7.

3. Comparez tome VI, p. 319, et le *Journal de Dangeau*, tome XII,
p. 278.

4. Voyez notre tome II, p. 133, note 1.

5. Madeleine de Beaumanoir de Lavardin, mariée le 7 novembre 1638
à René II de Froullay, comte de Tessé, lieutenant général, et morte à
Paris, le 25 décembre 1682, étant âgée de soixante-quatre ans.

6. Jean de Beaumanoir (1551-1614), élevé auprès d'Henri de Navarre,
mais converti plus tard au catholicisme, fut fait successivement colonel
de l'infanterie française, gouverneur du Poitou et du Maine, chevalier
des ordres en 1595, maréchal de France et marquis de Lavardin en 1601,
ambassadeur extraordinaire à Londres en 1612.

7. Marie-Françoise Auber d'Aulnay, mariée le 10 juin 1674, et morte
le 30 mars 1709, au château d'Aulnay, en Normandie.

8. Antoine Auber, baron d'Aulnay, etc., marié vers 1650 à Françoise
de Villette, dit la généalogie des continuateurs du P. Anselme, que
Saint-Simon suit en ce moment.

9. Non point du Maine, mais de Normandie (Saint-Simon lui-même
dira ailleurs, tome VI, p. 319 : « près de Caen »); c'est Aulnay-sur-
l'Odon, aujourd'hui chef-lieu de canton du département du Calvados.

10. La filiation des Beaumanoir du Maine n'est bien établie qu'à
partir du milieu du quinzième siècle, et l'on ne peut les rattacher avec
une absolue certitude ni à l'auteur des *Coutumes du Beauvaisis*, ni à
l'ami de du Guesclin, au héros du combat des Trente. Cependant les
lettres d'érection du marquisat de Lavardin disent que Jean de Beaumanoir, l'impétrant, était issu d'une des plus illustres familles de Bretagne, et Saint-Simon, dans ses *Légères notions sur les chevaliers du*

Pendant la négociation[1], Catinat se préparoit au siège de Turin[2], et M. de Savoie, qui voyoit ses États dans ce danger, et qui d'ailleurs s'y sentoit moins le maître que ses propres alliés, convint enfin de la plus avantageuse paix pour lui, et que le Roi trouva telle aussi pour soi-même par le démembrement qu'elle mit parmi ses alliés. Les principaux articles[3] furent : le mariage de Mgr le duc de Bourgogne avec sa fille aînée[4] dès qu'elle auroit douze ans, et, en attendant, envoyée à la cour de France ; que le comté de Nice[5] seroit sa dot,

Saint-Esprit (vol. 34 de ses papiers, fol. 83 v° à 84), commence ainsi la généalogie de Lavardin : « Maison connue en grandeur avant 1200, et qui y a toujours été tant que la Bretagne a eu ses ducs particuliers, et depuis fort déchue en alliances et en grands emplois. » Il rattache sans hésiter le chef des trente Bretons à la même tige et consacre une longue notice au maréchal de Lavardin.

1. Voyez ci-dessus, p. 128.

2. Cette capitale du Piémont, sur le Pô et la Doire, bien fortifiée et pourvue d'une bonne citadelle, avait été déjà prise une fois par les Français, en 1640. Nous la verrons assiégée inutilement, en 1706, par Marsin. — Catinat, entrant avec une armée formidable dans la plaine de Piémont et s'avançant jusqu'à deux lieues de Turin, annonça l'intention de bombarder la place, et Victor-Amédée s'empressa de faire des lignes de défense tout autour, comme si cette menace eût été sérieuse. (*Gazette*, p. 285, 297-298, 308, 321.)

3. Les conventions préliminaires furent signées le 29 mai 1696 et ratifiées à Marly le 4 juin, à Turin le 29 ; le projet de contrat de mariage, envoyé par Tessé le 3 septembre et ratifié à Marly le 9, fut signé solennellement à Turin le 15, à Versailles le 25. (Dépôt des affaires étrangères, *Turin*, vol. 95 et 97.)

4. Marie-Adélaïde de Savoie, premier enfant issu de l'alliance de Victor-Amédée II avec Anne-Marie d'Orléans, fille de Monsieur et cousine germaine du père du duc de Bourgogne. Née le 6 décembre 1685, cette princesse fut mariée le 7 décembre 1697, et mourut le 14 février 1714. Voyez ci-après, p. 264-277. Il y avait à la cour même de France deux autres prétendantes qui aspiraient à épouser le jeune héritier du Roi : la petite princesse d'Angleterre, qui n'avait, il est vrai, que quatre ans, et la fille de Madame qui devint duchesse de Lorraine. (*Lettres de Madame*, recueil Jaeglé, tome I, p. 105 et 149.)

5. La ville et le comté de Nice avaient appartenu d'abord aux rois de Bourgogne, puis aux comtes de Provence, et Amédée VII de Savoie

qui lui demeureroit et lui seroit livré jusqu'à la célébration du mariage; la restitution de tout ce qui lui avoit
été pris[1], et même de Pignerol, rasé, et deux ducs et
pairs en otage à sa cour jusqu'à leur accomplissement[2];
enfin une grande somme d'argent en dédommagement de
ses pertes[3], et d'autres moindres articles, entre lesquels
il obtint pour ses ambassadeurs en France le traitement
entier de ceux des rois[4], dont jusqu'alors ils n'avoient
qu'une partie, et les offices du Roi à Rome pour leur
faire obtenir la Salle Royale[5], qui est la même chose :

ne s'en était emparé qu'er. 1388. Ses successeurs, demeurés depuis lors
en possession du pays, fondaient leurs droits sur une prétendue cession
d'Yolande, mère de Louis III de Provence. Louis XIV se saisit du comté
en 1691, dès le début des hostilités; il le réoccupa une seconde fois
en 1703, et le rendit encore par le traité d'Utrecht. Nice, qui redevint
pays français de 1792 à 1814, nous a été enfin cédé par l'Italie en 1860.

1. Toute la Savoie, Pignerol, la Pérouse, Villefranche, Suse, etc. La
ville de Casal avait déjà été rendue et démantelée l'année précédente.

2. Ce dernier membre de phrase, depuis : « et deux ducs.... », est
écrit en interligne.

3. Tant que la guerre durerait en Italie, le duc, comme généralissime
des armées combinées de France et de Savoie, devait toucher un sub-
side mensuel de cent mille écus. Louis XIV s'engageait en outre à lui
abandonner toutes les conquêtes qui pourraient être faites en Milanais.

4. Le duc de Savoie portait le titre de roi de Chypre et la couronne
fermée des souverains, comme héritier de Charlotte Paléologue, et il
avait obtenu le traitement d'Altesse Royale de toutes les cours, même
de l'Empereur, qui le lui avait accordé en échange de son adhésion à
la ligue d'Augsbourg. Voyez les *Mémoires de Pomponne*, tome II, p. 93
et 106-107.

5. La *Sala Regia* du Vatican, qui fut construite par Antoine de San
gallo, sous le pontificat de Paul III, et à laquelle conduit le magnifique
escalier du Bernin. Cette salle, ornée de fresques historiques et formant
comme le vestibule des chapelles Pauline et Sixtine, servait aux proces-
sions et aux consistoires publics. — Vingt ans auparavant, les Génois
avaient fait offrir cinq millions pour que leurs ambassadeurs, au lieu
de n'être reçus par le Pape que dans la Chambre Ducale, eussent l'entrée dans la Salle Royale (*Gazette d'Amsterdam*, 1676, correspondance
de Paris du 13 novembre). Dangeau dit, au 31 juillet 1696 (tome V,
p. 447; comparez tome VI, p. 30) : « S. A. R. espère obtenir la *Sala
Regia*, c'est-à-dire les traitements qu'on accorde à Rome aux ambas-

toutes les autres cours lui avoient déjà[1] accordé les mêmes
honneurs. Il voulut aussi être l'un des médiateurs de la
paix générale lorsqu'elle se traiteroit. Le Roi l'accorda ;
mais l'Empereur n'y voulut jamais consentir quand il fut
question de la faire[2].

Tout cela signé avec le dernier secret[3], il songea à se
délivrer de ses alliés, qui l'obsédoient, qui le soupçon-
noient, qui étoient plus forts que lui, et qui, selon toute
apparence, alloient devenir ses ennemis. Pour y parvenir, il fit semblant de prêter l'oreille aux nouvelles propositions qu'ils lui firent et au renouement[4] de[5] celles de
mariage de sa fille aînée avec le roi des Romains[6], dont
le refus qu'en avoit fait l'Empereur l'avoit sensiblement

sadeurs des têtes couronnées ; il les a déjà en France, à la cour de
l'Empereur, en Espagne et en Angleterre. »˝Saint-Simon, comme on
le voit, suit encore le texte du *Journal*. — Plus tard, en 1699 (tome II
de 1873, p. 197), Victor-Amédée se montrera très mécontent de ce
que l'Empereur accorde le même traitement au grand-duc de Toscane.

1. *Déjà* est en interligne.

2. Le duc de Savoie, en se détachant des alliés, s'engageait à obtenir
de l'Empereur la neutralité de l'Italie ; sinon, il se liguerait avec la
France. Louis XIV, de son côté, laissait au duc trois mois pour se
dégager honnêtement, et promettait de ne pas traiter sans lui avec
Vienne et Madrid.

3. Sur les bruits qui en couraient depuis quelque temps, voyez la
Gazette d'Amsterdam de 1696, n^os liv et suivants, le *Journal de Dangeau* à la date du 2 juin, etc. Le courrier de Tessé, porteur de la nouvelle, arriva à Marly le 3 juin au soir.

4. Ce mot, en ce sens, a été relevé par M. Littré dans Corneille et
dans un autre passage des *Mémoires* (tome VII, p. 254). Furetière (1690)
ne le donne qu'au sens de « réconciliation » ; l'Académie de même
(1694), en citant l'exemple : « renouement d'amitié ».

5. *De* corrige *des*, et *celles*, qui suit, est écrit en interligne, au-dessus
de *propositions*, biffé.

6. L'archiduc Joseph-Jacob-Ignace-Jean-Antoine-Eustache, fils aîné de
l'empereur Léopold, avait été déclaré roi de Hongrie en 1687 et élu roi
des Romains (voyez notre tome I, p. 112, note 6) le 24 janvier 1690. Il
fut promu à l'Empire le 6 mai 1705, sous le nom de Joseph I, et mourut
le 17 avril 1711. Il ne se maria qu'en 1699, comme on l'a déjà vu à
l'endroit cité du tome I, avec une des princesses de Hanovre.

piqué[1]. En même temps, il proposa une revue des troupes
étrangères à distance éloignée de Turin, où il mit ses
troupes dans les postes qu'elles occupoient. Il avoit eu,
sous d'autres prétextes, la même précaution pour Coni et
pour ses autres places, et, quand il fallut aller à la revue,
il demeura à Turin et s'en excusa[2]. Après ces précautions,
il se déclara : il leur manda qu'il étoit contraint d'accepter la neutralité d'Italie, que le Roi lui faisoit offrir, et
qu'il les prioit aussi de l'accepter de même. Le marquis de Leganez[3], le[4] prince Eugène[5] et Milord Gallo-

1. L'Empereur offrit, disent les historiens, de faire ce mariage et
d'assurer au duc de Savoie le marquisat de Montferrat et le duché de
Milan après la mort du roi Charles II, avec une armée de douze mille
Anglais, quatre millions d'argent comptant, etc.

2. Voyez Quincy, *Histoire militaire*, tome III, p. 250, et le *Journal
de Dangeau*, tome V, p. 415 et 442.

3. Don Diego-Maria-Felipez de Guzman, troisième marquis de
Leganez, de Morata et de Mayrena, duc de San-Lucar, comte d'Azual-
collar, fut grand d'Espagne, gentilhomme de la chambre, conseiller
d'État, général de la cavalerie, grand alferez (*porte-étendard*), grand
commandeur de l'ordre de Saint-Jacques, vice-roi et capitaine de Catalogne, puis gouverneur et capitaine général du Milanais à partir de
1691, gouverneur du Buen-Retiro, et enfin capitaine général de l'artillerie d'Espagne et président du conseil des Indes. Disgracié et exilé à
l'instigation de Mme des Ursins, nous le verrons mourir à Paris le
28 février 1711. Il signait : *Leganes*.

4. La lettre initiale de *le* corrige un *G* majuscule (*Galloway*).

5. Eugène-François de Savoie, fils cadet du prince de Carignan et de
Marie de Bourbon, comtesse de Soissons, était né à Paris, le 18 octobre
1663, et avait été connu sous les noms de chevalier de Carignan et
d'abbé de Savoie (il eut plusieurs abbayes en Savoie) avant de prendre
celui de prince Eugène. Mécontent de la cour de France, en 1683, il
était allé rejoindre sa mère à Bruxelles, avait servi dans l'armée impériale de Hongrie, d'abord comme volontaire, puis comme colonel de
dragons, et, ayant été envoyé à l'armée de Piémont en 1691, il y avait
remporté plusieurs avantages importants à la tête d'un corps de troupes
confédérées. En 1697, l'Empereur lui donna le commandement des troupes qui opéraient contre les Turcs. Lorsque éclata la guerre de Succession, il l'envoya de nouveau en Piémont, avec trente mille hommes,
et le fit président de son conseil militaire en 1703 et gouverneur du

way[1] avoient ordre de lui obéir, et n'osèrent se porter à
une violence ouverte : ils se continrent et attendirent
de nouveaux ordres[2]. En même temps, M. de Savoie
masqua[3] sa paix d'une trêve de trente jours avec le maréchal Catinat[4], à qui il envoya le comte Tana[5], chevalier de l'Annonciade[6], et le marquis d'Aix[7], pour ota-

Milanais en 1706. A partir de 1708, il commanda les armées de Flandres.
Après la paix d'Utrecht, le prince reprit la conduite des armées d'Orient,
et, quand la guerre recommença avec la France, en 1733, il fut mis
de nouveau à la tête des troupes impériales. Il mourut subitement à
Vienne, le 27 avril 1736.

1. Le marquis de Ruvigny, protestant français, créé lord Galloway
par Guillaume III : voyez notre tome I, p. 260, note 1.

2. Voici le passage du *Journal de Dangeau* (tome V, p. 438), que
Saint-Simon transcrit encore presque textuellement depuis sept lignes :
« M. de Savoie a envoyé aux alliés pour leur dire qu'il a été contraint
de prendre ce parti-là et les prier de vouloir accepter la neutralité
pour l'Italie, que le Roi lui a fait offrir. M. de Leganez, le prince
Eugène et Milord Galloway, qui sont avec M. de Savoie, ont fait leurs
remontrances en vain ; et, comme ils ont ordre de leurs maîtres d'obéir
à M. de Savoie, il faut qu'ils se soumettent en attendant de nouveaux
ordres. » Comparez la continuation de Rapin-Thoyras, tome XI, p. 431.

3. La lettre initiale de *masqua* corrige une *f*.

4. Cette trêve commença le 11 juillet. Le Roi l'annonça à Mme de
Maintenon dans une lettre du 16 juillet, que donne la *Correspondance
générale*, tome IV, p. 104.

5. Charles-Joseph-Jean-Baptiste Tana, marquis d'Entragues, lieutenant
général des armées de Savoie, fait chevalier de l'Annonciade en janvier
1697, fut successivement ambassadeur en Espagne, en Portugal et à Milan. Dans les *Mémoires de Tessé* (tome I, p. 73), il est qualifié capitaine des
gardes du corps du duc de Savoie. Il avait été jésuite pendant huit ans.

6. Ordre militaire de Savoie, institué par Amédée VI, en 1362. Les
insignes étaient un collier, avec la devise énigmatique F. E. R. T.,
et un manteau amarante, doublé de toile d'argent à fond bleu. Les chevaliers ne pouvaient entrer dans aucun autre ordre ; mais ils jouissaient
de beaucoup de privilèges et tenaient le premier rang à la cour. La liste
des promotions se trouve dans le *Moréri*, tome I, p. 126-131. Saint-
Simon a écrit sur cet ordre une Addition au passage du *Journal de Dangeau* où est relatée, en 1697, la nomination du marquis Tana, tome VI,
p. 54, et une autre Addition dans le tome XV, p. 3.

7. Sigismond de Seyssel, marquis d'Aix et de la Serre, cornette

ges[1], et reçut en même temps le comte de Tessé et Bouzols[2] en la même qualité[3]. Ces choses se passèrent les premiers jours de juillet, et ensuite la trêve fut prolongée[4].

Cependant le célèbre Jean Bart[5] brûla cinquante-cinq vaisseaux marchands aux Hollandois, parce qu'il ne put les amener après avoir battu leur convoi, et leur coûta une perte de six ou sept millions[6].

Notre île de Ré[7] fut un peu bombardée; ils allèrent

Succès à la
mer.

blanche de la noblesse de Savoie et lieutenant général des armées ducales. Dans les *Mémoires de Tessé*, il est qualifié lieutenant des gardes du corps du duc.

1. L's d'*otages* paraît avoir été ajoutée après coup.

2. Voyez ci-dessus, p. 115. Bouzols venait d'épouser la fille de Croissy, et, pour faire sa cour au ministre, Tessé l'avait chargé de porter à Versailles le projet de contrat de mariage de la princesse Adélaïde.

3. *Journal de Dangeau*, tome V, p. 438; *Gazette*, 1696, p. 356.

4. Elle fut prolongée jusqu'au 20 août, puis jusqu'à la fin du mois.

5. Jean Bart (ou Baert), né à Dunkerque le 1er juillet 1659, était entré en 1679 dans la marine royale, comme lieutenant de vaisseau, puis était devenu capitaine de frégate en 1686 et capitaine de vaisseau en 1689. En 1694, il avait reçu la croix de Saint-Louis et des lettres de noblesse, dont le texte se trouve dans le *Mercure* du mois d'octobre, p. 206-228. Il fut nommé chef d'escadre le 1er avril 1697, et mourut à Dunkerque, le 27 avril 1702.

6. Comparez le *Journal de Dangeau*, 25 juin 1696, tome V, p. 430-431. Ce convoi anglo-hollandais, de plus de cent navires, revenait du Sund; Bart, l'ayant surpris le 18 juin, écrasa les cinq frégates d'escorte et captura la moitié des vaisseaux marchands, mais fut obligé d'en brûler la plus grande partie, par l'arrivée d'une grosse escadre ennemie.

7. L'île de Ré, à trois kilomètres de la côte de France et neuf de la ville de la Rochelle, formait un petit gouvernement dépendant de l'Aunis. Elle possédait des fortifications assez considérables, entre autres le fort de la Prée, sur le Pertuis-Breton, et plusieurs bourgs commerçants. L'île reçut trois ou quatre mille projectiles dans ce bombardement, qui dura du 15 au 17 juillet 1696; sur neuf cents maisons, les trois quarts furent endommagés. Les bourgs des Sables-d'Olonne et de la Chaume, sur la côte de France, subirent le même traitement. (*Gazette d'Amsterdam*, n° LXII, et *Gazette*, p. 359-360.) Avant de se porter de ce côté, la flotte anglo-hollandaise avait paru, le 18 mai, devant Calais, et bombardé cette ville et son port pendant une après-midi, mais sans causer aucun dommage sérieux.

après[1] devant Belle-Isle[2], et se retirèrent sans rien faire[3].

Les Princesses firent deux nouveautés. Le Roi, à Trianon, mangeoit avec les dames[4] et donnoit[5] assez souvent aux Princesses l'agrément d'en nommer deux chacune. Il leur avoit donné l'étrange distinction de[6] faire manger leurs dames d'honneur, ce qui continua toujours d'être refusé à celles des princesses du sang, c'est-à-dire de Madame la Princesse et de Mme la princesse de Conti sa fille. A Trianon, Mme la princesse de Conti fille du Roi lui fit trouver bon qu'elle nommât ses deux filles d'honneur[7] pour manger, et elles furent admises[8]; elle étoit la seule qui en eût[9]. L'autre nouveauté fut dans leurs signa-

1. L'a d'*après* corrige un *d*.

2. Cette île, éloignée de seize kilomètres de la côte de Quiberon, avait été fortifiée, entre 1658 et 1661, par Foucquet, et était rentrée en la possession du Roi depuis la disgrâce du surintendant; mais le domaine en appartenait encore aux héritiers de celui-ci, et il ne fit retour à l'État que sous la Régence. Voyez la suite des *Mémoires*, tome XV, p. 163.

3. *Journal de Dangeau*, tome V, p. 438-443. — Le *Mercure* fait un récit spécial de ces divers bombardements dans son volume d'août 1696, p. 238-263.

4. Comparez la suite des *Mémoires*, tome XII, p. 69.

5. Devant *donnoit* est biffé *leur*.

6. Le *d* de la préposition *de* corrige un *p*.

7. Mlles de Sanzay et de Viantais, qui furent admises, en 1699, à manger avec la duchesse de Bourgogne. Voyez le *Journal de Dangeau*, tome VII, p. 128, ainsi que la suite des *Mémoires*, tome II de 1873, p. 216, et tome III, p. 1 et 228; comparez les *Projets de gouvernement*, publiés par M. Mesnard, p. 117, et le *Mémoire sur les légitimés*, dans le tome II de la publication de M. Faugère, p. 28.

8. *Journal de Dangeau*, tome V, p. 427. Peu de temps après (*ibidem*, p. 436), on remarqua que Monseigneur, à Meudon, faisait manger avec lui et Mme la princesse de Conti une de ses voisines de campagne, Mme de Varangeville, fille de Courtin. Le même *Journal*, tomes III, p. 48, et IV, p. 432, donne des listes de dames et de demoiselles admises au souper du Roi.

9. Nous lisons cependant dans le *Journal de Dangeau*, tome II, p. 120-121, que, lorsque Mlle de Bourbon épousa l'autre prince de Conti, en 1688, on lui donna deux filles d'honneur, Mlle de Saint-Osmanne et Mlle de Xaintrailles. La première ne la quitta qu'en juillet 1698, pour

tures[1]. Toutes trois ajoutoient à leur nom : *Légitimée de France*. Mme la duchesse de Chartres et Madame la Duchesse supprimèrent cette addition, et par là signèrent en plein comme les princesses du sang légitimes. Cet appât ne tenta point Mme la princesse de Conti : elle ne perdoit point d'occasion de faire sentir aux deux autres princesses qu'elle avoit une mère connue et nommée, et qu'elles n'en avoient point[2]; elle crut que cette addition la distinguoit en cela d'autant plus que les deux autres la supprimoient, et elle voulut la conserver[3].

M. de Croissy[4], ministre et secrétaire d'État des affaires étrangères et frère de feu M. Colbert, mourut à Versailles le 28 juillet[5]. C'étoit un homme d'un esprit sage, mais

[Add. S^tS. 162

Elle conserve
sa signature,
que les deux
autres filles du
Roi changent.

Mort de Croissy,
ministre et
secrétaire des
affaires
étrangères.

entrer au couvent, et fut alors remplacée par une Matignon ; la seconde se maria au marquis de Lanques, en 1693. Comment concilier ce fait avec l'Addition de Saint-Simon n° 161, et avec ce qu'il dit ici même?

1. C'est encore Dangeau (tome V, p. 448) qui a fourni cette anecdote.

2. Mlle de la Vallière, n'étant pas mariée, avait pu être nommée dans les lettres de légitimation de ses enfants, tandis qu'on n'avait pas parlé de mère dans les lettres des enfants adultérins de Mme de Montespan, celle-ci étant en puissance de mari. Voyez notre tome II, p. 108.

3. Voyez l'énumération des signatures de la famille royale, en 1685, dans un article du *Musée des Archives*, p. 530. Dangeau dit, en 1696, que la princesse de Conti douairière « ne se contente pas de mettre une simple *L* ; elle met après son nom de baptême *Lég. de France*. » On remarquera au contraire, dans l'article cité, qu'en 1685 c'est elle qui mettait une simple *L*, tandis que Louise-Françoise (plus tard duchesse de Chartres) signait : *Lég. de France*. En 1695, au contrat de mariage de Saint-Simon (Appendice de notre tome II, p. 477), la princesse de Conti ajoute à ses noms *L. de France*, comme en 1685 (ce qui contredit encore Dangeau) ; les deux autres princesses suppriment déjà toute qualification de ce genre. Voyez aussi, dans les *Œuvres de J. Racine*, tome V, p. 39 et 40, l'explication des médailles frappées pour la princesse de Conti en 1694 et 1695.

4. Voyez notre tome I, p. 120, note 4.

5. *Journal de Dangeau*, tome V, p. 443. Voyez les articles nécrologiques publiés sur M. de Croissy dans la *Gazette*, 1696, p. 371, et dans le *Mercure*, juillet 1696, p. 324. Il fut assisté à son lit de mort par Bourdaloue, et finit avec beaucoup de fermeté. Son corps fut inhumé à Saint-Eustache, comme ceux de Colbert et de Seignelay.

médiocre, qu'il réparoit par beaucoup d'application et de
sens, et qu'il gâtoit par l'humeur et la brutalité naturelle
de sa famille[1]. Il avoit été longtemps président à mortier[2],
dont il avoit peu exercé la charge[3], et avoit été ambassadeur à la paix d'Aix-la-Chapelle[4] et en Angleterre[5]. Enfin

1. En 1667, dans le temps où Croissy n'était encore que maître des
requêtes, Olivier d'Ormesson (*Journal*, tome II, p. 488) le caractérisait
ainsi : « L'esprit fort pesant, mais de grand travail; fort défiant, peu
ouvert et ne parlant point à ses plus familiers; aimant la grande dépense et à danser, et dansant fort bien (*comme son frère aîné le ministre*); altier et colère. » L'abbé de Choisy (*Mémoires*, p. 556) fait entendre qu'il eut beaucoup de communications de Croissy, et, plus loin
(p. 644), l'apprécie en ces termes : « M. de Croissy avoit plus de capacité qu'on n'a cru dans le monde. Son air grossier, pour ne pas dire
brutal, lui a fait tort. Personne n'écrivoit mieux, et toutes ses dépêches,
qu'il dictoit lui-même, sans le secours de ses commis, étoient admira-
bles.... » Gourville n'est pas moins élogieux que Choisy (*Mémoires*,
p. 593). La relation d'Ézéchiel Spanheim sur la cour de France en 1690,
que M. Schefer va publier prochainement, renferme un très curieux et
long chapitre sur Croissy. On a de ce ministre les enquêtes qu'il fit pour
son frère sur l'état du Poitou, de l'Alsace et des Trois-Évêchés. Ses dépêches de Nimègue sont imprimées avec celles de MM. d'Estrades et
d'Avaux dans le recueil de 1710, et le Dépôt des affaires étrangères
possède sa correspondance à peu près entière, comme plénipotentiaire
et ambassadeur, ou comme secrétaire d'État. Voyez l'*Histoire du Dépôt
des archives des affaires étrangères*, par Armand Baschet, p. 67-74. Un
beau portrait de Croissy a été gravé par Edelinck d'après Rigaud.
   2. De 1679 à 1689.
   3. Au-dessus de l'*e* de *charge* est biffé un accent aigu. — Croissy n'a-
vait pas plus fait ses fonctions d'intendant de la généralité de Paris
(1668-1679) qu'il ne fit celles de président; pendant ses absences, il
était remplacé par un subdélégué. Voyez le *Mémoire de la généralité
de Paris* (1700), publié par M. de Boislisle, p. LXXIX et 378, note 4.
   4. Traité des 30 avril et 2 mai 1668, qui termina la guerre de Dé-
volution et assura à la France une partie des Flandres. La correspondance de Croissy relative à cette négociation est conservée à la Bibliothèque nationale, mss. Fr. 10 664 et 10 665. Avant de revenir en France,
il donna une fête magnifique, le 1ᵉʳ juin (*Gazette*, 1668, p. 573).
   5. Nommé ambassadeur à Londres dès son retour d'Allemagne, il
ne revint à Paris qu'à la fin du mois de janvier 1674, et fut envoyé
ensuite (1675-1679) aux conférences de Nimègue, puis à Munich,
comme ambassadeur extraordinaire. Il est longuement parlé de l'ambas-

il eut la place de M. de Pomponne à sa disgrâce[1], et la
survivance de cette place pour M. de Torcy[2], son fils, qui
avoit celle de président à mortier[3] lorsque le Roi, enfin
indigné de l'abus continuel que le premier président de
Novion faisoit de sa place et de la justice, voulut absolument qu'il se retirât, et fit vendre à son petit-fils de
Novion la charge de président à mortier de MM. de
Croissy et Torcy[4]. M. de Pomponne, qui avoit également
porté sa faveur et sa disgrâce, et à qui on n'avoit pu ôter

sade en Angleterre dans les *Négociations relatives à la succession d'Espagne*, par M. Mignet, tome IV, p. 43 et 224-255. La *Gazette* rend très
souvent compte des fêtes que Croissy donnait à Londres, ou des marques de confiance qu'il recevait de Charles II.

1. Ses provisions de secrétaire d'État « pour les affaires des pays
étrangers et les généralités de Bretagne, Provence, Dauphiné, Champagne et Brie et souveraineté de Sedan, Berry, Angoumois, Saintonge,
Limousin, parlement de Navarre, Béarn et Bigorre, » furent signées le
22 janvier 1680 (copie dans le ms. Clairambault 664, p. 233). Il eut un
brevet de retenue de cinq cent mille livres au mois de novembre 1681.

2. Jean-Baptiste Colbert, marquis de Torcy et de Sablé, né le
14 septembre 1665 et titré d'abord marquis de Croissy, reçu secrétaire
d'État en survivance de son père le 25 septembre 1689 (Arch. nat.,
O¹ 274, fol. 31). Il avait eu auparavant, en 1683, 1685, 1687 et 1689,
des missions extraordinaires en Portugal, en Danemark, à Ratisbonne,
à Vienne, en Angleterre et à Rome. Devenu secrétaire d'État en exercice
à la mort de son père, il lui succéda aussi, le 12 août 1696, comme
grand trésorier des ordres, fut nommé surintendant des postes en 1699,
chancelier des ordres en 1701, et ne quitta le ministère qu'à la mort
de Louis XIV, pour devenir membre du conseil de régence. Il conserva cet emploi jusqu'en 1721, et mourut à Paris, le 2 septembre 1746.
Il avait été élu membre honoraire de l'Académie des sciences en 1715.
M. Armand Baschet lui a consacré deux chapitres (p. 93-161) de son
Histoire du Dépôt des affaires étrangères. On a de lui des *Mémoires*
très précieux, dont nous verrons Saint-Simon faire un fréquent usage,
et qui ont été imprimés plusieurs fois depuis 1756 ; mais sa *Vie*, écrite
par sa propre fille, Mme d'Ancezune, en 1748, et conservée aujour-
d'hui à la Bibliothèque nationale (ms. Fr. 10668), est encore inédite.
Le même dépôt renferme diverses séries de papiers qui viennent de Torcy.

3. On ne voit nulle part que Torcy eût la survivance de la charge de
président, qui fut vendue en 1689 (*Dangeau*, tome II, p. 473 et 475).

4. Voyez notre tome II, p. 51-53.

l'estime du Roi, en avoit été mandé à Pomponne[1] le jour
même de la mort de M. de Louvois, et rentra dans le
Conseil en qualité de ministre d'État sans charge, et eut
la piété et la modestie de voir M. de Croissy sans ran-
cune et sans éloignement. Les histoires de tout cela, qui
sont très curieuses, ne sont pas matière[2] de ces *Mémoires*[3];
ce peu suffit pour entendre ce qui va suivre.

Le Roi, qui s'étoit rattaché à M. de Pomponne et qui,
à la retraite de M. Peletier[4], ministre d'État, lui donna[5]
la commission de la surintendance[6], et par conséquent
Torcy épouse le secret de la poste[7], avoit imaginé le mariage de sa

----

1. Sur cette terre (département de Seine-et-Marne, arrondissement
de Meaux, à deux kilomètres N. O. de Lagny), voyez les *Essais historiques sur le département de Seine-et-Marne*, par Michelin, p. 908.

2. L'*m* de *matière* corrige un *d*.

3. Saint-Simon, revenant sur ce scrupule, racontera longuement en
1699 (tome II de 1873, p. 243-250) « la faveur et la disgrâce » de Pomponne. Celui-ci parle en très bons termes de Croissy dans ses *Mémoires*.

4. Claude le Peletier (Saint-Simon écrit : *Pelletier*, sans article), issu
d'une famille de magistrats du Mans, était né à Paris le 28 juin 1631.
Conseiller au Parlement en 1652, président aux enquêtes en 1662, prévôt
des marchands de la ville de Paris de 1668 à 1675, conseiller d'État
semestre et conseiller honoraire au Parlement en 1673, doyen d'honneur de la Faculté de droit de Paris de 1677 à 1681, conseiller d'État
ordinaire en 1678, contrôleur général des finances du 6 septembre 1683
au 20 septembre 1689, ministre d'État à partir du même temps, président à mortier de 1686 à 1689, il fut nommé, lorsqu'il quitta le contrôle
général, conseiller d'État ordinaire et conseiller au conseil royal des
finances (20 septembre 1689), et reçut, le 1er janvier 1692, une commission pour exercer la surintendance générale des postes, restée vacante
par la mort de Louvois. Saint-Simon racontera bientôt comment il
quitta définitivement la cour en 1697. Il mourut à Paris, le 10 août 1711.

5. Après avoir écrit d'abord : « avoit donné », Saint-Simon a biffé
avoit et corrigé l'*é* de *donné* en *a*, mais négligé d'effacer l'accent aigu.

6. La surintendance générale des postes et relais de France, dont la
charge, nous venons de le dire, avait été supprimée après la mort de
Louvois, par un édit du 1er janvier 1692 (*Journal de Dangeau*, tomes III,
p. 368, et IV, p. 6). Pomponne en eut la commission le 16 septembre 1697.

7. On peut voir dans les correspondances du temps, notamment dans

fille[1] avec Torcy, pour réunir ces deux familles et pour donner un bon maître à ce jeune survivancier des affaires étrangères dans la décadence de santé où Croissy, perdu de goutte, étoit tombé, et qui étoit encore plus nécessaire si Croissy venoit à manquer[2]. Dès qu'il fut mort, le Roi s'en expliqua à Pomponne et à Torcy, et d'une manière à trancher[3] toutes espèces de difficultés possibles, et il régla que ce mariage se feroit sans délai[4], que Torcy conserveroit la charge de son père, qu'il ne seroit point encore ministre, mais que, sous l'inspection et la direction de Pomponne, il feroit toutes les dépêches, que Pomponne les rapporteroit au Conseil, et diroit après à Torcy les réponses qui y auroient été résolues, pour les dresser en conséquence[5]; que les ambassadeurs iroient désormais chez Pomponne, qui leur donneroit audience en présence de Torcy[6]; qu'enfin celui-ci[7] auroit la charge de grand trésorier de l'Ordre[8], que son père avoit eue à la mort

celle de Madame, qu'un service spécial était chargé d'ouvrir les lettres suspectes, surtout celles des personnages considérables de la France ou de l'étranger, et d'en faire des extraits pour le ministre ou pour le Roi.

1. Catherine-Félicité Arnauld de Pomponne, mariée le 13 août 1696 au marquis de Torcy, et morte le 6 avril 1755, dans sa soixante-dix-septième année.

2. Il avait été question de cette alliance dès l'année précédente, et l'on reprit les négociations quand Croissy tomba malade, le Roi ayant « témoigné souhaiter cette affaire. » (*Journal de Dangeau*, tome V, p. 281 et 441.) Antérieurement, Torcy avait dû épouser Mlle d'Estrées. (*Lettres de Mme de Sévigné*, tome IX, p. 459.)

3. Saint-Simon avait d'abord écrit : *tranché*, et a laissé l'accent.

4. Voyez le *Journal de Dangeau* (tome V, p. 443-445), que notre auteur suit encore de très près.

5. « M. de Pomponne, dit Dangeau, rapportera au Conseil toutes les affaires étrangères, et mettra par apostille ce qu'on aura résolu de répondre aux dépêches des ministres du Roi dans les pays étrangers. »

6. On trouve le compte rendu de la plupart de ces audiences dans les registres d'une des séries de *France* conservées au Dépôt des affaires étrangères.

7. La syllabe finale *ci* (*cy*) est ajoutée en interligne.

8. Le Roi venait de porter à quatre cent mille livres le brevet de rete-

de M. de Seignelay; et à Versailles, le beau-père et le
gendre partagèrent le logement de la charge de secrétaire
d'État des affaires étrangères[1], pour être ensemble et
travailler en commun plus facilement. De part et d'autre
beaucoup de vertu dans les mariés, mais peu de bien[2],
auquel le Roi pourvut peu à peu par ses grâces, et d'a-
bord par de gros brevets de retenue[3]. Le mariage se fit à
Paris, le 13 août suivant, chez M. de Pomponne[4], et ils vécurent tous dans une grande et estimable union[5].

En même temps moururent deux personnes fort âgées

Mort de Mme de
Bouteville.

nue de cette charge, pour laquelle Croissy n'avait payé que trois cent cinquante mille livres, en 1690. Colbert l'avait eue avant Seignelay. C'était
la seule, dit M. de Luynes, qui rapportât plus que l'intérêt de la finance.

1. Voyez le *Journal de Dangeau*, tome V, p. 472. Ce secrétaire d'État
occupait, à Versailles, le corps de logis situé au-dessus des gardes suisses.

2. M. de Croissy, en mourant, « dit qu'il ne faisoit point de testament,
parce qu'il ne laissoit aucun bien au monde. » (*Dangeau*, tome V,
p. 443.) La terre de Croissy-en-Brie, qui lui venait de son mariage avec
une fille du grand audiencier Bérault, et qu'il avait fait ériger en marquisat en 1685, rapportait environ quinze mille livres de rente.

3. Selon le contrat de mariage (Arch. nat., registre des Insinuations
Y 268, fol. 41), M. de Torcy apportait sa charge de secrétaire d'État,
avec droit à un quart du brevet de retenue de quatre cent mille livres,
le marquisat de Croissy et les autres terres de Brie, et enfin l'assurance d'une somme de cent mille livres sur la succession de son grand-
oncle Pussort. Mlle de Pomponne, outre deux cent quatre-vingt mille
livres de ses parents et vingt mille livres de son oncle maternel Antoine
Ladvocat, recevait cent mille livres du Roi.

4. *Journal de Dangeau*, tome V, p. 453 ; *Mercure*, juillet 1696,
p. 325; *Gazette d'Amsterdam*, n° LXIV. M. de Pomponne habitait, sur
la place des Victoires, l'ancien hôtel du maréchal du Hallier.

5. Mme de Grignan écrivait à Pomponne, une semaine avant le mariage : « Je trouve le Roi et M. de Torcy bien heureux, l'un de vous
avoir pour secrétaire d'État, et l'autre pour père, à la place de M. de
Croissy. Un échange si avantageux demande que ce soit à eux que l'on
fasse des compliments, et l'on ne vous en doit, Monsieur, que sur la joie
que vous avez de l'agréable établissement de Mademoiselle votre fille. »
(*Lettres de Mme de Sévigné*, tome X, p. 405.) Voyez aussi un passage
du livre déjà indiqué de M. Baschet sur le *Dépôt des affaires étrangères*,
p. 97-98.

et depuis bien longtemps hors du monde : Mme de Bou- [*Add. S^tS. 163*]
teville¹, mère du maréchal de Luxembourg, à quatre-
vingt-onze ans, qui avoit passé toute sa vie retirée à la
campagne, d'où elle avoit vu de loin la brillante for-
tune de son fils et des siens, avec qui elle n'avoit jamais   Du marquis de
eu grand commerce²; et le marquis de Chandenier³, aîné   Chandenier;
                                                              sa disgrâce.
de la maison de Rochechouart⁴, si célèbre par sa disgrâce [*Add. S^tS. 164*]

1. Élisabeth-Angélique de Vienne, comtesse douairière de Bouteville
(voyez tome II, p. 35), morte au château de Dangu, dans la nuit du 5
au 6 août. Elle était veuve depuis soixante-neuf ans, comme l'a déjà
fait remarquer notre auteur, sans doute d'après l'*Histoire généalogique*
du P. Anselme, tome III, p. 589, qui copie la *Gazette* de 1696, p. 394.
2. Dans la table de son manuscrit de Dangeau, Saint-Simon a relevé
ce décès dans les termes suivants : « Mort de Mme de Bouteville
Vienne, de la robe de Paris, fort vieille, et depuis presque toute sa vie
retirée à la campagne; avec de l'esprit, du mérite et une grosse vertu ;
mère du feu maréchal de Luxembourg, de la feue duchesse de Meckelbourg et de feu Mme de Valençay ; grand'mère par sa fille de la duchesse
de Béthune. » Comparez le passage de *Dangeau*, tome V, p. 450. —
Mme de Bouteville était d'extraction très modeste, comparée à celle
des Montmorency. Gaillard, dans ses généalogies satiriques, dit : « Elle
n'est pas damoiselle. » (*Cabinet historique*, tome V, p. 97.) Sur les
différentes maisons de Vienne, on peut consulter le *Dictionnaire véridique des origines*, par Lainé, tome II, p. 467-469.
3. Voyez notre tome II, p. 365, note 2. Chandenier mourut le
14 août 1696, dans la communauté de Sainte-Geneviève, et il y fut
enterré auprès du tombeau de son oncle le cardinal de la Rochefoucauld.
(*Journal de Dangeau*, tome V, p. 453; *Mercure*, septembre 1696, p. 35;
article de Chandenier dans l'*Histoire de la maison de Rochechouart*,
par le général comte de Rochechouart, tome I, p. 188-217.) L'Addition 164, que nous indiquons ici, renferme beaucoup d'inexactitudes.
4. Cette illustre maison, que l'on considère avec toute vraisemblance
comme descendue des vicomtes de Limoges, forma, à partir du quinzième siècle, un grand nombre de branches, qui ont presque toutes
marqué dans l'histoire, à savoir : les seigneurs du Bourdet, les seigneurs
et marquis de Chandenier (aujourd'hui la Motte-Champdeniers, dans le
département de la Vienne, arrondissement de Loudun), les barons et marquis de Faudoas, les comtes de Rochechouart-Clermont, les seigneurs
de Jars, de la Brosse, du Monceau, de Fontaine-Beaudan et de Châtillon-
le-Roy, la branche ducale de Mortemart, celles des marquis de Mont-
pipeau, des vicomtes de Rochechouart-Pontville et du Bâtiment, etc. Les

et par la magnanimité dont il la soutint plus de quarante
ans jusqu'à sa mort[1]. Il étoit premier capitaine des gardes
du corps[2], et singulièrement considéré pour sa valeur,
son esprit et son extrême probité. Il perdit sa charge,
avec les autres capitaines des gardes du corps, à l'affaire
des Feuillants[3], en [1648][4], qui n'est pas du sujet de ces
Mémoires et qui se trouve dans tous ceux de ces temps-
là, et il fut le seul des quatre à qui elle ne fut point ren-

seules branches qui subsistent aujourd'hui sont celles des comtes de
Rochechouart (Fontaine-Beaudan) et des ducs de Mortemart. Jean le
Laboureur dit des Rochechouart, dans ses *Additions aux Mémoires de
Castelnau* (tome III, p. 110) : « Nous n'avons point de maison en France
qui surpasse celle de Rochechouart en grandeur d'origine et d'antiquité ; il y en a peu qui l'égalent. La fortune n'a rien contribué à
son progrès, et, si elle a perdu les terres de ses premiers aïeux par
l'extinction de ses branches aînées, elle s'est revêtue d'autres dé-
pouilles de maisons illustres qui ont tenu à gloire de perdre leur
nom par un heureux mélange de leur sang avec le sien. » Comparez
l'article de MORTEMART dans le mémoire de d'Hozier sur les Ducs et pairs,
ms. Clairambault 719, p. 63, et l'*Art de vérifier les dates*, l'*Histoire
généalogique* du P. Anselme, etc. — La ville de Rochechouart (sous-pré-
fecture du département de la Haute-Vienne), qui a donné son nom à
cette famille, est située sur les frontières du Limousin et de l'Angoumois, et elle possède encore un château féodal fort bien conservé.

1. Dans la table de son manuscrit du *Journal de Dangeau*, Saint-
Simon a marqué le décès de M. de Chandenier en ces termes : « Mort
de Chandenier Rochechouart, si célèbre par sa fermeté, son courage et
sa grandeur d'âme dans une disgrâce si complète et si peu méritée, qui
ne put être vaincue, à la fin d'une longue et vertueuse vie, que par la
piété, la justice, et la considération de ses créanciers. Sans postérité. »

2. Depuis l'année 1642. Avant d'avoir cette charge, il s'était distingué, comme capitaine aux gardes, dans les campagnes de Lorraine,
de Flandre et de Roussillon.

3. Ce couvent, fondé en 1587, par les Bernardins, dans la rue
Saint-Honoré, auprès des Tuileries, un peu avant d'arriver aux Capucins, a été détruit en 1804, pour ouvrir la rue de Castiglione. L'église
était un rendez-vous élégant pour la cour : « Narcisse, dit la Bruyère,
va tous les jours fort régulièrement à la belle messe aux Feuillants
ou aux Minimes. » (*Caractères*, tome I, p. 284.) Le portail, construit
en 1624, avait été la première œuvre de François Mansart.

4. La date d'année est restée en blanc dans le manuscrit.

due, quoiqu'il ne se fût distingué en rien d'avec eux[1]. Un[2] homme haut, plein d'honneur, d'esprit et de courage, et d'une grande naissance avec cela, étoit[3] un homme importun au cardinal Mazarin, quoiqu'il ne l'eût jamais trouvé en la moindre faute ni ardent à demander. Le Cardinal tint à grand honneur de faire son capitaine des gardes[4] premier capitaine des gardes du corps, et il ne

1. Le 15 août 1648, dans un conflit entre les gardes de la compagnie de M. de Tresmes et ceux de la prévôté de l'hôtel, un de ces derniers fut tué et deux autres blessés, en pleine église des Feuillants, malgré la présence du jeune roi et du cardinal Mazarin. Les trois capitaines des gardes du corps qui se trouvaient à Paris[a], Tresmes, Charost et Chandenier, s'étant portés solidaires les uns pour les autres, furent destitués et exilés, le 18 août, dans leurs terres. Voyez les principaux récits dans les *Mémoires de Mme de Motteville*, tomes II, p. 134-144, et III, p. 30-31, dans *Monglat*, p. 196, dans *Nicolas Goulas*, tome II, p. 334-339 et 420-421, dans le *Journal d'Olivier d'Ormesson*, tome I, p. 553-554, et dans l'*Histoire de la France pendant la minorité de Louis XIV*, par M. Chéruel, tome III, p. 24-26. A la faveur de la Fronde, les trois capitaines rentrèrent en fonctions ; mais le rôle de Chandenier dans la cabale des Importants, et ses liaisons avec le Coadjuteur, ou tout au moins ses démarches imprudentes auprès de celui-ci, sur qui, si l'on en croit les *Mémoires de Retz* (tomes III, p. 249-251, et IV, p. 431), il aurait compté pour devenir duc et pair, le désignaient plus particulièrement aux vengeances de Mazarin[b]. Une nouvelle disgrâce ne tarda pas à le frapper définitivement (voyez l'Addition 164), et, le 18 janvier 1651, il reçut l'ordre de quitter le bâton et de se retirer dans ses terres (*Motteville*, tome III, p. 270-271 ; *Gazette* de Loret, 22 janvier 1651, p. 13-14). La Reine mère ayant refusé d'admettre ses excuses, « il se sépara de la cour pour toujours, et voulut chercher dans le repos d'une agréable retraite un bonheur solide et durable. »

2. D'abord écrit : *Une.*

3. *Éstoit* (*sic* avec accent) a été corrigé en *estoit.*

4. Dès le début de sa grande faveur (novembre 1643), Mazarin se fit autoriser à former une compagnie de gendarmes pour sa garde, sous la conduite du baron de Noailles : voyez les *Problèmes historiques*, par

[a] Le quatrième, Aumont-Villequier, était absent.

[b] Une première fois, en décembre 1643, il avait été disgracié passagèrement, pour n'avoir pas voulu rendre ses devoirs au Cardinal. (*Journal d'Ormesson*, tome I, p. 132 et 133.) Mme de Motteville explique aussi cette hostilité par la parenté de Chandenier avec l'ancien secrétaire d'État de Noyers.

Fortune de
M. de Noailles.

manqua pas cette occasion d'y placer un domestique[1]
aussi affidé que lui étoit M. de Noailles[2]. M. de Chandenier refusa sa démission[3]; le Cardinal fit consigner le[4] prix
qu'il avoit réglé de la charge chez un notaire, puis prêter
serment à Noailles, qui, sans démission de Chandenier,
fut pleinement pourvu et en fonction[5]. Chandenier étoit

M. Loiseleur, p. 49. Plus tard, le 25 février 1648, il eut la permission
en forme de lever une compagnie de cent hommes à cheval, portant
armes à feu, mousquetons, carabines ou pistolets, et de se faire escor-
ter par eux, même à l'intérieur des maisons royales. (Arch. nat., O¹ 12,
fol. 27.) M. de Noailles les commandait, avec le titre de capitaine-lieutenant, et M. d'Estrades, qui fut maréchal de France, faisait fonctions de
lieutenant (voyez les *Historiettes* de Tallemant, tome VII, p. 8). Cette
troupe devint, en 1660, la seconde compagnie des mousquetaires du Roi.

1. Est-il besoin de rappeler ici, et plus loin, p. 206-207, que le mot
domestique signifiait alors, d'une manière bien plus large qu'à présent,
« qui est de la maison, qui appartient à la maison »? C'est dans ce sens
que Saint-Simon l'a déjà employé au tome I, p. 165, 168, 169, etc.

2. Anne, baron puis comte de Noailles et d'Ayen, marquis de Mont-
clar, colonel d'infanterie en 1635, maréchal de camp en 1643, sénéchal
et gouverneur du Rouergue en 1644, lieutenant général de la haute
Auvergne et gouverneur de Perpignan en 1646, fit les fonctions de capitaine de la première compagnie des gardes du corps par commission
depuis le 18 août 1648, et fut nommé lieutenant général des armées au
mois de septembre 1650. En 1660, il obtint le gouvernement du Roussillon et de la Cerdagne, et, au mois de décembre 1663, le comté d'Ayen
fut érigé en duché-pairie à son profit. Mort le 15 février 1678, à l'âge de
soixante-trois ans. Il avait épousé, le 1ᵉʳ janvier 1646, Louise Boyer (voyez
notre tome II, p. 156 et 358), qui, selon Mme de Motteville, était recherchée en mariage par Chandenier et apportait en dot cinq cent mille livres.

3. Le 5 janvier 1653, le Roi, « ayant depuis longtemps divers sujets
de mauvaise satisfaction de la conduite » de Chandenier, lui fit donner
ordre de se démettre de sa charge, moyennant restitution des cent
quatre-vingt mille livres qu'elle lui avait coûté. (Arch. nat., O¹ 12,
fol. 429 v°.) Selon Monglat (*Mémoires*, p. 296), Chandenier répondit
qu'il « vouloit mourir capitaine des gardes, et qu'il ne donneroit jamais
sa démission, puisqu'il n'avoit pas mérité un tel traitement. » Au bout
de six mois, un arrêt en date du 14 juillet 1653 ordonna que M. de
Noailles fût reçu à rembourser le prix de la charge.

4. *Le* corrige *l'a*[rgent].

5. M. de Noaillés, pourvu par provisions du 30 décembre 1653 (Arch.

pauvre : on espéra que la nécessité vaincroit l'opiniâtreté[1].
Elle lassa enfin la cour, qui envoya Chandenier prisonnier au château de Loches[2], au pain du Roi[3] comme un

nat., O¹ 1, fol. 160), entra en exercice le jour suivant et prit le bâton
des mains de M. de Villequier, qui avait servi trois quartiers pour Chandenier. Afin d'ôter toute espérance à celui-ci, on donna, le 12 mars 1661.
des provisions en survivance au comte d'Ayen, fils de M. de Noailles,
âgé seulement de onze ans : voyez les *Mémoires de Noailles*, p. 7. Les
Annales de la cour et de Paris, tome I, p. 141 et suivantes, rappellent
cet incident de 1648 à propos du mariage Coëtquen et Noailles dont il
sera parlé plus loin (p. 312). Dans le *Parallèle des trois premiers rois
Bourbons* (p. 163), notre auteur fait observer qu'il n'y a pas d'analogie
entre la disgrâce de Chandenier et les événements à la suite desquels
Claude de Saint-Simon avait remplacé le favori Baradat en 1626. Il parlera encore de l'élévation de M. de Noailles au tome XIX, p. 38 et 246-247.

1. On trouve, dans une des gazettes du *Recueil des épîtres en vers
burlesques de Scarron* (p. 56), cette nouvelle, à la date du 2 mars 1656 :

> Chandenier dans Loudun s'égaie,
> Et toute la ville défraie
> De bals, ballets, collations,
> De comiques inventions.

En 1657, Mademoiselle raconte qu'elle a rencontré Chandenier et qu'il
est « devenu philosophe.... On est, dit-elle, assez aise de voir des gens
du monde ; cela divertit. » (*Mémoires*, tome III, p. 175.) L'année suivante, il faillit être compromis dans la rébellion des nobles de Poitou
(*Lettres de Colbert*, tome I, p. 303, 381 et 512). Il fit, par la suite,
quelques démarches auprès du Roi, comme le prouve une lettre de
1664, que nous renvoyons à l'Appendice, n° XIV.

2. Le château de Loches, en Touraine, qui servit de résidence
royale depuis Charles VII jusqu'à Charles IX, reçut aussi, notamment
sous Louis XI, des prisonniers d'État, la Balue, le duc d'Alençon, Commynes, etc. Sous Louis XIV, ce n'était plus qu'un lieu de détention
(aujourd'hui encore le château est une prison départementale), et M. de
Saint-Aignan, père du duc de Beauvillier, en avait le gouvernement
depuis le 12 août 1661. — Chandenier fut d'abord invité à se retirer à
Bourges, le 4 octobre 1671, et le lieutenant du chevalier du guet eut,
le 25 du même mois, ordre de le faire conduire dans cette ville ; mais,
le 17 décembre, un autre ordre fut expédié de l'arrêter et de le conduire au château de Loches. (Arch. nat., O¹ 15, fol. 422 v°, 454 et 488 v°.)

3. Aux termes de l'ordonnance de 1670, article xxv, les prisonniers détenus de par le Roi et n'ayant pas de partie civile pour pourvoir à leur entretien, ou d'argent pour se payer un meilleur gîte,

criminel, et arrêta tout son petit revenu, pour le forcer
à recevoir l'argent de M. de Noailles, et par conséquent
à lui donner sa démission. Elle se trompa : M. de Chandenier vécut du pain du Roi et de ce qu'à tour de rôle
les bourgeois de Loches lui envoyoient à dîner et à souper, dans une petite écuelle qui faisoit le tour de la ville;
jamais il ne se plaignit, jamais il ne demanda ni son bien
ni sa liberté. Près de deux ans se passèrent ainsi. A la fin,
la cour, honteuse d'une violence tellement sans exemple
et si peu méritée, plus encore d'être vaincue par ce courage qui ne se pouvoit dompter, relâcha ses revenus et
changea sa prison en exil[1], où il a été bien des années, et

devaient recevoir du Roi le pain, l'eau et la paille, le tout « bien condi-
tionné. » Cette dépense était payée des fonds du domaine ; mais, sur
l'allocation réglementaire, qui s'élevait à cinq sous généralement (parfois trois sous seulement), il était rare sous les geôliers ou concierges
chargés d'en faire l'emploi ne retinssent pas moitié, ou même plus.
A Paris, les prisonniers du Roi ne recevaient qu'une livre et demie de
pain. La ration s'élevait à deux livres, lorsque le pain ne coûtait pas
cher; mais, en tout cas, cette alimentation était insuffisante. Dans la
Correspondance des contrôleurs généraux (tome I, n° 1390), un intendant demande à M. de Pontchartrain si « son intention est de réduire
à une pareille extrémité des gens qui n'ont ni assez de forces pour soutenir cette nourriture, ni les moyens pour se procurer du soulagement. »
Aussi, dans presque toutes les villes, les bourgeois organisaient-ils un
service d'assistance charitable, qui faisait vivre à peu près les détenus.
  1. Son « opiniâtreté, dit Monglat, a été cause de sa ruine; il fut
renfermé comme un criminel au château de Loches, et ensuite exilé. »
Saint-Simon se servirait-il, en ce moment, des mémoires que nous
venons de citer? Ils furent publiés pour la première fois en 1727, et
on les voit figurer dans sa bibliothèque (n° 778). Certaines expressions
ou certaines idées présentent bien de l'analogie de part et d'autre,
comme on le voit. Plus haut, Saint-Simon a déjà écrit : « Un domestique (du cardinal Mazarin) aussi affidé que lui étoit M. de Noailles ; »
et Monglat avait dit : « Le comte de Noailles, homme attaché au dernier point au Cardinal. » Dans l'Addition 164, Saint-Simon se sert encore plus exactement des mêmes termes : « attaché en domestique. »
Enfin Monglat et Saint-Simon se trompent ensemble sur l'exil, qui précéda la détention, au lieu de la suivre : Chandenier était encore prisonnier à Loches quand arriva l'ordre du Roi de le mettre en liberté.

toujours sans daigner rien demander. Il en arriva comme
de sa prison : la honte fit révoquer l'exil[1].

Il revint à Paris[2], où il ne voulut voir que peu d'amis.
Il l'étoit fort de mon père, qui m'a mené le voir et qui
lui donnoit assez souvent à dîner. Il le menoit même
quelquefois à la Ferté[3], et ce fut lui qui fit[4] percer une
étoile[5] régulière à mon père, qui vouloit bâtir, et qui en
tira son bois ; et c'est une grande beauté fort près de la
maison, au lieu que mon père ne songeoit qu'à abattre,
sans considérer où ni comment. Depuis sa mort, j'ai vu
plusieurs fois M. de Chandenier, avec un vrai respect, à
Sainte-Geneviève[6], dans la plus simple, mais la plus jolie

1. Le prisonnier fit agir son ami Bussy-Rabutin, et surtout son cousin, déjà tout-puissant, la Rochefoucauld-Marcillac : voyez la *Correspondance de Bussy*, tome III, p. 195 et 430.

2. Ce fut seulement le 7 août 1677 que le duc de Saint-Aignan,
gouverneur et capitaine du château de Loches, ami intime de Bussy,
eut ordre de faire relâcher son prisonnier, avec permission pour celui-
ci d'aller où bon lui semblerait (Arch. nat., O¹ 21, fol. 182 v° et 183),
et Chandenier se démit le 30 septembre suivant, après vingt-sept ans
environ de résistance. Bussy, qui se connaissait en disgrâces, écrivait,
le 15 septembre, à Mme de Sévigné : « Chandenier est à Paris, en pleine
liberté. Il donne sa démission pure et simple, et se remet à la discrétion du Roi pour la récompense de sa charge. S'il avoit fait cela
il y a seulement dix ans,... il auroit gagné l'intérêt de cent mille écus
au moins, qui se seroit monté à cinquante mille, il se seroit épargné
les chagrins d'une longue prison, après un long exil, et il ne se seroit
pas distingué, comme il a fait, par une longue folie.... Nous ne savons
pas encore ce que le Roi aura fait pour lui. » (*Lettres de Mme de Sévigné*, tome V, p. 321-322.) Outre son remboursement, Chandenier reçut,
le 7 mai 1678, le brevet d'une pension de neuf mille livres, dont il
jouit jusqu'à sa mort.

3. La Ferté-Vidame.

4. Le verbe *fit* est biffé ; mais l'infinitif qui suit n'a pas été corrigé.

5. « On appelle.... *étoile* plusieurs allées d'un jardin ou d'un parc
qui viennent aboutir à un même centre, à une place ronde. » (*Furetière*.)
L'étoile dont parle ici Saint-Simon serait-elle ce qu'on appelle aujour-
d'hui à la Ferté le *rond des Princes?*

6. L'abbaye de Sainte-Geneviève, élevée sur la colline qui domine
la Seine au sud-est (*mons Leucotitius*). Sa fondation était due au roi

retraite[1] qu'il s'y étoit faite et où il mourut[2]. C'étoit un
homme de beaucoup de goût et d'excellente compagnie,
et qui avoit beaucoup vu et lu. Il fut longtemps avant sa
mort dans une grande piété[3]. On s'en servit, dans la dernière année de sa vie, pour lui faire un juste scrupule sur
ses créanciers, qu'il ne tenoit qu'à lui de payer de l'argent de M. de Noailles, en donnant sa démission; et, quand
on l'eut enfin vaincu sur cet article avec une extrême
peine[4], les mêmes gens de bien[5] entreprirent de lui faire
voir M. de Noailles[6], qui avoit sa charge après son père.

Clovis et à la reine Clotilde; mais elle n'avait pris le nom de la patronne
de Paris qu'au milieu du quinzième siècle. Les religieux étaient des
chanoines réguliers de l'ordre de Saint-Augustin, réformés en 1624
par le cardinal de la Rochefoucauld, grand-oncle de M. de Chandenier.
Sainte-Geneviève et ses dépendances ne couvraient pas moins de dix-
huit arpents de terrain; une partie des anciens bâtiments est occupée
de nos jours par le lycée Henri IV, et la bibliothèque, transportée
non loin de là, est encore une des plus importantes de Paris.

1. Mme de Sévigné écrit, le 18 janvier 1693 : « M. de Chandenier a
quitté sa belle retraite de Sainte-Geneviève pour aller dans un trou,
près de M. Nicole : si c'est dévotion, je l'honore; si c'est légèreté, je
m'en moque. » (*Lettres*, tome X, p. 100.)

2. On sait que c'est aussi à Sainte-Geneviève que le duc d'Orléans
fils du Régent mourut en 1752, après y avoir passé dix années entières.

3. Bussy, qui l'aimait peu, l'accusait d'un stoïcisme affecté et lui re-
prochait aussi d'être redevenu dévot en 1674, à la suite d'une grave
maladie (*Correspondance*, tome II, p. 399 et 400). « Ç'a été, disait-il
(tome IV, p. 265), un faux philosophe toute sa vie, et qui, après avoir
poussé trop loin l'opiniâtreté de refuser la démission de sa charge, a
eu la foiblesse de la donner lorsqu'il n'y avoit rien qui pût justifier en
quelque façon cette opiniâtreté, qu'en la poussant jusqu'à sa mort. »
D'autres cependant, comme la Feuillade, préféraient la disgrâce de
Chandenier à la faveur de M. de Noailles : voyez les *Lettres de Mme de
Sévigné*, tome VIII, p. 520.

4. Vers ses derniers jours, il put constituer des rentes viagères sur la
ville au profit de plusieurs de ses serviteurs; les actes se trouvent dans
le registre des Insinuations Y 268, fol. 45-48, aux Archives nationales.

5. Le premier président, le prince de Marcillac et le duc d'Orléans:
voyez la *Correspondance de Bussy*, tome III, p. 366.

6. Anne-Jules de Noailles, maréchal de France, le même qui avait eu
en 1661 la survivance de la charge de capitaine.

L'effort de la religion le soumit encore à recevoir cette visite, qui, de sa part, se passa froidement, mais honnêtement. Il avoit perdu sa femme[1] et son fils[2] depuis un grand nombre d'années, qui étoit un jeune homme, à ce que j'ai ouï dire, d'une grande espérance[3].

Le Roi eut une antraxe[4] au col, qui ne parut d'abord qu'un clou, et qui bientôt après donna beaucoup d'inquiétude. Il eut la fièvre, et il fallut en venir à plusieurs incisions par reprises[5]. Il affecta de se laisser voir tous les

Antraxe du Roi
au col.

1. Claude le Loup de Bellenave, mariée le 3 mai 1646, et morte le 27 mai 1649. Elle était sœur cadette consanguine de Mme de Clérembault, dont Saint-Simon a parlé ci-dessus, p. 13.

2. Charles-François de Rochechouart-Chandenier, marquis de Bellenave, à qui son père fit reprendre officiellement, en 1661, le titre de comte de Limoges[a]. Né le 11 avril 1649, il servit comme volontaire pendant une dizaine d'années, sans que le Roi voulût lui permettre d'acheter une compagnie, et il mourut à Lille, en avril 1678, de blessures reçues au siège d'Ypres.

3. Bussy avait beaucoup aimé ce jeune homme, qu'il traitait comme un fils ou un élève (voyez les lettres par lesquelles il le présenta à Mlle de Scudéry et au vice-amiral d'Estrées), et il avait même songé à lui faire épouser sa fille, sans s'inquiéter si ce ne seraient pas « la faim et la soif ensemble; » mais, à la longue, il trouva que le caractère du comte de Limoges était « corrompu par l'adversité, » et se détacha un peu de lui. Mme de Sévigné ne trouvait aussi chez lui qu'un « mérite aussi petit que le nom est grand. » Quand il périt, on accusa sa famille de l'avoir envoyé comme à la boucherie, et le père d'avoir accueilli avec indifférence la nouvelle de cette mort si prématurée. (*Correspondance de Bussy*, tome II, p. 67, 72, 234, 248 et 424; tome III, p. 10; tome IV, p. 87, 91 et 99; *Lettres de Mme de Sévigné*, tome III, p. 152, 318, 431, 436, 437; *Histoire de la maison de Rochechouart*, p. 211-213.)

4. C'est ainsi, et en le faisant du féminin, que Saint-Simon écrit ce mot, qui a passé, tout grec, et en gardant le genre qu'il a en grec, *un anthrax*, dans la langue française médicale. Ambroise Paré l'employait, et au masculin, dès le seizième siècle; mais on ne le trouve ni dans Ménage ni dans Furetière, et l'Académie ne l'a mis dans son *Dictionnaire* qu'à partir de la quatrième édition (1762).

5. La *Gazette* (p. 442), dans un article de Versailles daté du

a Le père lui-même, dans les derniers temps, s'intitulait : *François de Limoges de Rochechouart-Chandenier.*

jours et de travailler dans son lit presque à son ordinaire[1].
Toute l'Europe ne laissa pas d'être fort attentive à un
mal qui ne fut pas sans danger. Il dépêcha un courrier
au duc de la Rochefoucauld[2], en Angoumois, où il étoit
allé passer un mois dans sa belle maison de Verteuil[3],

14 septembre, dit : « Le Roi a été incommodé depuis quelques jours
d'un clou entre les deux épaules. La goutte, qui s'est jointe à ce mal,
l'a retenu plusieurs jours au lit. S. M. en est présentement délivrée, et
quelques incisions faites à propos à l'endroit où étoit le clou ont produit un si bon effet, qu'on espère qu'elle sera bientôt entièrement
guérie. » Des symptômes que signale Dangeau prouvent que le mal cou-
vait depuis plusieurs mois; selon le *Journal de la santé du Roi* tenu
par Fagon (p. 230-233), ce fut seulement le 12 août que le premier
médecin reconnut à la nuque un commencement de furoncle, qui dégé-
néra en anthrax, et dont il raconte minutieusement le traitement. Le
chirurgien Félix pratiqua les incisions. Voyez aussi le *Journal de
Dangeau*, tome V, p. 455-471, la *Gazette d'Amsterdam* de 1696, nᵒˢ LXX-
LXXVII, etc.

1. Le Roi fut obligé de garder la chambre depuis le 18 août jusqu'au 16 septembre. Dangeau, qui appelle le mal un « anthrax érési-
pélateux » et qui en note la marche avec beaucoup d'exactitude, insiste,
comme le fait aussi Saint-Simon, sur l'affectation du Roi à tenir les
Conseils, à recevoir les courtisans, les dames, les ministres étrangers,
ainsi qu'en temps ordinaire, et à ne pas « paroître de plus mauvaise
humeur. » (*Journal*, tome V, p. 456 et 457.)

2. Comparez la suite des *Mémoires*, tome VI, p. 382. Dangeau dit
simplement, à la date du 1ᵉʳ septembre : « M. le duc de la Rochefoucauld, qui étoit allé à ses terres de Poitou, y ayant appris la maladie
du Roi, est revenu ici. » (*Journal*, tome V, p. 461.)

3. Verteuil est un bourg du département de la Charente, situé à
sept kilomètres S. de Ruffec, dont le marquisat était à la mère de Saint-
Simon. Possédé de toute ancienneté par les la Rochefoucauld, le
château de Verteuil appartient encore aux représentants du nom. Il
s'élève sur un promontoire entouré en demi-cercle par la rivière de
Charente, et son enceinte triangulaire est flanquée de trois tours. Il
fut honoré de la visite de Charles-Quint et de celle de Louis XIII.
L'auteur des *Maximes*, qui en affectionnait beaucoup la résidence, y
fut inhumé : voyez les *Lettres de Mme de Sévigné*, tome V, p. 90, et
tome VI, p. 324. Selon le *Mémoire de la généralité de Limoges* dressé
par l'intendant en 1698, et un *Mémoire sur l'Angoumois* publié en
1864 par M. Babinet de Rencogne, p. 76-79, le parc, entouré de murs
et fort peuplé de bêtes fauves, avait de très belles avenues et une im-

et lui manda sa maladie et son desir de le revoir, avec
beaucoup d'amitié. Il partit aussitôt, et sa faveur parut
plus que jamais[1].

Comme il ne se passoit rien en Flandres et qu'il n'y
avoit plus lieu de s'y attendre à rien, le Roi manda aux
maréchaux[2] de Villeroy et de Boufflers de renvoyer les
princes dès que le prince d'Orange auroit quitté l'armée :
ce qui arriva peu de jours après[3].

Ce fut pendant le cours de cette maladie que la paix
de Savoie devint publique[4], et que le Roi régla tout ce
qui regardoit la princesse de Savoie et les deux otages
jusqu'aux restitutions accomplies[5]. M. de Savoie, qui n'i-
gnoroit rien, jusque des moindres choses, des principales
cours de l'Europe, compta que les ducs de Foix[6] et de
Choiseul[7] ne l'embarrasseroient pas. Le premier n'avoit
jamais songé qu'à son plaisir et à se divertir en bonne
compagnie[8]; l'autre étoit accablé sous le poids de sa pau-

Ducs de Foix
et de Choiseul
otages à Turin.

mense futaie ; la terre, portant le titre de baronnie, avec douze paroisses dans sa mouvance, donnait seulement cinq à six mille livres de
revenu, mais toutes les autres propriétés du duc de la Rochefoucauld,
entre autres son duché-pairie et sa principauté de Marcillac, étaient
situées dans la même province, et l'ensemble formait un apanage d'une
étendue peu commune.

1. Cette faveur était plus marquée depuis l'année précédente, où le
Roi avait fait une visite au duc de la Rochefoucauld dans sa maison de
la Celle et rappelé son fils à la cour. Voyez le *Journal de Dangeau*,
tome V, p. 224 et 227, et les *Lettres de Mme de Sévigné*, tome X, p. 288.

2. Saint-Simon avait d'abord écrit : « au M¹ ». Il a changé M¹ en M² ;
mais *au* est resté au singulier.

3. Cette phrase est prise du *Journal de Dangeau*, tome V, p. 459.
Les princes arrivèrent à Versailles le 1ᵉʳ septembre.

4. La paix fut signée à Turin, le 29 août 1696, par le comte de Tessé
et le marquis de Saint-Thomas, et ratifiée à Versailles le 7 septembre.

5. Voyez le *Journal de Dangeau*, tome V, p. 466 et suivantes.

6. Autrement dit le duc de Randan : voyez tome I, p. 191, note 4.

7. Tome I, p. 117, note 5.

8. Comparez la suite des *Mémoires*, tome X, p. 134-135. Ce duc est
ainsi dépeint dans les *Nouveaux portraits et caractères* de 1706 (éd. de
M. Éd. de Barthélemy, p. 33) : « Il peut servir de zéro dans les petites

vreté et de sa mauvaise fortune[1] ; tous deux d'un esprit
au-dessous du médiocre et parfaitement ignorants de ce
qui leur étoit dû, très aisés à mener, à contenter, à amuser, tous deux sans rien qui tînt à la cour et sans considération particulière, tous deux enfin de la plus haute
naissance et tous deux chevaliers de l'Ordre[2]. C'étoit précisément tout l'assemblage que M. de Savoie cherchoit[3].
Il voyoit qu'on vouloit ici[4] lui plaire dans cette crise d'alliance : il fit proposer au Roi ces deux ducs, et le Roi les
nomma et leur donna à chacun douze mille livres pour
leur équipage et mille écus par mois[5].

Le comte de Brionne[6], chevalier de l'Ordre et grand

affaires ; véritable ombre de protecteur, sans en avoir la réalité ; servant
à fournir un crédit, et puis c'est tout. »

1. Saint-Simon a déjà parlé (tome I, p. 117-119) des malheurs domestiques du duc de Choiseul et de leur désastreuse influence sur sa
carrière militaire. Pendant le séjour qu'il fit en Piémont, dans cette année 1696, l'inconduite de sa femme fut plus notoire que jamais, et nous
verrons bientôt quelles en furent les suites. Gêné en outre dans ses
affaires, les *Nouveaux portraits* disent de lui (p. 33-34) : « Il est gueux,
et ne doit s'en prendre qu'à sa vanité ; de ces maîtres à faire un riche intendant ; sa misère l'a si fort abattu, qu'il n'a pas le courage de la sentir.
Il a été brave dans l'occasion, mais partout ailleurs très irrégulier. »

2. Les sept derniers mots sont ajoutés en interligne.

3. On fit courir le bruit que le duc de Savoie profitait du peu de
considération dont jouissaient ces deux ducs pour donner la préséance sur eux à son cousin le prince de Carignan, et les autres ducs
s'empressèrent de protester : voyez les *Annales de la cour pour 1697*,
tome I, p. 14, 20, 21. Les lettres de Tessé prouvent que ce n'était pas
vrai, mais que Victor-Amédée avait témoigné de la répugnance soit
pour le duc d'Estrées, soit pour le duc de Chevreuse.

4. *Vouloit*, en interligne, remplace *cherchoit*, biffé, et, après *ici*,
Saint-Simon a effacé la préposition *à*.

5. Ce dernier membre de phrase est pris de Dangeau, tome V, p. 459.
— On trouve au Dépôt des affaires étrangères, *Turin*, vol. 95, l'instruction donnée aux deux otages et leur correspondance.

6. Henri de Lorraine, comte de Brionne (il signait : *le comte de
Briône*), fils aîné du comte d'Armagnac, grand écuyer, était né le 15 novembre 1661. Il avait eu, le 25 février 1677, la survivance de la charge
de son père, en 1684 celle du gouvernement d'Anjou, et en 1688 le

écuyer en survivance de son père, fut nommé pour aller,
de la part du Roi, recevoir la Princesse au Pont-Beauvoisin[1], et Desgranges[2], un des premiers commis[3] de Pontchartrain et maître des cérémonies[4], pour y aller aussi,
et faire là sa charge[5] pendant le voyage de la Princesse[6].

Sa maison fut plus longtemps à être déterminée. La cour
étoit depuis longtemps sans reine et sans dauphine[7] :
toutes les dames d'une certaine portée d'état ou de faveur
s'empressèrent et briguèrent, et beaucoup aux dépens
les unes des autres ; les lettres anonymes mouchèrent[8],
les délations, les faux rapports. Tout se passa uniquement là-dessus entre le Roi et Mme de Maintenon[9], qui

Maison de la
future duchesse
de Bourgogne.

collier de l'Ordre, peu de temps après avoir obtenu le justaucorps bleu.
Il mourut le 3 avril 1712, ayant donné sa démission de la survivance au
profit de son frère, le prince Charles. Il avait possédé aussi un régiment
de cavalerie, mais s'en était défait en 1692. C'était un des danseurs
et des cavaliers les plus renommés de la cour. Sa mère avait eu, en
1663, la mission de conduire la duchesse de Savoie à Turin.

1. Le bourg du Pont-de-Beauvoisin (Saint-Simon supprime la particule intermédiaire) est divisé en deux par la rivière de Guiers, qui faisait la frontière entre le Dauphiné et la Savoie. Aujourd'hui une des communes appartient au département de l'Isère, l'autre à celui de la Savoie.

2. Michel Ancel, sieur des Granges (il signait en un seul mot), pourvu
le 23 août 1691 de la charge de maître des cérémonies, avait eu en
outre une charge de secrétaire du Roi, et, comme légataire de Saint-
Mars, il obtint les gouvernement et grand bailliage de Sens en 1708.
Il mourut dans cette ville le 23 mars 1731, à quatre-vingt-deux ans.

3. Les premiers commis des secrétaires d'État avaient à peu près la
fonction et le rang de nos chefs de division actuels. Desgranges remplissait ce poste à la maison du Roi, service des cérémonies.

4. Sur les fonctions, le rang et les prérogatives du maître des cérémonies, voyez le chapitre xi du tome 1 de l'*État de la France* de 1698.

5. Après *charge* est un *et*, biffé. — 6. *Journal de Dangeau*, tome V, p. 46.

7. La Reine était morte en 1683, la Dauphine en 1690.

8. Voyez, sur ce mot, notre tome II, p. 127, et note 3.

9. On trouve dans la *Correspondance générale de Mme de Maintenon*,
à la date du 3 août 1696 (tome IV, p. 106), ce passage d'une lettre
adressée à Mgr de Noailles : « Les dames se donnent assez de mouvement pour être auprès de Mme la duchesse de Bourgogne, Monseigneur, pour que vous puissiez faire parler Mme la duchesse de Noailles

ne bougeoit du chevet de son lit pendant toute sa maladie, excepté lorsqu'il se laissoit voir, et qui y étoit la plupart du temps seule[1]. Elle avoit résolu d'être la véritable gouvernante de la Princesse, de l'élever à son gré et à son point[2], de se l'attacher en même temps assez pour en pouvoir amuser le Roi sans crainte qu'après le temps de poupée passé, elle lui pût devenir dangereuse[3]. Elle songeoit encore à tenir par elle Mgr le duc de Bourgogne un jour, et cette pensée l'occupoit d'autant plus que nous verrons bientôt que ses liaisons étoient déjà bien refroidies avec les ducs et les duchesses de Chevreuse et de Beauvillier[4], auxquelles, pour cette raison, l'exclusion fut donnée de la place de dame d'honneur, que l'une ou l'autre auroient si dignement et si utilement remplies[5]. Mme de Maintenon chercha donc, pour environner la Princesse, des personnes ou entièrement et sûrement à elle, ou dont l'esprit fût assez court pour n'avoir rien à en appréhender. Ainsi, le dimanche 2 septembre[6], la maison fut nommée et déclarée[7] :

[Add. S^tS. 165]

Dangeau, chevalier d'honneur;

sur Mme de Créquy, la duchesse du Lude ou la duchesse de Ventadour. La dernière est séparée d'avec son mari; sa réputation n'est pas sans tache, elle traîne une mauvaise suite dans sa famille, elle est toute liée à Saint-Cloud, dont on voudroit éloigner la jeune princesse.... »

1. Elle écrit, le 7 septembre : « On parle d'ouvrir le mal du Roi en quatre. Je ne sais plus où nous en sommes ; je crains tout. » (*Correspondance générale*, tome IV, p. 416.) Comparez une lettre de Madame, du 6 septembre, dans le recueil Rolland, p. 168.

2. A sa convenance ; comparez la locution : « à son point et aisement. »

3. Sur cet accaparement de la duchesse de Bourgogne par Mme de Maintenon, voyez les *Souvenirs de Mme de Caylus*, p. 512.

4. Sur l'origine de cette intimité, que rompit la disgrâce de Fénelon, voyez les mêmes *Souvenirs*, p. 500; et sur le refroidissement, voyez la suite de l'affaire du quiétisme, en 1697 (tome I de 1873, p. 409).

5. *Remplies*, au pluriel, nouvel exemple d'accord avec l'idée.

6. *Journal de Dangeau*, tome V, p. 461-462.

7. Le passage qui suit est rangé sur deux colonnes dans le manuscrit; la première finit à « Me Quentin » ; les petits alinéas suivants, jusqu'à : « fut le maître », forment la seconde.

La duchesse du Lude, dame d'honneur;
La comtesse de Mailly, dame d'atour;
Tessé, premier écuyer.

DAMES DU PALAIS EN CET ORDRE :

Mme de Dangeau[1],
La comtesse de Roucy[2],
Mme de Nogaret[3],
Mme d'O[4],
La marquise du Châtelet[5],
Mme de Montgon[6];
    Et pour première femme de chambre :
Mme Quentin[7].
Peu après, le P. le Comte[8], jésuite, pour confesseur ;
Et dans la suite :

L'évêque de Meaux premier aumônier, ci-devant[9] de
Madame la Dauphine, et auparavant précepteur de Monseigneur[10] ;

1. Voyez ci-après, p. 187, note 2. — 2. Voyez p. 178, note 2.
3. Voyez p. 194, note 5. — 4. Voyez p. 197, note 1.
5. Voyez p. 209, note 1. — 6. Voyez p. 213, note 2.
7. On lirait soit *Cantin*, soit *Camtin*, dans le manuscrit; il semble
que Saint-Simon ait d'abord voulu écrire *Cuentin*, pour *Quentin*. —
Mme Quentin, Marie-Angélique Poisson, était sœur du premier apothicaire du Roi, belle-sœur du premier valet de chambre Quentin de la
Vienne, dont il a été parlé tome II, p. 320, et femme de Jean Quentin,
seigneur de Villiers, maître d'hôtel du Roi, l'un de ses barbiers et de
ses premiers valets de garde-robe. Elle mourut au Louvre, le 26 juin
1731, âgée de soixante-quatorze ans. Saint-Simon ne donnera que
plus tard, en 1697, les détails qu'il juge inutile de fournir ici sur
Mme Quentin. — Avec Mme Quentin, quatre femmes de chambre furent
désignées : Mmes de la Bussière, de Monsoury, de la Borde et de
Louiste ou Loys (*Gazette d'Amsterdam*, 1696, n° LXXIII).
8. Voyez ci-après, p. 160, note 9.
9. C'est-à-dire que Bossuet avait eu la même charge auprès de la
Dauphine-Bavière, en 1679. Il n'en fut pourvu auprès de la duchesse
de Bourgogne qu'en octobre 1697 (*Dangeau*, tome VI, p. 219).
10. *Et* termine une ligne; les quatre mots : « auparavant, etc. ».
ont été ajoutés au-dessus de la suivante.

Et Villacerf acheta du Roi la charge de premier maître d'hôtel [1].

Il faut voir maintenant ce qu'on sut des raisons de chacun de ces choix, et de celui de Mme de Castries [2] pour dame d'atour de Mme la duchesse de Chartres, au lieu de la comtesse de Mailly, qui se trouvera en son temps [3].

Pour de celui [4] du comte de Tessé, les raisons en sont visibles [5], et j'ai suffisamment parlé de sa personne [6].

J'en dis autant pour [7] celui de la comtesse de Mailly [8];

Et pour le P. le Comte [9], ce fut une affaire intérieure de jésuites, dont le P. de la Chaise fut le maître [10].

1. Ce fut aussi à la fin de 1697 que Villacerf négocia l'achat de cette charge, convoitée par Chamarande. Il ne la paya que deux cent mille livres ; au lieu de se faire pourvoir lui-même, il en fit mettre les provisions au nom de son fils et n'eut que la survivance. Voyez le *Journal de Dangeau*, tome VI, p. 219, 222 et 223.

2 et 3. Voyez p. 325 et suivantes.

4. Ce tour incorrect ne peut guère s'expliquer qu'ainsi : « pour les raisons de celui (c'est-à-dire du choix) de Tessé. » Avec la reprise de *les raisons* pour sujet, l'ellipse est singulière ; *de* et *en* font pléonasme.

5. C'était la récompense de ses négociations avec la Savoie. Les *Annales de la cour* (tome I, p. 8) prétendent qu'il avait compté sur la charge de chevalier d'honneur ; sa correspondance prouve qu'il demanda trop tard celle de premier écuyer, et refusa l'ambassade qu'on lui offrait. Il prit possession de ses fonctions à Turin même, le jour où se signa la ratification du contrat de mariage. (*Dangeau*, tome V, p. 472.)

6. Voyez ci-dessus, p. 128-131.

7. *Pour* corrige *de*. A la ligne suivante, *de*, au lieu de *le*, devant *Comte*.

8. Voyez notre tome I, p. 86-90.

9. Daniel-Louis le Comte, né à Bordeaux en 1651, entra dans la compagnie de Jésus le 15 octobre 1671. Il s'attacha à l'étude des mathématiques, fit le voyage de Siam (1685-1688) avec la double qualité de missionnaire et d'astronome, puis séjourna à Rome pour le service des missions. Nommé confesseur de la Princesse le 1er octobre 1696 (*Dangeau*, tome VI, p. 1), il fut renvoyé en 1700, à l'occasion de ses mémoires sur la Chine et sur les cérémonies chinoises, comme le racontera Saint-Simon (voyez la suite des *Mémoires*, éd. 1873, tome II, p. 335-336), et ces publications furent condamnées à la fois à Paris et à Rome. Il mourut dans sa ville natale, le 19 avril 1728.

10. Cette assertion est confirmée par la *Correspondance générale de*

La duchesse du Lude[1] étoit sœur du duc de Sully qui fut chevalier de l'Ordre en 1688, fille de la duchesse de Verneuil et petite-fille du chancelier Séguier. Elle avoit épousé en premières noces ce galant comte de Guiche[2], fils aîné du maréchal de Gramont, qui a fait en son temps tant de bruit dans le monde, et qui fit fort peu de cas d'elle et n'en eut point d'enfants[3]. Elle étoit encore fort belle[4],

Duchesse
du Lude dame
d'honneur.

Mme de Maintenon, tome IV, p. 107-108, 114, 120 et 127. Mme de Maintenon fit repousser un autre candidat comme trop dévot, et elle trouva le P. le Comte « admirable. »

1. Voyez tome I, p. 83, et ci-dessus, p. 21 et 159, et l'Addition 165.

2. Voyez ci-dessus, p. 21, où Saint-Simon s'est servi des mêmes épithètes. Nous ne pensons pas qu'il fasse allusion à l'*Histoire galante de M. le comte de Guiche et Madame*, imprimée en 1667 et attribuée à Bussy. M. de Guiche ne s'illustra pas moins par sa valeur que par ses galanteries.

3. Mlle de Béthune avait été mariée à treize ans, le 23 janvier 1658, mais « mariée sans l'être, » quoique bien faite, sage et riche (*Mémoires de Mme de Motteville*, tome IV, p. 373). « Pour le comte de Guiche, dit Mademoiselle, il se soucioit si peu de sa femme, l'ayant épousée parce que son père le vouloit, qu'il étoit bien aise de ne la voir jamais nulle part. On disoit qu'il vivoit avec elle comme un homme qui se vouloit démarier un jour, et que la cause en étoit l'extrême passion qu'il avoit pour la fille de Mme [de] Beauvais. » (*Mémoires de Mademoiselle*, tome III, p. 202.) Une de ses dernières galanteries eut pour objet, en 1672, la sœur de Saint-Simon, Mme de Brissac : voyez notre tome I, p. 206, note 5. Il était « beau comme un ange et plein d'amour, » dit l'*Histoire amoureuse des Gaules*, éd. Daffis, tome I, p. 65-68, où l'on trouvera son portrait, ainsi que dans *Mme de Motteville*, tome IV, p. 93, avec l'histoire de sa disgrâce, p. 370-376; mais, à peine mort, il fut oublié. Sa veuve, dont le deuil fut tout de convenance, disait : « Je l'aurois aimé passionnément, s'il m'avoit un peu aimée. » On s'occupa immédiatement de la remarier avec quelque duc : voyez le *Sévigné*, tome III, p. 302-304 et 330, la *Correspondance de Bussy*, tome I, p. 321, etc.

4. Dans le veuvage, Bussy la trouvait plus belle que jamais, et il eût voulu, disait-il, être prince du sang pour l'épouser (*Correspondance*, tome II, p. 376). Trente ans plus tard, en 1704, Mme de Coulanges dit encore : « Nous avons eu la duchesse du Lude quatre jours ici. Cela devient ridicule d'être aussi belle qu'elle l'est ; les années coulent sur elle comme l'eau sur la toile cirée. » (*Lettres de Mme de Sévigné*, tome X, p. 505.) En 1719 même, Madame, qui était très liée avec la duchesse, et qui parle souvent d'elle, raconte qu'elle est allée la voir

et toujours sage[1], sans aucun esprit[2] que celui que donne
l'usage du grand monde et le desir de plaire à tout
le monde, d'avoir des amis, des places, de la considération[3], et avoit été dame du palais de la Reine[4]. Elle eut de
tout cela parce que c'étoit la meilleure femme du monde,
riche, et qui, dans tous les temps de sa vie, tint une bonne
table et une bonne maison partout[5]; et basse et rampante

dans sa retraite des Carmélites : « Elle souffre nuit et jour de la goutte,
et elle est encore tranquille et gaie ; elle a soixante-seize ans, et ne
paraît pas en avoir plus de cinquante. » (*Lettres de Madame*, édition
Brunet, tome II, p. 115.) Mignard avait fait d'elle, en 1687 (*Vie de Mignard*, par Monville, p. 444), un portrait que grava Larmessin, et elle
est représentée deux fois au musée de Versailles, la première (n° 3573)
comme comtesse de Guiche, la seconde (n° 4266) comme duchesse du
Lude. Un exemplaire de ce dernier portrait se trouve au château de Mouchy.

1. La Beaumelle seul a supposé, dans une des prétendues lettres
à Mme de Saint-Géran, que la duchesse avait « perdu un ami » en la
personne de Condé. (*Correspondance générale de Mme de Maintenon*,
tome III, p. 50.)

2. Et surtout, peut-on ajouter, sans aucune culture, si l'on en juge
par l'orthographe, étonnante, même pour ce temps, d'une lettre d'elle
à M. de *Morpas* (Maurepas), dont voici le fac-similé : « Trouue bon
Monsieur que ie me serue de ma belle escriteure pour vous fire un
petei reproche de ne vous estre pas souueneu de M[r] darli pour estre
garde de marine uous maues promie que uous l'emploirie de manire
quil aurest peu uiure cest un for ounest home qui a enuie de bien fire
et qui na pas de pain il ma este re que mende par M[r] et madame la duchesse de barouique (*Berwick*) je uous suplie tres humblement aie quel
que bonte pour luy et dans la uerite ie uous sere sensiblemen oblige et
de croire que personne nest plus ueritable men uotre oubehisente ser-
uente. LA DUCHESSE DU LUDE. » (Ms. Clairambault 1150, fol. 3-4.)

3. Comparez ce passage des *Souvenirs de Mme de Caylus* (p. 512) :
« La duchesse du Lude avoit de la dignité dans l'extérieur et une défé-
rence à l'égard de Mme de Maintenon, qui lui tenoit lieu d'esprit. On
n'avoit voulu dans cette place qu'une représentation : c'est aussi tout
ce qu'elle avoit, et elle ne faisoit rien sans en rendre compte. »

4. Elle eut cette charge sans l'avoir sollicitée, en juillet 1667 (*Correspondance de Bussy*, tome I, p. 51 et 72).

5. C'est-à-dire à Paris et dans ses terres. Sur les dîners et le luxe
de l'hôtel du Lude, voyez les *Lettres de Mme de Sévigné*, tomes IX,
p. 359, 366, 370, et X, p. 355. Cet hôtel était situé rue Coq-Héron, à

sous la moindre faveur, et faveur de toutes les sortes. Elle
se remaria au duc du .Lude[1] par inclination réciproque,   [*Add. S⌐S. 166*]
qui étoit grand maître de l'artillerie, extrêmement bien
avec le Roi, et d'ailleurs fort à la mode, et qui tenoit un
grand état. Ils vécurent très bien ensemble, et elle le
perdit sans en avoir eu d'enfants[2]. Elle demeura toujours
attachée à la cour, où sa bonne maison[3], sa politesse et sa
bonté lui acquirent[4] beaucoup d'amis, et où, sans aucun
besoin, elle faisoit par nature sa cour aux ministres et
tout ce qui étoit en crédit, jusqu'aux valets. Le Roi
n'avoit aucun goût pour elle, ni Mme de Maintenon; elle

l'angle du carrefour de la Croix-des-Petits-Champs, non loin des jardins
de l'hôtel Séguier ; plus tard la duchesse se transporta rue Saint-Dominique. Le *Livre commode* de 1692 la cite en tête des « dames curieuses. »

1. Sur le duc du Lude, voyez notre tome II, p. 176, et Additions,
p. 502 ; l'Addition de Saint-Simon à Dangeau, 30 août 1685, indiquée
en marge ici, n° 166 ; l'article DU LUDE dans les *Ducs à brevet*, vol. 68 des
Papiers de Saint-Simon ; un article nécrologique et généalogique du
Mercure, septembre 1685, p. 97-104 ; le portrait de LICIDIAS dans le *Dictionnaire des précieuses*, tome I, p. 67, et celui de JÉRÉMIE dans l'*Histoire amoureuse des Gaules*, tome I, p. 320-322 ; les *Mémoires sur
Mme de Sévigné*, par Walckenaer, tome II, p. 83-84 ; la *Notice sur
Mme de Sévigné*, par M. Paul Mesnard, p. 49 et 59-60 ; *le Château du
Lude* (par M. David), p. 88-97, etc. Le Chansonnier (ms. Fr. 12 688,
p. 339) renferme une note curieuse sur son mariage avec Mme de
Guiche. Sa passion « admirable » pour cette dame s'était soutenue plusieurs années, et, aussitôt qu'il eut perdu sa première femme, une espèce de « veneur qui l'empêchoit de se marier, » dès le lendemain il
alla demander la main de Mme de Guiche à sa mère. (*Correspondance
de Bussy*, tomes IV, p. 43 et 46, et V, p. 228, 230, 234, etc.) On trouve
le portrait du duc dans le ms. Clairambault 1150, fol. 1, à côté de
celui de la duchesse (fol. 5), gravé par Larmessin.

2. Le bruit avait couru d'une grossesse en mars 1685, peu de temps
avant la mort du duc. (*Mémoires de Sourches*, éd. Bernier, tome I,
p. 56.) Celui-ci n'avait point eu d'enfants non plus de sa première
femme, celle dont Saint-Simon a raconté une étrange historiette dans
l'Addition indiquée ici, et à propos de qui Mme de Sévigné a certaines
phrases plaisantes (tome III, p. 26 et 36).

3. Déjà dit sept lignes plus haut.

4. L'*a* d'*acquirent* corrige un *d*; un peu après, *tous* pour *tout*.

n'étoit presque jamais des Marlis[1], et ne participoit à aucune des distinctions que le Roi donnoit souvent à un
petit nombre de dames. Telle étoit sa situation à la cour
lorsqu'il fut question d'une dame d'honneur sur qui rou-
lât toute la confiance de l'éducation[2] et de la conduite de
la Princesse, que Mme de Maintenon avoit résolu de tenir
immédiatement sous sa main, pour en faire l'amusement
intérieur du Roi.

Le samedi matin[3], veille de la déclaration de la maison,
le Roi, qui gardoit le lit pour son antraxe, causoit, entre
midi et une heure, avec Monsieur, qui étoit seul avec lui.
Monsieur, toujours curieux, tâchoit de faire parler le Roi
sur le choix d'une dame d'honneur, que tout le monde
voyoit qui ne pouvoit plus être différé; et comme ils en

1. Les *Annales de la cour et de Paris* disent, à propos de sa nomination (tome I, p. 9) : « Il n'y avoit pas encore très longtemps que la duchesse du Lude ne se seroit pas attendue à cette fortune, parce qu'elle
n'étoit pas trop bien en cour. Elle n'étoit même pas du nombre des
dames qui avoient accoutumé d'aller à Marly, et il lui en avoit coûté
deux mille écus la première fois qu'elle y avoit été : la princesse d'Harcourt, qui fait argent de tout, lui avoit procuré cette faveur. » Le même
libelle en un autre endroit (tome II, p. 169), les *Lettres galantes* de
Mme Dunoyer (éd. 1738, tome I, p. 364), et, par suite, la Beaumelle,
dans ses *Mémoires sur Mme de Maintenon* (tome III, p. 45), ont mis
cette anecdote au compte de la princesse de Montauban, et non de la
duchesse du Lude. Il se peut que l'une et l'autre aient usé du même expédient; mais un passage de la lettre de Mme de Sévigné qui porte
la date du 25 juin 1690 (tome IX, p. 526-527) paraît bien affirmatif en
ce qui touche la seconde de ces dames : « La duchesse du Lude a été
assez occupée de Versailles et de Marly. Il y a trois mois qu'elle n'y
va plus, que l'autre jour à Marly, où il y avoit vingt-quatre femmes.
Si vous demandez à Mademoiselle d'où vient ce changement, elle vous
dira que la princesse d'Harcourt les y faisoit aller parce qu'elle avoit
besoin de M. de Lamoignon; mais, dans la vérité, c'est que ce sont des
grâces gratuites, qu'on donne quand on veut, et à quoi on ne veut pas
s'assujettir. » En 1695 (*ibidem*, tome X, p. 288), on voit encore la duchesse tout heureuse d'être invitée quelquefois.

2. Les lettres *l'é* corrigent *la*.

3. C'était le 1er septembre : voyez le *Journal de Dangeau*, tome V,
p. 461.

parloient, Monsieur vit à travers la chambre, par la fenêtre[1], la duchesse du Lude dans sa chaise avec sa livrée[2],
qui traversoit le bas de la grand cour, qui revenoit de
la messe : « En voilà une qui passe, dit-il au Roi, qui en
a bonne envie, et qui n'en donne pas sa part; » et lui
nomme la duchesse du Lude. « Bon ! dit le Roi, voilà le
meilleur choix du monde pour apprendre à la Princesse
à bien mettre du rouge et des mouches[3]; » et ajouta des
propos d'aigreur et d'éloignement. C'est qu'il étoit alors
plus dévot qu'il ne l'a été depuis, et que ces choses le
choquoient davantage. Monsieur, qui ne se soucioit point
de la duchesse du Lude et qui n'en avoit parlé que par
ce hasard et par curiosité, laissa dire le Roi, et s'en alla
dîner[4] bien persuadé que la duchesse du Lude étoit hors

1. A cette époque, Louis XIV couchait dans la chambre située à
l'angle méridional de la cour de Marbre, chambre qu'avait toujours occupée son père, et qui communiquait, par la pièce dite des Bassans,
avec les appartements de la Reine. Ces deux pièces devinrent l'Œil-de-
Bœuf en 1701, et le Roi se transporta alors dans la pièce contiguë, jusque-là son grand cabinet, qui occupait exactement le centre du château
primitif (n° 124 du catalogue Soulié). En outre, il avait une chambre
de parade, qui servait à son jeu les jours d'appartement (aujourd'hui
salon d'Apollon, n° 111), d'où le lit avait été transporté, lors de la construction de la grande galerie et des salons qui la terminent à chaque
bout, dans la pièce qui servait jusque-là d'antichambre (salon de Mercure, n° 110).
2. Sa chaise à porteurs.
3. L'usage des mouches remontait au règne d'Henri IV, ou même
plus haut; celui du fard rouge était moins ancien. Tous deux devinrent,
sous Louis XV, l'habillement obligé du visage, selon l'expression de
M. J. Quicherat (*Histoire du Costume*, p. 557). Sous Louis XIV, les dé-
votes seules affectaient de ne pas mettre de rouge; autrement, toutes
les femmes de la cour en portaient. « Ce rouge, disait Mme de Sévigné,
c'est la loi et les prophètes; c'est sur ce rouge que roule tout le chris-
tianisme. » (*Lettres*, tome III, p. 177, 212 et 347; comparez une lettre
de Madame, dans le recueil Jaeglé, tome I, p. 257.) Mais, depuis que le
Roi était devenu dévot et rigoriste, il fallait éviter l'usage immodéré
du fard.
4. Ce jour-là, Monsieur et toute sa famille allèrent à Saint-Cloud recevoir le duc de Chartres, qui revenait de l'armée de Flandres.

de toute portée, et n'en dit mot. Le lendemain, presque
à pareille heure, Monsieur étoit seul dans son cabinet; il
vit entrer l'huissier qui étoit en dehors, et qui lui dit que
la duchesse du Lude étoit nommée. Monsieur se mit à
rire et répondit qu'il lui en contoit de belles; l'autre
insista, croyant que Monsieur se moquoit de lui, sortit
et ferma la porte. Peu de moments après, entre M. de
Châtillon[1] le chevalier de l'Ordre avec la même nouvelle; et Monsieur encore à s'en moquer. Châtillon lui
demande pourquoi il n'en veut rien croire, en louant le
choix et protestant qu'il n'y a rien de si vrai. Comme ils
en étoient sur cette dispute, vinrent d'autres gens, qui le
confirmèrent : de façon qu'il n'y eut plus moyen d'en
douter. Alors Monsieur parut dans une telle surprise
qu'elle étonna la compagnie, qui le pressa d'en dire la
raison. Le secret n'étoit pas le fort de Monsieur : il leur[2]
conta ce que le Roi lui avoit dit vingt-quatre heures auparavant, et à son tour les combla de surprise. L'aventure se sut et donna tant de curiosité, qu'on apprit[3] enfin
la cause d'un changement si subit[4]. La duchesse du Lude
n'ignoroit pas qu'outre le nombre des prétendantes[5], il

1. Voyez tome II, p. 206, note 5. — 2. *Leur* corrige un premier *cont*[a].
3. *Apprit* est en interligne, au-dessus de *sut*, biffé.
4. Comparez, pour l'anecdote que Saint-Simon va raconter, la suite
des *Mémoires*, tome XII, p. 133, et une première rédaction dans l'article
Sully des *Duchés-pairies existants*, vol. 68 des Papiers de Saint-Simon.
5. Tel est bien le texte ; le sens est : « qu'outre cette première difficulté, de l'emporter sur un si grand nombre de prétendantes, il y
avait (seconde difficulté) une prétendante sur qui, etc. » A la suite, les
mots : « une entre autres » sont écrits en interligne, au-dessus de *deux*,
biffé. — La lettre de Mme de Maintenon à l'archevêque de Paris citée
plus haut, p. 157, note 9, donne quelques noms de prétendantes. Dans
une lettre à Mme de Simiane (qui eût désiré faire partie elle-même de
la nouvelle maison), Coulanges en cite un autre (*Lettres de Mme de Sévigné*, tome X, p. 401-402, lettre du 20 juillet) : « On se tourmente
déjà pour être des dames de Mme de Bourgogne, car on dit qu'elle
n'aura point de filles et qu'on lui donnera à peu près les dames qu'a-
voit la Reine, excepté Mme de Beauvillier, qui, selon toutes les appa-

y en avoit une entre autres sur qui elle ne pouvoit espérer
la préférence : elle eut recours à un souterrain[1]. Mme de
Maintenon avoit conservé auprès d'elle une vieille servante qui, du temps de sa misère et qu'elle étoit[2] veuve
de Scarron[3], à la Charité[4] de sa paroisse de Saint-

rences, sera dame d'honneur. » Mais Saint-Simon a dit (p. 158) comment cette duchesse se trouva exclue.

1. A des voies, des pratiques secrètes, comme le *Dictionnaire de
Trévoux* définit le mot. Voyez ci-après, p. 226 et 247.

2. *Es*, de *estoit*, corrige un *v*.

3. Selon Lavallée (tome I, p. 87) et l'éditeur des *Historiettes de Tallemant* (tome IX, p. 477), Scarron mourut le 6 octobre 1660 ; selon
G. Brice, le 1er ou le 4 octobre ; selon Jal (*Dictionnaire critique*,
p. 1107) et selon le *Parnasse françois*, de Titon du Tillet (p. 261), le 14.
Loret parle de cette mort dans sa gazette du 16, ce qui rend la date
du 14 plus probable. — Dans une lettre à M. de Villette, qui a appartenu à M. Honoré Bonhomme, Mme Scarron écrivait, très peu de jours
après avoir perdu son mari, qu'il ne lui reviendrait que quatre à cinq
mille livres. « Voilà, disait-elle, l'état du bien de ce pauvre homme,
qui avoit toujours quelque chimère dans la tête, et qui mangeoit tout
ce qu'il avoit de liquide sur l'espérance de la pierre philosophale....
Je ne suis pas destinée à être heureuse, ajoutait-elle ; mais, entre
nous autres dévots, nous appelons cela des visites du Seigneur.... »
(*Correspondance générale de Mme de Maintenon*, tome I, p. 91-92.)
L'enterrement même de Scarron ne fut pas payé, et la fabrique de l'é-
glise Saint-Gervais, où son corps fut porté, plaidait encore au bout
d'un siècle et plus contre les héritiers. (*Dictionnaire historique, critique, politique et moral des bénéfices* [, par l'avocat Hennique de Cheuilly],
1778, p. 94, note 162.)

4. On appelait *Charités* certaines associations hospitalières qui s'é-
taient multipliées partout vers la fin du dix-septième siècle, et dont
le *Dictionnaire de Trévoux* (tome II, p. 462) parle en ces termes :
« Il y a à Paris, dans chaque paroisse, une société de dames vertueuses
qui s'appliquent à connoître et à soulager les besoins des pauvres de la
paroisse, et qu'on appelle pour cela les *dames de la Charité*.... Le mot
de *Charité* signifie aussi tout seul ces sortes de sociétés.... « Il a été
« enterré aux dépens de la *Charité* de la paroisse.... » Il est à « la
« *Charité* de la paroisse, » c'est-à-dire il est entretenu des fonds de la
Charité. » Mais on va voir, dans la note suivante, que Saint-Simon,
sciemment ou non, fait équivoque sur ce mot de *Charité*, qui était
aussi le nom d'une maison religieuse où Mme Scarron alla prendre asile
dans les premiers temps de son veuvage.

Eustache[1], étoit son unique domestique[2]; et cette servante, qu'elle appeloit encore Nanon comme autrefois, étoit pour les autres Mlle Balbien[3], et fort consi-

1. Nous croyons qu'il y a erreur ici et dans une « redite » de Saint-
Simon qui se trouve au tome XII, p. 132, car : 1° Scarron et sa femme
n'habitaient point sur la paroisse Saint-Eustache, mais sur la paroisse
Saint-Paul, rue Neuve-Saint-Louis[a], où la jeune veuve conserva tout
d'abord sa résidence[b]; 2° selon Tallemant (historiette du *Petit Scarron*,
tome VII, p. 40), Mme Scarron, pour ne pas être à charge à ses amies,
se retira « à la Charité des femmes, vers la place Royale, » où la maréchale d'Aumont lui prêta une chambre meublée et la fournit de tout ce
qui lui manquait. Ce couvent, vulgairement appelé la Charité-Notre-
Dame ou la Petite-Charité (sans doute pour le distinguer de la grande
maison des Filles de la Charité fondée par Vincent de Paul), et situé rue
des Tournelles, entre les Minimes et la place Royale, était occupé par
des Hospitalières de Notre-Dame. Piganiol de la Force, en décrivant
leur établissement, consacré au soulagement des pauvres malades, parle
du séjour qu'y fit la future marquise de Maintenon (*Description de Paris*,
éd. 1742, tome IV, p. 322), et Segrais (*Segraisiana*, p. 131-134) dit
qu'il l'y vit souvent. Dans une lettre de la sœur de Scarron qui a été
publiée par Matter (*Lettres et pièces rares ou inédites*, 1846, p. 333),
puis par M. Feuillet de Conches et par Lavallée, on lit ceci : « Ma
belle-sœur s'est mise à la Petite-Charité, fort affligée de la mort de son
mari. » Il est probable que Mme de Caylus (*Souvenirs*, p. 476) était
mal renseignée lorsqu'elle écrivit que sa tante se retira, avec la pension de deux mille livres que lui donnait la Reine mère, chez les Hospitalières du faubourg Saint-Marceau, établies à la rue Mouffetard depuis 1656. Les *Mémoires de Languet de Gergy*, publiés par Lavallée
dans l'Appendice de *la Famille d'Aubigné et l'enfance de Mme de Maintenon* (p. 114 et suivantes), parlent aussi de retraite dans cette maison du
faubourg Saint-Marceau, puis chez les Hospitalières de la place Royale.
La vérité est que Mme Scarron, après avoir résidé à la Petite-Charité,
passa un certain temps chez les Ursulines de la rue Saint-Jacques.
2. Comparez la suite des *Mémoires*, tome XII, p. 132-133, et un passage de la grande Addition sur Louis XIV, dans le *Journal de Dangeau*,
tome XVI, p. 73, ainsi que l'Addition indiquée ci-dessus, n° 165.
3. On n'a point de renseignements biographiques sur Nanon Bal-

a. C'est du moins la rue qu'indique l'acte mortuaire vu par Jal ; mais le
Dictionnaire des bénéfices, dans l'article que nous venons de citer page 167,
prétend que Mme Scarron habita, dans le même Marais, rue des Rosiers, une
maison qu'on montrait encore au dix-huitième siècle.
b. Acte notarié du 23 juillet 1667, dans le catalogue Chambry, n° 405.

dérée par l'amitié et la confiance de Mme de Maintenon
pour elle. Nanon se rendoit aussi rare que sa maîtresse,
se coiffoit et s'habilloit comme elle, imitoit son précieux,
son langage, sa dévotion, ses manières. C'étoit une demi-
fée[1], à qui les Princesses se trouvoient heureuses quand
elles avoient occasion de parler et de l'embrasser[2], toutes
filles du Roi qu'elles fussent, et à qui les ministres qui
travailloient chez Mme de Maintenon faisoient la révérence bien bas. Toute[3] inaccessible qu'elle fût, il lui restoit pourtant quelques anciennes amies de l'ancien temps,
avec qui elle s'humanisoit, quoique rarement, et, heureusement pour la duchesse du Lude, elle avoit une vieille
mie[4] qui l'avoit élevée, qu'elle avoit toujours gardée et

bien. C'est elle sans doute que Mme de Caylus (*Souvenirs*, p. 502) cite
en ces termes parmi les témoins qui auraient connu le mariage de
Mme de Maintenon avec Louis XIV : « Une femme de Mme de Maintenon, fille aussi capable que qui que ce soit de garder un secret, et
dont les sentiments étoient fort au-dessus de son état. » Sa maîtresse
l'appelait soit Balbien (*Histoire de Mme de Maintenon*, par M. le duc
de Noailles, tome II, p. 167 et 177), soit Nanon (*Correspondance générale*). Après lui avoir appris à lire, la marquise voulut l'employer auprès
des bâtards du Roi ; mais les parents de Mlle Balbien s'y opposèrent
(*Mémoires*, par la Beaumelle, tomes I, p. 229, et II, p. 5) ; plus tard,
Mme de Maintenon la chargea de l'éducation de Mlle d'Aubigné (*Lettres
historiques et édifiantes*, tome I, p. 299). Saint-Simon parlera encore
de Nanon aux tomes IX, p. 198, et XII, p. 132-133. Nous ne savons
sur quelle preuve on l'a dite fille d'un architecte.

1. « Sous-fée de la fée », dit Saint-Simon, dans son mémoire sur
les *Duchés-pairies existants*.

2. Les mots *parler et de* sont écrits en interligne. Avec ces mots ajoutés après coup, le membre de phrase commençant par un relatif indirect forme un latinisme contraire à notre usage, et que rend tout à fait
incorrect l'addition d'un second verbe accompagné de son régime direct.

3. Cet accord est ordinaire chez Saint-Simon, et en général très fréquent au dix-septième siècle : voyez le *Lexique de Mme de Sévigné*.

4. Furetière dit que les enfants appellent *mie* leur gouvernante, et
Saint-Simon écrira ailleurs (tome VII, p. 310) : « Aucune *mie*, aucune
nourrice. » Mais on trouve dans le *Lexique de Mme de Sévigné* l'emploi inverse, bien naturel, de cette abréviation d'*amie* s'appliquant à
l'enfant.

qui l'aimoit passionnément, qui étoit de l'ancienne connoissance de Nanon[1], et qu'elle voyoit quelquefois en
privance[2]. La duchesse du Lude la lui détacha, et finalement vingt mille écus comptant firent son affaire, le soir
même du samedi que le Roi avoit parlé à Monsieur, le
matin, avec tant d'éloignement pour elle[3]. Et voilà les
cours ! Une Nanon qui en vend les plus importants et les
plus brillants emplois ; et une femme riche, duchesse, de
grande naissance par soi et par ses maris, sans enfants, sans
liens, sans affaires, libre, indépendante, a la folie d'acheter
chèrement sa servitude[4] ! Sa joie fut extrême ; mais elle

1. Plus loin (p. 179), Saint-Simon appellera cette femme Mme Barbisi ; dans l'Addition n° 165, si nous lisons bien, le nom est : « Barbesi ».
2. En particulier. Ce sens est un peu différent de celui où nous avons
déjà vu le même mot, au tome II, p. 48, et où Nicolas Goulas le prend dans
ses *Mémoires*, tome I, p. 244 : « Entrer dans la privance de quelqu'un. »
3. « Elle convint de soixante mille livres, et tout fut fait en un
tourne-main. » (Addition n° 165.)
4. Le simple rapprochement de ce passage avec la note suivante du
Chansonnier, écrite par B. Remy, sous la dictée de Gaignières (ms. Fr.
12 692, p. 68), fera ressortir une de ces analogies indéniables que nous
avons déjà signalées, sans les pouvoir expliquer d'une façon positive :
« Il n'y avoit guère d'embarras, ou, pour parler comme l'auteur (*de
la chanson*), de tracas plus grand que celui dont la duchesse du Lude
s'étoit chargée en se mettant, à son âge de cinquante ans ou environ,
veuve, sans enfants, et riche de soixante mille livres de rente, gouvernante d'une petite princesse d'onze ans ; d'autant plus que, pour la
conduite de cet (*sic*) enfant, elle recevoit les ordres non seulement du
Roi, mais aussi de Mme de Maintenon, favorite de ce prince : de manière
que la duchesse étoit, à proprement parler, la servante de cette dame,
qui étoit la véritable gouvernante de la Princesse, aussi bien que du
Royaume, par la confiance que le Roi avoit en elle. Et ce qu'il y a de
beau en cela, c'est que cette duchesse avoit brigué cet emploi, et même,
disoit-on, donné de l'argent pour cela. Ainsi, elle avoit acheté l'escla-
vage. » On doit se souvenir que ce commentaire a été écrit avant 1715,
ou même avant 1708 ; il est donc antérieur de quinze ou vingt ans à l'é-
poque où Saint-Simon rédigea l'Addition n° 165 et l'article de la duchesse du Lude dans les *Duchés-pairies existants*, auxquels correspond
le passage actuel des *Mémoires*. Comparez aussi deux lettres de Mme de
Coulanges et Mme de Simiane, dans le *Sévigné*, tome X, p. 427 et 430.

sut la[1] contenir, et sa façon de vivre et le nombre d'amis
et de connoissances particulières qu'elle avoit su toute sa
vie se faire et s'entretenir à la ville et à la cour, entraînè-
rent le gros du monde à l'applaudissement de ce choix[2].

La duchesse d'Arpajon[3] et la maréchale de Rochefort[4]
furent outrées[5]. Celle-ci fit les hauts cris et se plaignit
sans nul ménagement qu'on manquoit à la parole qu'on
lui avoit donnée, sur laquelle seule elle avoit consenti à
être dame d'honneur de Mme la duchesse de Chartres[6] :
elle confondoit adroitement les deux places de dame

1. *La* corrige *les*.

2. Selon Mme de Maintenon (*Lettres historiques et édifiantes*, tome I,
p. 464), la duchesse de Bourgogne fit ce compliment à sa dame d'honneur : « Je voudrois que vous eussiez été dans un petit coin quand ma-
man m'a parlé de vous, pour entendre tout le bien qu'elle m'en a dit. »
Comparez les lettres de Mme de Coulanges à Mme de Simiane, dans le
Sévigné, tome X, p. 411-412 et 422. La princesse des Ursins écrivait de
Rome, le 2 octobre 1696, à M. de Maurepas : « Je m'imagine qu'il y a
eu un beau mouvement parmi les dames pour avoir des charges chez
Mme la princesse de Savoie. Le Roi ne pouvoit pas, par toutes sortes
de raisons, choisir mieux que Mme la duchesse du Lude pour dame
d'honneur. Je ne doute pas que Madame votre mère n'ait été aussi aise
que moi de lui voir remplir cette place. Je vous supplie, Monsieur, de
lui en faire mes compliments, en l'assurant que je l'honore toujours beaucoup. » (*Cabinet historique*, tome XI, p. 308 et 309.) Les appointements
de la charge de dame d'honneur, y compris une pension de cinq mille
livres, furent réglés à vingt et un mille cinq cent cinquante-quatre livres.

3. Voyez notre tome II, p. 136, note 4.

4. Saint-Simon a déjà parlé longuement de la maréchale de Rochefort,
lors de sa nomination au poste de dame d'honneur de la duchesse de
Chartres (tome I, p. 81-87). Elle était cousine germaine de la duchesse
du Lude.

5. Mme de Maintenon écrit à l'archevêque de Paris, le 4 septembre :
« Hé bien! voilà les dames nommées, et la maréchale (de Rochefort)
désespérée! Mon état et ma vocation présentement est d'affliger et de
desservir tout ce que j'aime. Je vous avoue, Monseigneur, que j'en souffre beaucoup. » (*Correspondance générale*, tome IV, p. 113.)

6. Voyez tome I, p. 87. Douze ans auparavant, le Roi, en choisissant
la duchesse d'Arpajon pour remplacer Mme de Richelieu comme dame
d'honneur de la Dauphine, avait dit que Mme de Rochefort était trop
jeune pour cet emploi (*Lettres de Mme de Sévigné*, tome VII, p. 267).

d'honneur et de dame d'atour[1], pour se relever et crier plus fort ; c'étoit la dernière qu'elle avoit chez Madame la Dauphine, et qui lui avoit été promise[2]. Mme de Maintenon, qui la méprisoit, en fut piquée, parce qu'elle l'avoit fait donner à Mme de Mailly. Elle prit le tour d'accuser la maréchale d'être elle-même cause de ce dégoût, qu'on ne lui vouloit pas donner, par avoir tellement soutenu sâ fille[3] que, par considération pour elle, on ne l'avoit pas chassée. La maréchale en fut la dupe, et, bien qu'en conservant tout son dépit et que la place fût donnée[4], elle abandonna sa fille de rage, qui fut renvoyée à Paris, avec défense de paroître à la cour[5]. Cette fille étoit mère de

1. Nous avons expliqué, dans le tome I, p. 86, note 5, quelles étaient les principales fonctions de la dame d'atour. On peut voir aussi, sur la différence des deux charges, la suite des *Mémoires*, tome IV, p. 15-18, l'Addition au *Journal de Dangeau* du 25 octobre 1703 (tome IX, p. 331), et les *Mémoires du duc de Luynes*, tome I, p. 126-129. Nous plaçons, en outre, plus loin (p. 310, n° 188) une Addition relative aux privilèges de la dame d'atour.

2. Promise chez la future duchesse de Bourgogne.

3. Marie-Henriette de Rochefort-d'Aloigny fut mariée : 1° le 14 septembre 1676, n'étant âgée que de douze ans, à son cousin germain Louis-Fauste de Brichanteau, marquis de Nangis ; 2° le 3 mai 1691, à Charles de la Rochefoucauld de Roye, comte de Blanzac. Elle mourut à Paris, le 18 septembre 1736, dans sa soixante-treizième année. Par son second mari, elle était cousine germaine paternelle de la duchesse de Saint-Simon (voyez le contrat de mariage de celle-ci, dans l'Appendice du tome II, p. 471), et Saint-Simon devint son ami intime, en même temps que celui de la maréchale de Rochefort.

4. *Bien que*, avec deux dépendances très diverses. Devant la première, il équivaut à *tout*. Le tour vraiment correct serait : « tout en conservant (*ou* bien qu'elle conservât) son dépit, et bien que la place fût donnée. »

5. Nous ne trouvons, dans le *Journal de Dangeau*, aucune mention de cet éloignement de Mme de Blanzac ; son nom, après y avoir figuré au mois d'avril 1696, comme invitée à Marly, n'y reparaît, en décembre 1698, que pour annoncer son retour à la cour, dont Saint-Simon parlera quand le temps en sera venu (tome II, éd. 1873, p. 181) ; mais en deux simples mots. Quoique lié intimement, nous venons de le dire, avec Mme de Blanzac, ses *Mémoires* ne font connaître cette dame et ses disgrâces que très imparfaitement, avec beaucoup de confusion.

Nangis[1] en premières noces, qui[2] avoit plus que mal vécu
avec ce premier mari[3] et qui ruina son fils sans paroître,
qui étoit très riche[4], qui devint grosse de Blanzac[5], qu'on
fit revenir de l'armée pour l'épouser[6], et elle accoucha de

1. Louis-Armand de Brichanteau, marquis de Nangis, né le 27 septembre 1682, fait colonel de Royal-Marine dès 1690, en remplacement
de son père, et mis à la tête du régiment de Bourbonnais en 1700, fut
nommé brigadier d'infanterie en 1704, maréchal de camp en 1708,
colonel-lieutenant du régiment du Roi en 1711, lieutenant général en
1718, gouverneur de Salses en 1719, directeur général de l'infanterie en
1721, chevalier d'honneur de l'Infante en 1724 et de la Reine en 1725,
chevalier des ordres en 1728, enfin maréchal de France en 1741. Il mourut le 8 octobre 1742. Saint-Simon a fait plusieurs fois son portrait, notamment tome IV, p. 170, et tome XVI, p. 359. De plus, on trouve un
long article sur Nangis et son père dans les *Légères notions des chevaliers de l'ordre du Saint-Esprit* (Papiers de Saint-Simon, vol. 34, p. 91).

2. Il y a là un singulier enchevêtrement de *qui* : pour les deux premiers, l'accord avec le mot *fille* saute par-dessus *Nangis* ; pour le quatrième, par-dessus *fils* et un autre membre conjonctif en dépendant.
Même sans le féminin *grosse*, l'ensemble du sens forcerait à comprendre ; mais le tour n'en est pas moins d'une étrange licence.

3. Louis-Fauste de Brichanteau, marquis de Nangis, né en 1658,
colonel du régiment Royal-Marine en 1676, brigadier de cavalerie
en 1689, mort le 22 août 1690, d'une blessure reçue dans les plaines
d'Offenbourg. Sur les circonstances « un peu suspectes » de sa mort,
voyez une Addition de Saint-Simon au *Journal de Dangeau*, tome III,
p. 194, 17 août 1690, et, sur son mariage avec Mlle de Rochefort, les
Lettres de Mme de Sévigné, tome V, p. 46 et 56.

4. Après *riche* est biffée la conjonction *et*. — Comparez la suite des
Mémoires, tome VII, p. 453, et une Addition à l'article de Dangeau
du 22 juillet 1692.

5. Charles de la Rochefoucauld de Roye, comte de Blanzac, troisième
fils du comte de Roye, ayant fait abjuration de la religion réformée à
Rome, en 1682, servit d'abord comme colonel du régiment d'infanterie
de Guyenne en 1684, puis fut fait brigadier en 1693, maréchal de camp
en 1702, lieutenant général en 1704, gouverneur de Bapaume en 1721,
et mourut à Paris, le 4 septembre 1732, âgé de soixante-sept ans. Son
fils devint duc d'Estissac.

6. Dangeau ne raconte pas ainsi les choses. Il dit, à la date du
22 juillet 1692 : « Le mariage de Mme de Nangis avec M. de Blanzac
fut déclaré. Il y a plus d'un an qu'il est fait ; mais ils l'avoient tenu
secret, sans en faire part à personne. Blanzac revient de l'armée afin

[*Add. S^tS. 168*]

Mme de Tonnerre[1] la nuit même qu'elle fut mariée.
On ne pouvoit avoir plus d'esprit, plus d'intrigue[2], plus
de douceur, d'insinuation, de tour et de grâces dans
l'esprit, une plaisanterie plus fine et plus salée, ni être
plus maîtresse de son langage pour le mesurer à ceux
avec qui elle étoit. C'étoit en même temps, de tous les
esprits, le plus méchant, le plus noir, le plus dangereux,
le plus artificieux, d'une fausseté parfaite, à qui les histoires entières couloient de source[3], avec un air de vérité
et de simplicité qui étoit prêt à persuader ceux mêmes
qui savoient, à n'en pouvoir douter, qu'il n'y avoit pas
un mot de vrai[4]. Avec tout cela, une sirène enchanteresse,

que, s'il manque quelque célébration à la cérémonie du mariage, ils
puissent le réparer avant que Mme de Nangis, qui est grosse de huit
mois, soit accouchée. » (*Journal*, tome IV, p. 131.) Il se produisit des
retards, dit plus loin (p. 136) Dangeau, parce que l'archevêque de Paris
refusa d'abord de donner les dispenses nécessaires entre cousins ger-
mains ; cependant le mariage put avoir lieu dès que le consentement de
la mère de M. de Blanzac fut arrivé. La célébration se fit dans la nuit
du samedi 16 août, et Mme de Blanzac accoucha le dimanche matin.
« Il y avoit déjà plus d'un an qu'ils étoient mariés, répète Dangeau, et
ceci n'a été qu'une confirmation pour ôter tout sujet de procès à
l'avenir. » (*Journal*, tome IV, p. 154.) En effet, les généalogies datent
le mariage du 3 mai 1691 ; mais on trouve aussi dans le commentaire
du Chansonnier (ms. Fr. 12 691, p. 189) la preuve que cet accouchement
immédiat fit d'autant plus de scandale, que Mme de Nangis passait pour
avoir eu beaucoup de galants, au nombre desquels était peut-être Barbezieux, et, tout en suivant Dangeau, Saint-Simon se fait l'écho du bruit
public, sans se préoccuper de sa liaison avec la personne dont il parle.

1. Geneviève-Armande de la Rochefoucauld de Roye de Blanzac, née
le 17 août 1692, mariée le 30 décembre 1708 à Philippe-Aymard de
Clermont, comte de Tonnerre, et morte le 24 octobre 1745. Elle eut
une charge de dame auprès de la duchesse d'Orléans à partir de 1715.

2. *Plus d'intrigue* est en interligne.

3. Il faut noter que Mme de Blanzac et Mme de Rochefort furent du
nombre des femmes de la cour qui fournirent de tout temps des informations journalières à Saint-Simon. « Je ne bougeois, dit-il quelque
part (tome IV, p. 171), de chez Mme de Blanzac, à Paris, et de chez
la maréchale de Rochefort, à Versailles. » Comparez tome XII, p. 33.

4. Comparez tome VI, p. 37.

dont on ne se pouvoit défendre qu'en la fuyant, quoiqu'on la connût parfaitement. Sa conversation étoit charmante, et personne n'assenoit[1] si plaisamment ni si cruellement les ridicules, même où il n'y en avoit point, et
comme n'y touchant pas. Au demeurant, plus que très
galante tant que sa figure lui avoit fait trouver avec qui,
fort commode ensuite[2], et depuis se ruina pour les plus
bas valets. Malgré de tels vices, et dont la plupart étoient
si destructifs de la société, c'étoit la fleur des pois[3] à la
cour et à la ville. Sa chambre ne désemplissoit pas de ce
qui y étoit et de plus brillant et de la meilleure compagnie, ou par crainte ou par enchantement, et avoit[4] en
outre des amis et des amies considérables. Elle étoit fort
recherchée des trois filles du Roi : c'étoit à qui l'auroit ;
mais la convenance de sa mère l'avoit attachée à Mme la
duchesse de Chartres plus qu'aux autres. Elle la gouver-
noit absolument. Les jalousies et les tracasseries qui en
naquirent l'éloignèrent[5] de Monsieur et de M. le duc de
Chartres jusqu'à l'aversion : elle en fut chassée[6]. A force

1. *Acenoit*, dans le manuscrit, ici et encore plus loin, p. 333 ;
plus haut (p. 35), *assenées*. L'orthographe par un *c* est, dans l'ancienne
langue, une des plus ordinaires de ce verbe, qui n'était, dans le principe, qu'une forme vulgaire d'*assigner* : voyez le *Dictionnaire de l'ancienne langue française* de M. Godefroy, tome I, p. 44.

2. Ces trois derniers mots sont en interligne.

3. Cette expression figurée est admise pour la première fois par
l'Académie, et, comme familière, dans sa 4ᵉ édition (1762) ; le *Dictionnaire de Trévoux* ne la donne que dans sa 6ᵉ (1771), et la dit « un peu
triviale. » M. Littré n'a cité que cet exemple et une seconde application qu'en fait notre auteur au fils même de Mme de Blanzac, c'est-à-
dire à Nangis (*Mémoires*, tome IV, p. 170).

4. Saint-Simon a-t-il sauté par mégarde le sujet *elle* devant le verbe
avoit? Cinq lignes plus haut, autre omission de même genre.

5. Le pronom *l'* a été ajouté après coup.

6. Comparez une lettre de Mme de la Troche, en 1699, dans le *Sévigné*, tome X, p. 442-443, où est raconté, en termes qu'on ne peut
reproduire ici, un souper donné par la maréchale de Rochefort à la
duchesse de Chartres et à Mmes de Sforce, de Saint-Pierre et de
Blanzac. « Madame de Chartres, y lit-on, est plus entêtée de Mme de

de temps, de pleurs et de souplesses de Mme la duchesse
de Chartres, elle fut rappelée[1]. Elle retourna à Marly,
elle fut admise[2] à quelques parties particulières avec le
Roi : elle le divertit avec tant d'esprit qu'il ne[3] parla d'autre chose à Mme de Maintenon ; elle[4] en eut peur, et ne
chercha[5] plus qu'à l'éloigner du Roi (elle le fit avec soin
et adresse), puis à la chasser de nouveau, pour plus
grande sûreté, et elle saisit l'occasion d'en venir à bout[6].
On se moqua bien de la mère d'y avoir consenti si inutilement pour la place qu'elle ne pouvoit plus avoir, et
par une sotte et folle colère d'honneur et de duperie ;
mais la fille[7] demeura à Paris pour longtemps[8].

Duchesse   La duchesse d'Arpajon, mariée[9] belle et jeune à un

Blanzac que jamais ; on dit que c'est à cause du chevalier de Roye.... » —
Le pronom *en* est ici peu net : il signifie probablement *d'eux, par
eux*; mais, vu le très libre emploi que Saint-Simon fait de ces mots
relatifs, il se peut à la rigueur qu'il ait voulu dire : « fut chassée de
là », c'est-à-dire d'auprès de la duchesse de Chartres, ou encore « par
suite de cela », c'est-à-dire de ces jalousies, tracasseries, aversion.

1. Voyez ci-dessus, p. 172, note 5. — 2. *Admises*, avec l's effacée.
3. Après *ne* est biffé *se*. — 4. *Elle*, pour *celle-ci*, Mme de Maintenon.
5. *Songea* a été corrigé en *chercha*.
6. Comparez l'Addition 167 et la suite des *Mémoires*, tomes VII,
p. 452-453, et XII, p. 341.
7. Saint-Simon avait d'abord commencé à écrire : *mais ell[e]* ; puis il
a biffé *ell*, pour écrire à la suite : *la fille*.
8. Mme de Blanzac habita vingt ans le petit château de Saint-Maur.
Dangeau cesse de parler d'elle dès 1701.
9. Loret annonça ce mariage en ces termes, le 26 avril 1659 :

> Monsieur d'Arpajon, pair de France,
> Jeudi dernier fit alliance,
> Mais alliance tout de bon,
> Avec l'admirable Beuvron,
> Que l'on sait être demoiselle
> De riche taille, blanche et belle,
> Et laquelle, outre les beautés,
> A tant d'aimables qualités....

Selon Tallemant des Réaux, qui a consacré une petite historiette à la
duchesse (tome VI, p. 495-497) alors qu'elle était encore Mlle de Beuvron, sa pauvreté la rendait difficile à marier, quoique belle, sage et vertueuse. Elle porte le nom de DORÉNICE dans le *Dictionnaire des précieuses*.

vieillard[1] qui ne sortoit plus de Rouergue[2] et de son château de Sévérac[3], s'étoit vue noyée d'affaires et de procès, depuis qu'elle fut veuve, au parlement de Toulouse[4],

d'Arpajon;
comtesse de
Roucy, sa fille.
[Add. S¹S. 169]

1. Louis d'Arpajon, titré successivement vicomte, comte et enfin duc d'Arpajon, débuta à la tête d'un régiment d'infanterie en 1621, gagna le grade de maréchal de camp au siège de Tonneins (1622), eut l'Ordre en 1633, une des deux charges de lieutenant général au gouvernement de Languedoc en 1634, le gouvernement de Nancy et de la Lorraine pendant l'occupation de 1633 à 1636, et le grade de lieutenant général des armées en 1637. En 1645, il partit au secours de l'île de Malte et fut élu chef des conseils du grand maître et généralissime des armées de la Religion. En 1648, il alla à Varsovie comme ambassadeur extraordinaire. En décembre 1650, il eut un brevet de duc et pair, et, le 14 août 1653, il fut fait ministre d'État. Le Roi lui donna encore, en 1656, le commandement du régiment Royal d'infanterie, et, en 1657, la charge de sénéchal du Gévaudan. Il mourut au château de Sévérac, le 27 avril 1679, étant alors le plus ancien des chevaliers de l'Ordre. Veuf de deux premières femmes, il avait épousé Mlle d'Harcourt-Beuvron, le 24 avril 1639, alors qu'elle avait vingt-huit ans environ. On trouvera le résumé de ses actions d'éclat dans un article spécial du *Moréri*, dans la *Chronologie militaire* de Pinard, et dans son oraison funèbre prononcée par le sieur de la Motte, le 6 juin 1679. Saint-Simon lui a consacré, dans ses *Légères notions des chevaliers de l'ordre du Saint-Esprit*, un article que nous renvoyons à l'Appendice, n° XV. Un portrait de lui existe au château de Mouchy; un autre, gravé, est dans le ms. Clairambault 1139, fol. 75.

2. La province de Rouergue, capitale Rodez, entre l'Auvergne, le Quercy, les montagnes des Cévennes, le Gévaudan et le Languedoc, se subdivisait en comté de Rodez, haute Marche et basse Marche. Elle appartenait au gouvernement de Guyenne et à la généralité de Montauban.

3. Sévérac-le-Château, ville assez considérable du département de l'Aveyron et l'un des chefs-lieux de canton de l'arrondissement de Millau. On y voit encore, au sommet de la colline abrupte sur laquelle la ville est bâtie en amphithéâtre, les ruines du château, dont les seigneurs d'Arpajon avaient hérité au quinzième siècle, en vertu d'une substitution du maréchal Amaury de Sévérac. C'est sur cette terre que fut d'abord assis, en 1650, le titre ducal d'Arpajon.

4. Le parlement de Toulouse, institué par Philippe le Bel, en 1302 et rendu sédentaire en 1443, avait sous sa juridiction le Languedoc, et en outre le Rouergue, le Lauraguais, le pays de Foix et une partie du Quercy et de la Gascogne.

pour ses reprises[1] et pour sa fille unique[2], dont des inci-
dents importants l'amenèrent à Paris, pour y plaider au
Conseil[3]. C'étoit une personne d'une grande vertu, d'une
excellente conduite, qui avoit grande mine et des restes
de beauté[4]. On ne l'avoit presque jamais vue à la cour ni
à Paris, et on l'y appeloit la *duchesse des Bruyères*. Elle
ne l'étoit qu'à brevet[5]. Mme de Richelieu mourut fort tôt
après son arrivée, et la surprise fut extrême de voir la
duchesse d'Arpajon tout à coup nommée dame d'honneur
de Madame la Dauphine en sa place[6]. Elle-même la fut[7]
plus que personne : jamais elle n'y avoit pensé, ni M. de

1. *Reprises*, au pluriel, signifiait et signifie encore, dans la langue des
notaires, ce que chacun des époux, par lui ou par ses représentants,
a droit de reprendre en forme de prélèvement, avant partage, dans les
biens de la communauté.

2. Catherine-Françoise d'Arpajon, née en 1661, mariée le 8 février
1689 à François de Roye de la Rochefoucauld, comte de Roucy, et morte
à Paris, le 8 décembre 1716. On verra, par la suite des *Mémoires*, que
cette dame fut une des amies intimes de M. et Mme de Saint-Simon.

3. Comparez la suite des *Mémoires*, tome II de 1873, p. 46, et
tome VIII, p. 429, et les *Mémoires de Sourches*, éd. Bernier, tome II,
p. 150-152, où ce procès et sa solution sont racontés en détail, ainsi
que dans les *Mémoires de Choisy*, p. 617, et dans le *Journal de Dangeau*, tome I, p. 369, à la date du 10 août 1686. Voyez aussi un factum
imprimé pour Mlle d'Arpajon, dans le ms. Clairambault 1139, fol. 102.

4. On a un portrait d'elle à Versailles (n° 3568), et un autre à Mouchy. Nous avons vu que Loret la qualifiait, en 1659, d' « admirable
Beuvron, » et Tallemant dit qu'elle « étoit une des plus belles personnes de la cour. »

5. Voyez la page précédente, note 1. Selon Olivier d'Ormesson (*Journal*, tome II, p. 67-68), M. d'Arpajon n'obtint pas la pairie héréditaire
« à cause de son fils, qui n'a nul mérite, et qu'il a offert d'accepter le
duché pour sa personne seule. D'autres racontent que, durant les dés-
ordres, il levoit en son pays des troupes, et qu'on lui envoya le brevet
pour le retenir dans le service.... »

6. Comparez la suite des *Mémoires*, tome XII, p. 92 et 112, et l'appendice n° XV. Ce fut le dimanche 11 juin 1684 que le Roi annonça la
nomination de Mme d'Arpajon (*Journal de Dangeau*, tome I, p. 24-25 ;
Lettres de Mme de Sévigné, tome VII, p. 267-269).

7. Comme s'il venait de dire : « tout le monde fut surpris. »

Beuvron[1] son frère ; ce fut pourtant lui qui la fit sans le
savoir. Il avoit autrefois été plus que bien avec Mme Scarron : celle-ci n'oublia point ses anciens amis de ce genre[2] ;
elle compta sur l'attachement de sa sœur par lui, par
reconnoissance, et par se trouver parfaitement isolée au
milieu de la cour[3]. On ne pouvoit avoir moins d'esprit ;
mais ce qu'elle en avoit étoit fort sage, et elle avoit beaucoup de sens, de conduite et de dignité ; et il est impossible de faire mieux sa charge qu'elle la fit, avec plus de
considération, et plus au gré de tout le monde. Elle espéra
donc être choisie ; elle le demanda. Le monde le crut et
le souhaita ; mais les vingt mille écus que Mme Barbisi[4],
la vieille mie de la duchesse du Lude, fit accepter à la
vieille servante de Mme de Maintenon, décidèrent contre
Mme d'Arpajon[5]. Le Roi voulut la consoler, et Mme de
Maintenon aussi, et firent la comtesse de Roucy[6] sa fille

1. François III d'Harcourt, marquis de Beuvron : voyez notre tome II,
p. 34, note 2.

2. Saint-Simon a répété ceci textuellement dans la suite des *Mémoires*,
tome II, p. 382. Le marquis de Beuvron est en effet mentionné par
Mme de Caylus comme un des familiers de Mme Scarron (*Souvenirs*,
p. 476) ; mais faut-il croire qu'il y eût « plus » que de l'amitié dans son
fait ? Ailleurs Saint-Simon affirmera, en propres termes, que Beuvron fut
un de ceux qui entretinrent Mme Scarron (tome XII, p. 92). Quoique ces
assertions se retrouvent dans des pamphlets du temps, Lavallée (*Correspondance générale*, tome I, p. 94 et 104) et M. Feuillet de Conches
(*Causeries d'un curieux*, tome II, p. 572 et suivantes), comme la Beaumelle avant eux (*Mémoires pour servir à l'histoire de Mme de Maintenon*, livre II, chapitres XI et XII), n'y ont vu que de pures calomnies.

3. Mme de Caylus raconte (*Souvenirs*, p. 493-494) que Mme de Maintenon avoit d'abord voulu faire nommer la duchesse de Créquy, mais
que le Roi l'avoit refusée : « L'occasion lui parut alors trop favorable
pour la duchesse d'Arpajon, son ancienne amie et sœur du marquis de
Beuvron, auquel elle étoit bien aise de faire plaisir, pour ne la pas
proposer. Le Roi l'accepta, et Mme d'Arpajon a parfaitement rempli
l'idée qu'on avoit d'elle. » Comparez un passage intéressant de la lettre
déjà citée de Mme de Sévigné, tome VII, p. 267-269.

4. Voyez ci-dessus, p. 170, note 1. — 5. Voyez ci-dessus, p. 171.

6. Voyez ci-contre, p. 178. note 2.

dame du palais[1]. La mère ne prit point le change[2] : elle demeura outrée. Le transport de joie de sa fille l'affligea encore plus, et leur séparation entière[3], qu'elle envisageoit, l'accabla. Elle aimoit fort sa fille, que cette place attachoit en un lieu où la mère ne pouvoit plus paroître que fort[4] rarement avec bienséance, et elle se voyoit tombée en solitude. Elle ne la put porter : peu de mois après, elle eut une apoplexie[5], dont elle mourut quelque temps après[6].

Cette consolation prétendue donnée à Mme d'Arpajon, et cette différence des deux belles-sœurs, la comtesse de Roucy faite dame du palais, et Mme de Blanzac chassée, combla[7] la douleur de la maréchale de Rochefort[8]. Elle étoit cousine germaine de la duchesse du Lude, filles[9] des deux sœurs, et vivoit fort avec elle : autre crève-cœur.

1. *Journal de Dangeau*, tome V, p. 462. — 2. Voyez tome II, p. 239.

3. La première lettre d'*entière* corrige un *q*.

4. *Bien* a été changé en *fort*, et plus loin le premier *e* d'*elle* corrige *s*.

5. Au mois de novembre suivant (*Dangeau*, tome VI, p. 28). Les *Annales de la cour* (tome I, p. 6), comme Saint-Simon, attribuent cette attaque au chagrin qu'avait eu la duchesse de se voir supplantée. Comme Saint-Simon aussi, ce libelle dit à propos de la nomination de sa fille : « On crut que cela la consoleroit de ce que le Roi ne s'étoit pas souvenu d'elle; mais, comme notre intérêt marche toujours le premier, elle fut bien moins sensible à l'honneur que S. M. faisoit à sa fille, qu'à l'affront qu'elle prétendoit avoir reçu. »

6. Elle ne mourut que cinq ans plus tard, en 1701 : voyez la suite des *Mémoires*, tome III, p. 17, et une Addition à l'article de Dangeau, 11 mai 1701, tome VIII, p. 99. Jusqu'en 1698, elle conserva à la cour l'appartement qu'elle y avoit eu comme dame d'honneur de la Dauphine. Elle avait en outre la pension de douze mille livres.

7. Voyez, sur ce sens figuré de *combler*, notre tome II, p. 284 et note 2.

8. « Son sort étoit de marcher à la cour toujours en écrevisse. » (Addition nᵒ 165.)

9. Encore une ellipse, claire à tout prendre, mais allant au delà de ce qu'autorise la grammaire. C'est une proposition absolue, hardiment abrégée : « elle et cette duchesse étant filles des deux sœurs, » à savoir de Marie Séguier et de Charlotte Séguier : voyez notre tome I, p. 81-83 et note 4, et ci-après, p. 189.

A peine la voulut-elle voir, et ne reçut[1] qu'avec aigreur
toutes ses avances. Enfin, après avoir longtemps gémi,
elle fut apaisée par une place nouvelle[2] de menin[3] de
Monseigneur donnée au marquis de Rochefort[4], son fils,
sans qu'elle l'eût demandée[5].

1. L'omission d'*elle* devient correcte, si l'on change le tour : « Elle
voulut à peine la voir, et ne reçut.... »

2. L'*n* de *nouvelle* corrige *de*.

3. Ce mot de *menin*, comme le dit le marquis de Sourches (*Mémoires*,
éd. Bernier, tome I, p. 371), venait de l'espagnol *menino*, par lequel
on désignait à Madrid des jeunes gens de grande naissance élevés avec
les princes de la famille royale; il y avait aussi des *menines* auprès des
princesses : voyez les *Mémoires de la cour d'Espagne*, de Mme d'Aulnoy, tome II, p. 95, et les *Mémoires de Mme de Motteville*, tome IV,
p. 174-175. Quand Louis XIV composa la maison de son fils, en 1680,
six seigneurs furent choisis pour être assidus auprès de la personne
du prince, sans avoir d'ailleurs aucune charge déterminée (*Gazette* de
1680, p. 96; *Correspondance de Bussy*, tome V, p. 71 et 81; *Lettres de
Madame*, recueil Jaeglé, tome I, p. 19 et 20). « Ce sont ses dames du
palais, écrivait Mme de Sévigné (*Lettres*, tome VI, p. 272); il y en aura
tous les jours deux qui le suivront. » Chacun d'eux touchait une pension de six mille livres. Officiellement, on les qualifiait du titre de
gentilshommes d'honneur de Monsieur le Dauphin. Avec le temps, leur
nombre était monté à onze ; c'étaient : les comtes de Matignon-Torigny,
de Sainte-Maure, de Cheverny, de Caylus et de Mailly; les marquis de
Crussol-Florensac, de Dangeau, de Thiange, d'Urfé, d'Antin, et le chevalier de Grignan. Le marquis de Rochefort fit le douzième. Voyez
l'*État de la France*, année 1698, tome II, p. 12-14.

4. Louis-Pierre-Armand d'Aloigny, marquis de Rochefort et baron de
Craon, qui mourut à Paris, le 21 juillet 1701, âgé de trente et un ans
et trois mois. Il avait acheté, en mars 1687, le régiment d'infanterie
de Bourbonnois, « petit vieux corps, » mais n'en avait pris le commandement qu'après avoir servi quelques mois dans les mousquetaires.
Blessé à Nerwinde et au siège de Charleroy, il était brigadier du mois
de janvier 1696. Sa santé le força bientôt de quitter le service. Monseigneur lui avait donné les entrées dès la fin de l'année 1689.

5. Voyez, dans le *Journal de Dangeau*, tome VI, p. 19, à la date du
2 novembre 1696, de quelle façon obligeante le Roi annonça cette nomination à la mère du nouveau menin, pour diminuer sa douleur et ses
regrets de n'avoir point eu la charge de dame d'honneur. C'est sur cet
article du *Journal* que Saint-Simon a fait l'Addition n° 14, déjà placée
dans notre tome I, p. 353.

Dangeau[1] étoit un gentilhomme de Beauce tout uni[2],
et huguenot dans sa première jeunesse[3] ; toute sa famille
l'étoit, qui ne tenoit à personne[4]. Il ne manquoit pas
d'un certain esprit, surtout de celui du monde, et de conduite[5]. Il avoit beaucoup d'honneur et de probité. Le jeu,

1. Voyez notre notice sur Dangeau, dans le tome I, p. 301, note 4.
On peut comparer le portrait qui va suivre avec celui que Saint-Simon a
placé en 1720, tome XVII, p. 135-144, et qui est beaucoup plus développé, ainsi qu'avec deux autres rédactions tirées des *Duchés-pairies*
et des *Grandes charges*, qui prendront place ici, à l'Appendice, sous le
n° XVI, et auxquelles nous ajouterons un fragment inédit d'Ézéchiel
Spanheim. Les éditeurs du *Journal de Dangeau*, en commençant leur
œuvre, ont consacré au marquis une notice biographique, qui est en
tête du premier volume, et ils y ont ajouté plusieurs articles sur certains points spéciaux, dans l'Appendice du dix-huitième et dernier
volume, p. 431-475. Nous aurons lieu, dans les notes qui vont suivre,
de renvoyer aux renseignements ainsi réunis par MM. Soulié et Dussieux, ou à un livre plus récent de M. Maurice de Possesse, sur *Dangeau
et ses seigneurs*, publié à Chartres, en 1878. Fontenelle et d'Alembert
ont fait l'éloge académique de Dangeau.
2. C'est-à-dire un simple gentilhomme, de noblesse ordinaire.
3. Dangeau ne se convertit qu'assez tard, en 1665, et son frère,
le futur abbé, en 1668 : voyez la seconde partie de l'appendice n° XVI,
où nous rejetons le commentaire de certains points du portrait que
trace ici Saint-Simon.
4. Voyez le même appendice XVI.
5. Comparez les treize ou quatorze lignes qui suivent avec un passage du portrait plus complet de Dangeau que nous venons d'indiquer
dans le tome XVII, p. 135-136. Dans les *Caractères* inédits du Musée
britannique (ms. Addit. 29 507, fol. 26 v° et 27), il est ainsi dépeint :
« Le marquis Dangeau a fait si longtemps une si grande figure à la cour,
qu'on ne peut se dispenser d'en dire quelque chose. C'étoit un des seigneurs des mieux faits pour la taille et pour le visage. Il fut assez heureux pour être du jeu du Roi et de la feue reine, et, comme il se servit
prudemment de sa bonne et de sa mauvaise fortune en jouant, il y gagna
beaucoup d'argent : ce qui l'entretenoit d'habits et d'équipages magnifiques. Il acheta un régiment, qui étoit toujours des plus lestes ; mais,
comme il n'étoit pas né pour la guerre, il s'en défit peu de temps après,
ce qui fit dire à feu Monsieur le Prince : « Si la paix dure encore dix
« ans, Dangeau sera maréchal de France. » Il voulut acquérir de l'honneur par une autre voie, en se faisant agréger au nombre des quarante académiciens : ce qui ne lui fut pas difficile, étant dans la fa-

par lequel il se fourra à la cour, qui étoit alors toute
d'amour et de fêtes, incontinent après la mort de la
Reine mère, le mit dans les meilleures compagnies. Il y
gagna tout son bien ; il eut le bonheur de n'être jamais
soupçonné, il prêta obligeamment, il se fit des amis, et
la sûreté de son commerce lui en acquit d'utiles et de
véritables. Il fit sa cour aux maîtresses du Roi ; le jeu le
mit de leurs parties avec lui : elles le traitèrent avec familiarité, et lui procurèrent celle du Roi[1]. Il faisoit des vers[2],

veur. Il y a longtemps qu'il remplit cette place ; mais, quoiqu'il ait de
l'esprit et du bien tourné, et qu'il ne soit pas ignorant, cela n'empêche
pas que sa naissance et son crédit ne lui tiennent lieu du savoir qui lui
manque. »

1. Voyez l'Appendice du tome XVIII du *Journal*, p. 438-441. Toutes
les clefs des *Caractères* de la Bruyère (tome I, p. 504) désignent Dangeau parmi « ceux que le jeu et le gain ont illustrés. » Dans le Chansonnier (ms. Fr. 12 618, p. 10), à côté de ce couplet, daté de 1666, et
qui a été reproduit plusieurs fois :

> Être des plaisirs de son roi,
> Du jeu, du bal et de la chasse,
> Faire exercice en bel arroi,
> Monter quelquefois sur Parnasse, etc.,

on trouve ce commentaire : « Il y a gagné (au jeu) plus de deux millions
de bien..., et cela sans avoir jamais été soupçonné de friponnerie. »
Le Roi le nommait constamment, avec Langlée, pour tenir les tables de
jeu de l'Appartement, et ils rivalisaient de prodigalités et de galanteries

2. La *Vie de Dangeau*, par les éditeurs de son *Journal* (tome I,
p. xxxv, note, comparez le tome XVIII, p. 441-445), cite de lui diverses pièces de vers qui ont été conservées soit dans le Chansonnier, soit
dans les *Œuvres de Chaulieu*. M. Édouard de Barthélemy a retrouvé et
imprimé dans une notice sur *Philippe de Courcillon, marquis de Dangeau, sa vie, son journal et la cour de Louis XIV* (1862), quelques
autres vers et un fragment de livret intitulé : *l'Impromptu de Villers-
Cotterets*, qui doit dater du voyage que fit la cour en septembre 1665
(*Gazette*, p. 948 et 959). Mme de Sévigné, l'abbé de Choisy et Fontenelle racontent que Dangeau, comme Saint-Aignan, aidait le Roi, en
certaines circonstances, à rimer des madrigaux ou à composer des lettres galantes. D'Argenson dit même (*Mémoires*, éd. Jannet, tome I,
p. 75-76) que Dangeau avoua, après la mort de Louis XIV, qu'il avait
écrit ainsi des billets à Mlle de la Vallière et corrigé les réponses de
celle-ci. C'est Benserade qui l'avait introduit chez la favorite.

étoit bien fait, de bonne mine[1] et galant[2] : le voilà
de tout à la cour, mais toujours subalterne[3]. Jouant un
jour[4] avec le Roi et Mme de Montespan, dans les commencements des grandes augmentations de Versailles, le
Roi, qui avoit été importuné d'un logement pour lui, et
qui avoit bien d'autres gens qui en demandoient, se mit
à le plaisanter sur sa facilité à faire des vers, qui, à la
vérité, étoient rarement bons, et tout d'un coup lui proposa des rimes fort sauvages[5], et lui promit un logement

1. Tallemant des Réaux, qui vit Dangeau à vingt ans, lui trouva alors
une figure « niaise » (*Historiettes*, tome VII, p. 457), et les chansons
nous disent qu'il avait le visage ridiculement large (ms. Fr. 12691,
p. 309); mais la toile bien connue de Rigaud (aujourd'hui au musée de
Versailles, n° 3652) et la gravure de Drevet, qui le représentent, en
1700, dans le costume de grand maître de l'ordre de Saint-Lazare, donnent l'idée d'une prestance vraiment majestueuse et d'une physionomie
agréable. « On croirait voir Louis XIV lui-même, » disent MM. Soulié et
Dussieux. Saint-Simon, dans une première rédaction (appendice XVI),
rapporte que Dangeau eut « un beau visage jusque dans sa vieillesse. »
2. Ici encore, *galand* est écrit par un *d*. — Sur les galanteries de
Dangeau, voyez sa *Vie*, p. xxxii.
3. Dans une Addition au *Journal* (tome XIV, p. 285), nous voyons
Saint-Simon railler Dangeau d'avoir eu des prétentions au titre ducal et
à l'ambassade de Rome ; cette dernière compétition pourrait être pour
quelque chose dans l'acrimonie des *Mémoires* envers l'auteur du *Journal*.
4. L'épisode qui va suivre a été repris et amplifié dans le second portrait de Dangeau, tome XVII, p. 139. Fontenelle le raconte aussi en
quelques mots, mais place la scène à Saint-Germain, et non à Versailles.
A défaut de l'impromptu fait en cette occasion par Dangeau, nous
avons une chanson sur Marly, que le Roi lui commanda en 1688, et
que les auteurs de sa *Vie* (p. xxxv, note) ont citée d'après le Chansonnier (ms. Fr. 12689, p. 393). Dangeau venait alors d'obtenir pour
sa femme un des premiers logements désignés dans la nouvelle résidence
(*Journal*, tome I, p. 379-380). A cette chanson, en quatre couplets,
Gaignières a joint une réplique rimée, sur le ton ironique, que les éditeurs du *Journal* ont eu tort, croyons-nous, de laisser de côté. Le *Nouveau siècle de Louis XIV*, édité en 1793, donne (tome IV, p. 226-229)
l'une et l'autre, mais en les appliquant à Trianon, et, point intéressant
à signaler, il reproduit en commentaire tout ce passage de notre auteur,
depuis « jouant un jour », jusqu'à « eut ainsi un logement ».
5. Extraordinaires, étranges, bizarres.

s'il les remplissoit sur-le-champ. Dangeau accepta, n'y
pensa qu'un moment, les remplit toutes, et eut ainsi un
logement. De là, il acheta une charge de lecteur du Roi[1],
qui n'avoit point de fonction, mais qui donnoit les entrées du petit coucher, etc.[2]. Son assiduité lui mérita le
régiment du Roi-infanterie[3], qu'il ne garda pas long-

1. Ici et plus loin (tome XIII, p. 283, et tome XVII, p. 136), ainsi
que dans les autres rédactions, Saint-Simon commet une singulière
erreur : ce n'est pas le marquis de Dangeau, mais l'abbé son frère, qui
acheta la charge de lecteur du Roi devenue vacante par la mort du
président de Perrigny, en 1671, et qui, plus tard, en 1685, l'ayant
revendue à Bonrepaus, avec un bénéfice de vingt-cinq mille livres, conserva néanmoins les entrées attribuées à cette charge. Antérieurement
à l'acquisition de son frère, Dangeau avait obtenu, le 23 septembre 1670, un brevet pour entrer à toute heure dans tous les lieux où
le Roi pourrait être, « même pendant les plus secrètes affaires. » (Arch.
nat., O¹ 14, fol. 407 v°; voyez la *Vie de Dangeau*, p. XLIII.) Il n'avait
donc point besoin d'une charge à laquelle ce privilège fût attaché.

2. Depuis 1668 environ, il y avait deux charges de lecteur ordinaire
de la chambre, dont l'une fut occupée successivement, comme nous
venons de le dire, par le président de Perrigny, l'abbé de Dangeau et
Bonrepaus, l'autre par le président de Mesmes, de l'Académie française
(1668), le baron de Breteuil (1677) et l'abbé de Vaubrun (1696). Les
lecteurs en charge, et, par faveur spéciale, les démissionnaires, avaient
la *première entrée* au lever du Roi et à son coucher : voyez l'*État de la
France*, 1698, tome I, p. 258, 259 et 301. Outre les lecteurs de la
chambre (dont le président Fauchet prétendait que la charge avait été
anciennement tenue par de grands seigneurs : voyez l'*État de la France*,
1652, p. 89), il y avait eu, durant quelques années, un lecteur pour les
globes célestes et les mathématiques et un lecteur ecclésiastique.
Comme le dit Saint-Simon, les titulaires des deux charges de lecteur de
la chambre ne remplissaient pas leurs fonctions, car, en 1696, le Roi
étant malade, ce fut Racine qui fut appelé à le divertir par des lectures
d'auteurs classiques, et non Bonrepaus, qui cherchait alors à vendre sa
charge, ni l'abbé de Vaubrun, nouvellement pourvu.

3. Ce régiment avait été créé par une ordonnance du 2 janvier 1663,
pour servir d'école d'infanterie aux jeunes gens des familles nobles. Le
Roi s'en était réservé le commandement et la propriété, et surveillait
de très près l'éducation des soldats, leur équipement, l'instruction des
jeunes officiers, etc. (voyez notre tome I, p. 29 et 41); mais on reconnut qu'il était bon que le service fût fait en son nom par un colonel-

temps ; puis fut envoyé en Angleterre, où il demeura
peu, et, à son retour, acheta le gouvernement de Touraine[1]. Son bonheur voulut que M. de Richelieu fît de si
grosses pertes au jeu, qu'il en vendit sa charge de chevalier d'honneur[2] de Madame la Dauphine, au mariage de
laquelle il l'avoit eue pour rien[3], et que son ancienne
amie, Mme de Maintenon, lui fit permettre de la vendre
tant qu'il pourroit et à qui il voudroit[4]. Dangeau ne manqua pas une si bonne affaire : il en donna cinq cent mille
livres[5], et se revêtit[6] d'une charge qui faisoit de lui une
espèce de seigneur[7], et qui lui assura l'Ordre, qu'il eut

lieutenant, et ce titre fut créé, en octobre 1665, pour Dangeau, qui venait de faire la guerre au service du roi d'Espagne contre les Portugais.
L'uniforme du régiment du Roi était de drap gris clair, avec les bou-
tonnières de soie d'or et les rubans couleur de feu.

1. Voyez l'appendice n° XVI.

2. Le chevalier d'honneur, qui occupait le premier rang dans la maison
de la princesse, avait pour principale fonction de l'accompagner et
de lui donner la main, de préférence aux écuyers. Il recevait les ser-
ments de fidélité des autres officiers de la maison, et, en certaines
occasions, pouvait donner des ordres à l'écurie. Les gages ordinaires
n'étaient que de douze cents livres. (*État de la France*.)

3. Voyez les *Souvenirs de Mme de Caylus*, p. 492, un fragment de
Saint-Simon publié dans la *Revue historique*, mars-avril 1881, p. 344-
346, et comparez la suite des *Mémoires*, ci-après, p. 221, et tomes XII
de 1873, p. 92 et 111, XIII, p. 181-182, XVII, p. 137, etc.

4. La *Gazette* dit, dès le mois de janvier 1684 (p. 36), que M. de Richelieu a obtenu permission de vendre sa charge. Le marché ne fut
conclu que le 24 janvier 1685, par l'entremise de M. de Montchevreuil,
ainsi que le raconte Dangeau lui-même (*Journal*, tome I, p. 126).

5. Non pas cinq cent mille livres, mais seulement trois cent cinquante
mille, comme Dangeau le dit, et comme Saint-Simon l'a relevé encore
dans la table de sa copie du *Journal*. Voyez la *Vie de Dangeau*, p. L-LI.

6. *Se revestit* est écrit en interligne, au-dessus de *s'asseura*, biffé.

7. Dans son tome IV, p. 356, dans le grand portrait du tome XVII,
p. 138, et dans la rédaction primitive qu'on trouvera à l'Appendice,
Saint-Simon fait une allusion plus précise au passage des *Caractères*
de la Bruyère où toutes les clefs reconnaissaient Dangeau sous les traits
du Pamphile qui « veut être grand, » et n'est que « d'après un grand. »
Comparez les Additions n° 157 et 165, indiquées ci-dessus, et voyez,

bientôt après, en 1688. Il perdit sa charge à la mort de
Madame la Dauphine ; mais il avoit eu une place de menin
de Monseigneur[1], et tenoit ainsi partout.

Madame la Dauphine avoit une fille d'honneur[2] d'un
chapitre d'Allemagne[3], jolie comme le jour, et faite comme
une nymphe, avec toutes les grâces de l'esprit et du
corps[4]. L'esprit étoit fort médiocre, mais fort juste, sage
et sensé, et avec cela une vertu sans soupçon. Elle étoit

[*Add. S^tS. 171*]
Mme de
Dangeau dame
du palais.

sur cette identification, une longue note des auteurs de la *Vie de Dangeau* (p. xcii), ainsi qu'un commentaire de M. Servois, dans son édition
des *Œuvres de la Bruyère*, tome I, p. 549-553.

1. En 1680 : voyez ci-dessus, p. 181, et le *Mercure*, mars 1680,
p. 232, qui dit que le marquis de Dangeau, nommé le premier des six
menins, « s'est acquis une estime universelle par son esprit…, est galant, bien fait, et soutiendra le choix de S. M. avec éclat. » Il abandonna cette charge à M. de Pompadour en 1708.

2. Sophie-Marie de Bavière, comtesse de Levenstein-Rochefort-Mon-
taigu (voyez ci-après, p. 188, note 2), était née vers 1664[a], à Wertheim.
Introduite à la cour de France par son oncle le cardinal de Fürstenberg,
elle fut nommée fille d'honneur de la Dauphine en juin 1684, à la place
de Mlle de Laval (voyez le *Journal de Dangeau*, tome I, p. 24), et elle
épousa Dangeau le 31 mars 1686 (*ibidem*, p. 316). Elle ne fut naturalisée
française qu'au mois d'août 1718 (Arch. nat., O¹ 348, fol. 249 ; enregistrement fait à la Chambre des comptes de Paris, le 3 décembre 1718,
sans approbation du titre de marquis de Dangeau), et elle mourut à
Paris, le 19 septembre 1736.

3. Ce chapitre, celui de Thorn, dans les Pays-Bas, au N. de Mae-
seyck, était un des plus célèbres de l'Allemagne. Pour y être admises
chanoinesses, les filles de qualité devaient faire preuve de seize quartiers de princes ou de comtes souverains de l'Empire. (*Mémoires de
l'abbé de Choisy*, p. 601 ; *Dictionnaire géographique* de la Martinière,
au mot THAUREN, tome IX, p. 455.) Ces chanoinesses portaient à la
taille, dit Mme de Caylus, un ruban couleur de feu, comme insigne
distinctif. Elles pouvaient se marier.

4. Tous les contemporains s'accordent à faire la description la plus
séduisante de cette seconde marquise de Dangeau. Le rédacteur du *Mercure*, dans son article matrimonial du mois d'avril 1686 (p. 188), dit
que Mme la comtesse de Levenstein « a l'air doux, l'âme grande et gé-

a Son acte de mariage lui donne dix-huit ans en 1686, et son acte mortuaire soixante-douze ans en 1736, soit quatre ans de plus. Presque jamais
ces pièces des registres paroissiaux n'étaient exactes.

fille[1] d'un comte de Levenstein[2] et d'une sœur du cardinal de Fürstenberg[3], qui a tant fait de bruit dans le monde et qui étoit dans la plus haute considération à la cour. Ces Levenstein étoient de la maison Palatine[4], mais d'une

néreuse et les manières honnêtes. Je ne vous dis rien, ajoute-t-il, de sa beauté : le bruit qu'elle fait doit vous en avoir instruite. » Mme de Caylus vante cette beauté et une « taille de nymphe, » expression que Saint-Simon n'a pu certainement emprunter aux *Souvenirs*, qui ne furent publiés qu'en 1770, non plus qu'à une lettre où Mme de Sévigné parle aussi (tome VII, lettre 988, p. 491) du plaisir d'épouser « la plus belle, la plus jolie, la plus jeune, la plus délicate et la plus *nymphe* de la cour, » cette lettre n'étant connue que depuis 1773. L'abbé de Choisy dit encore Mme de Dangeau « belle comme les anges » ; la comtesse de Rivière, « belle comme Vénus », etc. Voyez la *Vie de Dangeau*, p. LIII-LVII, et le tome XVIII du *Journal*, p. 461. De portraits gravés, nous n'en connaissons qu'un dans la collection de modes de Trouvain (1694), assez joli.

1. L'*f* de *fille* corrige un *d*.

2. Saint-Simon écrit ici *Lovestein* (sans égard à la prononciation), et plus bas *Levestein*; Dangeau, ou ses éditeurs, *Lowenstein*, comme la *Gazette* le plus souvent ; les continuateurs du P. Anselme, *Lewestein*; Imhoff, *Lœvenstein*[a]. Nous adoptons l'orthographe de Mme de Dangeau elle-même, qui signait : *Comtesse de Levenstein, M. de Dangeau*. — Son père, Ferdinand-Charles de Bavière, comte de Levenstein-Rochefort, né le 18 mai 1616, mourut le 24 janvier 1672. Voyez la généalogie de BAVIÈRE dans le tome II du *Moréri*, p. 207, et l'Addition de Saint-Simon n° 171, qui paraît faite d'après le *Moréri*.

3. Sur le cardinal de Fürstenberg, voyez notre tome II, p. 355, note 2. Saint-Simon fera par la suite son portrait et l'énumération de sa parenté (tome II, éd. de 1873, p. 310 et suivantes). Sa sœur, Anne-Marie de Fürstenberg, née le 12 septembre 1634, s'était mariée en 1651 à Ferdinand-Charles, comte de Levenstein. Elle mourut au mois de janvier 1705. Le cardinal et elle étaient issus du mariage d'un célèbre lieutenant de Tilly avec une Hohenzollern.

4. Othon Ier le Grand, comte de Schiren et de Wittelsbach, fut investi du duché de Bavière par Frédéric-Barberousse, et son fils Louis Ier reçut le Palatinat du Rhin de l'empereur Frédéric II, en 1215. A la fin du même siècle, leur descendance se partagea en deux branches : celle des Palatins du Rhin, dite Rodolphine, et celle des ducs de Bavière, dite Wilhelmine. La première se subdivisa en plusieurs rameaux : celui des électeurs palatins, dont Madame (duchesse d'Orléans) fut la der-

---

[a] C'est la vraie forme de la première voyelle. Beaucoup d'Allemands, et entre autres les Bavarois, altèrent en *e* le son *eu* de la voyelle *œ* ou *ö*.

branche mésalliée par un mariage qu'ils appellent de la
main gauche[1], mais qui n'en est pas moins[2] légitime :
l'inégalité de la mère fait que ce qui en sort n'hérite
point, mais a un gros partage et tombe du rang de
prince à[3] celui de comte[4]. Le cardinal de Fürstenberg,
qui aimoit fort cette nièce, cherchoit à la marier ; elle
plaisoit fort au Roi et à Mme de Maintenon, qui se prenoient fort aux figures[5] ; elle n'avoit rien vaillant[6], comme
toutes les Allemandes : Dangeau, veuf depuis longtemps
d'une sœur de la maréchale d'Estrées[7], filles[8] de Morin *le*

nière représentante, et auquel se rattachaient les Levenstein ; et ceux des
ducs des Deux-Ponts, des ducs de Neubourg, des ducs de Landsberg,
des ducs de Klebourg, des princes de Birkenfeld, etc.

1. « Épouser *de la main gauche* signifie épouser une femme de condition inférieure, dont les enfants n'auront qu'une portion des biens, que
le mari assigne le lendemain des noces, sans qu'ils puissent succéder
au père dans tous ses biens, ni les partager avec les enfants d'un autre
lit. » (*Furetière*, 1694 ; comparez les *Mémoires du baron de Pöllnitz*,
1737, tome I, p. 83-84.) Le plus ancien exemple que M. Littré cite de
cette locution est de Mme de Sévigné disant (tome VI, p. 375) : « Sa
mère étoit de la main gauche. » L'époux, dans la cérémonie nuptiale
de ces sortes de mariages, donne à l'épouse la main gauche. On les
appelle aussi *morganatiques*, mot d'étymologie douteuse.

2. L'adverbe *moins* est répété. — 3. *Et* a été corrigé en *a*.

4. Voyez, dans le *Moréri*, tome II, p. 206, l'origine des comtes de Levenstein, et comparez l'Addition n° 171, ainsi que deux passages des
Souvenirs de Mme de Caylus, p. 495, et des *Mémoires de Choisy*, p. 602.

5. De 1684 à 1686, elle prit part constamment aux fêtes de la cour :
voyez le *Journal de Dangeau*, tome I, p. 69, 166, 194, 288, etc., et,
dans la *Vie de Dangeau*, p. LIV-LV, un extrait des instructions de Mme de
Maintenon aux demoiselles de Saint-Cyr.

6. Cet emploi de *rien* non suivi de la préposition et s'accordant avec
l'adjectif est de la première moitié plutôt que de la fin du siècle : il n'y en
a pas d'exemple dans les *Lexiques de Racine* ni *de la Bruyère ;* mais on
en trouve dans celui *de Malherbe*, et ils abondent dans celui *de Corneille*.

7. Voyez notre tome II, p. 130. Cette première marquise de Dangeau, Françoise Morin, était morte le 22 mars 1682.

8. Ce pluriel s'applique à la fois à Mme de Dangeau et à la maréchale
sa sœur. C'est une apposition, grammaticalement impossible, à deux
substantifs, non point juxtaposés, mais dont le second est régime du
premier ; c'est comme une parenthèse qui, complète, serait : « toutes

Juif[1], et qui n'en avoit qu'une fille[2], dont le grand bien qu'on lui croyoit l'avoit mariée au duc de Montfort[3], se présenta pour une si grande alliance pour lui, et aussi agréable[4]. Mlle de Levenstein, avec la hauteur de son pays, vit le tuf[5] à travers tous les ornements qui le couvroient, et dit qu'elle n'en vouloit point. Le Roi s'en mêla, Mme de Maintenon, Madame la Dauphine; le cardinal son oncle le voulut, et la fit consentir[6]. Le maréchal

deux étaient filles, etc. » Notre auteur compte vraiment trop sur la force du sens. Comparez la même ellipse remarquée ci-dessus, p. 180, note 8. — Aux deux lignes suivantes, il y a une autre licence à relever : le cas indirect *dont*, au lieu du cas direct *que*, lequel contiendrait, donc rendrait inutile le pronom personnel *le* qui suit. Le tour régulier serait : « que le grand bien qu'on lui croyait avait mariée. » Voyez ci-après, p. 193 et note 7.

1. Le tourangeau Jacques Morin (voyez tome II, p. 130, note 2), enrichi par le négoce et par l'usure, et marié à Anne Yvelin, fille d'un médecin de Paris (Bibl. nat., ms. Duchesne 34, fol. 342), avait eu trois filles et deux fils. Sur le mariage de Françoise Morin avec Dangeau, voyez la *Lettre en vers* de Robinet datée du 24 mai 1670. Par un testament olographe du 25 octobre 1681, elle avait désigné comme légataire universel de sa très grosse fortune l'abbé de Dangeau, son beau-frère ; mais celui-ci, dès 1685, en fit donation à sa nièce, qui devint duchesse de Montfort, et plus tard il en attribua une petite portion à son neveu. (Arch. nat., Y 263, fol. 53 v°.)

2. Dangeau avait eu aussi de cette alliance une autre fille, Thérèse, dite Mlle de Saint-Hermine, qui mourut jeune.

3. Voyez notre tome II, p. 130-131. Le contrat de mariage, en date du 17 février 1694, se trouve aux Archives nationales, dans le registre des Insinuations Y 265, fol. 219 v°.

4. Mme de Caylus, dans le passage déjà indiqué sur Mlle de Levenstein, dit : « Cette haute naissance, cette figure charmante et une vertu si rare n'ont trouvé que M. de Dangeau capable d'en connoître le prix. »

5. Pour *tuf*, au figuré, « le fond, ce qui est sous l'apparence, sous l'écorce, » comme dit ailleurs Saint-Simon, comparez tomes II de 1873, p. 252, V, p. 9, et XVI, p. 539. Richelet (1679) et Furetière (1690) ne donnent *tuf* qu'au sens propre. L'Académie mentionne le sens figuré à partir de 1740 seulement, et ne l'applique, même dans sa dernière édition, qu'à la culture, au savoir; elle paraît ne tenir compte que de l'emploi qu'en a fait la Bruyère (*Caractères*, tome I, p. 331, n° 83).

6. Les auteurs de la *Vie de Dangeau*, p. LVI-LVII, ont contesté cette

et la maréchale de Villeroy en firent la noce[1], et Dangeau
se crut électeur palatin[2].

C'étoit le meilleur homme du monde, mais à qui la
tête avoit tourné d'être seigneur[3] : cela l'avoit chamarré[4]
de ridicules, et Mme de Montespan avoit fort plaisamment, mais[5] très véritablement, dit de lui qu'on ne pouvoit s'empêcher de l'aimer ni de s'en moquer. Ce fut bien
pis après sa charge et ce mariage : sa fadeur naturelle,
entée sur la bassesse du courtisan et recrépie de l'orgueil du seigneur postiche, fit un composé que combla
la grande maîtrise de l'ordre de Saint-Lazare[6], que le Roi
lui donna comme l'avoit Nérestang, mais dont il tira tout
le parti qu'il put, et se fit le singe du Roi dans les promotions qu'il fit de cet ordre[7], où toute la cour accouroit

particularité, sans rien produire toutefois qui contredise les assertions
de Saint-Simon. Comme Saint-Simon, mais en termes couverts, le marquis de Sourches (*Mémoires*, éd. Bernier, tome II, p. 30) dit que le
Roi agréa le mariage « après que l'amour de M. de Dangeau eut sur-
monté tous les obstacles qui avoient si longtemps différé cette alliance. »
Un des correspondants de Bussy lui écrivait (tome V, p. 508-509) :
« On ne croit pas qu'elle (Mlle de Lévestin, *sic*) en soit contente. On
dit qu'elle aura les honneurs du Louvre. »

1. Voyez, sur ce mariage (30 mars 1686), le *Journal de Dangeau*,
tome I, p. 346, sa *Vie*, p. LII et suivantes, etc.

2. Voyez la fin de l'appendice XVI.

3. Voyez ci-dessus la note 6 de la page 186.

4. Nous avons déjà trouvé ce verbe (au tome I, p. 233, où nous aurions dû l'annoter) employé au figuré et signifiant, à lui seul et sans
complément, « couvrir de ridicule. » Il se rencontre à plusieurs reprises
chez Mme de Sévigné, mais jamais sans régime, et soit dans le même
sens qu'ici, soit plutôt dans le sens favorable d' « orner, décorer, » ou
simplement de « mélanger. » Les dictionnaires du temps ne le donnent
que dans le sens propre ; l'Académie ne marque l'acception figurée que
dans la 5ᵉ édition (an VII).

5. *Et mais*, dans le manuscrit. — Nous pensons que l'auteur a oublié
de biffer *et*, mais ne l'affirmons pourtant pas absolument, en pensant
à certains emplois familiers de la locution *et mais*, ou *eh ! mais*.

6. Voyez notre tome I, p. 302 et les notes.

7. La première lettre du mot *ordre* a été changée après coup en un *O*
capital.

pour rire avec scandale, tandis qu'il s'en croyoit admiré [1].
Il fut de l'Académie françoise [2] et conseiller d'État d'épée [3],
et sa femme la première [4] des dames du palais, comme
femme du chevalier d'honneur et [5] n'y en ayant point de
titrées. Mme de Maintenon l'avoit goûtée ; sa naissance,
sa vertu, sa figure, un mariage du goût du Roi et peu
du sien, dans lequel elle vécut comme un ange, la considération de son oncle et de la charge de son mari, tout
cela la porta, et ce choix fut approuvé de tout le monde [6].

Comtesse de Roucy, j'en ai rapporté la raison [7] en
parlant de la duchesse d'Arpajon, sa mère. C'étoit [8] une
personne extrêmement laide, qui avoit de l'esprit, fort
glorieuse, pleine d'ambition, folle des moindres distinc-

Comtesse
de Roucy
dame du palais.

1. Comparez, à ce sujet, l'autre portrait de Dangeau, tome XVII,
p. 139, et voyez, outre les documents indiqués dans un chapitre de sa
Vie, p. LXXII-LXXX, avec une addition dans le tome XVIII, p. 457-458,
la *Gazette d'Amsterdam*, 1695, correspondance de Paris du 19 décembre, et 1696, n° XI. On peut voir dans le recueil de *Pièces originales*,
vol. 884, fol. 184, une empreinte gravée du grand sceau équestre que
Dangeau se fit faire comme grand maître. Il fut remplacé, à sa mort,
par le duc de Chartres, fils du Régent. Une toile de N.-F. Bocquet, au
musée de Versailles, n° 4345, représente un chapitre tenu par Dangeau.

2. Il y fut élu en 1668, et devint membre honoraire de l'Académie des
inscriptions en 1704. Voyez sa *Vie*, p. XXXVI-XL et LXXXVIII-XCIII, avec une
addition dans le tome XVIII, p. 469-471. Le mardi, il y avait des conférences littéraires, et surtout grammaticales, à l'hôtel de Dangeau, sous
la direction de l'abbé. Quand les académiciens venaient en députation
à la cour, Dangeau se chargeait de les recevoir splendidement.

3. Il fut nommé en remplacement du marquis d'Arcy, le 3 janvier
1696. (Arch. nat., O¹ 40, fol. 1 v°; *Journal*, tome V, p. 341 et 345, et
Vie de Dangeau, p. LXXX.) On a dit ce qu'étaient ces conseillers, tome I,
p. 80, note 5.

4. L'abréviation *p^{re}* est précédée de *p^{r[e]}* corrigé en *la*.

5. Ce dernier membre de phrase est ajouté en interligne.

6. Ici Saint-Simon a écrit, puis biffé cette phrase, dont l'idée est
déjà rendue plus haut : « La charge de chevalier d'honneur de son
mari lui valut la première place. »

7. C'est-à-dire : j'ai rapporté la raison de sa nomination comme
(seconde) dame du palais. Voyez ci-dessus, p. 179-180.

8. Comparez ce qui va suivre avec le tome XII, p. 354-355.

tions, engouée à l'excès de la cour, basse à proportion
de la faveur et des besoins, qui cherchoit à faire des
affaires à toutes mains[1], aigre à merveilles[2] jusqu'aux
injures, et fréquemment en querelle avec quelqu'un, toujours occupée de ses affaires, que son opiniâtreté, son
humeur et sa malhabileté perdoient, et qui vivoit noyée
de biens, d'affaires et de créanciers; envieuse, haineuse[3],
par conséquent peu aimée, et qui, pour couronner tout
cela, ne manquoit point de grand messes à la paroisse, et
rarement à communier tous les huit jours. Son mari[4] n'a-
voit qu'une belle, mais forte[5] figure; glorieux et bas plus
qu'elle, panier percé qui jouoit tout et perdoit tout, toujours en course et à la chasse, dont la sottise lui avoit
tourné à mérite, parce qu'il ne faisoit jalousie à personne,
et dont la familiarité avec les valets le faisoit aimer[6]; il
avoit aussi les dames pour lui, parce qu'il étoit leur fait;
et, avec toute sa bêtise, un entregent de cour que l'usage
du grand monde lui avoit donné[7]. Il étoit de tout avec
Monseigneur, et le Roi le traitoit bien, à cause de M. de
la Rochefoucauld[8] et des maréchaux de Duras et de Lorge,

Comte de
Roucy.

1. Nous retrouverons cette même expression (tome XI, p. 280);
M. Littré (MAIN, 10°) n'en a pas relevé l'emploi chez notre auteur.

2. L'*m* de *merveilles* corrige un *t*. — Dans cette locution, *merveille*
prenait d'ordinaire l'*s* (*Lexiques de Mme de Sévigné et de Racine*), et
Saint-Simon la met habituellement. L'Académie donne *à merveilles* et
à merveille dans ses cinq premières éditions, le singulier seul à partir
de 1835.

3. Ces deux derniers adjectifs ont été ajoutés en interligne.

4. Sur M. de Roucy, voyez notre tome II, p. 336, note 1, la suite des
Mémoires, tome XII, p. 353-354, et les *Mémoires de Sourches*, éd. 1881,
tome I, p. 106 et 112. Il avait abjuré entre les mains de Bossuet, en
février 1684.

5. Dans l'autre passage qui vient d'être indiqué, notre auteur dépeint M. de Roucy comme « un grand homme, fort bien fait, de bonne
mine,... l'air fort et robuste, qui sentoit son homme de guerre. »

6. « Lui et ses frères étoient les rois de la canaille. » (Tome XII, p. 354.)

7. Nous retrouvons ici deux emplois de *dont* semblables à celui que
nous avons relevé p. 189, note 8.

8. Le duc de la Rochefoucauld, favori du Roi.

frères de sa mère, qui tous trois avoient fait de lui et de
ses frères comme de leurs enfants[1], depuis que la révocation de l'édit de Nantes[2] avoit fait sortir du Royaume le
comte et la comtesse de Roye[3], ses père et mère. Son grand
mérite étoient[4] ses inepties, qu'on répétoit, et qui néanmoins se trouvoient quelquefois exprimer quelque chose.

Mme de Nogaret[5], veuve d'un Calvisson[6] à qui le Roi

1. Comme ils faisaient de leurs enfants, à l'égard de leurs enfants.

2. L'édit de Nantes, rendu par Henri IV en avril 1598, avait mis fin
aux guerres de religion en accordant aux réformés la liberté de conscience, l'exercice de leur culte, l'admission dans les emplois publics,
le droit de tenir des synodes, etc. La révocation de cet édit, prononcée par une déclaration royale du 18 octobre 1685, fit émigrer à
l'étranger tous les religionnaires qui ne consentirent pas à abjurer, et
le protestantisme ne reconquit droit de cité en France qu'après plus
d'un siècle, dans les dernières années du règne de Louis XVI.

3. Frédéric-Charles de la Rochefoucauld, comte de Roye et de Roucy,
né en 1633, servit d'abord comme volontaire, puis fut colonel de cavalerie (1657), mestre de camp-lieutenant du régiment Royal-étranger
(1659), brigadier (1667), maréchal de camp (1674), lieutenant général
(1676). Voyez la France protestante des frères Haag, tome VI, p. 354.
Dans toutes les campagnes auxquelles il prit part, notamment sous les
ordres de Turenne, il se distingua par des prodiges de valeur. En 1683,
il obtint une permission d'aller prendre le commandement des armées
du roi de Danemark, et il en revint au mois de novembre 1684, avec le
titre de maréchal de camp général et l'ordre de l'Éléphant. Lors de la
révocation de l'édit de Nantes (Saint-Simon en parlera à l'année 1697),
il passa à Hambourg, et, deux ans après, en 1688, se retira auprès du
nouveau roi d'Angleterre, qui le fit pair, sous le titre de comte de
Lifford, en Irlande. Il mourut aux eaux de Bath, le 15 juin 1690. Il
avait épousé, en 1656, Isabelle de Durfort-Duras, sœur des maréchaux
de Durfort et de Lorge, qui mourut à Londres, le 14 janvier 1715,
âgée de quatre-vingt-deux ans, et ayant eu onze enfants.

4. Accord avec l'attribut, familier à Saint-Simon.

5. Marie-Madeleine-Agnès de Gontaut-Biron, dite Mlle de Biron,
nommée fille d'honneur de la Dauphine en 1679, mariée au marquis de
Nogaret le 3 juillet 1688, et morte au couvent des filles de Sainte-Marie,
le 14 août 1724, étant âgée d'environ soixante et onze ans. Voyez ce
qui est dit d'elle dans l'Addition n° 165, indiquée ci-dessus. C'était
une petite-nièce du maréchal de Biron exécuté sous Henri IV.

6. Louis Louet de Calvisson (on disait plutôt : Cauvisson, et Saint-

l'avoit[1] mariée lorsqu'il cassa la chambre des filles de Madame la Dauphine[2], dont elle étoit avec sa sœur, Mme d'Urfé[3], dame d'honneur de Mme la princesse de Conti fille du Roi[4], avoit perdu son mari, tué à Fleurus, qui n'étoit connu que sous le nom de *Son Impertinence*[5]. Il avoit assez mal vécu avec elle, et l'avoit laissée pauvre

du palais.

Simon l'écrit ainsi ; Mme de Sévigné : *Couisson ;* mais les signatures donnent : *Calvisson*, orthographe actuelle), dit le marquis de Nogaret, était un des familiers de Monseigneur, mais mal vu du Roi et de Louvois, qui lui refusèrent de donner son nom au régiment d'infanterie de la Ferté-Senneterre, qu'il voulait acheter, et, par suite, il ne possédait encore qu'une compagnie de cavalerie quand il fut tué au combat de Fleurus, le 1ᵉʳ juillet 1690. Mme de Sévigné, très liée avec sa mère, nous a conservé sur lui une anecdote piquante (tome VIII, p. 455), qui prouve que Louvois n'aimait guère ces officiers courtisans.

1. *L'avoit* est répété dans le manuscrit.

2. Voyez le *Journal de Dangeau*, tome II, p. 137, 140, 142 et 151. Ce mariage fut négocié ou achevé de négocier par Dangeau, à la prière de Monseigneur, qui « souhaitoit fort d'établir Mlle de Biron, » âgée déjà d'environ trente-cinq ans, et qui l'imposa aux Calvisson. Selon Mme de Sévigné (*Lettres*, tome IX, p. 548), la mère de Nogaret n'agréait point cette belle-fille, et elle fut inconsolable lorsque son fils mourut sans enfants.

3. Louise de Gontaut-Biron, dite Mlle de Gontaut, née en janvier 1655 et tenue sur les fonts baptismaux, le 12 août 1663, par Louise de Crussol, marquise de Saint-Simon (Jal, *Dictionnaire critique*, p. 648), fut mariée le 19 septembre 1684 au marquis d'Urfé (ci-après, p. 205). Veuve en 1724, elle mourut le 23 juin 1739, à quatre-vingt-cinq ans. Nous verrons que Mme d'Urfé et Mme de Nogaret furent toutes deux des amies les plus intimes du duc et de la duchesse de Saint-Simon. On a conservé ce couplet de 1679 sur les deux sœurs (*Correspondance de Bussy*, tome V, p. 23) :

> Vous êtes belle et votre sœur est belle ;
> Entre vous deux tout choix seroit bien doux.
> L'Amour, dit-on, étoit blond comme vous ;
> Mais il aimoit une brune comme elle.

4. Elle avait été nommée au mois d'avril 1693, et le Roi avait vivement approuvé ce choix (*Journal de Dangeau*, tome IV, p. 272).

5. Voyez le Chansonnier, ms. Fr. 12689, p. 235-236. — Selon Tallemant (tomes IV, p. 48, et IX, p. 463), le même surnom avait été donné au marquis de Vassé, mort en 1684.

et sans enfants. Elle étoit sœur de Biron[1], et la maréchale
de Villeroy et elle étoient enfants du frère[2] et de la sœur[3],
et en grande liaison. C'étoit une femme de beaucoup d'esprit, de finesse et de délicatesse, sous un air simple et naturel, de la meilleure compagnie du monde, et qui, n'aimant rien, ne laissoit pas d'avoir des amis. Elle n'avoit
ni feu ni lieu, ni autre être que la cour[4], et presque point
de subsistance[5] ; laide, grosse, avec une physionomie[6] qui
réparoit tout, d'anciennes raisons de commodité l'avoient
fort bien mise avec Monseigneur, qui aimoit sa sœur et
elle particulièrement[7]; et tout cela ensemble la fit dame
du palais. Elle n'étoit point méchante, et avoit tout ce
qu'il falloit pour l'être et pour se faire fort craindre; mais,
avec un très bon esprit, elle aima mieux se faire aimer[8].

1. Celui qui devint duc de Biron en 1723 et maréchal de France
en 1734. Voyez ci-dessus, p. 57, note 3.

2. Louis de Cossé, duc de Brissac et pair de France en 1645, qui
mourut à Paris le 26 février 1661, n'ayant que trente-cinq ans. De
Marguerite de Gondi, il avait eu la maréchale de Villeroy et le duc
de Brissac, époux en premières noces de Gabrielle-Louise de Saint-
Simon. Voyez notre tome I, p. 22.

3. Élisabeth de Cossé-Brissac, sœur du duc Louis, qui avait épousé
François de Gontaut, marquis de Biron, lieutenant général, et qui
mourut le 18 décembre 1679.

4. « Ni autre existence que la vie de la cour. » Le sens est clair, mais
l'expression bien plus énergique que cette traduction.

5. De quoi vivre : « Nourriture et entretènement. » (*Académie*, 1694.)
— Comparez p. 202, note 1.

6. L'orthographe de Saint-Simon est *fisionomie*.

7. Le *Journal de Dangeau* parle très souvent de témoignages d'intérêt donnés par Monseigneur à Mmes de Nogaret et d'Urfé.

8. Mme de Caylus dit d'elle : « Mlle de Biron n'étoit pas jeune. On
disoit qu'elle avoit été belle; mais il n'y paroissoit plus[a]. Ne pouvant
donc faire usage d'une beauté passée, elle se tourna du côté de l'intrigue, à quoi son esprit étoit naturellement porté. Elle tira le secret
de ses compagnes, se rendit nécessaire à Monseigneur, et obtint par là
de la cour de quoi se marier. » (*Souvenirs*, p. 495.)

[a] Ceci s'accorde avec le dire de Saint-Simon; mais le couplet cité plus
haut, p. 195, note 3, semble prouver qu'en effet Mlle de Biron avait été
belle, ainsi que sa sœur.

Mme d'O[1] étoit une autre espèce[2]. Guilleragues[3], son père, n'étoit rien qu'un gascon, gourmand, plaisant, de beaucoup d'esprit, d'excellente compagnie, qui avoit des amis, et qui vivoit à leurs[4] dépens, parce qu'il avoit tout fricassé[5], et encore étoit-ce à qui l'auroit[6]. Il avoit été

D'O, et
Mme d'O dame
du palais.
[Add. St-S. 172
et 173]

1. Marie-Anne de la Vergne de Guilleragues épousa, en 1686 ou 1687 (voyez ci-après, p. 199, note 5), Gabriel-Claude d'O, et mourut à Paris, le 12 octobre 1737, âgée de quatre-vingts ans environ.

2. « Une autre espèce de femme, » avec quelque chose évidemment du sens méprisant qu'a le mot *espèce* tout court. Bien que, par le tour, il se rapporte aux deux dames, on peut déduire de la manière dont Saint-Simon parle de la première qu'il n'a dû vouloir déprécier que la seconde.

3. Gabriel-Joseph de la Vergne, vicomte de Guilleragues, issu d'une bonne famille du parlement de Bordeaux et protégé par Daniel de Cosnac, son camarade d'études au collège de Navarre, commença par remplacer le poète Sarrasin auprès du prince de Conti, et, en cette qualité, mena secrètement les négociations de la paix de Bordeaux (*Historiettes de Tallemant des Réaux*, tome VII, p. 407 ; *Mémoires de Cosnac*, tome I, p. 63). Il eut ensuite une charge de président à la Cour des aides de Guyenne, devint premier président de la même compagnie le 31 mars 1660, puis acheta, en 1669, la charge de secrétaire ordinaire de la chambre et du cabinet que possédait Bartet (*Dictionnaire critique* de Jal, p. 665), mais dut la revendre pour payer ses dettes. Nommé ambassadeur à Constantinople en décembre 1677, il y mourut le 5 mars 1685.

4. *Leur*, sans *s*, comme ailleurs déjà.

5. Les deux expressions *fricasser*, pris au figuré, et *se remplumer*, qui vient trois lignes plus loin, sont dans Furetière (1690) et dans l'Académie (1694), qui qualifie la première de « basse ».

6. Daniel de Cosnac dit de Guilleragues : « Le foible de ce gascon étoit la vanité. Il avoit naturellement beaucoup de penchant au plaisir, et peu aux affaires. Bon, facile, croyant aisément les choses qu'il desiroit. » (*Mémoires de Cosnac*, tome I, p. 209.) L'abbé de Choisy : « Guilleragues étoit honnête homme, à cela près que, né gascon, il vouloit toujours que l'on fît cas de sa naissance, dont il importunoit impitoyablement tous ceux qu'il trouvoit moyen d'en informer. » (*Mémoires de Choisy*, p. 625.) M. de Sourches : « Homme de cœur, et qui avoit l'esprit fort agréable. » (*Mémoires*, éd. 1881, tome I, p. 117-118.) Son ami Boileau lui dédia, en 1674, l'épître v, débutant par ces vers[a] :

> Esprit né pour la cour et maître en l'art de plaire,
> Guilleragues, qui sais et parler et te taire....

a Voyez, à propos de cette épître, la *Correspondance de Bussy*, tome II,

ami intime de Mme Scarron[1], qui ne l'oublia pas dans sa
fortune, et qui lui procura l'ambassade de Constantinople pour se remplumer; mais il y trouva, comme ailleurs,
moyen[2] de tout manger[3]. Il[4] y mourut, et ne laissa que
cette fille unique, qui avoit de la beauté. Villers[5], lieute-

Guilleragues faisait des chansons, des épigrammes, et écrivait des articles, notamment l'éloge de Turenne, dans la *Gazette*; on lui attribue la
traduction des *Lettres d'amour d'une religieuse portugaise* (1681). Plusieurs de ses bons mots sont rapportés dans les *Lettres de Mme de Sévigné*,
avec qui il était en relations familières. C'est lui, par exemple, qui accusait Pellisson d'outrepasser la permission qu'ont les hommes d'être laids.

1. Mme de Caylus dit (*Souvenirs*, p. 492) : « M. de Guilleragues, par
la constance de son amour, son esprit et ses chansons, doit aussi trouver place dans le catalogue des adorateurs de Mme de Maintenon. »

2. *Moyen* est écrit en interligne.

3. Sur son séjour à Constantinople, voyez le recueil des *Ambassades
du comte de Guilleragues et de M. de Girardin auprès du Grand Seigneur*, publié à Paris, en 1687 ; la *Relation de l'audience donnée sur
le sopha*, imprimée, en 1759, dans les *Curiosités historiques*, tome I,
p. 56-87 ; les détails de cet incident diplomatique (*Journal de Dangeau*,
tome I, p. 165-166) dans le tome II d'*Abraham du Quesne*, par Jal,
p. 22-38, et dans la nouvelle édition des *Mémoires de Sourches*, tome I,
p. 63-64, 117-118 et 140. La *Gazette* de 1685 contient aussi des renseignements sur la fin de sa mission et sur sa mort, aux pages 239, 248 et
273-284. Quant aux profits que donnait l'ambassade de Constantinople,
le duc de Luynes les explique dans le tome II de ses *Mémoires*, p. 238.

4. *Et a été corrigé en Il.*

5. Gabriel-Claude d'O, seigneur de Villers, Bazemont et Herbeville,
marquis d'O et de Franconville, reçu chevalier de Malte dès son enfance,
entra comme page à la grande écurie le 1ᵉʳ janvier 1672, puis servit
dans la marine royale[a] comme volontaire (29 mars 1673), comme enseigne (11 avril 1676), comme lieutenant de vaisseau (1ᵉʳ janvier 1682),
et obtint, le 6 et le 7 octobre 1686, le titre de major de la marine du
Ponant, à Brest, avec rang de capitaine. Peu après son mariage, en
mars 1687, il devint gouverneur du comte de Toulouse, fut nommé gen-

p. 432 et 433. Bussy reproche à Boileau de parler en termes trop savants à
un homme de cour, quoique celui-ci ne manque pas de savoir.

a Il y avait été précédé par un marquis de Villiers (*sic*) d'O, sans doute
son frère aîné, qui, nommé capitaine de vaisseau en 1676, perdit un bras au
combat de Tabago, et, servant de second à Tourville dans la campagne de
1679, périt avec son navire, le *Sans-Pareil*, sur la côte de Belle-Isle. (*Gazette* de 1677, p. 426; *Abraham du Quesne*, par Jal, tome. II, p. 335.)

nant de vaisseau et fort bien fait, fut de ceux qui portèrent le successeur[1] à Constantinople, et qui en ramenèrent la[2] veuve[3] et la fille du prédécesseur. Avant partir
de Turquie et chemin faisant, Villers fit l'amour à Mlle de
Guilleragues et lui plut; et tant fut procédé que, sans
bien de part ni d'autre, la mère consentit à leur mariage.
Les vaisseaux relàchèrent quelques jours sur les bords de
l'Asie Mineure, vers les ruines de Troie[4]. Le lieu étoit
trop romanesque pour y résister : ils mirent pied à terre,
et s'épousèrent[5]. Arrivés avec les vaisseaux en Provence,

tilhomme de sa chambre en 1696, menin du duc de Bourgogne en 1699,
chef d'escadre le 1ᵉʳ avril 1702, lieutenant général des armées navales
à Toulon le 27 décembre 1707, grand-croix de Saint-Louis le 1ᵉʳ juin
1726, et mourut le 17 mars 1728, dans sa soixante-quatorzième année.
— Sur son nom, voyez ci-après, p. 200-201, et comparez le récit que
commence ici Saint-Simon, soit avec les Additions, soit avec une rédaction antérieure, tirée des *Légères notions des chevaliers du Saint-Esprit*,
que nous plaçons à l'Appendice, nᵉ XVII.

1. M. de Girardin. En attendant son arrivée, la veuve de M. de Guilleragues fit une partie des fonctions d'ambassadeur, comme la marquise
de Béthune les avait faites en Pologne (*Mémoires de Sourches*, éd. Bernier, tome II, p. 45). Il avait été question qu'elle revînt en France,
avec sa fille, dès 1681 (*Gazette*, p. 634); mais la Porte s'y était opposée.
Selon l'Addition 173, d'O s'était épris de Mlle de Guilleragues en la conduisant avec les siens à Constantinople, et, apprenant la mort du père,
il demanda à aller chercher les deux dames comme lieutenant de vaisseau.

2. *Sa* a été corrigé après coup en *la*.

3. Mme de Guilleragues s'appelait Marie-Anne de Pontac et appartenait à une bonne famille du parlement de Bordeaux. Sur son retour à
Marseille, en avril 1686, voyez la *Gazette*, p. 216. Elle eut, conjointement avec sa fille, le 1ᵉʳ janvier suivant, une pension de deux mille
livres. Après le mariage, elle se retira à Bordeaux, et M. et Mme d'O lui
constituèrent une rente le 11 mai 1689. (Arch. nat., Y 255, fol. 54 vᵒ.)

4. Saint-Simon écrit : *Troyes*. — Les dictionnaires historiques et
géographiques de la première partie du dix-huitième siècle disent qu'on
apercevait encore quelques ruines sur l'emplacement présumé de l'antique Ilion, cherché de nouveau, tout récemment, sur la côte d'Issarlik.

5. Ce récit «romanesque,» avec des variantes dans les autres rédactions, ne paraît point exact. Si, d'une part, l'article nécrologique de
Mme d'O, dans le *Mercure* (octobre 1737, p. 2315), dit qu'elle fut ma-

Mme de Guilleragues amena sa fille et son gendre à Paris et à Versailles, et les présenta à Mme de Maintenon : ses aventures[1] lui donnèrent compassion des leurs.

Villers se prétendit bientôt de la maison d'O[2], et en prit

riée à « Galata, près de Constantinople, » le 14 janvier 1686, pendant l'ambassade de son père (*sic*), d'autre part il est certain que son contrat de mariage fut passé à Paris, devant le notaire Beauvais, le 10 février 1687 (Cabinet des titres, dossier d'O, fol. 9). Il pouvait y avoir eu célébration du mariage religieux en Orient, peut-être en Asie Mineure, avant que l'on s'embarquât pour revenir en France, ou bien sur le vaisseau, pendant la traversée; mais le *Journal de Dangeau* indique d'une façon positive que ce mariage dut tout au moins être renouvelé à Paris dans les formes valables, car il y est dit, en octobre 1686 (tome I, p. 401)[a] : « J'appris qu'avant que de partir de Versailles, le Roi avoit donné la majorité du Ponant au marquis d'O, lieutenant de vaisseau.... Celui-ci doit épouser la fille de Guilleragues. » Et, en mars 1687, dans un temps où Dangeau, aux mains des chirurgiens, ne peut plus tenir régulièrement son journal, il écrit encore ceci (tome II, p. 30) : « Le Roi choisit le marquis de Villers d'O, qui fut fait major de la marine du Ponant pendant que le Roi étoit à Fontainebleau l'année passée, et qui avoit épousé Mlle de Guilleragues le jour de mardi gras, le Roi le choisit pour être gouverneur de M. le comte de Toulouse. Le Roi avoit donné à Mme de Guilleragues vingt-deux mille écus. » Cette phrase est mal tournée, et de plus les éditeurs du *Journal* l'ont mal ponctuée; mais la date du mardi gras (11 février 1687), indiquée pour la célébration du mariage, concorde trop précisément avec celle du contrat de mariage (10 février), pour qu'on puisse hésiter plus longtemps. Au bout de neuf mois et sept jours, le 17 octobre 1687, Mme d'O accouchait d'une fille, celle qui devint plus tard Mme d'Espinay.

1. Les aventures non moins romanesques de Mme de Maintenon.

2. La maison d'O tirait son nom d'une terre du Perche (commune de Mortrée, Orne) où se voit encore un beau château datant en partie du quinzième siècle.

a Cette contradiction entre les textes fut signalée par Anquetil, il y a presque un siècle, dans *Louis XIV, sa cour, etc.*, tome III, p. 37. Une pièce satirique sur le combat de Malaga (1704), rapportée dans le même volume, p. 162, parle en ces termes de M. d'O :

> Lui qui jadis, en vrai Jason,
> Au péril exposant sa tête,
> D'une grosse et grasse Toison
> Au Pont-Euxin fit la conquête.

Une chanson de la Régence, dans le recueil que publie actuellement M. Raunié (tome II, p. 87), appelle encore Mme d'O « reine d'Ithaque ».

le nom et les armes[1]. Rien n'étoit si intrigant que le mari
et la femme, ni rien aussi de plus gueux. Ils firent si
bien auprès de Mme de Maintenon, que M. d'O fut mis

[1]. Saint-Simon peut avoir été induit en erreur par le fait d'une
interversion assez commune, qui consistait à placer le nom de fief
(Villers) avant le nom de terre patronymique (d'O); cependant, et quoi
qu'il en dise dans l'Addition n° 173, les généalogistes, le Laboureur, la
Roque, etc., aussi bien que la cour et le monde, reconnaissaient le
gouverneur du comte de Toulouse pour être réellement le représentant
d'une branche cadette de la maison d'O, dont la branche aînée avait
fini, au seizième siècle, avec le surintendant François d'O et son frère,
M. de Manou, tous deux chevaliers du Saint-Esprit. L'aïeul de ceux-ci,
Jean d'O, nommé chambellan de Charles VIII en 1484, avait eu deux
fils : 1° Charles d'O, qui fut père du surintendant; 2° Jacques d'O, qui
eut en partage les terres de Baillet et de Franconville-au-Bois, près
de Pontoise, et dont Gabriel-Claude d'O de Villers descendait en ligne
directe. Quant au titre de marquis d'O, après l'extinction de la branche
aînée, il fut relevé par les acquéreurs successifs de la terre, les de
la Guesle, les Séguier et les Montagu. Ces derniers le portaient sous
Louis XIV et Louis XV; mais on a vu plus haut (p. 198, note de
note) qu'un frère aîné de Gabriel-Claude d'O se qualifiait aussi marquis de Villers d'O. Pour prendre ce titre régulièrement, le gouverneur
du comte de Toulouse racheta, en 1698, de son cousin René-Claude d'O,
les terres de Franconville, Courdimanche, Génicourt, Nantouillet, etc.,
qui avaient été érigées en marquisat pour son oncle, au mois de juin
1619, et il en obtint une nouvelle érection au mois de juin 1699. Dans
les lettres données à cette occasion (Arch. nat., O¹ 43, fol. 243) et dans
le mémoire justificatif préparé en février 1697 (Cabinet des titres, dossier d'O, fol. 7-9), on verra plus au long les preuves de la filiation que
nous venons d'indiquer et de l'ancienneté de la maison d'O. D'ailleurs
les pièces originales de la collection du Cabinet des manuscrits ou du
ms. Clairambault 1118, fol. 219-237, la filiation dressée par la Roque
dans l'*Histoire de la maison d'Harcourt* (1662), tome II, p. 1296-1301,
et les épitaphes rapportées par l'abbé Lebeuf, dans son *Histoire du
diocèse de Paris*, tome IV, p. 233 et suivantes, et reproduites en partie
dans le tome II du recueil des *Inscriptions de la France*, p. 403-406,
confirment cette communauté d'origine d'une manière irréfutable. Les
armes des deux branches étaient semblables : d'hermines, au chef en-
denché de gueules. M. d'O, le commandeur Alexandre-César d'O, son
frère, et Mlle d'O [a], sa sœur, les firent enregistrer ainsi en 1696.

[a] L'héroïne du procès du chevalier de Rohan et de Latréaumont, Renée-
Maurice d'O de Villers, qui sortit indemne des mains de la Chambre de justice

auprès de M. le comte de Toulouse, avec le titre de gouverneur et d'administrateur de sa maison. Cela lui donna un être, une grasse subsistance[1], un rapport continuel avec le Roi, et des privances et des entrées à toutes heures, qui n'avoient aucun usage par-devant, c'est-à-dire comme celles des premiers gentilshommes de la chambre, mais qui étoient bien plus grandes et plus libres, pouvant entrer par les derrières dans les cabinets du Roi presque à toutes heures, ce que n'avoient pas les premiers gentilshommes de la chambre, ni pas une autre sorte d'entrée[2]; outre qu'il suivoit son pupille chez le Roi, et y demeuroit avec lui à toutes sortes d'heures et de temps, tant qu'il y étoit[3]. Sa femme fut logée avec lui dans l'appartement de M. le comte de Toulouse[4], qui lui entretint soir et matin une table fort considérable. Ils n'avoient pas négligé Mme de Montespan, et l'eurent favorable pour cette place et tant qu'elle demeura à la cour, et ils la cultivèrent toujours depuis, parce que M. le comte de Toulouse l'aimoit fort.

[Add. S^tS. 174]

D'O peu à peu avoit changé de forme, et lui et sa femme tendoient à leur fortune par des voies entièrement opposées, mais entre eux parfaitement de concert. Le mari étoit un grand homme froid, sans autre esprit que du manège et d'imposer aux sots[5] par un silence dédaigneux;

1. Tallemant dit, dans l'historiette de Gombaud (tome III, p. 256) : « On tâchoit à lui faire avoir une subsistance en quêtant ses amis. »

2. C'est-à-dire pas une des personnes qui avaient quelque autre sorte d'entrée. Sur les entrées diverses, voyez l'*État de la France*, année 1698, tome I, p. 252 et suivantes, et la suite des *Mémoires*, tomes XIII, p. 282-286, et XIX, p. 98-101, ou l'Addition indiquée ci-contre, n° 174.

3. Comparez tomes VII, p. 298, XIII, p. 285, XIX, p. 99, etc.

4. Selon la *Notice du Musée de Versailles*, par Eud. Soulié, tome I, p. 351 et 361, l'appartement de M. d'O, donné plus tard au duc de Penthièvre, puis à Mme de Pompadour, est représenté actuellement par les salles des Maréchaux n°s 57 et 58.

5. *Sots* est écrit en interligne, au-dessus d'*autres*, biffé.

de 1674, et dont on a une si belle lettre d'adieux au chevalier. Voyez *Trois drames historiques*, par P. Clément, p. 255 et 285, le ms. 226 des Cinq cents Colbert, p. 516, et les *Archives de la Bastille*, tome VII, p. 441, 461 et 462.

une mine et une contenance grave et austère, tout le
maintien important ; dévot de profession ouverte, assidu
aux offices de la chapelle, où, dans d'autres temps, on le
voyoit encore en prières ; et de commerce qu'avec des
gens en faveur ou en place, dont il espéroit tirer parti,
et qui, de leur côté, le ménageoient à cause de ses accès[1].
Il sut peu à peu gagner l'amitié de son pupille, pour demeurer dans sa confiance quand il n'auroit plus la ressource de son titre et de ses fonctions auprès de lui. Sa
femme lui aida fort en cela, et ils y réussirent si bien que,
leur temps fini par l'âge de M. le comte de Toulouse, ils
demeurèrent tous deux chez lui comme ils y avoient été,
avec toute sa confiance et l'autorité entière sur toute
administration chez lui[2]. Mme d'O vivoit d'une autre
sorte. Elle[3] avoit beaucoup d'esprit, plaisante, complaisante, toute à tous et amusante[4]. Son esprit étoit tout
tourné au romanesque et à la galanterie, tant pour elle
que pour autrui. Sa table rassembloit du monde chez
elle, et cette humeur y étoit commode à beaucoup de
gens, mais avec choix, et dont elle pouvoit faire usage
pour sa fortune. Et dans les premiers temps où M. le
comte de Toulouse commença à être hors de page[5] et à se

1. De ses hautes et puissantes relations. Comparez ci-dessus, p. 76.

2. Ce fut au mois de décembre 1696 que, le prince n'ayant plus besoin de gouverneur, M. d'O devint gentilhomme de sa chambre, en conservant la pension de dix mille livres, les entrées chez le Roi, et le
logement pour lui et toute sa maison, avec leur subsistance, chez le
comte de Toulouse. En outre, il reçut une nouvelle pension de six mille
livres, « si bien qu'il aura moins de peine et plus de revenu, » écrivait
Dangeau (*Journal*, tome VI, p. 40), et les États de Bretagne lui conti-
nuèrent une gratification de cinq mille livres par an, comme au temps
où il dirigeait l'éducation du gouverneur de leur province.

3. *Elle* est écrit en interligne, au-dessus d'*et*, biffé.

4. Le Chansonnier (ms. Fr. 12 692, p. 177) la représente toujours
empressée et effarée.

5. *Hors de page*, « hors de la puissance d'autrui » (*Académie*, 1694),
marque particulièrement la sortie de tutelle, et parfois, comme ici ce
semble, le passage de l'adolescence à la jeunesse.

sentir, elle lui plut fort par ses facilités. Elle devint ainsi
amie intime de vieilles et de jeunes, par des intrigues et
des vues de différentes espèces ; et, comme elle faisoit
mieux ses affaires de chez elle que de dehors, elle sortoit
peu, et toujours avec des vues[1]. Cet[2] alliage de dévotion
et de retraite d'une part, de tout l'opposé de l'autre, mais
avec jugement et prudence, étoit quelque chose de fort
étrange dans ce couple si uni et si concerté. Mme d'O se
donnoit pour aimer le monde, le plaisir, la bonne chère ;
et, pour le mari, on l'auroit si bien pris pour un phari-
sien[3], il en avoit tant l'air, l'austérité, les manières, que
j'étois toujours tenté de lui couper son habit en franges
par derrière[4]. Bref, tous ces manèges firent Mme d'O
dame du palais.

Si son mari, qui étoit demeuré avec le titre de gentilhomme de la chambre de M. le comte de Toulouse et
toutes ses entrées par derrière, l'eût été d'un prince du
sang, c'eût été une exclusion sûre ; mais le Roi avoit
donné à ses enfants naturels cet avantage sur eux, de
faire manger[5], entrer dans les carrosses, aller à Marly, et
sans demander, leurs principaux domestiques, sans que
Monsieur le Duc, quoique gendre du Roi, eût pu y at-
teindre pour les siens[6]. Il arriva, depuis son mariage,

Différence des
principaux do-
mestiques des
petits-fils de
France et de
ceux des
princes du sang.
[Add. St-S. 175]

1. Elle sera citée plusieurs fois parmi les quatre ou cinq dames
admises familièrement dans l'intimité du Roi et de Mme de Maintenon.

2. *Cette*, au féminin, dans le manuscrit.

3. Saint-Simon se servira ailleurs (tome XVII, p. 41) de l'expression
dévote pharisaïque.

4. Les Pharisiens, qui, comme l'on sait, affectaient un respect minu-
tieux de toutes les prescriptions de la loi et des pratiques extérieures
du culte, portaient, pour se distinguer du commun des Juifs, un costume particulier. Une de leurs habitudes était d'allonger outre mesure
les franges de leurs vêtements, ainsi que les houppes attachées aux
coins du manteau, et, comme le dit Saint-Simon dans l'Addition, ils se
mettaient au front et sur les épaules de longues bandes de peau, ou
phylactères, sur lesquelles étaient inscrits des articles du *Décalogue*.

5. Manger avec le Roi : voyez plus loin, p. 207, et le tome VI, p. 342.

6. Voyez ci-dessus, p. 138.

que Monseigneur, revenant de courre le loup[1], qui l'avoit mené fort loin, manqua son carrosse, et s'en revenoit[2] avec Sainte-Maure[3] et d'Urfé[4]. En chemin, il trouva un carrosse de Monsieur le Duc, dans lequel étoient Xain-

Avantages nouveaux de ceux des bâtards sur ceux des princes du sang.

1. Saint-Simon dira ailleurs (tome VIII, p. 263) que Monseigneur « dépensoit infiniment.... à l'équipage du loup, dont il s'étoit laissé accroire qu'il aimoit la chasse. » En effet, Dangeau enregistre sans cesse les exploits de cet équipage. Monseigneur refusait parfois de se rendre à une séance du Conseil, plutôt que de manquer sa chasse, et l'on connaît ce mot, que rapportent en même temps Mme de Sévigné et Dangeau, en 1688, lors de la campagne de Philipsbourg : « Le Roi prend présentement des loups comme Monseigneur, et Monseigneur prend des villes comme le Roi. » (*Lettres de Mme de Sévigné*, tome VIII, p. 231; *Journal de Dangeau*, tome II, p. 205-206.)

2. Il y a ici, après *revenoit*, trois mots : « de fort loin », biffés.

3. Honoré, chevalier puis comte de Sainte-Maure et marquis d'Archiac, nommé menin de Monseigneur en 1680, premier écuyer du duc de Berry en 1702, premier écuyer de la grande écurie du Roi et capitaine de la plaine Saint-Denis en 1717, mourut à Paris, le 8 novembre 1731, dans sa soixante-dix-neuvième année. Il avait eu un régiment d'infanterie jusqu'en 1685 et avait suivi son maître, comme aide de camp, pendant les campagnes de 1688 et des années suivantes.

4. Joseph-Marie de Lascaris, marquis d'Urfé, enseigne aux gardes du corps depuis 1677, eut, en se mariant (1684) avec la dame du palais dont il a été parlé ci-dessus (p. 195), une place de menin de Monseigneur et la charge de lieutenant de Roi du haut et bas Limousin ; il possédait déjà la survivance de celle de grand bailli de Forez. Au mois de décembre 1685, il fut envoyé en Piémont, à l'occasion de l'accouchement de Madame. Il vendit sa charge de Limousin en mai 1688, mais monta à la lieutenance des gardes en août 1690, et eut, au mois d'octobre 1691, la lieutenance des chevau-légers de Monseigneur. Il remplit encore une mission en Piémont en 1699. Il mourut à Paris, le 13 octobre 1724, âgé de soixante-douze ans, et transmit les noms d'Urfé et de Lascaris à son petit-neveu, M. de la Rochefoucauld-Langheac. Dangeau (tome I, p. 39 et 118) raconte comment ce M. d'Urfé, quoique simple officier des gardes, avait obtenu de manger avec Monseigneur, ainsi que d'entrer dans son carrosse et de faire monter sa femme dans celui de la Dauphine ; comparez la suite des *Mémoires*, tome XII, p. 171. — Dans une autre rédaction que nous indiquerons p. 208, note 2, M. d'Urfé n'est pas avec Monseigneur, mais avec les deux survenants qui vont être nommés. Dans l'Addition 175, c'est le prince de Conti qui accompagne Monseigneur, au lieu de M. d'Urfé.

trailles [1], qui étoit à lui, et le chevalier de Sillery [2], qui
étoit à M. le prince de Conti, et frère de Puysieulx [3] qui
fut depuis chevalier de l'Ordre. Ils s'étoient mis dans
ce carrosse, qu'ils avoient rencontré, et y attendoient si
Monsieur le Duc ou M. le prince de Conti ne viendroient
point. Monseigneur monta dans ce carrosse pour achever
la retraite, qui étoit encore longue jusqu'à Versailles, y [4]
fit monter avec lui Sainte-Maure et d'Urfé, laissa Xaintrailles et Sillery à terre, quoiqu'il y eût place de resté
encore pour eux [5], et ne leur offrit point de monter. Cela
ne laissa pas de faire quelque peine à Monseigneur, par
bonté; et le soir, pour sonder ce que le Roi penseroit,
il lui conta son aventure et ajouta [6] qu'il n'avoit osé faire
monter ces Messieurs avec lui. « Je le crois bien, lui répondit le Roi en prenant un ton élevé; un carrosse où
vous êtes devient le vôtre, et ce n'est pas à des domes-

1. Joseph de Xaintrailles, chevalier de Malte, seigneur de Montots et
de Navilly, gentilhomme de Monsieur le Prince, avait été fait mestre de
camp du régiment de cavalerie d'Enghien en 1678, et premier écuyer de
Monsieur le Duc le 19 décembre 1684. Il conserva cette charge toute
sa vie, mais se défit de son régiment en 1690, et mourut dans le mois
de décembre 1713, à Marcoussis. Saint-Simon reparlera plusieurs fois
(notamment tome VII, p. 287, et tome X, p. 111) de ce personnage et
de son nom de Xaintrailles, usurpé selon les *Mémoires* et selon le Chansonnier. Nous reviendrons aussi sur sa famille.

2. Voyez, sur le chevalier de Sillery, notre tome I, p. 256, note 3.

3. Roger Brûlart, marquis de Puysieulx et de Sillery, baptisé le
1ᵉʳ avril 1640, nommé capitaine au régiment de Turenne, puis lieutenant-colonel en 1665, gouverneur d'Épernay en 1668, brigadier en
1672, commandant de Verdun en 1675, maréchal de camp en 1676,
gouverneur d'Huningue en 1679, lieutenant général en 1696. Il fit les
fonctions d'ambassadeur extraordinaire en Suisse de 1698 à 1708, fut
nommé chevalier des ordres en 1704, conseiller d'État d'épée en février 1707, et mourut le 28 mars 1719, à soixante-dix-neuf ans.

4. Un *et* a été biffé devant *y*; un autre ensuite devant *laissa*.

5. Le carrosse était à six places.

6. Bien que la diversité de régime d'un même verbe (un nom, puis
un *que*) soit une très fréquente habitude de Saint-Simon, il a cru devoir,
ici, mettre *ajouta* après coup, en interligne.

tiques de princes du sang à y entrer[1]. » Mme de Langeron[2] en a été un exemple singulier. Elle fut d'abord à
Madame la Princesse[3], et, tant qu'elle y fut, elle n'entra
point dans les carrosses, ni ne mangea à table. Elle passa
à Mme de Guise, petite-fille de France[4], et, de ce moment, elle mangea avec le Roi[5], Madame la Dauphine et
Madame, car la Reine étoit morte[6], avec qui elle auroit
mangé aussi[7], et entra dans les carrosses sans aucune
difficulté[8]. La même Mme de Langeron quitta Mme de

1. Bussy (*Lettres de Mme de Sévigné*, tome VIII, p. 135-136) raconte,
en 1687, que le Roi, ayant à se plaindre de quelque négligence de
Xaintrailles, dit à Monsieur le Duc qu'il « s'étonnoit qu'il fit entrer un
homme comme celui-là dans son carrosse. »

2. Claude-Bonne Faye d'Espeisses, fille d'honneur de la Reine, épousa,
le 24 octobre 1645, Philippe Andrault, gentilhomme de Monsieur (Gaston) en 1643, bailli de Nivernais et gouverneur de la Charité en 1644,
maréchal de camp en 1651, créé comte de Langeron en 1656, premier
gentilhomme de Monsieur le Duc en 1672, et mort le 21 mai 1675, à
soixante-trois ans. « Femme de vertu et de mérite » (*Mémoires de Mademoiselle*, tome III, p. 489), Mme de Langeron fut d'abord nommée
dame de la chambre de la reine de Pologne par brevet du 7 novembre 1645 ; puis, de 1660 à 1663, elle fit les fonctions de gouvernante
auprès des filles du second lit de Gaston, devint ensuite dame d'honneur de Madame la Princesse, comme va le dire Saint-Simon, et de la
duchesse de Guise, et fut choisie, en avril 1685, pour remplir les
mêmes fonctions auprès de la future duchesse de Bourbon. Mais, quand
elle mourut, le 2 décembre 1690, âgée de soixante-cinq (ou soixante-
dix) ans, elle était redevenue dame d'honneur de Madame la Princesse
(*Journal de Dangeau*, tome III, p. 256; *Correspondance de Bussy*,
tome VI, p. 416). Son père et son grand-père avaient fait les fonctions
d'ambassadeur ; son mari est qualifié de grand écuyer de Monsieur dans
es relations du mariage de Mlle de Valois avec le duc de Savoie (1663).

3. Ce n'est pas Claire-Clémence de Maillé-Brezé, femme du grand
Condé, mais Anne de Bavière, femme d'Henri-Jules de Bourbon.

4. Voyez ci-dessus, p. 59-65.

5. Comparez les premières lignes de l'Addition 175.

6. C'était donc après le mois d'août 1683.

7. *Aussi* est ajouté en interligne.

8. Voyez un singulier épisode où figure Mme de Langeron, comme
gouvernante de Mme de Savoie, dans les *Lettres de Colbert*, publiées
par P. Clément, tome VI, p. 468.

Guise et rentra à Madame la Princesse[1] ; et dès lors il ne fut plus question pour elle de plus entrer dans les carrosses, ni de manger[2]. Cette exclusion dura le reste de sa longue vie, et elle est morte chez Madame la Princesse[3].

1. En racontant que « Mme de Langeron, qui étoit dame d'honneur de Madame la Duchesse[a], fut nommée pour être dame d'honneur de Mme la duchesse de Bourbon, » en avril 1685, le marquis de Sourches fait cette réflexion : « Il paroissoit que c'étoit baisser en dignité, ayant été dame d'honneur de Madame la Duchesse, de la devenir de Mme la duchesse de Bourbon, et qu'il n'étoit guère convenable à une femme qui passoit soixante ans d'entrer au service d'une si jeune princesse. Mais il falloit bien que cela fût bon, puisque, ayant de l'esprit, elle le souhaita, et que Mme de Maintenon, sa bonne amie, s'employa pour le lui faire obtenir. » (*Mémoires de Sourckes*, éd. Bernier, tome I, p. 95.) Dangeau (tome I, p. 162) ajoute à la même nouvelle : « Elle (Mme de Langeron) sera comme Mme la duchesse de Richelieu, qui fut dame d'honneur de Madame la Dauphine, après l'avoir été de la Reine. » Mme de Sévigné parle trois fois de la « déchéance » de Mme de Langeron, en 1680 (tome VI, p. 171, 196 et 208-209), et ses expressions, dans le premier de ces passages : « Elle avoit eu cet honneur (d'entrer dans le carrosse de la Reine) quand elle étoit gouvernante, » prouvent, de même que d'autres documents, que Mme de Langeron avoit le titre de gouvernante, et non de dame d'honneur, chez la duchesse de Guise. Mais nous ne voyons nulle part quand Mme de Langeron passa de Madame la Princesse à Mme de Guise, puis revint de celle-ci à Madame la Princesse. En mai 1685, la place auprès de Mme de Guise était occupée par Mme du Bouchet, que remplaça alors Mme de Vibraye (ci-dessus, p. 67, note 1.)

2. Outre les Additions indiquées en marge, voyez une note de Saint-Simon sur l'article de Dangeau du 5 janvier 1694 (tome IV, p. 432), et divers passages des *Mémoires*, notamment tome IV, p. 15-19. Les deux épisodes qu'on vient de lire sont racontés, avec des différences de détail, dans un grand article sur le duc du Maine et le comte de Toulouse que Saint-Simon a intercalé au milieu de ses *Ducs et pairs faits par Louis XIV* (vol. 51 de ses Papiers), et que nous donnerons plus tard, en regard des pages relatives à l'élévation des bâtards de Mme de Montespan.

3. Dangeau dit, à la date du 2 décembre 1690 : « Mme de Langeron est morte à Paris ; elle étoit dame d'honneur de Madame la Princesse. » Et Saint-Simon a ajouté en note : « Celle qui cessa, étant dame d'hon-

a. Qui devint Madame la Princesse l'année suivante, à la mort de son beau-père.

Marquise du
Châtelet dame
du palais.

La marquise du Châtelet[1] étoit fille du feu maréchal de Bellefonds[2], et, comme Mme de Nogaret, avoit été fille de Madame la Dauphine. Elle avoit épousé le marquis du Châtelet[3], c'est-à-dire un seigneur de la première qualité de l'ancienne chevalerie de Lorraine[4]. Cette maison prétend être de la maison de Lorraine, et l'antiquité de l'une et de l'autre ôte les preuves du pour et du contre[5]. Elle

neur de Madame la Princesse, de manger à table et d'entrer dans les carrosses, comme elle faisoit étant dame d'honneur de Mme de Guise. » Voyez aussi les articles du *Journal* des 13 avril et 19 juin 1688 (tome II, p. 129 et 148), auxquels Saint-Simon a fait des Additions qui trouvent place ici. Selon Mme de Sévigné (tome VI, p. 200 et 522), Mme de Langeron était « l'âme de toute la parure de l'hôtel de Condé, » et surtout elle y exerçait, par son bon esprit, une heureuse influence; peut-être même (tome IV, p. 28) avait-elle une tendre affection pour Monsieur le Duc. Jal a indiqué sommairement la célébration des obsèques de Mme de Langeron, 3 décembre 1690, dans le *Dictionnaire critique*, p. 1260, note 1; voyez aussi *Abraham du Quesne*, tome II, p. 398.

1. Suzanne[a] Gigault de Bellefonds, dite Mlle de l'Isle-Marie, nommée fille d'honneur de la Dauphine le 30 avril 1686, en place de Mlle de Levenstein, épousa, le 8 janvier 1688, Antoine-Charles, marquis du Châtelet de Clémont. Elle devint veuve en 1720, et mourut le 13 octobre 1733, à soixante-six ans.

2. Voyez notre tome I, p. 131, note[b]. — 3. Tome II, p. 149, note 2.

4. Le *Mémoire sur le duché de Lorraine* dressé en 1698, par l'intendant Desmaretz de Vaubourg, s'exprime ainsi : « On appelle *ancienne chevalerie* la noblesse dont les aïeuls ont été au voyage de la terre sainte avec Geoffroy de Bouillon, dans le temps des croisades. Il n'y a plus que quatre de ces familles qui subsistent par les mâles, savoir : du Châtelet, Haraucourt, Lenoncourt et Ligniville.... Celle du Châtelet est plus étendue.... » Ce sont ces quatre familles qu'on appelait familièrement les *grands chevaux de Lorraine*.

5. Voyez l'*Histoire généalogique de la maison du Châtelet*, branche

[a] Elle est nommée *Armande-Marie* dans les tableaux imprimés de la généalogie DU CHÂTELET, *Thérèse-Marie* dans les généalogies manuscrites, *Madeleine-Suzanne* dans le *Mercure* d'octobre 1733, *Jeanne-Suzanne* dans une copie de ses bans de mariage conservée dans le dossier DU CHÂTELET, fol. 146, et dans le contrat de mariage de sa nièce, Mme de Vergelot, mais simplement *Suzanne* dans plusieurs quittances passées par son mari et dans le contrat de mariage de son fils (*Pièces originales*, vol. 705, dossier DU CHÂTELET).

[b] Nous répéterons que cette famille écrivait son nom *Bellefont*. Le maréchal signait : *Bernardin Gigaut Bellefont*.

y a eu toujours les emplois les plus distingués, et porte
les armes pleines de Lorraine[1], avec trois fleurs de lis
d'argent sur la bande[2] au lieu des trois alérions[3] de
Lorraine, et, depuis quelque temps, ont[4] pris le manteau
ducal[5], de ces manteaux qui ne donnent rien et que M. le
prince de Conti appeloit plaisamment des robes de cham-

puînée de la maison de Lorraine, par dom Augustin Calmet (1744),
ainsi qu'une pièce manuscrite du dossier DU CHÂTELET, fol. 136, au
Cabinet des titres, et une généalogie, également manuscrite, dans le
volume 705 des *Pièces originales*.

1. Sur les armes de Lorraine, qui étaient : « d'or, à la bande de
gueules, chargée de trois alérions d'argent, » on peut consulter la préface de l'*Histoire de Lorraine*, par dom Calmet, et, sur le blason particulier de la maison du Châtelet, la préface de l'*Histoire de la maison
du Châtelet* indiquée dans la note précédente, p. xx-xxvi, une dissertation de 1736 insérée dans le Supplément aux Preuves de cet ouvrage,
p. ccxcv, et les documents réunis dans le dossier DU CHÂTELET, fol. 57 et
63, au Cabinet des titres.

2. La *bande*, une des *pièces honorables* du blason, traverse l'écu de
l'angle dextre supérieur à l'angle senestre inférieur, et ne doit occuper
qu'un tiers de sa largeur.

3. *Alérion*, dans la langue poétique du moyen âge, signifiait un
petit aigle. En blason, l'alérion se figure sans bec ni jambes, montrant
la poitrine et les ailes déployées, mais abaissées. On a prêté une origine
fabuleuse aux alérions des armes de Lorraine ; des étymologistes ont
voulu, d'autre part, n'y voir autre chose qu'un anagramme de *Lorraine*.
Ce qui est plus positif, c'est que la forme et les attributs de l'alérion ne
se reconnaissent pas distinctement sur les anciens sceaux de cette maison.

4. *Ont*, par mégarde, comme si le sujet était « les du Châtelet. »

5. *Ducal*, mal écrit une première fois, a été biffé, puis récrit. —
Les princes qui ne sont pas souverains, dit Furetière à l'article MANTEAU,
et les ducs et pairs de France couvrent leurs écus d'un manteau fourré
d'hermines et armorié sur le repli ; cet usage, ajoute-t-il, n'a guère plus
d'un siècle, et l'on considère le manteau comme une représentation de
la cotte d'armes du chevalier. Le manteau est un des privilèges de la
pairie que Saint-Simon revendiquait très vivement, notamment dans
ses *Projets de rétablissement du royaume de France* (1712), que doit
comprendre la publication de M. Faugère. Sur une liste des « personnes
qui portent le *manteau d'armes* sans avoir de rang, » nous voyons le
marquis du Châtelet figurer le sixième entre dix-sept noms français
(ms. Clairambault 719, p. 101).

bre[1]. De rang ni d'honneurs[2], ils n'en ont jamais eu ni
prétendu[3]. M. du Châtelet étoit un homme[4] de fort peu
d'esprit et difficile, mais plein d'honneur, de bonté, de
valeur, avec très peu de bien et de santé, et fort bon
officier et distingué[5]. Sa femme étoit la vertu même et la
piété même[6] dans tous les temps de sa vie, bonne, douce,
gaie, sans jamais ni contraindre ni trouver à redire à rien,
aimée et desirée partout[7]. Elle vivoit retirée, avec son
mari et sa mère[8], à Vincennes, dont le petit Bellefonds[9],

1. Saint-Simon disait, vers 1714, dans ses *Projets de gouvernement
du duc de Bourgogne* (édités par M. Mesnard, p. 140) : « Personne ne
croit plus devoir porter d'autre couronne que celle de duc ; en porte le
manteau qui veut, que M. le prince de Conti appeloit de faux manteaux
et des robes de chambre, jusque-là que les présidents à mortier les
contrefont tant qu'ils peuvent, et font disparaître leur petit-gris. » Dans
les *Mémoires* (tome IV, p. 235), il répétera encore que le manteau
ducal, « depuis vingt ou vingt-cinq ans, se souffroit à plusieurs gens,
qui n'en tiroient aucun avantage. »

2. C'est-à-dire le rang ou les honneurs de prince étranger, comme
appartenant à la maison de Lorraine.

3. Cet article est presque littéralement transcrit de celui que Saint-
Simon avait inséré, un peu antérieurement, dans ses *Notions des chevaliers du Saint-Esprit*, vol. 34 de ses Papiers, fol. 78 v°.

4. *Un homme* est écrit en interligne.

5. Comparez la suite des *Mémoires*, tome VIII, p. 107.

6. « Personne de grand mérite, fort bien faite et fort aimable, »
dit le marquis de Sourches (éd. Bernier, tome II, p. 33, 42 et 75).

7. On retrouvera les mêmes éloges à l'endroit indiqué ci-dessus des
Mémoires, tome VIII, p. 107, et au tome X, p. 166, ainsi que dans
une Addition au tome XV du *Journal de Dangeau*, p. 128-129.

8. La maréchale de Bellefonds s'appelait Madeleine Foucquet de
Chalain. Mariée par contrat du 27 décembre 1655 et devenue veuve
le 5 décembre 1694, elle ne mourut que le 20 mai 1716, à l'âge de
soixante-dix-sept ans. Le 9 décembre 1694, quatre jours après la mort
de son mari, elle avait eu un brevet pour conserver sa pension de douze
mille livres et son appartement au château de Vincennes, où toute la
famille habitait par économie. (Arch. nat., O¹ 38, fol. 300.)

9. Louis-Charles-Bernardin Gigault, marquis de Bellefonds, né le
11 octobre 1685, avait été pourvu à sept ans, en août 1692, du gouvernement de Vincennes, vacant par la mort de son père, tué à Steinkerque. Il acheta un régiment de cavalerie en 1704, et mourut subite-

son neveu, étoit gouverneur[1]. Ils venoient peu à la cour,
n'avoient pas de quoi être à Paris, et cependant M. du
Châtelet vivoit fort noblement à l'armée. Ils ne pensoient
à rien moins[2]. Le Roi avoit toujours aimé le maréchal de
Bellefonds[3], et l'avoit pourtant laissé à peu près mourir
de faim[4] : sa considération, quoique mort, la vertu et la
douceur de sa fille la firent[5] dame du palais dans Vin-

ment, le 20 août 1710, dans sa vingt-cinquième année. Il était petit-fils
du maréchal mort en 1694, et, jusqu'à ce qu'il eût atteint sa majorité,
M. de Bernaville fut chargé de faire les fonctions à sa place.

1. Selon le duc de Luynes (*Mémoires*, tome XIII, p. 351), le gouvernement du château de Vincennes valait vingt-quatre mille livres au
moins. Il était venu au marquis de Bellefonds, en 1681, par la démission de son beau-père, le duc Mazarin. On y avait joint, depuis 1676,
une capitainerie des chasses dont la juridiction s'étendait sur onze
villages et leurs territoires. Le maréchal de Bellefonds, sa veuve et son
petit-fils furent enterrés dans le chœur de la Sainte-Chapelle du château.

2. « A rien moins qu'à cette place de dame de la Dauphine. » C'est
clair et continué par la ligne 1 de la page 213 et les premiers mots
de l'alinéa suivant : « Mme de Montgon n'y pensoit pas davantage. »

3. Voyez les *Lettres de Mme de Sévigné*, en 1671 et 1672, tome II,
p. 117, 456, 464, et tome III, p. 37, 44, etc., et surtout une notice
biographique consacrée au maréchal par P. Clément, à la fin du tome II
de son édition des *Réflexions sur la miséricorde de Dieu par la duchesse
de la Vallière*, p. 249-259. Ami de Mme de Sévigné, de Bossuet, de
Rancé, de Mlle de la Vallière, le maréchal était, selon l'expression de
Bussy, de « ces espèces de philosophes chrétiens qui se sont fait une
longue habitude de mépriser les vanités de la cour. » (*Correspondance
de Bussy*, tome IV, p. 205.) On a un certain nombre de lettres que lui
écrivirent Bossuet et Mlle de la Vallière à propos de la retraite de
cette dernière, et sa correspondance avec Louvois et le Roi. Le marquis
de Sourches lui a consacré une note intéressante au début de ses *Mémoires*, éd. 1881, tome I, p. 34, et nous donnons à l'Appendice, n° XVIII,
un article inédit de Saint-Simon sur lui, ainsi que son portrait par Ézéchiel Spanheim.

4. A la mort de M. de Bellefonds (1694), le maréchal de Choiseul
fut seul à « faire des merveilles » pour la famille (*Sévigné*, tome X,
p. 217-219). Sur la détresse du maréchal, voyez aussi un des passages
cités des *Mémoires de Sourches*, éd. Bernier, tome II, p. 42-43.

5. Il semble que Saint-Simon, ayant commencé par mégarde à écrire
fill[e] une seconde fois, a aussitôt effacé les *ll* et corrigé en *firent*.

cennes, où elle n'y avoit seulement pas songé[1], et ce choix fut fort applaudi.

Mme de Montgon[2] n'y pensoit pas davantage, et se trouvoit alors chez[3] son mari[4], en Auvergne[5], et lui à l'armée ; mais elle avoit une mère qui y songeoit pour elle, et qui ne bougeoit de la cour et d'avec Mme de Maintenon : c'étoit Mme d'Heudicourt[6], qu'il faut reprendre de plus loin.

Le maréchal d'Albret[7], des bâtards de cette grande

Mme de
Montgon dame
du palais.

Mme d'Heudi-
court.

1. M. du Châtelet venait d'obtenir une pension de mille écus.

2. Louise Sublet d'Heudicourt, née en 1668, mariée le 10 avril 1688 au comte de Montgon, et morte à Clermont, en Auvergne, le 5 janvier 1707.

3. *Chez* corrige *en.* — 4. Voyez ci-dessus, p. 120, note 1.

5. Montgon est une localité du département de la Haute-Loire, commune de Grenier-Montgon.

6. Bonne de Pons, mariée en 1666 à Michel Sublet, marquis d'Heudicourt, grand louvetier (voyez ci-après, p. 219, note 7), mourut au château de Versailles, le 24 janvier 1709, à l'âge de soixante-cinq ans.

7. César-Phébus d'Albret, sire de Pons et comte de Miossens, obtint d'abord, en 1635, un régiment d'infanterie, puis, en 1639, une compagnie aux gardes, et, en 1644, une enseigne aux gendarmes de la garde. Il fut fait maréchal de camp en 1645, sous-lieutenant des gendarmes en 1647, grand maître de la garde-robe du duc d'Anjou et lieutenant général en 1650, capitaine-lieutenant des gendarmes en 1651, maréchal de France en février 1653 (il changea alors son surnom de Miossens contre le titre de maréchal d'Albret), chevalier des ordres en 1661, gouverneur de Guyenne en 1670. Il mourut à Bordeaux, le 3 septembre 1676, âgé de soixante-deux ans. Un portrait de lui, assez mauvais, venant de la collection des Grands-Augustins, est au musée de Versailles, n° 4243. Scarron et Saint-Évremond l'ont beaucoup célébré, Tallemant a raconté ses succès innombrables, et la *Carte de la cour* (1663, par Guéret) le qualifie, sous le pseudonyme du « brave Timante, » de « grand maître dans l'art d'aimer » ; mais il paraît que la galanterie le faisait souvent tomber dans le « galimatias. » C'est de lui que Scarron, avec qui il était fort lié, a dit, dans son *Épître chagrine à Mgr le maréchal d'Albret :*

> Ce Miossens aux maris si terrible,
> Ce Miossens à l'amour si sensible,
> Mais si léger en toutes ses amours,
> Qu'il change encore et changera toujours....

Quelques billets du maréchal ont été reproduits dans l'Appendice de *Madame de Sablé*, p. 382-384. Il fut question, un moment, de le créer duc en 1648 (*Mémoires de Mme de Motteville*, tome II, p. 264).

maison dès lors éteinte[1], avoit une grand'mère Pons[2], mère de son père[3], fille du chevalier du Saint-Esprit de la première promotion[4], sœur de la fameuse Mme de Guercheville[5], dame d'honneur de Marie de Médicis, qui introduisit la première le cardinal de Richelieu auprès d'elle[6], et qui fut mère en secondes noces du duc de

1. Les seigneurs d'Albret ou de Lebret tiraient leur nom d'un bourg (aujourd'hui Labrit) situé dans les Landes, qui fut érigé en duché d'Albret, au mois de décembre 1556, pour la dernière représentante de cette race, Jeanne d'Albret, reine de Navarre et princesse de Béarn, mère d'Henri IV. Une autre branche, celle d'Orval, avait fini également en 1524. Voyez leur généalogie dans le *P. Anselme*, tome VI, p. 206-218. La branche bâtarde de Miossens (*ibidem*, p. 219-221) avait pour premier auteur Étienne d'Albret, sénéchal de Foix, légitimé en juin 1527 et qualifié cousin du Roi, comme le fut depuis toute sa descendance; mais le maréchal n'avouait pas cette bâtardise, et son opinion a été encore soutenue dans les *Mémoires de Trévoux*, en 1731, p. 1055-1063. Saint-Simon en reparlera plus longuement (tome X, p. 137 et suivantes, et tome XII, p. 93); nous donnerons alors les articles consacrés par lui aux Albret-Miossens, soit dans les *Duchés-pairies*, soit dans les *Notions des chevaliers du Saint-Esprit*.

2. Antoinette, dame de Pons et de Marennes, mariée à Henri Ier d'Albret, baron de Miossens, chevalier des ordres en 1595, dont le portrait est au musée de Versailles, n° 4132. L'illustre maison de Pons était, disent les lettres d'érection du duché de la Rocheguyon, alliée aux plus grands princes de la chrétienté. Brouage lui doit sa fondation.

3. Henri II d'Albret, baron de Miossens et de Pons, comte de Marennes, marié en 1611 à une fille du marquis de Montespan, et inhumé à Pons le 19 mai 1650. Tallemant parle de lui fort souvent.

4. Antoine, sire de Pons et comte de Marennes, capitaine des cent gentilshommes de la maison du Roi et lieutenant pour le Roi en Saintonge, fait chevalier des ordres le 31 décembre 1578, par Henri III.

5. Autre Antoinette de Pons, marquise de Guercheville, mariée : 1° à Henri de Silly, comte de la Rocheguyon, chevalier des ordres, qui mourut en 1586 ; 2° le 17 février 1594, à Charles du Plessis, seigneur de Liancourt, comte de Beaumont, aussi chevalier des ordres. Elle mourut à Paris, le 16 janvier 1632. L'abbé de Choisy a fait, dans ses *Mémoires* (livre XII, p. 670-671), une notice sur Mme de Guercheville, si renommée pour sa résistance à Henri IV, et nous donnons à l'Appendice, n° XIX, celle que lui a consacrée Saint-Simon dans les *Duchés-pairies éteints*.

6. Voyez la fin de l'appendice XIX. On disait qu'elle avait été char-

Liancourt[1]. Le maréchal d'Albret, qui eut son bâton
pour avoir conduit Monsieur le Prince, M. le prince de
Conti et M. de Longueville[2] à Vincennes[3], avec les chevau-légers[4], fut toute sa vie dans une grande considération et tenoit un grand état partout. Il étoit chevalier
de l'Ordre et gouverneur de Guyenne; il avoit chez lui,
à Paris, la meilleure compagnie, et Mlles de Pons[5] n'en

mée des sermons du jeune prélat, au diocèse duquel appartenaient
Pons et le comté de Marennes. L'éditeur de la correspondance de Richelieu, dans une note de son premier volume (p. 603, note 2), dit que
Mme de Guercheville rendit de grands services à Monsieur de Luçon,
mais qu'on n'est pas sûr que ce soit elle qui l'ait présenté à la cour.

1. Roger du Plessis, marquis de Liancourt et de Guercheville, etc.,
premier écuyer de la petite écurie en 1620, premier gentilhomme de
la chambre en 1624, chevalier des ordres en 1633, créé duc de la
Rocheguyon (et non de Liancourt) en 1643, mourut à Paris, le 1er août
1674, âgé de soixante-quinze ans. Sa petite-fille et héritière unique
porta Liancourt et la Rocheguyon aux ducs de la Rochefoucauld.

2. Le grand Condé, son frère Armand et leur beau-frère, Henri d'Orléans, duc de Longueville.

3. Le manuscrit porte : « à *la* Vincennes », les deux lettres *Vi* corrigeant *Bas*[*tille*].

4. Sur l'arrestation des princes (18 janvier 1650), voyez les *Mémoires de Lenet*, p. 214, ceux *de Mme de Motteville*, tome III, p. 134
et suivantes, ceux *de Retz*, tome III, p. 19, *de Choisy*, p. 565, et le dernier chapitre du tome II de l'*Histoire de la France pendant la minorité
de Louis XIV*, par M. Chéruel, p. 355-387. Mlle de Montpensier et Lenet
ont raconté que Condé essaya de séduire le chef de l'escorte, et que
Miossens répondit simplement : « Je suis serviteur du Roi. » Quelques
contemporains rapportent, comme Saint-Simon, que l'escorte fut fournie par les chevau-légers de la garde ; mais on a vu plus haut, dans la
notice du maréchal d'Albret (p. 213, note 6), qu'il était, depuis 1647,
sous-lieutenant des gendarmes, et non des chevau-légers, et Saint-
Simon le dira lui-même au tome XII, p. 93-94. — Tallemant des Réaux
prétend (tome III, p. 432) que Miossens s'était fait donner par Mme de
Rohan le prix d'une compagnie aux gardes, dont il acquit, par la suite,
un guidon, puis une enseigne aux gendarmes, et Monglat raconte (*Mémoires*, p. 287) par quelle audacieuse démarche il força Mazarin à le
déclarer maréchal de France.

5. Élisabeth de Pons et Bonne de Pons, filles de Pons de Pons, seigneur de Bourg-Charente, et d'Élisabeth de Puyrigault, avaient pour

bougeoient, qui n'avoient rien et qu'il regardoit comme ses nièces. Il fit épouser l'aînée à son frère[1], qui n'eut point d'enfants et est morte en 1714[2]; elle s'appeloit Mme de Miossens, et faisoit peur par la longueur de sa personne[3]. La cadette[4], belle comme le jour[5], plaisoit extrêmement au maréchal et à bien d'autres[6]. Mme Scar-

arrière-grand-père Charles de Pons, seigneur de Bourg, frère puîné d'Antoine, comte de Marennes (p. 214, note 4).

1. Élisabeth de Pons épousa François-Amanieu, chevalier d'Albret, comte de Miossens, qui périt en duel en 1672, ayant tué de même M. de Sévigné vingt ans auparavant. Elle ne mourut que le 23 février 1714, à soixante-dix-huit ans.

2. Saint-Simon a écrit, par mégarde : *1614*.

3. Voyez les *Mémoires* à l'occasion de sa mort, tome X de 1873, p. 137.

4. Bonne de Pons : voyez ci-dessus, p. 213, note 5. — On trouvera à l'Appendice, n° XX, la première rédaction de l'article qui va suivre, tirée d'un mémoire de Saint-Simon sur les *Alliances directes des filles de seigneurs françois avec des seigneurs et des princes du sang de nos rois.*

5. Mme d'Heudicourt devint hideuse et méchante, et Saint-Simon la comparera (tome VI, p. 245, et Addition 171) à un « démon domestique », à une « mauvaise fée ». Il est très souvent question d'elle dans les lettres de Mme de Sévigné, qui était de ses amies, et qui néanmoins la dit aussi « laide comme un démon ». (*Lettres*, tome VI, p. 536.)

6. « Le maréchal d'Albret, dit Mme de Caylus, avoit deux parentes qui demeuroient avec Mme sa femme, Mlle de Pons et Mlle de Martel, toutes deux aimables, mais de caractère différent. » Et plus loin : « Mlle de Pons, depuis Mme d'Heudicourt, et Mlle d'Aumale, depuis Mme la maréchale de Schonberg, avoient aussi leurs amants déclarés, sans que la réputation de cette dernière en ait reçu la moindre atteinte; et, si l'on a parlé différemment de Mme d'Heudicourt, c'est qu'on ne regardoit pas alors un amour déclaré, qui ne produisoit que des galanteries publiques, comme des affaires dont on se cache et dans lesquelles on apporte du mystère. Mme de Schonberg étoit précieuse; Mlle de Pons, bizarre, naturelle, sans jugement, pleine d'imagination, toujours nouvelle et divertissante.... » (*Souvenirs*, p. 477, 492 et 493.) La même Mme de Caylus rapporte plus loin (p. 500) que « la chronique scandaleuse prétend qu'il (le maréchal d'Albret) avoit été amoureux » de Mlle de Pons. La Fare dit aussi, à propos de Mme Scarron : « Le maréchal d'Albret, son amant ou son ami, l'introduisit à l'hôtel d'Albret

ron, belle, jeune, galante, veuve et dans la misère[1], fut [Add. St-S. 179]
introduite par ses amis à l'hôtel d'Albret[2], où elle plut
infiniment au maréchal et à tous ses commensaux par ses
grâces, son esprit, ses manières douces et respectueuses,
et son attention à plaire à tout le monde et surtout à faire
sa cour à tout ce qui tenoit au maréchal[3]. Ce fut là où elle

et à l'hôtel de Richelieu, où elle fit connoissance avec Mlle de Pons,
depuis Mme d'Heudicourt, dont le maréchal étoit devenu amoureux, et
avec Mme de Montespan, qui avoit épousé un proche parent du maréchal. » (*Mémoires*, p. 288.)

1. Voyez ci-dessus, p. 167-168, et comparez tome XII, p. 92.

2. L'hôtel d'Albret était situé fort près de la place Royale et de l'hôtel de Richelieu, dans la rue des Francs-Bourgeois (n° 31 actuel), où
se voit encore sa façade avec fronton, sculptures et balcon, et, par
derrière, il avoisinait l'hôtel des ducs de Lorraine. Il avait appartenu
au connétable de Montmorency, puis aux Guénegaud, avant d'être
acquis par la mère de M. de Miossens. Mme de Marsan le vendit, en
avril 1678, au financier Brunet de Chailly. (Jaillot, *Recherches sur Paris*,
quartier Saint-Antoine, p. 76-77.) Ces deux hôtels d'Albret et de Richelieu avaient comme hérité de la société de l'hôtel de Rambouillet, ou
du moins c'était leur prétention. (*Souvenirs de Mme de Caylus*, p. 485.)

3. On trouve dans le ms. Clairambault 1165, fol. 162, la note suivante, attribuée à d'Hozier, sur les débuts de Mme Scarron à la cour :
« Cette dame, après la mort du célèbre Paul Scarron, cul-de-jatte, poète
comique, en 1663 (*sic*), avoit peu ou point de bien. Elle étoit très belle.
Le feu marquis de Villarceaux, le père, s'attacha à elle. Elle devint des
amies particulières de M. et de Mme de Montchevreuil, et elle s'en est
bien souvenue, car elle a relevé et soutenu de toute sa faveur ces
deux branches de la maison de Mornay, où elle a remis des biens, des
honneurs et de la dignité. Pendant qu'elle passoit sa vie avec le secours
qu'elle tiroit de ces MM. de Villarceaux et de Montchevreuil, le maréchal
d'Albret, qui l'estimoit aussi, la recommanda à la feue reine, qui lui
fit donner une pension de deux mille sept cents livres. Enfin Mme de
Montespan étant devenue maîtresse du Roi, le maréchal d'Albret la fit
connoître à cette dame et l'attacha à elle : si bien qu'elle fut choisie
pour gouverner, dans leur bas âge, tous les enfants que le Roi eut de
Mme de Montespan. Elle s'en acquitta très bien ; le Roi eut occasion
de la voir et de lui parler ; son esprit et sa sagesse lui plurent, et, dès
qu'il eut renvoyé Mme de Montespan et rompu le commerce qu'il avoit
avec elle, accoutumé déjà aux manières de Mme Scarron, qui acheta
alors la terre de Maintenon d'une gratification considérable que le Roi
lui avoit faite, il la fit venir à sa cour, il lui donna la charge de dame

fut connue de la duchesse de Richelieu [1], veuve en premières noces du frère aîné [2] du maréchal d'Albret, qui de plus avoient [3] marié ensemble leur fils [4] et leur fille unique [5] ; et la duchesse, quoique remariée, étoit demeurée dans la plus intime liaison avec le maréchal. Lui et M. de Montespan [6] étoient enfants du frère [7] et de la sœur [8].

d'atour de Madame la Dauphine, et il la choisit enfin comme la seule personne capable d'être honorée de toute sa confidence et de sa bienveillance. » Comparez l'édition de l'*Histoire amoureuse des Gaules* donnée par M. Ch. Livet, tome III, p. 125 et suivantes, et les nouveaux *Mémoires de Sourches*, éd. 1881, tome I, p. 20.

1. Anne Poussart de Fors du Vigean. Voyez ci-dessus, p. 53, note 1, et comparez, sur sa parenté avec les d'Albret, sur ses relations avec Mme de Maintenon, etc., un article des *Duchés-pairies existants* de Saint-Simon publié dans la *Revue historique* de mars 1881, p. 343-346, la suite des *Mémoires*, tomes X, p. 139, et XII, p. 92-93, et l'Addition 180.

2. François-Alexandre d'Albret-Miossens, sire de Pons et comte de Marennes, mort en 1648.

3. Ce pluriel se rapporte au maréchal d'Albret et à sa belle-sœur. C'est un accord analogue à celui que nous avons vu page 189, note 8.

4. Charles-Amanieu d'Albret, dit le marquis d'Albret, fils du maréchal (ce que notre texte devrait indiquer plus clairement), entra comme enseigne, en 1667, au régiment du Roi, devint lieutenant en 1670, eut le régiment de Navarre en 1673, le grade de brigadier en 1675, celui de maréchal de camp en 1677, et fut tué à Piñon, dans la nuit du 5 au 6 août 1678, allant retrouver Mme de Bussy Lamet, sa maîtresse. Voyez les *Lettres de Mme de Sévigné*, tome V, p. 468 et 470, et la *Correspondance de Bussy*, tome IV, p. 172.

5. Marie d'Albret, dame de Pons, princesse de Mortagne, etc., fille du maréchal, mariée : 1° le 2 mars 1662, à son cousin, qui précède ; 2° le 22 décembre 1682, à Charles de Lorraine, comte de Marsan. Elle mourut le 12 juin 1692, à quarante-deux ans, sans avoir eu aucun enfant de ses deux unions. Elle avait été faite dame du palais à la fin de l'année 1673, et s'était retirée lors de son second mariage.

6. Louis-Henri, baron de Pardaillan et de Gondrin, marquis de Montespan, d'Antin, etc., marié le 28 janvier 1663 à Françoise-Athénaïs de Rochechouart, et mort au mois de novembre 1702.

7. Roger-Hector de Pardaillan de Gondrin, marquis d'Antin, chevalier d'honneur de Madame, frère consanguin de Mme de Miossens, qui suit.

8. Anne de Gondrin, mariée le 3 janvier 1641 à Henri II d'Albret, baron de Pons et de Miossens.

M. et Mme de Montespan ne bougeoient de chez lui, et ce
fut où elle[1] connut Mme Scarron, et qu'elle[2] prit amitié
pour elle[3]. Devenue maîtresse du Roi, le[4] maréchal n'eut
garde de se brouiller avec elle pour son cousin : en bon
courtisan, il prit son parti, et devint son meilleur ami
et son conseil. C'est ce qui fit la fortune de Mme Scarron,
qui fut mise gouvernante des enfants qu'elle eut du Roi,
dès leur naissance[5]. Le maréchal, qui ne savoit que faire
de Mlle de Pons[6], trouva un Sublet[7], de la même famille
du[8] secrétaire d'État de Noyers[9], qui avoit du bien, et

1. *Elle*, Mme de Montespan.

2. *Et qu'* est écrit en interligne, au-dessus de *et où qu'*, biffé.

3. Voyez le passage des *Mémoires du marquis de la Fare*, p. 288,
dont nous avons déjà cité quelques lignes ci-dessus, p. 216, note 6.

4. Saint-Simon avait d'abord écrit *la*.

5. Voyez les *Souvenirs de Mme de Caylus*, p. 481, et les *Lettres
inédites de Mme de Sévigné*, recueil Capmas, tome I, p. 270, note 19.

6. Sur ce mariage et sur les motifs qui le firent hâter, voyez un
passage des *Souvenirs de Mme de Caylus*, p. 501. Les charmes de Mlle de
Pons avaient failli, paraît-il, l'emporter sur ceux de Mlle de la Vallière.

7. Michel Sublet, troisième du nom, dit le marquis d'Heudicourt
(alors : *de* Heudicourt), de Saint-Paire, etc., servit comme capitaine,
comme mestre de camp et comme brigadier de cavalerie, jusqu'en 1684,
où il fut pourvu de la charge de grand louvetier. Il s'en démit au profit
de son fils, en 1718, pour pouvoir se remarier avec sa maîtresse, et
mourut à la fin de la même année. Le marquisat d'Heudicourt ne fut
régulièrement érigé qu'en 1737.

8. Sur ce tour par *de*, au lieu de *que*, voyez M. Littré à l'article
Même, 8°. Il en cite plusieurs bons exemples et regrette de le voir tomber en désuétude.

9. François Sublet, seigneur de Noyers (et non *des* Noyers, comme
l'écrit Saint-Simon), en Bourgogne, et baron de Dangu, au Vexin normand, d'abord trésorier de France à Rouen, puis conseiller d'État,
contrôleur général et intendant des finances en 1629, remplit, de 1636
à 1643, les fonctions de secrétaire d'État de la guerre, dans lesquelles
Michel le Tellier lui fut substitué sans qu'il voulût donner sa démission.
Il mourut le 20 octobre 1645, âgé de cinquante-sept ans. Son aïeul,
Mathurin Sublet, était frère aîné du bisaïeul de M. d'Heudicourt. Sur
M. de Noyers, voyez une historiette de Tallemant des Réaux, tome II,
p. 138-144, les *Mémoires de Monglat*, p. 135-136, 164-165, etc.

qui, ébloui de la beauté et de la grande naissance de cette
fille, l'épousa pour l'alliance et la protection du maréchal
d'Albret, qui, pour lui donner un état, lui obtint, en
considération de ce mariage, l'agrément de la charge de
grand louvetier[1], dont le marquis de Saint-Hérem se défaisoit pour acheter le gouvernement de Fontainebleau[2].
Ce nouveau grand louvetier s'appeloit M. d'Heudicourt[3]
et eut une fille[4] à peu près de l'âge de M. du Maine,
quelques années de plus[5]. Mme Scarron fit trouver bon à
Mme de Montespan qu'elle prît cet enfant pour faire jouer
les siens[6], et l'éleva avec eux dans les ténèbres et le

1. Nous devons faire observer qu'il s'écoula environ vingt ans entre
le mariage de Mme d'Heudicourt et l'acquisition de la charge de grand
louvetier (1684). Comparez la suite des *Mémoires*, tome III, p. 68. —
On a vu (tome I, p. 151) que cette charge avait été possédée quelque
temps par le père de Saint-Simon. Le duc de Luynes dit (*Mémoires*,
tome IV, p. 3) qu'elle rapportait vingt-trois mille livres. M. d'Heudicourt prit ses fonctions si fort à cœur, qu'on l'entendit une fois s'affliger de ce que des paysans avaient tué, aux environs de Versailles, une
louve pleine qui eût pu donner plusieurs petits. (Lettre de Bonrepaus à
Pontchartrain, Arch. nat., K 1368, p. 673.) Cependant le *Journal de
Dangeau* suffirait, à lui seul, pour témoigner quelle était alors l'abondance des loups presque en tous pays, et nous avons, d'autre part, des
preuves nombreuses du ravage que ces animaux faisaient parmi les
enfants de la campagne.

2. Voyez ci-dessus, p. 25.

3. Voyez la page précédente, note 7.

4. Louise Sublet d'Heudicourt, comtesse de Montgon : voyez ci-dessus,
p. 213, note 2, et comparez un des derniers passages de la grande
Addition indiquée ci-dessus, n° 165, p. 359, ainsi que le début d'une
autre Addition sur les Montgon, dans le *Journal de Dangeau*, tome XI,
p. 281, à la date du 9 janvier 1707.

5. Le duc du Maine était né en 1670, et nous avons dit plus haut
que Mme de Montgon était de l'année 1668.

6. Mme de Caylus, qui raconte fort au long les débuts de sa tante à
la cour, dit, à propos des enfants que Mme de Montespan lui confiait,
qu'elle « prit pour prétexte la petite d'Heudicourt et la demanda à
Mme sa mère, qui la lui donna sans peine, par l'amitié qui étoit entre
elles, et par le goût qu'elle lui connoissoit pour les enfants.... » (*Souvenirs*, p. 482.)

secret qui les couvroit alors[1]. Quand ils parurent chez
Mme de Montespan, la petite Heudicourt étoit toujours à
leur suite, et, après qu'ils furent manifestés à la cour,
elle y demeura de même[2]. Mme Scarron, devenue Mme de
Maintenon, n'oublia jamais le berceau de sa fortune et
ses anciens amis de l'hôtel d'Albret. C'est ce qui fit, si
longtemps après, Mme de Richelieu dame d'honneur de   [Add. S⁺S. 180]
la Reine[3], puis, par confiance, de Madame la Dauphine, à
son mariage[4], M. de Richelieu chevalier d'honneur pour
rien, et ce qui fit toute la fortune de Dangeau, par la permission qu'eut le duc de vendre sa charge à qui et si cher
qu'il voudroit[5]. Par même cause, Mme de Maintenon
aima et protégea toujours ouvertement Mme d'Heudicourt
et sa fille, qu'elle avoit élevée et qu'elle aima particulièrement[6]. Elle entra dans son mariage avec Montgon[7], que

1. Cette réclusion sévère dut commencer vers le mois de décembre 1671.

2. Mme de Sévigné écrit, en 1673 (tome III, p. 299), que cette petite
fille, jolie comme un ange, est toujours pendue au cou du Roi. Elle a,
dit-elle, « adouci les esprits par sa jolie présence. C'est la plus belle
vocation pour plaire que vous ayez jamais vue : elle a cinq ans ; elle
sait mieux la cour que les vieux courtisans. » Les rapports étaient si
intimes avec les enfants de Mme de Montespan, qu'on se traitait de
sœur et de frère.

3. Souvenirs de Mme de Caylus, p. 491-493, et Lettres de Mme de
Sévigné, tome II, p. 429.

4. Elle fut nommée le 1ᵉʳ janvier 1680.

5. Saint-Simon a déjà dit tout cela, presque dans les mêmes termes,
quelques pages plus haut (p. 186), et il le répétera encore plusieurs fois,
tomes VII de 1873, p. 60, XII, p. 92, XVII, p. 137.

6. Il y eut cependant, de 1671 à 1673, une brouille grave que
Mme d'Heudicourt s'attira par des indiscrétions sur Mme de Montespan
(Sévigné, tome II, p. 49-50 et 54). Voyez ci-dessus, p. 216, note 5.

7. Jean-François Cordebœuf de Beauverger, comte de Montgon :
voyez ci-dessus, p. 120, note 1. Pour aider à ce mariage, le Roi donna
à Mlle d'Heudicourt trente mille livres d'argent, avec mille écus de pension, et une pension pareille à M. de Montgon. Mme de Miossens assura
quarante mille livres à sa nièce. (Journal de Dangeau, tomes I, p. 380,
et II, p. 125.)

cette faveur lui fit faire. C'étoit un très médiocre gentilhomme d'Auvergne, du nom de Cordebœuf[1], dont l'esprit
réparoit tant qu'il pouvoit la valeur[2], et qui toutefois[3]
s'étoit attaché au service. Il étoit à l'armée du Rhin[4], brigadier de cavalerie[5] et inspecteur, et sa femme dans ses
terres, en Auvergne, lorsqu'elle fut nommée dame du
palais, au scandale extrême de toute la cour. C'étoit[6] une
femme laide, qui brilloit d'esprit, de grâces, de gentil-
lesse, plaisante et amusante au possible, méchante à
l'avenant, et qui, sur l'exemple de sa mère, divertit
Mme de Maintenon, et le Roi dans les suites, aux dépens
de chacun, avec beaucoup de sel et d'enjouement[7].

Toute cette petite troupe[8] partit au-devant de la Princesse[9]. Mme de Mailly étoit grosse, et ne fut point du
voyage. Mme du Châtelet s'en dispensa, pour donner à la
maréchale de Bellefonds tout ce temps-là encore à de-

1. Voyez le dossier Beauverger (Cordebœuf de) au Cabinet des titres
et le volume 853 du recueil de *Pièces originales*, même nom.

2. En masquait le défaut.

3. Notre auteur écrit constamment en deux mots, selon l'usage ancien : *toutes (touttes) fois*.

4. Voyez ci-dessus, p. 120, la mention d'une escarmouche où il faillit
être pris en arrivant sur le théâtre des opérations, et dans laquelle
Saint-Simon eût été engagé, sans un retard heureux pour lui.

5. Ceci est une légère erreur : M. de Montgon avait été promu maréchal de camp dans la promotion de janvier 1696 ; il faisait alors les
fonctions d'inspecteur sur la Sarre. (*Journal de Dangeau*, tome V,
p. 308 et 343.)

6. Saint-Simon avait commencé à écrire ici : « C'est bri.... »

7. Comparez le début d'une Addition à Dangeau, tome XI, p. 281-283,
sur Mme de Montgon et son fils, et les passages indiqués plus haut,
p. 216, note 5, relativement à Mme d'Heudicourt. Nous donnerons plus
tard, sur tous les Heudicourt, l'article que Saint-Simon leur a consacré
dans les *Grands louvetiers* (vol. 45 de ses Papiers).

8. *Troupe*, d'abord omis, est écrit en interligne.

9. Voyez la *Gazette d'Amsterdam*, nᵒˢ LXXIV et LXXV, correspondances
de Paris. Ce journal donne plus exactement que Dangeau la composi-
tion du cortège, dont on trouve d'ailleurs l'état officiel dans le volume
du Dépôt des affaires étrangères coté *Turin 95*.

meurer auprès d'elle[1] ; on ne le trouva pas trop bon, et,
au lieu de la troisième place, qui lui étoit destinée avec
grande[2] raison, elle n'eut que la cinquième. L'éloignement
de Mme de Montgon en Auvergne ne lui permit pas d'être
du voyage[3]. Laissons-les[4] aller[5], et publier la paix à Paris
et à Turin, où le maréchal Catinat fut reçu avec de grands
honneurs, et y donna chez lui à dîner à M. de Savoie[6] ;
et retournons sur le Rhin.

Après une longue oisiveté en ces armées et en Flandres, les vingt mille hommes de Hesse et d'autres contingents[7] en furent renvoyés au prince Louis de Baden, qui,
avec ce qu'il avoit d'ailleurs, se trouva le double plus fort
que le maréchal de Choiseul, et en état et en volonté d'entreprendre le siège de Philipsbourg, dont tous les amas
étoient depuis l'hiver dans Mayence, et toutes les précautions prises depuis pour que rien [n']y pût manquer[8].
L'Empereur pressoit l'exécution de ce dessein avec toute
l'ardeur que lui inspiroit son dépit de la paix de Savoie

Projets des
Impériaux sur
le Rhin.

1. Sur la vie des Bellefonds à Vincennes, comparez le début d'une
Addition à Dangeau, tome XV, p. 128.

2. Il semble bien que, dans le manuscrit, il y a plutôt, selon l'habitude de Saint-Simon devant maint substantif, *grand* (*g^{rd}*) que *grande*.

3. Comparez la fin de l'Addition indiquée ci-dessus, n° 165.

4. *Les* est écrit en interligne.

5. Voyez le *Journal de Dangeau*, tome V, p. 466, 468 et 471. Les
dames qui allaient au-devant de la Princesse partirent le 11 septembre,
dans un carrosse du Roi : Dangeau, le lundi 17.

6. Ceci est tiré du *Journal de Dangeau*, tome V, p. 466. La paix ne
fut proclamée à Paris que le 10 septembre, après qu'on en eut appris
la publication faite à Turin, et un *Te Deum* fut chanté à l'église Notre-
Dame le 13. Le compte rendu des cérémonies et les textes de la proclamation et de la lettre de *Te Deum* se trouvent dans la *Gazette
d'Amsterdam*, n° LXXVI, et dans les placards du temps. Une estampe
d'almanach de 1697 représente le défilé du cortège de la publication
devant la cour des Tuileries.

7. Sur la marche de ces contingents, voyez le *Journal de Dangeau*,
tome V, p. 454.

8. Voyez, dans la *Gazette d'Amsterdam*, 1696, n°s LXII, LXIX, LXXII,
Correspondances d'Allemagne.

et son extrême desir de reculer la générale, à laquelle
celle-là commençoit à donner un grand branle. Sur les
avis que le maréchal de Choiseul en donna à la cour, il
en reçut deux lettres fort singulières, et en même temps
contradictoires. Par la première, Barbezieux lui faisoit
écrire par le Roi[1] de jeter huit de ses meilleurs bataillons
dans Philipsbourg[2] et quatre dans Landau, et de se retirer après en pays de sûreté contre l'invasion du prince
Louis. Il faut remarquer que le maréchal n'avoit dans
son armée que douze bons[3] bataillons, et que tout le
reste de son infanterie étoit[4] de nouvelle levée, ou des
bataillons de salade[5] ramassés des garnisons[6]. En suivant
cet ordre, il n'avoit plus à compter sur ce qui lui seroit
resté d'infanterie, et, en abandonnant ces places au renfort qu'il y auroit jeté, l'exemple récent de Namur[7] devoit persuader qu'elles n'en seroient pas moins perdues.
Par l'autre lettre, en réponse au maréchal, le Roi lui mar-
quoit qu'il n'étoit pas persuadé que le prince Louis pen-
sât[8] à passer le Rhin à Mayence[9], mais que, s'il songeoit

1. Après *le Roi* sont biffés ces mots : « qu'il croyoit point (*sic*) que
le prince Louis » ; voyez douze lignes plus bas.
2. *Philipsbourg* surcharge *Landau*, récrit un peu plus loin.
3. *Bons* est en interligne.
4. Dans le manuscrit, *estoient*; l'auteur, sans doute, avait d'abord
voulu faire suivre immédiatement le verbe d'un attribut pluriel, comme
bataillons, qu'il a mis un peu plus loin. — Après *levée*, sont biffés les
mots : *qui venoit d'estre levée.*
5. Cette expression figurée, que nous retrouverons dans les *Mémoires* (tome VI, p. 152), avec le mot *troupes*, s'appliquait primitivement,
par comparaison aux divers ingrédients de la salade, à des soldats ramassés de toutes parts pour parfaire des garnisons; mais, en 1684, on
en avait formé des régiments d'infanterie régulière (*Gazette* de 1684,
p. 588, et Chansonnier, ms. Fr. 12 689, p. 79). Il n'en est pas parlé
particulièrement dans l'*État de la France*, au chapitre de l'Infanterie.
6. On avait pris à l'armée d'Allemagne, pour celle de Flandres, vingt des
meilleurs bataillons et trente-six escadrons (*Dangeau*, tome V, p. 391).
7. Tome II, p. 324.
8. *Pensast* est écrit en interligne, sur *songeast*, biffé.
9. Comparez les opérations de la campagne précédente, dans notre

à l'entreprendre, il se persuadoit que le maréchal l'empêcheroit bien d'y déboucher, c'est-à-dire empêcher[1] un ennemi
de passer sur un pont à lui, dans une place à lui, et de
déboucher sur une contrescarpe à lui, dans une plaine[2].

tome II, p. 165, et celles de la campagne de 1690, dans le *Journal de
Dangeau*, dont l'auteur fut témoin oculaire de toutes les opérations qui
eurent alors les mêmes lieux pour théâtre, comme aussi pendant la
guerre précédente.

1. La locution *c'est-à-dire*, qui, régulièrement, devrait être suivie de
la répétition du conditionnel *empêcheroit*, équivaut, par ce tour, à
« c'était lui dire, c'était comme si on lui eût dit d'empêcher, etc. »

2. De la correspondance conservée au Dépôt de la guerre il résulte
que M. de Choiseul, sur la foi d'un garde du prince de Bade, croyait à
des intentions hostiles de celui-ci contre le haut Rhin et l'Alsace (voyez
l'article de Dangeau du 24 août), quand le Roi lui écrivit, le 15 août,
cette lettre (vol. 1366, n° 35) : « Mon cousin, je viens d'être informé
du départ du prince de Hesse pour s'en retourner en Allemagne avec
toutes les troupes qu'il avoit amenées sur la Meuse, et l'on me marque
en même temps qu'il pourroit être suivi d'un détachement de l'armée
des alliés de dix bataillons et de six régiments de cavalerie, et que le
dessein du prince de Bade est d'essayer de faire le siège de Philipsbourg. Quoique j'aie peine à croire que cela soit praticable, cependant
j'ai envoyé ordre au marquis d'Harcourt de suivre la marche du prince
de Hesse avec vingt-quatre bataillons. Si le détachement de l'armée
des alliés va en Allemagne et ne mène avec lui que les troupes qu'il
avoit amenées d'Allemagne, ledit marquis d'Harcourt ne doit marcher
qu'avec vingt bataillons et trente-six escadrons, avec lesquels je suis
persuadé que vous serez en état d'empêcher les ennemis de rien entreprendre. J'ai ordonné au marquis de Barbezieux de faire remettre dans
Philipsbourg les munitions de guerre et de bouche qui pourroient être
nécessaires pour sa défense, et je compte aussi que, soit infanterie,
soit dragons à pied, vous y mettrez jusqu'à huit bataillons. » Cette
lettre est suivie, le 17 août, d'une dépêche conforme de Barbezieux
à M. d'Huxelles. (*Ibidem*, n° 44.) Le 18, le Roi écrit encore à M. de
Choiseul qu'il ne croit pas au siège ; toutefois il lui envoie un mémoire
de Chamlay sur les mesures à prendre dans cette occurrence, notamment pour la formation d'un camp retranché auprès de Philipsbourg,
dans la plaine de Rheinsheim. (*Ibidem*, n° 45.) M. de Choiseul répond,
le 22 (n° 58), du camp de Dirmstein, que le prince de Hesse doit
passer la Moselle, le 25 ou le 26, à deux lieues au-dessus de Coblenz,
mais que M. d'Harcourt l'observe. Le 24, par courrier exprès, il annonce que Philipsbourg n'a rien à craindre, fût-ce de toutes les armées

Le maréchal haussa les épaules, et proposa au moins
d'envoyer le marquis d'Harcourt le renforcer, qui demeuroit oisif où il étoit dans la situation présente[1]. Harcourt,
accoutumé à commander en chef, ami de Barbezieux et
grand maître en souterrains[2] à la cour, ne vouloit point
tâter de cette jonction[3]. Il proposa à la cour et au maréchal des partis téméraires, bien sûr qu'il ne les adop-
teroit pas, et que l'honneur de les avoir imaginés lui en
feroit[4]. Le maréchal, aux ordres duquel il n'étoit point

d'Allemagne, pour peu que M. d'Harcourt le vienne joindre et qu'on se
place bien. La position actuelle, dit-il, protège Ebernbourg et Kirn.
Si le corps qui est sous Mayence passe le Rhin, il rencontrera d'abord
les marais de Durckheim, puis la petite rivière nommée Spirebach ;
en supposant qu'il osât et pût franchir ces obstacles, on aurait le temps
de jeter les renforts dans Philipsbourg. Si au contraire lui-même, Choiseul, se dégarnissait de huit bataillons, il n'y aurait plus moyen de
tenir devant toutes les forces ennemies, et Philipsbourg serait perdu.
(*Ibidem*, n° 65.) Dangeau mentionne un bruit à peu près analogue, dès
le 25 (tome V, p. 458). Le Roi, en réponse à ces deux dépêches, ordonna, le 28, que le maréchal ne jetterait des troupes dans Philipsbourg
que si les ennemis parvenaient à enlever le passage des marais de
Durckheim et du Spirebach. (*Ibidem*, n° 90.)

1. Harcourt, qui avait dû commander l'expédition d'Angleterre quelques mois auparavant (ci-dessus, p. 57), avait été placé ensuite, avec
un petit corps séparé, dans le pays de Luxembourg, pour se joindre au
maréchal de Boufflers, s'il en était besoin, et, depuis quelque temps,
il tenait en observation les troupes de Hesse campées sur la Meuse.
(*Journal de Dangeau*, tome V, p. 403, 424, 434 et 452.)

2. Comparez ci-dessus, p. 167, note 1. Harcourt était de l'entourage
familier de Mme de Maintenon et allait toujours à Marly.

3. En effet, le premier soin d'Harcourt avait été de stipuler que ses
troupes ne se mélangeraient point avec celles du maréchal, et qu'il con-
serverait son commandement particulier ; M. de Barbezieux écrivit au
maréchal, dès le 28 août, que le Roi l'entendait ainsi. De plus, le marquis annonça l'intention de n'arriver qu'à son gré et à son heure : sur
quoi M. de Choiseul et M. de Chamilly répondirent que les communications n'étaient pas assez sûrement garanties, et qu'il fallait se rejoindre
au plus tôt. (Dépôt de la guerre, vol. 1366, n°s 89, 91, 93 et 99.)

4. *En* est écrit en interligne, *feroient* est au pluriel, et le mot *honneur* a été biffé après ce verbe. On se demande, en voyant cette phrase
singulière : « que l'honneur.... lui en feroit (lui feroit de l'honneur) »,

comme de ceux qui étoient en Flandres[1], ne pouvoit se
commettre à lui en donner, et Harcourt, qui le sentoit,
et qui le savoit mal de tout temps avec son ami Barbezieux, alloit à son fait de ne point joindre, et se moquoit
de lui. Cette conduite ouvrit les yeux au maréchal sur
ses artifices : il ne compta plus que sur soi-même, et
résolu[t] de laisser dire Harcourt et ordonner à la cour,
de ne suivre, à toutes risques[2] pour lui-même, que le
parti unique par lequel il crut sauver Philipsbourg et
Landau. Il se retira donc sur son infanterie, que, pour la
commodité des fourrages, il avoit laissée derrière, entra
dans le Spirebach[3], et fit une des plus belles choses qu'on
eût vue[4] depuis bien longtemps à la guerre[5].

Maréchal de
Choiseul dans
le Spirebach ;
raisons de ce
camp.

si c'est bien à cela que l'auteur a voulu s'arrêter, s'il n'y a pas eu quelque inadvertance et confusion dans sa manière de corriger. Elle indique
des velléités diverses ; ainsi le pluriel *feroient*, avec *honneur* à la fin, fait
penser à quelque tour de ce genre : « qu'ils (ces partis) lui feroient honneur (comme imaginés par lui) » ; un autre tour pouvait être, mais avec
changement de nombre : « que les avoir imaginés lui feroit honneur. »

1. On a vu à la page précédente, note 1, que d'Harcourt était sous
les ordres de Boufflers.

2. Nous trouvons *risque* au féminin chez Malherbe, Corneille, Pascal, Retz, etc. L'Académie, dès 1694, le dit masculin ; mais, jusqu'à sa
sixième édition exclusivement (1835), elle fait exception pour « à
toute risque. » Saint-Simon dira encore : « à toutes risques et périls »
(tome XIV, p. 297).

3. C'est-à-dire dans le delta compris entre les deux embouchures du
Spirebach. Cette petite rivière (*Speyer-bach*, ruisseau de Spire), formée
de la réunion de plusieurs cours d'eau secondaires des Vosges, à l'extrémité N. E. du cercle des Deux-Ponts, au-dessous de Kayserslautern,
coule dans la direction de l'est vers le Rhin, et, en passant à Neustadt,
se divise en deux branches, dont l'une va tomber dans le fleuve au-
dessous de Spire, et l'autre environ trois lieues plus bas, presque en face
de Neckerau. De Neustadt à Spire on comptait à peu près cinq lieues.

4. Il y a bien ici *vue* au singulier. L'ancien usage, qui, sans être entièrement tombé en désuétude, est en général condamné aujourd'hui,
comme grammaticalement peu logique, était de faire accorder le participe, dans cette tournure, plutôt avec le nom singulier sous-entendu
auprès d'*un*, *une*, qu'avec le nom pluriel accompagnant le superlatif.

5. Saint-Simon nous semble exagérer l'opinion publique, qui, en

Le prince Louis passa le Rhin, avec sa cavalerie, à Mayence[1], après avoir conféré avec le landgrave de Hesse, qui vint passer la Nahe auprès de Mayence, qui vint après le long des montagnes[2], et se saisit sans peine, chemin faisant, de Neuf-Linange[3], de Kirckheim[4], et d'autres postes que nous y avions, tandis que le prince Louis vint à Oppenheim[5], où son infanterie, son artillerie et ses bagages le joignirent par un pont de bateaux[6]. Il en

1696 comme dans les années précédentes, approuva, mais n'exalta point l'attitude, plutôt expectante qu'offensive, des généraux français, en face d'ennemis supérieurs et par leur nombre et par leur position. (Papiers du P. Léonard, MM 824, fol. 48.) Les historiens militaires du temps, Quincy ou le continuateur de Rapin-Thoyras, se bornent à dire qu'il y eut d'assez belles marches de part et d'autre et que le prince de Bade parut « avoir quelques desseins, » mais que le général français eut l'habileté de les déjouer. Selon son habitude, et son droit même, notre auteur insiste sur les événements auxquels il a assisté et pris part ; c'est sans doute de très bonne foi qu'il en grossit l'importance, ici comme en 1694 (tome II, p. 150-151), où il dit que M. de Lorge fit « la plus belle marche du monde. »

1. Sur la marche du prince et du landgrave, voyez la *Gazette*, n[os] du 7 septembre, p. 430-431, et du 15, p. 440-441, et la *Gazette d'Amsterdam*, n° LXXIII, correspondance de Mayence du 1er septembre.

2. Un correspondant écrivait de Cologne, le 7 septembre, à la *Gazette d'Amsterdam* (n° LXXIV) : « On apprend que le landgrave de Hesse a passé la rivière de Nahe, avec son armée, près de Kreuznach, et qu'il marche le long de la montagne vers l'armée du prince de Bade, avec laquelle il se pourra joindre en cas de besoin. »

3. Linange (en allemand, *Leiningen*) était un ancien comté, d'où sont sorties plusieurs branches princières encore existantes. Son territoire avait pour confins le bas Palatinat et les évêchés de Spire et de Worms. Le chef-lieu, Neuf-Linange (*Neu-Leiningen*), était à trois lieues et demie O. de Worms, presque sur la lisière de la forêt de Rosenthal. Aujourd'hui il fait partie du canton de Grünstadt, Bavière rhénane.

4. Kirckheim-an-der-Eck (Saint-Simon écrit : *Kirken*) est une petite ville située plus au N. que Neuf-Linange, de l'autre côté de la forêt de Rosenthal.

5. Ancienne ville impériale située près de la rive gauche du Rhin, à quatre lieues environ au S. de Mayence, sur la route menant de cette ville à Forbach. Les Français avaient incendié Oppenheim en 1689.

6. Le *b* de *bateaux* corrige un *p*.

fit descendre un à Worms [1], tant pour tirer ce qu'ils voudroient de l'autre côté du Rhin, que pour communiquer avec le baron de Thungen [2], commandant de Mayence, qui avoit environ quinze mille hommes aux vallées de Ketsch [3], et vers Fribourg [4], avec des bateaux, pour nous donner par nos derrières l'inquiétude du siège de cette place ou d'un passage du Rhin. La cour alors avoit changé d'avis et auroit voulu que le maréchal de Choiseul eût combattu le prince Louis aux plaines d'Alzey [5]. Il étoit plus fort que nous du double [6], et, s'il avoit battu notre

1. Worms, ville libre fort ancienne, située sur la rive gauche du Rhin, au S. de Mayence et au S. O. de Darmstadt, était le siège d'un évêché. Les Français l'avaient détruite en 1689, comme Oppenheim et les principales villes du Palatinat; il ne restait debout que l'église cathédrale. — Sur le déplacement des ponts de bateaux, voyez la *Gazette d'Amsterdam*, nᵒˢ LXXIV, LXXVII et LXXIX.

2. Saint-Simon, pour figurer la prononciation, écrit : *Thunguen*. — Jean-Charles, baron de Thungen, né en Franconie le 4 février 1648, s'occupa d'abord de l'étude des antiquités, puis prit du service dans un régiment lorrain au service de l'Espagne et eut le commandement de Besançon de 1673 à 1674. On trouvera le détail de sa carrière militaire dans l'article que lui a consacré le *Moréri*. Choisi en 1686 pour général-major de l'infanterie des États confédérés, promu lieutenant général en 1688, grand maître de l'artillerie des Impériaux en 1692, général en 1696, il commandait la place de Mayence, ainsi que les autres forteresses et les troupes de l'Électeur, depuis 1690. Dans la guerre de Succession, il dirigea les opérations des armées impériales pendant quelques mois, fut fait comte de l'Empire en 1708, et mourut le 8 octobre 1709.

3. Localité de la rive droite du fleuve, entre Spire et Mannheim (voyez tome II, p. 297, note 3). On y avait dressé un pont en 1695.

4. Fribourg-en-Brisgau, ancienne capitale et ancien chef-lieu de cercle. Cette ville est située au pied de la Forêt-Noire, à cinq lieues environ E. du Rhin, entre Mulhouse et Schelestadt. Condé y avait battu les Bavarois en 1644, et, Créquy s'en étant emparé en 1677, on en avait augmenté les fortifications; mais le traité de Ryswyk nous l'enleva en 1697.

5. Alzey (que Saint-Simon écrit : *Altzey*, comme les cartes du temps) est une ville située à vingt kilomètres N. O. de Worms et à trente et un S. S. O. de Mayence, sur le Salz, dans une plaine ondulée, la plus fertile du Palatinat. Son château avait été détruit en 1689.

6. Quelques historiens du temps prétendent que cette supériorité

armée, il eût aisément pris Landau, fort méchante place
alors[1], et eût été le maître d'emporter le fort qui couvroit le bout d'en deçà du pont de Philipsbourg[2], de[3]
brûler ce pont, de ravager l'Alsace, de s'établir pour
l'hiver à Spire, d'empêcher M. d'Harcourt de déboucher
les montagnes[4], puis de faire tout à son aise le siège de
Philipsbourg.

Ces mêmes raisons détournèrent le maréchal de croire
ceux qui lui proposoient de se mettre à Durckheim[5].
Cette petite ville, ruinée et non tenable, étoit bien au pied
des montagnes; mais, entre elles et l'endroit où les montagnes s'escarpent et se couvrent, il y avoit un grand
espace de terrain à passer plusieurs colonnes de front;
d'ailleurs le marais qui auroit couvert l'armée étoit en

numérique n'était pas réelle, et, au lieu de soixante-dix mille hommes,
ils croient que le prince de Bade n'en avait pas la moitié, et même fut
le plus faible au début de la campagne.

1. En 1688, Louvois avait commencé de grands travaux à Landau;
mais la guerre était survenue avant que cette place, et de même celles
d'Huningue, de Belfort, de Fort-Louis et de Mont-Royal, fussent en
état de défense. (*Histoire de Louvois*, par M. Cam. Rousset, tome III,
p. 346-347.) Nous verrons Landau pris et repris pendant la guerre de
Succession.

2. C'est le pont par où le maréchal de Lorge, en 1694, avait fait
cette retraite que, nous le rappelions un peu plus haut, son gendre a
qualifiée « la plus belle marche du monde. »

3. Saint-Simon a ajouté, en interligne, *le* entre *de* et *brûler*, sans
effacer *ce pont*, peut-être par oubli, à moins qu'il ne se soit ravisé et
n'ait omis d'effacer le pronom, qui en effet signifierait plutôt *le fort*.

4. Nous avons vu plus haut (p. 225, lignes 2 et 4) *déboucher* employé
neutralement, selon l'usage le plus ordinaire. Ni l'Académie, en 1694,
ni Furetière, en 1690, ne donnent ce sens du verbe. La troisième édition de Furetière, en 1701, dit que c'est un terme de guerre nouveau,
signifiant passer, sortir. Nous le retrouverons activement, comme ici, au
tome X, p. 413, dans un exemple qui n'a rien de militaire. L'Académie,
en 1740, ne l'admet, dans cette acception de guerre, que substanti-
vement, à l'infinitif, avec régime indirect, et de plus, en 1762, à un
mode personnel, mais « absolument, » dit-elle, sans régime.

5. Cette ville a déjà été nommée au tome II, p. 166 et 167, et ci-
dessus, fin de la note 2 de la page 225.

figure de T, dont la queue la séparoit[1]. Il auroit donc fallu
force ponts de communication sur cette queue, et on laisse
à penser de quelle ressource sont de telles communications à une armée attaquée par le double d'elle. Le marquis d'Huxelles proposoit de se mettre le cul[2] au Rhin et
le nez à la montagne. Ce parti conservoit Spire et nous
en appuyoit; mais il abandonnoit Neustadt[3], le livroit au
prince Louis pour un entrepôt[4] très commode pour ses
vivres et un passage assuré derrière Landau pour passer
en Alsace et la ruiner, sans crainte que nous osassions
nous déplacer. Il nous ôtoit[5] en même temps, en fort peu
de jours, toute subsistance, parce que nous ne pouvions
tirer de fourrages que de l'Alsace, et bientôt les vivres,
que Thungen ne nous auroit pas même laissés[6] descendre
aisément par le Rhin. D'autres proposèrent la position
contraire[7], le cul à Landau et la tête au Rhin. Celui-là[8]
tenoit Landau et Neustadt; mais il laissoit tout le chemin

1. La coupait en deux, comme le dit, ou du moins l'implique la
suite. — Nous n'avons pas besoin de conseiller au lecteur de suivre ces
considérations stratégiques sur la carte; il semble bien probable que
Saint-Simon en avait une sous les yeux en écrivant.

2. Voyez au tome II, p. 147 et 305. L'emploi de *nez*, par opposition,
qui vient ensuite, est moins usité, dans la terminologie militaire, que
celui de *tête* que nous avons dix lignes plus loin; cependant nous le
rencontrons dans les *Mémoires de la Fare*, p. 278. M. Littré l'a omis.

3. Neustadt-an-der-Haardt est une ville située sur le Spirebach, à
l'endroit où il se partage en deux branches, et par conséquent elle
en commande le delta, à vingt-six kilomètres O. N. O. de Spire.

4. L'*e* initial d'*entrepôt* corrige un *p*.

5. L'*o* initial d'*ostoit* corrige un *e*, et, deux lignes plus bas, l'*l* de *les* un *d*.

6. Dans le manuscrit : « laissé descendre », d'après l'ancien usage, à
peu près général, d'employer le participe sans accord devant tout infinitif.
Au reste, l'*s* d'à présent ne détermine pas mieux que le défaut d'accord
chez Saint-Simon si *descendre* est ici verbe neutre, ou pris à l'actif pour
faire descendre. Pour nous l'accord est ici de règle dans les deux cas.

7. Après « la position contraire », Saint-Simon a biffé ces deux mots :
« le contraire », qu'il paraît avoir voulu d'abord y substituer.

8. Ce parti-là, *le contraire*, mots que notre auteur avait écrits dans
la phrase précédente; il oublie ici qu'il les a biffés.

de[1] l'Alsace libre aux ennemis, l'important poste de Spire,
d'où, une fois établis, ils pouvoient brûler le pont de
Philipsbourg, s'en épargner la circonvallation de ce côté-
ci et en faire le siège de l'autre côté tout à leur aise[2].
D'ailleurs, bien établis à Spire, ils mettoient l'Alsace en
contribution, minoient[3] Landau, et renvoyoient nos armées s'assembler bien loin. Se mettre derrière la petite
rivière[4] de Landau laissoit tout en proie, Neustadt, Spire,
le pont de Philipsbourg, le passage en Alsace, Landau
même. Tous ces partis, quelque mauvais qu'ils fussent,
avoient leurs[5] partisans considérables.

Disposition du maréchal de Choiseul.

Le maréchal de Choiseul, bien résolu de n'aller qu'au
meilleur dans une conjoncture si importante, laissa
écrire la cour et discourir qui voulut, et prit de soi tout
seul l'unique parti qui sauvoit tous ces inconvénients. Il
les avoit de longue main pourpensés[6], et il s'y étoit préparé autant qu'il l'avoit pu, dans la prévoyance de ce
que les ennemis pourroient entreprendre. C'étoit de bar-
rer la plaine derrière le Spirebach, de la montagne au
Rhin, et de mettre par là Neustadt, Landau, Spire,
Philipsbourg et l'Alsace à couvert. Lorsqu'il s'étoit avancé
avec sa cavalerie, pour la commodité des fourrages, dans
les plaines de Mayence, tandis[7] qu'il n'étoit encore ques-

1. L'auteur avait d'abord voulu écrire *libre* immédiatement après
chemin. La préposition *de* corrige *li*.

2. *Aise* est écrit en interligne.

3. « *Miner* signifie : consumer, détruire peu à peu. » (*Dictionnaire
de l'Académie*, 1694.)

4. Saint-Simon a écrit le mot *rivière* en interligne, après *petite* et en
place de *ville de L.* Mais ensuite il a biffé également *rivière*, puis l'a
récrit. — Cette rivière est la Queich : voyez notre tome II, p. 144,
note 4.

5. *Leur*, sans accord, dans le manuscrit.

6. *Pourpenser*, « considérer attentivement, avec réflexion et délibération.... Ce mot vieillit. » (*Furetière*, 1690.) L'Académie ne le donne
dans aucune de ses éditions.

7. *Tandis*, écrit en interligne, au-dessus de *lors*, biffé, signifie ici :
alors (que), dans le temps (que).

tion de rien, et qu'il avoit laissé son infanterie en arrière[1],
il avoit chargé le marquis d'Huxelles, avec sa seconde
ligne d'infanterie, d'accommoder le Spirebach ; et, quand
il s'y vint mettre, il trouva cette besogne achevée et parfaitement bien faite, avec des redoutes d'espace en espace
et tous les bords retranchés[2].

Il avoit cependant obtenu la jonction du marquis d'Harcourt, qui se fit fort attendre, et qui manda à la cour qu'il
avoit joint deux jours plus tôt qu'il n'avoit fait[3]. Comme

1. *Airrière*, dans le manuscrit.
2. Une ligne de retranchements et de redoutes est très nettement
indiquée en dedans de la branche droite du Spirebach, celle de Spire,
sur la carte des bords du Rhin gravée par G. de l'Isle, vers 1705.
3. Le maréchal de Choiseul, ayant pris son parti, ainsi que l'a dit
Saint-Simon, écrivit, le 2 septembre : « Comme le poste de Durckheim,
que j'avois cru pouvoir garder, n'est pas soutenable à présent que les
marais qui le couvrent sont entièrement desséchés par un soleil de deux
mois, et que M. d'Harcourt ne me peut joindre sûrement qu'en marchant par la montagne et venant par Neustadt, j'ai jugé à propos de
venir aujourd'hui camper à la Rehutte (camp de Walsheim), où je suis
ēn sûreté, ayant joint M. le marquis de Chamilly et étant à portée de
M. d'Huxelles, par lequel je fais accommoder le Spirebach et remuer
quelque terre, c'est-à-dire la branche qui aboutit à Spire. Cela ne peut
être que bon ; j'espère que je n'en aurai pas besoin, ayant M. d'Harcourt. » (Dépôt de la guerre, vol. 1366, n° 108.) Mais, le même jour
(n° 111), M. d'Harcourt, en annonçant qu'il allait joindre le maréchal
à Neustadt, avait soin d'ajouter ces réflexions désobligeantes : « Quand
on a une fois manqué le bon parti à ce métier, on n'y revient plus de
toute la campagne. Celui d'aller à Niederolm et s'y joindre étoit le
seul bon : on n'a pas voulu le prendre, et il est honteux de croire
qu'avec les deux armées du Roi on puisse craindre celles des alliés
pour entreprendre un siège. Mais c'est une fatalité de faire mal la
guerre en Allemagne, qui nous tient il y a quelques années. Ne marchant pas en avant, vous laissez Kirn et Ebernbourg à la disposition
des ennemis, et il ne faut pas se flatter de les pouvoir secourir par les
pays affreux que je viens de passer. » Le Roi s'en était remis entièrement à la discrétion du maréchal de Choiseul (lettre du 4 septembre,
n° 119) ; cependant les nouvelles insinuations de d'Harcourt eurent de
l'effet, car, à la date du 9 septembre (n° 140), Barbezieux fit adresser
au maréchal cette lettre fort dure : « Mon cousin, j'ai été surpris de voir,
par la dern ère lettre que vous m'avez écrite, que vous vous êtes retiré

il arrivoit par la montagne, il fut chargé de Neustadt et
de tous ces postes-là. De la montagne aux bois, il y avoit
une bonne demi-lieue ; cet espace étoit fermé par les
deux branches du Spirebach, réduites en une par une
retenue de distance en distance au[1] dedans et au-dessus
de Neustadt, qui formoit une inondation et un marais
qui ne se pouvoit passer. Là il se[2] trouvoit une commanderie ruinée, qui fut très bien accommodée, où on jeta

avec mes troupes à la Rehutte. Outre qu'une pareille retraite ne convient point à l'honneur de mes armes, quand vous ne pourriez (*sic*)
ignorer que les ennemis n'étoient pas joints ensemble, cette situation
vous mettoit hors de portée que le marquis d'Harcourt pût vous joindre
promptement.... Comme vous serez supérieur aux ennemis aussitôt
qu'il vous aura joint, étant resté de leurs troupes de l'autre côté du
Rhin, sur les hauteurs de Wiesloch, mon intention est que vous mar-
chiez en avant tout le plus tôt qu'il vous sera possible, pour être en
état d'empêcher les ennemis de rien entreprendre du reste de la campagne.... » Barbezieux, en faisant part de cette lettre à d'Harcourt
(n° 141), reconnut avec celui-ci qu'il fallait que « le mauvais air de
l'armée d'Allemagne eût opéré sur le maréchal de Choiseul. » Mais,
lorsque, le 11 septembre, les ennemis combinés parurent devant Neustadt, en excellente position, d'Harcourt avoua confidentiellement (lettre
n° 146) que le meilleur parti était de « laisser passer doucement la
campagne. » Quant au maréchal, il se borna à adresser au ministre,
le 13 septembre, cette lettre fort digne : « Je crois que vous ne doutez
pas, Monsieur, que je ne sois très touché de la lettre que S. M. m'a
écrite. Il est bien affligeant pour moi qu'on puisse penser ainsi sur mon
sujet : je m'en rapporterois volontiers au sentiment de tous les honnêtes gens de cette armée, lesquels, par tout ce qui me paroît, ne
diront point que j'aie pu mieux faire. Après cela, on doit être content.
Cependant je vous avoue, Monsieur, que, m'attendant à tout autre
chose après tous les soins que j'ai pris pour mettre Philipsbourg et
Landau à couvert, avec une armée, quoi qu'on dise, fort inférieure, il
m'est très sensible de voir qu'on y ait si peu d'égards, car il est assuré
que M. de Baden avoit un dessein formé sur Philipsbourg. Vous m'avez
témoigné trop d'amitié pour que je puisse douter que vous n'entriez pas
un peu dans ma douleur. » (Dépôt de la guerre, vol. 1366, n° 154.)

1. Les cinq derniers mots ont été ajoutés après coup, en interligne,
au-dessus de *d'espace en espace*, biffé.

2. *Se* est écrit en interligne au-dessus de *il*, qui paraît être une correction d'un premier *se*, et dont on pourrait se passer.

quatre bataillons, avec Cadrieu¹, très bon brigadier d'infanterie. De lui jusqu'aux bois, des demi-lunes bien ajus-
tées, toutes flanquées de deux pièces de canon de chaque
côté, avec chacune un bataillon derrière pour s'y jeter à
propos, et un espace entre chacune pour y recevoir un escadron. Avec cela, Neustadt remparé² et fortifié au mieux
avec de l'artillerie, et Saint-Frémond³, maréchal de camp,
pour y commander sous Harcourt, et la plaine de Muss-
bach⁴, par où seulement⁵ les ennemis pouvoient venir,
entièrement découverte et de toutes parts fouettée des
batteries disposées pour cela. Le petit château de Hart⁶,
à mi-côte de la montagne, fut occupé et bien retranché,

1. Jean, chevalier puis comte de Cadrieu, enseigne au régiment de
Navarre en 1666, aide-major au régiment d'infanterie d'Orléans en 1670,
capitaine de grenadiers en 1676, major en 1680, lieutenant-colonel du
régiment de Toulouse en 1684, commandant à Fribourg en 1689, inspecteur général de l'infanterie en 1691, brigadier, commandant de la
place de Namur et colonel-lieutenant du régiment de Toulouse en 1693,
ne fut point compris dans la promotion de maréchaux de camp du mois
de décembre 1702, quitta le service au mois de mai suivant, comme
Saint-Simon, et mourut le 12 novembre 1712.

2. Mis en état de défense, proprement garanti par un rempart.

3. Jean-François Ravend, marquis de Saint-Frémond, mousquetaire
en 1672, avait été fait major de dragons en 1673, lieutenant-colonel
en 1675, mestre de camp en 1688, brigadier en 1690, maréchal de
camp en 1693. Il devint lieutenant général en 1702, commanda dans le
duché de Modène en 1704, fut pourvu du gouvernement de Maubeuge
le 28 janvier 1706, et mourut le 17 juin 1722, à soixante-dix-huit ans.

4. Localité située à un demi-mille allemand au N. E. de Neustadt et
de l'angle supérieur du delta.

5. *Seulement* est ajouté en interligne, ainsi qu'un peu plus loin *venir*
au-dessus d'un autre *seulement*, biffé.

6. Ce château de Hart ou de la Harte, nommé Harlt sur la carte de
G. de l'Isle, et Hart ou Weintzingen dans la *Gazette d'Amsterdam*,
aujourd'hui Haardter-Schlösschen ou Winzingen, est situé au N. de
Neustadt, sur la pente même de la montagne. Abandonné depuis plusieurs années, il n'avait aucun fossé, et l'on n'eût pas cru que les
murailles pussent supporter la canonnade plus d'un jour ou deux.
(*Gazette* du 29 septembre, p. 464-465; *Gazette d'Amsterdam*, nᵒˢ LXXVIII
et LXXIX.) Il en subsiste encore des ruines, d'où l'on a une belle vue.

bien muni, avec ce qu'il y put tenir de monde choisi. C'étoit
un petit castel blanc qui se voyoit de partout[1], un peu à
côté et plus avancé au delà de Neustadt. Les bois devinrent
bientôt un fond de marais artificiel, par les retenues
d'espace en espace du Spirebach, qui y couloit[2]. On y fit
de grands abatis d'arbres, et tout du long semés de petits
postes, pour avertir seulement. En un endroit plus clair,
et au bord d'une petite plaine où il y avoit, en deçà du
ruisseau, un moulin appelé Freymühl[3], dont on se servit
avantageusement pour s'aider de l'eau à retenir et à
inonder, on fit camper quatre bataillons, appuyés de la
cavalerie de notre droite, parce que la ligne s'étendoit
jusque-là, et le quartier du marquis de Renty[4], lieutenant
général fort bon et beau-frère du maréchal, n'en étoit
pas éloigné. On mit un peu plus loin, au village ruiné de
Spirebach[5], la brigade de cavalerie de Bissy, avec de l'infanterie divisée par pelotons jusqu'à Spire, où finissoient

1. Comparez, pour ce détail, la lettre du maréchal de Choiseul donnée plus loin, p. 244, note 3. Nous ne saurions trop faire remarquer
l'exactitude minutieuse, sauf de très légères erreurs, de toute cette
partie du récit de Saint-Simon, en ce qui concerne la topographie et les
opérations des campagnes auxquelles il assista en personne.

2. Déjà dit plus haut, p. 234.

3. Ce moulin ne figure pas sur la carte de G. de l'Isle, où il s'en
trouve, à la place voulue, un autre, dont le nom a étymologiquement
le sens contraire, à savoir : *Frohnmühle*.

4. Jean-Jacques, marquis de Renty, nommé capitaine au régiment
de cavalerie de Bourlémont en 1657, mestre de camp-lieutenant du
régiment Colonel général en 1666, brigadier en 1674, maréchal de
camp en 1677, lieutenant général de la province de Franche-Comté
en 1687, et lieutenant général des armées le 24 août 1688. Il mourut
au Bény, en Normandie, le 29 juin 1710, après avoir passé ses dernières
années dans une pieuse retraite, comme son père, le baron de Renty,
mort en odeur de sainteté (24 avril 1648). Sa sœur, Catherine-Alphon-
sine de Renty, avait épousé M. de Choiseul en 1658; mais il n'était
point venu d'enfants de ce mariage, et les deux époux s'étaient séparés.

5. Nous ne trouvons pas non plus cette localité de Spirebach (ou
Speyerbach, ruisseau de Spire, ci-dessus, p. 227, note 3) sur la carte
des bords du Rhin, mais celle de *Speyerdorf* (village de Spire).

les bois. A Spire[1], force canon et beaucoup d'infanterie dans les retranchements, avec, pour cavalerie, la brigade du Colonel général[2]. Le marquis d'Huxelles et le duc de la Ferté, lieutenants généraux, y commandoient, et sous eux Hautefort[3] et la Lande[4], maréchaux de camp. De Spire au Rhin, il n'y avoit pas l'espace pour un escadron. Le maréchal de Choiseul prit son quartier général au village de Lackheim[5], vis-à-vis du commencement des bois, vers le centre de la cavalerie[6]. Notre gauche de cavalerie joignoit la droite de celle du marquis d'Harcourt, mais un peu plus reculée, et lui se mit dans un petit village tout à fait dans la montagne, près de Neustadt, en deçà[7].

1. Ces deux mots sont écrits en interligne, au-dessus de *Là*, biffé.

2. La brigade dont faisait partie le régiment du colonel général de la cavalerie légère, c'est-à-dire du comte d'Auvergne, que commandait le marquis du Guémadeuc.

3. François-Marie, comte puis marquis d'Hautefort, né le 16 août 1654, cadet aux gardes en 1673, aide de camp et colonel-lieutenant du régiment d'infanterie d'Anjou en 1674, brigadier en janvier 1691, avait été nommé maréchal de camp le 3 janvier 1696. Il passa lieutenant général en 1703, fut nommé gouverneur de Guise en 1717, reçut l'Ordre en 1724, et mourut à Paris, le 8 juillet 1727.

4. Jean-Baptiste du Deffand, marquis de la Lande, nommé major d'un régiment de dragons en 1676, mestre de camp en 1678, brigadier de dragons en 1690, était, comme M. d'Hautefort, un des maréchaux de camp de la dernière promotion, et il avait, depuis l'année précédente, la charge de lieutenant général au gouvernement d'Orléanais, par démission de son père. Il passa lieutenant général des armées en 1704, avec le gouvernement de Neuf-Brisach, et mourut en Bourgogne, au mois de décembre 1728, étant alors dans sa soixante-dix-septième année.

5. Lackheim (*Lacheym* dans la *Gazette d'Amsterdam*, *Lachen* sur la carte de G. de l'Isle) est une localité située en dehors et au S. du Spirebach, à trois quarts de mille S. E. S. de Neustadt, sur une route conduisant à Germersheim et au Rhin.

6. Ces six derniers mots ont été ajoutés en interligne.

7. Selon la *Gazette*, n° du 22 septembre, p. 455, les positions étaient fixées comme il suit, à la date du 14 : « Le maréchal de Choiseul a partagé son armée en plusieurs camps, qui occupent un espace de cinq lieues depuis la montagne jusqu'au Rhin. La droite est à Spire, sous les ordres du marquis d'Huxelles, et la gauche à Neustadt, commandée

Les choses disposées de la sorte, on continua à perfectionner les retranchements partout où on crut qu'il en étoit besoin, et on attendit, avec une tranquillité toutefois très vigilante, ce que les ennemis pourroient ou voudroient entreprendre. On montoit tous les soirs un gros bivouac[1] à la tête des camps, avec le maréchal de camp de jour à la droite et le[2] brigadier de piquet[3] à la gauche. Le mestre de camp de piquet se promenoit toute la nuit d'un bout à l'autre, pour voir si tout étoit bien en état. J'étois encore cette campagne[4] de la brigade qui fermoit la seconde ligne de la gauche, avec le bonhomme Lugny[5]

par le marquis d'Harcourt, qui a été renforcé d'une brigade de cavalerie. A Marientraut, sur le Speyerbach, il y a une brigade de cavalerie, deux régiments de dragons et deux bataillons ; à Guinsen (*Geinsheim*), entre Marientraut et Neustadt, une brigade de cavalerie ; et le maréchal de Choiseul étoit avec le reste à Schwegenheim. Le 7, les ennemis quittèrent leur camp de Franckenthal, et vinrent camper, leur gauche à Lampsheim, et leur droite à Durckheim. Le 10, ils marchèrent en quatre colonnes et vinrent camper en deux lignes à Mussbach, à une petite lieue de Neustadt, leur droite s'étendant jusqu'à la montagne, et leur gauche jusques à Haslach (*Hassloch*). »

1. L'Académie (1694) définit ce mot : « garde extraordinaire qu'on fait la nuit pour la sûreté d'un camp. » Selon Furetière (1690), il est nouveau ; cependant Corneille l'employait dès 1667[a], la *Gazette* aussi (1667, p. 629), et il est dans Richelet (1680), qui écrit, comme Saint-Simon, *bihouac* par *h* au lieu de *v*. En allemand, ce n'est pas, comme dit Furetière, *weywach* (lisez *zweiwache*), « double garde », mais *beiwache*, « garde auprès ».

2. La première lettre de cet article est un *d*, corrigé en *l*.

3. Cette expression militaire, usitée aujourd'hui, ne se trouve pas dans les dictionnaires du temps ; pourtant on en peut voir l'explication dans la *Milice françoise* du P. Daniel, tome I, p. 354 et 359-360.

4. Comme en 1694 : voyez notre tome II, p. 145.

5. Ce doit être Jacques-Ponthus de Levis, baron de Lugny en Bourgogne. Lugny (dont les éditeurs du *Journal de Dangeau* ont, le plus souvent, lu ou transcrit le nom : *Lagny*) avait été fait mestre de camp de cavalerie en 1689, brigadier en 1694. Son régiment fut réformé en 1698, et il ne servit plus. Il vivait encore en mars 1714, disent les généalogies.

[a] Voyez le *Lexique de Corneille*, où l'on a dit, par erreur, que Richelet avait oublié le mot, en 1680, dans son *Dictionnaire*.

pour brigadier, très galant[1] homme, de qui je reçus mille
honnêtetés, mais qui n'avoit ni l'esprit ni le monde qu'a-
voit Harlus[2], qui servoit cette année sur les côtes avec le
maréchal de Joyeuse[3]. Le chevalier de Conflans[4] étoit
l'autre mestre de camp avec nous. C'étoit un très bon
officier, gaillard et de bonne compagnie, plaisant en liberté[5], avec de l'esprit, qui savoit fort vivre, et dont je
m'accommodai fort. Il étoit cadet[6] du marquis de Conflans[7], mestre de camp général en Catalogne pour le roi

1. Dans le manuscrit, *galand*. — 2. Voyez au tome II, p. 145.

3. Voyez ci-dessus, p. 112. Harlus servait comme maréchal de camp
(*Journal de Dangeau*, tome V, p. 403).

4. Jean-Chrétien de Watteville, chevalier puis marquis de Conflans,
d'abord capitaine de cavalerie au régiment de Roussillon, où Saint-
Simon débuta en 1693, puis lieutenant-colonel du régiment du chevalier de Bezons, n'était mestre de camp d'un régiment de son nom que
du mois de juin 1694. Il fut promu brigadier en 1702, maréchal de
camp en 1704, lieutenant général en 1710, cordon rouge en 1720, et
mourut le 7 mars 1725, âgé de soixante-sept ans. Il était gouverneur
de l'ordre des chevaliers de Saint-Georges, en Bourgogne.

5. C'est-à-dire « librement, sans gêne », comme M. Littré traduit
cette locution prépositionnelle à l'article LIBERTÉ, 23°. C'est en ce sens
que Racine l'a employée, avec *parler*, dans *Bajazet* (vers 208).

6. Cet officier général explique lui-même sa parenté dans la lettre
suivante au contrôleur général Desmaretz, qui est datée de Condé, le
12 avril [1710], et dont nous n'osons pas reproduire l'orthographe par
trop barbare : « .... Je suis d'une des meilleures maisons de ce pays-là
(la Franche-Comté). Par mes services et sans aucune protection, je suis
parvenu à la dignité de lieutenant général. Je suis le premier de ma
famille qui ait servi le Roi, et, lorsque la comté de Bourgogne étoit à
l'Espagne, ma maison a toujours tenu le premier rang. Mon père est
mort vice-roi de Navarre, avec tous les honneurs et les ordres d'Espagne ; mon aîné, qui est retiré chez lui, est chevalier de la Toison.
Pour moi, Monsieur, je suis un cadet, qui n'ai que deux mille livres de
rentes.... WATTEVILLE CONFLANS. » (Arch. nat., Papiers du Contrôle général des finances, G⁷ 652.)

7. Charles-Emmanuel de Watteville, marquis de Conflans, employé en
Flandre, comme sergent général de bataille et commandant de Namur
et de Luxembourg, puis en Franche-Comté et à la défense d'Ypres en
1678, fait mestre de camp général en Navarre en 1684, avait été envoyé,
en 1691, à Milan, pour remplacer Louvignies, comme général de la cava-

d'Espagne, qui lui avoit donné la Toison d'or[1], et qu'il
fit[2], l'année suivante, vice-roi de Navarre et grand d'Espagne de la troisième classe, dont la grandesse périt avec
eux, comme nos ducs à brevet[3]. Ils étoient ou petits-fils
ou fort proches, et de même nom, de ce baron de Batteville ou Vatteville[4] qui, étant ambassadeur d'Espagne en

lerie espagnole, dans les conseils de direction de l'armée alliée. Il devint
chevalier de la Toison d'or, lieutenant général des armées espagnoles,
gouverneur d'Ath, etc., se retira dans ses terres de Franche-Comté en
1701, et y mourut après 1710. Peut-être Saint-Simon a-t-il confondu
ce personnage, qui ne fut pas vice-roi de Navarre, avec son père, Jean-
Charles de Watteville, marquis de Conflans (on le nommait en Espagne le
marquis de *Batteville*), gouverneur de Pampelune, chevalier de la Toison
d'or, lieutenant général, etc., lequel mourut en 1699, laissant, de son
alliance avec une Bauffremont, les deux frères nommés ici et plusieurs
autres enfants. — Il faut bien distinguer ces Conflans de la famille de
même nom dont Saint-Simon parlera à la page 336. Le marquisat de
Conflans des Watteville était en Franche-Comté (Conflans-sur-Lanterne),
et leur avait été donné en 1621, en échange du marquisat de Versoix.

1. Sur cet ordre de chevalerie, qui avait été institué en 1430 par
Philippe le Bon, duc de Bourgogne, et dont la grande maîtrise était
passée, avec la succession des derniers ducs, à la maison impériale
d'Autriche, puis aux rois d'Espagne, on peut voir une digression de Saint-
Simon dans le tome XVIII, p. 356-373. Depuis 1516, le nombre des
chevaliers avait été fixé à cinquante. Aucune condition autre que la volonté du chef souverain n'était imposée pour la nomination des chevaliers.

2. *Qui le fit* serait plus régulier.

3. Voyez le long article sur les grands d'Espagne qui se trouve dans
le tome III des *Mémoires*, éd. 1873, p. 86 et suivantes; les *Recherches
historiques et généalogiques sur les grands d'Espagne*, par Imhoff; la
Relation du voyage d'Espagne, par Mme d'Aulnoy, tome I, p. 187-189,
et divers articles sur le même sujet dans les Papiers de Saint-Simon
conservés aux Affaires étrangères. Outre son caractère viager, la grandesse de troisième classe ne donnait point le droit de rester couvert en
écoutant le Roi, ni en lui parlant.

4. Charles, baron de Watteville, frère aîné d'un certain abbé *Codille*
dont Saint-Simon racontera les aventures extraordinaires, était d'une
famille de bonne noblesse, originaire de la terre de Wattenweil en
Thurgovie, et dont une branche, transplantée de Berne en Franche-
Comté, avait servi avec distinction la dynastie espagnole. Successivement mestre de camp du cercle de Bourgogne, maréchal de camp
en 1647, commandant de l'armée navale qui bloqua la Garonne en 1650

Angleterre, fit cette insulte pour la préséance au maréchal
d'Estrades[1], ambassadeur de France, qui fit tant de fra-

(voyez l'Appendice de notre tome I, p. 468), capitaine général en Calabre,
gouverneur de Saint-Sébastien et de la province de Guipuzcoa (1660),
le baron de Watteville (*Batteville*, dans la prononciation espagnole) avait
représenté l'Espagne aux conférences préparatoires de la paix des Pyrénées avant d'aller, comme ambassadeur ordinaire, à Londres, où, le 10 octobre 1661, il fit au représentant du roi de France une insulte publique
dont le récit se trouve dans tous les mémoires du temps. Les Espagnols,
aidés de deux mille bouchers, brasseurs ou bateliers de Londres, égor-
gèrent les chevaux et massacrèrent les laquais de l'ambassadeur français,
qui devait, suivant l'ordre exprès de Louis XIV, prendre le premier rang
à l'entrée de l'ambassadeur de Suède, et la place resta libre ainsi pour
le représentant de l'Espagne. Malgré la réparation que cette cour fut contrainte de faire à celle de France, Watteville, relégué d'abord à Alcala, ne
resta pas longtemps en disgrâce : il eut la vice-royauté de Navarre et fut
encore envoyé en ambassade à Lisbonne, après la guerre, en 1669 ; mais
il y mourut à la fin de 1670, peu après avoir reçu la Toison d'or, déses-
péré, dit-on, de ce que son frère l'abbé avait livré la Franche-Comté à
Louis XIV. — Le père du baron et de l'abbé était un fils cadet du bisaïeul de nos deux Watteville-Conflans. Voyez leur généalogie dans le *Dictionnaire de la Noblesse* de la Chenaye des Bois, tome XIV, p. 683 et 684.

1. Godefroy, comte d'Estrades, né à Agen, en 1607, d'une famille de
bourgeoisie consulaire, et admis comme page à la cour de Louis XIII,
alla faire ses premières armes en Hollande, auprès de Maurice de Nassau,
puis rentra en France, et tantôt servit dans les armées, où il devint
mestre de camp du régiment de Candalle en 1640, maréchal de camp
en 1647, lieutenant général en 1650, tantôt remplit diverses missions
diplomatiques, en Angleterre (1637), en Piémont (1638), en Hollande
(1639-1642), aux conférences de Münster (1646), à Londres de nouveau (1661), où sa fermeté dans l'affaire de Watteville et ses succès
pour la rétrocession de Dunkerque lui valurent l'Ordre, en Hollande de
nouveau (1662), aux conférences de Bréda (avril 1667), et à celles de
Nimègue (1676-1678). Il fut récompensé de ses services par le don des
gouvernements de Dunkerque (1649), de Brouage, de l'Aunis et de la
Guyenne (1653), de Mézières (1656), de Gravelines (1660), de Maëstricht, Dinant, Huy, Liège, etc. (1673), et par les titres de capitaine de
la volière des Tuileries (1656), de vice-roi de l'Amérique (1662), de
maire perpétuel de Bordeaux (1674), de maréchal de France (30 juillet
1675), et de gouverneur, premier gentilhomme et surintendant des
finances du duc de Chartres (janvier 1685). Il mourut à Paris le 26 février 1686, âgé de soixante-dix-neuf ans. Ses lettres, mémoires et

cas, et qui fut suivie de la déclaration solennelle que l'ambassadeur d'Espagne en France eut ordre de faire au Roi, de ne plus prétendre en nul lieu de compétence[1] avec lui.

Le prince Louis, supérieur au maréchal de Choiseul et au marquis d'Harcourt joints, de plus de vingt-deux mille hommes[2], campa[3], deux jours après notre arrivée, à une

Mouvements
et disposition
du prince Louis
de Bade.

négociations, de 1637 à 1662, de 1663 à 1668, et de 1676 à 1677, ont été imprimés à plusieurs reprises. L'édition la plus complète est celle de Londres (la Haye), 1742-1743, dix volumes in-12; mais les documents y sont souvent défigurés et faussés, et il faut se reporter, sinon aux originaux, du moins aux excellentes copies réunies dans dix-huit volumes du fonds Clairambault (mss. 571-582 et 584-599)[a]. Wicquefort parle de M. d'Estrades, avec grands éloges, dans l'*Ambassadeur* (voyez, à ce sujet, un article des *Mémoires historiques, politiques et critiques* d'Amelot de la Houssaye, éd. 1737, tome III, p. 272-281), et Tallemant des Réaux lui a consacré, ainsi qu'à Mme d'Estrades, une historiette, tome VII, p. 5-10. M. Tamizey de Larroque a publié, en 1872, une *Relation inédite de la défense de Dunkerque (1651-1652) par le maréchal d'Estrades*, en la faisant précéder d'une notice biographique fort complète sur ce personnage, et en y ajoutant des lettres inédites.

1. Compétition, prétention rivale : voyez les *Mémoires de Retz*, tomes I, p. 257; III, p. 505; V, p. 33. — Nous venons de dire, dans la notice de Watteville (p. 240, note 4), quelle insulte cet ambassadeur avait faite à la France en la personne de M. d'Estrades; la cour de Madrid accorda réparation par la bouche d'un ambassadeur extraordinaire, le marquis de la Fuente, qui déclara, le 24 mars 1662, dans une audience solennelle, que jamais, en quelque pays que ce fût, les représentants de l'Espagne n'entreraient en concurrence avec ceux de la France. Comparez la suite des *Mémoires*, tome I de 1873, p. 419, tome II, p. 434, et tome III, p. 203, où ce passage-ci est presque textuellement répété. Les pages que Louis XIV a consacrées à cet incident dans ses *Mémoires*, tome II, p. 532-540, ainsi que le long récit de Mme de Motteville (tome IV, p. 296-301), sont une preuve du grand bruit que fit alors l'affaire, et Saint-Simon, en y revenant à plusieurs reprises, témoigne que l'effet obtenu fut durable. La déclaration de M. de la Fuente se trouve au milieu de pièces sur les conflits de préséance entre la France et l'Espagne, dans le volume 35 des Papiers de Saint-Simon.

2. Nous avons dit que cette grande supériorité de nombre était contestée.

3. Première rédaction : *campèrent*; et, deux lignes plus bas : *mirent*.

[a] Une collection analogue est à Vienne, dans la bibliothèque du Prince Eugène.

demi-lieue de nous, derrière le village de Mussbach, à la
vue de nos montagnes, et se mit à ouvrir des chemins
dans les leurs. On les vit se donner de grands mouvements pendant plusieurs jours, sans qu'on en pût devi-
ner la cause, lorsque, après avoir longé notre front[1] bien
des fois et s'en être approchés tant qu'ils purent pour
reconnoître, et cherché[2] inutilement par où pouvoir attaquer, on s'aperçut qu'ils avoient établi des batteries
sur des montagnes qui sembloient inaccessibles, d'où ils
firent grand bruit de canon. C'étoient trois batteries de
gros canon à diverses hauteurs, dont une sur la crête[3], tout
au haut; et on distinguoit très clairement les tentes de
trois bataillons qui campoient auprès. Ils occupèrent diverses maisons éparses le long de la montagne, auprès de
ce petit château de Hart, le canonnèrent, et firent remuer
quelque cavalerie du marquis d'Harcourt, incommodée de
cette artillerie. Ce petit castel les mit en colère, dont ils
ne touchoient que le haut des toits. Ils baissèrent donc
une batterie, avec laquelle ils y firent une grande brèche;
ils y donnèrent quelques assauts sans succès, jusqu'à ce
que le brave officier qui y commandoit[4], se voyant ouvert
de toutes parts et[5] sans nulle espérance de pouvoir être
secouru, prit le temps d'un assaut plus grand que les
précédents pour faire retirer sa garnison par un trou qu'il

1. Le mot *front* a été récrit, puis aussitôt effacé avec le doigt, dans
l'interligne de dessous.

2. Ellipse d'*après avoir*, malgré l'interposition d'un verbe réfléchi et
de son auxiliaire (*être*).

3. Il semble que *crête* (*creste*) surcharge une première rédaction, *cime*.

4. Cet officier, le sieur de la Clochardière, simple lieutenant de grenadiers au régiment de Piémont, n'avait qu'une soixantaine d'hommes
avec lui, et, selon la *Gazette* (p. 465), ils n'essuyèrent pas moins de
trois mille coups de canon. Un général-major avait été chargé de faire
cette canonnade avec seize grosses pièces, qui tirèrent sans relâche le
14, le 16 et le 17 septembre (*Gazette d'Amsterdam*, n°ˢ LXXVII et LXXIX),
et un assaut fut tenté par deux cents grenadiers cuirassés et mille
mousquetaires (Dépôt de la guerre, vol. 1366, n° 184).

5. *Et* corrige une *s*.

avoit pratiqué, et sortit le dernier de sa place, qu'il avoit
bravement défendue[1] six jours durant, à la vue des deux
armées, et se retira avec ses gens à Neustadt, avec une
jambe qu'il se cassa en sortant. Il fut loué et caressé de
toute l'armée ; le maréchal lui donna le peu qu'il avoit
d'argent, et lui procura une gratification. Il avoit laissé
une[2] traînée de poudre, où il mit le feu, qui fut fatale aux
premiers qui se jetèrent dans leur conquête[3]. Cet exploit
achevé, les Impériaux changèrent et augmentèrent leurs
batteries, et en battirent la porte de Neustadt[4] de notre
côté, par-dessus la ville : ce qui n'eut d'autre effet que
de faire hâter le pas à ceux qui entroient et sortoient.

Au bout d'un mois, ils s'aperçurent si bien de l'inutilité
de leur canonnade et de l'impossibilité d'attaquer nos
retranchements avec le moindre succès[5], qu'ils se tour-

1. D'abord, *défendues ;* l's a été biffée.

2. Dans le manuscrit, par mégarde, *un,* au lieu d'*une.*

3. Les correspondances officielles, sur cet épisode, comme sur la plupart des détails qui précèdent, confirment le récit de Saint-Simon, et il
est à croire que celui-ci s'est servi ou de notes prises sur-le-champ, ou
de documents originaux. Voici en quels termes M. de Choiseul annonça
au Roi la chute du château de Hart : « Les ennemis, après avoir ca-
nonné six jours entiers ce petit château blanc au-dessus de Neustadt,
l'ont enfin mis en poudre, et le sieur de la Clochardière, lieutenant de
grenadiers dans le régiment de Piémont, qui y commandoit, en sortit
hier au soir, avec ce qu'il avoit avec lui, après en avoir fait sauter les
poudres au moyen des troupes que j'avois placées pour le soutenir. On
ne peut assez le louer de sa fermeté, laquelle assurément mérite récompense. Je ne croyois pas qu'il pût tenir deux fois vingt-quatre heures.
Au sortir de là, il a eu le malheur, en voulant sauter à un passage, de
se casser la jambe. Je crois que les ennemis y ont tiré au moins quinze
cents coups de canon, et il ne se trouve que trois ou quatre soldats de
blessés.... » (Dépôt de la guerre, vol. 1366, n° 180, lettre au Roi, datée
du 18 septembre.)

4. *Neustadt* corrige *nostre costé,* écrit une première fois après *la
porte de.*

5. Après l'évacuation du petit château, le prince de Bade et le landgrave de Hesse, s'y étant rendus, purent juger, dit la *Gazette d'Amsterdam,* quels avantages la rivière du Spirebach et les travaux de fortification assuraient à l'armée française.

nèrent à d'autres moyens pour nous obliger à les abandonner : ils envoyèrent donc faire des courses sur la Sarre
jusque vers Metz, et ils ordonnèrent à Thungen de ne
rien oublier pour passer diligemment en Alsace. Sur les
avis qu'on en eut, Gobert, excellent brigadier de dragons[1],
fut envoyé avec un gros détachement sur la Sarre, et le
marquis d'Huxelles sur le haut Rhin, joindre Puysieulx,
avec un régiment de cavalerie, des dragons et de l'infanterie; et Chamilly fut mis à Spire à la place d'Huxelles[2].
Puysieulx, lieutenant général et gouverneur d'Huningue[3],
n'avoit presque point d'autres troupes pour la garde du
haut Rhin que des compagnies franches[4] du Rhin, un
ramas de garnisons[5] et des paysans. Thungen[6], outre ses
ordres, mouroit d'envie de passer et de faire du pis qu'il
pourroit, de dépit d'avoir été enlevé, tout au commencement de la campagne, par un parti d'infanterie qui s'étoit
glissé tout contre Mayence, d'où il l'avoit mené à Philipsbourg[7]. Il avoit fallu payer pour en sortir libre, et cela,

1. Voyez notre tome II, p. 304 et 305.

2. On trouvera ces mouvements dans la *Gazette* de septembre 1696
et dans les correspondances allemandes de la *Gazette d'Amsterdam.*

3. Huningue (*Huningen*), sur la rive gauche du Rhin, à trente kilomètres S. E. de Mulhouse, et trois N. de Bâle, n'était qu'un très petit
village de la haute Alsace, transformé en place forte par Vauban depuis
la paix de Nimègue.

4. Presque tous les gouverneurs de places frontières avaient organisé
des compagnies de partisans; on les réunit en régiments au mois de
février 1697 (*Dangeau*, tome VI, p. 70). A la fin de la précédente
guerre, on ne comptait pas moins de deux cent cinquante de ces compagnies sur la frontière.

5. Sur ces troupes de « ramas, » voyez les notes 5 et 6 de la page 224.

6. Quand le prince de Bade et le landgrave de Hesse avaient passé le
Rhin, au commencement du mois de septembre, Thungen s'était placé
à Waghausen, près de Philipsbourg, et il y avait reçu un renfort de dix
ou douze mille hommes de milices.

7. Pris dans les derniers jours du mois de mai, ce général avait
été remis en liberté, moyennant rançon, le 8 juin suivant. Voyez le
Journal de Dangeau, tome V, p. 420-421, et la *Gazette d'Amsterdam*,
n⁰ˢ XLVI-XLIX, correspondances de Cologne, de Mayence et de Francfort.

joint à l'affront, l'avoit mis fort en colère; mais il fut observé de si près qu'il ne put jamais tenter le passage[1]. Sur
la Sarre, Gobert ne leur donna pas loisir de courir ni de
piller : tellement que les Impériaux, sentant enfin qu'une
plus longue opiniâtreté ne feroit qu'augmenter leur honte,
résolurent[2] de se retirer[3]. Je m'aperçus, étant de piquet
et me promenant la nuit le long de nos bivouacs, d'une
diminution dans leurs feux ordinaires, qui, avec les
nôtres, faisoient dans ces montagnes et au bas un effet
singulier et tout à fait beau ; et le matin nous n'enten-
dîmes point leur canon. Dès qu'il fit un peu plus clair,
j'allai vers nos demi-lunes trouver le maréchal de Choiseul, qui s'y promenoit déjà, et nous vîmes qu'ils n'avoient
plus ni canon, ni camp, ni personne sur leurs montagnes.
Un gros brouillard, qui nous en ôta incontinent la vue,
tomba sur les neuf ou dix heures du matin et nous laissa
apercevoir à découvert leur retraite : ils marchoient en
bataille derrière la plaine de Mussbach, où ils avoient
laissé divers petits pelotons de cavalerie épars, pour nous
observer et escarmoucher, s'ils étoient suivis. Harcourt
vint trouver le maréchal à une batterie élevée où nous
étions, et chacun fut fort aise d'être délivré d'un ennemi
si peu à craindre dans le poste où nous étions, mais d'ailleurs si importun par la vigilance que demandoit un si
proche voisinage. Saint-Frémond, qui se trouvoit de jour,

Retraite des
Impériaux.

1. Sur les mouvements rapides par lesquels le marquis d'Huxelles
parvint à empêcher Thungen de passer le fleuve ou d'aller assiéger
Fribourg, voyez une correspondance envoyée de Strasbourg, le 20 septembre, à la *Gazette d'Amsterdam*, n° LXXIX. D'autre part, les Français
voulurent faire une diversion sur Eppingen ; mais le baron de Soyer y
mit obstacle. (*Ibidem*, n° LXXX, correspondance de Cologne.)

2. Après *résolurent*, il y a un second *enfin*, biffé.

3. Cette retraite était annoncée comme imminente, dès le 28 septembre, par le correspondant de la *Gazette d'Amsterdam*, n° LXXXI. Le 4 octobre, les alliés retirèrent leurs canons de position et mirent en marche
le gros bagage et les malades ; le 5, ils décampèrent ; le 7, ils repas-
sèrent le Rhin.

étoit sorti, avec quelques gardes ordinaires, à la tête du
village de Winzingen[1], sous Neustadt; il eut envie de se
faire valoir à bon marché et envoya, à plusieurs[2] reprises,
demander quelques troupes au maréchal pour pousser ce
qui étoit dans la plaine : dont, à la fin, ce dernier s'im-
patienta. Comme son projet avoit été d'arrêter les ennemis, et non d'aller à eux pour les combattre, mais de
rompre tous leurs desseins en barrant de la montagne au
Rhin, nos inondations étoient faites en sorte qu'il n'y
avoit que deux ouvertures, par lesquelles on ne pouvoit
sortir qu'un à un. La raison du maréchal fut donc que,
s'il n'y avoit dans la plaine que ces petits pelotons que
nous voyions, ce n'étoit pas la peine d'aller à eux pour
leur faire doubler le pas; que si, au contraire, il y avoit
des troupes derrière les haies et ce qui bornoit notre vue,
il ne falloit pas exposer Saint-Frémond à être battu sous
nos yeux sans pouvoir être[3] secouru, et faire ainsi sans
raison une mauvaise affaire et honteuse, d'une bonne,
puisque les ennemis se retiroient sans avoir pu exécuter
quoi que ce soit. Saint-Frémond, qui avoit aussi ses souterrains[4] et qui étoit ami du marquis d'Harcourt, ne
laissa pas d'être accusé d'avoir écrit qu'il n'avoit tenu
qu'au maréchal de Choiseul de battre l'arrière-garde des
ennemis, sans qu'il eût pu le lui persuader[5].

1. Saint-Simon a écrit *Weintzingen*. C'est le village dont dépendait,
comme l'a dit la *Gazette d'Amsterdam*, ce « petit castel blanc » de Hart.
Il est situé à un quart de mille E. de Neustadt, et compte actuellement sept cent cinquante-quatre habitants.

2. Dans le manuscrit, *plusieures*, orthographe qui se rencontre assez
souvent sous la plume de notre auteur : voyez ci-après, p. 377.

3. *Estre* est écrit deux fois, et biffé la seconde.

4. Voyez plus haut (p. 226) l'expression : « grand maître en souterrains, » appliquée au marquis d'Harcourt.

5. En effet, on trouve au Dépôt de la guerre (vol. 1366, n°s 257 et
264) deux lettres de Saint-Frémond qui témoignent de ses griefs contre
le maréchal, trop prudent selon lui. En somme, toute la correspondance prouve que les chefs de corps, aussi bien que le ministre, le Roi
et Chamlay, désapprouvèrent les scrupules du maréchal de Choiseul, et

Les ennemis avoient retiré leurs postes le long du ruisseau et des inondations, qui n'étoient qu'à une portée de
carabine des nôtres, toute la nuit précédente, en grand
silence, et y avoient laissé leurs feux tant qu'ils avoient
pu durer, et, en même temps, retiré tout ce qu'ils avoient
de canons en batterie; et l'artillerie qui n'y étoit pas et
leurs bagages[1], les avoient fait passer à Worms, avec
quelque peu de troupes, sur leur pont de bateaux, qu'ils
défirent aussitôt après[2]. Leur armée marcha fort vite à
Mayence, où elle repassa le Rhin, dédaigna de prendre
Ebernbourg[3] et Kirn[4], deux bons châteaux qu'il ne tenoit
qu'à eux de prendre, et se mirent aussitôt après en quartiers de fourrages, non sans force querelles entre les généraux, enragés d'avoir tant éclaté en menaces et en
grands projets, et de n'avoir pu rien exécuter. Cela fut
uniquement dû à la capacité et à la fermeté tout ensemble
du maréchal de Choiseul, qui laissa tonner la cour, crier
ses premiers officiers généraux, intriguer M. d'Harcourt,
sans s'ébranler en aucune sorte[5].

Le lendemain de cette retraite, nous fûmes voir leurs
camps et leurs travaux, et nous admirâmes les peines
qu'ils eurent sans doute à guinder leur canon si haut, et

qu'ils eussent préféré l'exécution des projets d'offensive de MM. de
Saint-Frémond, d'Huxelles et d'Harcourt.

1. Nous reproduisons la ponctuation du manuscrit, ici une virgule,
plus haut un point et virgule. La clarté eût gagné peut-être à l'inser-
tion d'un nouveau sujet, *ils*, devant *les avoient*.

2. Voyez la *Gazette d'Amsterdam*, nᵒˢ LXXXIII et LXXXIV.

3. Il a été parlé d'Ebernbourg lors de la campagne de 1694, tome II,
p. 172. Cette place avait été fortifiée dès l'entrée en Palatinat (1688).

4. Kirn est une localité de seize cent soixante-dix habitants, située
à quatre milles environ S. O. O. de Kreuznach. Dès 1694, Vauban
estimait que cette place n'était bonne qu'à démanteler et rendre au
palatin de Morhange. — M. d'Arcy, capitaine dans le régiment de
Picardie, était gouverneur à Ebernbourg, et M. d'Esperoux à Kirn.

5. La médaille par laquelle l'*Histoire métallique* caractérisa la campagne de 1696, représentait un Mars assis dans son camp, et son cheval
paissant à côté de lui, avec la devise : *Mars in hostili sedens.*

le reste de leurs ouvrages, qui nous parurent prodigieux[1].
Les fourrages leur manquoient, ils tiroient de fort loin
leurs vivres : tout enfin les avoit obligés à la retraite.

Le maréchal avoit gardé toutes les lettres du marquis
d'Harcourt et la copie de ses réponses. Il avoit mis un
petit commentaire concis et fort, en marge, vis-à-vis des
endroits qui le demandoient, et avoit envoyé tout cela au
Roi dans un grand cahier[2]. N'y ayant plus rien à faire, et
les troupes allant dans leurs quartiers de fourrages[3], je
voulus m'en aller à Paris[4]. Le mois d'octobre étoit fort
avancé ; Mme de Saint-Simon avoit perdu M. Frémont[5],

1. Dans la seconde des lettres indiquées plus haut, Saint-Frémond
dit (vol. 1366, n° 264) : « Je fus hier, avec M. d'Harcourt, visiter le
camp que M. de Bade a quitté à Mussbach. Nous avons remarqué qu'à
notre imitation il s'étoit retranché avec beaucoup de précaution, particulièrement à sa droite : ce qui peut faire croire qu'étant joint avec
M. de Hesse, ils n'ont eu d'autre dessein que celui de marcher en avant
à mesure que nous avons reculé. »

2. Ce cahier s'est retrouvé au Dépôt de la guerre ; nous en donnons
le texte à l'Appendice, n° XXI.

3. La *Gazette d'Amsterdam* indique, dans ses n°⁵ XCI et XCII, correspondances de Strasbourg, 1ᵉʳ et 3 novembre, la distribution des troupes en
quartiers d'hiver. Au 16 octobre, Dangeau dit : « Le maréchal de Choiseul, après avoir fait raser les retranchements que le prince Louis avoit
faits devant son camp, est allé camper en deçà de la Queich et a mis ses
troupes en quartiers de fourrages. » (*Journal*, tome VI, p. 8.)

4. Le mois précédent, M. de Barbezieux avait écrit à Saint-Simon la
lettre qui suit, datée de Versailles, le 18 septembre (Dépôt de la guerre,
vol. 1347, fol. 226) : « J'ai reçu la lettre que vous m'avez fait l'honneur
de m'écrire le 11 de ce mois, en faveur de M. de Saint-Simon, cornette
au régiment de Bar, pour la compagnie qui vaque dans celui de du
Bordage. Je vous prie de croire que je m'emploierai auprès du Roi pour
lui faire plaisir et vous témoigner que je suis, etc. » Il s'agit sans doute
de Louis-Claude de Saint-Simon Monbléru, neveu du brigadier tué à
Nerwinde. Voyez la généalogie de cette branche dans notre tome I,
Appendice, p. 410 et 419.

5. *Frémont* dans le texte ; *de Frémont* à la manchette. — Nicolas
de Frémont (voyez notre tome II, p. 262, note 5) mourut à Paris, le
10 septembre 1696, et fut inhumé à la Visitation de Chaillot. Dangeau (*Journal*, tome V, p. 468) enregistre ainsi cette mort : « Le bon-

Frémont, beau-
père do M. lo
maréchal de
Lorge.
Naissance de
ma fille.

père de Mme la maréchale de Lorge, et elle étoit en
même temps heureusement accouchée de ma fille[1], le
8 septembre. Le maréchal me le permit. Il m'avoit traité
avec tant de politesse et d'attention, que je m'attachai à
lui et qu'il me donna enfin sa confiance[2], dont, à mon
âge, je me sentis fort honoré[3]. Je savois tout ce qui
s'étoit passé entre le marquis d'Harcourt et lui, et il
m'avoit montré ce cahier qu'il avoit envoyé au Roi. Il
me pria de conter tous ces détails au duc de Beauvillier
en arrivant, et de l'engager à le servir : ce que j'exécutai
tout à fait à la satisfaction du maréchal.

En arrivant à Paris[4], je trouvai la cour à Fontainebleau[5]. Comme j'étois arrivé un peu devant les autres, je
ne voulus pas que le Roi le sût sans me voir et me crût
de retour en cachette; je voulois de plus voir M. de
Beauvillier sur le maréchal de Choiseul. Je me hâtai donc
d'aller à Fontainebleau, où je fus très bien reçu, et le
Roi, à son ordinaire de mes retours[6], me parla avec bonté,
en me disant toutefois que j'étois venu un peu tôt, mais
ajoutant qu'il n'y avoit point de mal.

homme Frémont, beau-père du maréchal de Lorge, est mort à Paris;
on croit que c'étoit le plus riche homme qui fût en France. » Voyez
quelques notes sur lui et les siens dans l'Appendice, n° XXII.

1. Charlotte de Saint-Simon, née le 8 septembre 1696, mariée
le 16 juin 1722 au prince de Chimay, devenue veuve en 1740, et morte
à Paris le 29 septembre 1763. Nous n'avons pas le texte de son acte de
baptême. — Est-ce à cette première grossesse de Mme de Saint-Simon
que Coulanges, aussitôt après avoir annoncé le mariage de M. de Saint-
flérem avec « la petite cousine de la maréchale de Lorge, » fait cette
allusion malicieuse, dans une lettre du 3 février 1696 (*Sévigné*, tome X,
p. 354) : « Mme la duchesse de S.... est toujours grosse et fait voir par
là qu'il n'y a rien d'impossible en ce monde » ?

2. Saint-Simon termine ce nom, comme certains autres de même ter-
minaison, par *ence*, au lieu d'*ance*.

3. Comparez ci-dessus, p. 119, note 2, et la suite des *Mémoires*,
tomes III, p. 224, et VIII, p. 212.

4. Le *P* initial de *Paris* corrige un *p* minuscule.

5. La cour y était arrivée le 4 octobre et rentra à Versailles le 8 novembre.

6. Emploi elliptique, mais aussi clair que vif, de la préposition *de*.

J'avois un voyage en tête à brusquer, dont je parlerai
tout à l'heure[1], qui me pressoit de m'en retourner à Paris
après mes premiers devoirs rendus, lorsqu'au sortir du
lever du Roi, comptant monter en chaise tout de suite,
Louville me mena dans la salle de la Comédie, ouverte
alors et où il n'y avoit jamais personne les matins, qui
étoit au bout de la salle des Gardes[2]. Là il m'avertit qu'il
s'étoit répandu que, lorsque, en faisant ma révérence au
Roi, il m'avoit dit qu'il se réjouissoit de me voir de retour
en bonne santé, quoique un peu tôt, je lui avois répondu
que j'avois mieux aimé le venir voir tout en arrivant,
comme ma seule maîtresse, que de demeurer quelques
jours relaissé[3] à Paris, comme faisoient les jeunes gens
avec les leurs[4]. A ce récit, le feu me monta au visage ; je

Noire invention à mon retour.

1. Voyez ci-après, p. 253.

2. La salle de la Comédie, au palais de Fontainebleau, qui a été brû-
lée en 1856 et remplacée par une autre, loin de l'ancienne, au bout de
la galerie Louis XV, avait été construite par Charles IX, ainsi que la
salle des Gardes, à laquelle elle faisait pendant ; on y arrivait du dehors
par la rampe de droite de l'escalier, dit *des Fées*, de la cour de la
Fontaine. Appelée d'abord la « Grande Salle, » elle prit, en 1599, à
cause de la cheminée qu'Henri IV fit construire alors à l'une de ses
extrémités, le nom de salle « de la Belle-Cheminée, » qui lui fut disputé, à partir de 1633, où l'on y dressa un théâtre, par celui de salle
« de la Comédie, » lequel fut son nom unique depuis 1725 ; à cette époque le théâtre et la salle furent refaits, et la grande cheminée disparut.
Voyez la *Description historique des château, bourg et forêt de Fontainebleau*, par l'abbé Guilbert, Paris, 1731, tome II, p. 48-50, et la
Description de Paris, etc., par Piganiol de la Force, éd. 1742, tome VIII,
p. 125.

3. *Relaissé*, « terme de chasse qui se dit lorsqu'un lièvre est tellement couru qu'il s'arrête, étant lassé, et ne va point au gîte. » (*Furetière*,
1690.) L'Académie ne donne le mot qu'à partir de sa 4ᵉ édition (1762),
et simplement, même encore dans la 7ᵉ (1878), comme adjectif. Nous
trouverons plusieurs fois, dans la suite des *Mémoires*, le verbe réfléchi
se relaisser; voyez aussi les *Lettres de Mme de Sévigné*, tome III, p. 513.

4. Ceci ne rappelle-t-il pas une des flatteries de la Feuillade à l'a-
dresse du Roi, qui venait de le nommer maréchal de France (1675)?
« M. de la Feuillade a pris la poste, et s'en est venu droit à Versailles,
où il surprit le Roi ; il lui dit : « Sire, les uns font venir leurs femmes...,

rentrai chez le Roi, où il y avoit encore beaucoup de monde, devant qui je m'exhalai sur ce qui me venoit d'être rapporté, et j'ajoutai que je donnerois volontiers bien de l'argent pour savoir qui avoit inventé et semé cette noire friponnerie, afin, quel qu'il fût, de lui en donner le démenti et force coups de bâton au bout, pour lui apprendre à[1] calomnier d'honnêtes gens, à lui et aux faquins ses semblables. Je demeurai tout le jour à Fontainebleau, cherchant le monde pour répéter ces propos, et que, si un grand coquin demeuroit assez caché pour échapper au châtiment, j'espérois du moins qu'il en apprendroit la menace, et qu'il l'entendroit peut-être lui-même assez pour en faire son profit et laisser.les gens d'honneur en repos.

Ma colère et mes discours firent la nouvelle[2]. M. le maréchal de Lorge, qui avoit le bâton et m'avoit coupé la parole sur mon arrivée un peu tôt, en sorte que je n'y pus rien du tout répondre au Roi, quand je l'aurois voulu, bien loin d'ailleurs d'une si indigne flatterie, et beaucoup de vieux seigneurs avec lui, me blâmèrent d'avoir parlé si haut, en tels termes, dans la maison du Roi et jusque dans son appartement. Je les laissai dire, parce qu'ils ne m'apprenoient rien que je n'eusse bien prévu; mais, de deux maux, j'avois choisi le moindre, qui étoit une réprimande du Roi, ou peut-être quelques jours de Bastille, et j'avois évité le plus grand, qui étoit de laisser croire la chose vraie à mon âge, et encore peu connu[3] de la plu-

---

« les autres les viennent voir : pour moi, je viens voir une heure Votre
« Majesté, car ce n'est qu'à elle que je dois tout.... » Et s'en alla remonter à cheval, et en effet n'a vu âme vivante. » (*Lettres de Mme de Sévigné*, tome IV, p. 56.)

1. *A* corrige *et.*

2. *La nouvelle*, absolument, la grande nouvelle, la nouvelle du jour; *faire la nouvelle*, occuper l'attention. Le *Lexique de Mme de Sévigné* donne, à l'article Nouvelle, plusieurs exemples de cette locution.

3. Et étant encore, et cela quand j'étais encore peu connu. Ellipse, ou plutôt tour rapide, se liant très clairement à ce qui précède.

part du monde, et me laisser passer[1] pour un infâme
délateur de toute la jeunesse, pour faire bassement et
misérablement ma cour. Le Roi n'en sut rien, ou voulut
bien l'ignorer. Le bruit que je fis étouffa sa cause et me
fit honneur ; et je m'en allai faire mon petit voyage, dont
je parlerai ici tout de suite.

Il y avoit longtemps que l'attachement que j'avois pour
Monsieur de la Trappe et mon admiration pour lui me
faisoit desirer extrèmement de pouvoir conserver sa ressemblance après lui, comme ses ouvrages en perpétue-
roient l'esprit et les merveilles. Son humilité sincère ne
permettoit pas qu'on pût lui demander la complaisance
de se laisser peindre[2]. On en avoit attrapé quelque chose
au chœur, qui produisit[3] quelques médailles assez ressem-
blantes[4] ; mais cela ne me contentoit pas. D'ailleurs, de-

Monsieur de la
Trappe peint
de mémoire.

1. Ces trois derniers mots sont écrits en interligne.

2. Nous connaissons un portrait gravé par Van Schuppen, en 1683,
et un autre, gravé par N. Habert, en 1692, dont la légende significa-
tive : « C. de la Grange *inscium* pinxit », confirme ce que dit Saint-
Simon des répugnances de M. de Rancé.

3. Le *t* final de *produisit* remplace une *r*.

4. Le P. Léonard a noté les détails suivants dans un de ses portefeuilles, aujourd'hui conservé à la Bibliothèque nationale, ms. Fr. 24123,
fol. 21 v° : « Au mois de mai 1695, on voyoit à Paris une médaille
fabriquée en bronze par un frère convers de l'abbaye, qui représentoit
la tête de l'abbé de la Trappe, M. de Rancé. Autour de la tête, il y a :
Abbas de Trappa. Au revers, on voit la Religion qui travaille le buste
dudit abbé, avec cette inscription : *Labor est ante me*. Au piédestal qui
est au-dessous de ce buste que la Religion travaille, il est écrit en petit
caractère : *Restauratori vitæ monasticæ*. Ce frère étoit frère Armand,
qui en étoit sorti en 1694. (Ici le P. Léonard renvoie à ce qu'il a dit
plus haut, fol. 20, du frère Armand.) Mon frère Roger, qui est sculp-
teur, en 1692, étant à la Trappe, lui donna quelque avis pour son travail, qu'il lui montra, et qu'il avoit tracé d'abord sur une ardoise avec
de la cire blanche ; il lui corrigea quelques traits, etc., et il fut surpris
de voir le travail de ce frère, qui disoit n'avoir jamais appris. Je tiens
cela de mon frère. » — Le Cabinet des médailles ne possède point l'œuvre du frère Armand ; mais il a deux autres médaillons de Rancé, dont
un, fait *ex idea*, dit la légende, et daté de 1675, est de Bertinet,
payeur des rentes, et l'autre de Chéron, daté de 1693. Tous deux ont

venu extrêmement infirme, il ne sortoit presque plus de
l'infirmerie, et ne se trouvoit plus en lieu où on le pût
attraper. Rigaud[1] étoit alors le premier peintre de l'Europe pour la ressemblance des hommes et pour une
peinture forte et durable ; mais il falloit persuader à un
homme aussi surchargé d'ouvrages de quitter Paris pour
quelques jours, et voir encore avec lui si sa tête seroit[2]
assez forte pour rendre une ressemblance de mémoire.
Cette dernière proposition, qui l'effraya d'abord, fut peut-
être le véhicule[3] de lui faire accepter l'autre. Un homme
qui excelle sur tous ceux de son art[4] est touché d'y excel-
ler d'une manière unique : il en voulut bien faire l'essai,
et donner pour cela le temps nécessaire. L'argent peut-
être[5] lui plut aussi. Je me cachois fort, à mon âge, de mes
voyages de la Trappe[6] ; je voulois donc entièrement cacher aussi[7] le voyage de Rigaud, et je mis pour condition

été reproduits par la gravure, le second dans le *Mercure*, en février 1696
(p. 198), d'où vint peut-être à Saint-Simon l'idée d'avoir un autre
portrait. Maupeou parle des trois médailles, dans sa *Vie de M. de Rancé*
(1702), tome II, p. 238-240, avant de raconter l'anecdote du voyage
de Saint-Simon (voyez plus loin, p. 261, fin de la note 2).

1. Hyacinthe-François-Honoré-Mathieu-Pierre-le-Martyr-André-Jean
Rigau y Ros, dit en France Rigaud (Saint-Simon écrit : *Rigault*), né à
Perpignan le 18 juillet 1659, s'était fixé à Paris en 1681, après avoir
étudié la peinture à Montpellier et à Lyon. En 1690, il avait remplacé
le Brun comme premier peintre du Roi ; il devint membre de l'Académie royale de peinture en 1700, chevalier de l'ordre de Saint-Michel
en 1727, directeur de l'Académie en 1733, et mourut à Paris le 29 décembre 1743. Ses compatriotes l'avaient nommé citoyen noble de
Perpignan le 18 juin 1709. Le musée du Louvre et surtout celui de
Versailles possèdent un grand nombre de portraits faits par lui.

2. *Seroit* est répété, par mégarde.

3. L'emploi métaphorique de *véhicule* manque dans le *Dictionnaire
de Furetière* (1690) ; mais il est marqué, dès 1694, dans celui *de l'Académie*. Ce qu'il y a ici de rare, c'est l'infinitif complément.

4. *Ceux de son art* est en interligne, au-dessus de *les autres*, biffé.

5. Le mot *peut-être*, écrit ici au-dessus de la ligne, a été effacé après *plut*.

6. Comparez notre tome II, p. 16.

7. *Aussi* est en interligne.

de ma part qu'il ne travailleroit que pour moi, qu'il me
garderoit un secret entier, et que, s'il en faisoit une copie
pour lui, comme il le vouloit absolument, il la garderoit
dans une obscurité entière, jusqu'à ce qu'avec les années
je lui permisse de la laisser voir. Du mien[1], il voulut mille
écus comptant[2] à son retour, être défrayé de tout, aller
en poste en chaise, en un jour, et revenir de même. Je
ne disputai rien et le pris au mot de tout[3]. C'étoit au
printemps, et je convins avec lui que ce seroit à mon

1. *Du mien* corrige *De la sienne.* — Nous gardons le texte du manuscrit ; mais ce changement paraît bien marquer que l'auteur a voulu,
et l'a oublié, corriger plus haut *de ma part* en *de son côté.* Modifié aux
deux endroits, ce passage devient et correct et logique : il dit les conditions à observer : 1° du côté de Rigaud, 2° du côté de Saint-Simon. La
phrase au reste se comprendrait aussi avec *De la sienne.*

2. *Comptant* est bien ainsi, adverbialement et sans accord, dans le
manuscrit. L'Académie ne note pas cet emploi dans sa première édition, mais bien dès la seconde, où elle construit *comptant* avec *somme.*

3. Selon l'état des portraits faits par Rigaud, qui est conservé à la
bibliothèque de l'Institut, ms. 139 (comparez les *Mémoires inédits sur
la vie et les ouvrages des membres de l'Académie royale de peinture
et de sculpture,* tome II, p. 165), le peintre n'aurait reçu que neuf
cents livres (300 écus, et non 1000) pour le portrait de « l'illustre abbé
de la Trappe, lequel est en pied et se voit chez M. le duc de Saint-
Simon. » On y peut constater d'ailleurs qu'en 1696 le prix régulier de
chaque portrait de dimensions ordinaires était de cent quarante livres
(il ne dépassait pas cent vingt livres auparavant, et Mme de Frémont,
grand'mère de la duchesse de Saint-Simon, n'avait payé que cent dix
livres en 1693), et que Rigaud recevait rarement une somme supérieure, si ce n'est pour certains portraits du Roi ou pour des portraits
en pied. Par exception, le maréchal de Boufflers paya cinq cents livres
en 1694 ; le duc de Saint-Simon, père de notre auteur, quatre cent vingt
livres, en 1692 ; le traitant Laugeois d'Imbercourt, quatre cent quarante
livres, en 1694 ; Dangeau, six cent cinquante livres en 1700, et six
cents en 1702 ; Vauban, cinq cents livres en 1704, etc. En 1696, Rigaud
fit trente-six portraits, qui lui rapportèrent huit mille six cent soixante-
deux livres. Chaque année, il livrait aussi un certain nombre de copies,
qui ne sont comptées, dans son registre, qu'à cinquante livres pièce, et
qu'il faisait exécuter généralement par des élèves. Ainsi, en 1695, il
paya six livres à le Roy pour une esquisse du duc de Saint-Simon. (Bibl.
de l'Institut, ms. 140.) On disait alors : « Gueux comme un peintre. »

retour de l'armée, et qu'il quitteroit tout pour cela. En
même temps, je m'étois arrangé avec le nouvel abbé[1],
M. Maisne[2], secrétaire de Monsieur de la Trappe et retiré
là depuis bien des années, et M. de Saint-Louis[3], ancien
brigadier de cavalerie, fort estimé du Roi, retiré là aussi
depuis longtemps, desquels j'aurai ailleurs occasion de
parler[4], et qui ne desiroient pas moins que moi ce portrait de Monsieur de la Trappe.

Revenant donc de Fontainebleau, je ne couchai qu'une
nuit à Paris, où, en arrivant, j'avois pris mes mesures avec
Rigaud, qui partit le lendemain de moi[5]. J'avertis en arrivant mes complices, et je dis à Monsieur de la Trappe
qu'un officier de ma connoissance avoit une telle passion
de le voir, que je le suppliois d'y vouloir bien consentir

1. Voyez ci-dessus, p. 65 et note 1.

2. Le P. Léonard (ms. Fr. 24 123, fol. 56 et 85 vᵒ) dit que M. Maisne
était un ancien clerc d'avocat au Conseil, et que, retiré à la Trappe
et devenu secrétaire de M. de Rancé, il conservait cependant l'habit
séculier. Il passait pour avoir gâté l'esprit du saint abbé en lui faisant
écrire toute sorte de lettres compromettantes. On lui attribua la relation de la mort de Rancé imprimée en 1700 chez Muguet. En 1705,
il ne vivait plus avec la communauté et habitait une maison bâtie pour
lui, d'où il allait souvent voir l'évêque de Séez. La *Vie de Rancé*, par
M. de Maupeou (tome II, p. 239), dit que M. Maisne possédait un buste
en terre de l'abbé, fait à son insu.

3. Louis le Loureux, seigneur de Saint-Louis, des Rues et de la
Villetraye, capitaine au régiment Colonel de cavalerie, puis, en 1675,
mestre de camp du régiment de Roussillon-cavalerie, qu'il vendit à
M. de Villacerf en 1684, avait fait les fonctions de brigadier sous divers
généraux, Turenne entre autres, comme le dira ailleurs Saint-Simon
(tomes IV, p. 375, et X, p. 333-334). S'étant retiré, quelque temps
après la vente de son régiment, à la Trappe, où M. de Rancé le logea
dans la maison des abbés commendataires, il y vécut trente et un ans, et
mourut le 8 octobre 1714, âgé de quatre-vingt-cinq ou sept ans. Il
avait épousé Barbe de Broon, le 27 juin 1660.

4. En 1698 : voyez le tome II, éd. 1873, p. 124.

5. Si la clarté suffisait à justifier une ellipse, celle-ci serait parfaitement correcte. Comparez cet autre tour rapide : « le lendemain que... »,
dont M. Littré cite un exemple de Mme de Sévigné, avec d'autres, plus
anciens, de Commynes et d'Amyot.

(car il ne voyoit plus presque personne); j'ajoutai que,
sur l'espérance que je lui en avois donnée, il alloit arriver, qu'il étoit fort bègue et ne l'importuneroit pas de
discours, mais qu'il comptoit s'en dédommager par ses
regards. Monsieur de la Trappe sourit avec bonté, trouva
cet officier curieux de bien peu de chose, et me promit
de le voir. Rigaud arrivé, le nouvel abbé, M. Maisne et
moi le menâmes dès le matin dans un[1] espèce de cabinet qui servoit le jour à l'abbé pour travailler et où j'a-
vois accoutumé de voir Monsieur de la Trappe, qui y
venoit de son infirmerie. Ce cabinet étoit éclairé des deux
côtés et n'avoit que des murailles blanches, avec quelques estampes de dévotion et des sièges de paille, avec
le bureau sur lequel Monsieur de la Trappe avoit écrit
tous ses ouvrages, et qui n'étoit encore changé en rien[2].
Rigaud trouva le lieu à souhait pour la lumière ; le Père
abbé se mit au lieu où Monsieur de la Trappe avoit accoutumé de s'asseoir avec moi, à un coin du cabinet, et
heureusement Rigaud le trouva tout propre à le bien
regarder à son point. De là, nous le conduisîmes en un
autre endroit où nous étions bien sûrs qu'il ne seroit vu
ni interrompu de personne. Rigaud le trouva fort à propos pour le jour et la lumière, et il y apporta aussitôt
tout ce qu'il lui falloit pour l'exécution.

L'après-dînée, je présentai mon officier à Monsieur de
la Trappe. Il s'assit avec nous dans la situation qu'il avoit
remarquée le matin, et demeura environ trois quarts
d'heure[3] avec nous. Sa difficulté de parler lui fut une excuse de n'entrer guère dans la conversation : d'où il s'en
alla jeter sur sa toile toute préparée les images et les

1. Voyez un premier exemple analogue, plus haut, p. 55 et note 4,
et l'accord avec *espèce*, ci-après, p. 259.
2. Tous ces détails se retrouvent exactement dans la toile d'Hyacinthe
Rigaud et dans la gravure en pied faite par J. Crespy, d'après le même
portrait.
3. *D'heures*, au pluriel, dans le manuscrit.

idées[1] dont il s'étoit bien rempli. Monsieur de la Trappe,
avec qui je demeurai encore longtemps, et que j'avois
moins entretenu que songé à l'amuser[2], ne s'aperçut de
rien et plaignit seulement l'embarras de la langue de cet
officier. Le lendemain, la[3] même chose fut répétée. Monsieur de la Trappe trouva d'abord qu'un homme qu'il ne
connoissoit point, et qui pouvoit si difficilement mettre
dans la conversation[4], l'avoit suffisamment vu, et ce ne fut
que par complaisance qu'il ne voulut pas me refuser de le
laisser venir. J'espérois qu'il n'en faudroit pas davantage,
et ce que je vis du portrait me le confirma, tant il me
parut bien pris et ressemblant; mais Rigaud voulut absolument encore une séance, pour le perfectionner à son
gré. Il fallut donc l'obtenir de Monsieur de la Trappe,
qui s'en montra fatigué, et qui me refusa d'abord; mais
je fis tant, que j'arrachai, plutôt que je n'obtins de lui,
cette troisième visite. Il me dit que, pour voir un homme
qui ne méritoit et qui ne desiroit que d'être caché, et
qui ne voyoit plus personne, tant de visites étoient du
temps perdu et ridicules; que, pour cette fois, il cédoit à
mon importunité et à la fantaisie que je protégeois d'un
homme qu'il ne pouvoit comprendre, et qui ne se connoissoient ni n'avoient rien à se dire[5], mais que c'étoit au
moins à condition que ce seroit la dernière fois et que je
ne lui en parlerois plus. Je dis à Rigaud de faire en sorte
de n'avoir plus à y revenir, parce qu'il n'y avoit plus
moyen de l'espérer. Il m'assura qu'en une demi-heure il

1. Voyez ci-après la note 2 de la page 261, note où le mot *idée* se
rencontre trois fois d'une façon qui explique bien le sens qu'il a ici.
2. Ce pléonasme de *le* devant *amuser*, après un relatif pouvant suffire
comme régime, est dans le manuscrit.
3. L'*l* de *la* corrige une *s*.
4. Cette locution peut se comparer, pour l'emploi du verbe, à « mettre
au jeu, à la loterie » : voyez le *Lexique de Mme de Sévigné*, tome II, p. 97.
5. C'est-à-dire : « et (*entre gens*) qui, etc. » Ici encore (comparez pages
180 et note 9, 189 et note 8, 218 et note 3), l'ellipse se comprend sans
trop de peine, mais le sans façon grammatical passe vraiment les bornes.

auroit tout ce qu'il s'étoit proposé, et qu'il n'auroit pas besoin de le voir davantage. En effet, il me tint parole et ne fut pas la demi-heure entière.

Quand il fut sorti, Monsieur de la Trappe me témoigna sa surprise d'avoir été tant et si longtemps regardé, et par une[1] espèce de muet. Je lui dis que c'étoit l'homme du monde le plus curieux, et qui avoit toujours eu le plus grand desir de le[2] voir; qu'il en avoit été si aise qu'il m'avoit avoué qu'il n'avoit pu ôter les yeux de dessus lui, et que de plus, étant aussi bègue qu'il l'étoit, la conversation, où il ne pouvoit entrer de suite[3], ne l'ayant point détourné, il n'avoit songé qu'à se satisfaire en le regardant tout à son aise. Je changeai de discours le plus promptement que je pus, et, sous prétexte de le mettre sur des choses qui ne s'étoient pu dire devant Rigaud, je cherchai à le détourner des réflexions sur des regards qui, n'étant que pour ce que je les donnois, étoient en effet si peu ordinaires que je mourois toujours de peur que leur raison véritable ne lui vînt dans l'esprit, ou qu'au moins il n'en eût des soupçons qui eussent rendu notre dessein ou inutile ou fort embarrassant à achever. Le bonheur fut tel qu'il ne s'en douta jamais.

Rigaud travailla le reste du jour et le lendemain encore sans plus voir Monsieur de la Trappe, duquel il avoit pris congé[4] en se retirant d'auprès de lui la troisième fois, et fit un chef-d'œuvre aussi parfait qu'il eût pu réussir en le peignant à découvert[5] sur lui-même. La ressemblance dans la dernière exactitude, la douceur, la sérénité, la majesté de son visage, le feu noble, vif, perçant de ses yeux, si difficile à rendre, la finesse et tout l'esprit et le

1. Ici, le manuscrit a bien *une* au féminin.
2. Saint-Simon avait d'abord écrit *la*.
3. Avec suite, d'une manière suivie. La même locution a été employée ci-dessus, p. 45.
4. *Congé* est écrit en interligne.
5. Sans dissimulation, sans cacher son dessein.

grand qu'exprimoit sa physionomie, cette candeur, cette
sagesse, paix intérieure d'un[1] homme qui possède son
âme, tout étoit rendu, jusqu'aux grâces qui n'avoient point
quitté ce visage exténué par la pénitence, l'âge et les
souffrances[2]. Le matin, je lui fis prendre en crayon le
Père abbé assis au bureau de Monsieur de la Trappe,
pour l'attitude, les habits, et le bureau même, tel qu'il
étoit, et il partit le lendemain, avec la précieuse tête qu'il
avoit si bien attrapée et si parfaitement rendue, pour
l'adapter à Paris sur une toile en grand et y joindre le
corps, le bureau et tout le reste. Il fut touché jusqu'aux
larmes du grand spectacle du chœur[3] et de la communion
générale à[4] la grand messe le jour de la Toussaints[5], et il
ne put refuser au Père abbé une copie en grand pareille
à mon original[6]. Il fut transporté de contentement d'avoir
si parfaitement réussi, d'une manière si nouvelle et sans
exemple, et, dès qu'il fut à Paris, il se mit à la copie pour
lui et à celle pour la Trappe[7], travaillant par intervalles
aux habits et au[8] reste de ce qui devoit être dans mon

1. Saint-Simon avait d'abord écrit : *d'une*, peut-être avec l'intention
de mettre ensuite *âme*, et il n'a pas songé à corriger le féminin après
avoir changé de tour et ajouté en interligne : *homme*.
2. Il y a, en effet, une grande différence entre la figure émaciée,
barbue et inculte du portrait de 1696 et la tête fine, complètement
imberbe, de la gravure faite en 1683 par Van Schuppen.
3. C'est-à-dire des offices que les religieux allaient dire au chœur,
soit celui des matines, qui se chantaient de deux heures à quatre
heures et demie de la nuit, soit, dans la journée, celui de la messe, précédé de tierce et suivi de sexte, puis none, et enfin vêpres et complies.
4. *A* corrige *de*.
5. Orthographe conforme à l'ancien usage et à l'étymologie.
6. En outre, par son testament, Saint-Simon légua aux Trappistes
« le portrait original de leur saint abbé et réformateur. » (Tome XIX,
p. 432.) La Trappe le possède encore, et il a figuré, en 1878, à l'Ex-
position des portraits historiques du Trocadéro, sous le n° 232.
7. Dans l'état des tableaux de Rigaud que nous avons déjà cité (ms.
de l'Institut 139), on voit figurer, à l'année 1697, deux copies du portrait de Rancé, pour le prix de cent livres.
8. *Aux*, par mégarde.

original. Cela fut long, et il m'a avoué que, de l'effort
qu'il s'étoit fait à la Trappe, et de la répétition des mêmes
images qu'il se rappeloit pour mieux exécuter les copies,
il en[1] avoit pensé perdre la tête, et s'étoit trouvé depuis
dans l'impuissance, pendant plusieurs mois, de travailler
du tout à ces portraits[2]. La vanité l'empêcha de me tenir

1. Nous n'avons pas besoin de dire que ce pléonasme d'*en*, qui résume
les précédents régimes, est bien du fait de notre auteur.

2. Rigaud lui-même, dans un mémoire à lui attribué, et qui a été imprimé en 1854, au tome II, p. 114-122, des *Mémoires inédits sur la vie
et les ouvrages des membres de l'Académie royale de peinture et de
sculpture*, raconte en ces termes (p. 118) son voyage à la Trappe :
« M. le duc de Saint-Simon, intime ami de M. de Rancé, abbé de la
Trappe, desirant avoir le portrait d'un si grand homme, et n'ayant pu
l'obtenir de lui, détermina Rigaud, par beaucoup de prières, d'aller
avec lui à cette abbaye, en la même année 1695 (*sic*), pour y peindre
d'idée ce saint homme. Il y resta quatre jours avec ce seigneur, et,
pendant ce temps-là, il fit, par un effort d'imagination, la ressemblance
si parfaite de cet homme de Dieu, que tous ceux qui l'ont connu regardent cet ouvrage comme un chef-d'œuvre de l'art. Le tableau a
cinq pieds de haut. Cet illustre abbé y est point assis, méditant devant
un crucifix qui est sur son bureau ; il a la plume à la main, comme
un homme qui compose, ayant plusieurs de ses ouvrages autour de lui.
Le fond du portrait est la cellule qu'il habitoit. M. le duc de Saint-
Simon le garde précieusement. » D'autre part, dans une lettre que
M. Feuillet de Conches a publiée en partie au tome I des *Causeries
d'un curieux*, p. 337, note 2, M. Maisne dit : « .... Je suis surpris aussi
bien que vous, Monsieur, que nous n'ayons pas encore un portrait
gravé de N. P., y en ayant tant de copies à l'huile. Peut-être ne savez-
vous pas à qui nous sommes redevables du premier original. On avoit
fait jusqu'ici plusieurs entreprises ou tentatives pour le surprendre,
parce qu'il n'avoit jamais voulu consentir à nous le donner ; mais un
jeune seigneur de la cour, voisin de la Trappe, ami de père en fils
du Père abbé, et qui n'avoit pas moins d'envie que nous d'avoir ce précieux gage, amena avec lui, dans une visite qu'il nous rendit, un homme
que l'on ne pouvoit prendre que pour un capitaine du régiment de ce
jeune seigneur et son ami. N. P. y fut si bien trompé, qu'il n'eut
jamais la moindre défiance. Cet homme donc se trouva à la première
conversation et à la première entrevue. Il y parla peu ; mais, ayant
beaucoup regardé et examiné, il sortit quelque temps après, comme par
respect, pour laisser ce seigneur avec N. P. ; et, étant dans son appar-

parole, malgré les mille écus, que je lui fis porter le lendemain de son arrivée à Paris : il ne put se tenir avec le
temps, c'est-à-dire trois mois après, de montrer son chef-
d'œuvre avant de me le rendre, et, par là, de rendre mon
secret public. Après la vanité vint le profit, qui acheva
de le séduire, et, par la suite, il a gagné plus de vingt-
cinq mille [livres][1] en copies, de son propre aveu, et c'est
ce qui fit la publicité[2]. Comme je vis que c'en étoit fait,
je lui en commandai moi-même, après lui avoir reproché
son infidélité, et j'en donnai quantité[3]. Je fus très fâché

tement, où il avoit une toile préparée, il se trouva l'esprit si rempli de
cette première idée, qu'il en fit une ébauche qui nous surprit tous, tant
il y avoit déjà de ressemblance. A deux jours de là, ayant rendu une
seconde visite semblable à la première, il se confirma dans une ressemblance si fidèle qu'il n'eut plus rien à faire, et on ne peut douter que
Dieu ne s'en soit mêlé et qu'il n'ait voulu que l'on eût ce portrait pour
la consolation de ceux qui aiment N. P., car il est fort rare que l'on
puisse, de la seule idée, perfectionner un tel ouvrage. Le peintre étant
parti, le jeune seigneur, partant lui-même, écrivit à N. P. et lui décou-
vrit la surprise qu'il lui avoit faite, lui demanda pardon, et en des
termes qui le lui firent obtenir. Aussi bien n'y avoit-il plus de remède.
Le jeune seigneur est M. le duc de Saint-Simon, et le peintre est Rigault
(*sic*), le plus habile homme que nous ayons aujourd'hui, particulièrement en portrait.... » Tous ces faits se retrouvent aussi dans la *Vie de
Rancé* par M. de Maupeou, tome II, p. 241-245, et cet auteur a dû
écrire son récit sous la dictée de Saint-Simon, qui n'y est pas nommé,
mais seulement désigné comme « une personne qui a trouvé le difficile
secret d'allier toute la politesse du monde avec l'austérité de la religion. » M. de Maupeou ajoute même : « Je me fais violence de taire
ses vertus ; mais je sais que je lui ferois de la peine, si je disois tout
ce que je devrois dire. » Les deux textes, de M. de Maupeou et des
Mémoires, étant presque complètement analogues, Saint-Simon aurait-
il repris son propre bien dans la *Vie de Rancé?*

1. En chiffres, *25 000*, sans le mot *livres*, ni le signe équivalent, ce
qui manque presque toujours dans les textes de Saint-Simon. — Au
prix où étaient les copies, cette somme totale semble bien forcée.

2. Ce mot n'est ni dans Richelet (1680) ni dans Furetière (1690) ;
mais l'Académie le donne dès 1694, avec une restriction qui paraît singulière : « Il n'a guère d'usage qu'en parlant d'un crime.... » Les plus
anciens exemples qu'en cite M. Littré sont de Voltaire et de d'Alembert.

3. Dans les inventaires faits à la mort de Saint-Simon, on trouve la

du bruit que cela fit dans le monde ; mais je me consolai
par m'être conservé pour toujours[1] une ressemblance si
chère et si illustre, et avoir fait passer à la postérité le
portrait d'un homme si grand, si accompli et si célèbre.
Je n'osai jamais lui avouer mon larcin ; mais, en partant
de la Trappe, je lui en laissai tout le récit dans une lettre
par laquelle je lui en demandois pardon. Il en fut peiné
à l'excès[2], touché et affligé ; toutefois il ne put me garder de colère : il me récrivit que je n'ignorois pas qu'un
empereur romain disoit qu'il aimoit la trahison, mais
qu'il aimoit les traîtres[3] ; que, pour lui, il pensoit tout
autrement, qu'il aimoit le traître, mais qu'il ne pouvoit
que haïr sa trahison. Je fis présent à la Trappe de la
copie en grand, d'une en petit, et de deux en petit,
c'est-à-dire en buste, à M. de Saint-Louis et à M. Maisne,

désignation d'un portrait de Rancé placé au-dessus de la cheminée d'un
petit cabinet du château de la Ferté-Vidame, et d'une copie dans la
salle du Dais de l'hôtel de Paris. (Arm. Baschet, *le Cabinet du duc de
Saint-Simon*, p. 62 et 70.) — Le portrait fait par Rigaud fut gravé
plusieurs fois dans le cours des années 1699, 1700 et 1701 : en pied, par
J. Crespy ; en buste, par Nicolas Bazin, par Gilbert Fillœul d'Abbeville,
par J. Crespy, par A. Duflos, par Habert, par J. Thomassin, par Desplaces
et par P. Giffart. Selon les *Mémoires inédits des académiciens* (tome II,
p. 165), que nous avons déjà cités tout à l'heure, le petit buste tourné
à droite, que Drevet grava en 1700, était « ainsi en contre-épreuve du
tableau, lequel est en pied et se voit chez M. le duc de Saint-Simon. »
  1. *Pour toujours*, biffé à la ligne suivante, après *illustre*, a été rétabli ici en interligne.
  2. La première lettre de ce dernier mot était d'abord un *i*.
  3. Le *lapsus* est évident ; il faut lire : « mais qu'il haïssoit » ou « qu'il
n'aimoit pas les traîtres. » Voici comment Amyot, dans sa traduction
des *Vies de Plutarque*, rapporte ce dicton, dont M. Littré cite une partie
dans l'*historique* de l'article TRAHIR : « Antigonus donc n'a pas été seul
qui a dit qu'il aimoit ceux qui trahissoient, et avoit en haine ceux qui
avoient trahi ; ni César-Auguste, qui dit à Rhymitalcès Thracien qu'il
aimoit la trahison, mais qu'il haïssoit les traîtres. » (*Vie de Romulus*,
p. 59 de l'édition de 1577.) On pense bien que le *lapsus* n'est point
dans le récit de M. de Maupeou (*Vie de M. de Rancé*, p. 244-245), où
cette fin de l'épisode est reproduite textuellement, comme le reste.

que j'envoyai tous[1] à la fois. Monsieur de la Trappe avoit
depuis quelques années la main droite ouverte[2] et ne
s'en pouvoit servir : dès que j'eus mon original, où il est
peint la plume à la main, assis à son bureau, je fis écrire
cette circonstance derrière la toile, pour qu'à l'avenir
elle ne fît point erreur, et surtout la manière dont il fut
peint de mémoire, pour qu'il ne fût pas soupçonné de
la complaisance de s'y être prêté[3].

J'arrivai à Paris la veille que[4] le Roi devoit arriver de
Montargis à Fontainebleau avec la Princesse[5], et je m'y
trouvai à la descente de son carrosse. J'avois espéré de
cacher ainsi parfaitement mon petit voyage.

Avant de parler de la princesse de Savoie, il faut dire
un mot de ce qui se passoit en Italie[6]. M. de Savoie, tout
à fait déclaré, et enhardi en même temps par une manière de défaite assez considérable des Impériaux en
Hongrie par le Grand Seigneur[7] en personne, parla plus

M. de Savoie,
avec l'armée
du Roi, assiège
Valence, qui le
lève par la
neutralité
d'Italie[*]. Tout

1. Accord d'idée avec *portraits*. — 2. Par une plaie.

3. Une obligeante communication des RR. PP. de la Trappe de
Maison-Dieu nous apprend que l'inscription était très fruste, et en
partie effacée, lorsque, en 1865, on fut obligé de la recouvrir par une
toile neuve. Ces mots seulement s'y lisaient : « *Vera, originalis et sin-
cerrima* (sic) *effigies venerabilis anachoretæ et eremitæ Armandi Johan-
nis le Bouthilier de Rancé, monachorum doctoris, Thebaïdæ restaura-
toris, regni ornamenti, sæculi miraculi, ordinis Cisterciensis et Ecclesiæ
ædificationis, sancti Bernardi.... Domus Dei....* Peint par Hyacinthe
Rigaud, 1697. A.... *anno gratiæ 1696, ætatis 70 et professionis 27.* »
Le reste était indéchiffrable ; mais, au bas de la toile, on lisait distinctement : « *Ludovici, ducis a S*[to]*-Simone, paris Franciæ, venerandi istius
abbatis perintrinceci* (sic) *amici, sumptibus et astutia.* »

4. Tour analogue à « le lendemain que ». Voyez la note 5 de la page 256.

5. La princesse de Savoie (ci-dessus, p. 132 et 222). — Le Roi se
rendit à Montargis le 4 novembre.

6. Voyez, p. 223, le point où Saint-Simon avait coupé son récit.

7. Mustapha II, parvenu au trône le 27 janvier 1695, à trente-trois
ans, marcha, en 1696, au secours de Temeswar assiégé par l'électeur
de Saxe, et vainquit ce prince le 26 août. Mustapha fut renversé par
son propre frère, en septembre 1703, et mourut en 1705.

[*] La phrase est brouillée au point de ne se comprendre que par le texte.

haut sur la neutralité. Leganez, gouverneur du Milanois, se laissoit entendre[1] qu'[il] avoit les pleins pouvoirs d'Espagne; Mansfeld[2], commissaire général de l'Empereur en Italie, s'y opposoit toujours de sa part[3]. On comprit ce manège, et, pour le mettre au net[4], M. de Savoie s'alla accompli avec lui, et son ministre mené, pour le premier des ministres étrangers, à Marly.

1. On verra ci-après (note 3) que Saint-Simon emprunte à Dangeau cette expression d'apparence elliptique, que rend remarquable le double régime (*se* et *que*) d'*entendre*, au sens de *comprendre*; l'Académie ne la donne qu'en 1694 et 1718. Elle équivaut à « se laisser entendre (disant, insinuant) que.... » Nous disons aujourd'hui, à peu près dans le même sens, en omettant le pronom : « laisser entendre que.... »

2. Issu de la branche aînée d'une famille prussienne qui fournit nombre de personnages illustres au seizième et au dix-septième siècle, Henri-François, comte de Mansfeld, après avoir rempli diverses missions diplomatiques, avait résidé en France, comme envoyé extraordinaire de l'Empereur, depuis le mois de septembre 1680 jusqu'au mois de février 1683 ; puis il était allé, comme ambassadeur, à Madrid (1683) et à Rome (1693), avant de venir à Turin (août 1696). A cette dernière époque, il était chevalier de la Toison d'or, membre du conseil intime, maréchal de la cour et des armées de l'Empereur, général de l'artillerie de tous ses États et gouverneur de Komorn. De plus il avait reçu de l'Espagne, où son rôle avait été des plus nuisibles pour Louis XIV, la grandesse et la principauté de Fondi, dans le royaume de Naples. Quand Philippe V monta sur le trône, Mansfeld se déclara pour son concurrent l'Archiduc, et devint président du conseil aulique de guerre, puis grand chambellan de l'Empereur. Il mourut à Vienne, le 18 juin 1715, âgé de soixante-quatorze ans.

3. Saint-Simon a pris ceci dans le *Journal de Dangeau*, qui s'exprime ainsi, à la date du 21 septembre (tome V, p. 473) : « M. de Bouzols (arrivé la veille de Turin) a dit au Roi que M. de Leganez s'est laissé entendre qu'il avoit les pleins pouvoirs du roi son maître pour accepter la neutralité ; mais M. de Mansfeld parle toujours comme l'Empereur ne la voulant point. M. de Savoie savoit déjà la défaite des Impériaux en Hongrie, et la croyoit aussi grande qu'elle a été.... » La correspondance de Tessé, dont nous reproduisons des fragments à l'Appendice, donne beaucoup de détails sur les manœuvres de Mansfeld; Dangeau en parle plusieurs fois (tome V, p. 451, 455, etc.). Il existe en outre un libelle imprimé en 1697, sous le titre de *Mémoires de M. D. F. L. touchant ce qui s'est passé en Italie*, qui roule sur les intrigues qui s'étaient poursuivies dans ce pays pendant toute la guerre.

4. *Le mettre au net*, figurément, le débrouiller, lever les doutes, en avoir le cœur net.

mettre, le 15 septembre, à la tête de l'armée du maréchal Catinat, pour entrer dans le Milanois, et fit le
siège de Valence[1]. Sur quoi, les alliés, qui n'avoient rien
voulu conclure avec le marquis de Saint-Thomas[2], que
M. de Savoie leur avoit envoyé à Milan, lui déclarèrent
la guerre dans toutes les formes, et, pour la faire compter comme bien certaine, envoyèrent en même temps le
cartel pour l'échange des prisonniers qui se feroient de
part et d'autre[3]. Ce n'étoit qu'une dernière tentative. Ils
se rendirent bientôt traitables, et, dans[4] le 10 octobre[5],
la neutralité d'Italie fut signée de part et d'autre, telle

1. Cette phrase est encore empruntée au *Journal de Dangeau*, 20 et
21 septembre (p. 472-473) : « M. de Bouzols a dit au Roi que M. de
Savoie étoit parti le dimanche (16), au soir, pour aller se mettre à la
tête de l'armée du Roi.... Il va faire le siège de Valenza, où les ennemis ont treize bataillons.... Il étoit parti le dimanche après dîner,
en chaise de poste, et Tessé le suit à l'armée. Elle passa la Sésia
le 15. Ainsi, voilà nos troupes dans le Milanois. » — Valenza ou Valence, ville située sur le Pô, avait été prise par les Français en 1656
(*Gazette*, p. 697 et suivantes), et rendue lors de la paix des Pyrénées. Le duc de Savoie et l'armée française ouvrirent la tranchée le
24 septembre : voyez le *Journal de Dangeau*, tome VI, p. 3-4, et
surtout la *Gazette d'Amsterdam* (nᵒˢ LXXXII et suivants) et notre *Gazette*
(nᵒˢ 44 et suivants), qui, l'une et l'autre, donnent avec minutie le détail
des opérations militaires et des négociations.

2. Charles-Victor-Joseph Carron, marquis de Saint-Thomas, était depuis fort longtemps ministre et premier secrétaire d'État de Victor-
Amédée. C'est avec lui que Tessé négociait depuis le commencement de
l'année. Il fut fait chevalier de l'Annonciade en janvier 1697, et mourut à
Turin en décembre 1699. C'était un homme habile, mais sincère, et aussi
probe que pouvait le permettre la diplomatie italienne de ce temps-là.

3. Dangeau donne ainsi cette nouvelle, au 6 octobre (tome VI,
p. 3) : « M. de Tessé écrit de Valenza, du 3, que le marquis de Saint-
Thomas étoit revenu de Milan sans y avoir rien conclu, que les alliés ont
déclaré la guerre à M. de Savoie dans toutes les formes ; on a même
envoyé le cartel de part et d'autre pour l'échange des prisonniers. »

4. Saint-Simon a bien écrit *dans*, peut-être au lieu de *dès ;* ou serait-ce un latinisme : *dans* au sens d'*intra*, « en dedans, en deçà de » ?

5. Voyez le *Journal de Dangeau*, tome VI, p. 6. Le traité fut signé
le 7 octobre à Vigevano, non le 10, et, la nouvelle en ayant été portée

que M. de Savoie l'avoit proposée, qui en même temps
leva le siège de Valence ; et le maréchal Catinat ne songea
plus qu'à faire repasser les monts à son armée. Les restitutions stipulées avec M. de Savoie lui furent faites[1] ;
les ducs de Foix et de Choiseul eurent liberté de revenir,
et Govon[2], envoyé extraordinaire de M. de Savoie, vint
en remercier le Roi et, en attendant un ambassadeur, se
trouver à l'arrivée de la Princesse. C'étoit un homme habile, de beaucoup d'esprit et de politesse, fort fait aux
cours, et qui plut extrêmement à tout le monde. Le Roi
prit du goût[3], et le distingua jusqu'à le mener à Marly,
familiarité que, jusqu'à lui, aucun ministre étranger n'a-
voit obtenue, et qui ne fut communiquée à aucun[4].

par M. de Saint-Thomas au camp de Valenza, les opérations cessèrent
aussitôt. On trouve le texte de la déclaration de neutralité dans le
Corps diplomatique de Dumont, tome VII, 2ᵉ partie, p. 375, et dans
les placards imprimés du temps (Dépôt des affaires étrangères, vol.
Turin 95.)

1. Voyez le *Journal de Dangeau*, tome VI, p. 2. Les actes de remise
de la Savoie (28 septembre) et du comté de Nice (29 septembre) se
trouvent, le premier imprimé en placard, dans le volume 1375 du Dépôt
de la guerre, nᵒˢ 68 et 77.

2. Octave-François de Solare, comte de Govon (Saint-Simon écrit :
Gouvon), premier écuyer de la duchesse de Savoie depuis le mois d'avril
1684, partit de Valenza le 19 septembre 1696 et fut reçu à Versailles le
3 octobre, avant que la cour s'en allât à Fontainebleau. Le Roi, en lui
donnant audience, « lui dit qu'il n'avoit qu'un reproche à faire à S. A. R.,
qui est qu'elle s'exposoit beaucoup trop au siège de Valenza, et qu'il le
prioit de se ménager davantage pour leurs intérêts communs. » (*Journal
de Dangeau*, tomes V, p. 475, et VI, p. 3 ; comparez la *Gazette*, p. 478.)

3. Ellipse du régime indirect : « du goût pour lui. »

4. Dangeau écrit, le 6 décembre 1696 (tome VI, p. 39-40) : « Je
demandai à S. M. la permission d'y mener (à Marly) le comte de Govon,
envoyé de Savoie ; le Roi y consentit, et n'avoit jamais fait cette grâce-
là à aucun ministre étranger. » M. de Govon quitta Versailles le 9 avril
suivant, et, dès son arrivée à Turin, fut nommé gouverneur de l'héritier présomptif de la couronne. Il devint plus tard ministre d'État et
chevalier de l'Annonciade. Pendant son séjour en France, il se fit
peindre par Rigaud, pour le prix de cent quarante livres (ms. de l'Institut 139).

La maison de la Princesse s'étoit arrêtée près de trois
semaines à Lyon[1], en attendant qu'elle fût à portée du
Pont-Beauvoisin, où elle la fut recevoir. Elle y arriva
de bonne heure, le mardi[2] 16 octobre, accompagnée de
la princesse de la Cisterne[3] et de Mme de Noyers[4]; le
marquis de Dronero[5] étoit chargé de toute la conduite:
auxquels[6], ainsi qu'aux officiers et aux femmes de sa suite,
il fut distribué beaucoup de beaux présents de la part du
Roi[7]. Elle se reposa dans une maison qui lui avoit été préparée du côté de Savoie[8], et s'y para. Elle vint ensuite au

1. On a, depuis ce moment-là, un certain nombre de lettres de Dangeau, Desgranges et autres, à M. de Torcy, que nous reproduisons en
partie dans l'appendice n° XXIII.

2. Saint-Simon a effacé un premier chiffre *16*, qu'il a remplacé par
l'm de *mardi*.

3. Thérèse Litta, héritière de l'ancienne principauté de la Cisterna,
située dans l'Astesan, avait épousé Jacques-Maurice del Pozzo, marquis de Voghere, gouverneur de Biella, grand écuyer de Savoie, chevalier de l'Annonciade, grand-croix des ordres de Saint-Maurice et Saint-
Lazare. Elle était première dame d'honneur de la duchesse depuis 1684
et gouvernante de la Princesse. Son fils s'était établi à Paris en épousant Henriette-Marie de la Trousse, fille d'une des meilleures amies de
Mme de Sévigné, et il y mourut le 14 octobre 1698, à trente-huit ans.

4. Nommée Mme *de Moyere* dans la relation imprimée à Lyon.

5. Charles-Philibert d'Este, marquis de Dronero et comte d'Ormea,
né en 1649, fils de Philibert-François, marquis de Saint-Martin, et de
Marguerite, bâtarde du duc Charles-Emmanuel, était grand maréchal de
Savoie, chambellan du duc et gouverneur de Turin. On le considérait
comme un des trois principaux personnages du Piémont, et, selon la
manière de parler de cette cour, il était *seigneur du sang*. En 1681, à
la suite d'une mission en Portugal qui avait eu pour but de conclure
le mariage projeté entre l'Infante et Victor-Amédée, l'influence française l'avait fait disgracier. A la fin de l'année 1696, son maître le
nomma gouverneur et lieutenant général de la Savoie.

6. Encore un relatif plus latin que français.

7. La princesse de la Cisterne eut une rose de diamants de trente ou
quarante mille livres; M. de Dronero, une boîte de cinquante diamants,
valant près de quinze mille livres; Mme de Noyers, une table de bra-
celet de onze mille livres; les officiers et domestiques, dix mille écus.

8. Nous avons dit plus haut (p. 157, note 1) que le bourg du Pont-

pont, qui tout entier est de France, à l'entrée duquel
elle fut reçue par sa nouvelle maison, et conduite au
logis, du côté de France, qui lui avoit été préparé[1]. Elle
y coucha, et, le surlendemain[2], elle se sépara de toute sa
maison italienne sans verser une larme, et ne fut suivie
d'aucun[3] que d'une seule femme de chambre et d'un médecin, qui ne devoient pas demeurer en France, et qui,
en effet, furent bientôt renvoyés[4].

Avant de passer outre, il ne faut pas oublier deux choses
qui arrivèrent en ce lieu[5], dont l'une fut cause du séjour
que la Princesse y fit. Le comte de Brionne, chargé au
nom du Roi de recevoir la princesse du marquis de Dronero[6], qui la livroit au nom de M. de Savoie, prétendit

de-Beauvoisin était partagé par la rivière du Guiers entre la France et
la Savoie.

1. Saint-Simon suit encore le récit de Dangeau, qui, témoin oculaire
de cette scène, l'a racontée ainsi (*Journal*, tome VI, p. 8) : « Ce jour-là,
nous reçûmes la Princesse au Pont-de-Beauvoisin, au bout du pont
même, qui est tout entier à la France.... Nous fîmes, de la part du Roi,
des présents considérables au marquis de Dronero, qui conduisoit la
Princesse, à Mme la princesse de la Cisterne et à Mme du Noyer (*sic*),
qui étoient les dames qui l'accompagnoient, et à plusieurs autres officiers ; et on distribua beaucoup d'argent aux domestiques les moins
considérables. » Comparez à ce récit et aux pièces de l'appendice
n° XXIII la relation du *Mercure*, que les éditeurs de Dangeau ont reproduite en note, celles de la *Gazette*, n° 43, p. 516, et de la *Gazette d'Amsterdam*, n° LXXXVII, ou bien encore une relation imprimée à Lyon, chez
B. Martin (Bibl. nat., L[b] 37 4082), qui doit être celle dont les *Annales
de la cour* (tome I, p. 11-12) parlent comme ayant été faite par l'abbé
de Choisy et n'étant bonne qu'à passer chez les beurriers et les épiciers.

2. Saint-Simon a ajouté en interligne le *sur* initial ; cependant ces
faits sont du 17, comme le dit Dangeau (tome VI, p. 11), et non du 18.

3. *Aucun*, pour *personne*, au sens indéfini.

4. Aux mois de novembre 1696 et d'avril 1697 (*Journal de Dangeau*,
tome VI, p. 36, 98 et 100). Cette condition avait été stipulée avec soin
par Tessé et Torcy : « C'est un grand plaisir, écrivait Mme de Maintenon à Dangeau, de pouvoir renvoyer la femme de chambre et le médecin sans les fâcher. » (*Correspondance générale*, tome IV, p. 126.)

5. Au Pont-de-Beauvoisin.

6. Ici, *Dromero*.

l'égard de
M. de Savoie.
[*Add. S^tS. 181*]

être traité d'*Altesse* dans l'instrument de la remise, où le
duc de Savoie étoit traité d'*Altesse Royale*; et il s'y opi-
niâtra si bien, quoi qu'on pût lui dire des deux côtés, que
le marquis de Dronero, pour ne point arrêter plus longtemps la Princesse, ôta l'*Altesse* des deux côtés, en évitant
de faire mention expresse de M. le duc de Savoie. Ce prince
fut extrêmement offensé quand il apprit la difficulté du
comte de Brionne, et le Roi le trouva aussi fort mauvais;
mais la chose étoit faite et terminée, et il ne s'en parla plus[1].

[*Add. S^tS. 182*]   L'autre chose qui y arriva fut par un courrier du Roi
par lequel il arriva un ordre de traiter la Princesse en
tout comme fille de France et comme ayant déjà épousé
Mgr le duc de Bourgogne[2]. L'embarras de son rang avec

---

1. Voici un cas où Saint-Simon, tout en suivant le texte de Dangeau, en altère un peu les termes ou le sens. On lit, dans le *Journal*
(tome VI, p. 14) : « M. le comte de Brionne.... avoit été chargé du Roi
d'aller recevoir Mme la princesse de Savoie au Pont-de-Beauvoisin;
c'est lui qui donna aux Savoyards l'acte de délivrance. Il y eut une
difficulté sur cela, qu'heureusement les Savoyards ne firent qu'après
que nous en fûmes partis. Ils prétendoient que M. le comte de Brionne
devoit donner de l'*Altesse Royale* à M. de Savoie, en parlant de lui, et
M. le comte de Brionne prétendoit qu'aucun prince de la maison ne
l'avoit jamais fait. Nous prîmes sur cela un expédient à Lyon, qui étoit
de ne point nommer M. de Savoie dans l'acte de délivrance; et le Roi
a approuvé l'expédient. » Saint-Simon rejette tout au compte du prince
lorrain. Comparez à ces deux récits les lettres que nous donnons dans
l'appendice n° XXIII, quelques lignes de l'article de M. de Brionne
dans le mémoire de Saint-Simon sur les *Duchés-pairies existants*, que
nous plaçons aussi à l'Appendice, n° XXIV, et un passage de la relation imprimée à Lyon, p. 12 et 16-18. Dans l'Addition 182, p. 369,
Saint-Simon rapproche de ce conflit de 1696 celui que, vingt-six ans
plus tard, le prince de Rohan voulut provoquer en pareille circonstance.

2. Dangeau dit (tome VI, p. 8) : « Un peu devant que la Princesse
arrivât, nous reçûmes l'ordre du Roi de la traiter comme duchesse
de Bourgogne. » Et l'article du *Mercure*, qui peut avoir été fourni par
Dangeau lui-même, commence ainsi : « Le matin du mardi 16, qui
étoit le jour qu'on devoit recevoir la Princesse, il arriva un courrier de
la cour, qui apporta l'ordre de la faire traiter comme duchesse de Bourgogne. » La *Gazette d'Amsterdam* (n° LXXXV, Extraordinaire) dit, à ce
propos : « On écrit de Paris que le Roi a accordé à la princesse royale

tout le monde engagea Monsieur à en prier le Roi, les princes et princesses du sang à le desirer, et le Roi à le faire[1]. Ce courrier arriva sur le point de l'arrivée de la Princesse, de manière qu'elle ne baisa[2] que la duchesse du Lude et le comte de Brionne, et qu'il n'y eut que la duchesse du Lude assise devant elle. Par toutes les villes où elle

de Savoie les honneurs de duchesse de Bourgogne. Ce point a été fort débattu ; mais on dit qu'un exemple en a fait la décision : on a trouvé dans le Cérémonial de la couronne que la fille de l'empereur Maximilien eut en France, sous le règne de Louis XI, les honneurs de dauphine, quoiqu'elle ne l'ait jamais été ; et le Cérémonial marque expressément que les honneurs que Louis XI lui fit rendre, ne lui furent pas rendus comme à la fille de l'Empereur, mais comme à la dauphine désignée : de sorte que, le cas étant égal, le Roi s'est déterminé à regarder la princesse de Savoie comme sa petite-fille, et S. M. a envoyé ordre que, dès son arrivée au Pont-de-Beauvoisin, on la reçût en cette qualité, et qu'il n'y eût que la duchesse du Lude qui s'assît devant elle. » Tout cela est parfaitement conforme aux pièces originales conservées dans le volume des Affaires étrangères *Turin* 96, dont nous avons extrait quelques lettres pour l'appendice XXIII.

1. Selon Dangeau (p. 7), Monsieur avait demandé cette décision au Roi, en témoignant que, loin de les peiner, Madame et lui, cela leur ferait plaisir, parce que, dit aussi Mme de Maintenon (qui y était opposée), il n'eût pu supporter qu'une princesse de Savoie eût le pas sur lui (*Correspondance générale*, tome IV, p. 127). Voyez d'ailleurs une des lettres que nous donnons dans l'appendice XXIII.

2. Sur cette grave question du baiser d'étiquette, qui va bientôt se présenter de nouveau (p. 275 et 310-311), voyez deux Additions du Saint-Simon à Dangeau, tomes I, p. 374, et II, p. 61, une anecdote racontée dans la suite des *Mémoires*, tome II, p. 4, un mémoire historique de l'introducteur des ambassadeurs, M. de Breteuil, qui a été publié dans la deuxième série des *Archives curieuses de l'histoire de France*, tome XII, p. 155-162, un passage des *Lettres de Mme de Sévigné*, tome VI, p. 348, et la *Correspondance de Bussy*, tome V, p. 88-89 et 94. La collection chronologique de l'histoire de France conservée au Cabinet des estampes renferme une gravure qui représente l'audience et le baiser donnés par la duchesse de Berry le 7 juillet 1710, au lendemain de son mariage : la duchesse est assise ; deux dames sont debout à ses côtés, trois autres agenouillées, et six, rangées sur deux rangs, semblent attendre leur tour. Cette scène sera d'ailleurs racontée en son temps par Saint-Simon (tome VIII, p. 27).

passa, elle fut reçue comme duchesse de Bourgogne, et,
aux jours de séjour aux grandes villes[1], elle dîna en public, servie par la duchesse du Lude. Excepté les[2] repas
de séjour, ses dames mangèrent toujours avec elle. Elle
marcha à petites journées.

Le Roi à
Montargis, au-
devant de la
Princesse.

Le dimanche 4 novembre[3], le Roi, Monseigneur et Monsieur allèrent séparément à Montargis au-devant de la
Princesse, qui y arriva à six heures du soir, et fut reçue
par le Roi à la portière de son carrosse[4]. Il[5] la mena dans
l'appartement qui lui étoit destiné dans la même maison
de la ville où le Roi étoit logé, puis lui présenta Monseigneur, Monsieur et M. le duc de Chartres. Tout ce qui fut
rapporté des gentillesses et des flatteries pleines d'esprit,
et du peu d'embarras, et, avec cela, de l'air mesuré et des
manières respectueuses de la Princesse, surprit infiniment
tout le monde et charma le Roi dès l'abord[6]. Il la loua sans

1. Dangeau, quoique faisant partie du cortège, est très bref dans son
Journal et ne donne guère que l'itinéraire; il faut se reporter à ses
lettres ou aux articles du *Mercure*.

2. L'*l* de *les* corrige un *c*.

3. *Journal de Dangeau*, tome VI, p. 21. Saint-Simon suit ce texte;
mais il a dû aussi recourir après coup à l'article du *Mercure* de novembre 1696, p. 262 et suivantes. Le lecteur peut comparer en outre
diverses lettres de Madame, dans le recueil Rolland, p. 170 et suivantes, et celles de Mme de Maintenon, dans la *Correspondance générale*, tome IV, p. 130 et suivantes.

4. Un frontispice d'almanach du plus grand format consacra, en janvier 1697, le souvenir de cette première entrevue, et l'on fit courir
aussi une chanson populaire, que nous trouvons dans le Chansonnier,
ms. Fr. 12 692, p. 80. Le texte du contrat de mariage fut immédiatement imprimé et publié par Fr. Léonard, avec une relation de l'arrivée
de la Princesse.

5. *Il* est écrit en interligne.

6. Mme du Lude avait annoncé, dès les premiers jours, que la Princesse se montrait fort gracieuse, aussi agréable qu'il était possible sans
beauté, et avait très bon air. (*Lettres de Mme de Sévigné*, tome X,
p. 422.) Madame écrit le 8 novembre (recueil Rolland, p. 171) :
« Elle.... est très sérieuse pour une enfant de son âge, et terriblement
politique. Elle fait peu de cas de son beau-père et nous regarde à peine,

cesse et la caressa continuellement. Il se hâta d'envoyer un
courrier à Mme de Maintenon, pour lui mander sa joie et
les louanges de la Princesse[1]. Il soupa ensuite avec les
dames du voyage[2] et fit mettre la Princesse entre lui et
Monseigneur.

Le lendemain[3], le Roi l'alla prendre, la mena à la messe,
et dîna ensuite comme il avoit soupé la veille; et aussitôt
après montèrent en carrosse, le Roi et Monsieur au derrière, Monseigneur et la Princesse au devant; de son côté,
à la portière, la duchesse du Lude. Mgr le duc de Bourgogne les rencontra à Nemours; le Roi le fit monter à
l'autre portière, et, sur les cinq heures du soir, arrivèrent
à Fontainebleau, dans la cour du Cheval-Blanc[4]. Toute la
cour étoit sur le Fer-à-Cheval[5], qui faisoit un très beau

Arrivent à
Fontainebleau.
Présentations.

mon fils et moi; mais, dès qu'elle aperçoit Mme de Maintenon, elle lui
sourit et va se jeter dans ses bras. Elle en fait autant lorsqu'elle aperçoit la princesse de Conti. Vous voyez par là combien elle est politique. Ceux qui lui parlent disent qu'elle a beaucoup d'esprit. » Nous
reproduisons dans l'appendice n° XXIII la lettre de remerciement que
sa mère écrivit à Louis XIV.

1. Les lettres de Louis XIV à Mme de Maintenon, imprimées pour
la Société des Bibliophiles françois, en 1822, ont été reproduites depuis
par les éditeurs du *Journal de Dangeau*, tome VI, p. 21-23, note, et
par Lavallée, *Correspondance générale*, tome IV, p. 130. Le Roi, inter-
rogé par Dangeau au moment où il allait écrire ces lettres, répondit
qu'il « n'étoit que trop content, et qu'il avoit peine à contenir sa joie. »
Comparez les lettres de Mme de Maintenon à la duchesse de Savoie, qui
ont été données aussi par Lavallée, tome IV, p. 133-135.

2. Mmes du Lude, de Dangeau, de Roucy, de Nogaret et d'O.

3. *Journal de Dangeau*, tome VI, p. 24-25.

4. Cette cour, construite sur une partie des terrains qui avaient été
acquis des Mathurins en 1529, et appelée la Basse-cour, la Grande
basse-cour ou la Grande cour, doit son autre nom, du *Cheval-Blanc*,
à un moulage en plâtre du cheval de Marc-Aurèle (placé à Rome devant
la porte du Capitole), que Catherine de Médicis, régente, fit mettre au
milieu, sous un dôme, mais qui, étant brisé, fut enlevé en 1626. Voyez
l'abbé Guilbert, *Description historique des château, etc. de Fontainebleau* (1731), tome I, p. 42 et suivantes.

5. « On voit dans cette cour un escalier de pierre et hors d'œuvre. Il
est à deux rampes, d'une très belle architecture, et fut construit en 1634,

spectacle avec la foule qui étoit en bas[1]. Le Roi menoit la
Princesse, qui sembloit sortir de sa poche[2], et la conduisit
fort lentement à la tribune un moment, puis[3] au grand
appartement de la Reine mère[4], qui lui étoit destiné, où
Madame, avec toutes les dames de la cour, l'attendoient[5].
[*Add. S*^t-*S. 183*] Le Roi lui nomma les premiers d'entre les princes et
princesses du sang, puis dit à Monsieur de lui nommer
tout le monde et de prendre garde à lui faire saluer
toutes les personnes qui le devoient faire[6], et qu'il alloit

en la place d'un autre plus petit, que les injures du temps avoient
ruiné. » (Piganiol de la Force, *Description de Paris*, éd. 1742, tome VIII,
p. 137.) Selon la correspondance de Richelieu, publiée par Avenel
(tome IV, p. 344), ce fut le surintendant d'Effiat qui dirigea la construction du Fer-à-Cheval, en 1632.

1. Voici le texte de Dangeau, que Saint-Simon a simplement remanié,
quoiqu'il eût assisté lui-même à cette scène : « Après dîner, ils montèrent en carrosse pour venir ici, et trouvèrent près de Nemours Mgr le
duc de Bourgogne, qui avoit mis pied à terre. Le Roi le fit mettre dans
son carrosse : le Roi et Monsieur étoient dans le fond, Monseigneur et
la Princesse étoient au devant, la duchesse du Lude sur l'estrapontin du
côté de la Princesse, et Mgr le duc de Bourgogne se mit sur l'estrapontin du côté de Monseigneur. Ils arrivèrent ici sur les cinq heures, par
la cour du Cheval-Blanc, et trouvèrent le Fer-à-Cheval rempli *du haut en
bas* de courtisans qui attendoient. » (*Journal*, tome VI, p. 25.)

2. La Princesse, dit Madame, « n'est pas précisément très grande
pour son âge (elle n'avait pas accompli sa onzième année) ; mais elle a
une jolie taille fine comme une vraie petite poupée. » (Recueil Rolland,
p. 171.) Voyez l'estampe de 1697 représentant cette première entrevue.

3. Les mots : « à la tribune un moment, puis », ont été ajoutés après
coup en interligne, sans doute parce que Saint-Simon n'avait pas trouvé
mention de la tribune dans le *Journal de Dangeau;* c'est le *Mercure*
(novembre 1696, p. 273) qui en parle. Sur cette tribune, voyez notre
tome I, p. 294, note 4.

4. Ce pavillon était ainsi nommé parce que Catherine de Médicis et
Anne d'Autriche l'avaient occupé, et que cette dernière l'avait fait
décorer de nouveau : voyez *Piganiol de la Force*, tome VIII, p. 130-134.
La Dauphine-Bavière y avait eu son installation.

5. Le verbe est ainsi au pluriel, comme s'il y avait *et* au lieu d'*avec*.

6. C'est-à-dire « à lui faire saluer toutes les personnes qui elles-
mêmes la devaient saluer. » Le tour n'est pas clair ; mais voyez la
suite.

se reposer. Monseigneur s'en alla aussi, l'un chez Mme de Maintenon, l'autre chez Mme la princesse de Conti, qui ne s'habilloit pas encore, d'une loupe[1] qu'elle s'étoit fait ôter de dessus un œil, et[2] qu'elle en avoit pensé perdre[3]. Monsieur demeura donc à côté de la Princesse, tous deux debout, lui nommant tout ce qui, hommes et dames, lui venoient[4] baiser le bas de la robe, et lui disoit de baiser les personnes qu'elle devoit, c'est-à-dire princes et princesses du sang, ducs et duchesses et autres tabourets[5], les maréchaux de France et leurs femmes. Cela dura deux bonnes heures; puis la Princesse soupa seule dans son appartement, où Mme de Maintenon, et Mme la princesse de Conti ensuite, la virent en particulier[6]. Le lendemain, elle fut voir Monsieur et Madame chez eux, et Monseigneur chez Mme la princesse de Conti, et reçut force bijoux et pierreries[7]; et le Roi envoya toutes les pierreries de la couronne à Mme de Mailly, pour en parer la Princesse tant qu'elle voudroit[8].

1. A cause d'une loupe.

2. La conjonction *et* est de trop avant *qu'elle*. C'est encore un de ces défauts de suite dont Saint-Simon est coutumier dans la construction des relatifs.

3. Dangeau parle très longtemps de ce mal, qui persista, mais il le qualifie simplement de « fluxion sur l'œil. »

4. Accord irrégulier du verbe avec l'apposition « hommes et dames ».

5. Les autres personnes ayant droit à prendre le tabouret au cercle.

6. Dangeau (tome VI, p. 25) dit que « Monseigneur y amena Mme la princesse de Conti en déshabillé. » Il ne parle pas de Mme de Maintenon.

7. *Journal de Dangeau*, tome VI, p. 26.

8. C'est le premier soir que « le Roi lui envoya par M. Nyert, son premier valet de chambre en quartier, les pierreries de la couronne, qu'elle remit entre les mains de Mme de Mailly, sa dame d'atour. » (*Dangeau*, tome VI, p. 25.) Cet envoi n'avait compris qu'une partie des pierreries; le reste fut livré quelques jours plus tard. Dangeau dit, à cette occasion : « Les pierreries montent à la somme de onze millions trois cent trente-trois mille livres, suivant le prix qu'elles ont été achetées, sans compter ce qui a été ajouté depuis que M. de Pontchartrain en a eu la direction. A la mort du feu roi, toutes les pierreries de la couronne ne montoient qu'à sept cent mille livres. » (Tome VI, p. 31.)

Le Roi régla qu'on la nommeroit tout court *la Princesse*[1], qu'elle mangeroit seule, servie par la duchesse du Lude, qu'elle ne verroit que ses[2] dames et celles à qui le Roi en donneroit expressément la permission, qu'elle ne tiendroit point encore de cour, que Mgr le duc de Bourgogne n'iroit chez elle qu'une fois tous les quinze jours, et Messieurs ses frères une fois le mois[3].

Retour à Versailles. Présentations.

Toute la cour retourna le 8 novembre à Versailles, où la Princesse eut l'appartement de la Reine et de Madame la Dauphine ensuite[4], et où, en arrivant, tout ce qui étoit demeuré à Paris de considérable se trouva et lui fut présenté tout de suite, comme à Fontainebleau[5]. Le Roi et Mme de Maintenon[6] firent leur poupée de la Princesse, dont l'esprit flatteur, insinuant, attentif, leur plut infiniment, et qui peu à peu usurpa avec eux une liberté que

Grâces de la Princesse, qui charment le Roi et

1. Monsieur insista sans succès pour qu'on lui donnât immédiatement le titre de duchesse de Bourgogne. (*Journal de Dangeau*, tome VI, p. 18.)

2. La première lettre de *ses* est un *c* corrigé en *s*.

3. « Le Roi a réglé qu'il (le duc de Bourgogne) n'iroit voir la Princesse que tous les quinze jours, et Messeigneurs ses frères n'iront que tous les mois. Elle mangera toujours seule, et la duchesse du Lude la servira. » (*Journal de Dangeau*, tome VI, p. 26.) « Le Roi a réglé que la Princesse verroit deux fois la semaine du monde à sa toilette, les mardis et les vendredis. » (*Ibidem*, p 28.) « Le Roi a réglé qu'on donneroit à la Princesse cinq cents écus par mois, pour ses menus plaisirs, jusqu'à ce qu'elle soit mariée. » (*Ibidem*, p. 38.)

4. Comparez le *Journal de Dangeau* (tome VI, p. 27), à la date donnée par Saint-Simon. — L'appartement du palais de Versailles occupé jadis par Marie-Thérèse, puis par la Dauphine-Bavière, était au premier étage de l'aile perpendiculaire à la grande galerie du côté du Midi, et il communiquait avec la galerie par le salon de la Paix. Voyez notre tome II, p. 9, et la *Notice du musée de Versailles*, par Eudore Soulié, 2ᵉ partie, p. 168 et suivantes.

5. Ce dernier membre de phrase, depuis : *et où*, a été ajouté après coup en interligne et en marge, sans doute encore parce que Saint-Simon n'avait pas trouvé mention de cette nouvelle présentation dans le *Journal de Dangeau*, d'où est tiré, comme nous l'avons montré, presque tout le reste de son récit.

6. *De M* corrige *la d*.

n'avoient[1] jamais osé tenter pas un des enfants du Roi,
et qui les charma[2]. Il parut que M. de Savoie étoit bien
informé à fond de notre cour et qu'il avoit bien instruit
sa fille; mais ce qui fut vraiment étonnant, c'est combien
elle en sut profiter et avec quelle grâce elle sut tout faire :
rien n'est pareil aux cajoleries dont elle sut bientôt en-
sorceler Mme de Maintenon, qu'elle n'appela jamais que
ma tante, et avec qui elle en usa avec plus de dépen-
dance et de respect qu'elle n'eût pu faire pour une mère
et pour une reine; et avec cela[3], une familiarité et une
liberté apparente, qui la ravissoit, et le Roi avec elle[4].

Mlles de Soissons[5], qui tenoient[6] dans Paris une conduite fort étrange[7] et qui ne venoient point à la cour,

1. *Avoient*, au pluriel, comme s'il eût écrit : *les enfants du Roi*, et
sans tenir compte du sujet négatif singulier.

2. Comparez cette première esquisse avec le portrait que Saint-Simon
fera de la duchesse de Bourgogne en 1712, tome IX, p. 195 et suivantes.

3. Après *cela* est biffé un second *avec*.

4. Voyez les lettres de Mme de Maintenon et de Madame citées plus
haut (p. 272, note 6, et 273, note 1). Au sujet de cette diplomatie pré-
coce de la jeune princesse, Mme de Caylus dit, dans ses *Souvenirs*
(p. 514) : « On a.... mieux aimé croire que Madame la Dauphine ressembloit à Monsieur son père, et qu'elle étoit, dès l'âge de onze ans
qu'elle vint en France, aussi fine et aussi politique que lui, affectant
pour le Roi et pour Mme de Maintenon une tendresse qu'elle n'avoit
pas. Pour moi, qui ai eu l'honneur de la voir de près, j'en juge autrement, et je l'ai vue pleurer de si bonne foi sur le grand âge de ces deux
personnes, qu'elle croyoit avec raison devoir mourir devant elle, que je
ne puis douter de sa tendresse pour le Roi. » Voyez aussi un fragment
de l'*Histoire de la maison royale de Saint-Cyr*, de Lavallée, cité par les
éditeurs du *Journal de Dangeau*, tome VI, p. 35-36, note.

5. Marie-Jeanne-Baptiste de Savoie, dite Mlle de Soissons, née le
1ᵉʳ janvier 1665, morte le 30 mai 1705; — et Louise-Philiberte, dite
Mlle de Carignan, née le 22 novembre 1667, morte au mois de février
1722. Elles étaient les deux plus jeunes enfants d'Eugène-Maurice de Savoie, comte de Soissons, arrière-petit-fils du trisaïeul de Victor-Amédée II.
Olympe Mancini, leur mère, vivait errante et misérable à l'étranger.

6. La première lettre de *tenoient* est un *v*[*ivoient*] corrigé en *t*.

7. Après avoir habité une maison de la rue du Vieux-Colombier (voyez
une donation mutuelle qu'elles se firent le 5 juillet 1694, Arch. nat.,

défense de voir
la Princesse.

eurent défense de voir la Princesse[1]. Elles étoient sœurs
du comte de Soissons[2] et du prince Eugène de Savoie[3],
celui-ci[4] au service de l'Empereur et parvenu aux premiers grades militaires, l'autre sorti de France depuis
un an ou deux, où il avoit toujours demeuré, et rôdant
l'Europe[5] sans obtenir d'emploi nulle part[6].

Y 263, fol. 334 v°), elles étaient revenues à l'hôtel de Soissons, où,
peu de temps après l'incident dont parle ici Saint-Simon, le 17 décembre 1696, le procureur du Roi au Châtelet eut ordre d'aller enjoin-
dre à Mlle de Soissons qu'elle cessât la loterie ouverte par elle, et qu'elle
fît ôter de son « département » les billards qui y attiraient des joueurs
(Arch. nat., O¹ 40, fol. 336, 343 et 347). Plus tard, le prince et la princesse de Carignan obtinrent l'autorisation de tenir une roulette publique dans l'hôtel de Soissons, de même que le duc de Gesvres dans son
hôtel de gouverneur de Paris (*Mémoires de Saint-Simon*, tome XVI,
p. 206, et *Mémoires du duc de Luynes*, tome III, p. 363).

1. « Mlles de Soissons avoient fait demander au Roi, par M. de
Bouillon, ce qu'elles auroient à faire à l'arrivée de la princesse de
Savoie ; le Roi leur a fait dire qu'il ne vouloit point qu'elles la vissent
jusqu'à ce qu'elles eussent changé de conduite. » (*Journal de Dangeau*,
tome VI, p. 18.) — En 1697, Mlle de Soissons fut expulsée de Paris,
à propos d'un duel dont ses galanteries avaient été le motif, et nous
la verrons enfermer, ainsi que sa sœur, en 1698.

2. Louis-Thomas de Savoie, comte de Soissons (rameau puîné des
princes de Carignan), était né le 16 octobre 1657 et avait eu en France
un régiment de son nom, puis le grade de brigadier (1688) et celui de
maréchal de camp (1690), avec une pension de trente mille livres ;
mais, s'étant retiré à l'étranger en 1694, et ayant fini par offrir ses services aux puissances confédérées, ses biens de France avaient été sé-
questrés (22 mai 1695). Ni l'Allemagne, ni la Savoie, ni Venise, ni l'Angleterre, où il se trouvait en 1696, ne voulurent lui donner un asile, et
Louis XIV repoussa toutes les ouvertures de Victor-Amédée pour le
laisser rentrer en France. Enfin, au début de la guerre de Succession,
le prince Eugène, son frère cadet, le fit nommer par l'Empereur général de l'artillerie, et il périt au siège de Landau, le 25 août 1702.

3. Voyez ci-dessus, p. 135, note 5. — 4. *Ci* est écrit en interligne.

5. M. Littré cite d'autres exemples de *rôder* actif, l'un de Regnard,
dans l'article de ce verbe et dans l'*historique* qui le suit.

6. Un passage de Dangeau (tome V, p. 325) doit avoir fourni à Saint-
Simon ce dernier membre de phrase. « Il demande de l'emploi partout,
dit Dangeau ; mais jusqu'ici il n'en a pu avoir nulle part. » Comparez
la suite des *Mémoires*, tomes II de 1873, p. 25, et III, p. 301-303.

Le Roi, qui tenoit depuis quelque temps Callières[1] secrètement en Hollande[2], l'y fit paroître comme son envoyé public après la neutralité d'Italie[3], et ne différa guère[4] à nommer ses plénipotentiaires en Hollande, pour travailler à la paix, Courtin[5] et Harlay, conseillers d'État,

Plénipoten-
tiaires nommés
pour la paix.

1. François de Callières, né à Torigny le 14 mai 1645, avait rempli plusieurs missions « obscures, » comme le dira plus loin Saint-Simon (p. 296), en Pologne, en Hollande et dans le Nord, avant que M. de Croissy l'envoyât secrètement en Hollande. Nommé plénipotentiaire d'abord, puis ambassadeur extraordinaire au congrès de Ryswyk (1696-1697), et pourvu d'une charge de secrétaire du cabinet le 7 mars 1698, il eut encore, en 1700 et 1702, diverses missions en Lorraine, mais ne s'occupa plus, à part ces voyages, que des travaux littéraires et philologiques qui lui avaient valu, en 1689, un fauteuil à l'Académie française. On trouvera l'énumération de ses ouvrages dans les notices biographiques que lui ont consacrées les continuateurs de Moréri et son ami Piganiol de la Force, auteur de la *Description de Paris*. Il mourut dans cette ville, le 5 mars 1717, instituant les pauvres de l'Hôtel-Dieu ses légataires universels. Voyez plus loin, p. 293-301, le portrait que fait de lui Saint-Simon, avec qui il fut très lié par la suite.

2. Dangeau (tome V, p. 105, 404 et 422) parle, à partir de 1694, des allées et venues de Callières entre Paris et la Haye ou Amsterdam.

3. La nomination de Callières comme envoyé extraordinaire et plénipotentiaire fut annoncée à Fontainebleau le 7 octobre 1696 (*Dangeau*, tome VI, p. 4).

4. Voyez le *Journal de Dangeau*, tome VI, p. 26 et 27. La déclaration officielle fut faite le 9 novembre.

5. Honoré Courtin, seigneur de Chanteraine et des Mesnuls, pourvu d'abord d'une charge de conseiller semestre au parlement de Rouen (1640), avait débuté dans la diplomatie en accompagnant son parent d'Avaux aux conférences de Münster, d'où les plénipotentiaires l'envoyèrent en mission auprès de l'électeur de Brandebourg. A son retour d'Allemagne, il acquit une charge de maître des requêtes (1649), puis accompagna le cardinal Mazarin aux conférences de 1659, eut l'honneur, avec M. de Mesmes, tous deux comme maîtres des requêtes, de signer le contrat de mariage du Roi, et fut commis pour le règlement des limites de la France du côté des Pays-Bas espagnols (1660). De 1663 à 1665, il fit les fonctions d'intendant à Amiens, dans les Flandres et à Soissons. Puis il alla, comme ambassadeur extraordinaire, à Londres (10 mai-10 décembre 1665); comme plénipotentiaire, à l'assemblée d'Heilbronn (1666) et aux conférences de Bréda (1667); comme ambassadeur, en Hollande et en Suède (1671-1673); comme plénipotentiaire

ce dernier[1] gendre du Chancelier, et Crécy en troisième[2] :
j'ai déjà fait connoître ce dernier[3].

Harlay, conseiller d'État.

Harlay avoit déjà été inutilement sur les frontières de
Hollande[4]. C'étoit un homme d'esprit et fort du monde
qui avoit été longtemps intendant en Bourgogne[5] et qui
aimoit le faste. Le jugement ne répondoit pas à l'esprit,
et il étoit glorieux comme tous les Harlay, mais il ne
tenoit pas tant de leurs humeurs et de leurs caprices. En
général, son ambition le rendoit poli et cherchant à plaire
et à se faire aimer. Il demeura tôt après, et avant même
de partir, premier plénipotentiaire, parce que Courtin,
qui perdoit les yeux, s'excusa[6].

Courtin, conseiller d'État.

C'étoit un très petit homme, bellot[7], d'une figure assez
ridicule, mais plein d'esprit, de sens, de jugement, de
maturité et de grâces, qui avoit vieilli dans les négocia-

au congrès de Cologne (1673-1674) ; comme ambassadeur, de nouveau
en Angleterre (1676-1677). Conseiller d'État semestre en 1669, conseiller ordinaire le 17 avril 1673, sous-doyen du Conseil en novembre
1693, il s'était retiré des affaires depuis quelques années. Il mourut
doyen du Conseil, le 27 décembre 1703, à soixante-dix-sept ans. C'est
lui qui est l'auteur de la correspondance intitulée : *Journal des en-
trevues.... dans l'île des Faisans*, et imprimée, en 1665, à la fin de
l'*Histoire de la paix des Pyrénées*, de G. Gualdo Priorato.

1. Nicolas-Auguste de Harlay-Bonneuil : voyez notre tome II, p. 85,
note 6. Ces Harlay étaient des petits-cousins du premier président,
d'une branche cadette.

2. Crécy ne fut nommé troisième plénipotentiaire que le 20 décembre
(*Dangeau*, tome VI, p. 45).

3. Tome II, p. 242-243, à propos des négociations tentées en 1694.

4. Voyez le même tome II, p. 244-245, et ci-après, p. 299, note 7.

5. Quelques lettres de [cet intendant à Claude le Peletier sont imprimées dans le tome I de la *Correspondance des contrôleurs généraux*.

6. *Journal de Dangeau*, tome VI, p. 37 et 44. Comparez les *Annales
de la cour et de Paris pour 1697 et 1698*, éd. 1739, tome I, p. 122.

7. « *Bellot*, diminutif de beau. Il ne se dit que des enfants. » (*Dictionnaire de l'Académie*, 1694 à 1762.) Dans la 5e édition disparaît la
restriction *ne....que*, dont déjà, on le voit, Saint-Simon ne tenait pas
compte. — R. Nanteuil peignit et grava un charmant portrait de Courtin en 1668 ; la figure est un peu jeune et efféminée.

tions, longtemps ambassadeur en Angleterre, et qui avoit
plu et réussi partout[1]. Il avoit été ami intime de M. de
Louvois[2]. Le Roi lui parloit toutes les fois qu'il le voyoit,
et le menoit même quelquefois à Marly, et c'étoit le seul
homme de robe qui eût cette privance[3], et la distinction

1. Comparez un autre portrait de Courtin, plus développé, dans le
tome IV, p. 38-42. Gourville, qui le fréquenta assidûment pendant les
conférences de Bréda, en 1666, nous dit de lui : « M. Courtin avoit toujours de la joie et l'inspiroit aux autres.... Il étoit l'âme de toutes les
délibérations qui se prenoient, étant regardé comme un homme de
très bon esprit et de longue expérience. » (*Mémoires*, p. 543.) M. Camille Rousset le considère, d'après sa correspondance avec Louvois,
comme plus intelligent que les autres plénipotentiaires de cette époque
et connaissant mieux que personne la situation et les intérêts de chacun
des États européens. Les lettres de Courtin, dit-il, sont remarquables
de style, et surtout de franchise, de dignité; on peut les comparer, sous
ce rapport, à celles de Vauban, de Chamlay, de Catinat, de Bellefonds,
et elles témoignent aussi d'un sincère attachement à Louvois. (*Histoire
de Louvois*, tome I, p. 465 et suivantes.) M. Mignet a rendu également
hommage à l'habileté déployée par Courtin dans ses diverses missions,
en Suède, à Cologne et en Angleterre. (*Négociations relatives à la succession d'Espagne*, tome III, p. 347-376, et tome IV, p. 141 et suivantes, 271-280, 430-448, 476-502.) Courtin était de la société de
Mme de Sévigné; on trouve dans le recueil de M. Capmas, tome I,
p. 359-360, une lettre à Mme de Grignan écrite en partie par lui, et
en partie par la marquise.

2. Cette liaison avec Louvois aboutit à une hostilité déclarée entre
l'ambassadeur et son secrétaire d'État, M. de Pomponne, qui, jusque-
là, appréciait et reconnaissait l'habileté de Courtin. Voyez une lettre
de celui-ci à Louvois et la réponse de Louvois, relatives aux négociations de 1673, dans la *Correspondance administrative sous le règne de
Louis XIV*, tome IV, p. 743-748.

3. Le marquis de Sourches écrivait, en août 1685 (*Mémoires*, éd.
Bernier, tome I, p. 262) : « La foule de gens qui y venoient importu-
nant le Roi dans un aussi petit lieu que Marly, il défendit que personne
n'y vînt sans lui en avoir demandé permission, donnant par là exclusion
aux gens de moindre étoffe, qui n'osoient la lui demander, et ne la
refusant à aucun homme de condition. » Selon les *Mémoires du duc
de Luynes* (tome XII, p. 452), ce fut seulement en mai 1753 que le
Chancelier et le Garde des sceaux furent portés sur la liste de Marly
et y eurent un logement. Quoique Saint-Simon ne cite ici que deux
exceptions à la consigne établie par Louis XIV, il y en eut quelques

encore de paroître devant le Roi et partout sans manteau, comme les ministres[1]. Peletier de Souzy[2], frère du ministre[3], l'usurpa à son exemple depuis que le Roi lui eut

autres, notamment en faveur du président de Maisons, considéré comme un voisin de campagne, et de M. Nicolay, premier président de la Chambre des comptes de Paris, qui, avant de prendre la robe, avait servi dans les mousquetaires. Cette faveur fut maintenue pour les Nicolay de génération en génération; en 1766, le comte de Noailles écrivait au premier président de ce nom : « Le Roi vous continue, Monsieur, la permission qu'il vous a donnée de venir à Marly. Vous pouvez y amener Monsieur votre fils. Quoiqu'il n'ait pas les mêmes droits encore, S. M. le trouve bon. Vous savez qu'on n'y vient pas en robe, mais en manteau court. C'est au lever du Roi.... » (*Pièces justificatives pour servir à l'histoire des premiers présidents de la Chambre des comptes de Paris*, publiées par A. de Boislisle, n° 853.) Mais on voit que cette exception ne comportait pas le logement et le coucher dans un des pavillons de Marly.

1. Comparez les détails plus complets donnés dans la suite des *Mémoires*, tome IV, p. 38-39. Ailleurs encore (tome VI, p. 267), Saint-Simon dira que, contrairement aux façons d'agir de son parent d'Avaux, Courtin reprenait toujours le costume de robe en revenant d'ambassade.

2. Michel le Peletier de Souzy, né à Paris le 3 juillet 1640, débuta au barreau, puis fut pourvu d'une charge d'avocat du Roi au Châtelet (1660) et devint conseiller au Parlement (1666), intendant en Franche-Comté (février 1668) et en Flandre (juin de la même année), et conseiller d'État semestre (17 juin 1683). Lorsque son frère aîné eut le Contrôle général, il lui fut adjoint, en 1684, avec une commission d'intendant des finances, qu'il conserva jusqu'en 1701. En outre, il remplit les fonctions de directeur général des fortifications, à la place de Louvois, de 1691 à 1715, fut fait conseiller d'État ordinaire en novembre 1693, et entra au conseil des finances en octobre 1702, quand sa commission d'intendant eut été supprimée. Il fut membre des conseils de régence et des finances pendant la minorité de Louis XV, et mourut le 10 décembre 1725. Voyez son article dans le *Moréri* et son éloge dans le tome VII, p. 369, des *Mémoires de l'Académie des inscriptions*, dont il fut nommé membre honoraire en 1701. En 1666, il avait suivi Courtin aux conférences de Bréda : c'était alors l'usage que beaucoup de jeunes gens des grandes familles de robe fissent de ces voyages à la suite des ambassadeurs.

3. Claude le Peletier, contrôleur général et ministre d'État, dont le nom a déjà été prononcé ci-dessus, p. 142, et que nous retrouverons dans le tome suivant, à l'année 1697.

donné les fortifications[1], à[2] la mort de M. de Louvois, qui
le faisoient aller à Marly, mais seulement coucher deux
nuits, pour ses jours d'y travailler[3] avec le Roi[4].

Pour mieux faire connoître ces deux hommes, qui ont
tant influé au dehors, surtout Courtin, aux principales
affaires[5], j'en veux rapporter deux aventures de leur vie.
Tous deux étoient amis de M. de Chaulnes[6]. Courtin étant
intendant[7] en Picardie[8], M. de Chaulnes[9] lui recommanda

Courtin,
Harlay et le
duc de
Chaulnes.
[Add. S^tS. 184]

1. La direction des fortifications était alors partagée entre les deux
secrétaires d'État de la guerre et de la marine : voyez un chapitre de
l'*Histoire de Colbert et de son administration*, par P. Clément, tome II,
p. 165-194.

2. Cet *à* remplace un *et*, écrit d'abord.

3. Emploi à remarquer, et dont l'Académie ne donne pas d'exemple,
d'un infinitif, au lieu d'un nom, après *jour de*.

4. Comparez la suite des *Mémoires*, éd. 1873, tome I, p. 471, et
tome II, p. 222. Le *Journal de Dangeau* parle très souvent de ce travail
de M. de Souzy avec le Roi, qui se faisait le lundi, après dîner.

5. De cet emploi insolite d'*à*, au lieu de *sur*, après *influer*, au figuré,
on peut rapprocher un exemple de Bossuet, d'*influer* avec *y* (à cela),
cité par M. Littré à l'article de ce verbe, 1°.

6. On a déjà parlé des ambassades de M. de Chaulnes. Courtin fut,
dans la suite, plénipotentiaire avec ce duc et Barrillon au congrès de
Cologne, en 1673 (voyez ci-dessus, p. 101, note 7, et 279, note 5), et
Dangeau nous le montre, en 1685 (*Journal*, tome I, p. 163), négociant .
la vente de la terre de Magny au nom du duc.

7. Comme Saint-Simon reviendra plus d'une fois sur l'administration
des intendants, et particulièrement sur leur rôle dans la répartition de
l'impôt, dont il va indiquer ici certaines conséquences très graves, nous
croyons bon de traiter ces deux sujets, une fois pour toutes, dans une
notice qu'on trouvera à l'Appendice, n° XXV.

8. Il occupa ce poste de 1663 à 1665: voyez *les Intendants de la généralité d'Amiens (Picardie et Artois)*, par le baron de Boyer de Sainte-
Suzanne, p. 114-118.

9. Le duc et la duchesse de Chaulnes avaient presque autant d'autorité en Picardie que dans leur gouvernement de Bretagne, et Mme de
Sévigné, visitant les terres dont va parler Saint-Simon, admira beaucoup cette situation. « Mme de Chaulnes, écrivait-elle à la comtesse
de Grignan, est honorée et révérée à Amiens comme vous l'êtes en
Provence ; je n'ai jamais vu que cela de pareil. » (*Lettres*, tome IX,
p. 32.)

fort ses belles terres de Chaulnes[1], Magny[2] et Picquigny[3], qui sont d'une grande étendue, et Courtin ne put lui refuser le soulagement qu'il demandoit. La tournée faite, M. de Chaulnes fut fort content, et il espéra que cela continueroit de même; mais Courtin, venu à l'examen de ses

1. Chaulnes (aujourd'hui chef-lieu de canton du département de la Somme, arrondissement de Péronne) était un ancien comté, venu à Honoré d'Albert, frère du connétable de Luynes, par son alliance avec Charlotte d'Ailly, et érigé en duché-pairie à son profit, par lettres du mois de janvier 1621. Les mouvances en étaient peu considérables; mais le revenu s'élevait à vingt mille livres, selon le *Mémoire de la généralité d'Amiens* (1698), à vingt-cinq mille, selon le *Journal de Dangeau* (tome I, p. 164). On y voit encore des restes du château que visita, en 1689, Mme de Sévigné, et qu'elle a décrit, ainsi que les jardins et le pays d'alentour (*Lettres*, tome IX, p. 22). Chaulnes faisait partie de la généralité d'Amiens, élection de Péronne.

2. Magny, aujourd'hui Guiscard (département de l'Oise, arrondissement de Compiègne), n'était pas de la généralité d'Amiens, mais de celle de Soissons, élection de Noyon; il est vrai que Courtin était chargé en même temps des deux généralités. Lorsque le second duc de Chaulnes, en 1685, liquida ses dettes, Magny fut proposé au duc du Maine par l'intermédiaire de Courtin, comme nous l'avons dit, et de Louvois, moyennant sept cent trente mille livres et quinze cents louis de pot-de-vin; mais le marché manqua (*Dangeau*, tome I, p. 163 et 179; *Sourches*, éd. 1881, tome I, p. 212). Ce fut le comte de Guiscard qui se rendit acquéreur, sur le duc de Chevreuse, en octobre 1698, pour cinq cent quarante mille livres, et il obtint l'érection de cette terre en marquisat de Guiscard, au mois de janvier 1703, pour sa fille. Toutes charges déduites, le produit annuel était de vingt-deux mille livres (*Dangeau*, tomes VI, p. 447, et IX, p. 84); il y avait un beau château, avec parc, jardins et eaux courantes. Plusieurs fois la cour s'y était arrêtée en allant aux frontières.

3. Picquigny (chef-lieu de canton du département de la Somme, arrondissement d'Amiens), autrefois *Pecquigny*, était une très ancienne baronnie jointe au vidamé d'Amiens et relevant de l'évêché. Les d'Albert tenaient cette terre, de même que Chaulnes et Magny, de l'héritière de la maison d'Ailly. Ses mouvances étaient extrêmement considérables : on y comptait environ sept cents fiefs, et le revenu était de vingt mille livres, selon le *Mémoire de la généralité d'Amiens*, ou de trente-deux mille, selon le *Journal de Dangeau* (tome I, p. 163). Mme de Sévigné a décrit le château dans une lettre du 27 avril 1689. Picquigny faisait partie de l'élection d'Amiens. Louis XV l'érigea en duché en 1762.

impositions, trouva qu'il avoit fort surchargé d'autres[1]
élections[2] de ce qu'il avoit ôté aux terres de M. de Chaulnes. Cela alloit loin. Le scrupule lui en prit; il n'en fit pas
à deux fois : il rendit du sien ce qu'il crut avoir imposé
de trop à chaque paroisse par le[3] soulagement qu'il avoit
fait à celles de M. de Chaulnes[4], et quitta l'intendance
sans que le Roi l'y pût retenir.

Le Roi avoit tant de confiance en lui pour les affaires
de la paix[5], qu'il le pressa de demeurer plénipotentiaire,
en consentant que Mme de Varangeville[6], sa fille, en eût
le secret et écrivît tout sous lui ; mais il ne put se résoudre au voyage ni au travail[7]. Avec ses yeux, sa santé

1. *D'autres* est écrit en interligne, au-dessus de *des*, biffé.
2. Chaque généralité, dans les pays de taille, était divisée en un certain nombre de circonscriptions, pourvues chacune d'un tribunal d'*élection*, qui connaissait des matières relatives à la répartition, au recouvrement et au contentieux de l'impôt. En 1700, la généralité d'Amiens
comptait six élections, et celle de Soissons sept.
3. *Par* remplace *et ser*, et *le* est écrit en interligne.
4. Nous donnerons l'explication de tous ces procédés administratifs
dans l'appendice n° XXV.
5. La paix qu'on allait négocier en Hollande ; Saint-Simon reprend
son récit sans nous prévenir que la digression est finie.
6. Charlotte-Angélique Courtin avait été mariée, le 6 octobre 1678,
à Jacques Roque, seigneur de Varangeville, ambassadeur à Venise et
secrétaire des commandements du duc d'Orléans. Veuve depuis 1692,
elle ne mourut que le 6 mars 1732, à soixante et onze ans. Mme de
Varangeville habitait, avec son père, une petite maison de Meudon, qui
leur était utile à cause du voisinage de Châville et des le Tellier, et
dont la proximité l'avait mise aussi en relations familières avec Monseigneur. (*Journal de Dangeau*, tome V, p. 436.)
7. Comparez les tomes III, p. 206, et IV, p. 39, des *Mémoires*, éd.
1873, et le Chansonnier, ms. Fr. 12 692, p. 194. Le P. Léouard a con-
signé ces faits dans plusieurs de ses portefeuilles (Arch. nat., M 757,
p. 58-59 ; M 763, et MM 824, fol. 90). Dans le premier recueil, à la
date du mois de février 1698, il s'exprime ainsi : « M. Courtin, sous-
doyen des conseillers d'État ordinaires, alla à Versailles porter à signer
au Roi le contrat de mariage de sa petite-fille, Mlle de Varangeville, avec
M. le marquis de Poissy, fils de M. de Maisons, président à mortier.
S. M. lui demanda des nouvelles de ses yeux, dont il est incommodé

diminuoit; il avoit été fort galant[1] et avoit passé toute sa vie dans les affaires et dans le plus grand monde, où il étoit fort goûté, et il voulut absolument mettre un intervalle entre la vie et la mort. Aussi ne parut-il guère depuis, et demeura fort retiré chez lui[2].

M. d'Harlay[3], avec une figure de squelette et de spectre[4],

depuis quelques années. Après avoir répondu que sa vue étoit toujours en mauvais état, le Roi, se tournant vers le monde, dit tout haut : « Voilà « des yeux qui me coûtent bien cher, etc. »; voulant dire que, si M. Courtin avoit été en état d'aller aux conférences de Ryswyk pour la paix, il auroit mieux ménagé les intérêts de la France que n'ont pas fait les autres plénipotentiaires que S. M. y a envoyés. Le Roi avoit nommé, le 9 octobre 1696, M. Courtin pour son premier plénipotentiaire. Il voulut s'en excuser sur son incommodité des yeux : le Roi lui dit qu'il avoit plus besoin de son esprit que de sa vue; mais, les passeports n'ayant pas été expédiés, et son mal étant augmenté à la fin de novembre, il supplia le Roi de le dispenser de cet emploi. On tient pour assuré qu'il prétexta de cette incommodité parce qu'il prévit bien, selon les instructions qu'on avoit commencé à lui donner, que la paix ne seroit pas honorable à la France et que le roi d'Angleterre, Jacques II, ne seroit pas rétabli : ce qui le chagrinoit, ayant, depuis son ambassade en Angleterre, d'étroites liaisons avec ce prince, dont il est fort considéré et qu'il va voir souvent à Saint-Germain-en-Laye. » — On estima à deux millions la perte causée par la faute que fit le plénipotentiaire Harlay en consentant trop tôt à faire revenir les armées du territoire ennemi, alors qu'il n'y avait point de magasins préparés sur les frontières. Courtin, bien plus versé dans les calculs de la diplomatie, n'eût point commis un pareil mécompte. (Papiers du P. Léonard, M 763.)

1. Ici, et six, puis encore treize lignes plus loin, et à la page 288, comme ci-dessus, p. 21, 67 et 122, *galant* est écrit par un *t*, tandis qu'il l'est par un *d* aux pages 184 et 239.

2. Nous le verrons bientôt, en 1697, refuser une place de membre du conseil des finances. Sa cécité devenant presque complète, il voulut, en 1701, rendre les bureaux qu'il avait au Conseil, et qui étaient d'un assez gros produit; mais le Roi le maintint partout, « soit qu'il pût travailler ou non. » (*Journal de Dangeau*, tome VIII, p. 211.)

3. On a vu plus haut ce nom, qui commence ici et mainte fois dans les pages qui vont suivre par une *h* muette, écrit mainte fois aussi par une *h* aspirée (tome II, p. 53, 241 et 245).

4. Comparez notre tome II, p. 245, et voyez une plaisanterie du « gros » Barrillon dans les *Lettres de Mme de Sévigné*, tome VIII, p. 412.

étoit galant aussi. Le chancelier Boucherat, son beau-
père[1], étoit ami intime de M. de Chaulnes[2], et M. de Chaulnes, au temps de cette aventure, étoit aux couteaux tirés[3]
avec M. de Pontchartrain, premier président du parlement
de Rennes[4] : tous deux en Bretagne, et tous deux remuant
l'un contre l'autre tout ce qu'ils pouvoient à la cour, à
qui auroit le dessus dans leurs prétentions[5]. Pontchartrain

1. Harlay avait épousé Mlle Boucherat le 22 décembre 1670 : voyez
le *Journal d'Olivier d'Ormesson*, tome II, p. 606.

2. Il se trouvait ainsi être de la société de Mme de Sévigné ; mais on
voit, par les lettres de celle-ci (tome IV, p. 211 et 238), que Boucherat
et Harlay, en 1675, eurent une mission auprès des États de Bretagne,
qui dut déplaire beaucoup à M. de Chaulnes. Harlay, qui s'était déjà
fort bien acquitté de pareil emploi aux États de 1673, comme commissaire royal, y retourna encore en 1689, et eut un véritable succès d'éloquence (*ibidem*, tome IX, p. 279).

3. Au lieu de cette locution proverbiale bien connue, et que nous
avons déjà rencontrée (tome I, p. 227), signifiant « être en querelle,
en inimitié ouverte, » nous trouverons plus tard (tome VI, p. 380) *aux
couteaux*, sans *tirés*. On disait dans le même sens : « être aux épées et
aux couteaux » ; voyez, dans la correspondance de *Mme de Sévigné*, une
lettre de son fils (tome IV, p. 338). Furetière donne, dès 1690, à (pour
aux) *couteaux tirés*, que l'Académie n'admet, comme substitut facultatif
de l'autre tour, qu'à partir de sa 6ᵉ édition (1835).

4. Ainsi que nous l'avons dit, tome I, p. 52, note 2, Louis Phélypeaux
de Pontchartrain avait occupé ce poste de premier président de 1677
à 1687, avant d'être rappelé à Paris par le contrôleur général le Peletier,
et, comme il n'y avait pas encore d'intendant en Bretagne, il en faisait
toutes les fonctions. Comparez la suite des *Mémoires*, tome II, éd. 1873,
p. 224-225, et l'Addition à Dangeau du 30 juin 1714, tome XV, p. 177.

5. Comparez la suite des *Mémoires*, tome II de 1873, p. 223. — On
trouve une allusion à cette rivalité dans un passage des *Mémoires du
marquis de Sourches* écrit à propos du remplacement de M. de Caumartin par M. de Fieubet, comme commissaire du Roi aux États de
Bretagne de 1685 (éd. Bernier, tome I, p. 199-200) : «.... La raison de
cela étoit que, M. le Chancelier s'étant déclaré ouvertement contre M. le
duc de Chaulnes, gouverneur de Bretagne, il avoit trouvé mauvais que
M. de Caumartin eût de grandes liaisons avec ce duc.... M. de Fieubet
lui paroissoit plus propre à ses intentions, n'ayant pas de liaison avec
M. de Chaulnes et en ayant beaucoup avec M. de Pontchartrain, premier président du parlement de Bretagne, petit homme d'un grand

étoit aussi fort galant[1], et il avoit à Paris un commerce
de lettres avec une femme avec qui il étoit fort bien[2], et
qui avoit la confiance de tous ses ressorts contre M. de
Chaulnes. Le diable fit qu'Harlay devint amoureux de cette
même femme, et qu'elle crut tout accommoder en ne se
rendant pas cruelle au nouvel amant, pour mieux servir
l'autre. Le Chancelier étoit instruit de tout par M. de
Chaulnes; il étoit déclaré pour lui contre Pontchartrain.
Tout ce qui se tramoit pour l'un contre l'autre se passoit sous les yeux de Boucherat, et fort souvent par
son ministère. Il aimoit passionnément Mme d'Harlay, sa
fille, et ne cachoit rien à Harlay, qui logeoit avec lui[3].
L'amour corrompit ce dernier jusqu'à livrer son ami à sa

mérite, de beaucoup d'esprit et d'une égale ambition, lequel, ayant
été mis fort jeune à la tête de ce parlement, et peut-être par les soins
de M. de Chaulnes, qui s'étoit imaginé le gouverner à sa fantaisie,
croyoit avoir eu depuis de grands sujets de se plaindre de ce duc,
et, s'étant soustrait à sa domination, avoit cherché l'appui de M. le
Chancelier, par le moyen de M. le Contrôleur général. Son mérite et
les intentions de M. le Chancelier contre M. le duc de Chaulnes lui
avoient ouvert toutes les portes de ce côté-là, et il étoit alors un grand
acteur pour contrecarrer en toutes choses les desseins de M. de Chaulnes, quoique, en apparence, ils vécussent ensemble comme s'ils eussent
été encore bons amis. » — Effectivement deux lettres de M. de Pontchartrain au ministre le Peletier, publiées dans le tome I de la *Correspondance des contrôleurs généraux*, n°⁸ 195 et 197, le montrent « con-
trecarrant en toutes choses » les propositions et les idées de M. de
Chaulnes. Dans le *Sévigné*, tome IX, p. 45, 68 et 254, on voit que
Mme de Marbeuf fut longtemps brouillée avec les Chaulnes, comme
coupable « d'avoir reçu M. de Pontchartrain chez elle, de lui avoir donné
un souper magnifique, et d'avoir dit qu'on le regardoit comme le sau-
veur et le restaurateur de la province. » La marquise elle-même avait
peine à se maintenir en bons termes avec les deux partis.
  1. Saint-Simon dira plus tard : « Pontchartrain, né galand (*sic*) et avec
un feu et une grâce dans l'esprit que je n'ai point vus dans aucun autre,
si ce n'est en Monsieur de la Trappe, se distinguoit dans les ruelles
et les sociétés à sa portée.... » (*Mémoires*, éd. 1873, tome II, p. 224.)
  2. « Une femme considérable de la robe, » dit Saint-Simon dans
l'Addition n° 184.
  3. L'hôtel du Chancelier était dans la rue Saint-Louis, au Marais.

maîtresse et à lui rendre compte de tout ce qui se passoit de plus secret contre Pontchartrain.

Ce manège eut à peine duré deux ou trois mois, qu'il
se présenta une question fort importante pour les deux
ennemis, sur laquelle tous les ressorts furent mis en
mouvement de part et d'autre. Au plus fort de ces intrigues, Harlay vint de Versailles descendre chez sa dame,
qui trouva son récit si important, qu'elle exigea de lui de
mettre par écrit toute sa découverte, tandis qu'elle écri-
roit à part à Pontchartrain, pour ne lui pas envoyer un
volume sous la même enveloppe. Harlay étoit las : il fallut obéir et écrire chez cette femme ; l'écriture fut longue
et détaillée, le cabasset[1] s'échauffa, sa tête se remplit du
nom de M. de Chaulnes, tellement et si bien qu'il cachette
sa lettre, mit[2] le dessus[3] à M. de Chaulnes au lieu de M. de
Pontchartrain, et, comme il étoit jour de poste[4] et que
l'heure pressoit, s'en va et la donne à un laquais pour la
mettre à la poste, et se couche très fatigué[5]. On peut
juger de la surprise de M. de Chaulnes, qui connoissoit
parfaitement l'écriture de M. d'Harlay, sur l'amitié intime
et le secours duquel il comptoit en toute confiance, et
personnellement et par rapport au Chancelier, quand il

1. « *Cabasset* (dans le manuscrit *cabacet*), vieux mot, qui signifioit une
arme défensive qui couvroit la tête.... On dit proverbialement qu'un
homme a bien du bon sens ou de la malice *sous son cabasset*, pour
dire dans sa tête. » (*Furetière*, 1690.) M. Littré, citant de ce passage
des *Mémoires* une leçon qui diffère, non pas seulement de la nôtre,
c'est-à-dire du manuscrit autographe et unique, mais même de l'é-
dition à laquelle il nous renvoie, propose une interprétation au sens
figuré, que le vrai texte ne comporte point.

2. Saint-Simon a corrigé *met* en *mit*, par inadvertance sans doute,
laissant les autres verbes à l'indicatif.

3. Mot fréquent autrefois au sens d'adresse : voyez le *Lexique de
Mme de Sévigné*.

4. Les départs de la poste aux lettres n'étaient point quotidiens : de
Paris pour la Bretagne, ils avaient lieu le lundi, le mercredi et le samedi.

5. Dans le récit de l'Addition n° 184, c'est l'amie qui se charge de
fermer et cacheter la dépêche.

se[1] vit trahi de la sorte, et la douleur de Pontchartrain
de ne point recevoir les avis importants d'Harlay annon-
cés par la lettre de son amie. Ils ne surent ce que la
lettre étoit devenue; mais Harlay se souvint de sa méprise, fut outré, mais n'osa[2] en avertir.

Le voilà dans une peine étrange de la juste colère de
M. de Chaulnes et de l'usage qu'il feroit de sa trahison.
Il se voyoit perdu auprès de son beau-père, et, pour le
monde, dans un prédicament[3] à le noyer et en même
temps bien ridicule à son âge[4]. Son parti fut le silence et
d'attendre la bombe[5]. M. de Chaulnes, de son côté, sut
profiter d'une si lourde méprise, et ne sut pas moins n'en
faire aucun semblant. Harlay, aux écoutes, trembloit à
chaque ordinaire[6] de Bretagne, et respiroit jusqu'au suivant; mais il transit lorsqu'il sut M. de Chaulnes en chemin de Paris. Il avoit accoutumé, les premiers jours de
ses retours à Paris, de donner à dîner au Chancelier et à
sa famille, avec quelques amis les plus particuliers. Jus-

1. La première lettre de *se* est un *v[it]*, corrigé en *s*.

2. Il y a ici du tâtonnement dans le manuscrit. Il semble que Saint-
Simon avait commencé par écrire *n'o[sa]*, sans *mais*, puis qu'il a mis,
en surchargeant ces initiales, *mais il;* et enfin il a corrigé définitivement *il* en *n'o[sa]*.

3. *Prédicament*, terme de logique, signifiant « attribut » et « caté-
gorie », se disait familièrement dans le sens de « bonne ou mauvaise
réputation », et nous le retrouvons dans une Addition sur le marquis
de Termes, *Journal de Dangeau*, 19 février 1688, tome II, p. 110.
Jean-Jacques Rousseau a encore employé plusieurs fois le mot dans
cette acception.

4. Ce membre de phrase : « et.... âge », a été ajouté en interligne.

5. Les dictionnaires de la fin du dix-septième siècle n'indiquent pas
cette expression métaphorique, qui, bien que d'origine récente, était
déjà familière à Mme de Sévigné et à d'autres, comme à Saint-Simon.

6. L'*ordinaire* était le courrier des postes qui partait à intervalles
réguliers de la Bretagne pour Paris et de Paris pour la Bretagne, comme
nous l'avons dit à la page précédente, note 4 : voyez les *Lettres de
Mme de Sévigné*, tome II, p. 72, 245 et 246, et, dans un volume du
Dépôt des affaires étrangères coté *France* 378, l'état général des courriers, carrosses et messageries pour l'année 1703.

que-là Harlay avoit caracolé[1] pour éviter[2] partout M. de
Chaulnes et pour l'aller chercher chez lui lorsqu'il s'étoit
bien assuré de ne le trouver pas; mais le cœur lui battoit du dîner, s'il en seroit prié à l'ordinaire, s'il iroit
étant prié, et, s'il y alloit, ce qu'il y deviendroit, et quelle
scène il y pourroit essuyer devant son beau-père. Il fut
prié, et il y alla comme un homme qu'on mène à la po-
tence. M. de Chaulnes avoit malicieusement fait tomber
ce dîner à un jour d'ordinaire de Bretagne. La compagnie arrive, est reçue avec l'amitié ordinaire; mais pas
un mot à M. d'Harlay. Vers le moment de servir, M. de
Chaulnes regarde sa pendule, se tourne au Chancelier,
lui dit qu'on va dîner, qu'il est jour d'ordinaire de Bretagne, que toutes ses lettres sont faites, mais qu'il lui
demande la permission de passer un demi-quart d'heure
dans son cabinet, parce que sa coutume est toujours de
les voir lui-même fermer, et, regardant Harlay entre
deux yeux[3] : et mettre le dessus à ses lettres, pour éviter les méprises qui arrivent quelquefois, et qui peuvent
être fâcheuses; et tout de suite, en souriant et toujours
regardant Harlay, va dans son cabinet. Harlay, à ce
qu'il a dit depuis à Valincour[4], qui me l'a conté, pensa

---

1. *Caracoler*, selon Furetière (1690), « se dit figurément, dans les
affaires, pour dire : biaiser, ne marcher pas droit. » L'Académie ne
note cette métaphore dans aucune de ses éditions.

2. Les deux premières lettres d'*éviter* corrigent *ne*.

3. « Jetant un regard assené sur Harlay, » dit l'Addition n° 184.

4. Jean-Baptiste-Henri du Trousset de Valincour naquit à Paris, le
1er mars 1653. S'étant fait connaître de très bonne heure par sa critique de la *Princesse de Clèves* (1678) et par une *Vie de François de
Lorraine, duc de Guise* (1681), il fut choisi, la même année 1681, pour
faire les fonctions de gentilhomme ou de sous-précepteur auprès du
comte de Toulouse, et ce prince, devenu amiral de France, le nomma,
en 1688, secrétaire de ses commandements et secrétaire général de la
marine, puis, en 1689, secrétaire général du gouvernement de Guyenne,
et enfin, en 1695, secrétaire général du gouvernement de Bretagne.
En 1699, Valincour succéda à son ami Racine, comme membre de
l'Académie française et comme historiographe du Roi. En 1712, il

évanouir[1], et se trouva effectivement assez mal pour
le craindre; il le cacha pourtant : à quoi sa naturelle
pâleur ·de mort le servit bien. Le maître d'hôtel vint
avertir[2]. M. de Chaulnes, qui rioit dans son cabinet et
s'épanouissoit de sa vengeance, sortit, fit passer le Chancelier et les dames, prit Harlay par la main, et, souriant toujours : « Allons, Monsieur[3], et buvons ensemble; voilà comme je sais me venger[4]. » A ces mots, l'autre
pensa fondre[5] : il ne put répondre une parole; il dîna mal,
trouva qu'on dînoit longtemps, et disparut dès qu'il le
put sans trop d'affectation. Jamais il n'en a été question
depuis de la part de M. de Chaulnes, et Harlay ne sachant
plus que devenir avec un homme si offensé et si trahi,
et en même temps si sage, si modéré, si maître de soi-
même, il en pensa mourir de honte et de douleur.

acheta une des charges de secrétaire de la chambre. En 1721, il remplaça le marquis de Dangeau à l'Académie des sciences, ayant, deux
ans auparavant, donné sa démission de membre honoraire de l'Académie
des inscriptions. Il mourut à Paris le 5 janvier 1730. Nous verrons souvent son nom revenir sous la plume de Saint-Simon, avec lequel il lia
une vraie amitié, et qui lui dut beaucoup d'anecdotes et d'informations.

1. L'Académie, dans ses deux premières éditions, admet, comme
également usités, *évanouir* et *s'évanouir*. Le dictionnaire de Furetière
fait remarquer, dès 1690, que ce verbe « ne se dit guère qu'avec le
pronom personnel. »

2. En omettant le point qui est ici au manuscrit et y corrige une
virgule, les éditions antérieures ont brouillé le tour et le sens.

3. La capitale *M* corrige une minuscule *m*.

4. Cette fin de l'épisode est toute différente dans le texte de l'Addition n° 184, où le duc de Chaulnes ne dit rien à son convive, et par
conséquent ne parle pas de vengeance. On trouve encore une troisième
version ou rédaction dans l'article CHAULNES des *Duchés-pairies éteints*
(vol. 58, fol. 113, des Papiers de Saint-Simon, aux Affaires étrangères).

5. Le sens que prend ici *fondre* peut se déduire de l'une ou de
l'autre de ces deux acceptions du verbe : « se réduire à rien », et
« s'abîmer (sous terre) », deux façons de « disparaître ». M. Littré
adopte, à l'article FONDRE, 10°, la seconde explication, et traduit par
« s'abîmer de confusion ». La première fait penser à l'étymologie d'*évanouir*, que nous avons huit lignes plus haut, précédé de même de *pensa*.
Dans l'Addition 184 (ci-après, p. 372), Saint-Simon dit que M. de Harlay

De ces deux plénipotentiaires, il y a loin en soi, et avec le même duc de Chaulnes[1].

Callières fut enfin déclaré le troisième. C'étoit un Normand attaché en sa jeunesse à MM. de Matignon[2], pour qui il conserva toute sa vie beaucoup de respect et de mesure. Son père[3] avoit été à eux[4]. Il avoit beaucoup de lettres[5], beaucoup d'esprit d'affaires et de ressources;

Callières.
[*Add. S^tS. 185*]

« en pensa rentrer cent fois en terre », même figure que dans l'explication de M. Littré.

1. Il y a loin de l'un à l'autre (*en soi*, c'est-à-dire à ne prendre qu'eux, à les comparer entre eux), et loin de l'un et de l'autre au duc de Chaulnes. C'est l'idée de comparaison qui amène cet *avec* après *loin*. La clarté, avouons-le, laisse à désirer.

2. Il était né sur leurs terres mêmes, à Torigny.

3. Jacques de Caillières (il écrivait ainsi son nom à la différence de son fils, qui signait : *Callières*), également versé dans les lettres et dans la science des armes, s'attacha aux maisons de Longueville et de Matignon et devint gouverneur du comte de Matignon, qui lui donna plus tard le commandement de la place de Cherbourg. Il prenait en outre la qualité de maréchal de bataille des armées du Roi. Il publia : en 1660, une *Lettre héroïque à Mme de Longueville;* en 1661, *la Fortune des gens de qualité* et l'*Histoire de Jacques de Goyon de Matignon, maréchal de France;* en 1662, l'histoire « fort divertissante » du duc de Joyeuse le capucin, dédiée à Mademoiselle (voyez les *Mémoires* de cette princesse, tome IV, p. 435)[a]. Il avait pris pour femme, dans les environs de Coutances, une demoiselle Madeleine Potier, qui, selon le Chansonnier (ms. Fr. 12 617, p. 437), ne se fit pas une très bonne réputation.

4. Voyez une lettre de Jacques de Caillières à d'Hozier (10 décembre 1643), sur la généalogie des Matignon, dans le dossier CAILLÈRES (*sic*), au Cabinet des titres.

5. Callières, reçu à l'Académie française, en 1689, pour un *Panégyrique historique du Roi* composé en vue de cette élection, avait fait, un peu auparavant, l'*Histoire poétique de la guerre nouvellement déclarée entre les anciens et les modernes.* Il publia, en 1692, un livre *Des mots à la mode*, qui était la critique de certains néologismes introduits par un mauvais usage, ainsi qu'un autre livre *Des bons mots et des bons contes*, et, en 1695, un *Traité du bel esprit* (ou *du bon et du mauvais usage de s'exprimer*). Mais son principal ouvrage, sur la *Manière de négocier avec les souverains*, ne parut que peu avant sa mort, en 1716.

a Les deux derniers ouvrages figurent dans le catalogue des livres de Saint-Simon, n°s 705 et 727.

et fort sobre et laborieux, extrêmement sûr et honnête
homme. Je ne sais qui le produisit pour aller secrètement en Pologne, lorsqu'il y fut question de l'élection
du comte de Saint-Pol[1]. Il s'y[2] conduisit fort bien et y
lia une grande amitié avec Morstin[3], grand trésorier de
Pologne, qui étoit fort françois et avoit fort travaillé
pour l'élection du comte de Saint-Pol[4], qui ne manqua
que par la mort de ce candidat, tué au passage du Rhin[5].

1. Charles-Paris d'Orléans, comte de Saint-Pol (voyez notre tome II,
p. 124, note 9, et un fragment de l'article LONGUEVILLE, dans les *Duchés-
pairies éteints*, que nous plaçons à l'Appendice, n° XXVI), prit le titre
de duc de Longueville, sur la démission de son frère aîné, le 24 février
1671. — Les *Mémoires de M. de *** pour servir à l'histoire du XVII*
siècle racontent (p. 607 de l'édition Michaud et Poujoulat) qu'une partie des Polonais voulait détrôner le roi Michel Wiecnowiecki : « La
Reine, sa femme, concourut même dans le dessein de le faire abdiquer.
On avoit fait voir à cette princesse le portrait du comte de Saint-Pol,
second fils du duc de Longueville, et elle en avoit été si charmée,
qu'elle vouloit faire casser son mariage pour l'épouser. Cette intrigue
fut si bien conduite, que le comte de Saint-Pol auroit été infailliblement roi de Pologne, s'il n'eût pas été tué au passage de Tolhuys, en
1672. » Comparez les *Mémoires de Pomponne*, tome II, p. 421-423, et
ceux *de Mademoiselle*, tome IV, p. 397-398 ; il avait été sérieusement
question, en 1670, que cette princesse se mariât avec le jeune duc.
Celui-ci avait déjà donné, dans les campagnes de Flandres et de Franche-
Comté, ainsi qu'à Candie, des « marques de valeur telles qu'on la pouvoit attendre d'un comte de Dunois, neveu du prince de Condé. » (*Gazette*, 1672, p. 612.) « C'était, dit un historien moderne, l'âme de saint
Louis, le cœur de Dunois et l'esprit de sa mère. » (Salvandy, *Histoire de la Pologne avant et sous le roi Jean Sobieski*, tome I, p. 372.)
2. *Il s'y* corrige *mais*.
3. Voyez notre tome II, p. 325, note 6, et l'Addition 123, *ibidem*,
p. 408-409. — Nous avons eu tort d'écrire *Morstein*, comme le fait
Saint-Simon, ainsi que presque tous les contemporains ; la signature
est : *Morstin*, quoiqu'on trouve dans des actes *Morsztyn*, comme l'a
écrit Salvandy dans son *Histoire de.... Jean Sobieski*.
4. Il avança de grosses sommes pour cette élection, et ce fut seulement en 1701 que l'héritière de Longueville fut condamnée à les rembourser à ses petites-filles. (*Journal de Dangeau*, tome VIII, p. 111.)
5. Voyez le récit de cette journée dans un mémoire de Louis XIV
sur la campagne de 1672 que M. Camille Rousset a publié (*Histoire de*

Callières, qui se trouvoit bien de Morstin, demeura avec
lui, et, comme ce sénateur étoit tout françois[1], son témoi-

Louvois, tome I, p. 526 et 527; comparez p. 357 et suivantes), dans
les *Œuvres de Louis XIV*, tome III, p. 194-211, dans les *Lettres historiques* de Pellisson, tome I, p. 133 et suivantes, dans la *Gazette* de
1672, p. 611-612, dans la relation du comte de Guiche, jointe à ses
Mémoires concernant les Provinces-Unies (Amsterdam, 1744), ou encore
dans les *Mémoires de l'abbé de Choisy*, témoin oculaire, p. 558-559.
Ce fut la témérité du jeune Longueville qui causa sa mort et celle de
plusieurs de ses compagnons. « Tous ces volontaires, dit Louis XIV,...
donnèrent d'abord beaucoup d'occupation au prince de Condé pour
les retenir; mais enfin le duc d'Enghien et le duc de Longueville lui
échappèrent, et voulurent forcer une barrière pour joindre les ennemis.... » Longueville, qui était en tête, fut tué le premier, de cinq
coups de mousquet. Voyez les lettres que Mme de Sévigné écrivit à
cette occasion, tome III, p. 108-109, 111, 113-114, 117, 118, 135,
etc. Cette mort excita les plus vifs regrets, et la duchesse de Brissac,
sœur de Saint-Simon, fut une des personnes qui, après Mme de Longueville, en marquèrent le plus de douleur (*Lettres de Mme de Sévigné*,
tome III, p. 203 et 227; *Mémoires de l'abbé Arnauld*, p. 549). La nouvelle arriva à Dantzick au moment où la femme de Jean Sobieski, qui
avait été la première à mettre en avant la candidature du jeune prince,
lui préparait une réception triomphale. Ce fut un coup de foudre pour
le parti français, et par suite Michel Wiecnowiecki garda la couronne
(Salvandy, *Histoire de la Pologne avant et sous le roi Jean Sobieski*,
tome I, p. 372-377). Une insinuation de Mademoiselle de Montpensier
ferait croire que Louis XIV ne fut pas très sensible à cet échec de sa
politique : la princesse, après avoir raconté qu'elle sut par « Callières,
gentilhomme de Normandie, » que l'affaire de Pologne était résolue du
côté des Polonais quand le jeune duc périt si malheureusement, ajoute :
« Quoique le Roi eût permis cette négociation, je ne sais s'il en eût
eu la réussite agréable et s'il ne la traversoit point, car il n'a jamais
aimé M. de Longueville. »

1. C'est-à-dire tout dévoué à Louis XIV et aux candidats qu'il proposait pour le trône de Pologne à chaque vacance. De plus, Morstin avait
reçu, en 1678, des lettres de naturalisation, comme on le verra dans
l'appendice XXVII, et ce furent ces attaches multipliées avec la France
qui, jointes peut-être à des irrégularités dans le maniement des finances
publiques ou dans les relations d'intérêts du grand trésorier avec le
Roi, lui valurent des accusations, des persécutions, même une mise en
jugement, et enfin une condamnation, à laquelle il n'échappa qu'en allant chercher un asile auprès de Louis XIV, vers la fin de l'année 1683. Du

gnage fit employer Callières, tout porté sur les lieux, en plusieurs négociations obscures dans le Nord, et même en Hollande. On fut content du compte qu'il en vint rendre plusieurs fois, et il s'acquit plusieurs amis partout où il avoit été. Morstin, s'étant brouillé en Pologne jusqu'à craindre pour sa liberté et pour sa vie, avoit, dans l'appréhension[1] de l'orage naissant, fait passer de gros fonds en France, et les y suivit avec Callières, quand il crut qu'il en étoit temps[2]. Il s'établit à Paris en homme fort riche[3], et logea son ami avec lui[4]. Il n'avoit

reste, ce personnage est assez curieux à connaître en raison du rôle important qu'il joua, sous trois princes différents, comme chef du parti français en Pologne, et, pour donner à cette notice un peu plus de développement, nous la renvoyons à l'Appendice, n° XXVII.

1. Saint-Simon avait d'abord écrit *la crainte;* puis il a biffé ces deux mots, sauf la lettre *l*, et écrit en interligne : *'aprehension* (sic).

2. Comparez notre tome II, p. 325.

3. Nous avons eu tort, à l'endroit cité du tome II, de qualifier de bel hôtel l'habitation où Morstin s'établit sur le quai Malaquais, au coin de la rue des Saints-Pères. Piganiol de la Force (éd. 1742, tóme VII, p. 274) dit qu'elle avait un air de prison ; comparez la *Description de Paris*, par G. Brice, éd. 1752, tome IV, p. 131, et *les Anciennes maisons de Paris*, par M. Lefeuve, tome V, p. 353. Malgré son renom d'avarice, dont la Bruyère (tome I, p. 266 et 503) nous a conservé le souvenir, M. de Morstin comptait parmi les « curieux d'ouvrages magnifiques, » et il avait à Montrouge, dans l'ancienne maison du grand-père maternel de Saint-Simon, de très beaux jardins. On verra en outre, dans l'appendice XXVII, qu'en Pologne, et à raison de la charge très importante dont il était investi depuis 1668, il donnait fréquemment des fêtes magnifiques et avait un grand train de maison.

4. Piganiol de la Force, qui a consacré un article intéressant à Callières, dans sa *Description de Paris* (éd. 1742, tome III, p. 530-538), y dit (p. 533) : « Attaché à la maison d'Orléans-Longueville, il fut employé aux négociations qu'on fit pour faire élire roi de Pologne le duc de ce nom. Cette négociation avoit été si bien conduite, qu'un de nos historiens (l'abbé de Choisy) dit qu'on attendoit à tout moment le courrier qui devoit apporter la nouvelle de cette élection, lorsque ce jeune seigneur fut tué au passage du Rhin, en 1672. Ce contretemps funeste laissa Callières sans emploi, au lieu que, si le duc de Longueville fût parvenu au trône de Pologne, il lui auroit sans doute fait un établissement considérable dans ce royaume-là. Pendant le cours de cette négo-

qu'un fils[1], dont j'ai parlé sur[2] le siège de Namur[3], où il fut
tué. Le père avoit acquis de grandes terres, entre autres
celles de la maison de Vitry[4], et cherchoit à appuyer son
fils d'une grande alliance[5]. M. de Chevreuse, plus touché
de la grande raison de *sans dot*[6], dans le mauvais état de
ses affaires, que du désagrément de prendre un proscrit

ciation, Callières s'étoit lié d'estime et d'amitié avec le comte de Morstein, grand trésorier de Pologne, qui, étant venu s'établir en France,
voulut absolument que Callières acceptât un appartement dans son
hôtel à Paris ; et c'est là que je le connus. »

1. Michel-Adalbert (et non Albert, comme nous l'avons écrit par erreur), comte de Morstin, dit le comte de Châteauvillain : voyez nos
tomes I, p. 268, note 5, et II, p. 325 et 326.

2. *Sur*, à l'occasion de, ou plutôt, elliptiquement, « en écrivant
sur.... »

3. Le second siège de Namur, en 1695, et sa prise par le prince
d'Orange.

4. Ces acquisitions, qui se firent en janvier 1680 (voyez la *Correspondance de Bussy*, tome V, p. 81), comprenaient le comté de Châteauvillain et le marquisat d'Arc-en-Barrois, en Champagne, dont
Nicolas de l'Hospital, maréchal de Vitry, puis son fils, mort en 1679,
ainsi que son petit-fils, tué en 1674, avaient porté les titres, et que
même le maréchal avait fait ériger en duché-pairie de son nom, au
mois de juin 1650. Selon le *Mémoire de la généralité de Champagne*
(1697), Châteauvillain fut vendu neuf cent mille livres à M. de Morstin,
par les créanciers de la maison de Vitry, et, comme l'acquéreur, nous
l'avons déjà dit, passait pour être fort avare, la reine de Pologne lui
donna le sobriquet de *Petit-Vilain*, par allusion au nom de sa nouvelle
terre. (Cabinet des titres, dossier Morstin.) En 1698, lorsque sa bru se
remaria, Châteauvillain fut revendu, par décret sur ses petites-filles
mineures, au comte de Toulouse, qui le fit ériger de nouveau en duché-
pairie, au mois de mai 1703. C'est également des Vitry qu'il avait
acheté la seigneurie de Montrouge, près de Paris. Quelques mois après
la vente de ce patrimoine, et au moment même où finit le séjour de
Morstin en France, le marquis de Vitry, frère cadet du duc et dernier
de ce nom, partit, comme ambassadeur extraordinaire, pour la Pologne.

5. On voulut lui faire épouser, en 1689, la fille du duc d'Uzès (*Lettres
de Mme de Sévigné*, tome VIII, p. 439), celle qui, deux ans plus tard,
fut mariée à Barbezieux et mourut en 1694.

6. Saint-Simon a déjà cité ce mot de *l'Avare* à propos du mariage
de sa belle-sœur avec Lauzun (tome II, p. 277). Madame s'en sert

de Pologne tombé ici des nues pour gendre, en écouta
volontiers la proposition. Callières en fut le négociateur
pour Morstein, et, comme celui-ci[1] étoit détaché de toutes[2]
autres choses que de l'alliance, l'affaire fut bientôt conclue, et Callières s'acquit les bonnes grâces de M. de Chevreuse[3]. La mort du fils, puis du père[4], suivirent d'assez
près le mariage. Callières se livra à la protection de M. de
Chevreuse, à qui il plut par ses lettres[5] et par son esprit
d'affaires et de raisonnement, et par le soin qu'il prit des
affaires des deux filles que son gendre avoit laissées[6].

C'étoit la vie et l'occupation de Callières[7] lorsque le

aussi (voyez sa *Correspondance*, édition Jaeglé, tome II, p. 158), et
Mme de Sévigné (dans deux fragments inédits du recueil Capmas,
tome II, p. 54 et 371). — Dangeau rapporte en effet (tome IV, p. 253)
qu'on ne donnait pas un « gros mariage » à Mlle de Chevreuse.

1. *Ci* a été ajouté en interligne.

2. *Toute*, au singulier. Mieux vaut, croyons-nous, ajouter le signe
du pluriel à ce premier mot, que de l'effacer aux deux suivants.

3. Comparez encore notre tome II, p. 325 et 326.

4. C'est une erreur : le père était mort le 8 janvier 1693, trois mois
avant le mariage, et nous avons vu que le fils ne périt que deux ans et
demi plus tard, à Namur, dans une sortie faite le 18 juillet 1695.

5. Saint-Simon veut sans doute parler du goût de Callières pour la
littérature et de ses ouvrages, plutôt que de sa façon d'écrire les lettres. Ailleurs (tome IV, p. 348), nous verrons l'abbé de Polignac gagner la faveur de M. de Chevreuse « par les lettres et les sciences. »

6. Ces filles moururent sans doute jeunes; on n'en trouve aucune
mention après celle que fait Dangeau en mai 1701 (tome VIII, p. 111).

7. « En 1693, dit Piganiol de la Force, la fortune vint, pour ainsi
dire, prendre M. de Callières par la main, et le conduisit par degrés à un
emploi auquel il n'auroit jusqu'alors osé aspirer. M. de Piles[a], si connu
par son long et fidèle attachement à M. Amelot, un des grands négo-
ciateurs du règne de Louis le Grand, et par la grande réputation qu'il
avoit parmi les curieux de peinture, fut envoyé en Hollande pour y demeurer *incognito* et y travailler avec les personnes qui souhaitoient la
paix. Il fut découvert pour ce qu'il étoit, et l'on sut qu'il s'occupoit
moins de peinture que de négociation. Il fut arrêté par ordre de l'État,
détenu prisonnier à la Haye pendant deux ans, et puis transféré au

[a] Roger de Piles (1635-1709), qui avait commencé par être précepteur chez
M. Amelot. Voyez ce qui est dit de ses négociations secrètes et des livres
qu'il écrivit sur les beaux-arts, dans le *Moréri*, article PILES.

hasard lui fit rencontrer dans les rues de Paris un marchand hollandois fort de ses amis et fort accrédité dans son pays, venu à Paris pour des affaires de prises[1] et de négoces[2]. Ils renouvelèrent connoissance et amitié, parlèrent de la guerre et de la paix, et raisonnèrent tant ensemble, que le marchand lui avoua de bonne foi le besoin et le desir qu'avoit sa république de la paix. Ils approfondirent si bien, que Callières crut en devoir rendre compte à M. de Chevreuse. Il n'étoit qu'un avec le duc de Beauvillier, son beau-frère, qui étoit dans le Conseil[3] : il lui mena Callières. Son récit fut goûté; ces Messieurs le firent voir à Croissy, oncle de leurs[4] femmes, et à Pomponne, leur ami, qui étoit aussi ministre; et, de toutes ces conversations[5], Callières fut envoyé secrètement en Hollande. Il revint quelques mois après, et fut encore renvoyé; et, de ce dernier voyage, il conduisit les affaires au point[6] que les principales difficultés se trouvèrent levées au commencement de l'hiver, et qu'il eut ordre de paroître publiquement comme envoyé du Roi en Hollande[7].

château de Louvenstein, où il fut resserré pendant trois autres années. Il fallut remplacer M. de Piles, et l'on envoya M. de Callières en Hollande. Celui-ci, plus heureux que son prédécesseur, négocia, pendant près de cinq ans, sans être reconnu, et amena les différents intérêts qui agitoient l'Europe au point d'être terminés par un traité de paix. » (*Description de Paris*, éd. 1742, tome III, p. 535-536.)

1. Des prises de navires, soumises au jugement de l'amirauté.

2. *Négoces* est bien ainsi au pluriel. — Selon les *Mémoires du XVIIIe siècle*, par Lamberty, tome I, p. 10-11, « la France envoya une personne à la Haye, qui fut fort secrètement introduite auprès de quelques membres des États généraux par un nommé Mollo, marchand d'Amsterdam, homme d'intrigue et de capacité. On convint qu'on admettroit à Maëstricht Caillères (*sic*), pour convenir authentiquement des préliminaires avec M. de Dijckveldt.... » Ce Mollo est nommé par la *Gazette*, en 1680 et 1683, comme résident de Pologne à la Haye; Harlay et Callières le virent à Namur en 1694.

3. Saint-Simon a corrigé en capitale le *c*, d'abord minuscule, de *Conseil*.

4. *Leur*, ici encore, sans *s*. — 5. Par suite de toutes ces conversations.

6. *Au point* est ajouté en interligne.

7. Dangeau dit, à la date du 12 novembre 1694 : « On croit que

On a vu[1] que Courtin s'excusa d'être plénipotentiaire
pour la paix et que, son collègue Harlay l'étant devenu,
Crécy le fut nommé : on l'y vouloit pour sa capacité et
son expérience, porté par le P. de la Chaise et les jésuites[2]. L'exemple d'un homme de si peu fit mettre Callières en troisième, qui avoit seul conduit l'affaire au
point où elle étoit, et qui étoit instruit de tout à fond[3].

C'étoit[4] un grand homme maigre, avec un grand nez,
la tête en arrière, distrait, civil, respectueux, qui, à force
d'avoir vécu parmi les étrangers, en avoit pris toutes
les manières et avoit acquis[5] un extérieur désagréable[6],

M. de Callières, qui partit, il y a quelque temps aussi, sans qu'on dise
où il est allé, est employé à quelque négociation sous lui (M. de Harlay, à Maëstricht). » Et le 3 mai 1696 : « M. de Callières est parti de
Paris, et on croit qu'il est allé à Amsterdam pour quelques négociations. » Enfin, le 7 juin 1696 : « On prétend que M. de Callières est,
depuis assez longtemps, en Hollande, pour des négociations de paix, et
on dit qu'il est venu à Marly secrètement, qu'il a vu le Roi assez longtemps, et que S. M. l'a fait repartir. » Sa nomination au poste de
plénipotentiaire fut connue, comme nous l'avons dit, le 7 octobre suivant, et le Roi porta ses appointements, peu après, à trente-six mille
livres. (*Journal*, tome V, p. 105, 404, 422, et tome VI, p. 4 et 29.) Un
compte rendu du séjour qu'il fit en Hollande en 1694, avec Harlay,
se trouve aux Archives nationales, K 1352, n° 33.

1. Ci-dessus, p. 279-280 et 285.

2. A cause du P. Verjus, frère de Crécy : voyez le tome II, p. 243.
D'ailleurs, Crécy avait successivement rempli plusieurs missions diplomatiques en Allemagne en 1671, 1672, 1673, 1676, et il avait résidé à
Ratisbonne, comme plénipotentiaire, du mois de mai 1679 aux premiers jours de l'année 1689.

3. Dans le manuscrit, comme d'ordinaire, *fonds*.

4. Il s'agit certainement, dans les deux phrases qui suivent, de Callières, objet de toute la phrase précédente, et non de Crécy, quoique certains traits ressemblent à ce que Saint-Simon a déjà dit de ce dernier
(tome II, p. 243) ; mais, selon un autre portrait (tome VII, p. 128), Crécy
était « un petit homme, » tandis qu'ici Callières est représenté comme
« un grand homme maigre, etc. » ; et d'ailleurs, s'il a été question de
Crécy quatre lignes plus haut, ce n'est que très incidemment, au milieu
de tout ce long passage consacré en entier, sauf une phrase, à Callières.

5. *Acquis* a été ajouté en interligne.

6. Trait commun à Callières et à Crécy : voyez tome II, p. 243.

auquel les dames et les gens du bel air ne purent s'accoutumer, mais qui disparoissoit dès qu'on l'entretenoit
de choses, et non de bagatelles. C'étoit en tout un très
bon homme, extrêmement sage et sensé, qui aimoit
l'État, et qui étoit fort instruit[1], fort modeste, parfaitement désintéressé, et qui ne craignoit de déplaire au Roi
ni aux ministres pour dire la vérité et ce qu'il pensoit,
et pourquoi, jusqu'au bout, et qui les faisoit très souvent
revenir à son avis.

Le Roi traitoit une autre affaire, pour laquelle il avoit
hâté le retour des princes de l'armée, pour qu'il ne parût
auquel d'eux il avoit à parler. L'abbé de Polignac[2],

Candidats pour
la Pologne.
Prince de Conti.

1. La conjonction *et* est biffée après *instruit*, et encore, deux mots
plus loin, avant *parfaitement*.

2. Melchior, second fils du vicomte de Polignac chevalier de l'Ordre
et mort en 1692, naquit au Puy-en-Velay le 11 octobre 1661, et,
après avoir pris ses degrés et soutenu ses thèses de théologie avec un
éclat peu ordinaire, il accompagna le cardinal de Bouillon au conclave
de 1689. Son habileté fut grande, en cette occasion, pour calmer le
Pape au sujet des articles de l'Assemblée de 1682 et obtenir un accommodement; aussi le renvoya-t-on à Rome, en 1691, pour l'élection d'Innocent XII. De retour en France, il entra au séminaire des Bons-En-
fants; mais, dès le mois de mars 1693, il fut nommé ambassadeur en
Pologne, en même temps qu'abbé de Bonport. L'entreprise du prince de
Conti ayant échoué, comme nous l'allons voir bientôt, l'abbé de Polignac fut disgracié lorsqu'il revint, en 1698, et relégué dans son abbaye
jusqu'en 1701. En 1704, il remplaça Bossuet à l'Académie française,
et, en 1706, il fut nommé auditeur de rote. Après trois ans de séjour
et de négociations à Rome, il rentra en France, et, quand furent désignés les plénipotentiaires aux conférences de Gertruydenberg, on l'adjoignit, en cette qualité, au maréchal d'Huxelles. De même, en 1710,
il fut désigné pour prendre part aux négociations du traité d'Utrecht,
et, peu après, le 18 mai 1712, il fut créé cardinal-prêtre, du titre de
Sainte-Marie-des-Anges, sur la présentation du roi d'Angleterre Jacques III. De 1713 à 1716, il exerça les fonctions de maître de la chapelle du Roi; en 1724, il alla prendre la direction des affaires de la
France à Rome; en 1726, il fut nommé archevêque d'Auch; en 1732,
de retour à la cour, il eut le collier du Saint-Esprit (il avait permission
de le porter depuis 1728). Outre l'abbaye de Bonport, il eut celles de
Bégard en 1707, de Mouzon en 1710, de Corbie en 1713, et d'Anchin

ambassadeur en Pologne, crut y voir jour à l'élection en
faveur de M. le prince de Conti[1]. Il le manda, et le Roi,
qui ne demandoit pas mieux que de se défaire d'un prince
de ce mérite si universellement connu, et qu'il n'avoit
jamais pu aimer, tourna toutes ses pensées à le porter
sur ce trône[2]. Les candidats qui s'y présentoient[3] étoient

en 1715. Déjà membre de l'Académie française, il fut élu par celle des
sciences en 1715, et par celle des belles-lettres en 1717. Il mourut à
Paris, le 20 novembre 1741. Voyez le portrait que Saint-Simon fait
de lui en 1705 (tome IV, p. 346-350), et qu'il faut comparer à ceux de
Mme de Sévigné, du marquis d'Argenson, etc. Chrysostome Faucher a
publié une *Histoire du cardinal de Polignac* en deux volumes (1777),
et, en 1868, M. Marius Topin a consacré à la carrière diplomatique du
cardinal, particulièrement à ses négociations en Pologne que va raconter Saint-Simon, le livre intitulé : *l'Europe et les Bourbons sous
Louis XIV*. Sa principale œuvre, en dehors de la correspondance diplomatique, est le poème de l'*Anti-Lucrèce*, publié après sa mort,
en 1745.
  1. En 1663, lorsque Jean-Casimir Wasa avait songé à abdiquer la
couronne de Pologne, sa femme, Louise-Marie de Gonzague, avait voulu
faire élire soit Condé lui-même ou son fils le duc d'Enghien, qui
épousa la fille adoptive de Louise-Marie, soit le prince de Conti, et
Colbert avait vivement engagé Louis XIV à faire réussir une élection
aussi utile à la France ; mais le projet n'avait pas eu de suites à cette
époque, non plus qu'en 1669, quand un nouveau parti se forma en
faveur des Condé, sous les auspices de la femme même du roi Michel
Wiecnowiecki. On a vu plus haut, comment, à défaut d'un Condé, les
visées du parti français se portèrent sur le jeune duc de Longueville,
et comment la mort de celui-ci au passage du Rhin fit tout rompre.
Wiecnowiecki finit son règne deux ans plus tard, et, faute de pouvoir
faire triompher un candidat présenté par la France, Louis XIV dut favoriser l'élection de Jean Sobieski, d'ailleurs tout dévoué à nos intérêts.
Salvandy a retracé ces diverses péripéties dans l'histoire du roi Jean.
Celui-ci mort, on revenait encore aux anciens projets avec l'espérance
d'enlever la Pologne aux influences autrichiennes et de la détourner de
la guerre contre les Turcs, qui, retombant aussitôt de tout leur poids
sur l'Empire, auraient produit une diversion favorable à la France.
  2. Voyez à l'Appendice, n° XXVIII, quelques extraits de la correspondance diplomatique relative à cette candidature, qui sont tirés du
manuscrit Clairambault 1160.
  3. L'énumération qui va suivre a été prise par Saint-Simon dans le

les électeurs de Bavière[1], Saxe[2] et Palatin[3], le duc de
Lorraine[4]; et, bien que les Polonois se déclarassent

Journal de Dangeau, tome V, p. 435 ; comparez aussi les *Annales de la
cour pour 1697*, tome I, p. 165, de l'édition de 1739.

1. Maximilien-Marie-Emmanuel, duc et électeur de Bavière, gouverneur des Pays-Bas espagnols et ancien général des armées impériales
sur le Rhin. Sa notice est dans notre tome I, p. 261, note 1, et nous
l'avons vu, en 1695, diriger les opérations de Flandre conjointement
avec Guillaume III. Très jeune, il s'était distingué dans la guerre contre
les Turcs et leur avait pris la ville de Belgrade (6 septembre 1689).

2. Frédéric-Auguste, fils cadet de l'électeur de Saxe Jean-Georges III,
était né le 12 mai 1670 et avait passé une partie de sa jeunesse à par-
courir l'Europe ; puis il avait fait les quatre premières campagnes de
la présente guerre contre les Français, et s'était marié, en 1693, avec
une princesse de Brandebourg. En 1694, il avait succédé à son frère
Jean-Georges IV comme duc de Saxe, de Clèves, de Juliers, etc., et
comme électeur et archimaréchal de l'Empire. Depuis 1695, il dirigeait
les opérations de l'armée impériale en Hongrie, et Saint-Simon a mentionné plus haut (p. 264) sa défaite du 26 août 1696. Nous le verrons,
en 1697, se convertir au catholicisme et parvenir à la couronne de Pologne, que, malgré de nombreuses compétitions et sauf une abdication
temporaire, il conserva jusqu'à sa mort (1er février 1733).

3. Jean-Guillaume-Joseph, de la branche de Bavière-Neubourg, à laquelle l'électorat était revenu en 1685, était né le 19 avril 1658, et
avait succédé, le 2 septembre 1690, à son père Philippe-Guillaume,
comme duc de Bavière et de Neubourg, comte et électeur palatin du
Rhin. Il mourut le 8 juin 1716. Sa femme, morte en 1689, était une
archiduchesse d'Autriche, fille de l'empereur Ferdinand III. Son père
avait agi activement, en 1669 et en 1673, pour se faire élire roi de
Pologne, mais comme allié et protégé de la France ; depuis, s'étant
laissé entraîner dans le parti contraire par l'empereur Léopold, son
gendre, il avait été un des promoteurs de la ligue d'Augsbourg et était
devenu chef du conseil aulique, etc. Philippe-Guillaume, père de dix-
sept enfants, avait marié ses filles à l'Empereur, au roi de Portugal, au
roi d'Espagne, au prince de Parme et au fils aîné du roi Sobieski.

4. Léopold-Joseph-Charles-Dominique-Agapet-Hyacinthe, duc de
Lorraine et de Bar, né à Insprück le 11 septembre 1679 et fait chevalier
de la Toison d'or en 1690, était petit-neveu du duc Charles IV, qui
avait cédé ses États à Louis XIV par le traité de Montmartre (1662), et
fils aîné du duc Charles V (1643-1690), qui avait brigué deux fois la
couronne de Pologne et commandé longtemps les armées impériales. Sa
mère, Éléonore d'Autriche, était veuve en premières noces du roi Michel

contre tout piaste[1], les fils du feu roi[2] y auroient eu
grand part[3], tant par une coutume assez ordinaire[4] que
par le mérite d'un aussi grand homme que l'étoit J. Sobieski, si l'avarice extraordinaire de la Reine, qui avoit
tout vendu et rançonné, et la hauteur de ses manières
n'eût rendu ses enfants odieux à cause d'elle, et si elle
eût été plus d'accord avec eux[5]. Jacques, l'aîné, étoit
fort mal avec elle; mais il étoit né avant l'élection[6] de

Wiecnowiecki. Nous le verrons remonter sur le trône ducal à la suite des
traités de Ryswyk, épouser une fille du duc d'Orléans, et, depuis lors,
garder la plus stricte neutralité. Il mourut à Lunéville, le 27 mars 1729.

1. *Piast* était le nom du fondateur d'une longue race de princes
et rois de Pologne, finie avec Casimir III le Grand (1370). Par extension,
on désignait de cette appellation générique de *piaste* tout descendant
d'une des dynasties qui avaient occupé successivement le trône, ou
même tout prétendant polonais. Dangeau dit en effet (c'est ce passage
que suit Saint-Simon) : « On mande que.... ceux qui proposeront un originaire polonois, qu'on appelle communément *piast* dans ce pays-là, sera
regardé (*sic*) comme un traître à la patrie. » (*Journal*, tome VI, p. 12.)

2. Jean Sobieski laissa trois fils de son mariage avec Marie-Casimire
de la Grange d'Arquien, savoir : 1° Jacques-Louis-Henri, prince royal
de Pologne, né à Paris le 2 novembre 1667, et tenu sur les fonts baptismaux, à Saint-Germain, le 15 mai suivant, par Louis XIV et la reine
d'Angleterre, lequel fut chevalier de la Toison d'or, gouverneur de
Styrie, etc., et mourut à Zolkiew, le 17 décembre 1737; 2° Alexandre-
Benoît-Stanislas, né à Dantzick, le 6 septembre 1677, et nommé par le
Pape et l'Impératrice, lequel devint, en 1698, capitaine des gardes du
roi Auguste de Pologne, reçut le collier de l'ordre du Saint-Esprit en
1700, et mourut à Rome, le 19 novembre 1714, ayant, peu auparavant,
fait profession de la règle des capucins; 3° Constantin-Philippe-Uladis-
las, né le 1er mai 1680, qui reçut l'Ordre à Rome en même temps que
son frère, et mourut le 28 juillet 1726. Voyez le *Journal de Dangeau*,
tome V, p. 434 : c'est ce texte que notre auteur continue de suivre.

3. Le sens grammatical est : « auraient eu grande part au trône; »
le vrai sens : « auraient eu grande chance d'y monter, d'y être élus. »

4. Quoique les enfants d'un roi défunt n'eussent aucun droit à
la couronne, il avait été d'usage, jusqu'au seizième siècle, qu'on élût
l'un d'eux, et même qu'à défaut de fils on prît une reine parmi les filles.

5. Voyez la suite des *Mémoires*, tome V, p. 291-292, ou l'*Histoire
de J. Sobieski*, par Salvandy, tome III, p. 237, 450-455 et 461-470.

6. *L'élec....* surcharge les mots : *son père*; devant est biffé *que*.

son père[1], ce qui le défavorisoit[2] fort. Il étoit d'ailleurs
peu aimé, et son mariage avec une palatine[3] sœur de
l'Impératrice[4] le rendoit suspect. L'Empereur le portoit;
sa mère le traversoit[5] : elle vouloit un de ses deux cadets,
mais ses trésors lui étoient plus chers encore. Bavière
étoit son gendre[6], avoit pour lui la mémoire du feu roi
et d'être homme de guerre. Saxe avoit aussi cette dernière qualité, et son voisinage, qui avoit fait connoître la
douceur de ses mœurs et sa libéralité[7]. Le duc de Lor-

1. Jean Sobieski n'avait été élu que le 20 mai 1674, alors que son
fils Jacques avait déjà six ans et demi. Celui-ci « était petit, brun,
maigre, inconstant dans ses goûts. Avec un esprit élevé, il déplaisait
par son air seul. Le marquis de Béthune, son oncle, avait dit de lui
qu'il portait l'exclusion sur son visage, et les Polonais ne l'appelaient
que le *fils du grand maréchal*, tandis qu'Alexandre et Constantin étaient
les *fils du Roi*. » (Salvandy, *Histoire de J. Sobieski*, tome II, p. 360 ;
comparez p. 400-401.) Un contemporain (*Mémoires de M. de ****, p. 609)
raconte que Sobieski était devenu avare pour assurer l'avenir de son
fils Jacques, et ne pensait plus à autre chose.

2. Les dictionnaires de la fin du dix-septième siècle s'accordent à
omettre ce verbe, dont les exemples abondent au siècle précédent. Au
reste, Richelet (1680) déclare « vieux et hors d'usage, » de l'avis des
« habiles, » le composé nominal, de formation analogue, *défaveur*.

3. Hedwige-Élisabeth-Amélie de Bavière-Neubourg, fille de l'électeur
palatin Philippe-Guillaume, née le 18 juillet 1673, mariée le 25 mars
1691 à Jacques Sobieski, et morte le 10 août 1722.

4. Éléonore-Madeleine-Thérèse de Bavière-Neubourg, née le 6 janvier 1655, mariée à l'empereur Léopold le 14 décembre 1676, morte le
17 février 1720.

5. *Journal de Dangeau*, tome V, p. 434 et 469.

6. L'électeur de Bavière avait épousé en premières noces, le
15 juillet 1685, Marie-Antoinette, archiduchesse d'Autriche, et, devenu
veuf le 24 décembre 1692, il s'était remarié, le 15 août 1694, avec
Thérèse-Charlotte-Casimire (dite Cunégonde) Sobieski, qui, née le
3 mars 1676 et tenue sur les fonts par le roi d'Angleterre et la reine
de France, mourut à Venise le 11 mars 1730. Le mariage avec une
archiduchesse avait changé les premières inclinations de ce prince,
naturellement porté vers la France : voyez les *Mémoires de Pomponne*,
tome II, p. 258 et suivantes.

7. Frédéric-Auguste de Saxe, appuyé par l'Empereur, le Pape, les   [*Add.* S^t.S.*186*]
jésuites et la Russie, finit par l'emporter sur le prince de Conti. — En

raine étoit fils d'une sœur [1] de l'Empereur, qui [2] avoit été
reine de Pologne, et d'un des plus grands capitaines de
son siècle [3]; plus effectivement porté par l'Empereur que
Jacques Sobieski. Enfin le prince Louis de Baden se mit
aussi sur les rangs, comme un capitaine expérimenté,
peut-être plus pour [4] l'honneur d'y prétendre que par
aucune espérance d'y réussir [5].

La naissance du prince de Conti, si supérieure à celle
de ces candidats, ses qualités aimables et militaires, qui
s'étoient fait connoître en Hongrie [6] et qu'il avoit si bien
soutenues depuis [7], la qualité de neveu et d'élève de ce

1686, il était venu à la cour de France sous le nom de comte de Barby,
et Saint-Simon, rencontrant son nom à cette occasion, dans le *Journal
de Dangeau*, tome I, p. 281-282, a fait une Addition de deux lignes.

1. Marie-Éléonore d'Autriche, fille de l'empereur Ferdinand III, née
en 1655, épousa : 1° le 27 février 1670, Michel Koribut Wiecnowiecki,
élu roi de Pologne l'année précédente, lequel mourut le 10 novembre
1673; 2° le 6 février 1678, Charles, duc de Lorraine et de Bar (note 3).
Devenue veuve en 1690, elle mourut le 17 décembre 1697.

2. *Qui* corrige *et d'un*, récrit un peu après.

3. Charles-Léopold-Nicolas-Sixte, cinquième du nom, dit *le prince*
ou *le duc Charles* (1643-1690), avait été le concurrent de Michel Wiecnowiecki pour le trône de Pologne, puis celui de Jean Sobieski. Il prit
le titre de duc de Lorraine à la mort de son oncle Charles IV, mais
aima mieux ne pas rentrer dans ses États de Lorraine et de Bar lors
de la conclusion de la paix de Nimègue, que de subir les conditions
qu'on lui imposait. Généralissime de l'armée impériale depuis la retraite de Montecuculi (octobre 1680), il remporta nombre de victoires
sur les Turcs, et, pendant la campagne de 1689 sur le Rhin, enleva
Mayence et Bonn aux Français. Mort en Autriche le 18 avril 1690.

4. *Pour* est écrit en interligne.

5. Voyez les *Annales de la cour*, tome I, p. 165.

6. Saint-Simon a déjà dit un mot (tome II, p. 288) de ce voyage des
princes de Conti en Hongrie, sur lequel il s'est plus étendu dans l'Addition 121 (*ibidem*, p. 407). Ils y avaient pris part, comme volontaires,
aux glorieux combats de l'armée impériale commandée par le duc
Charles de Lorraine.

7. Il avait assisté au siège de Philipsbourg et à la conquête du Palatinat, en 1688, puis aux batailles de Fleurus, de Steinkerque et de
Nerwinde ; dans cette dernière journée, son ardeur avait entraîné les

fameux prince de Condé[1], et celle d'héritier et de cousin
germain du comte de Saint-Pol, qui étoit encore regretté
en Pologne et dont il avoit réuni tous les suffrages lorsqu'il mourut[2], firent tout espérer à l'abbé de Polignac, qui
voyoit pour soi le chapeau de cardinal pour récompense,
dont les Polonois sont peu amoureux, et que leurs rois
donnent fort ordinairement à des étrangers, de la façon
desquels nous en avions en France[3]. Le Roi voulut donc

troupes jusqu'au milieu des retranchements ennemis : voyez le récit de
Saint-Simon dans notre tome I, p. 242-261 et 279. En 1695, le prince
avait servi dans l'armée de Flandre.

1. Les *Annales de la cour et de Paris pour les années 1696 et 1697*
(tome I, p. 133) disent que toute l'armée l'adorait comme si l'âme du
feu prince de Condé, son oncle, fût revenue en lui. Voyez ci-dessus,
p. 294, note 1, une citation de la *Gazette*.

2. Encore un défaut de suite dans l'emploi des relatifs; il disparaî-
trait par la suppression d'*et*. Avec la conjonction, le tour devrait être :
« et qui en avoit réuni ». — Voyez, sur le testament du comte de Saint-
Pol Longueville et sur le procès auquel donna lieu sa succession, notre
tome II, p. 125 et 225-227, et ci-dessus, p. 5-7. Saint-Simon a dit, un
peu plus haut (p. 294), que « l'élection ne manqua que par sa mort. »

3. En 1696, on comptait sept cardinaux français, dont deux seulement, M. de Bouillon (1669) et M. de Fürstenberg (1686), avaient eu le
chapeau à la nomination de Louis XIV; on n'avait pu l'obtenir pour
M. de Harlay, et M. de Coislin, substitué à celui-ci, ne fut promu qu'en
1697. Le cardinal le Camus avait été nommé par le Pape lui-même,
proprio motu, en 1686 ; le cardinal d'Estrées était de la nomination du
roi de Portugal (1670), et les trois autres de celle du roi de Pologne,
savoir : M. de Bonsy, pour avoir empêché Jean-Casimir d'abdiquer
(*Mémoires*, tome III, p. 426, et ci-après, p. 326) ; M. de Forbin-Janson,
pour services rendus lors de l'élection de Jean Sobieski (tome V,
p. 291); M. de la Grange d'Arquien, comme beau-père du même Sobieski et en consolation de ce que Louis XIV lui avait obstinément refusé le titre ducal (tome V, p. 291). — A chaque nouvelle exaltation,
la France, l'Autriche, l'Espagne, le Portugal, la Pologne et Venise pouvaient demander un chapeau, et il suffisait de quatre vacances dans le
sacré collège pour que « la promotion des couronnes » se fît. Depuis
Sixte V, il était d'usage que le Pape fît une première nomination pour
sa famille, une seconde pour son propre compte, et la troisième pour
les couronnes. Souvent les droits des trois dernières puissances étaient
méconnus, et le saint-siège prétendait même que la Pologne avait

voir ce que le prince de Conti pourroit faire. Il l'entretint
plusieurs fois en particulier, ce qui ne lui arrivoit guère[1].
Il vendit pour six cent mille livres de terres à des gens
d'affaires, avec la faculté de les pouvoir reprendre dans
trois ans pour le même prix : cette somme fut envoyée
en Pologne, et le Roi promit de la rendre si l'élection ne
réussissoit pas[2].

Pendant un temps si critique pour les candidats, les
princes Alexandre et Constantin[3] Sobieski[4] voyageoient,
et vinrent jusqu'à Paris pour y recevoir l'Ordre, qu'ils
portoient dès avant la mort du roi leur père, qui l'avoit
instamment demandé pour eux. Pour sonder les traite-

Princes Constantin et Alexandre Sobieski, bien qu'incognito, baisent la Princesse.

seulement le droit de solliciter pour un candidat, et non pas précisément celui de le nommer, comme faisaient la France et l'Espagne :
voyez les *Lettres de Mme de Sévigné*, tome IV, p. 557, le *Journal de
Dangeau*, tome VI, p. 60 et 70, et les *Mémoires de Sourches*, éd. 1881,
tome I, p. 50, note 2. Pomponne (*Mémoires*, tome II, p. 3) dit la même
chose que notre auteur du peu d'ambition des prélats polonais pour la
pourpre, qui les eût gênés dans les diètes.

1. Dangeau dit, à la date du 12 septembre (tome V, p. 470) : « Le
Roi eut une grande conversation, ce matin, avec M. le prince de Conti,
et l'on croit que cela regarde la Pologne. » Et le 23 (p. 475) :
« M. le prince de Conti a souvent de petites conférences avec le Roi, et
cela fait croire que S. M. songe à le faire roi de Pologne, d'autant plus
qu'il y a des seigneurs polonois considérables qui le demandent, et qui
ont déclaré qu'ils ne vouloient élire aucun des fils du feu roi, ni même
aucun piast. » Comparez une phrase de Saint-Simon, plus haut, p. 304.

2. Cette phrase est presque littéralement copiée du *Journal de
Dangeau*, tome V, p. 477, 30 septembre. Les *Annales de la cour et de
Paris* (tome I, p. 134) disent : « Quoique ce prince (de Conti) ne fût
pas riche, il ne laissa pas d'envoyer deux cent mille écus de son argent
en Pologne, pour achever de gagner par des présents le suffrage de
ceux qui avoient déjà de la bonne volonté pour lui par le seul bruit de
sa renommée ; car, comme ce n'est qu'en ce temps-là que les grands
de ce royaume ont coutume de faire leur moisson, il ne faut pas prétendre que l'on puisse jamais obtenir leur couronne à moins que de
semer auparavant pour les faire recueillir. »

3. Les deux prénoms sont écrits en abrégé : *Alex. et Const.*

4. Voyez ci-dessus, note 2 de la page 304, et le *Journal de Dangeau*,
tome V, p. 126, 26, décembre 1694. On trouve les portraits de ces deux
princes, au lavis, dans le ms. Clairambault 1170, fol. 61 et 62.

ments qu'ils desiroient, ils demeurèrent *incognito*[1], et néanmoins le Roi leur donna, comme aux gens titrés, la distinction de baiser la Princesse[2] et Madame. Mme de Béthune[3], sœur de la Reine leur mère, arrivoit aussi de Pologne, où son mari[4] avoit été longtemps ambassadeur,

1. Voyez le *Journal de Dangeau*, tome VI, p. 30, 32, 44, etc. Voici le procès-verbal que Sainctot fit de leur visite au Roi : « Le 27 décembre, le prince Alexandre, sous le nom du marquis Jaroslaw, et le prince Constantin, sous celui du comte de Pomergean (?), après la mort du roi Jean III, de la maison de Sobieski, vinrent en France, saluèrent *incognito* le Roi à Versailles. Sa Majesté les reçut debout et découvert, dans son cabinet, vers l'heure de midi, avant qu'il se mît à table. Ils étoient accompagnés de Mme la marquise de Béthune, leur tante, du marquis de Torcy, ministre et secrétaire d'État, de l'introducteur des ambassadeurs et de leurs gentilshommes polonois. Le Roi leur fit un accueil honnête, et, après un demi-quart d'heure de conversation, il s'inclina le premier, pour marquer qu'il avoit reçu leur visite. Ils se retirèrent. Le Roi ne les fit point couvrir. » (Bibl. nat., ms. Fr. 14 119, fol. 268.) Nous les verrons, au mois d'avril 1697, repartir sans que leurs prétentions diverses aient été accueillies. Ils avaient apporté avec eux un million ou douze cent mille écus, et faisaient entendre qu'ils voulaient acheter une terre en France ou des rentes sur la Ville, afin de « donner une idée plus avantageuse de leur mère que l'abbé de Polignac n'en donnoit. » (*Annales de la cour*, tome I, p. 136-140, et *Journal de Dangeau*, tome VI, p. 30.)

2. La future duchesse de Bourgogne, nommée alors, comme il a été dit (p. 276), « la Princesse, » tout court. — Saint-Simon dit, dans sa Table alphabétique (tome XX, p. 569) : « Princes Constantin et Alexandre, fils puînés du roi de Pologne J. Sobieski, quoique *incognito* en France, baisent la Princesse, future duchesse de Bourgogne, laquelle dès lors en avoit le rang. »

3 Marie-Louise de la Grange d'Arquien, fille d'honneur de la Reine, mariée à Rueil, le 20 janvier 1669, avec François-Gaston, marquis de Béthune, et morte le 11 novembre 1728, à quatre-vingt-quatorze ans. Elle avait obtenu la survivance de la charge de dame d'atour peu de temps avant son mariage, en décembre 1668.

4. François-Gaston, marquis de Béthune, de la branche de Selles, né à Selles le 13 mai 1638, et fils du fameux collectionneur de manuscrits, commanda un régiment de cavalerie pendant la campagne de 1667 et fut gouverneur du pays de Clèves en 1672. Sa première mission diplomatique, en 1671, eut pour objet le mariage de Monsieur avec la princesse palatine. Il retourna auprès de l'Électeur en 1674, puis fut

et étoit mort en [la même qualité en Suède[1]. Elle avoit été dame d'atour de la Reine en survivance de sa belle-mère[2], sœur du duc de Saint-Aignan[3]. C'étoit une femme d'esprit, hardie, entreprenante[4], qui, à l'abri de ses neveux Sobieski, se mit dans la tête de faire accroire que, parce qu'elle avoit été dame d'atour de la Reine, elle devoit baiser les filles de France. Madame en fut la dupe et la baisa. Avec cet exemple, par lequel elle avoit commencé, elle crut être admise au même honneur par la Princesse ; mais la duchesse du Lude, à la cour de tout temps, et qui savoit et avoit vu le contraire, n'osa le prendre sur elle. Le Roi, informé de la prétention, la

[Add. S^tS. 187]
[Add. S^tS. 188]

choisi pour aller en Pologne complimenter son beau-frère Jean Sobieski, élu roi, et y emmena Chaulieu, dont les lettres contiennent des détails curieux sur ce voyage. Revenu en 1675 pour recevoir le collier du Saint-Esprit, il retourna encore à Varsovie, comme ambassadeur, de 1676 à 1680, en fut rappelé à cause de la conduite de sa femme, mais y alla de nouveau résider, avec le titre d'envoyé extraordinaire, de 1686 à 1691. Il fut nommé, en 1691, ambassadeur auprès du roi de Suède, et mourut à Stockholm, le 4 octobre 1692. Sur ses ambassades et ses relations avec les Sobieski, voyez la suite des *Mémoires*, tome V, p. 289, une Addition à Dangeau (tome IV, p. 188), les *Mémoires de Choisy*, p. 641-642 et 661-665, ceux *de Pomponne*, tome II, p. 435 et 438-472, etc. Il avait été question, en 1689, de le nommer gouverneur du duc de Chartres (*Journal de Dangeau*, tome II, p. 334 et 476).

1. Ce dernier membre de phrase détaché du relatif *où*, est encore une licence ordinaire à notre auteur dans les constructions conjonctives.

2. Anne-Marie de Beauvillier de Saint-Aignan, mariée le 29 novembre 1629 à Hippolyte de Béthune, comte de Selles, chevalier des ordres et chevalier d'honneur de la reine Marie-Thérèse, dont elle fut nommée dame d'atour. Elle devint veuve le 24 septembre 1665, eut une pension de neuf mille livres en quittant sa charge (décembre 1684), et mourut à Paris, le 12 novembre 1688, âgée de soixante-dix-huit ans.

3. Le père du duc de Beauvillier (tome I, p. 134).

4. « La marquise de Béthune étoit naturellement très intéressée.... Cette femme ne laissoit pas d'avoir, par son esprit difficile, jaloux et impérieux, une sorte d'autorité sur l'esprit du marquis de Béthune, son mari.... » (*Mémoires de Choisy*, p. 663-664 ; comparez les *Lettres de Mme de Sévigné*, tome X, p. 84.) Les *Mémoires de M. de **** (p. 610) la disent, au contraire, fort douce, obligeante et très utile aux Fran-

trouva impertinente et fausse, et fort mauvais que Madame s'y fût laissé[1] tromper[2]. Mme de Béthune, qui savoit fort bien que sa prétention étoit une entreprise[3], la
laissa promptement tomber, et fut présentée à la Princesse sans la baiser.

Coëtquen[4], en arrivant, épousa la seconde fille du duc

Mariage de

çais. Les *Annales de la cour* (éd. 1739, tome I, p. 154) prétendent que
sa folle jalousie l'avait seule empêchée de faire une grande fortune à
Varsovie, et, selon un passage du *Journal de Dangeau* (tome I, p. 253),
elle eut beaucoup de peine, en revenant de Pologne, à obtenir la permission de suivre la cour; cependant, rentrée en grâce par le moyen
de ses parents, vers 1685, elle reçut une pension de quatre mille livres,
portée à neuf mille en 1693 et à treize mille en 1698.

1. *Laissée*, au féminin, dans le manuscrit.

2. Dangeau enregistre le fait en ces termes, à la date du 19 décembre 1696 (tome VI, p. 44) : « Les princes de Pologne allèrent mardi (18
à sa toilette (de la Princesse), et, quoiqu'ils soient ici *incognito*, le
Roi régla qu'ils baiseroient la Princesse. Mme de Béthune prétendoit
le même honneur, comme ayant été dame d'atour de la Reine et, en
cette qualité, à son retour de Pologne, ayant baisé Madame; mais le
Roi a dit que cet exemple ne suffisoit pas, et ne voulut pas qu'elle
baisât la Princesse. » C'est cet endroit du *Journal* qui a inspiré l'Addition de Saint-Simon (n° 188), et par suite le présent passage des *Mémoires*. Nous avons déjà indiqué plus haut, p. 271, note 2, un mémoire
de Breteuil sur les baisers d'étiquette. « La Dauphine, dit ce document,
étant venue en France en 1680, le Roi régla qu'elle ne baiseroit que
les femmes dont elle baisoit les maris, c'est-à-dire les princesses du
sang, les duchesses et les femmes des officiers de la couronne. »
Comparez les *Lettres de Mme de Sévigné*, tome VI, p. 348, le recueil
de la Pairie, Arch. nat., KK 594, fol. 398, et le *Journal de Dangeau*,
tome I, p. 373, et tome II, p. 61, avec Additions de Saint-Simon. Monsieur obtint la même chose pour Madame, « quoique le Roi dit que cette
distinction ne devoit être que pour celle qui devoit un jour être reine. »

3. *Entreprise*, empiétement : voyez le *Dictionnaire de M. Littré* à ce
mot, 3°. En ce sens, il ne s'emploie guère absolument, mais avec *sur*.

4. Sur la maison de Coëtquen, voyez notre tome I, p. 55, note 6. —
Malo-Auguste, marquis de Coëtquen et comte de Combourg, né le
7 juin 1678, eut un régiment d'infanterie en novembre 1696, fut promu
brigadier en 1704, maréchal de camp en 1708, commandant pour le
Roi en Bretagne en 1716, gouverneur de Saint-Malo en 1717, lieutenant général en 1718, et mourut à Saint-Malo, le 30 juin 1727.

Coëtquen avec une fille du duc de Noailles.

de Noailles[1] : il n'avoit point de père, étoit riche, et fils de Mme de Coëtquen[2] célèbre par la passion de M. de Turenne et le secret de Gand[3], qui lui échappa; elle étoit sœur du duc de Rohan[4], de Mme de Soubise[5], dont la beauté a fait une si éclatante fortune, et de la princesse d'Espinoy[6], tous enfants de l'héritière de Rohan[7] qui

1. Marie-Charlotte de Noailles, mariée le 20 novembre 1696, et morte à Paris, le 7 juin 1723, à l'âge de quarante-deux ans.

2. Marguerite-Gabrielle de Rohan-Chabot épousa Malo, marquis de Coëtquen, second du nom, gentilhomme ordinaire de la chambre (1659), gouverneur de Saint-Malo (1662), lieutenant général en Bretagne (1663), grand veneur de Monsieur pour le cerf (1677); elle devint veuve le 24 avril 1679, et mourut le 17 juin 1720, à Rennes, dans un couvent de la Visitation où elle s'était retirée depuis l'année 1708. Elle signait : *M. Chabot de Rohan, douarière de Coesquen.*

3. Gand, capitale du comté de Flandre, fut pris en neuf jours (3-9-12 mars 1678) par Louis XIV et Louvois; mais cela se passait trois ans après la mort de Turenne, et, bien que Saint-Simon répète plusieurs autres fois (tome II, éd. 1873, p. 101, tome XVII, p. 86-87, et Addition à Dangeau, tome XVIII, p. 304[a]) que Mme de Coëtquen arracha à Turenne et livra au chevalier de Lorraine le « secret du siège de Gand, » nous ne pouvons voir là qu'une erreur persistante. D'après l'abbé de Choisy (*Mémoires*, p. 639 et 654; comparez la *Vie de D. de Cosnac*, à la suite des *Mémoires* de celui-ci, tome II, p. 241-242), d'après la Fare (*Mémoires*, p. 268-269), d'après deux lettres de Madame (recueil Brunet, tomes I, p. 243-244, et II, p. 206), etc., ce fut le secret des négociations confiées à Madame Henriette auprès du roi Charles II d'Angleterre, en 1670, que Mme de Coëtquen se fit révéler et qu'elle dévoila à son amant préféré. Quant au siège de Gand, ce prodige de tactique et de combinaisons précises (voyez l'*Histoire de Louvois*, tome II, p. 484 et suivantes), ce « chef-d'œuvre de Louvois » (*Mémoires de Saint-Simon*, tome XII, p. 8, et *Parallèle*, p. 55), personne n'en trahit le secret.

4. Le duc de Rohan-Chabot : voyez tome II, p. 18, note 4.

5. Tome I, p. 85, note 5.

6. Jeanne-Pélagie de Rohan-Chabot, mariée le 11 avril 1668 à Alexandre-Guillaume de Melun, prince d'Espinoy, et morte le 18 août 1698. Elle s'appelait la princesse douairière d'Espinoy depuis la mort de son mari (1679).

7. Marguerite, duchesse de Rohan et princesse de Léon, seule héri-

a Dans une Addition précédente (tome II, p. 86), il dit que l'indiscrétion porta sur les projets formés pour le siège de Maëstricht.

épousa le Chabot[1]. Ainsi le père et les filles devinrent célèbres par le bonheur de l'amour. Coëtquen n'en tint rien : il épousa, pour le crédit des Noailles[2], la plus laide et la plus dégoûtante créature qu'on sût voir, et il prétendit plaisamment qu'on lui avoit fait voir la troisième[3],

tière du grand Henri de Rohan (mort le 13 avril 1638) et d'une fille de Sully, épousa Henri de Chabot le 6 juin 1645, devint veuve en 1655, et mourut à Paris, le 8 avril 1684, âgée de soixante-sept ans. — Saint-Simon reviendra ailleurs sur Marguerite de Rohan, sur son mariage et sur sa descendance : voyez le tome II de l'édition de 1873, p. 69, 101, etc.

1. Henri de Chabot, de la branche des comtes de Jarnac, seigneur de Sainte-Aulaye et de Montlieu, devint duc de Rohan-Chabot par lettres du mois de décembre 1648, données en considération de son mariage. Il fut nommé gouverneur d'Anjou en 1647, et mourut à Chanteloup, près de Châtres, le 27 février 1655, âgé de trente-neuf ans.

2. Coëtquen se trouvait fort riche, car sa mère, décidée à vivre désormais dans la retraite[a], lui céda tout son bien et n'en garda que dix ou onze mille livres de rente, sur les représentations du maréchal de Noailles : voyez les *Annales de la cour et de Paris*, tome I, p. 143-144. Le Chansonnier (ms. Fr. 12 692, p. 69), qui nous donne le même détail, ajoute qu'on trouva ce désintéressement d'autant plus étonnant que la duchesse du Lude, à cinquante ans, venait de se lancer de nouveau dans les tracas de la cour. Mlle de Noailles n'apportait que cinquante mille livres comptant ; mais sa grand'mère lui donnait dix mille écus, avec assurance de cent mille livres après sa mort, et son père, outre l'entretien du ménage pendant sept ans, s'engageait à faire passer le régiment d'infanterie de Noailles au nom de M. de Coëtquen. L'archevêque de Paris ajouta aussi un contrat de rente de mille livres. (Arch. nat., Y 268, fol. 447, contrat de mariage du 19 novembre 1696 ; *Gazette d'Amsterdam*, n° xcvi ; *Journal de Dangeau*, tome VI, p. 29 et 33). D'une lettre de félicitations de Mme des Ursins aux Noailles il résulte que cette princesse s'était chargée de négocier un mariage pour leur fille avec les Salviati (Bibl. nat., ms. Fr. 6919, fol. 95-96). — Le maréchal de Noailles avait huit filles ; mais, comme le dira Saint-Simon, il parvint à les bien placer toutes.

3. La troisième fille alors vivante du maréchal de Noailles était Lucie-Félicité, née le 9 novembre 1683, que nous verrons épouser le comte d'Estrées le 30 janvier 1698, et qui fut nommée, à cette occasion, dame du palais de la duchesse de Bourgogne. Elle devint, selon

---

a Elle se retira, presque aussitôt après le mariage, dans la maison de Sainte-Pélagie, au faubourg Saint-Marcel, fondée par Mme de Miramion.

qui étoit jolie, puis qu'on l'avoit trompé et donné l'autre[1].
Le mariage aussi fut peu heureux[2].

le dire de Mme de Maintenon, une fort jolie femme, avec plus d'esprit
qu'il n'en paraissait d'abord, très naturelle, gaie, sage et polie (lettre
du 7 janvier 1701). Elle mourut le 11 janvier 1745.

1. Ellipse familière à notre auteur : « et qu'on lui avoit donné. »

2. Voici un article des *Annales de la cour et de Paris* (tome I, p. 144-
147) qu'il est bon de rapprocher de ce passage : « Son fils (de Mme de
Coëtquen) n'avoit pas plus de dix-huit ans alors qu'il épousa Mlle de
Noailles. Cependant, comme il étoit non seulement très grand pour
son âge, mais encore qu'il ne pouvoit guère espérer de le devenir davantage quand il auroit vingt-cinq ans, elle s'étoit pressée de le marier, parce que son mari ne lui avoit point laissé d'autres enfants. Elle
n'avoit pas été trop heureuse avec lui, quoique ce fût une brune fort
agréable et de très bonne mine.... Il arriva.... que, dès le lendemain
de ses noces, il ne se put tenir de dire à ses amis, qui venoient lui
faire compliment sur son mariage, qu'il n'y avoit pas de quoi s'en
donner la peine ; que sa mère lui avoit choisi une bamboche[a] au lieu
d'une femme.... En effet, il commença, dès le jour même, à donner
tant de marques de l'indifférence qu'il avoit pour elle, que toute la famille de cette dame en fut alarmée. Elle tint conseil là-dessus, afin que
M. de Coëtquen ne se jetât pas dans la débauche.... L'archevêque de
Paris, qui est frère du maréchal, y fut appelé tout des premiers, et
ils convinrent tous d'un commun accord que, comme la jeune mariée
avoit le teint d'un mort, ce qui la faisoit paroître encore plus désagréable,
il falloit trouver quelque expédient pour lui en donner un meilleur. Il
y en avoit un qui étoit assez en vogue parmi les dames qui font le leur
de quelle couleur elles veulent, par le moyen du blanc et du rouge
dont elles couvrent leur visage.... Mais, quoique la duchesse de Noailles
et M. l'archevêque de Paris ajoutassent encore au rouge dont ils far-
dèrent le visage de cette dame des talons d'un quartier de haut à ses
souliers, pour la faire paroître plus grande, elle ne fut pas plus aimable
aux yeux de son mari qu'elle y avoit été depuis qu'ils étoient ensemble ;
il la trouva encore plus laide qu'auparavant.... Le maréchal de Noailles,
qui est un faiseur d'enfants, et qui en a plus d'une vingtaine de sa
femme, quoiqu'elle n'ait guère plus de quarante ans, avoit encore une
autre fille toute prête à marier, laquelle étoit bien différente de Mme de
Coëtquen. Autant que l'une étoit laide, autant l'autre étoit agréable :
ce qui faisoit dire au marquis de Coëtquen que ce maréchal lui avoit
donné Lea (*sic*, pour *Lia*), et qu'il avoit gardé Rachel. » — Mme de

a. On appelait *bamboches* de « petites figures en forme de marionnettes, »
et, par extension, « une femme de fort petite taille. » (*Furetière*.)

L'année finit par deux morts et deux disgrâces [1] : l'abbé [le] Peletier [2], conseiller d'État habile, mais fort rustre, qui mourut d'apoplexie presque en sortant de dîner chez son frère le ministre d'État [3] ; et le duc de Rouannez [4]. Il [5] avoit perdu son père [6] avant son grand-père [7], auquel il avoit

Mort de l'abbé
[le] Peletier,
conseiller
d'État.

Du duc de
Rouannez.

Coëtquen mourut « sans qu'on eût fait grand cas d'elle nulle part. » (*Mémoires*, tome XIX, p. 106.)

1. Elle avait commencé par « deux grâces, » a dit Saint-Simon (p. 36).

2. Jérôme le Peletier (Saint-Simon, nous l'avons déjà remarqué, écrit : *Pelletier*, sans article) était né à Paris le 1ᵉʳ octobre 1632, et ne possédait, en fait de bénéfices, que la prévôté de l'église collégiale de Notre-Dame de Pignans, en Provence. Il fut d'abord conseiller au Châtelet, puis eut une charge au Parlement le 7 juin 1656, passa à la grand'chambre en 1680, et obtint des lettres de conseiller d'honneur en avril 1686. Il était conseiller d'État semestre depuis le mois de janvier 1685. Il mourut à Fontainebleau le 17 octobre 1696, et fut inhumé le 19 à Paris, chez les Carmes de la place Maubert. L'abbé le Peletier avait fait partie de la commission des Grands jours d'Auvergne, de la commission d'enquête de 1687 et de la chambre des Grands jours qui siégea en Poitou, Aunis, Saintonge, etc., l'an 1688. C'était un ami de Mme de Sévigné, et, d'après le récit d'un souper qu'elle fit chez lui en 1689 (tome VIII des *Lettres*, p. 557), on est autorisé à croire qu'il aimait beaucoup la bonne chère.

3. Claude le Peletier, déjà mentionné plus haut, ancien contrôleur général des finances. — Selon le *Journal de Dangeau* (tome VI, p. 7 et 11), où Saint-Simon a trouvé ce fait, l'abbé le Peletier fut frappé d'apoplexie le 15 octobre, et il ne mourut que le 17.

4. Artus Gouffier, titré d'abord marquis de Boisy, puis duc de Rouannez après la mort de son grand-père (septembre 1642), fut pourvu du gouvernement des pays de Poitou, de Châtelleraudois et de Loudunois en septembre 1651, et, deux mois après, il contribua à la défaite des troupes du prince de Condé devant Cognac. Mort le 4 octobre 1696. Il signait, sans accent ni tréma : *le duc de Rouanes*. Saint-Simon écrit : *Roannois*, ce qui serait la forme la plus régulière ; mais nous croyons devoir conserver celle de *Rouannez*, qui est plus généralement adoptée. — L'auteur, se bornant à une incorrecte apposition, laisse au bout de sa plume, après *Rouannez* : « furent les deux morts. » Il dira plus loin, passant aux disgrâces (p. 319) : « furent les deux disgraciés. »

5. Le second des deux personnages morts, M. de Rouannez.

6. Henri Gouffier, dit le marquis de Boisy, né en 1603, tué le 24 août 1639. Tallemant des Réaux cite de lui quelques aventures galantes.

7. Louis Gouffier, né le 25 novembre 1578, capitaine de cent

succédé au gouvernement de Poitou et à sa dignité, en
1642[1]. Faute de pairs, rares alors et dispersés dans leurs
gouvernements dans ces temps de troubles[2], il eut l'honneur de représenter le comte de Flandres[3] au sacre du
Roi, n'ayant pas trente ans[4]. C'étoit un homme de beaucoup d'esprit et de savoir[5], qui tourna de fort bonne heure

hommes d'armes des ordonnances et gouverneur du Poitou, créé duc
de Rouannez, par nouvelle érection, en 1612 (voyez la note 1 de la
page 318), nommé conseiller d'État et chevalier du Saint-Esprit en 1614,
et mort à Oiron, le 16 décembre 1642, sans avoir été reçu dans l'Ordre [a].
Tallemant (*Historiettes*, tome II, p. 218, et tome VII, p. 375) décrit
deux singuliers tableaux que ce duc de Rouannez avait fait faire.

1. Ce fut seulement le 1ᵉʳ septembre 1651 que le dernier duc de
Rouannez rentra en possession du gouvernement de Poitou, sur la démission du duc François VI de la Rochefoucauld, qui, pourvu depuis le
mois de novembre 1646, avait fait donner la survivance à son fils le
prince de Marcillac, en juin 1651 ; et, avant François VI, ce gouvernement avait appartenu au comte de Parabère, qui l'avait eu le 12 février
1633, en remplacement de François V, premier duc de la Rochefoucauld.
En 1664, M. de Rouannez fut forcé de le vendre au duc de la Vieuville.
Saint-Simon, trompé par une ponctuation défectueuse de l'*Histoire généalogique*, placera à tort cette démission en 1652 (tome VIII, p. 23).

2. C'est à la même cérémonie du 7 juin 1654 que le duc de Saint-
Simon, père de notre auteur, ne put ou ne voulut assister : voyez notre
tome I, p. 206 et 471, et le tome XIX de 1873, p. 67.

3. Un des six anciens pairs laïques qui, bien que n'existant plus
en fait, reparaissaient en nom pour assister le Roi à son sacre. C'é-
taient : le duc de Bourgogne, représenté en 1654 par Monsieur ; le duc
de Normandie, représenté par M. de Vendôme, et le duc d'Aquitaine,
représenté par M. d'Elbeuf ; le comte de Toulouse, représenté par le
duc de Candalle ; le comte de Flandres, par M. de Rouannez, et le
comte de Champagne, par le duc de Bournonville (*Gazette* de 1654,
p. 581 ; *Mémoires de Monglat*, p. 297-298). Le comte de Flandres était
chargé de porter une des épées du Roi.

4. Une longue digression sur cet épisode se trouve dans l'article
ROUANNEZ des *Duchés-pairies éteints* (vol. 58 des Papiers de Saint-
Simon). Il en est parlé aussi dans les *Écrits inédits* publiés par M. Fau-
gère, tome III, p. 27.

5. Le duc de Rouannez, selon une expression du chevalier de Méré,

[a] Ses preuves, datées du 19 décembre 1616, se trouvent dans le ms. Duchesne 25, fol. 198.

à la retraite et à une grande dévotion, qui l'éloigna absolument du mariage[1]. M. de la Feuillade[2] en profita dans
sa faveur : il traita avec lui, lui donna gros du duché de

avait « l'esprit mathématique, » plutôt que de l'étude. La mécanique et
la géométrie l'occupèrent tout particulièrement, ainsi que Pascal, son
hôte et son ami ; et, sans doute pour restaurer une fortune fort compromise par les générations précédentes, il s'intéressa à un certain nombre
d'opérations industrielles et commerciales. Peu de temps avant sa
mort, on le voit constituer au profit de Jean-Antoine de la Chabane,
prêtre de l'Oratoire, une rente de mille livres sur le produit du tiers
qu'il possédait dans l'entreprise de la navigation de la Seine (privilège
concédé en novembre 1676) et sur sa part d'une autre concession de
remontage des bateaux sur toutes les rivières de France (privilège du
29 mai 1691), dont M. de Feuquière était le titulaire. (Arch. nat., Y 268,
fol. 54 vᵒ, contrat du 26 juin 1696 ; comparez le *Mémoire de la généralité
de Paris*, publié par M. de Boislisle, p. 3, note 3, et la *Correspondance
des contrôleurs généraux*, par le même, tome I, nᵒ 1442.)

1. Le duc de Rouannez est surtout connu pour son intime liaison
avec Pascal et pour la correspondance mystique que celui-ci entretint
avec Charlotte Gouffier, sœur du duc. Pascal et son ami, habitant ensemble l'hôtel de Rouannez, avaient d'abord mené une vie de luxe et de
dissipation, tout en s'occupant de sciences mathématiques et physiques,
et, dans ce temps-là, le duc songea à épouser la plus riche héritière du
Royaume, Mlle de Mesmes, qui devint duchesse de Vivonne ; mais les conseils de Pascal, qui s'était converti le premier, l'engagèrent à ne plus songer qu'à la retraite et à la dévotion, et, pour assurer le payement des
dettes énormes de son grand-père, il renonça au mariage, en abandonnant duché et fortune à sa sœur. Depuis lors, il ne vécut qu'entouré de
ses amis de Port-Royal ou de l'Oratoire. A la mort de Pascal, il fut un de
ceux que s'adjoignit Arnauld pour préparer la première édition des *Pensées* (1670). Voyez la fin d'une Addition à Dangeau, 19 septembre 1691.

2. François, troisième du nom, vicomte d'Aubusson, comte puis duc
de la Feuillade, etc., entré au service en 1647, devint maréchal de camp
en 1663, lieutenant général en 1667, colonel des gardes françaises en
1672, gouverneur de Dôle en 1674, maréchal de France en 1675, viceroi de la Sicile et chef de l'armée navale en 1678, gouverneur du Dauphiné en 1681, chevalier des ordres en 1688. Il mourut subitement dans
la nuit du 18 au 19 septembre 1691, à l'âge de soixante ans passés. Saint-
Simon aura l'occasion de parler de ses campagnes, et surtout du monument qu'il éleva à Louis XIV. Il lui a consacré, comme au duc de Rouannez, un article de ses *Duchés-pairies éteints*, que nous aurons plus tard
l'occasion de donner avec l'Addition à Dangeau du 19 septembre 1691.

Rouannez[1], épousa sa sœur[2] en avril 1667, et, sur sa démission en conservant le rang et les honneurs, obtint pour

1. Le Rouannais ou Roannais (pays de Roanne), sur la rivière de Loire, le marquisat de Boisy et d'autres baronnies voisines (voyez les *Mémoires*, tome V, p. 305) avaient été réunis à diverses reprises en duché et en pairie, au profit de plusieurs Gouffier, sans que les lettres d'érection reçussent l'enregistrement indispensable, et Artus Gouffier ne put lui-même obtenir l'érection en pairie dans la « fournée » de 1663 (voyez le *Journal d'Ol. d'Ormesson*, tome II, p. 68). Il céda son duché et le marquisat de Boisy à sa sœur, qui, par contrat de mariage, les vendit, moyennant quatre cent mille livres, à son futur époux, à charge que leurs enfants porteraient conjointement le nom et les armes des deux maisons d'Aubusson de la Feuillade et de Gouffier-Rouannez : voyez les actes des 14 et 17 février et 9 avril 1667, dans le recueil de *Pièces originales*, à la Bibliothèque nationale, vol. 1367, titres Gouffier, n⁰ˢ 138 et suivants. Au bout de six ans, M. de la Feuillade, qui avait d'abord pris le titre de duc de Rouannez, profita de la grande faveur dont il jouissait pour ne garder que son propre nom, avec le titre de duc (Papiers du P. Léonard, Arch. nat., MM 825, fol. 48), et il ne s'acquitta pas davantage de l'obligation de payer les dettes de la maison de Rouannez, que son beau-frère lui avait formellement imposée par les actes de l'année 1667.

2. Charlotte Gouffier, disciple fervente de Port-Royal, se réfugia dans cette maison pour éviter un mariage que sa mère lui voulait imposer. Rendue au monde pour un temps par la force d'une lettre de cachet, elle retourna cependant encore une fois à Port-Royal, où l'attiraient les exhortations de l'abbé Singlin et de Pascal, et n'en sortit qu'après la mort de ce dernier, pour épouser le comte de la Feuillade (9 avril 1667). Ce mariage et ses suites lui furent funestes ; elle mourut le 13 février 1683, après avoir subi des opérations très cruelles et avoir perdu la vue, quoique jeune encore. Elle avait été baptisée à Paris le 16 avril 1633. On peut voir, sur ses relations avec l'auteur des *Pensées* et des *Provinciales*, l'ouvrage de M. l'abbé Maynard, publié en 1851, sous le titre de *Pascal, sa vie et son caractère, ses écrits et son génie*, tome I, p. 112-122 ; une conférence de M. G. Lyon sur *la Conversion de Mlle de Roannez* (1879) ; et surtout les Introductions et les Appendices des éditions des *Pensées* données par M. Faugère et par M. Havet, ou encore un article de V. Cousin dans la *Bibliothèque de l'École des Chartes*, tome V, 1843, p. 1-8. On a neuf lettres que lui écrivit Pascal. Saint-Simon lui a consacré, dans les *Duchés-pairies éteints*, un article particulier, que nous plaçons dans l'appendice XXIX. De son alliance avec la Feuillade, il ne subsista qu'un fils (tome I, p. 227, note 5), que nous retrouverons souvent dans les *Mémoires*.

soi une érection nouvelle, vérifiée au Parlement en août
la même année[1]. Bientôt[2] après, M. de Rouannez ne parut
plus, prit une manière d'habit d'ecclésiastique sans être
jamais entré dans les ordres, et vécut dans une grande
piété et dans une profonde retraite, et mourut de même[3],
fort âgé, à Saint-Just[4] près Méry-sur-Seine[5].

Rubentel[6] et Mme de Saint-Géran furent les deux disgraciés. J'ai assez parlé de celle-ci[7] pour n'avoir rien à y
ajouter. Elle étoit fort bien avec les Princesses, et man-
geuse, aimant la bonne chère et bonne convive, comme

Mme de Saint-
Géran exilée.
[Add. St-S. 189]

1. Outre cette nouvelle érection en duché, la Feuillade obtint la pairie :
voyez les pièces réunies dans l'*Histoire généalogique*, tome V, p. 293-317.

2. La première lettre de *Bientôt* est une *L*, corrigée en *B*.

3. Ces derniers mots prouvent que Saint-Simon, ici encore, s'est
servi du *Journal de Dangeau*, en amplifiant l'article ainsi conçu (tome VI,
p. 7) : « L'ancien duc de Rouannez, qui avoit cédé son duché à feu
M. de la Feuillade quand il épousa sa sœur, est mort à la campagne ;
il y a longtemps qu'il vivoit dans une fort grande dévotion et fort retiré. »
De même, la ligne qui va suivre montre qu'il s'est servi, pour commenter Dangeau, de la généalogie des Gouffier de Rouannez, sans doute
d'après le texte même de l'*Histoire généalogique*, ou d'après sa propre
rédaction des *Duchés-pairies éteints*. — L'article du duc de Rouannez
est porté en ces termes dans la table des Morts de l'année 1696 jointe
par Saint-Simon à son exemplaire de Dangeau : « Mort du duc de Roannois (*sic*), non marié, grand dévot, depuis longtemps retiré à la campagne, et qui avoit tout cédé et donné à sa sœur, la femme du maréchal de la Feuillade, morte longtemps, et son mari, avant lui, » — c'est-à-
dire morte, ainsi que son mari, longtemps avant lui (duc de Roannois).

4. Saint-Just est une commune du département de la Marne, arrondissement de Sézanne, sur le canal d'Anglure, dans le delta formé par
l'Aube et la Seine un peu avant leur réunion à Marcilly. Il y avait, à
une très petite distance de Saint-Just, à Macheret, une maison de Bons-
hommes ou Minimes, où M. de Rouannez s'était retiré : voyez son acte
mortuaire dans l'appendice XXIX, à la suite des fragments inédits que
nous avons successivement indiqués.

5. Méry-sur-Seine est un bourg assez éloigné de Saint-Just, au S. E.,
et fait partie aujourd'hui du département de l'Aube, arrondissement
d'Arcis.

6. Voyez la notice de Rubentel dans notre tome I, p. 243, note 5.

7. Voyez notre tome I, p. 145, et ci-dessus, p. 69-70 ; comparez au

Mme de Chartres et Madame la Duchesse[1]. Cette dernière
avoit une petite maison dans le parc de Versailles, auprès
de la porte de Sertori[2], qu'elle appeloit *le Désert*[3], que le
Roi lui avoit donnée pour l'amuser, et qu'elle avoit assez
joliment ajustée pour s'y aller promener et faire des col-
lations. Les repas se fortifièrent[4], devinrent plus gais, et
à la fin mirent Monsieur le Duc de mauvaise[5] humeur et
Monsieur le Prince en impatience. Ils se fâchèrent inutilement, et à la fin ils portèrent leurs plaintes au Roi, qui
gronda Madame la Duchesse et lui défendit d'allonger ces
sortes de repas, et surtout d'y mener certaines compagnies[6]. Si Mme de Saint-Géran ne fut pas du nombre des

récit qui va suivre, et à l'Addition indiquée en regard, la fin des deux
morceaux de l'appendice V, sur M. de Saint-Géran.

1. Voyez les récits de l'année 1695, dans notre tome II, p. 370-
374.

2. Ancienne forme de *Satory*.

3. Cette habitation se trouve située vers la limite S. O. du plateau de
Satory, sur la route qui conduit de Versailles à Voisins et à Dampierre.
C'est de la même maison que parle Dangeau, sous un autre nom, en
mai 1696 (tome V, p. 406) : « Le Roi a donné, depuis quelques jours,
à Madame la Duchesse et à M. le comte de Toulouse le château de Buc,
qui est dans ce parc ici. Ils le font accommoder et meubler ; mais c'est
M. le comte de Toulouse qui en fera toute la dépense. » Selon l'abbé
Lebeuf (*Histoire du diocèse de Paris*, tome VIII, p. 441-442), cette
habitation, appelée successivement la Boulie, le Désert et l'Étoile, avait
été construite sur un terrain de la ferme de Montmoyen cédé par les
Célestins au Roi, en 1685. Le Régent y alla souvent loger.

4. Devinrent de plus forts, de plus grands repas. Comparez, dans
le *Dictionnaire de M. Littré*, à l'article Fort, 6°, les locutions « un plat
fort, un ordinaire fort. »

5. L'*m* de *mauvaise* remplace une *s*, et, trois lignes plus bas, le *c*
de *ces* corrige une *s*.

6. Madame, dans une lettre du 25 novembre 1696 (recueil Rolland,
p. 173), raconte un fait de réprimandes analogue, mais postérieur :
« Mme de Chartres et Madame la Duchesse ont eu, la semaine passée,
un grand éclaircissement avec le Roi ; mais Mme de Chartres, à ce
qu'il paraît, s'est mieux défendue que sa sœur. La dame régnante
(Mme de Maintenon) a eu pourtant la générosité, bien qu'ayant de
grandes raisons d'être mécontente d'elles, de leur obtenir une audience

interdites, elle le dut à sa première année de deuil[1], pendant laquelle le Roi ne crut pas qu'elle pût être de ces parties; mais il s'expliqua assez sur elle pour que Madame la Duchesse ne pût pas douter qu'elle n'étoit pas approuvée pour en être[2]. Quelques mois se passèrent avec plus de ménagement, et Madame la Duchesse compta que tout étoit oublié. Sur ce pied-là, elle pressa Mme de Saint-Géran de venir souper avec elle de bonne heure au Désert, pour être au cabinet au sortir du souper du Roi, à l'ordinaire. Mme de Saint-Géran craignit, se défendit; mais, comme elle aimoit à se divertir et qu'elle ne laissoit pas d'être imprudente, elle espéra qu'on ne sauroit pas qu'elle y auroit été, que sa première année de deuil détourneroit même le soupçon, et que, Madame la Duchesse paroissant le soir au cabinet, il n'y auroit rien à reprendre. Elle se laissa donc aller, et, comme elle étoit de fort bonne compagnie, elle mit si bien tout en gaieté, que, l'heure de retourner à temps pour le cabinet étant insensiblement passée, le repas et ses suites gagnèrent fort avant dans la nuit. Voilà Monsieur le Duc et Monsieur le Prince aux champs, et le Roi en colère, qui voulut savoir qui étoit du souper. Mme de Saint-Géran fut nommée. Sa première année de deuil aggrava le crime; tout tomba sur elle : elle fut exilée à vingt lieues de la cour, sans fixer de

du Roi. Ces drôlesses n'épargnent pas plus le père que la belle-mère, car, il y a trois ans, elles faisaient de singulières chansons sur son compte. Cette fois, il leur a dit rudement leur fait, et il semble être plus blessé des chansons qu'on a composées contre la Maintenon que de celles qu'on a faites contre lui-même. »

1. On a vu plus haut que son mari était mort subitement le 18 mars 1696.

2. Mme de Saint-Géran s'était déjà brouillée avec Mme de Maintenon en 1686 et avait failli être disgraciée : voyez les *Mémoires de Sourches*, éd. Bernier, tome I, p. 398, et tome II, p. 40. Plus anciennement encore, en 1679, elle n'avait pu se faire nommer dans la maison de la Dauphine, quoique « mangeant tous les gratins des poèlons des petits enfants. » (*Lettres de Mme de Sévigné*, tome VI, p. 209 ; et, sur M. de Saint-Géran, p. 152.)

lieu, et Madame la Duchesse bien grondée[1]. En femme d'esprit, Mme de Saint-Géran choisit Rouen, et dans Rouen le
couvent de Bellefonds[2], dont une de ses parentes étoit abbesse. Elle dit qu'ayant eu le malheur de déplaire au Roi, il
n'y avoit pour elle qu'un couvent, et cela fut fort approuvé[3].

Disgrâce de
Rubentel.

Rubentel étoit un homme de peu[4], qui, à force d'acheter
et de longueur de temps, étoit devenu lieutenant-colonel
du régiment des gardes[5], et ancien lieutenant général[6]. Il
l'étoit fort bon, fort entendu pour l'infanterie, fort brave

1. Voyez cette nouvelle dans le *Journal de Dangeau*, à la date du
25 octobre 1696, tome VI, p. 15. Dangeau dit que Mme de Saint-Géran
devra s'éloigner de plus de trente lieues de la cour, qu'on ne connaît pas
encore le sujet de cette disgrâce, mais que sa pension lui est conservée.

2. Cet établissement, fondé sous l'invocation de Notre-Dame-des-
Anges, dans le faubourg de Saint-Sever, par une religieuse bénédictine,
avait été racheté en 1648, par le maréchal de Bellefonds (d'où son
surnom), et transféré dans la ville même, auprès de la porte Beauvoi-
sine. La première prieure, nommée par le Roi, avait été Laurence de
Bellefonds, religieuse de la Trinité de Caen, qui avait fait bâtir l'église,
et dont le P. Bouhours écrivit la *Vie* en 1685. En 1696, elle était remplacée par une de ses petites-nièces, fille du maréchal, Marie-Armande-
Agnès de Bellefonds, qui fut nommée, le 24 décembre 1697, prieure
de la Conception de Conflans, en place de Mme Damond, proche parente de la duchesse de Saint-Simon. Le maréchal avait réservé au
Roi la nomination et les droits de fondateur.

3. *Journal de Dangeau*, tome VI, p. 16. — Mme de Saint-Géran ne revint à la cour qu'en 1699. A cette époque, Saint-Simon parlera de nouveau de son séjour au couvent (éd. 1873, tome II, p. 181-182).

4. Sa famille, d'origine bourgeoise et marchande, avait pris rang
ensuite au Parlement (épitaphes de l'église Saint-Gervais).

5. Les gardes françaises : voyez l'article consacré à Rubentel, en
qualité de lieutenant-colonel de ce corps, dans l'*Abrégé chronologique
de la maison du Roi*, par le Pippre de Nœufville, tome III, p. 74-75. Il
fut reçu en cette qualité le 11 mars 1681. — Le régiment des gardes
françaises, créé sous Charles IX et premier corps d'infanterie de la maison militaire du Roi, était composé de trente compagnies ordinaires et
de deux de grenadiers, chacune de cent vingt-quatre hommes. Les capitaines *aux* gardes (distingués ainsi des capitaines *des* gardes du corps)
avaient titre de colonel depuis 1691. L'uniforme était bleu, à bouton-
nières blanches, avec la veste rouge.

6. Cette fin : « et ancien.... », est évidemment à rattacher au dé-

homme, fort honnête homme et fort estimé, une grande
valeur et un grand désintéressement[1], et vivant fort noblement à l'armée, où il étoit employé tous les ans comme
lieutenant général. Avec ces qualités, il étoit épineux[2],
volontiers chagrin[3], et supportoit impatiemment des vé-
tilles et des détails du maréchal de Boufflers dans le
régiment des gardes[4]. Le maréchal eut beau faire pour lui
adoucir l'humeur ; plus Rubentel[5] en recevoit d'avances,
plus il se croyoit compté et plus il étoit difficile : tant
qu'à la fin la froideur succéda, et bientôt la brouillerie et
les plaintes. Rubentel, quoique difficile à vivre, étoit
aimé, parce qu'il avoit toujours de l'argent et qu'il le prê-
toit fort librement et obligeamment : cela lui avoit attaché
beaucoup de gens dans le régiment des gardes, outre ce
qui se trouve toujours, dans un grand corps, de frondeurs
et de mécontents, qui se rallioient à lui. A la fin, le maréchal de Boufflers, fatigué de tout cela, proposa au Roi de
tirer honnêtement Rubentel du régiment des gardes, avec
lequel il n'y avoit plus moyen pour lui de demeurer[6]. Le

but de la phrase : « étoit un homme de peu ». — Nommé lieutenant en
1652 et pourvu d'une compagnie en 1656, à la place de son frère,
Rubentel avait été fait brigadier en 1672, maréchal de camp en 1677,
à la suite du siège de Valenciennes, où il s'était distingué sous les yeux
du Roi, et enfin lieutenant général en 1688. Nous l'avons vu figurer en
cette qualité à la bataille de Nerwinde.

1. Hardi mélange, facile à comprendre, d'adjectifs et de noms, avec
ellipse d'*ayant* devant ces derniers.

2. Cet adjectif, selon Furetière, ne s'emploie que pour les choses ;
mais l'Académie, dès 1694, l'applique aussi aux personnes.

3. Il passait aussi pour être fort avare, quoique très riche (Papiers du
P. Léonard, Arch. nat., MM 827, fol. 123, et ms. Clairambault 290, p. 531-
532). Une anecdote que rapporte le P. Léonard prouve qu'il avait le
parler très libre, et grossier parfois, en présence du Roi lui-même.

4. En 1692, Rubentel s'était montré fort mécontent que, pour remplacer le duc de la Feuillade, on lui préférât, à lui qui avait commandé
le régiment et était capitaine depuis près de quarante ans, Boufflers,
qui avait été sous-lieutenant dans sa compagnie et sous ses ordres.

5. *Rubantel* (sic) a été ajouté en interligne, au-dessus d'*il*, biffé.

6. Dès le mois d'avril 1696, un bruit avait couru que le Roi ne vou-

Roi, qui, de longue main, connoissoit l'humeur de Rubentel,
qui aimoit le maréchal, et qui étoit jaloux de la subordi-
nation, fit dire par Barbezieux à Rubentel qu'il lui permettoit de vendre sa compagnie, lui continuoit sa pension
de quatre mille livres, et qu'il lui donnoit le gouvernement du fort de Barraux[1], qu'il ne lui auroit pas donné
sans l'instante prière de M. de Boufflers, par le mécontentement qu'il avoit[2] de sa conduite avec ce maréchal, son
colonel; et d'Avéjan[3], premier capitaine aux gardes, fut
lieutenant-colonel. C'étoit à Versailles que Rubentel reçut
ce discours : il en fut si outré, qu'il ne voulut d'aucune

lait plus faire servir Rubentel (*Journal de Dangeau*, tome V, p. 390-
391). Au mois de décembre suivant, lors de la revue annuelle du régiment, Rubentel fit une dernière incartade, en refusant de défiler à son
rang devant le maréchal-colonel, qu'il eût été obligé de saluer de la
pique.

1. Forteresse bâtie en 1597, par le duc de Savoie Charles-Emmanuel, sur la rive droite de l'Isère, à trente-six kilomètres N. E. de
Grenoble, pour garder la route de Chambéry : voyez l'Appendice du
tome II des *Mémoires de Catinat*, p. 512-515. Le gouvernement valait,
selon Expilly, huit mille six cents livres, et douze mille cinq cents selon
Dangeau (tome VI, p. 45-46). Il était vacant par la mort du vieux Gen-
lis. Ce fut Bachivilliers qui l'eut, au refus de Rubentel.

2. Saint-Simon avait d'abord écrit, par mégarde, à l'indicatif :
« qu'il a de s[a]. » Il a corrigé les quatre dernières lettres en *avoit*,
et récrit *de sa*. Ce *lapsus* indiquerait, s'il en était d'ailleurs besoin,
qu'il copiait en ce moment un article de Dangeau (*Journal*, tome VI,
p. 46), dont les phrases et les expressions sont reproduites presque
littéralement.

3. Denis de Banne, dit le comte d'Avéjan, né le 7 août 1639 et mort
le 17 septembre 1707. Il fut pourvu, dès sa huitième année, d'une
compagnie au régiment de la Fare et reçu enseigne aux gardes en 1661,
puis page du Roi en 1665, et parvint au grade de capitaine en avril
1672. Brigadier en 1689, gouverneur de Furnes et maréchal de camp
en 1693, il fut nommé grand-croix de l'ordre de Saint-Louis en 1699,
lieutenant général, gouverneur de Nancy et commandant de la Lorraine
en 1702, et résida dans ce gouvernement jusqu'à sa mort. Il avait épousé
une fille du premier médecin Vallot, et s'était fort bien fait venir du Roi
en abjurant la religion protestante. (*Annales de la cour*, éd. 1739,
tome II, p. 33.) Sa terre d'Avéjan, en Languedoc, fut érigée en marquisat en 1736.

grâce, s'en alla à Paris sans voir le Roi, et ne l'a jamais revu, ni songé à servir depuis[1].

Au retour de l'armée[2], nous trouvâmes Mme de Castries[3] établie à la cour dame d'atour de Mme la duchesse de Chartres, au lieu de Mme de Mailly. Par la bâtardise de cette princesse, Mme de Castries étoit sa cousine germaine, enfants[4] du frère et de la sœur[5]. L'état triste où se trouva le cardinal Bonsy[6], après un fort brillant, avoit

1. Voyez plusieurs articles du *Journal de Dangeau*, tome VI, p. 47, 49 et 53, et ceux de le Pippre de Nœufville, tome III, p. 74-75, du ms. Clairambault 290, p. 532, et du P. Léonard, qui tous présentent une remarquable analogie avec le récit de Dangeau, malgré quelques différences de détails. Les *Annales de la cour* (éd. 1739, tome II, p. 27-37) racontent aussi cette disgrâce longuement, avec de curieuses particularités et avec des expressions qui se retrouvent ici, à plusieurs reprises, dans le texte de Saint-Simon.

2. Voyez ci-dessus, p. 249-250. La nomination dont va parler Saint-Simon avait été annoncée à la cour le 3 septembre, en même temps que celle de Mme de Mailly comme dame d'atour de la future duchesse de Bourgogne. (*Journal de Dangeau*, tome V, p. 465.)

3. Marie-Élisabeth de Rochechouart-Mortemart, mariée le 20 mai 1693 au marquis de Castries, et morte le 4 mai 1718, à cinquante-cinq ans : voyez ci-dessus, p. 160, et l'Addition 165, ci-après, p. 359.

4. Pour cette apposition, voyez ci-dessus, p. 180 et 189.

5. Mme de Castries était fille de Louis-Victor de Rochechouart, duc de Mortemart, dit le maréchal duc de Vivonne, frère de Mme de Montespan. Ce duc, né le 25 août 1636 et choisi pour être enfant d'honneur du Roi, eut la survivance de la charge de premier gentilhomme de la chambre, à la place de son père, en 1641. Soit comme volontaire, soit comme capitaine de chevau-légers, comme mestre de camp, ou, à partir de 1664, comme maréchal de camp, il fit toutes les campagnes en France et à l'étranger. En 1669, ayant eu la charge de général des galères, sur la démission du marquis de Créquy, il alla secourir Candie avec le titre de général de l'Église. Il fut ensuite envoyé comme vice-roi en Sicile, eut le gouvernement de Champagne en 1674, reçut le bâton de maréchal le 30 juillet 1675, prit séance au Parlement, comme pair de France, en 1679, et mourut à Chaillot le 15 septembre 1688.

6. Pierre de Bonsy (la signature est telle ; mais Saint-Simon écrit, avec désinence italienne et sans particule : *Bonzi*), né à Florence le 15 avril 1631, et amené en France par son oncle l'évêque de Béziers, entra dans l'Église à vingt-quatre ans et fut destiné par le cardinal

fait son mariage. Il se trouvera peut-être ailleurs occasion[1] de parler de lui[2], sans en faire ici une trop longue
parenthèse. Il suffit de dire qu'après s'être fort distingué
en diverses ambassades[3] et avoir eu, du consentement
du Roi, la nomination de Pologne[4], passé par les sièges
de Béziers, Toulouse et Narbonne, il avoit été longtemps
roi de Languedoc par l'autorité de sa place, son crédit
à la cour et l'amour de la province[5]. Bâville[6], qui y étoit
intendant, second fils du premier président Lamoignon[7], y

Mazarin au service diplomatique. Il assista, comme représentant du
grand-duc de Toscane, aux conférences de Saint-Jean-de-Luz et de
Fontarabie, y fut nommé évêque de Béziers et abbé d'Aniane (1659) en
place de son oncle, eut ensuite diverses missions dont on donnera plus
bas le détail, fut nommé archevêque de Toulouse en 1669, grand aumônier de la Reine en 1670, cardinal en 1672, archevêque de Narbonne en 1673, commandeur des ordres en 1688, et mourut le 11 juillet
1703, à Montpellier. Il possédait ou avait possédé plusieurs abbayes
considérables : Valmagne, Saint-Sauveur-de-Lodève, Mortemer, Saint-
Chaffre de Carmery, Aniane, etc. Plusieurs portraits de lui sont réunis
dans le ms. Clairambault 1160, fol. 65-71.

1. *Occasion* est ajouté après coup en interligne.

2. Il sera très souvent question du cardinal de Bonsy, mais surtout
en 1703, à l'occasion de sa mort (tome III, éd. 1873, p. 425-429, et
Addition à Dangeau, tome IX, p. 244-248).

3. Outre ses négociations pour le grand-duc de Toscane, qui abou-
tirent, en 1661, au mariage de ce prince avec une fille de Monsieur, il
eut les fonctions d'ambassadeur extraordinaire de France à Venise
(1662), en Pologne (1665-1668 et 1669), en Espagne (1670). Voyez ce
qu'en dit Saint-Simon dans le passage du tome III de l'édition de 1873
que nous venons d'indiquer.

4. Nous avons dit un peu plus haut (p. 307, note 3) ce que c'était que la
nomination au cardinalat, et comment M. de Bonsy l'eut du roi Casimir,
pour l'avoir empêché d'abdiquer ; mais, malgré l'insistance de ce prince
et de son successeur, il ne reçut le chapeau que sept ans plus tard, en
1672. Voyez son historiette dans les *Lettres de Mme Dunoyer*, tome I,
p. 111 et suivantes, et les *Lettres de Mme de Sévigné*, tome II, p. 517 et 538.

5. L'archevêque de Narbonne avait la haute conduite des affaires
du Languedoc, comme président-né des États de cette province. —
Comparez le tome III de l'édition de 1873, p. 427.

6. Voyez la notice de Bâville dans notre tome II, p. 223, note 2.

7. Guillaume de Lamoignon, né le 23 octobre 1617, reçu avocat le

vouloit régner, et en sut venir à bout. L'abaissement du cardinal lui[1] fut insupportable : il tâcha de se relever ; tous ses efforts furent inutiles[2]. Sa sœur unique[3], qu'il aimoit tendrement, avoit épousé M. de Castries[4], du nom de la

19 avril 1635, conseiller au Parlement le 14 décembre suivant, maître des requêtes le 15 décembre 1644, et premier président du parlement de Paris le 2 octobre 1658 ; mort le 10 décembre 1677. Saint-Simon reviendra plus d'une fois sur cet illustre magistrat, pour le nom duquel il professait une horreur particulière ; on remarquera déjà qu'il lui supprime la particule *de*, à laquelle il dira ailleurs (tome IV de 1873, p. 309) que la famille Lamoignon n'avait pas droit. C'est en faveur de ce premier président que furent érigés successivement le marquisat de Bâville et le comté de Launay-Courson (1670).

1. Nous n'avons pas besoin de dire que ce *lui*, douteux, mais vite éclairci par la suite, se rapporte au cardinal lui-même, et non à Bâville, sujet de la phrase précédente.

2. Ces faits seront développés plus longuement en 1703, et nous commenterons alors le récit de Saint-Simon à l'aide des correspondances officielles de la province de Languedoc. On trouvera dès à présent un épisode caractéristique de la lutte de Bâville contre le cardinal et contre les Castries dans le tome I de la *Correspondance des contrôleurs généraux*, année 1692, n° 1150. L'intendant accusait formellement les « dames amies » de M. de Bonsy, et le marquis de Castries lui-même, gouverneur de Montpellier, de se procurer de gros revenus aux dépens de cette ville et de faire de leur domination, depuis vingt ans, un « véritable brigandage. » Il eut gain de cause, et fit donner la mairie à un concurrent de M. de Castries.

3. Saint-Simon se trompe en disant : « sœur unique », car M. de Bonsy eut deux sœurs : Mme de Castries dont il va être question, belle-mère de celle qui vient d'être nommée, et Marie, femme du marquis de Caylus. — Élisabeth de Bonsy épousa, par contrat du 21 novembre 1644, René-Gaspard de la Croix, marquis de Castries (ci-dessous, note 4), et mourut le 13 novembre 1708, à quatre-vingt-deux ans. Elle est désignée sous le nom de Corinne dans le *Dictionnaire des Précieuses*, éd. Livet, tome I, p. 62. On la voit figurer dans la société de Mmes de Sévigné et de Grignan.

4. René-Gaspard de la Croix, marquis de Castries (la plupart des contemporains écrivaient comme on prononce : *Castres*, mais Saint-Simon écrit ici : *Castries*), entré au service en 1632, nommé gentilhomme ordinaire de la chambre en 1639, marquis de Castries en 1645, gouverneur de Sommières en 1646, capitaine-lieutenant de la compagnie des gendarmes d'Orléans et maréchal de camp en 1651, gouverneur des

Croix, qui étoit riche pour une fille qui n'avoit rien. Il
étoit veuf, sans enfants, de la mère[1] de M. de la Feuillade
et de Monsieur de Metz[2]. La faveur de son beau-frère[3] lui
procura le gouvernement de Montpellier[4], ensuite une des
trois lieutenances générales de Languedoc[5], enfin l'ordre
du Saint-Esprit en 1661, et il fut un de ceux que le duc
d'Arpajon reçut à Pézenas, avec M. le prince de Conti[6],
par commission du Roi[7]. Il mourut en 1674, à soixante-
trois ans, et laissa des filles et deux fils[8], dont l'aîné[9] se

ville et citadelle de Montpellier en 1660, chevalier des ordres en 1661,
lieutenant général au bas Languedoc en 1668. Il mourut le 21 août 1674,
à soixante-trois ans, peu de temps après avoir levé un régiment d'infanterie et un régiment de cavalerie de son nom. Voyez son article
dans le *Moréri*.

1. Ces six derniers mots sont écrits en interligne, au-dessus de
veuf sans enfans, frère de mère, biffé. — M. de Castries avait épousé,
en 1637, Isabelle Brachet, fille du baron de Pérusse et veuve de François d'Aubusson, comte de la Feuillade ; mais il l'avait perdue dès le
mois de novembre de l'année suivante.

2. Voyez ci-dessus, p. 117.

3. M. de Bonsy, alors évêque de Béziers.

4. Selon Expilly (*Dictionnaire géographique*, tome IV, p. 75), le gouvernement de Montpellier rapportait plus de vingt-deux mille livres,
sous Louis XV.

5. Ces trois lieutenances générales, créées en 1633, pour suppléer
le gouverneur de la province, étaient celles du haut Languedoc, du bas
Languedoc et des Cévennes (*État de la France*, année 1698, tome III,
p. 209-210). Selon le duc de Luynes (tome XI, p. 127), elles rappor-
taient dix-huit mille livres chacune.

6. Armand de Bourbon, qui mourut en 1666, à Pézenas.

7. Voyez, dans la *Gazette* de 1662, p. 348-349, le compte rendu
de cette cérémonie, qui eut lieu le 24 mars. Saint-Simon en a parlé
aussi dans ses *Légères notions des.... chevaliers du Saint-Esprit*, vol. 34
de ses papiers, fol. 127 v°.

8. Il avait eu sept filles et trois fils : un premier, qui était mort en
bas âge, un autre qui suit, et un dernier, Armand-Pierre, que nous
verrons premier aumônier de la duchesse de Berry, archevêque de
Tours, etc. Sur les sept filles, cinq furent religieuses.

9. Joseph-François de la Croix, marquis de Castries, pourvu d'un
régiment d'infanterie de son nom et du gouvernement de Montpellier
en 1674, à l'âge de onze ans, fut fait brigadier en 1689, lieutenant de

distingua extrêmement à la guerre par sa capacité et par [Add. S*S. 190]
des actions brillantes de valeur[1]. C'étoit[2] d'ailleurs un
homme pétri[3] d'honneur et de vertu, doux, sage, poli,
fort aimé, et de bonne compagnie. Il lutta longtemps
contre sa mauvaise santé et un asthme qu'il eut dès sa
première jeunesse, mais qui fut à la fin le plus fort et le
força, près d'être maréchal de camp[4], à quitter un métier
auquel il étoit propre, qu'il aimoit avec passion, et qui
l'auroit apparemment mené loin. M. du Maine étoit gou-

Roi en Languedoc (diocèses de Montpellier, Nîmes, Alais et Lodève)
lors de la création de ces charges en 1692, maréchal de camp en 1693,
chevalier d'honneur de la duchesse d'Orléans en 1698, chevalier des
ordres en 1724, et mourut à Paris, le 24 juin 1728, âgé de soixante-
cinq ans.

1. Entre autres actions brillantes de M. de Castries, il faut citer
une retraite qu'il exécuta, en 1689, dans l'électorat de Cologne, et
où il dégagea l'infanterie presque accablée par quatre ou cinq mille
chevaux ennemis. Il y fit « des merveilles, » et le Roi félicita publiquement M. le cardinal de Bonsy du courage et de la fermeté dont son
neveu venait de faire preuve. (*Journal de Dangeau*, tome II, p. 355 et
357 ; *Lettres de Mme de Sévigné*, tome VIII, p. 539-540 et 543 ; *Histoire
de Louvois*, par M. Rousset, tome IV, p. 169-170.) De plus, il lui donna
le grade de brigadier par un brevet où cette circonstance fut mentionnée
dans des termes tout particuliers. — C'est à propos de cette affaire que
Saint-Simon a écrit l'Addition que nous plaçons dès à présent ici, quoiqu'il y soit parlé du second mariage de M. de Castries et de la fin de
sa vie. On trouvera en outre à l'Appendice, n° XXIX, un article sur les
Castries, tiré des *Légères notions.... des chevaliers du Saint-Esprit*,
vol. 34 des Papiers de Saint-Simon.

2. Il est clair qu'il ne s'agit plus du père, mais, comme dans le
membre conjonctif qui précède, du fils, Joseph-François.

3. L'Académie, dès 1694, donne *pétri* (*pestri*) au figuré avec un complément, mais un complément de sens proprement physique : « Cet
homme est tout pétri de salpêtre. » Ce n'est qu'à sa 5ᵉ édition (an VII)
qu'elle y joint des mots de sens moral, comme dans « pétri de bonté. »
Chez Furetière (1690), le mot, dans l'acception métaphorique, est employé absolument : « Cet homme a été bien *paistri* (sic), fait de bonne
pâte. »

4. Ceci doit être inexact, puisque M. de Castries, fait maréchal de
camp dans la promotion de mars 1693, figurait encore, en 1694, dans
l'armée du maréchal de Luxembourg.

verneur de Languedoc[1] : le cardinal Bonsy, à bout de
douleur et de ressources, en chercha dans cet appui, et
c'est ce qui fit le mariage de son neveu. M. du Maine
s'en chargea, le régla et le conclut[2]. Cela n'étoit pas difficile : Mlle de Vivonne n'avoit rien que sa naissance, et
le cardinal et sa sœur ne cherchoient qu'une grande alliance et un soutien domestique contre Bâville. Mme de
Montespan fit la noce, en mai 1693, chez elle, à Saint-
Joseph[3], et se chargea de loger et nourrir les mariés[4].
M. du Maine promit merveilles, et, à son ordinaire, ne
tint rien. Il ménageoit[5] son crédit pour soi tout seul, et
se seroit bien gardé de choquer le dégoût du Roi pour la
conduite du cardinal Bonsy, ni ses ministres, et le goût
qu'ils lui avoient donné pour Bâville; mais, à l'égard de

1. Comparez ce qui va suivre à deux autres passages des *Mémoires*,
édition 1873, tomes III, p. 429, et XII, p. 418, et à une Addition au
Journal de Dangeau, tome XVI, p. 304.

2. Le duc du Maine, « par sa bâtardise, » se trouvait aussi proche
parent de Mlle de Mortemart que la duchesse de Chartres.

3. La maison des filles de la Providence ou de Saint-Joseph s'était
établie en 1641 dans la rue Saint-Dominique (c'est aujourd'hui l'hôtel
du ministère de la guerre); on y élevait et instruisait de jeunes orphe-
lines, qui produisaient de « magnifiques ouvrages en meubles et en
ornements d'église. » (Saint-Simon, *Parallèle des trois premiers rois
Bourbons*, p. 228.) Sur les retraites que la favorite y faisait depuis
1690, voyez *Madame de Montespan*, par P. Clément, p. 150 et 405-410.
Elle remplissait les fonctions de supérieure, et avait même désigné sa
nièce, dont il s'agit ici, pour lui succéder.

4. Saint-Simon prend ceci dans le *Journal de Dangeau*, tome IV,
p. 289, 17 mai 1693 : « C'est M. du Maine qui a fait le mariage de
Mlle de Mortemart. Elle a cinquante mille francs sur la maison de ville,
une pension du Roi de mille écus, et Mme de Montespan lui donnera
mille écus de pension aussi, et les logera à Saint-Joseph, où elle les
nourrira quand elle sera à Paris. » La pension du Roi de mille écus
datait de 1691, temps où Mlle de Mortemart-Vivonne avait été placée
auprès de Mlle de Blois (*ibidem*, tome III, p. 325). Ce fut le cardinal
de Bonsy qui célébra le mariage, le 20 mai, dans l'église des filles de
Saint-Joseph (*Gazette*, p. 252).

5. *Ménageoit* est écrit en interligne, au-dessus de *gardoit*, que Saint-
Simon a biffé.

la place de dame d'atour de Mme la duchesse de Chartres, peu courue, et par des gens dont M. du Maine n'a-
voit aucune raison de s'embarrasser, il ne put refuser à
Mme de Montespan, quelque peu cordialement qu'ils fussent ensemble, à Mme la duchesse de Chartres, avec qui
il vivoit alors intimement, et [à] sa propre pudeur pour
des gens dont il avoit fait le mariage, et qui n'avoient
trouvé en lui rien moins de ce qui l'avoit fait faire[1], de
s'intéresser pour eux en chose si fort de leur convenance
et qui ne lui coûtoit rien. Il obtint donc cette place du
Roi et de Mme de Maintenon, sans laquelle ces sortes
d'emplois ne s'accordoient[2] point, et se donna le mérite[3]
de le mander en Languedoc, où étoient M. et Mmes[4] de
Castries et le cardinal Bonsy, avant qu'ils pussent savoir
que ce poste étoit à remplir. Ils demeurèrent encore
quelque temps chez eux à achever leurs affaires, et puis
vinrent s'établir pour toujours à la cour[5].

1. Locution déduite, avec changement incorrect de *que* en *de*, du tour :
ne.... rien moins que, au sens de *nullement* (voyez M. Littré, à l'article
RIEN, 13°). Il faut, pour comprendre, ou rétablir le *que* (il se pourrait
après tout que le *de* fût un simple *lapsus*), ou tourner en ôtant le *ne* :
« qui avoient trouvé moins que rien de ce qui, etc. » Il semble qu'il se
soit fait à ce moment dans l'esprit de l'auteur une confusion de ces deux
constructions. Pour la clarté, le remède le plus simple serait d'ôter *moins*.

2. Saint-Simon avait d'abord écrit : *se donnoient;* puis il a biffé *donnoient*, et substitué *accordoient* en interligne, sans corriger, à la fin de
la ligne précédente, *se* en *s'*.

3. Dans le manuscrit, par mégarde, *mériter*.

4. L's du pluriel a été ajoutée après coup, d'une autre encre, à l'a-
bréviation (*M⁻*).

5. Nous avons vu que cette nomination de dame d'atour fut connue
le 3 septembre 1696. Dangeau annonce, le 25 octobre suivant, que
l'appartement de Versailles devenu vacant par la disgrâce de Mme de
Saint-Géran a été immédiatement donné par le Roi à Mme de Castries. Le même *Journal de Dangeau* (tome V, p. 416 et 422) nous
apprend que le cardinal de Bonsy était venu à la cour dans les premiers temps de l'été précédent, qu'on l'y avait trouvé fort changé et
vieilli, mais qu'il avait été reçu du Roi avec beaucoup de bonté. Comparez le *Mercure galant*, juin 1696, p. 300-301.

Mme de Castries[1] étoit un quart de femme, une espèce de biscuit manqué[2], extrêmement petite, mais bien prise, et auroit passé dans un médiocre anneau : ni derrière, ni gorge, ni menton ; fort laide, l'air toujours en peine et étonné ; avec cela, une[3] physionomie qui éclatoit d'esprit et qui tenoit encore plus parole. Elle savoit tout : histoire, philosophie, mathématiques, langues savantes, et jamais il ne paroissoit qu'elle[4] sût mieux que parler françois[5] ; mais son parler avoit une justesse, une énergie, une éloquence, une grâce jusque dans les choses les plus communes, avec ce tour unique qui n'est propre qu'aux Mortemarts[6]. Aimable, amusante, gaie, sérieuse, toute à tous,

1. Comparez au portrait qui va suivre deux autres passages des *Mémoires* sur la marquise de Castries, tomes XII, p. 419, et XIV, p. 391, et deux Additions au *Journal de Dangeau*, tomes XVI, p. 304-305, et XVII, p. 302.

2. M. Littré croit que cette expression (Saint-Simon l'appliquera encore, tome XVI, p. 207, au maltotier Rémond *le Diable*) signifie, au propre, un gâteau non réussi, manqué par le pâtissier. Ne serait-ce pas plutôt une allusion à la pièce de pâtisserie, sorte de biscuit plat peu levé, qu'on appelle aujourd'hui un *manqué*, tout court, à supposer qu'elle fût connue dès le dix-septième ou le dix-huitième siècle et désignée alors par les deux mots de « biscuit manqué » ? — Dans la seconde Addition et dans le tome XIV, p. 391, des *Mémoires*, Saint-Simon dit : « Une petite poupée manquée, mais pétillante d'esprit.... » Dans l'Addition placée plus haut, n° 165, Mme de Castries n'est, « par son exiguïté, qu'une moitié de figure. »

3. Dans le manuscrit, par mégarde, *un*, au masculin.

4. *Qu'* est répété deux fois.

5. Aussi « modeste que belle, » elle se cachait, du moins avant son mariage, pour lire les œuvres de Platon dans l'édition grecque : voyez une anecdote rapportée dans les *Mémoires de Daniel Huet*, p. 228. M. Boutron a possédé, ou possède encore, dans sa collection d'autographes, une églogue latine que le même Huet adressa à Mlle de Mortemart. Ce goût pour les langues anciennes devait lui avoir été inspiré par sa tante l'abbesse de Fontevrault, la traductrice du *Banquet* de Platon.

6. L'esprit, ou le *chrême*, des Mortemart, comme dira ailleurs (tome XII, p. 419) Saint-Simon, à propos de la même Mme de Castries, est vanté par tous les contemporains qui voyaient en même temps à la cour M. de Vivonne et ses trois sœurs, Mme de Montespan, Mme de

charmante quand elle vouloit plaire, plaisante naturellement avec la dernière finesse, sans la vouloir être, et
assenant[1] aussi les ridicules à ne les jamais oublier ; glorieuse, choquée de mille choses, avec un ton plaintif qui
emportoit la pièce ; cruellement méchante quand il lui
plaisoit, et fort bonne amie, polie, gracieuse, obligeante
en général ; sans aucune galanterie, mais délicate sur
l'esprit et amoureuse de l'esprit où elle le trouvoit à son
gré ; avec cela, un talent de[2] raconter qui charmoit, et,
quand elle vouloit faire un roman sur-le-champ, une
source de production, de[3] variété et d'agrément qui étonnoit. Avec sa gloire, elle se croyoit bien mariée, par
l'amitié qu'elle eut pour son mari ; elle l'étendit sur tout
ce qui lui appartenoit, et elle étoit aussi glorieuse pour
lui que pour elle. Elle en recevoit le réciproque[4] et toutes
sortes d'égards et de respects.

On[5] ajouta bientôt[6] après une nouvelle personne à la   Mme de Jussac

Thiange et l'abbesse de Fontevrault. C'était, selon l'expression de Voltaire
(*Siècle de Louis XIV*, chap. xxvi), « un tour singulier de conversation
mêlée de plaisanterie, de naïveté et de finesse. » Mme de Caylus parle
surtout de la manie de dénigrement orgueilleux que Mme de Thiange,
« folle sur deux chapitres, celui de sa personne et celui de sa naissance, »
professait « pour tout ce qui n'étoit pas de son sang, ni dans son alliance »
(*Souvenirs*, p. 488) ; et Mme de Maintenon dit (*Correspondance générale*,
tome II, p. 103) que cet orgueil avait été transmis au duc du Maine. On
va voir, quelques lignes plus loin, que Mme de Castries tenait aussi du
même esprit de « gloire », ou de « folie », comme le qualifie le marquis
d'Argenson à propos de Mlle de Charolais (*Mémoires*, tome II, p. 231).

1. Dans le manuscrit, *acenant :* voyez ci-dessus, p. 175, note 1.

2. *De* corrige à. — 3. *Et* a été changé en *de*.

4. Expression analogue à celle que citent l'Académie (1694) et Furetière (1690), de *rendre le réciproque.*

5. Ici, Saint-Simon a inscrit en marge la date de 1697, pour marquer
que la nomination dont il va parler commence une nouvelle année ;
mais cet événement tout à fait secondaire se rattache si naturellement à
ce qui vient d'être raconté pour 1696, que nous croyons devoir en
laisser le récit dans le volume consacré à cette année, sans tenir compte
de la « manchette » du manuscrit.

6. *Journal de Dangeau*, tome VI, p. 57, 16 janvier 1697.

auprès de
Mme la
duchesse de
Chartres.
[*Add. S¹S. 191
et 192*]

suite, mais intérieure, de Mme la duchesse de Chartres,
mais sans aller à Marly, ni paroître avec elle en public
hors de son appartement, sinon en des voyages ou en des
choses familières[1] : ce fut Mme de Jussac[2], qui avoit été sa
gouvernante, et qui sut allier la plus constante confiance
de Mme de Montespan avec l'estime de Mme de Maintenon. Elle s'appeloit Saint-Just et avoit été longtemps
auprès de la première femme de mon père[3], qui, par confiance, la donnèrent[4] à ma sœur quand elle épousa le duc
de Brissac[5]. Les brouilleries domestiques[6], qui ne tardèrent
pas, l'en détachèrent. Elle entra chez Mme de Montespan[7],
qui après la mit auprès de Mlle de Blois, dont elle fut
gouvernante jusqu'à son mariage avec M. le duc de Char-

1. « Elle n'aura point de charge, dit Dangeau de Mme de Jussac
(voyez la note suivante) ; mais, comme c'est une femme de confiance,
on est bien aise qu'elle soit auprès d'elle (Mme de Chartres), quand
ses dames n'y pourront pas être. » Par une curieuse coïncidence,
Mme de Jussac fut appelée à ce poste à cause du renvoi d'une première femme de chambre de même nom qu'elle, Mme de Saint-Just.

2. Marie-Françoise Évrard de Saint-Just, seconde femme de Claude,
comte de Jussac, lequel avait épousé en premières noces, en 1663, la
veuve du marquis d'Hérouville, et l'avait perdue le 8 juin 1678. Nous
ne connaissons pas l'époque de la mort de Mme de Jussac.

3. Dans un autre portrait de Mme de Jussac (tome IX, p. 295),
Saint-Simon dit qu' « étant fille, elle avoit été demoiselle de la première femme de son père. »

4. Nouvel exemple d'accord d'un relatif et d'un verbe pluriels avec
deux noms dont l'un est régi par l'autre : comparez ci-dessus, p. 189,
218, 238, 264.

5. « Jussac.... étoit un gentilhomme très simple et pauvre, qui avoit
épousé Mlle de Saint-Just, de même étoffe et fortune. Elle avoit été
domestique, fille et mariée, de la première duchesse de Saint-Simon,
qui, par confiance, la mit auprès de la duchesse de Brissac, sa fille, à
son mariage. » (Article DE CONFLANS D'OUCHY, dans les *Légères notions....
des chevaliers du Saint-Esprit*, Papiers Saint-Simon, vol. 34, fol. 93.)

6. Saint-Simon a déjà parlé plusieurs fois du peu d'union qu'il y
avait entre le duc et la duchesse de Brissac, notamment dans le tome I,
p. 209.

7. Voyez, dans *Madame de Montespan*, par P. Clément, p. 274-275,
une lettre à Daniel Huet écrite en commun par la marquise, Mme de

tres[1]. Son mari[2] fut tué écuyer de M. le duc du Maine,
à la bataille de Fleurus, en 1690[3]. C'étoit une grande
femme, de bonne mine et qui avoit été fort agréable,
et toujours parfaitement vertueuse. Elle étoit douce, modeste, bonne, mais sage et avisée, qui connoissoit fort
le monde et les gens, vraie et droite, polie, respectueuse,

Jussac, Mlle de Blois, l'abbesse de Fontevrault, Mlle de Mortemart (qui
devint Mme de Castries), etc.

1. Elle avait quitté Mlle de Blois en février 1692, lors de la formation de la nouvelle maison de cette princesse, le Roi lui donnant quarante mille livres pour elle et ses enfants, avec maintien d'une pension
de six mille livres et promesse d'un logement à Versailles (*Journal de
Dangeau*, tome IV, p. 26; Arch. nat., O¹ 36, fol. 74, brevet de pension
du 15 mars 1692).

2. Claude, dit le comte de Jussac, fut tué à Fleurus le 1ᵉʳ juillet 1690. Fils d'un gentilhomme ordinaire du Roi, il avait commandé
au Havre sous les ordres du jeune duc de Richelieu, puis avait fait les
fonctions d'écuyer ordinaire de la duchesse d'Orléans, de capitaine de
la porte du duc, et de gouverneur de MM. de Vendôme. Le Roi l'attacha, avec cette dernière qualité, au duc du Maine, et, quand M. de
Montchevreuil eut pris la même place auprès du prince, Jussac devint
premier gentilhomme de sa chambre (septembre 1688), et non écuyer,
comme le dit Saint-Simon *a*.

3. Mme de Sévigné, qui avait souvent vu Jussac et qui appréciait ses
qualités, parle de sa mort en termes touchants, dans deux lettres du
mois de juillet 1690 (tome IX, p. 544-545 et 549) : « Et Jussac! dit-
elle; ce philosophe, cet homme retiré! La cour le tente; il suit son
pupille; le prince tombe, parce qu'il a eu deux chevaux tués sous lui;
ce bon gouverneur veut le relever, on le tue : voilà qui est fait. » Mademoiselle s'exprime aussi sur le ton le plus favorable : « Il avoit de
l'esprit, savoit la cour; et avec cela, des manières particulières; étoit
savant, savoit les poètes, faisoit joliment des vers et écrivoit bien. »
(*Mémoires*, tome IV, p. 490.) On trouve quelques lettres intéressantes
de Jussac à la marquise d'Huxelles dans le ms. de l'Arsenal 3202, fol. 62
et suivants. Une lettre à Colbert, sur le voyage de MM. de Vendôme en
Italie (1671), a été publiée par P. Clément, dans le tome VI, p. 458, des
Lettres et mémoires de Colbert. C'était Mme de la Fayette qui avait introduit Jussac chez Mme de Montespan, et celle-ci avait été obligée de
lui faire violence pour qu'il acceptât le gouvernement du jeune prince.

a C'est le chevalier d'Aunay qui avait eu la charge d'écuyer : voyez le
Journal de Dangeau, tome II, p. 174.

toujours en sa place, et qui, avec la confiance et l'a-
mitié intime de Mme la duchesse de Chartres et de
Mme de Montespan[1], et depuis avec assez de confiance
de Mme de Maintenon, ne voyoit rien à l'aveugle, dis-
cernoit tout, et sut toujours se bien démêler sans flatterie et sans fausseté, et sans rien perdre avec elles.
Elle sut aussi s'attirer une vraie considération et des
amis distingués[2] à la cour[3], quand elle y fut mise, et
toujours sans sortir de son état, ni oublier avec nous
ce qu'elle y avoit été[4]. Il est très singulier qu'avec très
peu de bien elle maria ses deux filles[5] à deux frères,
MM. d'Armentières[6] et de Conflans[7], qui n'avoient rien,

1. Saint-Simon, après avoir d'abord écrit, par mégarde, *Montespar*,
a ensuite corrigé l'*r* en *n*.

2. *Distingués* est en interligne, au-dessus de *considérables*, biffé.

3. Dangeau rapporte plusieurs témoignages de l'estime que le Roi
professait pour Mme de Jussac, notamment aux tomes IV, p. 26, XI,
p. 356, etc.

4. Comparez l'autre portrait, déjà indiqué, de Mme de Jussac, dans
la suite des *Mémoires*, tome IX, p. 295-296.

5. Louise-Françoise de Jussac, mariée : 1° le 7 janvier 1701, à Charles
d'Ambly, marquis de Chaumont, brigadier des armées, tué au combat de
Cassano, le 16 août 1705 ; 2° le 9 février 1712, à Alexandre-Philippe, marquis de Conflans Saint-Remy. Elle fut nommée, en octobre 1715, dame
pour accompagner de la duchesse d'Orléans, puis passa gouvernante des
deux dernières filles de cette princesse, et, vers 1739, devenue aveugle,
elle quitta la cour. — Diane-Gabrielle de Jussac, mariée le 11 janvier
1709 à Michel III de Conflans, marquis d'Armentières, et nommée, en
juin 1715, dame pour accompagner de la duchesse de Berry, puis attachée avec le même titre à la duchesse d'Orléans, en avril 1727. Elle
mourut à Paris, le 14 février 1777, âgée de quatre-vingt-neuf ans. — M. de
Jussac avait eu de son premier mariage un fils, dont Saint-Simon parlera.

6. Michel de Conflans, troisième du nom, marquis d'Armentières,
chambellan du duc d'Orléans et colonel d'un régiment d'infanterie,
acheta, en se mariant (décembre 1708), la charge de premier gentilhomme du même prince et vendit celle de chambellan au mois de janvier 1710. Il mourut le 5 avril 1717, à quarante-deux ans.

7. Alexandre-Philippe de Conflans, marquis de Saint-Remy, plus
connu sous le nom de marquis de Conflans, et colonel de dragons jusqu'en 1711. Il eut, comme son frère aîné, en se mariant, une charge

et que ce soit[1] ces deux mariages qui les aient remis au monde, et le chevalier de Conflans[2], leur troisième frère, et qui les[3] aient tirés de la poussière où l'indigence faisoit languir cette ancienne maison depuis si longtemps[4].

de chambellan du duc d'Orléans, et lui succéda, en qualité de premier gentilhomme, au mois d'avril 1717. Il mourut le 2 décembre 1719, âgé de quarante-deux ans.

1. Nous avons, dans cette phrase, à la suite du tour : « Il est très singulier que…. », un emploi peu correct du subjonctif (*soit*) après un premier indicatif (*maria*), venu, lui, bien naturellement sous la plume pour parler d'un fait positif et certain. Nous ne relevons pas l'accord si fréquent du verbe (*soit*) avec l'antécédent *ce*, bien qu'ici il étonne un peu à cause du pluriel suivant *aient remis*; voyez ci-après la note 3.

2. Philippe-Alexandre de Conflans, reçu chevalier de Malte de minorité en 1687, servit d'abord dans la marine, acquit ensuite une compagnie au régiment de Conflans en 1706, devint lieutenant-colonel au mois d'octobre 1707, eut un régiment d'infanterie de son nom en 1710, fut promu brigadier le 1er février 1719, et nommé premier gentilhomme de la chambre du Régent après la mort de son second frère, en survivance de son neveu (janvier 1723), puis eut, en janvier 1724, la même charge auprès du nouveau duc d'Orléans. Il parvint, dans l'ordre de Malte, aux dignités de bailli et de grand-croix, avec les commanderies de Pézenas, de Moisy, de Magny et d'Abbeville. Le bailli de Conflans mourut à Paris le 12 février 1744, âgé de soixante-huit ans, et fut enterré le 13, dans l'église Sainte-Marie du Temple. Il était manchot depuis plusieurs années.

3. *Les* est ajouté en interligne, et le manuscrit porte ensuite *ait*, au lieu d'*aient* (quoiqu'il y ait plus haut *ayent remis*), et *tiré*, sans accord.

4. Saint-Simon aura à revenir plus longuement sur la maison de Conflans, qui prétendait se rattacher aux anciens. Brienne, sur les trois frères qu'il vient de nommer, et sur le mariage des deux premiers avec les filles de Mme de Jussac : voyez le tome IX, p. 293-298, et l'Addition correspondante (*Dangeau*, tome XIV, p. 77), qui finit en ces termes : « C'est ainsi que MM. de Conflans ont été remis au monde par Mme de Jussac et par ses filles, à la honte des connétables de Brienne et des empereurs d'Orient. »

APPENDICE

PREMIÈRE PARTIE

ADDITIONS DE SAINT-SIMON

AU *JOURNAL DE DANGEAU*

136. *Le titre princier des Salviati, Vaïni et Monaco.*
(Page 3.)

3 février 1700. — Les chefs des maisons papalines à qui les ambassadeurs impériaux et d'Espagne donnent l'*Excellence* sont très différents du duc Salviati, quoique peut-être de meilleure maison que la plupart, et de MM. Lanti et Vaïni, gens d'aucune illustration et tout à fait nouveaux, le premier adopté par les la Rovère, de maison papale, mais autrement vile, et que la France éleva à Rome peu, mais le plus qu'elle put, par le crédit du cardinal d'Estrées, qui avoit fait épouser à Lanti la sœur de Mme de Bracciano, sa bonne amie alors, depuis la fameuse des Ursins, et qui n'avoit rien. Pour le Vaïni, on a vu[1] le peu que c'étoit, et pourquoi le cardinal de Bouillon entreprit sa fortune ; mais, pour M. de Monaco, ce n'étoit pas à dire qu'il eût raison. Son bisaïeul est le premier qui, de seigneur de Monaco, s'en intitula prince, et cela de lui-même. Son grand-père, qui se donna à la France, ne pensa jamais, non plus que son père, à avoir aucune distinction en Italie, et nulle part à titre de prince ni de principauté. Son père, qui fut tué d'accident avant son père[2], qui ne s'étoit pas démis de son duché, laissa une veuve, qui l'amena en France pour y être tenu par LL. MM., et qui alla à la cour sans avoir ni prétendre le tabouret ; et on a vu[3] que ce ne fut qu'au mariage du fils de celui-ci avec la fille de Monsieur le Grand qu'il eut le rang de prince : depuis quoi la tête leur a tourné là-dessus, et à Rome, au grand détriment des affaires du Roi.

---

1. Addition à l'article du 2 février 1698, tome VI, p. 287.

2. Le texte des *Mémoires*, ci-dessus, p. 22, explique ce passage, écrit sans soin par Saint-Simon.

3. Voyez ci-après, p. 341, n° 140, l'Addition à laquelle Saint-Simon fait allusion, et qui se rattache à l'année 1688.

137. *Le duc Lanti.*

(Page 3.)

1er janvier 1696. — Ce duc Lanti est peu de chose. Il a pris le nom
de la Rovère parce qu'ils en ont eu une mère, et. ces la Rovère eux-
mêmes étoient des paysans de Savone. Ce fut un pêcheur de cette ville
ou des environs qui fut père de François la Rovère qui fut pape en 1471
et le fut quatorze ans sous le nom de Sixte IV. Ce furieux Jules II, élu
en 1503, et qui fut dix ans pape, étoit fils du frère de Sixte IV. Ils éle-
vèrent leur famille, dans laquelle entra le duché d'Urbin et d'autres
grands fiefs, par argent et par grandes alliances, qui sont retournés
aux papes, la plupart par usurpation. Ils ont eu trois ducs d'Urbin, et
le cardinal d'Estrées, comme on le verra ailleurs, fit donner l'Ordre à ce
duc Lanti à cause de la duchesse de Bracciano, sa belle-sœur, avec qui
il étoit en très étroite amitié, et qui[1] l'avoit mariée elle-même, et qui,
devenue fameuse sous le nom de princesse des Ursins, se brouilla si fort
avec lui et les siens en Espagne..Ce duc Lanti eut un fils, que sa tante,
la fameuse princesse des Ursins, attira en Espagne, et à qui elle fit
épouser une riche héritière du comte de Priego, soi-disant Cordoue,
qui en fut fait grand d'Espagne, pour que sa grandesse vînt à son gendre après lui ; mais le bonhomme, qui avoit eu l'esprit de se faire grand
de la sorte, et qui en avoit beaucoup en effet, survécut et le règne et
la vie de Mme des Ursins, et sa fille après, qui étoit dame du palais de
la reine Savoie, et qui la demeura de la reine Farnèse : tellement
que, lorsqu'il mourut, la grandesse tomba sur sa petite-fille. Le roi
d'Espagne eut pitié de l'infortune du père, et le fit grand à vie sous le
nom de duc Santo-Gemini.

138. *Clérembault et sa fille.*

(Page 11.)

14 février 1696. — Mlle de Clérembault s'appeloit Gilier, et étoit fille
de Clérembault que la comtesse du Plessis avoit épousé par amour,
laquelle étoit veuve du fils aîné du maréchal du Plessis, mère du duc de
Choiseul tué à Luxembourg, belle-sœur du duc de Choiseul, et avoit été
dame d'honneur de Madame.

139. *Mme de Clérembault et son premier mariage.*

(Page 11[2].)

3 juin 1685. — Le duc de Choiseul étoit petit-fils du maréchal du
Plessis, célèbre pour avoir sauvé l'État par la bataille de Rethel qu'il

1. Ce second *qui* se rapporte au cardinal, sujet de la phrase, tandis que
le précédent et le suivant se rapportent à la duchesse de Bracciano, complément indirect.

2. Voyez ci-après l'appendice II de la seconde partie, p. 378-380.

gagna contre M. de Turenne. Le maréchal du Plessis étoit gouverneur
de Monsieur, puis premier gentilhomme de sa chambre et surintendant
de sa maison, et sa femme dame d'honneur de Madame ; et le demeurèrent depuis avoir été fait duc et pair, en 1665. Son fils, le comte du
Plessis, mourut avant lui, et ne fut point duc, et sa femme fut dame
d'honneur de Madame ; elle épousa Clérembault par amour. De son premier mariage, elle avoit eu ce duc de Choiseul qui avoit eu la charge de
son grand-père avec sa dignité, à laquelle son oncle paternel succéda,
qui a été le dernier duc de Choiseul, en qui le duché-pairie s'est éteint
faute de postérité. Mme de Clérembault, de son second mariage, a eu
une fille unique, mère du duc de Luxembourg d'aujourd'hui.

140. Origine de la princerie des Monaco.

(Page 21[1].)

8 juin 1688. — M. de Monaco, Honoré Grimaldi, deuxième du nom,
arrière[2]-grand-père de celui dont il est parlé ici, fit, en 1642, son traité
avec Louis XIII, qui le fit duc et pair et chevalier de l'Ordre ; et ce fut
à sa réception au Parlement, en 1643, après la mort de Louis XIII, que
l'ordre en fut changé pour la première fois, sans ordre et sans autre
chose que le faire et le continuer après. Les réceptions se faisoient aux
hauts sièges, un avocat général plaidant et concluant, et le Premier
Président allant prendre les voix le long des bancs, le bonnet à la
main, comme il se pratique aux grandes audiences. Cette fois, ils en
usèrent comme pour un conseiller, aux sièges bas, un conseiller rap-
portant, et le Premier Président prenant les voix de sa place, en nommant, et son bonnet sur la tête. Cela suffit pour cette époque[3].

M. de Monaco[4] avoit un fils unique, Hercule Grimaldi[5], qui s'appeloit
le prince de Mourgues, et qui fut tué par malheur à Monaco, en 1651[6],
du vivant du père, qui ne s'étoit point démis de son duché et mourut
en 1662. Le prince de Monaco avoit épousé une Spinola, dont il eut la
marquise de Pianezze Simiane, la princesse de Francavilla Imperiali
et la marquise de Saint-Martin, etc. Le fils fut le prince de Monaco, que
sa mère amena en France, étant veuve et son beau-père vivant, pour
être tenu[7] sur les fonts de baptême par le Roi. Elle fut recueillie par la

---

1. Voyez ci-après l'appendice III de la seconde partie, p. 381.

2. Ces mots : « Grimaldi.... arrière », ont été ajoutés après coup, au-dessus de la ligne.

3. Ce dernier membre de phrase est biffé.

4. Ces trois mots sont biffés et remplacés en interligne par : « Ce M. de
Monaco. »

5. Ces deux noms sont ajoutés en interligne.

6. Cette date remplace en interligne une autre date biffée postérieurement et devenue illisible.

7. Toute cette partie du texte primitif, depuis : « Le prince de Monaco
avoit épousé.... », a été biffée postérieurement et remplacée par : « Sa

duchesse d'Angoulême la Guiche, dont le mari, gouverneur de Provence, avoit fort contribué au traité de M. de Monaco. Le baptême se fit[1], et la princesse de Mourgues s'en retourna avec son fils incontinent après, très satisfaite des bons traitements qu'elle avoit reçus, sans avoir été assise ni prétendu à l'être. [Ce fils, marié en 1660 à Charlotte-Catherine de Gramont, en eut Antoine Grimaldi, né en janvier 1661, et ce fut ce fils qui épousa en 1688 Mlle d'Armagnac[2].]

Jusqu'à cette année, M. de Monaco n'avoit pas songé à être prince : Monsieur le Grand, en peine de se défaire de sa fille et pour peu, en obtint le rang, et fit asseoir Mlle de Monaco, qui avoit déjà de l'âge, et qui épousa le duc d'Uzès ensuite.

M. de Seignelay ne signa point au contrat de mariage, où la faveur de Monsieur le Grand emporta ce qu'il voulut, et on verra pourquoi à la fin de l'année[3]; il[4] signa même, de légèreté méditée, le contrat devant[5] M. de Monaco, qui voulut rompre tout là-dessus en présence du Roi, qui l'apaisa comme il put, et en ordonnant à Monsieur le Grand de signer après M. de Monaco sur le registre de la paroisse : ce qui fut exécuté. Ce fut là-dessus que Monsieur, qui aimoit fort Monsieur le Grand et Mme d'Armagnac, donna un grand dîner à Saint-Cloud, sans Madame, à la noce, pour raccommoder les deux pères. Le mariage fut peu heureux, comme on en pouvoit faire l'horoscope.

141. *Les Colbert de Villacerf et de Saint-Pouenge.*

(Page 27.)

19 octobre 1699. — Villacerf étoit Colbert, mais fils d'une sœur du chancelier le Tellier, et attaché à lui et à sa famille au point que lui et Saint-Pouenge, son frère, furent premiers commis de M. de Louvois et prirent ses livrées. Villacerf avoit beaucoup de probité, de vérité, avec de la rudesse; il avoit aussi des amis, et en méritoit. Le Roi avoit pour lui de l'amitié et de la confiance. M. de Louvois y en avoit pris une entière lorsque, par ses charges, il prit plus d'essor : Saint-Pouenge, son frère, prit son bureau et tout son crédit dans les affaires du secrétaire d'État de la guerre.

---

veuve, de la maison de Spinola, amena leur fils en France pour être tenu sur les fonts.... »

1. Ici on a ajouté en interligne : « Son fils fut nommé Louis. »

2. La phrase que nous plaçons ici entre crochets a été ajoutée en interligne sur le manuscrit.

3. A propos de la promotion de l'Ordre. — Ce membre de phrase est biffé.

4. Monsieur le Grand.

5. Avant.

142 et 143. *Le marquis de Lassay et sa famille.*

(Page 29.)

18 février 1696. — Lassay s'appeloit Madaillan, et avoit de l'esprit et du courage. Il s'étoit déjà marié deux, ou même trois autres fois, et une, entre autres, à la fille d'un apothicaire, que le duc Charles IV de Lorraine avoit été tout prêt d'épouser. C'est d'elle que Lassay a eu Mme de Coligny[1] et Lassay son fils. Il perdit cette femme, et se jeta dans une grande dévotion et dans une grande retraite aux Incurables, où il s'est bâti fort agréablement. La dévotion se refroidit, et la solitude l'ennuya : il se rejeta plus que devant dans le grand monde, et se fourra dans tous les plaisirs de Monsieur le Duc, dont il y a une chanson de Madame la Duchesse qui ne mourra jamais. Elle prit depuis son fils en telle affection, que le monument en est à Paris, dans les deux palais qu'ils y ont fait bâtir. En outre des trésors que cette faveur valut au fils sous la régence de M. le duc d'Orléans, elle valut l'Ordre au père en 1724.

2 avril 1711. — Lassay étoit un homme qui avoit de l'esprit et du courage, mais qui avoit fait bien des métiers en sa vie, et trois ou même quatre mariages. Il servit, puis il fit le petit coq de province ; étoit déjà veuf de sa première femme, qui n'étoit rien et s'appeloit Sibourg, dont la fille unique a épousé le dernier de la maison de Coligny, éteinte en sa personne. Quoique laide, elle a fait du bruit, avec de l'esprit et de l'intrigue, méchante et hardie. Elle se laissa mourir de douleur, pour en parler sobrement, de la mort du dernier duc de la Feuillade. Lassay, longtemps après, s'amouracha de la fille de cet apothicaire que sa beauté, sa vertu et l'amour de Charles IV de Lorraine, qui fut au moment de l'épouser, a rendue illustre. Lassay l'épousa, en eut un fils, la perdit au fort de son amour, et, de douleur, se retira aux Incurables, où il passa quelques années dans une grande retraite et une grande piété. Ennuyé enfin de cette vie, il ajusta sa petite maison, égaya sa solitude, se remit dans le monde, s'éloigna entièrement de la vie dont il s'étoit dégoûté, eut des commerces peu séants, et fut accusé d'être le Mercure de Monsieur le Duc, dont, par la suite, il épousa la sœur bâtarde. Cela acheva de le raccrocher dans le monde et à la cour, où il ne fut jamais de rien. Sa femme lui donna une fille, qu'il maria au fils de M. d'O, n'ayant tous deux ni pain ni pâte. Mme de Lassay mourut folle, après avoir été plusieurs années en cet état, et sa fille, qui ne fut guère sage d'aucune façon, mourut aussi après avoir été plusieurs années abandonnée de son mari, et ne laissa qu'une fille unique, qui, du sein de la famine, a tiré des millions qui lui ont fait épouser le fils unique du duc de Villars Brancas.

Lassay étoit fils du vieux Montataire, homme fort peu considéré, et d'une Vipart, sa première femme. Leur nom est Madaillan, trop connu à la fin de la Vie du célèbre duc d'Épernon. Montataire se remaria à une fille de ce Bussy-Rabutin si connu par son *Histoire amoureuse des Gaules*,

---

1. C'est une erreur. Mme de Coligny était née du premier mariage : voyez treize lignes plus bas.

qui le plongea dans la plus profonde disgrâce, et par la misère avec laquelle il montre lui-même qu'il la porta, par ses lettres, où la fausseté et la contorsion règnent à force de vouloir paroître ferme, élevé et spirituel, et dont le style tronqué sur le cérémonial d'écrire a achevé de montrer la vanité de ses enfants, qui, non contents de montrer la nudité de leur père, l'ont rendue encore plus honteuse en imprimant ses lettres avec celles de Mme de Sévigné, dont le sel, le naturel, la simplicité, le tour enlèvent. Du mariage de cette Rabutin sont venus[1] une fille et un fils. Celui-ci n'eut point d'enfants de la fille du comte de Tillières, qui se remaria au comte de Châtillon, chevalier de l'Ordre en 1724 et mestre de camp général de la cavalerie, dont elle fut la seconde femme. La fille épousa son neveu Lassay, fils du vieux Lassay, son frère de père, et de la fille de l'apothicaire. C'est une femme qui s'est presque rendue illustre par sa douleur de la mort de son frère de même lit et par plusieurs années de retraite, de piété grande, de silence et de réclusion, même dans les lieux fort ouverts où elle est obligée d'aller, et par n'avoir pas pris de quoi se nourrir, et jamais encore jusques à cette heure autre chose que quelques herbes sans sauce et quelques légumes de même, sans pain ni vin. Son mari, qui la respecte, a élevé dans Paris, près de la rivière, vis-à-vis du Cours, un palais joignant et communiquant avec celui que Madame la Duchesse s'est bâti en même temps, qui sera un monument éternel de la longue, utile et persévérante affection pour lui de cette princesse, qui lui a valu des trésors innombrables au Mississipi, qu'il a bien su réaliser, et l'Ordre à son père, qu'il fit passer à la promotion de 1724, dans la foule de tant d'autres. Il n'a point d'enfants et a marié sa nièce, la duchesse de Lauraguais, dont Madame la Duchesse fit une aussi somptueuse noce, et peut-être plus, que si elle eût été sa fille. Ce fut lui aussi qui enrichit Silly, Vipart comme sa grand'mère, et qu'il fit fourrer aussi en 1724 dans la même promotion. Mais, à propos de ces deux palais si contigus et si uniformes, excepté que celui de Lassay est bien plus petit et beaucoup plus bas que celui de Madame la Duchesse, n'oublions pas un bon mot du nonce, depuis cardinal Massei, à qui il échappa sans y entendre malice. Passant sur le chemin de Versailles, et les voyant l'un et l'autre à plein[2], la rivière entre-deux[3], il fut choqué de l'inégalité de hauteur et de ce que celui de Madame la Duchesse, pour sa longueur, n'a qu'un étage. « Cet autre plus petit palais, dit le nonce, semble fait pour être mis sur le plus grand. » Ce mot ne tomba pas à terre[4].

144. *Le duché du second fils du maréchal de Luxembourg.*

(Page 36.)

22 janvier 1696. — M. de Luxembourg, dans le brillant de ses dernières campagnes, avoit inutilement fait tous ses efforts pour avoir sa

1. *Sont venus* est ajouté en interligne. — 2. En plein, pleinement.
3. *Entre-deux*, entre lui et le quai. — 4. Voyez tome VIII, p. 228-229.

charge pour son fils et obtenir les honneurs de prince, comme MM. de
Rohan et de Bouillon ; et, comme il fait toujours bon prétendre, il se
rabattit à tirer parti des refus, et il obtint sa survivance du gouvernement de Normandie pour son aîné, et parole que son second fils seroit
fait duc vérifié dès qu'il trouveroit à le marier. Il mourut avant d'avoir
trouvé un parti qui convînt à ce fils, et la chose fut exécutée après
sa mort, mais avec tant de dégoût du Roi de s'y être engagé, que cette
grâce a été l'unique, et suivie de beaucoup de dureté, marquée en toute
occasion pour ce nouveau duc.

145 et 146. *Le titre de prince de MM. d'Isenghien.*
(Page 38.)

5 mai 1687. — Le prince d'Isenghien est Flamand, et s'appelle Villain.
Il y en a eu treize maires de Gand de suite. Il faut que cela soit beau,
puisqu'en mémoire de cela ils portent un *XIII* pour chiffre. Celui-ci
eut peu de chose de la fille du maréchal d'Humières, qui obtint un
tabouret de grâce en faisant ce mariage, comme M. de Charost en avoit
obtenu un pour le prince d'Espinoy en lui donnant sa fille, et le fils de
l'un et de l'autre en ont obtenu la continuation leur vie durant.

10 avril 1700. — MM. d'Isenghien s'appellent Villain, et ce sont des
gens de qualité de Flandre. Son père épousa la fille aînée du maréchal
d'Humières, gouverneur de Flandre, qui, en faveur de ce mariage,
obtint pour sa fille un tabouret de grâce, dont leur fils, à la mort du
père, eut la continuation.

147. *Cavoye, sa femme et ses bons mots.*
(Page 47.)

29 janvier 1696. — Cavoye, fort simple gentilhomme et fils d'une
femme d'esprit fort dans le monde et fort connue de la Reine mère du
Roi, avoit percé à la cour. Beaucoup d'honneur et de valeur et quelques occasions heureuses de faire connoître l'un et l'autre lui acquirent
de l'estime et des amis ; et lui, avec fort peu d'esprit, acquit une connoissance si grande du monde et de la cour, que cela y suppléa et le porta
enfin à une familiarité avec le Roi, et à une liaison avec la meilleure
compagnie de la cour, qui le rendirent un[1] espèce de personnage avec
qui on comptoit. Il étoit fort bien fait et de bonne mine : ce qui contribua encore à sa fortune. Mlle de Coëtlogon, fille d'honneur de la Reine,
en devint tellement amoureuse, qu'elle ne se contraignit pas de l'avouer ;
et ce qu'il y eut de plus merveilleux, c'est que cet amour, qu'elle montroit et poussoit tout publiquement jusqu'à la folie, ne fit pas la plus
légère tache à sa réputation. Le Roi et la Reine y entrèrent et en eurent
pitié, jusque-là que, Cavoye étant à la Conciergerie pour un combat de

---

1. *Un*, déjà rencontré ci-dessus, p. 55 et 257.

rencontre, et Coëtlogon aux hauts cris, le Roi et la Reine prièrent
Mme de Richelieu, dame d'honneur de la Reine, de mener Coëtlogon le
voir. Dès qu'il partoit pour l'armée, elle quittoit toutes parures, jusqu'aux
rubans, et Cavoye, que cette passion importunoit, parce qu'il n'en avoit
point pour elle, fut souvent exhorté par le Roi et par la Reine d'y répondre plus doucement. Enfin ils y voulurent mettre fin et engagèrent,
à force de bienfaits[1], Cavoye à l'épouser. Il en eut la charge de grand
maréchal des logis de la maison du Roi et des grâces pécuniaires. Il a
parfaitement bien vécu avec elle toute sa vie, qui a été fort longue, et
elle toujours dans la même adoration pour lui, qu'elle a poussée, après
sa mort, à passer sa vie dans la chapelle où il fut enterré, et à ne plus
voir qui que ce soit au monde, toujours dans son premier grand deuil
et dans une grande dévotion jusqu'à sa mort. Ils n'eurent point d'enfants.
Cavoye donc, enorgueilli de sa situation à la cour et outré de n'avoir point
été chevalier de l'Ordre, fit cette tentative de quitter[2]. Le Roi, qui l'aimoit
et qui y étoit accoutumé, le retint à force de bontés et de promesses
vagues de l'Ordre quand il en feroit une promotion : c'étoit où Cavoye
en vouloit, et dont il se contenta, ne pouvant mieux, et dans l'espérance
de serrer la mesure avec plus de succès ; mais enfin il ne fut point chevalier de l'Ordre, et le Roi, qui en fit à plusieurs reprises[3], mourut
avant lui, sans avoir fait de promotion.

Entre mille contes de Cavoye, il y en a deux qui méritent de n'être
pas oubliés. Le plus ancien est de 1674, pendant l'interrègne de Pologne
où le célèbre J. Sobieski fut élu roi. Cavoye étoit fort[4] mêlé parmi la
meilleure compagnie de la cour, et fort avec Manicamp, qui y brilloit fort
alors, et dont on admiroit l'esprit par mode : il en avoit en effet beaucoup, et en paroissoit d'autant plus qu'il se croyoit tout permis. Cavoye
paria qu'il lui feroit accroire la chose du monde la plus extraordinaire,
et pressé, il lui échappa qu'il lui persuaderoit que lui, Cavoye, étoit élu
roi de Pologne[5]. Plusieurs de la jeunesse, et, parmi les seigneurs plus
âgés, M. de Vivonne, M. de Créquy, et quelques autres[6]. Le hasard fit
qu'un matin le Roi appela Cavoye dans son cabinet, à Fontainebleau, où
la cour étoit, et lui parla assez longtemps pour des tracasseries de logements. Cavoye saisit l'occasion, fit le réservé, le rêveur, le distrait. On le
fit remarquer à Manicamp, et on lui demanda avec inquiétude s'il ne
savoit point à qui en avoit son ami. Manicamp s'en aperçut aussi, et lui

---

1. *Biens faits*, dans le manuscrit.

2. C'est à propos de cette tentative, mentionnée par Dangeau, que Saint-
Simon écrit l'Addition.

3. Dans le manuscrit, primitivement : « fit plusieurs à reprises » ; *à* a été
biffé et replacé en interligne entre *fit* et *plusieurs.*

4. *Fort* a été ajouté après coup, en interligne, par le copiste.

5. Ici l'Addition ne se trouve plus conforme aux *Mémoires*, où Cavoye
cache à tout le monde l'objet de sa gageure.

6. La phrase est demeurée incomplète. Il faut sans doute y ajouter des
mots rendant l'idée de : « tinrent le pari. »

fit des questions, que l'autre éluda toutes. Il lui proposa une promenade
sur le parterre du Tibre, au bout de quelques jours, où les questions
redoublèrent. Cavoye, après s'être fait bien presser, lui dit que c'étoit un
secret si grand et si important que ce qui le tenoit en rêverie, qu'il n'y
avoit pas moyen de le confier. Manicamp redouble de curiosité et
d'efforts : tant qu'enfin Cavoye, faisant semblant de céder à la vanité et
à la persécution, lui dit qu'il alloit le lui dire pourvu qu'il lui promît de
ne le pas croire un fou, et, après bien des propos de part et d'autre, lui
avoua que la conversation qu'il avoit eue, il y avoit quelques jours, avec
le Roi, le mettoit dans la très prochaine attente de la plus grande fortune où un gentilhomme pût être porté. Après quelques pauses et quelques degrés semblables, il lui dit qu'il avoit bien ouï dire que les Polonois avoient exclu les princes pour cette élection-ci, mais qu'il alloit lui
apprendre que les partis des divers candidats polonois leur avoit[1] fait
prendre la résolution de les rejeter tous et de choisir un gentilhomme
étranger ; que son bonheur étoit tel, que ce peu de réputation qu'il
avoit acquise dans les armes avoit fait par hasard quelque bruit parmi
eux, qui les avoit déterminés à jeter les yeux sur lui ; qu'ils en avoient
écrit au Roi d'abord, pour avoir son agrément, et qu'il attendoit à tous
moments une première députation de quelques seigneurs, en poste, dont
il alloit savoir des nouvelles par le Roi à son retour de la chasse. Tant
de circonstances frappèrent Manicamp d'une si grande surprise, qu'il ne
s'aperçut point que Cavoye, dont il connoissoit la droiture et l'amitié, se
moquoit de lui pour cette fois ; et le voilà tombé en des admirations non
pareilles d'une si étonnante fortune. Cavoye, si heureusement venu à son
point, ne songea qu'à se séparer de son ami pour lui laisser le temps
d'aller raconter à quelques-uns des leurs un cas si étrange. Il lui recommanda fort un secret qu'il auroit été bien fâché qu'il eût gardé, et le
pria de le laisser rêver un peu tout seul à des affaires qui demandoient
tant de réflexions sur sa conduite. Manicamp le quitta, et, plein d'une
découverte qui le remplissoit tout entier, ne put en effet la contenir en
lui-même. Il la conta presque aussitôt au comte de Fiesque et à d'autres,
qui se consolèrent de leur pari par une si ample matière de rire de la
simplicité d'un homme qui se piquoit tant d'esprit, de sagacité, et qui
s'étoit mis sur le pied d'être l'oracle de tant d'autres. Ceux qui étoient
du complot se divertirent à le faire parler, à lui tirer son secret, et à
admirer avec lui les profonds ressorts de la fortune : tant qu'enfin
MM. de Vivonne et de Créquy mirent le Roi au fait, qui, n'aimant point
Manicamp, n'en rit que de meilleur cœur. A la fin, celui-ci vit à des rires
échappés qu'il y avoit quelque chose à soupçonner, et de là fut bientôt
au fait et de la chose et de la gageure. Manicamp entra en furie contre
eux tous, et surtout vouloit tuer Cavoye. On eut grand'peine à l'apaiser,
puis à les raccommoder. A la fin, on y réussit si bien, qu'ils se re-
mirent ensemble comme devant, et Cavoye en fit sa cour à merveilles.

---

1. Singulier incorrect, mais s'expliquant par l'accord avec l'idée.

Voici maintenant le second conte. La Reine avoit si peu d'esprit, qu'elle en tomboit dans des absurdités étranges, jusqu'à se presser d'aller souvent à la comédie et à d'autres spectacles, de peur d'y manquer d'une place. Le Roi en rioit ; mais sa naissance, sa vertu, sa passion pour lui, qu'il mettoit à des épreuves dures et continuelles par l'éclat de ses maîtresses, lui donnoit pour elle une [1] extrême considération, qu'il vouloit qui lui fût rendue par toute sa cour avec un extrême respect. Dans un voyage elle se trouva mal logée, et crut que Mme de Montespan l'étoit mieux qu'elle. La voilà en pleurs, qui demande justice au Roi de Cavoye, et qui lui déclare que cet affront qu'il lui fait est tel qu'elle exige qu'il le chasse. Le Roi, bien empêché, excuse Cavoye, et ne fait qu'irriter la Reine jalouse de Mme de Montespan, et qui le croit lui-même du complot. Il envoie querir Cavoye, lui conte le fait, et lui dit franchement qu'il voie à apaiser la Reine, parce que, quelque amitié qu'il ait pour lui, il ne sait plus comment en sortir avec elle, sur le ton qu'elle l'a pris. Cavoye, qui, avec fort peu d'esprit, avoit souvent de promptes rencontres et fort plaisantes, s'excuse, puis pense un moment, et dit au Roi qu'il se tirera fort aisément d'affaires [2] avec la Reine pourvu qu'il lui permette de dire ce qu'il voudra, et qu'il lui réponde aussi de Mme de Montespan. « Et comment ferez-vous ? lui dit le Roi. — Laissez-moi faire, répond Cavoye, et ne vous embarrassez pas ; mais au moins, Sire, à ces deux conditions ? » Le Roi le lui promit, et Cavoye s'en va trouver la Reine. Dès qu'elle le vit, la voilà à pleurer, crier ; et Cavoye sans dire une parole. Quand elle l'eut bien pouillé, et traité d'impudent et d'insolent d'oser se présenter devant elle, Cavoye lui dit qu'elle étoit trop juste pour lui refuser un instant en particulier, et l'obtint. Là, il lui dit qu'il avoit un secret à lui confier, où il alloit de sa fortune, mais qu'elle le forçoit à la remettre entre ses mains ; qu'il voyoit depuis longtemps, avec la dernière douleur, par son attachement pour le Roi, le scandale de sa vie et les peines de la Reine ; que, ne les pouvant plus supporter, il avoit saisi une occasion de les finir au moment qu'elle s'étoit présentée ; qu'il étoit vrai qu'il avoit logé Mme de Montespan mieux qu'elle, mais que c'étoit dans une maison qui, avec une belle apparence, tomberoit peut-être dans la nuit, surtout la chambre où logeroit Mme de Montespan, et que cela l'avoit déterminé à l'instant. La Reine passa des injures aux remerciements et ne fut plus en peine que de raccommoder ce qu'elle avoit gâté, et le fit d'autant plus aisément que le Roi ne demandoit pas mieux. Mais sa surprise, qui fut extrême d'un changement si subit et annoncé d'avance par Cavoye, augmenta bien encore lorsque celui-ci lui raconta comment il s'y étoit pris : il en rit avec lui et avec Mme de Montespan de toute sa force, et Cavoye en fut mieux que jamais avec la Reine, le Roi et la maîtresse.

Il s'étoit tellement autorisé dans une charge dont les fonctions sont

---

1. *Un*, dans le manuscrit.
2. Le signe du pluriel semble avoir été ajouté après coup.

souvent sujettes à beaucoup de plaintes et de discussions désagréables, qu'il la faisoit sans que personne osât se plaindre, parce que le Roi le soutenoit toujours. Il arriva pourtant une fois un plaisant culbutis de cartes. Ce fut en arrivant à Nancy, où l'on devoit séjourner quelques jours. M. de Créquy se trouva mal logé, et s'alla mettre dans la maison marquée pour le duc de Coislin, moins ancien duc que l'autre, qui n'étoit pas d'année de premier gentilhomme de la chambre. Le duc de Coislin, piqué, n'en fit pas à deux fois, et s'en fut s'établir dans la maison destinée au maréchal de Créquy. Celui-ci, qui, n'étant pas à l'armée, n'avoit rien à dire, s'en vengea sur Cavoye, qu'il délogea à son tour, et Cavoye, qui sentit qu'il avoit affaire à trop forte partie, et qui ne vouloit pas perdre l'amitié du duc de Créquy, se fourra où il put et tourna l'affaire en plaisanterie, et ne songea qu'à procurer promptement que le duc de Coislin et les deux frères fussent promptement raccommodés.

148. *Mlle de Coëtlogon, femme de Cavoye.*

(Page 53, note 2.)

27 janvier 1697. — Les *Mémoires* ont voulu dire sans doute que Mme de Cavoye a été fille de la Reine ; mais du palais, jamais ne le fut ni n'y songea.

149 et 150. *Mlle de Guise.*

(Page 60.)

4 mars 1688. — Mlle de Guise étoit extrêmement riche, et la dernière de la branche de Guise en directe ; car toute la maison de Lorraine établie en France en descend par le marquis d'Elbeuf, dernier fils du premier duc de Guise. Celle-ci étoit petite-fille de celui qui fut tué à Blois, sœur de celui qui tenta l'expédition de Naples et de trois autres frères, dont un seul eut un fils unique, que Mlle de Guise parvint à faire épouser à la dernière fille de Gaston, frère de Louis XIII, et de la sœur de M. de Lorraine, Charles IV. Elle étoit sœur aussi de l'abbesse de Montmartre, célèbre par ce beau traité de Montmartre, signé à sa grille et avorté aussitôt après, qui donnoit la Lorraine au Roi et substituoit la couronne à la maison de Lorraine après les princes du sang, avec le même rang cependant, sur quoi tant de vacarmes, et sur lequel le chancelier Séguier dit au Roi qu'il ne pouvoit faire de prince du sang qu'avec la Reine. Mlle de Guise étoit fort magnifique et fort glorieuse, et avoit épousé secrètement un cadet de Bourdeille, si connu dans la cabale des Importants sous le nom de Montrésor, dans la Régence, de qui on a des mémoires. Il mourut chez elle, et n'en eut point d'enfants.

11 mars 1688. — L'héritière de Joyeuse, fille du comte du Bouchage, capucin, prêtre, général d'armée, gouverneur de Languedoc, duc-pair, maréchal de France, chevalier de l'Ordre, recapucin, mort allant à Rome demander justice de n'avoir pas été élu gardien, qu'un autre avoit emporté sur lui, et qui avoit hérité du duc de Joyeuse, favori

d'Henri III, du grand prieur et du cardinal de Joyeuse, ses frères; cette
héritière avoit épousé le dernier duc de Montpensier, prince du sang,
dont une fille unique, qu'avoit épousée[1] en premières noces Gaston,
frère de Louis XIII, et n'en eut que Mademoiselle, dont il s'agit ici.
L'héritière de Joyeuse, veuve de M. de Montpensier, épousa en secondes
noces M. de Guise, fils de celui qui fut tué à Blois, et en eut M. de
Guise de Naples et trois autres fils, Mlle de Guise, de la succession de
qui on parle, et Madame de Montmartre. Le duc de Joyeuse, un des
frères de Mlle de Guise, avoit épousé la fille unique du duc d'Angoulême et d'une la Guiche, dont il avoit eu M. de Guise, mari de la petite-
fille de France. Mme de Joyeuse étoit folle et enfermée. Son père, le
duc d'Angoulême, étoit fils du bâtard de Charles IX si longtemps en
prison sous le nom de comte d'Auvergne, et d'une fille du dernier connétable de Montmorency, sœur du dernier duc de Montmorency, dé-
capité à Toulouse, sans postérité, de la duchesse de Ventadour et de
la princesse de Condé, grand'mère de Monsieur le Prince, qui, par là,
héritoit des biens de Joyeuse avec Mademoiselle, qui se trouvoient dans
la succession de Mlle de Guise, et dont elle avoit disposé en faveur de
sa maison, qu'elle avoit toujours aimée passionnément.

151. Mort du fils de Beringhen.

(Page 68.)

21 mars 1692. — On a parlé de Monsieur le Premier le père, p. 160
du second volume[2]. Il étoit veuf depuis longtemps d'une femme de
grand mérite, sœur du marquis d'Huxelles, père du maréchal. Il avoit
perdu, à la conquête de la Franche-Comté, un fils, son survivancier, de
grand mérite et de valeur à faire un grand chemin à la guerre, et qui
n'étoit point marié. Il eut la tête emportée; son crâne cassa celui de
M. de Saint-Géran, fait chevalier de l'Ordre à la promotion de 1688,
qui en a porté une calotte toute sa vie.

152. Mme de Miramion et sa fille Mme de Nesmond.

(Page 70.)

24 mars 1696. — Mme de Miramion s'appeloit Marie[3] Bonneau, et son
père le sieur de Rubelles, de fort riches bourgeois de Paris. Elle en
épousa un d'Orléans[4], qui s'appeloit Beauharnois, sieur de Miramion, qui
s'étoit fait conseiller au Parlement, de qui le père ou le grand-père, ne
pouvant supporter le ridicule vilain de son nom, qu'il n'osoit porter, et

1. *Épousé* sans accord dans le manuscrit.
2. Ce renvoi correspond à l'Addition que nous avons placée au tome I, sous
le n° 49.
3. En abrégé dans le manuscrit, M⁰ *Bonneau*.
4. Avant *d'Orléans*, le mot *bourgeois* a été ajouté en interligne, puis
biffé, de la main même de Saint-Simon, à ce qu'il semble.

qui étoit Beauvit, le fit changer en Beauharnois par des lettres patentes.
Mme de Miramion fut mariée et veuve la même année, 1645, et resta
grosse d'une fille. Sa beauté, sa jeunesse et ses biens la firent beaucoup
rechercher en mariage, et Bussy-Rabutin, si connu depuis par son
Histoire amoureuse des Gaules, la profonde disgrâce qu'elle lui attira et
ses efforts de bel esprit, l'enleva, protégé par Monsieur le Prince, et
la conduisit dans un château, où, dès qu'elle fut arrivée, elle prononça un
vœu de chasteté devant tout ce qu'il se trouva là de gens, puis dit à
Bussy-Rabutin que c'étoit désormais à lui à voir ce qu'il vouloit faire.
Cette forte démarche, et publique, le consterna étrangement, et il ne
songea plus qu'à accommoder son affaire et à mettre sa proie en liberté.
Depuis ce temps-là, elle s'adonna entièrement à la piété et embrassa
toutes sortes de bonnes œuvres. C'étoit une femme de grand sens et
d'une grande douceur, qui eut part, de sa bourse et de sa tête, à plusieurs établissements très utiles dans Paris. Elle donna la perfection à
celui de la communauté établie sur le quai de la Tournelle qui porte
toujours son nom, quoique sous celui de filles de Sainte-Geneviève,
si utile au corps et à l'âme, à l'éducation et à la retraite d'un grand
nombre de filles et de femmes. Le Roi avoit pour elle une véritable considération, qui passa même à sa fille unique, et qui n'y étoit pas si indifférente que la mère, et qui, après la mort de son mari, sans enfants,
qui étoit président à mortier, fit mettre sur la porte de sa maison, contiguë à la communauté de sa mère : Hôtel de Nesmond. Ce fut la
première femme de robe qui l'avoit hasardé. On s'en est moqué et scan-
dalisé quelque temps ; et à la fin l'imitation est venue au point qu'on la
voit. Mme de Miramion mourut à soixante-six ans, en 1696, pleine de
mérites, universellement regrettée.

153. *Bussy-Rabutin*.
(Page 73.)

13 juin 1684. — Bussy est celui qui se perdit par l'*Histoire amoureuse des Gaules*, qui étoit les amours du Roi, qu'il écrivit en style de
roman, d'une manière fort libre : ce que le Roi ne lui pardonna jamais.
Il en perdit sa charge de mestre de camp général de la cavalerie, et fut
vingt-cinq ans exilé. Il avoit très bien servi ; mais l'opinion qu'il avoit
de sa naissance, qui étoit bonne, de sa valeur, et il en avoit beaucoup,
de sa capacité, de ses services, de son savoir, de son esprit, de sa
galanterie et de sa figure, jointe à une ambition démesurée, l'avoient
rendu insupportable. Les lettres qu'il écrivit à plusieurs personnes,
dont on a changé soigneusement le cérémonial lorsque son fils, évêque
de Luçon[1], les a publiées, respirent tout à la fois un orgueil et une
bassesse qui font peine, et montrent un homme qui fait le philosophe
et le tranquille du fond de son désespoir, qui tire vanité de tout avec

---

1. Ces trois mots sont écrits en interligne.

l'alambic, qui se guinde pour faire le savant et l'homme d'esprit juge du
bon goût, qui est effacé par les moindres réponses de Mme de Sévigné,
dont la grâce, le naturel et le tour aisé enchantent. On voit de plus
Bussy courir après les plus légères espérances de retour, et recourir
misérablement à tout ce qui les peut réaliser, en conservant, tant qu'il
peut, une hauteur qui fait souvenir de ces pauvres d'Espagne qui, en
tendant la main, vous disent superbement : « Seigneur cavalier, faites-
nous du bien ; » enfin réduit à s'ériger, en province, en juge du bon
goût, à parler et à écrire, et à y dégénérer en grammairien. Il passa
pour aimer sa fille plus que raison ; il tâcha de perdre d'honneur son
gendre, qui en eut tout l'avantage, et qui est mort à l'Institution de
l'Oratoire, après y avoir saintement vécu plusieurs années.

154. *Place assignée au grand maître de la garde-robe.*

(Page 80[1].)

19 mars 1696. — La charge de grand maître de la garde-robe est
toute nouvelle. Louis XIV la fit pour Guitry, tué au passage du Rhin,
qui étoit un favori. M. de la Rochefoucauld, qui en fut un autre, lui
succéda dans la charge, et lui donna encore plus d'agrément et de consis-
tance. Jusqu'à cette année, il n'avoit pas eu de place derrière le Roi au sermon, à la comédie, au bal et autres lieux[2]. Il n'y en avoit que trois : le
capitaine des gardes en quartier, qui, à la droite, avoit le grand chambellan, et à la gauche le premier gentilhomme de la chambre en année.
M. de la Rochefoucauld pensa que ce seroit une distinction[3] pour sa
charge d'y être en quatrième, et commença à s'abstenir de suivre le Roi
à la chapelle, qui, à la fin, s'en aperçut et lui en fit des reproches. C'étoit
ce qu'il demandoit, et, quand il les vit redoubler, il avança franchement
qu'avec sa charge il avoit peine[4] à demander une place, quelqu'avances[5]
qu'il y trouvât, quand il en voyoit de fixes au premier gentilhomme de
la chambre en année et au grand chambellan. Le Roi, là-dessus, lui
permit d'en prendre une, et il se mit à la gauche[6] du grand chambellan.
On verra dans la suite que cette place fit la fortune de l'abbé de Coislin.

155. *L'évêque de Dax et M. de Chaumont-Guitry.*

(Page 82.)

28 mars 1697. — Il s'appeloit Chaumont[7], étoit homme d'esprit et

1. Voyez ci-après l'appendice VIII.
2. Ces trois derniers mots sont en interligne et corrigent *etc.*, biffé.
3. *Distraction* corrigé en *distinction*. — 4. *Peine* au-dessus de *pensée*, biffé.
5. Orthographe conforme à une prononciation alors commune.
6. Ledran a corrigé *gauche* en *droite*.
7. L'ancien évêque de Dax, Paul-Philippe de Chaumont, de l'Académie française, ancien garde de la bibliothèque du Roi, mort le 24 mars. Saint-Simon
ne parle pas de lui dans les *Mémoires*. Voyez les appendices VII et VIII.

de bonne compagnie, homme de qualité, de même maison que feu
M. de Guitry, tué au passage du Rhin, espèce de favori pour qui la
charge de grand maître de la garde-robe fut faite, ami intime de M. de
Lauzun, et non marié, dont M. de la Rochefoucauld eut la charge. Ce
Monsieur d'Acqs[1] avoit eu longtemps le prieuré d'Essonnes, dont il avoit
fait sa maison de campagne. Il avoit du savoir, des amis, de la piété.

156. *Déplaisir donné à M. de Coislin comme premier aumônier du Roi.*

(Page 82.)

10 mars 1697. — On a vu dans le tome précédent, page 114[2], com·
ment M. de la Rochefoucauld s'étoit adroitement fait accorder une place
derrière le Roi au sermon et à la droite du grand chambellan, comme
grand maître de la garde-robe, qui n'en avoit jamais eu ni prétendu
aucune. Monsieur d'Orléans, comme premier aumônier du Roi, s'y étoit
mis toute sa vie et avoit toujours vécu en liaison et amitié étroite avec
M. de la Rochefoucauld ; il fut donc fort piqué de ce qu'il lui prenoit sa
place, et en voulut un jugement du Roi. L'aigreur s'y mit, quoi que
pussent faire les amis communs, et cette querelle partialisa la plupart
de la cour, où Monsieur d'Orléans étoit généralement aimé et respecté.
Quand il eut perdu son procès, et, avec ce procès, tout droit à une place
derrière le Roi, dont il avoit toujours joui, il fut outré de douleur et
contre la partie, et contre le juge même, qui, venant de le nommer au
cardinalat, ne s'étoit pas contraint en faveur de M. de la Rochefoucauld.
Toutefois on verra, par la suite de ces Mémoires, que l'absence, le chagrin et l'estime de Monsieur d'Orléans peinèrent fort le Roi, qui en
sortit par la vacance de Metz, qu'il saisit pour donner ce grand et riche
évêché à l'abbé de Coislin, sans que personne l'eût demandé pour lui,
et par réparer, comme il put, sur la place, le déplaisir qu'il avoit fait à
l'oncle, qu'il se fit de plus une affaire de raccommoder avec M. de la
Rochefoucauld, et y parvint. L'abbé de Coislin fut heureux de cette
aventure. Il étoit jeune et fort du monde, et le Roi étoit fort éloigné
encore alors de le faire évêque, quoique, depuis longtemps, son premier aumônier en survivance de son oncle[3].

157. *La Bruyère et ses* Caractères.

(Page 84, note 2.)

11 mai 1696. — C'est où[4] M. de Lauzun est si bien et si uniquement
peint en deux paroles. C'est de lui qu'il dit qu'il « n'est pas permis de
rêver comme il a vécu. » M. de Dangeau est sobre sur les louanges de la

---

1. Ancienne forme de *Dax.*
2. Ce renvoi correspond à l'Addition 154.
3. Comparez la fin de cet épisode, en 1697, dans les *Mémoires*, tome I de
1873, p. 425-427, et ci-après, l'appendice VIII.
4. Dans les *Caractères*, tome I, p. 335, *de la Cour*, n° 96.

Bruyère. Il n'étoit pas content du coup de pinceau par lequel il l'avoit
donné si parlant; c'est de lui qu'il dit : « Ce n'est pas un seigneur;
mais il est d'après un seigneur [1]. »

158. *Reprise du procès des ducs et pairs contre le duc*
de Luxembourg.

(Page 90.)

13 avril 1696. — Lorsqu'à la mort de M. de Luxembourg, les ducs en
procès avec lui firent assigner en reprise M. son fils [2], ils lui signifièrent
d'opter entre la réalité paternelle et les chimères maternelles, parce que,
s'il optoit la première, il n'y avoit plus de procès, puisque son père
avoit eu une création en 1662, en vertu de laquelle il avoit été reçu, et
qui fixoit son rang d'ancienneté; que, si au contraire il optoit les
chimères maternelles, il soutenoit l'ancienne érection subsistante, par
conséquent la nullité de la nouvelle : au moyen de quoi il seroit duc et
pair de 1581, ou point du tout. L'argument étoit si pressant, qu'il n'y
put répondre, et qu'il força de crédit, d'argent et de compassion : de
sorte que l'arrêt fit plus qu'il ne demandoit, et crut faire merveilles en ne
jugeant rien de ce qui étoit à juger. M. de Luxembourg ne demandoit
point le rang de 1662, et il le lui donna; et, ne le demandant pas, il ne
pouvoit joindre la réserve de ses prétentions, et l'arrêt la lui accorda :
en sorte qu'il étoit comme son père, malgré les conclusions de l'avocat
général Daguesseau, depuis chancelier. Le Roi s'attendoit aux plaintes des ducs, et à les admettre, comme il le déclara après; mais M. de
la Rochefoucauld fut si outré, qu'il ne voulut plus en ouïr parler;
Mme de la Trémoïlle en eut une grosse prise avec lui; M. de Chaulnes
s'enfuit de foiblesse; et tout resta là. Harlay, premier président, partial
au point de s'être fait récuser par les ducs, dit alors au Roi que leur
procès étoit indubitable pour eux, qu'il l'avoit toujours estimé tel, en
tous les temps.

159. *Renvoi du procès des ducs et pairs au Parlement.*

(Page 92.)

27 mars 1696. — C'est que le Premier Président et tous les autres
présidents à mortier étoient récusés : ainsi il n'y eut que le président
de Maisons de mandé. Les procès, ou criminels des pairs, ou civils à
cause de pairie, ne peuvent être portés au Parlement, ni le Parlement
en connoître, qu'en vertu de lettres patentes du Roi de renvoi au

1. Nous retrouvons le premier de ces rapprochements à la fin des *Mémoi-*
res, tome XIX, p. 168; le second, dans les tomes IV, p. 356, et XVII, p. 138,
et tout de suite même, dans le portrait de Dangeau en 1696.

2. Le copiste avait d'abord écrit : « avec *le* firent assigner en reprise ».
Une autre main, peut-être celle de Saint-Simon, a corrigé *le* en *luy*, et
ajouté *M. son fils* après *reprise.*

Parlement, qui, pendant la régence de M. le duc d'Orléans, a su usurper
cette connoissance sans lettres patentes, et en user depuis la majorité
de nouveau.

160. *Les princes du sang aux réceptions des ducs.*
(Page 99.)

11 avril 1696. — Les princes du sang ne manquent jamais d'aller à
toutes les réceptions des ducs, hors maladie ou absence effective.

161. *Les filles d'honneur de la princesse de Conti.*
(Page 138.)

27 août 1690. — C'est qu'il[1] n'y ayant plus de filles d'honneur que
les deux souffertes à Mme la princesse de Conti, fille du Roi, il n'y
avoit plus personne pour quêter.

162. *Signature des enfants légitimés du Roi.*
(Page 139.)

2 août 1696. — Mme la princesse de Conti, qui s'est toujours avan-
tagée avec grand soin, sur les autres enfants du Roi, de la différence
de sa bâtardise d'avec la leur, se soucia d'autant moins de les imiter
dans cette suppression qu'elle avoit perdu, il y avoit bien longtemps,
son frère unique de même mère, et que ceux de ces deux autres princesses trouvoient avec raison un grand avantage et un chemin frayé
à un autre très prodigieux, par la signature du nom de Bourbon,
sans ajouter *Légitimées de France*, puisque, de la sorte, il n'y avoit
plus nulle sorte de différence entre la signature des princes du sang
et la leur.

163. *Mme de Bouteville, mère du maréchal de Luxembourg.*
(Page 145.)

6 août 1696. — Mme de Bouteville étoit de Vienne, d'une nouvelle
famille de robe de Paris. C'étoit une femme d'une grande vertu, qui
n'avoit jamais paru dans le monde, et qui, très jeune veuve, s'en étoit
retirée pour toujours.

164. *Chandenier et ses disgrâces.*
(Page 145.)

14 août 1696. — M. de Chandenier étoit l'aîné de la maison de
Rochechouart, de beaucoup d'esprit, de savoir, d'honneur et de valeur,

---

1. Il y a bien *qu'il*, au lieu de *que*, dans le manuscrit. Est-ce un lapsus ?

haut et ferme, un homme qui ne se seroit pas cru étranger dans l'ancienne
Rome, et qui en auroit été adopté. Un tel homme n'accommodoit pas le
cardinal Mazarin dans une charge si principale, et si jalouse[1] en ces
temps-là, où il ne vouloit que ses créatures. Il chercha donc querelle à
celui-ci, à qui il fit accroire qu'il vouloit livrer le Roi à Monsieur le
Prince, allant au Parlement. Chandenier n'eut pas de peine à démontrer
la calomnie, ni le Cardinal à le chasser. Il eut ordre de vendre sa charge
au vieux Noailles, père du maréchal, qui avoit été capitaine des gardes
du Cardinal et lui étoit attaché en domestique. Chandenier refusa, et
Noailles eut ordre de consigner quatre cent mille livres chez un notaire et
de prêter serment. Chandenier fut envoyé au château de Loches, où, pour
le forcer à prendre l'argent et donner sa démission, on arrêta tous ses
revenus. Ce traitement inouï ne l'ébranla point, et il demeura huit mois
envoyant remplir une écuelle chez les bourgeois à tour de rôle. Cette
fermeté, qui piqua le Cardinal au dernier point, mais qui vainquit
cette nouvelle barbarie, fit changer sa prison en exil dans ses terres.
Mme de Montespan, venue en pleine faveur, le trouva en cet état, sans
que jamais il ait voulu se servir d'un crédit dont il étoit honteux pour
sa maison. A la fin, il eut liberté de Paris et de tout le Royaume, hors
d'aller à la cour. Il perdit à la guerre un fils unique de grande espérance, et non marié, qui finit cette branche, qui étoit pauvre. M. de
Chandenier conserva beaucoup d'amis et cette sorte de considération si
flatteuse que le mérite donne, et que la faveur ne peut donner ni ôter.
Sur la fin de sa vie, il se retira à Sainte-Geneviève, dans un petit rien
d'appartement qu'il avoit fait accommoder avec un goût et une propreté
auxquels il excelloit. Ce fut là que, vaincu enfin par les gens de bien,
et il l'étoit fort lui-même, et par la considération de ses créanciers, il
consentit à toucher enfin les quatre cent mille livres, qui avoient toujours
été en dépôt, sans lui avoir rien produit pendant un si grand nombre
d'années, et à voir le maréchal de Noailles, qu'il reçut chrétiennement,
mais dignement, à Sainte-Geneviève; et il ne vécut guère qu'un an
depuis.

165. *La maison de Mme la duchesse de Bourgogne, sa dame d'honneur,*
ses dames du palais, etc.

(Page 158.)

2 septembre 1696. — Dangeau, auteur de ces Mémoires, avoit acheté
du duc de Richelieu la charge de chevalier d'honneur de Madame la
Dauphine, et, par sa mort, avoit perdu la charge et le prix. Il étoit bien
avec le Roi, et sa femme parfaitement avec Mme de Maintenon, l'un et
l'autre de tout temps à la cour, avec le lustre de la naissance de
Mme de Dangeau et du cardinal de Fürstenberg, frère de sa mère. Tessé

---

1. Au sens d'*enviée, jalousée*, que nous avons déjà rencontré. Il s'agit de
la charge de capitaine des gardes.

avoit fait plusieurs voyages secrets vers M. de Savoie, avoit eu toute
la confiance de la négociation, et l'avoit conclue. Cela fit l'un chevalier
d'honneur, et l'autre premier écuyer.

Pour la dame d'honneur [1], le choix en est une anecdote. C'étoit une
très bonne femme et d'honneur, fort belle encore, mais sotte au dernier
point, et qui, sans jamais avoir voulu plaire qu'à ses deux maris, sans
succès pour le premier, et le second mariage ayant été d'inclination,
étoit fort attachée à son visage, au rouge, aux mouches, et du reste à
une parure décente, mais attentive. Elle avoit été longtemps dame du
palais de la Reine, et avoit toujours été de la cour tant qu'elle avoit pu,
et du grand monde, avec bien des amis, bonne chère, une bonne maison, parce qu'elle étoit demeurée riche et sans enfants. Elle briguoit fort
cette place, et avoit en tête la duchesse d'Arpajon, que Mme de Maintenon avoit faite [2] dame d'honneur de feu Madame la Dauphine à la mort de
Mme de Richelieu, et qui, sans esprit, s'y étoit dignement et parfaitement bien conduite. C'étoit donc une justice de lui rendre cette même
place, qu'elle desiroit fort, et à quoi on s'attendoit ; mais il arriva que la
duchesse du Lude trouva accès auprès de Nanon Balbien, vieille femme
de chambre favorite de Mme de Maintenon, qui lui faisoit son petit pot
du temps qu'elle étoit Mme Scarron et qu'elle n'avoit qu'elle pour
domestique. Cette espèce de fée du second ordre étoit invisible et inaccessible qu'à un très petit nombre de gens de l'ancienne connoissance
de sa maîtresse, qui lui faisoient la cour parce qu'elle pouvoit beaucoup
sur elle et qu'elle avoit peine à se vouloir mêler de rien ; mais tant fut
procédé, que la duchesse du Lude, qui avoit aussi une vieille mie qui
l'avoit élevée et qui ne l'avoit jamais quittée, qu'on appeloit Mme Barbesi,
avoit fait connoissance avec Nanon Balbien, et qu'elle l'éblouit par l'or de
sa maîtresse. Elle convint de soixante mille livres, et tout fut fait en un
tournemain [3]. La veille que la maison fut nommée, Monsieur alla voir
le Roi sur la fin de la matinée, et, comme il étoit curieux, il le mit en
propos pour en tâcher de découvrir quelque chose des choix qui seroient
faits. Ils en étoient sur les prétendantes à la place de dame d'honneur,
lorsque Monsieur vit par la fenêtre la duchesse du Lude qui traversoit
la grand cour dans sa chaise, revenant de la messe, et dit au Roi, en la
nommant : « En voilà une qui passe, qui auroit bien envie de l'être. —
Fort bien, mon frère, lui répondit le Roi ; cela seroit fort bon pour bien
apprendre à la Princesse à se mettre bien du rouge et des mouches ; »
et ajouta quelque mot d'aigreur. Monsieur se tut, et comprit d'autant
plus qu'elle étoit exclue, que le Roi étoit dévot alors, plus regardant à
ces choses-là qu'il ne l'a été depuis. Le lendemain, dès que la maison
fut déclarée, cela se sut dans le moment, et un huissier de Monsieur

1. La duchesse du Lude.
2. *Fait*, sans accord, dans le manuscrit.
3. Les deux dernières lettres de *tourne* ont été biffées ; a-t-on voulu changer, ce qui serait moins juste, en *tour de main* ?

entra dans son cabinet et le lui dit. Monsieur, rempli de ce qu'il savoit, comprit que c'étoit un bruit qui se venoit de répandre, et dit à l'huissier qu'on s'étoit moqué de lui. Un moment après, M. de Châtillon vint dire à Monsieur la même nouvelle, dont il se mit à rire. M. de Châtillon insista, sans que Monsieur en voulût rien croire; et M. de Châtillon dans l'étonnement de cette incrédulité. Comme ils en étoient là, entrèrent d'autres gens, qui le confirmèrent; et à son tour Monsieur fut si surpris, qu'il en conta la cause à deux ou trois; et quelque temps après on sut ce qui avoit opéré, et que l'affaire s'en étoit faite dans la soirée qui précéda la nomination. Ainsi vont les cours.

Pour les dames du palais, on crut consoler Mme d'Arpajon en nommant Mme de Roucy, sa fille; mais, bien loin de faire cet effet, elle sentit la préférence dans toute son étendue, et la solitude encore où la place qu'on donnoit à sa fille l'alloit laisser en l'attachant à la cour, où, après cet événement, elle ne pouvoit plus aller que rarement, et autrement que[1] par bienséance; aussi ne s'en consola-t-elle jamais, ne le porta pas loin, et finalement mourut de douleur et d'ennui.

Mme de Nogaret, sœur de Biron et de Mme d'Urfé, avoit été fille de Madame la Dauphine, mal mariée, veuve sans enfants et avec très peu de bien, sans autre feu ni lieu que la cour. C'étoit le Roi et surtout Monseigneur qui avoient fait son mariage. C'étoit une femme laide, qui s'étoit toujours bien conduite, adroite, fine, accorte[2], vraie et droite pourtant, avec infiniment d'esprit, et d'un esprit également sensé et agréable, cousine germaine et amie intime de la maréchale de Villeroy.

Mme d'O, fille de Guilleragues, le meilleur ami de Mme de Maintenon, qui en avoit toujours protégé la fille, en qui, de plus, elle trouvoit, avec[3] beaucoup d'esprit et de souplesse, un tour de galanterie et de roman digne de son mariage sur un vaisseau en revenant de Constantinople avec d'O, à qui sa place de gouverneur de M. le comte de Toulouse et d'administrateur de sa maison donnoient[4] auprès du Roi un accès intime[5].

Mme du Châtelet avoit été aussi fille de Madame la Dauphine. Elle étoit fille du feu maréchal de Bellefonds, mariée fort pauvrement à un homme de qualité distinguée et qui servoit avec application et valeur. Sa vertu et sa piété singulière, toujours égale, et jamais austère que pour elle-même, lui avoit acquis une estime et une affection générales. Elle vivoit à Vincennes avec sa mère, son mari et leurs familles, et ne pensoit à rien moins. On se proposoit d'élever la Princesse dans une grande vertu. Les trois premières dames du palais en avoient, celle-ci plus qu'aucune femme qui eût paru à la cour, et plus solide,

1. *Que* est ajouté en interligne.
2. *Accorte* est écrit au-dessus d'un mot biffé, *à naistre*, le copiste ayant sans doute mal lu l'écriture de Saint-Simon.
3. *Avec* a été ajouté par le copiste en interligne.
4. Ainsi, au pluriel, par accord avec l'idée de deux emplois différents.
5. Voyez ci-après l'appendice XVII.

avec de la douceur : toutes ces considérations la firent choisir pour
honorer les choix.

Mme de Montgon, fille de Mme d'Heudicourt, l'amie de l'hôtel d'Albret
de Mme de Maintenon, élevée petite fille par elle, avec et pour faire jouer
les enfants du Roi, et considérée par elle comme sa fille, mariée par
elle, furent des raisons qui firent passer par-dessus la disproportion de
celle-ci avec les autres, outre qu'elle étoit amusante au dernier point,
avec infiniment d'esprit.

A l'égard de Mme de Mailly, fille du cousin germain de Mme de Maintenon, mandée par elle de sa province, mariée par elle, et tenue chez elle
jusqu'à son mariage, faite par elle dame d'atour de Mme de Chartres,
pour la première qu'eût eue[1] une petite-fille de France, ce furent les
raisons qui la firent dame d'atour de la future duchesse de Bourgogne,
que Mme de Maintenon se proposoit d'élever et de gouverner à sa mode,
et auprès de qui elle mit le plus de personnes de sa confiance qu'elle en
pût[2] trouver. Mme de Chartres, qui ne s'accommodoit guère du froid
dédaigneux et peu spirituel d'une dame d'atour qui s'y trouvoit très
médiocrement placée, et pour qui néanmoins il falloit avoir toutes
sortes d'égards, y trouva d'autant plus de soulagement qu'elle se fit
donner Mme de Castries, sa cousine germaine, fille de feu M. de Vivonne,
frère de Mme de Montespan. M. du Maine lui fit cette affaire-là, parce
que, ne sachant que faire tous de Mlle de Mortemart, sans bien aucun et
sans figure, qui n'étoit même en tout, par son exiguïté, qu'une moitié
de figure, et vilaine, ils l'avoient mariée à M. de Castries, dont tout le
lustre étoit beaucoup de valeur et de capacité à la guerre, d'honneur et
de vertu, et d'être fils d'une sœur du cardinal Bonsy, archevêque de
Narbonne. Castries étoit de Languedoc; son père avoit eu l'Ordre et le
gouvernement de Montpellier, avec la lieutenance générale de Languedoc,
au temps de la splendeur du Cardinal son beau-frère, et, à sa mort,
son fils eut le gouvernement de Montpellier[3], et espéra tout après une si
haute alliance, dont M. du Maine, gouverneur de Languedoc, fit tous les
pas. Ils étoient lors l'un et l'autre en Languedoc, et M. de Castries ne pouvant plus servir, par son asthme et sa déplorable santé, son oncle tombé
de santé et de crédit, aux couteaux tirés avec Bâville, moins intendant
que roi de Languedoc, qui avoit culbuté le Cardinal : de sorte que cette
place leur vint fort à propos. Mme de Castries savoit tout et brilloit
d'esprit, avec ce sel unique des Mortemarts qui s'est arrêté à cette
génération, qui toute en fut abondamment remplie, et son agrément
étoit tel qu'il faisoit oublier sa figure.

Mme du Châtelet avoit été nommée en troisième; mais la dépense et
la fatigue du voyage, plus encore d'en donner le temps à Vincennes à

---

1. *Eü* (sic), au masculin, dans le manuscrit.
2. *Pût* est bien au subjonctif.
3. Ces trois lignes, depuis : *avec la lieutenance...*, oubliées sans doute
par le copiste de Saint-Simon, ont été ajoutées après coup en marge.

sa mère, de qui elle alloit être séparée, lui ayant fait demander et obtenir d'y attendre l'arrivée de la Princesse, Mmes de Nogaret et d'O, qui furent au voyage, furent mises avant Mme du Châtelet. Mme de Montgon étoit alors chez son mari en Auvergne, et ne fut point aussi du voyage.

La maréchale de Rochefort, dame du palais de la feue reine, dame d'atour de la feue dauphine, et qui n'avoit accepté la place de dame d'honneur de Mme de Chartres que sur les paroles réitérées d'être dame d'atour de la nouvelle dauphine ou duchesse de Bourgogne, cria les hauts cris ; mais son temps étoit passé, et son sort étoit de marcher à la cour toujours en écrevisse.

166. *Le duc du Lude et ses deux femmes.*

(Page 163.)

30 août 1685. — Le duc du Lude étoit brave, galant, magnifique, bien fait, adroit à tout, grand chasseur, à merveille avec le Roi, dont il avoit été premier gentilhomme de la chambre, qu'il vendit au duc de Gesvres en 1669, pour acheter du duc de Mazarin la charge de grand maître de l'artillerie. Il fut chevalier de l'Ordre en 1661 et eut un brevet de duc en 1675. Son nom étoit Daillon, très bonne et ancienne maison éteinte avec lui, et sa sœur avoit épousé M. de Roquelaure, duc à brevet, fils du maréchal, père de celui-ci. Il n'eut point d'enfants de ses deux femmes. La première, Bouillé, toujours dans ses terres, ne se plaisant qu'aux chevaux, qu'elle piquoit mieux qu'un homme, et chasseuse à outrance ; elle faisoit sa toilette dans son écurie et faisoit trembler le pays. Vertueuse pour elle et trop pour les autres, elle fit châtrer un prêtre en sa présence pour avoir abusé, dans son château, d'une de ses demoiselles, le fit guérir, lui donna dans une boîte ce qu'on lui avoit ôté, et le renvoya. Son mari, toujours à la cour, étoit peu avec elle. Il épousa, fort peu après sa mort, la comtesse de Guiche, qu'il avoit aimée, et elle lui, depuis longtemps, et qui a été la seule dame d'honneur de notre dernière dauphine.

167. *Mme de Nangis et son second mariage avec Blanzac.*

(Page 172.)

22 juillet 1692. — Mme de Nangis, puis de Blanzac, étoit fille de la maréchale de Rochefort, jolie, piquante, galante, intrigante au dernier point, avec l'esprit du monde le plus amusant et le plus séducteur, dont on ne pouvoit se défendre, des grâces uniques en son dire, toujours si doux et si insinuant que c'étoit merveilles, mais emportant toujours la pièce sur chaçun, et fort librement sur ses amis, gouvernant Mme de Chartres, plus que bien avec M. le prince de Conti, et dans toutes les intrigues galantes des Princesses, et à merveilles avec toutes. Mme de Maintenon, qui vit le Roi s'en amuser, la fit chasser. Elle ne revint que longtemps après, mais un peu plus connue. Blanzac, frère du comte de

Roucy, qui étoit une espèce de postillon, lui plut. Il n'avoit rien, et elle pas grand'chose. Elle cacha sa grossesse jusqu'au bout ; puis l'affaire éclata. M. de la Rochefoucauld jeta feu et flammes, qui, depuis la sortie du comte de Roye, avoit pris soin de ses enfants ; mais les maréchaux de Duras et de Lorge, oncles maternels de Blanzac, se montrèrent plus doux, et, après bien des vacarmes, Blanzac fut mandé, et arriva. Le soir même de son arrivée, ils se marièrent à Saint-Eustache, à minuit, et, dans la matinée, la nouvelle mariée accoucha d'une fille, qui est aujour-d'hui la comtesse de Tonnerre. La vieille Laval, qui s'étoit remariée comme Mme de Blanzac, sa petite-fille, les prit chez elle et les défraya de tout longues années ; Blanzac l'étoit à l'armée par le maréchal de Lorge. Mais le mari aux cartes, la femme à d'autres jeux, se ruinèrent et mangèrent d'avance les riches successions qui échurent à Mme de Blanzac, et mangèrent de plus tout le bien de Nangis, qui entra dans le monde ruiné. Ce que les hommes avoient dissipé, les dames le raccom-modèrent, et, par elles, Nangis revint sur l'eau et fit un moment figure, aidé de valeur et d'application à la guerre et encore plus à la cour, où il a fait un moment figure, et est revenu après, de loin, à être chevalier du Saint-Esprit et chevalier d'honneur de la Reine. Son frère du second lit a trouvé un nid fort abondant et encore plus illustre, au moyen duquel il a de quoi se consoler. Mme de Blanzac, toujours mourante ou soi-disant, mais avec la meilleure compagnie de France chez elle, la perdit peu à peu, et, ne sachant plus de quel bois faire flèche, emprunta une petite maison de Madame la Duchesse détachée du château de Saint-Maur, où, brouillée avec Mme d'Orléans et avec bien d'autres, et pleinement ruinée, elle a vécu plus de vingt ans sans en sortir été ni hiver, et son mari, assez las l'un de l'autre, à Paris, défrayé chez son frère, qui avoit épousé une fille de Ducasse, si connu à la mer.

168. *Mort suspecte du père de Nangis.*
(Page 173, note 3.)

17 août 1690. — Cette blessure de Nangis fut un peu suspecte. Sa femme avoit beaucoup d'amis, qui n'aimoient pas tant le mari, entre autres M. le prince de Conti, quoiqu'il vécût avec eux. Le fait est qu'il fut tué en lieu où l'on ne s'en doutoit guère, qu'il fut peu regretté, qu'il laissa un fils fort aisé et fort riche, que sa femme se maria secrè-tement et incontinent après à Blanzac, et qu'en peu d'années, malgré de grandes successions recueillies et de grandes aisances, elle, son mari, Nangis avant d'entrer dans le monde, se trouvèrent à l'hôpital : le mari et la femme y sont restés ; Nangis et les autres enfants s'en sont tirés par les dames, qui leur ont fait restitution pour les hommes.

169. *La duchesse d'Arpajon, dame d'honneur de la Dauphine.*

(Pages 176-177[1].)

12 juin 1684. — Mme d'Arpajon, troisième femme de M. d'Arpajon, duc à brevet, avoit passé sa vie avec lui en Rouergue, et tout le temps de son veuvage à Toulouse, à plaider. La suite de ce procès l'amena à Paris quelques mois avant la mort de Mme de Richelieu. Elle étoit sœur du marquis de Beuvron, duquel le fils, Harcourt, fut depuis duc-pair et maréchal de France ; Beuvron avoit été plus que bien avec Mme de Maintenon, qui n'oublia jamais de tels amis, et qui l'envoya dire à sa sœur, belle et vertueuse, mais qui n'avoit ni esprit ni cœur, qu'elle étoit dame d'honneur : dont elle pensa mourir de surprise.

170. *Déconvenue de la duchesse d'Arpajon.*

(Page 180.)

11 mai 1701. — Mme d'Arpajon étoit sœur du marquis de Beuvron, père du duc d'Harcourt. Elle ne put se consoler de n'avoir pas été dame d'honneur de Mme la duchesse de Bourgogne après l'avoir été de Madame la Dauphine. On a vu ce qui la fit.

171. *La comtesse de Levenstein, marquise de Dangeau.*

(Page 187[2].)

30 mars 1686. — La comtesse de Levenstein, qui épousa l'auteur de ces Mémoires, étoit fille chanoinesse de Thorn, près Nimègue, dont sa tante étoit abbesse, dont les prébendes sont pareilles en preuves que celles de Cologne, mais peu riches. Elle étoit fille de Madame la Dauphine et devint dame du palais de l'autre Dauphine, sa belle-fille, et une des favorites de Mme de Maintenon. Jolie et vertueuse comme les anges, une figure de déesse dans les airs, douce, bonne, d'un bon esprit, et dont la bonté lui tenoit lieu d'étendue. Quelqu'un disoit d'elle et de Mme d'Heudicourt, autre favorite de Mme de Maintenon, liées dès l'hôtel d'Albret, que c'étoient les deux anges de Mme de Maintenon, le bon et le mauvais ; et en effet Mme d'Heudicourt, qui avoit été fort belle et fort galante, et qui étoit tôt devenue hideuse, avoit infiniment d'esprit, et étoit méchante avec la noirceur des démons. Mme de Dangeau étoit sœur d'autre abbesse de Thorn, de la comtesse de Waldstein, de la landgrave d'Hesse-Rheinfels, mère de la reine de Sardaigne, de la duchesse de Bourbon et de la princesse de Sulzbach, qui sera électrice palatine. Elle étoit sœur aussi de la comtesse de Salm, puis de Sereni, de la comtesse de Rosenberg, de la princesse de Nassau-Siegen[3] et de la princesse de Lichtenstein, veuve d'un prince de Saxe ; sœur encôre

1. Voyez ci-après l'appendice XV.
2. Voyez ci-après l'appendice XVI.
3. Lisez : *Nassau-Usingen.*

du comte de Levenstein fait conseiller d'État de l'Empire, gouverneur
du Milanois et prince de l'Empire, du prince de Murbach, avec beaucoup d'abbayes en France et fait par l'Empereur évêque de Tournay, et
de plusieurs autres. Leur mère étoit sœur du cardinal de Fürstenberg,
et leur père étoit la cinquième[1] génération de Louis, fils de Frédéric,
puîné de l'électeur Louis le Barbu, administrateur et un peu usurpa-
teur de l'électorat sur son neveu Louis l'Ingénu, qu'il adopta, et épousa
une simple demoiselle, Claire de Tettingen, en 1462, dont il eut Louis,
tige de Levenstein. C'est ce qu'on appelle en Allemagne des mariages
de la *main gauche*, parce qu'il est inégal, quoique légitime, et dont les
enfants n'ont qu'un léger partage, dont ils prennent le nom, sans aucune part au rang, honneurs, droits et biens de leur père. Aussi Madame la Dauphine et Madame trouvèrent-elles très mauvais qu'elle se
fût dite de la maison palatine par son contrat de mariage, quoiqu'elle
en fût très véritablement, et cela fît[2] une fort grosse affaire.

172 et 173. *Guilleragues, sa femme, sa fille, et le marquis d'O.*

(Page 197[3].)

10 août 1684. — Guilleragues étoit un homme de robe de Bordeaux,
de beaucoup d'esprit et de charmante compagnie, qui avoit percé et
s'étoit produit avec succès parmi tout ce qu'il y avoit de meilleur;
homme surtout de plaisir, et fort aimé de Mme de Maintenon. C'est ce
qui, après sa mort ambassadeur à Constantinople, où on l'avoit envoyé
raccommoder ses affaires, fit la fortune de sa fille, que M. d'O épousa
par amour, en revenant de Constantinople, et à lui-même. Il étoit officier
sur le vaisseau qui fut chercher et ramener Mme et Mlle de Guilleragues,
qui n'avoit rien. Guilleragues étoit un panier percé.

Février-mars 1687. — Guilleragues, conseiller au parlement de Bordeaux, étoit de ces esprits aimables, aisés, amusants, faits pour le grand
monde et les bonnes compagnies, et que leur agrément, tourné en force,
tire de la province malgré toutes les plus naturelles barrières. Celui-ci
avoit eu accès, et puis familiarité avec ce qu'il y avoit de meilleur à
la cour et à Paris, et avoit fait une connoissance particulière avec
Mme Scarron, qui se tourna en amitié intime. Elle s'en souvint toujours
dans son changement de nom et d'état, et, comme Guilleragues étoit un
panier percé, elle le fit envoyer ambassadeur à Constantinople, pour
se remplumer en cet emploi, très lucratif pour un autre; mais pour
Guilleragues il n'en étoit aucun. Villers étoit un petit garde-marine fort
gueux, fort sot, mais fort bien fait, qui montoit le vaisseau sur lequel
Guilleragues fit son voyage, où il avoit mené sa femme et sa fille.
Il mourut peu après à Constantinople. Villers, qui étoit devenu amoureux de Mlle de Guilleragues dans la traversée, ayant appris la mort de

1. La sixième, d'après l'article du *Moréri* que suit Saint-Simon.
2. Dans le manuscrit, *que cela fit*.
3. Voyez ci-après l'appendice XVII.

son père et son prochain retour, fit si bien qu'il fut de ceux qui montèrent le vaisseau qui alloit chercher la mère et la fille. Villers étoit devenu enseigne ou lieutenant, et Mlle de Guilleragues, charmée de son retour, et encore plus de l'amour qui lui avoit fait entreprendre ce voyage, le fit goûter à sa mère, et, à la manière des héros de roman qui ne s'inquiètent pas de la subsistance, ils se marièrent sur la côte de l'ancienne Troie, où le vaisseau eut à relâcher, et où ils mirent pied à terre. C'étoit une terre toute propre à un mariage de roman ; aussi lui porta-t-elle bonheur. Mme de Maintenon, plus touchée du romanesque que sa moderne austérité ne le sembloit, prit de là pour eux un degré d'affection qu'elle trouva moyen de se tourner en utile. Elle avoit continuellement tendu à saper Mme de Montespan et à lui soustraire ses enfants, par lesquels seuls elle tenoit encore : Madame la Duchesse étoit mariée ; Montchevreuil, tout à Mme de Maintenon, étoit, par elle, gouverneur et le tout chez M. du Maine ; elle vouloit tenir le comte de Toulouse par le même moyen, et sa qualité d'amiral lui donna couleur de proposer un officier de vaisseau pour mettre auprès de lui. Villers fut donc agréé, et prit le nom de marquis d'O, se prétendant de cette maison, que les généalogistes ne lui accordèrent jamais, mais dont la cour et le monde ne fit aucune difficulté. Son plus court génie répondoit en plein à sa plus que courte expérience navale, et le cours militaire qu'il fit à Versailles, sans en partir, le fit arriver, à force de promotions et d'années, au grade de lieutenant général de mer, sans avoir acquis que les talents des cabinets et des derrières, qui n'influent pas beaucoup à la capacité militaire. Il devint toutefois un fantôme de personnage par la suffisance de son maintien, le dédain sage de son silence, qu'il ne commit jamais, et ses liaisons d'intrigue, dont il étoit dénombré plus que d'exploits[1]. Sa dévotion extatique et assidue, joint à son orgueilleux sourcil, donnoit envie de découper en frange le derrière de son habit et de coller sur ses épaules quelques passages de l'Ancien Testament. Il devint le maître chez M. le comte de Toulouse, et en tira une immense subsistance. Sa femme, galante et romanesque, lui laissa la gravité et l'austérité en partage, et prit pour elle l'enjouement et tout ce qui l'accompagne. Mme de Maintenon la fit dame du palais, au grand scandale de tout le monde, et elle prit soin, dans l'exercice de sa charge, d'ôter à tout le monde tout sujet de scrupule d'en avoir tant pris sur un titre si au-dessus d'elle, et, qui pis fut, d'un accès si intime et si continuel auprès de Mme la duchesse de Bourgogne et de toute sa jeune cour : tellement qu'entre le mari et la femme, tous deux fort unis et concertés en bonne politique, les deux extrémités se trouvèrent également embrassées, et très également à leur profit ; mais leurs vues furent trop vastes pour leur durée : Mme la duchesse de Bourgogne, devenue dauphine, mourut trop tôt, et M. le comte de Toulouse acheva leur désespoir par son mariage.

---

1. *Exploit* est au singulier dans le manuscrit.

174. *Le marquis d'O et ses entrées chez le Roi.*

(Page 202[1].)

9 avril 1717. — D'O, gouverneur de M. le comte de Toulouse, le suivoit toujours chez le feu roi à toutes heures ; le prince n'y alloit jamais
qu'aux heures de privance, et, par la disposition de son appartement,
entroit toujours par les cabinets, et ainsi par derrière. D'O demeura
près de lui gentilhomme de sa chambre après son temps de gouverneur
fini, et plus encore, par confiance du Roi et par amitié du prince, comme
son majordome et le maître dans sa maison. Il continua à le suivre chez
le Roi fort souvent, à son ordinaire, et obtint d'y être admis sans lui aux
mêmes heures et par le même chemin. Il n'avoit donc pas ce qu'on
appelle les grandes entrées, comme le premier gentilhomme de la
chambre, parce qu'il n'entroit point par les antichambres ; mais en effet
il jouissoit des mêmes, puisqu'il se trouvoit avec eux au petit lever et à
leurs heures les plus particulières, mais y arrivant par les cabinets ; et
il en avoit de bien plus familières qu'eux, puisqu'il entroit par les cabinets dans celui où étoit le Roi, à toutes les heures rompues où le Roi
étoit chez lui et où qui que ce soit n'entroit que les légitimés, comme
les fils de France, et encore ceux-ci avec grande mesure, les premier
médecin, premier chirurgien, premiers valets de chambre, et les garçons
bleus ; et d'O comme tous ceux-là, sans ménagement. Il conserva encore
d'être avec le Roi, les enfants de France et légitimés, les premiers valets
de chambre, et nul autre, dans le cabinet, entre le souper et le coucher du
feu roi, tandis que les dames d'honneur des Princesses, qui étoient avec
le Roi leur père, se tenoient dans un autre cabinet, avec la porte
ouverte dans celui du Roi, hors à Fontainebleau, qu'elles étoient avec
lui et dans le même, rangées en cercle et assises, joignant et à côté des
Princesses, c'est-à-dire les deux dames d'honneur duchesses, et, debout
derrière les Princesses, ou par terre, sans carreau ni tapis, celles qui
n'étoient pas duchesses, même la maréchale de Rochefort, dame d'honneur de Mme la duchesse d'Orléans, quoique, comme maréchale de
France, elle eût pu avoir un carreau ailleurs et s'asseoir dessus. Par
l'explication de ces entrées de M. d'O, on voit qu'il auroit perdu, sous
un roi grand, à changer ses entrées contre les grandes, et que, comme
tous ceux qui avoient des entrées chez le feu roi les conservoient de
droit chez son successeur, ce fut une justice de donner les grandes à
d'O, quoiqu'il ne les eût pas chez le feu roi.

175. *Les domestiques des princes du sang n'entrent point*
dans les carrosses du Roi.

(Page 204.)

21 février 1687. — Madame la Princesse à Marly sans dame d'hon-

1. Voyez ci-après l'appendice XVII.

neur, sa belle-fille et Mme la princesse de Conti fille du Roi ayant les
leurs, mais par grâce, non de droit, et grâce à elles seules[1], Mme de
Langeron, étant à Mme[2] de Guise, mangea à table et entra dans les carrosses, et la même perdit l'un et l'autre étant à Madame la Princesse.
Mme de Lussan, dont le mari étoit chevalier de l'Ordre, ne put avoir ces
honneurs par la même raison, et les avoit eus d'elle-même. Non seulement
Monsieur le Prince et M. le prince de Conti, son gendre, n'ont jamais
mené à Marly que leurs valets, comme tout autre courtisan ; mais Monsieur le Duc, gendre du Roi, n'y en a pu mener d'autres, tandis que MM. du
Maine et de Toulouse y ont toujours mené, l'un Chambonas, son capitaine
des gardes, l'autre Hautefort, son écuyer, sans compter Montchevreuil
et d'O, qui avoient été leurs gouverneurs, et dont on menoit les femmes.
Bien plus, Monseigneur revenant un jour de la chasse de fort loin, son
carrosse rompit ; il n'avoit avec lui que M. le prince de Conti et Sainte-
Maure. Le carrosse de Monsieur le Duc se trouva à portée, qui l'attendoit, dans lequel étoient Xaintrailles, son premier écuyer, et Sillery, qui
l'étoit de M. le prince de Conti, tous deux gens considérés, et le dernier
cousin germain de M. de la Rochefoucauld et frère de Puysieulx mort
chevalier de l'Ordre. Ils mirent tous deux pied à terre, et, quoique le
carrosse fût aisément pour six, Monseigneur y monta avec M. le prince
de Conti et Sainte-Maure, et les laissa, sans leur rien dire, sinon qu'il
étoit fâché de les laisser sur le chemin ; et ils l'achevèrent jusqu'à Versailles sur les chevaux dételés du carrosse de Monseigneur. Le soir,
Monseigneur, fâché pourtant de l'aventure, la conta au Roi, qui, d'un
ton sec et décidé : « Je le crois bien, dit-il ; faire monter avec vous des
domestiques de prince du sang, ce seroit une belle chose ; ou que même,
sans vous, ils montassent dans votre carrosse ! »

176. *Les dames d'honneur des princesses du sang n'ont droit*
ni aux carrosses ni à la table.

(Page 208.)

13 avril 1688. — Être dame d'honneur d'une princesse du sang ferme
l'entrée du carrosse et à la table, quand cette dame d'honneur seroit
de qualité à y entrer par elle-même, comme on l'a déjà vu et comme on
le verra plus bas[3], et on voit que l'auteur des Mémoires ajoute cela et
le coule au plus doucement qu'il peut, mais non pas selon la vérité.

177. *Mme de Poigny et la charge de dame d'honneur*
de la princesse de Conti.

(Page 208.)

19 juin 1688. — On voit que M. de Dangeau coule doucement la

1. Il n'y a point de ponctuation dans le manuscrit.
2. Dans le manuscrit, *M.*
3. Ci-dessous, Addition 177, 19 juin 1688.

déclaration du Roi sur les dames d'honneur des princesses du sang[1].
Mme de Poigny étoit sœur de MM. de Châtillon, et on croira difficilement que cette naissance exclût de l'entrée des carrosses et de la
table, ou eût besoin d'aide à y être admise; et, quoique la maison
d'Angennes, dont étoit son mari, ne fût pas égale à la sienne, on ne
présumera pas non plus qu'elle fût obstacle à un honneur que tant de
personnes de cette maison ont toujours eu de plein droit, et où l'on
compte tant de gouverneurs de provinces, de charges, de colliers du
Saint-Esprit, de grandes alliances et d'illustrations de toutes sortes. Il
faut donc en revenir que, si la déclaration du Roi sur l'exclusion de la
dame d'honneur de Mme la princesse de Conti fille de Monsieur le
Prince a empêché Mme de Poigny de l'être, c'est qu'elle n'a pas voulu
perdre par ce titre ce qu'elle avoit de plein droit par elle-même,
comme il arriva à Mme de Lussan, dame d'honneur de Madame la Princesse, et dont le mari étoit à Monsieur le Prince, mais chevalier de
l'Ordre.

178. *Privilège des dames et filles d'honneur de la princesse de Conti.*

(Page 208.)

14 mars 1701. — On a vu ci-devant les dames d'honneur de Madame
la Duchesse et de Mme la princesse de Conti manger avec Mme la
duchesse de Bourgogne sans que les dames d'honneur des autres
princesses du sang y fussent admises, et cela par grâce que le Roi fit
à ses filles. Les filles d'honneur de Mme la princesse de Conti y mangèrent après; et, sur cet exemple, cette nouvelle fille d'honneur[2] de
Madame la Duchesse y mange de même.

179. *Mme de Maintenon et ses débuts à la cour.*

(Page 217[3].)

30 mai 1684. — Mme de Maintenon, dont l'histoire sera trop célèbre
pour en rien dire ici[4], trouva premièrement sa subsistance, puis sa
fortune, chez le maréchal d'Albret, et ne l'oublia jamais. Veuve du rare
Scarron, et par lui fort connue dans le grand monde, tombée dans
l'indigence jusqu'à recevoir les aumônes de sa paroisse, belle, encore
plus agréable, et peu cruelle, avec un esprit aimable et amusant au dernier point, elle fut introduite chez le maréchal d'Albret, qui en devint
amoureux et en prit soin. Là elle fit connoissance avec sa famille et ses
amis, qui sont toujours depuis demeurés les siens. C'est ce qui fit
Mme de Richelieu dame d'honneur de la Reine, puis, par confiance, de

---

1. Le Roi venait de déclarer que la dame d'honneur de la jeune princesse
de Conti n'entrerait pas dans les carrosses de la Dauphine.

2. Mlle de l'Aigle, dont parle Dangeau.

3. Voyez ci-après l'appendice XX.

4. Ce membre de phrase a été biffé, mais postérieurement.

Madame la Dauphine, et ce qui a servi à bien d'autres. La mère du maréchal d'Albret étoit Gondrin de Pardaillan, tante paternelle de M. de Montespan, qui ne bougeoit de l'hôtel d'Albret, et ce fut où Mme de Montespan connut Mme Scarron, et d'où elle la fit depuis gouvernante des enfants qu'elle eut du Roi et dame de Maintenon[1], et par qui enfin elle fut supplantée.

180. *La première duchesse de Richelieu.*

(Page 221.)

29 mai 1684. — Mme de Richelieu étoit Anne Poussart, fille du sieur de Fors et d'Anne de Neubourg, et qu'on appeloit M. et Mme du Vigean. Elle étoit veuve, en 1648, de M. d'Albret, cousin germain du maréchal d'Albret, desquels le trisaïeul étoit bâtard d'Albret. Anne Poussart en eut un fils unique, tué en 1678, en Picardie, sans postérité de la fille unique du maréchal d'Albret, qui fut dame du palais de la Reine, se remaria en 1683[2] à Charles de Lorraine, comte de Marsan, à qui elle donna tout son bien, et mourut peu heureuse en 1692, à quarante-deux ans, sans enfants, et avoit quitté la Reine en se remariant. Anne Poussart, sa mère, étoit fille de gens tout à Monsieur le Prince, dont l'amour pour Mlle du Vigean fut célèbre au point d'en faire craindre le mariage, et plus célèbre par sa fuite subite, qu'on attribua assez étrangement à une blessure qui lui fit perdre beaucoup de sang, et qui rendit Mlle du Vigean carmélite. Celle-ci, veuve et laide, épousa M. de Richelieu le 26 de septembre 1649, par une sorte d'enlèvement qu'on fit de lui à Trie, chez Mme de Longueville, dont le fruit fut qu'il livra aux Princes le Havre-de-Grâce, qu'il déroba à sa tante, la fameuse Combalet, duchesse d'Aiguillon; et ce point d'histoire en est un considérable dans les troubles de la Régence. Mme de Richelieu ne laissa point d'enfants.

181. *M. de Brionne et ses prétentions à la qualification d'Altesse Royale.*

(Page 269[3].)

24 octobre 1696. — Le comte de Brionne, grand écuyer et chevalier du Saint-Esprit, gouverneur de province, sujet du Roi, sans un pouce de terre hors de France, ni lui ni sa branche, et chargé par le Roi de recevoir en son nom la Princesse, pouvoit-il, de son chef, avoir un autre cérémonial que le Roi et refuser l'*Altesse Royale* à M. de Savoie, à qui le Roi le donnoit sans difficulté depuis longtemps, et dans un acte fait pour et au nom du Roi? On sent bien qu'il y a là quelque chose

---

1. Ici a été biffée, postérieurement sans doute, l'abréviation *etc.*

2. Ce mariage fut célébré le 22 décembre 1682; la date de mars 1683 est donnée à tort par le *Moréri.*

3. Voyez ci-après l'appendice XXIV.

de plus ou de moins, et cette chose étoit l'*Altesse* que le comte de
Brionne vouloit accrocher pour soi.

182. *Cérémonial pour la réception de la princesse de Savoie.*
(Page 270.)

16 octobre 1696. — On ne sait pourquoi les Mémoires omettent deux
choses très publiques : l'une, que le rang absolu de duchesse de Bourgogne fut donné à la Princesse par l'impossibilité de lui en donner aucun
avec Madame, avec les princesses du sang, ni même avec les duchesses,
qui pût s'ajuster avec ce qu'elle étoit et avec ce qu'elle devoit être ; la
duchesse du Lude ne lui cédoit même que par cette dernière considération, et avoit ordre de prendre un fauteuil devant elle et de faire asseoir
les dames sur des tabourets ; chose encore difficile de faire traiter cette
princesse par elle-même comme les princesses du sang ; et ce fut tout
cela qui fit raviser le Roi et consentir Monsieur au rang plein et entier
de duchesse de Bourgogne, qui, bien que sans fondement et prématuré,
n'étoit pas sans décence et coupoit court à tout.

L'autre chose, qui, à la vérité, n'est pas omise, mais plus qu'adou-
cie, est que le comte de Brionne, qui devoit recevoir la Princesse de la
part du Roi, des mains du marquis de Dronero, de la part de M. de
Savoie, ne voulut point que ce prince fût traité d'*Altesse Royale*, si lui-
même ne l'étoit d'*Altesse* par le même instrument. La dispute fut cause
du séjour du lendemain de l'arrivée de la Princesse au Pont-de-Beauvoisin ; et, comme le comte de Brionne ne voulut jamais le passer autrement, quoi qu'on lui pût dire des deux côtés, Dronero[1], plus sage, ôta
toute *Altesse*, puis évita de nommer M. de Savoie. Le Roi en fut extrêmement choqué quand il l'apprit, et M. de Savoie très offensé ; mais
l'affaire étoit faite. Il ne tint pas au prince de Rohan d'en faire autant
en recevant l'Infante[2] ; mais il eut affaire au marquis de Santa-Cruz,
grand d'Espagne et majordome-major de la reine d'Espagne, qui fut
depuis chevalier de la Toison d'or et du Saint-Esprit, de la maison Ba-
zan-y-Benavidez, chargé de la remettre, c'est-à-dire chargés tous
deux, de la part des deux rois, de l'échange des deux princesses. Non
seulement Santa-Cruz rejeta l'*Altesse* avec grande hauteur, que le prince
de Rohan vouloit prendre, non seulement il rejeta l'expédient qui lui
fut proposé de la prendre également l'un et l'autre, non seulement il
rejeta encore celui de n'en prendre également ni l'un ni l'autre ; mais il
voulut prendre l'*Excellence*, et que le prince de Rohan la prît aussi,
disant que c'étoit le titre propre des grands d'Espagne, qui n'admettoient
l'*Altesse* qu'aux fils d'Espagne, et que ce même titre devoit par conséquent être celui du prince de Rohan, qui avoit l'honneur d'être duc-
pair. Celui-ci se retrancha à laisser prendre l'*Excellence* à l'autre, et

1. Ici, *Dromero*.
2. En 1722, le 9 janvier. (*Mémoires*, tome XVIII, p. 237-241.)

à ne prendre ni *Altesse* ni *Excellence* pour soi ; mais Santa-Cruz prétendit qu'il prît l'*Excellence*, le traitement devant être de point en point égal et pareil entre eux, et s'y roidit si bien, qu'après six jours de négociations et de finesses, il en fallut passer par là. .

183. *Présentations à la princesse de Savoie.*

(Page 274.)

5 novembre 1696. — Le Roi lui nomma les premiers d'entre les princes et les princesses du sang ; puis, en s'en allant, dit à Monsieur de demeurer à lui nommer tout le monde, et à prendre garde à la faire saluer, c'est-à-dire baiser, par tous ceux et celles qui en ont le droit. La foule fut telle, que chacun approcha comme il put, et, à mesure que chacun se baissoit pour baiser le bas de la robe, Monsieur nommoit ; et, si c'étoit un duc ou un prince ayant ce rang, un maréchal de France, ou leurs femmes, Monsieur la poussoit et ajoutoit : « Baisez. » Elle étoit debout, et ne sortit point de sa place que tous n'eussent été ainsi, un à un, présentés par Monsieur.

184. *Le duc de Chaulnes ; son aventure avec Harlay-Bonneuil.*

(Page 283.)

8 septembre 1698. — M. de Chaulnes étoit le second fils du maréchal de Chaulnes, frère du connétable de Luynes et de l'héritière de Picquigny. Il étoit abbé lorsque son frère aîné mourut, en 1653, qui, de la fille aînée du premier maréchal de Villeroy, veuve sans enfants du comte de Tournon, ne laissa qu'une fille, qui épousa le frère aîné du dernier duc de Foix, et tous deux moururent tôt après sans enfants, et Mme de Chaulnes se remaria par amour à un M. d'Hauterive Vignier, homme de très peu, et fut plus de vingt ans sans qu'aucun de sa famille la voulût voir, et ne l'a même guère vue depuis. Elle en fut, longtemps après, veuve, sans enfants. L'abbé de Chaulnes, devenu duc et pair, et pas riche, parce que sa nièce de Foix avoit emporté beaucoup, qui lui revint après, épousa, en 1665, Élisabeth le Féron, veuve de Saint-Maigrin Estuert et sœur utérine de ces MM. de la Frette [1] si connus par leur célèbre duel. M. de Chaulnes étoit un gros homme mat, épais, tout d'une venue, plein de babines et de bourgeons, avec une vilaine lippe, d'où sortoient deux défenses qu'elle ne pouvoit contenir, une grosse et large ganache, des jambes d'éléphant, tout engoncé et tout d'une pièce, lent en toutes ses actions et en sa parole, avec l'air le plus grossier, le plus pesant, le plus bœuf qu'on pût voir ; et toujours magnifique sur sa personne, et l'Ordre par-dessus. Cette hideuse et informe masse cachoit la plus belle âme et l'esprit le plus délié, le plus orné, le plus aisé et le

---

1. **Après** *M*ᵐᵉ il y a un blanc, où sans doute Saint-Simon voulait ajouter le nom patronymique.

plus agréable, et infiniment d'esprit [1]. Rien ne surprenoit plus que ce contraste. Personne n'eut plus de tour ni plus de grâce dans l'esprit et dans les manières, même dans la galanterie, et personne n'eut, de ce règne, un talent plus reconnu pour les négociations, dont le riche gouvernement de Bretagne fut la récompense ; il y fut adoré. Il avoit été à Rome dans toutes ses trois ambassades, pour l'élection de : Clément IX (Rospigliosi), en 1667 ; Clément X (Altieri), en 1670, et Alexandre VIII (Ottoboni), en 1689, qui, pendant toute la messe qu'il célébra à son couronnement, l'entretint toujours de dames de Rome, et d'une entre autres de moyenne vertu, dont il lui avoit fait la guerre autrefois. Il fut aussi ambassadeur à Cologne pour la paix, en 1673, dont les négociations furent rompues par l'enlèvement de M. de Fürstenberg, depuis cardinal, fait par ordre de l'Empereur. Il avoit quantité d'amis, beaucoup de considération à la cour, et vivoit superbement partout, mais royalement en Bretagne, où il se tenoit bien plus qu'ailleurs. Il y fut horriblement brouillé avec Pontchartrain, premier président du parlement de Bretagne, et aux couteaux tirés. Au plus fort de leurs démêlés et de leurs soins pour se vaincre l'un l'autre à la cour, et tous deux en Bretagne, Harlay, qui fut depuis plénipotentiaire à Ryswyk, devint amoureux d'une femme considérable de la robe à Paris, qui avoit été fort bien avec Pontchartrain, et qui le servoit de toutes ses forces. Elle gagna Harlay, qu'elle fit secrètement changer de camp, et de qui M. de Chaulnes, le plus intime ami du chancelier Boucherat, son beaupère, et de toute sa famille, n'avoit pas le moindre soupçon. Harlay, plein de découvertes, arrive un jour de Versailles droit chez cette femme, écrit à Pontchartrain tout ce qu'il a appris, confie cette importante dépêche à cette femme, et s'en va ; on la ferme, et, par une méprise dont la pareille perdit d'Avaux en Irlande et Chamilly en Danemark, le dessus y est mis pour M. de Chaulnes. Si sa surprise fut grande de voir Harlay le plus vif de ses ennemis, le profit ne fut pas moindre par tout ce que lui apprit ce paquet. Harlay, n'en recevant point de réponse, en fut inquiet, et en sut bientôt après le sort. Sa peine fut extrême, et plus encore dans la crainte d'un éclat de son beaupère, qu'il s'attendoit d'essuyer à tous moments. Cependant il ne s'apercevoit de rien ; mais ce fut bien pis au retour de M. de Chaulnes. Il avoit accoutumé, toutes les fois qu'il arrivoit, de donner bientôt après un grand dîner d'amitié au chancelier Boucherat, où il n'y avoit que toute sa famille ; et Harlay bien en peine de la fête, s'il seroit convié et comment faire ; ou, s'il ne l'étoit pas, c'étoit le moment de l'éclat. Il fut convié sans avoir été vu auparavant. N'y pas aller, c'étoit s'avouer coupable ; y allant, comment la soutenir ? Toutefois, il y fut et arriva des derniers. Peu après qu'il fut entré, M. de Chaulnes se tourne au Chancelier, lui demanda (*sic*) excuse s'il lui demande un moment avant

---

1. Comparez le portrait déjà placé dans les *Mémoires*, en 1694 (tome II, p. 114-115).

qu'on serve, et la permission de passer dans son cabinet ; puis, jetant
un regard assené sur Harlay, ajoute que c'est son jour d'écrire en
Bretagne, que ses lettres sont faites, mais qu'il arrive quelquefois de si
rudes méprises aux dessus des lettres, qu'il s'est fait une règle de les
voir toujours mettre, pour en éviter les inconvénients. Harlay, tout en
sueur, ne savoit où se fourrer, et redoutoit étrangement le retour de
M. de Chaulnes, qui venoit de lui mettre le doigt sur la lettre. Mais quelle
fut sa surprise lorsqu'on eut servi, et M. de Chaulnes, revenu à la compagnie, fit passer M. le Chancelier, et, prenant après M. de Harlay par
la main, passa avec lui sans le moindre mésaise, but à sa santé, et en
usa comme s'il ne se fût rien passé entre eux ! Il a dit souvent depuis
qu'il en pensa rentrer cent fois en terre, et que la générosité si délicate
de ce procédé lui avoit donné un remords et un attachement pour
M. de Chaulnes qui ne s'effaceroit jamais. En effet, M. de Chaulnes
en avoit gardé le secret au Chancelier, et cela ne s'est su que par Harlay
lui-même, qui ne put s'en taire à ses amis. Il n'en parla jamais pourtant
à M. de Chaulnes ; mais il vécut toujours depuis suivant cette reconnoissance, et le trouva le même qu'autrefois.

185. *L'ambassadeur Callières.*

(Page 293.)

5 mars 1717. — Callières s'étoit élevé par son esprit, par son excellent sens, par un art judicieux de négocier, où il avoit toujours si parfaitement réussi, que, des petits emplois au dehors, il mérita toute la
confiance du feu roi, avec qui il eut beaucoup de rapports directs, qui
n'altérèrent jamais sa modestie, non plus que ses négociations continuelles n'altérèrent son secret, sa probité, sa fidélité. Il fut longtemps
caché en Hollande à traiter la paix de Ryswyk, qu'il fit seul, dont, en
récompense, il fut le troisième ambassadeur plénipotentiaire, et que
M. de Harlay, qui en fut le premier, gâta essentiellement, malgré lui, par
ses imprudences et sa précipitation. Callières parut ensuite à la cour,
qu'il ne quitta plus pour la fonction de sa charge, qui, pour le dire en
passant, est d'être superlativement faussaire, puisqu'elle consiste à
faire et à écrire les lettres de la main, et, pour cela, à contrefaire si parfaitement l'écriture du Roi, qu'on ne puisse pas la distinguer de son
imitation : c'est dont cette place oblige à faire une véritable étude,
d'autant plus nécessaire que le Roi signe ces lettres de sa main, à la
différence de celles qui passent par les secrétaires d'État, où la signature
est mise par les commis, et ne valent que par celle du secrétaire d'État,
qui l'y met lui-même. On ne trouva pas que Callières eût dégénéré du
vieux Rose, son prédécesseur, qui étoit l'homme du monde qui faisoit
parler le Roi le plus dignement et avec le plus de justesse suivant les
choses et les personnes. L'habitude de presque toute la vie de Callières,
passée en pays étrangers, lui avoit donné un air et des manières étrangères, qui le rendoient désagréable ; mais, pour peu qu'il fût approfondi,

on l'aimoit, on l'estimoit, on se plaisoit avec lui, et on y apprenoit beaucoup, sans qu'il songeât même à instruire. Il eut des amis et de la considération ; sa vie fut toujours unie et sobre, réfléchie, chrétienne, et la fin très pieuse, et son testament fort sage. Ce fut une perte pour les ministres et pour ses amis. Il avoit eu un frère, mort gouverneur général de Canada, qui étoit craint, aimé et estimé, et qui ne s'étoit point marié.

186. *Le prince Auguste de Saxe.*
(Page 305, note 7.)

15 janvier 1686. — Ce prince électoral de Saxe a depuis été roi de Pologne.

187. *La marquise de Béthune, femme de l'ambassadeur.*
(Page 310.)

13 décembre 1684. — Mme de Béthune étoit dame d'atour de la Reine et fort bien avec elle, sœur du duc de Saint-Aignan et mère de M. de Béthune mari de Mlle d'Arquien, sœur de la reine de Pologne épouse du célèbre Jean Sobieski.

188. *Mme de Béthune, et ses prétentions comme dame d'atour.*
(Page 310.)

19 décembre 1696. — Jamais dame d'atour ne prétendit à saluer les filles de France. La dame d'atour de la Reine a un carreau à sa toilette et aux audiences, comme en ont les femmes des maréchaux de France et celle du chevalier d'honneur de la Reine, et elles s'assoient dessus, si elles veulent ; mais il est rare qu'elles le prennent. Elles préfèrent d'être debout à s'asseoir si bas tandis que les duchesses et les princesses sont assises sur des ployants ou des tabourets ; car il n'y a point de différence pour ces deux sortes de sièges sans dos ni bras. Le carrosse de la dame d'atour et celui du chevalier d'honneur entrent dans la cour, comme ceux qui ont les honneurs du Louvre ; mais ils n'ont rien de plus, point de carreaux même à la chapelle, comme en ont les duchesses et les princesses, les princes et les ducs. Mme de Béthune crut tirer parti de la Pologne et faire de cela et de sa charge d'autrefois quelque chose qui imposeroit, mais qui n'imposa point : elle baisa, comme toutes les autres dames non titrées, le bas de la robe de la Princesse, et ne la salua point, c'est-à-dire baiser ou en être baisée, honneur qu'ont les maréchaux de France, comme officiers de la couronne, et leurs femmes, ainsi que les ducs et les princes et leurs femmes.

189. *Disgrâce de Mme de Saint-Géran.*
(Page 319[1].)

25 octobre 1696. — Mme de Saint-Géran, veuve du chevalier de
l'Ordre, avec une fille unique qui s'est depuis faite religieuse, avoit été
dame du palais de la Reine, toujours toute de la cour, et fort du grand
monde et de la meilleure compagnie. Madame la Duchesse avoit fait des
parties qui avoient déplu ; elle et ses amies avoient été menacées : elle
hasarda cependant, immédiatement devant Fontainebleau, un souper à
sa petite maison du Désert, dans le parc de Versailles. Mme de Saint-
Géran en fut, et l'orage tomba sur elle. Elle choisit Rouen et le couvent
de Bellefonds, où elle eut loisir de s'ennuyer. C'étoit une fille de qualité
de Normandie, dont l'oncle paternel, qui s'appeloit M. de Blainville,
mourut en 1628, sans enfants, chevalier du Saint-Esprit de 1619 et
premier gentilhomme de la chambre de Louis XIII, qui donna cette
charge à M. de Saint-Simon, déjà premier écuyer, qui fut depuis duc
et pair. Ce M. de Blainville s'appeloit Warignies, étoit aussi maître de la
garde-robe du Roi, et avoit été ambassadeur en Angleterre. Son frère,
qui s'appeloit Montfréville, étoit resté dans sa province.

190. *Le marquis de Castries, neveu du cardinal de Bonsy.*
(Page 329.)

18 mars 1689. — Castries étoit fils d'une sœur du cardinal Bonsy,
qui éleva fort son beau-frère en emplois en Languedoc et le fit faire
chevalier de l'Ordre en 1661. Celui-ci étoit un des plus braves, des plus
honnêtes et des plus galants hommes de France, qu'un asthme excessif,
dès sa jeunesse, mit hors d'état d'aller au plus grand par son mérite et
sa volonté à la guerre. Il se retrouvera dans ces Mémoires, attaché à la
cour, où, dans un état médiocre et sans nul crédit, il s'acquit les plus
honnêtes gens pour amis, la recherche de la meilleure compagnie, et
une considération peu commune, qui lui a duré jusqu'à sa mort, en 1729.
Il s'étoit remarié, après avoir perdu toute sa famille, à une fille du duc
de Levis, dont il laissa des enfants, et sa femme mourut en moins d'un
an après lui. Son frère, aussi aimé qu'aimable et très honnête homme,
devint, pendant la régence de M. le duc d'Orléans, archevêque d'Albi,
où il est confiné au soin de son diocèse, dont il fait les délices, et à
l'éducation de ses neveux, à l'aîné desquels on conserva le gouvernement de Montpellier.

191 et 192. *Mme de Jussac et ses filles.*
(Page 334.)

15 février 1692. — Mme de Jussac, demoiselle de bon lieu par elle
et par son mari, avoit été plusieurs années à la duchesse de Saint-

____
1. Voyez ci-après l'appendice V.

Simon, puis à la duchesse de Brissac, sa fille. Mme de Montespan la prit
en grande amitié et la mit auprès de Mlle de Blois, et son mari auprès de
M. du Maine, où il fut tué à Fleurus. Mme de Jussac, ne pouvant avoir
de place auprès de la future duchesse d'Orléans, y demeura jusqu'à sa
mort, longues années, sans titre, mais dans l'intimité. C'étoit une femme
d'esprit, encore plus de grand sens, et de grande et solide vertu en
tout temps, mais d'une vertu aimable et d'une humeur charmante, avec
une grande connoissance du monde et beaucoup d'amis; une femme
considérée et estimée partout, et partout extrêmement à sa place. Il ne
lui resta que deux filles, toutes deux à Mme la duchesse d'Orléans, qui
ont épousé chacune un frère du bailli de Conflans. Ces dernières sont
trop de ce temps-ci pour avoir à en parler.

16 janvier 1697. — Mme de Jussac étoit une femme d'un mérite
accompli, mais d'un mérite aimable, d'une grande vertu, mais d'une
grande connoissance du monde, d'esprit, mais encore plus de sens, qui
s'étoit fait beaucoup d'amis et de la considération, mais qui ne s'en
faisoit en rien accroire. Elle avoit été longtemps à la première femme
du duc de Saint-Simon, et, par confiance, après ils la mirent auprès de
leur fille la duchesse de Brissac. Mme de Montespan l'approcha d'elle,
lui confia Mlle de Blois, qui épousa M. de Chartres, et elle eut toujours
la confiance de la mère et de la fille, et fut leur lien, sans approuver
toutefois aveuglément tout ce qu'elles faisoient. Personne ni meilleure,
ni plus douce, ni plus avisée, ni plus en sa place. Le croiroit-on? ce fut
par le mariage de ses deux filles à deux frères, MM. d'Armentières et
de Conflans, que cette ancienne maison sortit de la poussière où une
longue indigence l'avoit réduite. Elle eut un fils, qui ne vécut pas, et
son mari fut tué à Fleurus, écuyer de M. du Maine.

APPENDICE

SECONDE PARTIE

I

LA SUCCESSION DU DERNIER LONGUEVILLE[1].

(Fragment inédit de Saint-Simon[2].)

« Jean-Louis-Charles[3], duc de Longueville, montra de bonne heure une foiblesse d'esprit, qui, aisément tournée en dévotion, se laissa aller de même à ce que ses parents en desirèrent. Ils l'envoyèrent à Rome, et il fit un testament au profit de sa sœur en cas que son frère vînt à mourir sans enfants. Arrivé à Rome, il entra au collège chez les Jésuites, en novembre 1666, et il avoit vingt ans. Ces Pères, quoique témoins de son imbécillité, et peut-être de plus, l'induisirent à se faire prêtre et à faire une démission générale de ses biens et de sa dignité à son frère : ce qu'il exécuta[4] ; et le pape Clément IX (Rospigliosi), ou trompé, ou aveuglé, l'ordonna prêtre lui-même en 1669, à vingt-trois ans. Après cette assurance contre tout mariage, on le fit revenir en France en différentes retraites, l'aliénation de son esprit le mettant hors d'état de se montrer. Il fit alors un autre testament en faveur de la branche de Conti, qui annuloit le premier. Après quoi, il fut juridiquement interdit, et Monsieur le Prince commis, avec Mme sa mère, sœur de Monsieur le Prince, à l'administration de sa personne et de ses biens ; Monsieur le Prince, son fils et le dernier, succéda à cette administration dans la suite : ce qui ne fut pas sans difficulté de la part de

1. Voyez ci-dessus, p. 5-7.

2. Extrait des *Notes sur tous les Duchés vérifiés sans pairie depuis l'an 1500*, article LONGUEVILLE, vol. 58, des Papiers de Saint-Simon conservés au Dépôt des affaires étrangères, fol. 154.

3. La plupart du temps, Saint-Simon ne donne que les initiales des prénoms ; mais nous croyons nécessaire de les rétablir en entier.

4. Il prit l'habit long le 27 novembre 1666 (*Gazette*, p. 1314), quitta Rome au mois de février suivant, et remit la principauté de Neufchâtel à son frère le comte de Saint-Pol, le 23 mars 1668 (*Gazette*, p. 357).

Mme de Nemours et de quelques parents qui la soutenoient. Enfin
M. de Longueville fut mis dans l'abbaye de Saint-Georges, de Bénédictins réformés de Saint-Maur, à quelques lieues de Rouen. Il y est
demeuré plusieurs[1] années, et il y est mort, le dernier de sa maison,
4 février 1694, à quarante-huit ans.

« Cette mort émut un grand procès pour une succession si riche et
si vaste. Mme de Nemours alléguoit sa qualité de sœur et le premier
testament ; elle ajoutoit les raisons de démence. M. le prince de Conti
se fondoit sur le second testament et sur l'ordination faite par le Pape,
pour en prouver la validité contre le reproche de démence, qu'il soutenoit n'avoir pas été dès lors. Un prince du sang, en tout le *Germanicus*
de son siècle et cru pauvre avec plus de quatre cent mille livres de
rente, eut beau jeu contre une vieille veuve, sans enfants et sans
parents qu'éloignés, la dernière de sa race, extraordinaire avec beaucoup d'esprit, et aussi riche d'elle-même que M. le prince de Conti. Le
public et les conclusions de M. l'avocat général Daguesseau, longtemps
depuis chancelier de France, furent en tout favorables à M. le prince
de Conti. L'arrêt y fut conforme, sans le dégoût et les longueurs de
l'appointement. Mme de Nemours cria les hauts cris, et, dans sa colère,
dit bien des choses fortes, justes, et avec cela très plaisantes ; mais la
succession demeura à M. le prince de Conti. Pour Neufchâtel, ses
annexes et dépendances, que des arrêts ne pouvoient adjuger, M. de
Brandebourg, qui se déclara roi de Prusse, l'eut par le droit du plus
fort, et tant de prétendants n'eurent que la peine du voyage. »

1. Saint-Simon a écrit *plusieures* : voyez ci-dessus, p. 247, note 2.

II

LE MARÉCHAL DU PLESSIS, SA FEMME ET SES ENFANTS[1].

(Fragment inédit de Saint-Simon [2].)

« César de Choiseul, comte puis maréchal du Plessis, enfin fait duc et pair de France, servit à la tête d'un régiment d'infanterie en tous les sièges et les combats de la guerre des huguenots, après avoir été élevé enfant d'honneur auprès de Louis XIII, qu'il accompagna au fameux Pas-de-Suse, et qu'il servit après en Italie jusqu'à la paix de Quierascq[3], pour laquelle il fut envoyé extraordinaire auprès des princes d'Italie, puis ambassadeur à Turin pendant trois ans. La régence de Mme de Savoie, sœur de Louis XIII, se trouvant inquiétée, puis rudement attaquée par ses beaux-frères et par les Espagnols, le comte du Plessis se distingua infiniment dans cette guerre, avec M. de Turenne, sous le comte d'Harcourt, à la gloire duquel ils eurent la principale part, et le comte du Plessis, qui l'eut entière à la fameuse prise de Turin (11 juillet 1640), en fut fait gouverneur. Il fit, les années suivantes, divers exploits en chef, fit lever plusieurs sièges et prit plusieurs places.

« Colombe le Charron, fille du sieur de Saint-Ange, dame d'honneur de Madame[4], morte d'apoplexie à soixante-dix-huit ans, 26 janvier 1681. Seroit-il permis de dire une sottise parmi des curiosités sérieuses? Marly ramena la mémoire de la maréchale du Plessis. Elle n'étoit pas belle; le maréchal vivoit fort bien avec elle, mais on prétendoit qu'il n'étoit pas aussi souvent son mari qu'elle l'auroit desiré, et, comme les dames qui vouloient aller à Marly, par la coutume que Louis XIV avoit établie, ne demandoient point, comme faisoient les hommes, mais se présentoient seulement pendant et après son souper, celles qui n'y avoient pas pu trouver place la surveille du voyage, cela s'appeloit *se présenter pour Marly*; et, comme il s'en falloit toujours beaucoup que toutes celles qui s'y étoient présentées fussent menées, on plaisantoit quelquefois les éconduites, en leur disant qu'elles s'étoient présentées « comme la maréchale du « Plessis. »

1. Voyez ci-dessus, p. 11-13.
2. Extrait des *Notes sur les Duchés et comtés-pairies éteints*, article Polisy dit CHOISEUL, vol. 58 des Papiers de Saint-Simon, fol. 133 v°.
3. Cherasco, près du confluent du Tanaro et de la Stura.
4. Ces deux derniers mots sont corrigés; il semble qu'il faille lire « *des* Madame. » En effet (voyez plus loin l'article de la comtesse du Plessis, p. 379, 2° colonne), la maréchale et sa belle-fille servirent successivement les deux femmes de Monsieur.

« En 1645[1], il fut envoyé en Catalogne, où il emporta Roses, et, le 20 juin de la même année, fut fait maréchal de France, à quarante-huit ans. Aussitôt après, il retourna en Italie, où, conjointement avec le maréchal de la Meilleraye, ce ne fut qu'exploits en tout genre jusqu'à la fin de 1648. La Reine mère, qui avoit pour Monsieur, son fils, une tendresse extrême, voulut mettre auprès de lui ce qu'elle connoissoit de meilleur, et en même temps de plus fidèle au Roi et à elle, et choisit le maréchal du Plessis, qui prêta serment entre les mains de Leurs Majestés, en mai 1649, de la charge de gouverneur de Monsieur et de surintendant de sa maison, sans cesser pour cela de commander les armées. La même année, l'État se trouvant en grand danger par[2] les ennemis du dehors appelés par ceux du dedans et fortifiés par la capacité du maréchal de Turenne, déjà si célèbre, qui se mit à la tête de leurs armées pour les amener dans le cœur du Royaume, tout fut amené l'année suivante, 1650, au point le plus périlleux. Le maréchal du Plessis fut envoyé sur la rivière d'Aisne, dont il empêcha le passage à l'archiduc Léopold, secourut Guise, et, du consentement universel, ne fit pas moins que de sauver l'État par la fameuse bataille de Rethel, 13 décembre de la même année, où il eut cette gloire particulière de remporter une victoire complète sur le maréchal de Turenne, qu'il défit entièrement. Ce fut le comble de tous ses lauriers. Il fut chevalier de l'Ordre en 1661, et enfin duc et pair en 1665, et mourut dix ans après, 21 décembre 1675, avec une réputation complète. Monsieur, qui avoit appris de lui à gagner des batailles, mais à qui, après celle de Cassel, on se garda bien d'en plus laisser l'occasion, eut toute sa vie un grand respect et une grande amitié pour son gouverneur, et de grands égards pour sa famille, tant que lui-même a vécu.

« Le maréchal du Plessis eut la douleur de perdre deux fils non mariés en gagnant deux grandes victoires : l'un, à la bataille de Trancheron ou de Crémone, où il défit le marquis de Caracène, le 30 juin 1648 ; l'autre, à celle de Rethel. Il lui resta deux fils, dont il perdit encore l'aîné, et une fille, mariée à M. de Maugiron, gouverneur de Vienne en Dauphiné, laquelle n'en eut point d'enfants, le perdit en 1669, à trente-cinq ans, et mourut à soixante-dix, en 1698.

« Alexandre de Choiseul, comte du Plessis, tué 15 juin 1672, devant Arnheim, en Hollande, à trente-huit ans, maréchal de camp et premier gentilhomme de la chambre de Monsieur en survivance de son père, qui ne s'étoit point démis de son duché. Il mourut sans avoir été

« Marie-Louise, fille et riche héritière de Claude le Loup, seigneur de Bellenave, et de Marie de Guénegaud, dame d'honneur des deux femmes de Monsieur en survivance de la maréchale du Plessis, sa belle-mère, et puis en titre jusqu'à son second mariage, d'inclination, avec

1. Ce paragraphe est la continuation de la première des deux colonnes qui précèdent.
2. Le mot *par* est écrit deux fois, et biffé la seconde.

duc, et laissa un fils unique, enfant, qui, trois ans après, la[1] recueillit de son grand-père. »

René Gilier de Puygarreau, sieur[2] de Clérembault, qu'elle fit premier écuyer de Madame, et qui ne le demeura pas longtemps. Elle en eut une fille unique, extrêmement riche, morte fort jeune, duchesse de Luxembourg, mère du duc de Luxembourg d'aujourd'hui. Ce Clérembault passoit, ainsi que sa femme, pour très avare, et portoit en effet des perruques si vilaines et si usées, qu'il en acquit le nom de *Clérembault-la-Perruque*. Il a vécu plus de cent ans, allant partout, dans une santé parfaite de corps et d'esprit, qui étoit fort médiocre. Sa femme, qui en avoit beaucoup, en fut veuve quelques années, et mourut à Paris en 1724, à quatre-vingt-quatre ans. Elle avoit conservé des amis et beaucoup de considération de Madame; mais ses procédés rigoureux avec son beau-frère, pour le duché, lui firent un grand tort, dont elle eut le démenti et la honte qu'elle en méritoit[3]. »

1. En faisant *duché* féminin, quoique, deux lignes plus haut, il y ait : *son duché*. Les deux genres s'employaient également.

2. Saint-Simon écrit en abrégé *s*[r]. Faut-il traduire par *seigneur*?

3. Voyez le début de l'Addition 29, dans notre tome I, p. 360.

III

LA PRINCIPAUTÉ DE MONACO[1].

(Fragment inédit de Saint-Simon [2].)

« La noblesse génoise est distinguée en grande et en petite. La distinction est réelle, continuelle, grande, très reconnue, et sans difficulté entr'elles : elles ne se mêlent point, non pas même aux assemblées, ni à ces conversations que l'usage y autorise entre les voisins, dans les rues, et ceux qui, en passant, s'y arrêtent; et, dans la grande noblesse, il y a quatre maisons principales qui, sans avoir de distinction aucune sur les autres de la grande noblesse, sont néanmoins reconnues comme les quatre premières de la République, et entr'elles sans avantage. On les rangera donc ici suivant l'alphabet : Doria, Fieschi, Grimaldi, Spinola [3]. Il est pourtant vrai de dire que l'antiquité des papes de la maison de Fiesque et des illustrations qui en ont résulté, suivies après de bien d'autres, lui pourroit donner droit à la primauté. Les Doria ont été plus souvent chefs de la République et l'ont servie avec une autorité et un succès qui leur ont acquis une grande considération et des richesses au-dessus de celles des particuliers. Eux et les Spinola ont eu part à la première dignité d'Espagne, les Doria plus anciennement, les Spinola plus fréquemment, et aux premiers emplois de la cour et de la monarchie. En tout cela, et jusqu'au nombre même des cardinaux, si cela peut être compté hors de l'Italie, la maison Grimaldi semble la moindre des quatre, et celle aussi qui a le moins dédaigné des emplois, même de robe, en Provence, qu'on a peine à croire qu'aucune des trois autres maisons eût voulu exercer. La possession de Monaco est ce qui l'a le plus illustrée et distinguée, qui, peu de chose d'abord et longtemps, est insensiblement devenue souveraineté effective, et qui a fait la grandeur et la fortune en France de la branche de la maison Grimaldi qui l'a possédée. On ne voit point par où ni comment cette seigneurie lui est venue : ce qui fait croire que ç'a été par acquisition. On voit aussi peu comment elle est devenue principauté souveraine. Il est bien vrai que l'étendue n'en est que de son rocher, et si étroite qu'on ne peut éviter d'en être surpris. Il ne l'est pas moins que, depuis même qu'elle l'est, elle n'a donné à ses princes aucun rang en Italie en quoi que ce soit, ni où que ce soit, ni par conséquent

1. Voyez ci-dessus, p. 21, et les Additions 136 et 140.
2. Extrait des *Notes sur les Duchés et comtés-pairies éteints*, article Valentinois, vol. 58 des Papiers de Saint-Simon, fol. 117-118.
3. Voyez, à la page suivante, le début de la note de d'Hozier.

ailleurs, jusqu'en 1688, que Louis XIV les fit princes en France, comme
il se verra ci-dessous. On ne s'étendra point aux diverses branches des
Grimaldi, qui sont très nombreuses et reconnues ; mais on remarquera
seulement que la conformité de leurs armes avec celles du Bec-Crespin,
dont étoit le marquis de Vardes, célèbre par sa grande faveur et sa
profonde disgrâce sous Louis XIV, père de la duchesse de Rohan-
Chabot, a fait croire à quelques-uns que cette ancienne maison de
Normandie est une branche de celle de Grimaldi, qui s'y est venue
établir. On ne trouve cependant rien qui les rassemble, ni qui com-
batte la séparation de la géographie ; et, pour la raison des mêmes
armes, la maison d'Hennin-Liétard, comtes de Bossut, prince[1] de Chimay,
qui a maintenant un cardinal-archevêque de Malines qui se fait appeler
le cardinal d'Alsace, ne prétend pas être sortie de la même souche que
celle de Noailles ; et MM. de Menou de Charnisé, quoique de bons et
anciens gentilshommes, n'ont jamais pensé à être sortis des Noailles
ni des Hennins ; et cependant tous trois ont les mêmes armes, et tous
trois les portent en plein, seules, sans écartelures. On se souvient
maintenant de cet exemple, qui n'est pas unique, comme on croit s'en
pouvoir assurer[2].... »

Note de Charles-René d'Hozier[3].

« La maison de Grimaldi est l'une des quatre maisons que la république de Gênes met entre les premières et principales de son État, et
elle les compte en cet ordre : Fiesque, Doria, Spinola, Grimaldi. Mais,
bien loin qu'elle possède la place de Monaco, comme elle le dit, depuis
Grimaldus, vivant l'an 920, ce qui est une absurdité insoutenable,
puisqu'en ce temps-là il n'y avoit dans les races, telles qu'elles fussent,
ni de surnom fixe, ni de possession de fiefs héréditaires, chacun étant
confondu par les mêmes noms de baptême ou par d'autres appellations
qui étoient communes d'un même pays, sans aucune distinction de
rang ni de qualité, cette place, qui n'étoit qu'un rocher inhabité et
qui ne fut donné aux Génois que l'an 1215 par l'empereur Frédéric-
Barberousse, ne leur fut enlevée que l'an 1395 par Louis Grimaldi,
seigneur de Bueil, au comté de Nice, à qui on en avoit donné la garde.
Il la tenoit encore l'an 1401, et, par un traité particulier, il s'en accom-
moda avec Rainier Grimaldi IIIe, seigneur de Vence en Provence, et
chambellan du roi Charles VI, l'an 1402. Il étoit petit-fils de Rainier
Grimaldi IIe, amiral de France l'an 1305, et c'est depuis ce Rainier
Grimaldi IIIe que ses descendants jouissent successivement de Monaco,
dont la souveraineté n'est point reconnue par les Italiens, et dont les

1. *Comtes* est bien au pluriel, et *prince* au singulier.
2. Saint-Simon fait ensuite tout au long la généalogie des princes de
Monaco.
3. Extrait du *Mémoire sur les Ducs et pairs* fait pour le Roi et Mme de
Maintenon ; ms. Clairambault 719, p. 49-50.

princes ne sont traités par eux que de *Principi, d'Excellenza, e non d'Altezza*, parce qu'ils ne les regardent que comme de petits feudataires.

« Les marquis de Corbon en Provence sont de la même maison de Grimaldi, et cadets de la branche de Monaco, dont les prédécesseurs, avant l'an 1300, s'étoient attachés au service de nos rois et avoient plusieurs terres en Provence et en Languedoc.

« Il y a encore plusieurs autres branches du même nom à Gênes, à Boulogne (de ceux-ci le Roi en a deux pages dans sa grande écurie, l'an 1675 et 1678), en Piémont, dans le royaume de Naples, en Sicile et en Espagne ; et la plupart ont des titres de marquis, de ducs et de princes, surtout à Naples et en Sicile, où les rois d'Espagne les accordent volontiers à la noblesse, parce que leur vanité recherche ces sortes de titres, que l'on attache cependant à de très petits domaines. »

Mémoire sur la principauté de Monaco.
(Du 17 mars 1740 [1].)

« La place de Monaco a été connue sous trois noms différents, qui sont ceux de : *Monaco, Monegues* et *Mourgues*. Ce n'étoit d'abord qu'un rocher. Les Génois y envoyèrent, vers l'an 1215, Fouque Justinien, pour tracer le dessin d'une ville fortifiée [2]. Les habitants de Nice, épouvantés de cet établissement, se donnèrent aux Génois, et ils leur prêtèrent serment de fidélité l'an 1215.

« En 1329, les habitants de Monaco firent un traité avec le sénéchal de Provence et de Forcalquier, par lequel ils promirent secours et assistance pour le parti de Robert, comte de Provence, roi de Jérusalem et de Sicile, dont les successeurs furent pourvus du gouvernement de cette place par les rois de France (Charles VI, seigneur de Gênes, 1396), comme seigneurs de Gênes, pendant que cette seigneurie fut sous la domination de France.

« Dans ce même temps vivoit Charles de Grimaux, chevalier, qui se qualifioit seulement capitaine des galères de Morgue et Guelfes, en 1338, 1339 et 1346. Ce fut lui qui acquit les seigneuries de Menton, Castillon et Roquebrune.

« On prétend que la maison de Grimaldi ne s'est mise en possession de Monaco que par usurpation sur la seigneurie de Gênes, à la faveur de l'emploi de gouverneur de Monaco.

« Le premier acte qui fasse connoître le temps où Monaco appartenoit à la maison de Grimaldi, est une lettre patente du roi Charles VIII, du 17 octobre 1495, par lequel (*sic*) ce prince confirma à son cher et féal conseiller et chambellan Jean de Grimaldi, seigneur de Monaco, le

1. Ms. Clairambault 1226, fol. 164-165.

2. *Annales de Gênes*, par Justinien, p. 70, et *Histoire de Gênes*, par Pierre Bizaro Sentinati, p. 32. (*Note du mémoire.*)

droit de lever deux pour cent sur les marchandises passant par mer
vers la rivière de Gênes, ainsi que ce droit avoit été approuvé et con-
firmé par le père de S. M. et par le traité fait avec feu Pierre de Campo-
Forgossi[1], doge de Gênes.

« Il paroît que, depuis ce temps, la maison de Grimaldi a continué
d'être en possession de Monaco ; mais on ne trouve point la qualité de
prince.

« En 1533[2], le roi François Ier fit un traité avec Honoré Grimaldi,
seigneur de Monaco, par lequel ce prince lui promit deux mille écus de
pension et le collier de l'Ordre, pour le faire rentrer sous la domination
de France. Ce traité ne le qualifie seulement que « le seigneur de
« Monegue. » Les privilèges qui avoient été accordés par les rois prédécesseurs de S. M. aux seigneurs de Monaco, y furent confirmés ; mais
ils ne sont pas détaillés. Honoré Grimaldi ne mourut qu'en 1581, et le
roi Charles IX, par une lettre qu'il lui écrivit le 11 décembre 1567, ne
l'appelle simplement que « M. de Monaco. »

« Ce ne peut donc être qu'Hercules Grimaldi, fils d'Honoré, qui, le
premier, ait pris le titre de *prince de Monaco;* mais, comme on n'a
point les preuves faites par Honoré Grimaldi, prince de Monaco, fils
d'Hercules, pour être reçu dans l'ordre du Saint-Esprit, on ignore
quelles qualités cet Hercules Grimaldi prenoit.

« Le titre de *prince de Monaco* ne paroît solidement établi que par le
traité fait en 1641 entre le feu roi Louis XIII et Honoré Grimaldi,
prince de Monaco. On ne sait pas quel rang il a eu dans l'ordre du
Saint-Esprit ; mais son fils, Louis Grimaldi, prince de Monaco, et son
petit-fils, Antoine Grimaldi, prince de Monaco, n'ont eu de rang, dans
les promotions de 1688 et 1724, que celui de leur duché de Valentinois.

« Il y a des lettres patentes du feu roi, datées du mois de juillet 1705, qui portent don de la jouissance de la principauté, ville et
territoire de Monaco, et du bourg et territoire de Turbie, en faveur
d'Antoine Grimaldi, prince de Monaco, registrées le 10 juillet suivant.
Il faudroit les voir au long.

« On observera que le duc d'Arcos, dans son Mémoire fait en 17..[3],
sur les ducs et pairs de France et grands d'Espagne, dit que, pendant
que la maison de Monaco a été sous la protection de l'Espagne, le
prince de Monaco n'a jamais pu obtenir la qualité de grand, et que les
rois d'Espagne ne le traitoient seulement que de *magnifique homme* ou
illustre. »

1. Ainsi, pour *Campo-Fregoso.*
2. Mss. de Béthune, à la Bibliothèque du Roi, vol. 8502, fol. 46 ; vol. 8489,
fol. 70. (*Note du mémoire.*)
3. Les deux derniers chiffres sont en blanc. Ce mémoire fut fait en 1701 ;
on en trouve des copies dans les manuscrits de Clairambault, vol. 1186,
et dans le vol. 62 des Papiers de Saint-Simon, qui en a fait l'objet d'une
longue digression dans ses *Mémoires* (tome III de 1873, p. 86 et suivantes).

Note sur le mariage du duc de Valentinois avec Mlle d'Armagnac [1].
(1689.)

« Au mois de....[2] 1688, M. d'Armagnac maria sa fille avec le duc de
Valentinois, fils aîné du prince de Monaco Grimaldi. Son notaire, nommé
Clément, qui demeure près des Bâtons royaux, rue Saint-Honoré, dressa
le contrat, et, l'ayant porté à Versailles, à M. le marquis de Seignelay,
secrétaire d'État, deux heures avant qu'il dût être présenté au Roi, ce
ministre trouva que l'on donnoit la qualité à M. d'Armagnac de *très
haut et puissant prince Monseigneur ;* et ayant fait savoir à M. d'Armagnac que ces qualités ne se donnoient pas aux princes du sang, ni à
personne, et qu'il ne pouvoit les admettre que le Roi ne l'eût ordonné,
M. d'Armagnac porta le contrat de mariage d'une de ses autres filles
avec le duc de Cadaval, par lequel M. de Pomponne, lors secrétaire
d'État, les avoit laissé passer : sur quoi le Roi dit, puisqu'on les lui
avoit données, qu'il ne vouloit pas les lui ôter, mais qu'il ne les donneroit pas à son neveu.

« Peu de temps après, se fit le mariage de M. le prince de Conti avec
la fille aînée de Monsieur le Prince ; et, avant de passer le contrat,
M. le marquis de Seignelay fit chercher tous les contrats des princes
et princesses passés par des secrétaires d'État depuis 1575, pour
examiner les qualités données aux princes du sang, aux princes souverains et autres ; et, ayant été vérifié que la qualité de *Monseigneur*
avoit été rayée à tous autres que les fils de rois ou premiers princes du
sang, et que ceux de la maison de Lorraine, qui se donnoient souvent
des titres qui ne leur étoient pas dus, ne l'avoient point eue, il fut réglé
par S. M. qu'ils n'auroient plus de *Monseigneur,* et seulement *haut et
puissant prince,* de même que M. de Monaco, etc. ; que le Roi seroit
intitulé, dans les contrats des secrétaires d'État, *très haut, très puissant et très excellent prince;* Mgr le Dauphin, *très haut, très puissant
et excellent prince;* M. le duc d'Orléans, *très haut et très puissant
prince;* M. le duc de Chartres, *très haut et puissant prince;* Monsieur
le Prince et Monsieur le Duc, son fils, *très haut et puissant prince;* et
que M. le marquis de Seignelay inséreroit ce règlement dans ses registres, et qu'il en seroit attaché une copie signée de lui à la minute
du contrat de mariage du duc de Valentinois avec la fille de M. le
comte d'Armagnac. Il y a apparence que ce comte en a eu le vent, et
que c'est ce qui doit être cause que ladite minute du contrat de mariage de Mme de Valentinois, restée à Clément, notaire, pour la faire
signer aux parents, ce qui se fait en moins de huit jours, n'a pas encore été remise à M. de Seignelay, quoiqu'il y ait plus d'un an que le

---

1. Ms. Clairambault 1160, fol. 48. — Voyez le *Journal de Dangeau,*
tome II, p. 145, et l'Addition de Saint-Simon placée ci-dessus, nº 140.

2. Le nom du mois est resté en blanc. Ce fut le 8 juin 1688 que se signa
le contrat de mariage du duc de Valentinois.

Roi l'ait signée. Mais, tant qu'elle ne sera pas signée de mondit seigneur de Seignelay, elle ne leur peut être d'aucun avantage, attendu
que c'est par-devant lui qu'elle est passée. »

On peut voir encore, relativement au rang de prince accordé aux Monaco,
ou à leurs prétentions, l'*État de la France*, année 1698, tome II, p. 180-181;
les *Mémoires du duc de Luynes,* tome XV, p. 164; les exemplaires annotés
par Charles-René d'Hozier et par un autre écrivain, du *Genealogica et his-
torica Grimaldæ gentis arbor...*, *authore* Carolo de Venasque, que possède
la Bibliothèque nationale, et la suite des *Mémoires de Saint-Simon,* tome II
de 1873, p. 178, avec ses Additions au *Journal de Dangeau,* 1er janvier 1692,
13 février 1699 et 3 février 1700, cette dernière reproduite ci-dessus, en
tête de la première partie de l'Appendice, sous le n° 136.

Il ne faut pas oublier que c'est dans cette maison de Monaco que Saint-
Simon maria sa petite-fille et héritière unique, en 1749, et que celle-ci,
n'ayant épousé qu'un cadet à défaut du prince régnant, n'eut de tabouret à
Versailles qu'après la mort du duc de Ruffec, son oncle paternel; Saint-
Simon échoua dans ses instances pour faire donner un brevet de duc à son
petit-gendre[1].

1. Lettres publiées dans le tome XIX de l'édition de 1873, p. 356 et 357.

IV

LA DUCHESSE DE GUISE[1].

(Fragment inédit de Saint-Simon[2].)

« Élisabeth d'Orléans, petite-fille de France, troisième fille de Gaston, frère unique de Louis XIII, mort à Blois en 1660, et dernière de son second mariage clandestin et à grand peine reconnu avec la sœur des ducs Charles IV et François II de Lorraine, morte 3 avril 1672.

« Élisabeth d'Orléans fut mariée à Saint-Germain, en présence de Leurs Majestés, 15 mai 1667. Elle avoit vingt et un ans, et M. de Guise dix-sept.

« Il n'avoit qu'un siège ployant devant elle, lui présentoit la serviette tous les jours, et elle la prenoit; ne se mettoit point à table qu'elle n'y fût et ne lui fît apporter un couvert qu'on tenoit prêt au buffet; avoit son cadenas et sa soucoupe, sans qu'il en eût; étoit dans un fauteuil au milieu de la table, lui à un des bouts, sur un ployant; et ce cérémonial dura toujours. M. de Guise ne donnoit la main chez lui à aucun prince de la maison de Lorraine, et, en leur présence et la prenant sur eux, la donnoit sans difficulté aux ducs. Madame sa femme fut inconsolable de sa mort et de celle de leur fils unique. Elle partageoit sa vie entre la cour et Alençon, et la passa dans une fidèle pratique des vertus et des bonnes œuvres, fort sous la conduite de ce grand et célèbre abbé de la Trappe, la merveille de son temps en tout genre, et alloit à la Trappe tous les ans, et y entroit par le privilège de sa naissance. Elle mourut à Versailles, le 17 mars 1696, à cinquante ans. Elle jouissoit, de droit et sans brevet de conservation de rang, de tout celui de petite-fille de France, à la différence des princesses du sang, à qui il en faut un quand elles se marient à d'autres qu'à des princes du sang au-dessous de ce rang; et rien ne s'en communiquoit, par delà la considération, à M. de Guise, qui vivoit comme les ducs de Guise ses pères avec ceux de sa maison et avec les ducs et qui n'avoit point d'autre traitement qu'eux des princes du sang. »

1. Voyez ci-dessus, p. 59-66.
2. Extrait des *Notes sur les Duchés-pairies éteints*, article GUISE, vol. 58 des Papiers de Saint-Simon, fol. 76 v°.

LA MÊME.

(Fragment inédit d'Ézéchiel Spanheim[1].)

« La duchesse douairière de GUISE, ci-devant Mlle d'Alençon, et la seconde fille du second mariage du feu duc d'Orléans, son père, née en décembre 1646, et ainsi une année plus jeune que la Grande-Duchesse sa sœur ; d'une taille moins belle et aisée, d'un visage qu'on peut dire ni beau ni laid, d'une humeur fort charitable, et d'un esprit entièrement tourné, depuis son veuvage, à une dévotion outrée, ce qu'elle a affecté, entre autres, de faire paroltre dans la conversion prétendue des gens de la Religion qui se trouvoient dans les lieux de son domaine ou patrimoine, comme à Alençon, ou d'ailleurs qui étoient de sa connoissance. Je laisse à part le zèle et la charité qui la porte à visiter régulièrement les hôpitaux, y panser les malades, leur donner à manger, ensevelir les morts, et y faire d'autres fonctions pareilles, où elle est souvent accompagnée de la Grande-Duchesse sa sœur, et qui les partage avec elle. Elle avoit épousé, en 1667, le duc de Guise, chef des branches de la maison de Lorraine en France, qui mourut en 1672, et dont elle avoit eu un fils, qui décéda aussi en 1675. Au reste, elle avoit conservé, malgré son mariage avec un prince françois et sujet du Roi, son rang et les prérogatives considérables qui sont attachées aux princesses de la maison royale, et qu'elle conserve encore à présent. »

1. Extrait de la *Relation de la cour de France en 1690*, que M. Ch. Schefer, membre de l'Institut, doit publier très prochainement pour la Société de l'Histoire de France, et dont il a bien voulu nous permettre de détacher quelques fragments pour l'Appendice de ce volume.

V

MONSIEUR ET MADAME DE SAINT-GÉRAN[1].

(Fragments inédits de Saint-Simon[2].)

« .... De sa première femme, il (le maréchal de Saint-Géran) eut un
fils et deux filles. L'aînée épousa : 1° M. de Chazeron, 2° le maréchal
de Saint-Luc; la cadette épousa le comte de Créance Bouillé, en 1632.
Leur frère unique, appelé le comte de Saint-Géran, gouverneur de
Bourbonnois, mourut à Moulins, dernier janvier 1659, à cinquante-six
ans. Il avoit épousé, 1619[3], Suzanne, fille unique, héritière de Jean de
Longaunay et de Suzanne Aux-Épaules, seconde femme de son père;
elle mourut en 1679. Elle accoucha fort singulièrement d'un fils,
15 août 1641, lequel fut encore plus étrangement élevé hors de chez
elle, et qu'elle ne montra qu'après la mort de son mari. Mme de Ventadour le prétendit bâtard ou supposé : ce fut la matière d'une question
d'état extrêmement curieuse, et d'un grand procès. Mme de Saint-
Géran, après l'avoir bien défendu, s'avisa d'un moyen qui, de l'aveu
des juges depuis l'issue finale du procès, contribua plus que tout à le
lui faire gagner, par l'horreur qu'il causa. Elle leur déclara que ce jeune
homme seroit ou son fils ou son mari, et que si, par leur arrêt, il étoit
déclaré n'être pas fils du feu comte de Saint-Géran et d'elle, elle l'épouseroit dès le lendemain. C'étoit une femme si résolue et si déterminée,
que pas un des juges ne douta qu'elle ne le fît comme elle le disoit;
et, là-dessus, plus que par d'autres raisons, il fut déclaré fils du feu
comte de Saint-Géran et d'elle, par arrêts du parlement de Paris des[4]
5 juillet 1663 et 5 juin 1666.

« Ce fils fut le dernier comte de Saint-Géran, et dernier de toute
cette branche. C'étoit un homme instruit, d'esprit et de très bonne
compagnie et initié dans la meilleure de la cour. Nous le verrons chevalier du Saint-Esprit. Il fut lieutenant général et se distingua à la
guerre, où, au siège de Besançon, le crâne du fils aîné et survivancier
du vieux premier écuyer Beringhen, emporté d'un coup de canon, lui

---

1. Voyez ci-dessus, p. 68-70, et tome I, p. 145.

2. Extraits des *Légères notions des.... chevaliers de l'ordre du Saint-Esprit*,
art. LA GUICHE et SAINT-GÉRAN, vol. 34 des Papiers de Saint-Simon, fol. 73 et
135 v°; comparez l'*Histoire généalogique*, tome VII, p. 446.

3. Cette date est en interligne.

4. Après *des* est biffé : *18 août 1657 et*. Dans l'autre article, Saint-Simon donne plus exactement la date *29 juillet*, prise dans l'*Histoire généalogique*.

cassa la tête[1]. Il en fut trépané et obligé toute sa vie à porter une grande calotte sur sa perruque, ce qui faisoit un effet très bizarre. Il fut envoyé en Angleterre, à Florence et en Brandebourg. Il mourut subitement dans l'église de Saint-Paul, à Paris, sortant de faire ses dévotions, 8 mars 1696, à cinquante-cinq ans, et il ne laissa qu'une seule fille, qui se fit religieuse. Il avoit épousé, en 1667, Madeleine-Françoise-Claudine de Warignies, fille d'une Canisy Carbonnel et du frère cadet de M. de Blainville, premier gentilhomme de la chambre de Louis XIII, que nous verrons chevalier du Saint-Esprit. Elle étoit charmante de corps et d'esprit, et toute sa vie avec tout ce qu'il y avoit de plus recherché à la ville et à la cour, où elle passa sa vie et où elle fut dame du palais de la Reine femme de Louis XIV. Elle aimoit fort la magnificence et la bonne chère, et étoit extrêmement recherchée dans tous ses goûts. M. de Seignelay, plus qu'aucun, et plusieurs autres, lui firent la cour, et le mariage ne fut pas souvent concordant. Elle fut exilée à Rouen pour une partie avec Madame la Duchesse dans la première année de son deuil. Elle s'y mit volontairement dans le couvent de Bellefonds, où l'exemple et les réflexions la rendirent dévote. Ses amis, et tous du plus haut parage, firent longtemps tous leurs efforts pour son retour, et n'y purent réussir qu'au bout de cinq ou six ans. Elle fut reçue à la cour avec un applaudissement infini : on lui rendit un logement; Mme de Maintenon lui fit merveilles, et toutes les bâtardes du Roi, qui tenoient la cour, et Mme la duchesse de Bourgogne depuis, faisoient[2] à qui l'auroit. Sa piété ne se dérangea point, ni ne la rendit point de moins excellente compagnie. Elle a vécu de la sorte *dans la fleur de la cour* jusqu'à la mort de Louis XIV, qu'elle se retira aux Filles Sainte-Marie du faubourg Saint-Jacques, où elle ne s'est pas ennuyée un moment, quoique très infirme, et toujours visitée d'un nombre d'amis, avec qui elle étoit d'aussi bonne compagnie que jamais, et toujours croissant en vertu et en piété. Elle y est morte sans en être sortie, sinon des instants, sans découcher, peut-être une ou deux fois l'année. »

« Le comte DE SAINT-GÉRAN, Bernard de la Guiche, célèbre par la question d'état qui a fait un si long et si prodigieux procès. Il est entre les mains de tout le monde, comme une des plus curieuses et des plus singulières pièces du dernier siècle : ainsi on n'entrera pas dans ce long récit. Il est pourtant vrai que sa mère fit la décision de la cause en sa faveur en protestant aux juges, sur le point de rendre l'arrêt, que, s'ils le prononçoient n'être point son fils, elle l'épouseroit le lendemain. C'étoit une femme mâle et résolue : les juges ne doutèrent point qu'elle ne le fît comme elle le disoit; l'horreur du second tome d'*Œdipe* les saisit :

---

1. Voyez l'Addition 151, ci-dessus, p. 350.
2. Les mots : *depuis* et *faisoient* sont en interligne.

M. de Saint-Géran gagna son procès au parlement de Paris, le 29 juillet 1663. Il fut donc déclaré petit-fils du maréchal de Saint-Géran et fils du comte de Saint-Géran, gouverneur de Bourbonnois, mort à Moulins, à cinquante-six ans, dernier janvier 1659, et de Suzanne, héritière de Longaunay, morte en 1679. On a vu la maison de LA GUICHE p. 21 [1], sur M. de la Guiche, chevalier de l'Ordre en 1583, et p. 85, sur le maréchal de Saint-Géran, chevalier de l'Ordre en 1619 [2].

« M. de Saint-Géran, né 15 août 1641, avoit donc vingt-deux ans lorsqu'il gagna son procès. Il entra aussitôt à la cour et à la guerre, où, comme ce n'étoit pas encore la coutume de laisser languir les seigneurs, il se trouva lieutenant général en 1670. L'année suivante, 1671 [3], étant avec le Roi au siège de Besançon, le fils aîné du vieux Beringhen, ayant sa survivance de premier écuyer du Roi, eut la tête emportée d'un coup de canon, dont le crâne donna si violemment contre celle de M. de Saint-Géran, qu'il en pensa mourir. Il fut trépané ; mais le fracas du test fut si grand, qu'il fut obligé de porter une calotte toute sa vie. Cela faisoit une figure fort étrange : un gros homme, mal bâti et toujours mal vêtu, l'air et les traits grossiers, de gros yeux sortants, un gros nez et le reste de même, sous cette large calotte et une grosse perruque bouffante, une épée à son côté, tout cela ne se marioit point ensemble, encore moins avec ce visage frais et point vieux. Avec cet air d'un gros boucher, c'étoit un homme de beaucoup d'esprit, délié, agréable, fort instruit, recherché de la meilleure compagnie de la cour, où il passoit sa vie, et qui avoit été de la part du Roi à Londres, à Florence et à Berlin. Il étoit pauvre, ami intime du maréchal de Bellefonds, dont il étoit fort proche par leurs grands-mères Aux-Épaules, et très souvent à Vincennes avec lui. Là, il s'étoit fort mis dans la dévotion. Il mourut aussi de la mort la plus desirable. Se portant fort bien, le 18 mars 1696, il alla se confesser à Saint-Paul, sa paroisse, à Paris, communia, demeura en prières, puis s'en alla. Ayant fait quelques pas et se trouvant vers la porte, il tomba roide mort, à cinquante-quatre ans, ne laissant qu'une seule fille venue fort tard, qui s'est faite religieuse, et sa branche finie. Il avoit épousé, en 1667, Mlle de Montfréville, Françoise-Marie-Claude de Warignies, fille unique et héritière d'une Carbonnel-Canisy et du frère cadet de M. de Blainville, qui ne s'étoit point marié, qu'on a vu, p. 91 [4], chevalier de l'Ordre en 1619, à la mort duquel sa charge de premier gentilhomme de la chambre du Roi fut donnée au père du duc de Saint-Simon d'aujourd'hui. C'étoit une femme charmante de corps et d'esprit, excepté pour M. de Saint-Géran, ravie par la meilleure com-

---

1. Dans ce même mémoire sur les chevaliers de l'Ordre.

2. C'est l'article dont on vient de lire la dernière partie au commencement de cet appendice. La pagination primitive de Saint-Simon a été, depuis 1880, remplacée par un foliotage nouveau.

3. Erreur, venant d'une lecture fautive de l'*Histoire généalogique*. Le siège de Besançon fut fait en 1674.

4. Dans le même mémoire sur les chevaliers de l'Ordre.

pagnie et les délices de la cour. Elle fut dame du palais de la Reine. Jamais tant d'amis, jamais tant de gens intéressés véritablement en elle; jamais si constamment à la mode, même durant un exil de quelques années pour une partie avec Madame la Duchesse à la campagne, dans sa première année de veuve; jamais rien de si fêté que son retour. Elle avoit passé cet exil, par le choix qui lui avoit été laissé, dans un couvent à Rouen, qui lui fut salutaire : elle se donna à la piété, qui ne fit qu'augmenter, sans émousser, les charmes de son commerce. Elle étoit de tout à la cour. Sa santé l'en retira, sans sortir de la cour, et, à la mort du Roi, elle entra aux Filles Sainte-Marie du faubourg Saint-Jacques, où elle eut le don de se plaire et de s'amuser, et de se faire aimer des religieuses. Sa santé lui tint lieu d'une grande pénitence, et elle y est morte très chrétiennement. »

VI

LA MARQUISE DE SÉVIGNÉ ET LES GRIGNAN[1].

(Fragment de Saint-Simon[2].)

« .... Le comte DE GRIGNAN, chevalier de l'Ordre, fut marié trois fois :
la première, à une d'Angennes, sœur de la duchesse de Montausier, qu'il
perdit en 1665 ; la seconde, à une Puy-du-Fou, morte en 1667 ; enfin,
en janvier 1669, une Sévigné, si idolâtriquement célébrée par les lettres
de Mme de Sévigné, sa mère, que tout le monde a lues avec tant d'avi-
dité et de plaisir, et qui n'ont que le défaut de cette passion folle de sa
fille, qu'on aperçoit bien qui n'y répondoit pas, à beaucoup près, de
même, dont la beauté y est meilleure à lire qu'elle n'a été à voir, et
dont l'esprit, gâté de tant d'adorations personnelles et d'état si principal en Provence, aigre, altier et dominant, ne répondoit guère à ce
torrent d'esprit naturel, aisé, facile, agréable et gai, qui ne se piquoit
de rien et qui s'ignoroit soi-même, d'ailleurs juste, sage et plein de
bonté quand l'intérêt de sa fille lui laissoit sa liberté, tel qu'on le voit
briller dans Mme de Sévigny[3], qui faisoit les délices de ses amis,
dont elle avoit grand nombre, et des plus distingués et choisis, tandis
que sa fille, qui n'en avoit guère, faisoit la contrainte des siens. Toutes
deux moururent à Grignan, la mère,   [4], et la fille, 13 août 1705.
« M. de Grignan étoit un grand homme très bien fait, avec l'air et les
manières d'un grand seigneur, tel qu'il l'étoit, extrêmement poli, bon
homme et très honnête homme, qui avoit beaucoup d'amis et de considération, que le Roi traitoit bien, et qui, avec un esprit sensé, mais fort
médiocre, étoit fort respecté en Provence et fort maître, et aussi aimé
que sa femme l'étoit peu. Ils s'y ruinèrent à vivre grandement. M. de
Grignan y mourut dans un cabaret, allant de Grignan à Marseille, 30 décembre 1714, à quatre-vingt-cinq ans, et fut généralement regretté.
« Du premier lit, il eut une fille, que sa belle-mère tourmenta tant,
qu'elle se réfugia chez le duc de Montausier, auprès de la duchesse
d'Uzès, sa cousine germaine, et que, lassée enfin de son état, elle

---

1. Voyez ci-dessus, p. 77-78.

2. Extrait des *Légères notions des.... chevaliers de l'ordre du Saint-Esprit*,
article GRIGNAN, vol. 34 des Papiers de Saint-Simon, fol. 133 v°. Ce fragment
a été publié par M. de Boislisle, en 1880, dans l'*Annuaire-Bulletin de la Société de l'Histoire de France*, p. 132-135.

3. Saint-Simon conserve ici l'orthographe qui paraît avoir été la plus commune au dix-septième siècle ; mais, plus haut, il a écrit : « Sévigné ».

4. La date est restée en blanc.

épousa M. de Vibraye Hurault, mort lieutenant général, père de M. de
Vibraye d'aujourd'hui. Les Grignans en jetèrent les hauts cris et furent
bien des années sans lui pardonner et sans les voir; et, par l'événement,
elle a été presque[1] leur seule héritière. Du second lit, point d'enfants.
Du troisième, un fils et une fille, dont Mme de Grignan voulut faire la
passionnée, comme sa mère avoit fait d'elle. Par élégance romanesque,
elle l'appeloit Pauline, et en[2] faisoit admirer tout à tout le monde. En
effet, elle étoit extrêmement jolie et bien faite, avec beaucoup d'esprit,
qui eût été charmant, si tout ce qu'elle savoit et l'exemple de la mère
ne le lui avoit pas un peu guindé. Simiane, qui a été premier gentilhomme de la chambre de M. le duc d'Orléans, en fut longtemps amoureux. Elle ne le haïssoit pas; rien de plus sortable de part et d'autre :
le romanesque de la mère les fit languir longtemps; enfin le mariage se
fit. Il eut, après M. de Grignan, la lieutenance générale de Provence,
sans y être jamais presque allé. Le marquis de Brancas l'eut après lui,
et Simiane, son frère, sa charge chez M. le duc d'Orléans, qui, dans
la suite, l'a fait chevalier de l'Ordre en 1724[3]. Mme de Simiane n'a
eu que des filles. Elle fut une des dames de Mme la duchesse d'Orléans; mais, tôt après, elle s'en alla en Provence, et y est demeurée le
reste de sa vie, qui fut pleine d'accès de dévotion et de monde. M. de
Castellane, lieutenant des gardes du corps, épousa une de ses filles,
qu'il a perdue, et n'en a que des filles. Mme de Vibraye, fort vieille, et
Mme de Simiane sont mortes il n'y a pas longtemps[4].

 « Le comte[5] de Grignan, fils de notre chevalier de l'Ordre, promit et
tint autant que ses courtes années le purent permettre. Le délabrement
de leurs affaires le fit marier à une fille de finance, Mlle de Saint-Amans.
Mme de Grignan, la présentant après son mariage, redoublant de mi-
nauderies, alloit disant qu'il falloit bien quelquefois fumer ses terres,
qui, en vieillissant, devenoient stériles et avoient besoin de fumier. Le
monde se moqua fort de cette étrange pointe, et les Saint-Amans ne la
lui pardonnèrent jamais. Le pauvre comte de Grignan mourut sans
enfants, en octobre 1704, sur la frontière, revenant de l'armée d'Allemagne, et fut infiniment regretté, et le méritoit.

 « Ainsi a fini cette branche de Castellane, dite Adhémar de Monteil,
comte[6] de Grignan, terre magnifique que M. de Müy[7], qui a été conseiller au parlement d'Aix, et que l'amitié de M. le cardinal de Fleury
a fait sous-gouverneur de Monseigneur le Dauphin, a achetée. »

  1. *Presque* est écrit en interligne. — 2. *En* est en interligne.
  3. Comme cela lui arrive souvent, Saint-Simon a écrit *16..*, au lieu de *17...*
  4. La première en 1739, la seconde en 1737.
  5. Le fils de M. de Grignan prit le titre de marquis attaché à la terre
d'Entrecasteaux. M. de Grignan lui-même avait porté aussi le titre de marquis jusqu'à la mort de son père (1668).
  6. Selon son habitude, Saint-Simon n'a écrit que la lettre initiale de *comte*,
et l'on ne peut juger s'il voulait mettre ce mot au pluriel ou au singulier.
  7. Il semble que Saint-Simon, ayant écrit « Moy », a corrigé en « Müy ».

VII

LA MAISON DE CHAUMONT-GUITRY[1].

(Fragment inédit de Saint-Simon[2].)

« Le marquis DE QUITRY[3], pour qui cette nouvelle charge fut créée sur
le pied en tout des premières et plus grandes de la maison du Roi.
Jusqu'alors il n'y avoit eu que deux maîtres de la garde-robe égaux,
servant chacun alternativement une année, et qui sont demeurés servant ainsi.

« M. de Quitry et M. de Lauzun sont les deux seuls hommes qui
aient été véritablement favoris de Louis XIV, et tous deux amis intimes, galants, et aussi enfermés l'un que l'autre, car c'est trop peu
que dire *particuliers*[4]. Les modes[5], les galanteries, les plaisirs, et précédemment les privances de chez Mme la comtesse de Soissons, de
chez qui le Roi ne bougeoit, l'avoient mis dans sa faveur. Il n'avoit pas
laissé de servir avec réputation de grande valeur. Il avoit un esprit
médiocre, mais haut, et le courage encore plus; ne connoissoit que le
Roi et ce qui y avoit rapport; et, avec cela, dans les fins de sa vie, il
s'étoit mis dans la piété, et, sans qu'il y parût, dans la pénitence, et
méditoit de se retirer. Il ne fut jamais marié, n'eut ni frère ni sœur,
n'avança aucun des siens, et laissa faire la fortune pour lui, sans presque l'aider, et sans desirs ni demandes. En tout un homme fort singulier, mais un très honnête et galant homme, avec qui maîtresses et
ministres comptoient, et qui pouvoit presque tout sur le Roi, sans en
faire presque aucun usage. Il fut tué au passage du Rhin, 12 juin 1672.

« Son nom étoit Chaumont, connu[6] avant 1200[7], et dès lors seigneurs

1. Voyez ci-dessus, p. 81, et Additions 154 et 155.
2. Extrait du mémoire sur les *Grandes charges*, art. GRANDS MAÎTRES DE LA
GARDE-ROBE, vol. 45 des Papiers de Saint-Simon, fol. 177 v°.
3. Saint-Simon écrit ici : *Quitry*, comme les continuateurs du P. Anselme,
dont il a la généalogie sous les yeux. Au contraire, dans les *Mémoires*, il
emploie la forme *Guitry*, qui du reste était la bonne.
4. Comparez le chapitre sur Lauzun, dans les *Mémoires*, tome XIX, p. 174.
5. Saint-Simon avait d'abord écrit « La mode », et, deux lignes plus bas,
il a écrit et laissé : *l'avoit mis*, faisant accorder le verbe avec ce singulier,
sans tenir compte des pluriels qui le suivent.
6. Il avait d'abord écrit « connue ».
7. La filiation qui va suivre, et dont nous ne donnons qu'une partie, est
abrégée de l'*Histoire généalogique* du P. Anselme, tome VIII, p. 885-895, où
la maison de Chaumont figure comme comptant un grand maître des eaux
et forêts de France.

de[1] Quitry, qui relève du château de Néaufles, au bailliage de Gisors,
et qui dès lors aussi firent du bien à l'abbaye de Saint-Vandrille, près
Caudebec en Normandie. On n'y voit ni terres, ni alliances, ni emplois
à remarquer jusqu'en 1385, que Guillaume III, dit *Lionel*, de Chaumont, seigneur de Quitry, accompagna Charles VI, dont il étoit chambellan, en Flandres, avec huit chevaliers et soixante-dix-sept écuyers
dans sa compagnie.

« Guillaume IV, son fils, fut aussi chambellan de Charles VI, qui, en
1413, le fit capitaine de cent hommes d'armes, puis capitaine de Sens
et d'Auxerre. S'étant après attaché au Dauphin, depuis Charles VII,
lors régent, ce prince le fit (1418) maître-enquêteur et général réformateur des eaux et forêts de France, et, la même année, lui donna le
comté de Chaumont. Il servit ce prince, se trouva au siège d'Orléans et
en d'autres occasions, à son sacre à Reims (1429), et jusqu'en 1439. Il
mourut 1445. Sa femme étoit Jeanne de Mello.

« Depuis lui, rien encore en aucun genre à remarquer jusqu'à Jean
de Chaumont, seigneur de Quitry, etc., chevalier de Saint-Michel,
chambellan du duc d'Alençon, frère d'Henri III, capitaine de cinquante
hommes d'armes et lieutenant général des armées du Roi (1592). C'est
le grand-père du grand maître de la garde-robe. Il s'étoit, comme la plupart des siens, petitement marié, et maria ses enfants de même, qui
n'eurent point de postérité, excepté le père du grand maître de la
garde-robe, tué maréchal de camp au combat de Poligny, en Franche-
Comté (1638).

.   .   .   .

« Louis de Chaumont, seigneur d'Athieulles, frère du bisaïeul du
grand maître de la garde-robe, fut grand-père d'Alexandre, seigneur
d'Athieulles, et de Jean, seigneur de Boisgarnier. Alexandre fut père
du chevalier de Chaumont, ambassadeur de Louis XIV à Siam, du
voyage duquel l'abbé de Choisy, qui l'y accompagna, s'y fit prêtre
et revint avec lui, a donné un journal si agréable. Ce chevalier de
Chaumont se maria depuis, et a eu un fils dans le régiment des gardes.

« Jean, seigneur de Boisgarnier, épousa la sœur du président Bailleul, surintendant des finances, en 1614, dont un fils bibliothécaire du
Roi, père de l'ancien évêque d'Acqs[2], qui étoit savant, estimé et fort
dans les bonnes compagnies, et chez qui on passoit fort, allant et
venant de Fontainebleau, à son prieuré d'Essonnes, où le Roi s'est
arrêté quelquefois. Il étoit de l'Académie françoise, et mourut en 1697,
à plus de quatre-vingts ans[3]. »

.   .   .   .

---

1. En interligne, biffé : *Chaumont et de*.
2. Ancienne orthographe de *Dax*.
3. Voyez le *Journal de Dangeau*, avec l'Addition de Saint-Simon que
nous plaçons sous le n° 155.

VIII

CONFLIT ENTRE LE DUC DE LA ROCHEFOUCAULD
ET M. DE COISLIN, ÉVÊQUE D'ORLÉANS.

Nous avons déjà dit, au tome II, p. 357, note 3, que Saint-Simon, dans une première rédaction, avait rattaché la nomination de M. de Coislin comme cardinal à un conflit qui ne commença qu'en 1696 pour se terminer en 1697, et que, s'apercevant après coup de son erreur, il a biffé ce passage en entier, pour refaire son récit plus exactement et aux dates précises. Nous plaçons ici, correspondant au passage de l'année 1696 (ci-dessus, p. 79-83) et à l'Addition n° 154 (ci-dessus, p. 352), le fragment supprimé aux pages 76 et 77 du manuscrit; mais on ne doit pas perdre de vue que la rédaction définitive se trouve scindée entre les années 1696 et 1697, et qu'il faudra se reporter par conséquent, pour la conclusion du conflit, à notre quatrième volume.

« Avec tout cela, il lui donna une mortification que ce prélat prit trop amèrement, et qui pourtant le fit cardinal avec la promptitude et les grâces que je viens de raconter. Le premier aumônier n'avoit point de place au sermon; le capitaine des gardes, le grand chambellan à droit, le premier gentilhomme de la chambre à gauche, étoient les seuls qui y en avoient derrière le Roi. Monsieur d'Orléans, quand il s'y trouvoit, se mettoit quelquefois auprès du grand chambellan; on l'aimoit, on l'honoroit : on le laissoit faire. A la fin, il s'y mit toujours et se persuada que cette place de hasard et de tolérance étoit la sienne. La charge de grand maître de la garde-robe étoit nouvelle; le Roi l'avoit faite pour Guitry, espèce de favori, qui fut tué au passage du Rhin. M. de la Rochefoucauld lui succéda, et plus encore à la faveur. Il n'alloit jamais au sermon; le Roi le remarqua et lui en parla plus d'une fois. A la fin, M. de la Rochefoucauld, qui avoit ses vues, dit au Roi qu'il ne pouvoit aller quémander une place à l'officier des gardes qui plaçoit, et y aller d'assez bonne heure pour en avoir une convenable. Là-dessus, lui donna, pour sa charge, celle à côté du grand chambellan. Monsieur d'Orléans fit les hauts cris, comme si le Roi lui eût ôté la sienne, et se brouilla ouvertement avec M. de la Rochefoucauld, qui avoit été jusque-là son ami particulier. Les envieux de sa faveur, qui ne manquent point dans les cours, firent grand bruit, Monsieur le Grand sur tous, qui étoit l'émule en faveur de M. de la Rochefoucauld, et celui-ci le sien, et sans aucun commerce ensemble. Monsieur le Grand étoit cousin germain de Monsieur d'Orléans, enfants du frère et de la sœur, et lui, le chevalier de Lorraine et M. de Marsan, ses frères, s'étoient, toute leur vie, piqués d'une grande amitié pour Monsieur d'Orléans surtout, et pour le duc et le chevalier de Coislin, ses frères. Ils se portèrent pour offensés contre M. de la Rochefoucauld, n'osant dire contre le Roi; ils excitèrent Monsieur à lui en parler : bref, toute la cour se partialisa, et Monsieur d'Orléans l'emporta pour le nombre et pour la considération de ceux qui se déclarèrent pour lui. Le Roi tâcha de faire entendre raison au prélat; M. de la Rochefoucauld, au désespoir de perdre son amitié, fit fort au delà de ce dont il étoit capable; des amis communs s'entremirent : Monsieur d'Orléans fut inflexible, et, quand il vit que tout ce bruit ne faisoit rien changer sur la place, il s'en alla bouder à Orléans, et y demeura plus longtemps que de coutume. A son retour, le Roi lui fit merveilles et lui offrit pour sa charge la place derrière lui, à côté du premier gentilhomme de la chambre, qu'il eut peine à lui faire accepter, et à lui persuader que c'étoit une nouveauté qu'il vouloit bien faire en sa faveur; mais il stipula qu'il se raccommoderoit avec M. de la Rochefoucauld. Le raccommodement se fit donc, mais l'un toujours ulcéré de lui voir une place qu'il avoit prise pour sienne, et l'autre demeuré piqué de ce long vacarme, quoi qu'il eût su faire pour apaiser son ami. Il y avoit dix-huit mois que cette affaire s'étoit passée[1] : le Roi voyoit bien que Monsieur d'Orléans l'avoit toujours sur le cœur; il voulut l'effacer par le cardinalat, dont d'ailleurs il le croyoit, avec raison, très digne, et c'est ce qui lui valut la nomination si prompte, et avec tant d'agrément. Cette grande grâce, et faite d'une manière si flatteuse, arracha du cœur de Monsieur d'Orléans tout ce qui y étoit resté d'amertume et à l'égard du Roi et à celui de M. de la Rochefoucauld, vers lequel il fit à son tour toutes sortes d'avances : en sorte qu'ils revinrent ensemble comme ils avoient été depuis cette brouillerie[2]. »

1. D'après le *Journal de Dangeau*, tome V, p. 381, et tome VI, p. 84, ce fut seulement en mars 1696 que le duc de la Rochefoucauld obtint une place derrière la chaise du Roi comme grand maître de la garde-robe, et le 10 mars 1697 que se régla la dispute entre ce duc et Monsieur d'Orléans, à qui le Roi voulut donner une consolation, non pas en lui faisant obtenir le chapeau, ce qui était déjà fait, mais en donnant l'évêché de Metz à son neveu.

2. Il faut construire : « ils revinrent ensemble, depuis cette brouillerie, comme ils avoient été ; » ou bien il y a, par inadvertance, *depuis*, au lieu d'*avant*.

IX

PROCÈS DES DUCS ET PAIRS CONTRE LE DUC
DE MONTMORENCY-LUXEMBOURG[1].

Cet appendice fait suite à celui qui a été donné dans le précédent
volume, p. 420-438, pour la première période du procès. Nous comptions,
et nous avions même fait espérer que les Papiers de Saint-Simon déposés
aux Affaires étrangères fourniraient, sur ce point, un supplément de preuves
et de pièces justificatives ; mais notre attente a été trompée, et les seuls
documents que nous ayons rencontrés jusqu'ici[2] dans cette mine si utile
pour le reste du commentaire des *Mémoires*, ne sont guère que des pièces
du procès qui se retrouvent ailleurs dans divers recueils. Peut-être les
portefeuilles indiqués dans l'inventaire de 1755[3] ont-ils été classés dans
une série du Dépôt qui a échappé à nos premières recherches, et se dé-
couvriront-ils plus tard. On ne trouvera donc dans le présent appendice
que le relevé ou le texte des pièces fournies par les manuscrits de Clairambault, par les recueils de jurisprudence de la Bibliothèque nationale, et
par les cartons du Parlement et des Ducs et pairs qui sont conservés aux
Archives nationales. Nous donnons d'abord deux lettres, l'une de Harlay,
alors procureur général, l'autre de Clairambault, qui se rapportent à des
temps antérieurs même à la première période du procès, et qui auraient
dû prendre place dans l'Appendice du tome II.

25 janvier 1680. Lettre du procureur général de Harlay à Colbert,
au sujet de l'affaire des Poisons[4] :

« Monsieur,

« La qualité de M. de Luxembourg lui pouvant, dans la suite, faire
présenter quelque requête au Parlement pour y réclamer les juges qui
ont accoutumé de connoître des procès criminels des pairs de France,
je crois qu'il est de mon devoir de vous supplier de me faire savoir ce
qu'il plairoit au Roi que je fisse sur ce sujet, si cela se présentoit, desi-

1. Voyez ci-dessus, p. 89-112.
2. Ils sont dans le volume 67 des Papiers de Saint-Simon.
3. Voyez ce que nous disions page 420 du tome II.
4. Voyez le tome II, p. 44.

rant également obéir aux ordres de S. M. et par mes services et par mon silence.

« Je suis avec respect, Monsieur, votre très humble et très obéissant serviteur. « DE HARLAY. »

Original autographe. (Ms. Clairambault 733, fol. 45 v°.)

8 décembre 1688. Lettre de Clairambault à un duc et pair, au sujet de la protestation contre les princes Lorrains[1] :

« .... Mgr de Luxembourg me fit dire hier de l'aller trouver aujour-d'hui, ce que j'ai fait dès le matin. Il m'a chargé de travailler à ses preuves; mais la principale raison étoit pour me demander un mémoire abrégé de la prétention qu'il a d'avoir rang dès l'érection de Piney. Il m'a dit que vous, Monseigneur, et Mgr de Seignelay, l'approuveriez; mais, avant de commencer, je crois être obligé de savoir plus positive-ment votre intention, non que je présume de moi assez de capacité pour faire quelque chose qui puisse lui être de quelque utilité, mais seulement pour vous assurer que je me garderai bien de rien entre-prendre sans l'ordre de mes maîtres, et pour vous remontrer que cela est contraire presque à tous Messieurs les ducs, du nombre desquels sont Mgrs de Luynes et de Chaulnes : ce qui m'arrête tout court jusqu'à ce que vous m'ayez fait connoître votre volonté, si vous croyez que Mgr de Seignelay l'approuve.... »

Minute autographe. (Ms. Clairambault 721, p. 481.)

Nous reprenons ici la suite du procès, pour l'année 1696.

(1696). Mémoire pour MM. les ducs et pairs contre M. le duc de Montmorency : « L'instance qui étoit entre défunt M. le maréchal de Luxembourg et MM. les ducs et pairs consistoit uniquement dans une prétention de préséance qu'avoit M. le duc de Luxembourg.... » *Signé :* COMMEAU, procureur.

Ms. (Bibl. nat., recueil Thoisy, in-folio, vol. XXIII, fol. 344-345.)

1ᵉʳ mars 1696. Mémoire pour MM. les ducs et pairs contre M. le duc de Montmorency[2] : « La cause sur laquelle MM. les ducs et pairs pour-suivent l'audience, et dont la décision solennelle intéresse la dignité de tous les pairs.... » *Signé :* RIPARFONDS.

Ms. (Recueil Thoisy, vol. XXIII, fol. 290 et 346; ms. Clairambault 733, fol. 399-402.)

(Mars 1696). Mémoire sur la question de l'extinction de la pairie de Piney pour MM. les ducs et pairs de France contre M. le duc de Mont-morency : « Les trois chefs qui sont à juger.... » *Signé :* RIPARFONDS.

Impr. en 76 p. in-4, chez Ch. Guillery ; publié dans le *Commentaire de la coutume de Paris*, par du Plessis.

1. Voyez le tome I, p. 61, note 3.
2. Ce mémoire contient une généalogie de Luxembourg qui offre quelques différences avec celle que Saint-Simon a donnée au début du procès.

(Mars 1696). Mémoire pour M. le duc de Luxembourg, pair de France, touchant la question de l'extinction de la pairie de Piney prétendue par MM. les ducs et pairs : « M. le duc de Luxembourg ne traitera cette question.... » *Signé :* ARGOUD.

> Impr. en 28 p. in-4 ; publié dans le *Recueil* de factums d'Anisson et Posuel, en 1710, tome I, p. 147. Se trouve aussi dans le vol. 67 des Papiers de Saint-Simon et dans le registre des Arch. nat. KK 599, p. 767.

9 et 10 mars 1696. Déclarations de non-récusation :

« A la requête de Messire Léon Potier, duc de Gesvres, pair de France, premier gentilhomme de la chambre du Roi, chevalier de ses ordres, gouverneur de Paris, soit signifié et déclaré à MM. les ducs et pairs de France qu'il est tellement convaincu de la bonté de sa cause et de l'intégrité de Messieurs qui en sont les juges, qu'il consent, ainsi que M. le duc de Luxembourg l'a consenti, que M. le Premier Président, MM. les présidents Molé, de Ménars et de Hanyvel, et MM. les conseillers demeurent juges des contestations qui sont entre les parties, encore bien qu'ils soient parents, alliés ou créanciers d'aucunes des mêmes parties; à ce qu'ils n'en prétendent cause d'ignorance. Dont acte.

« DELARUE.

« Le 9 mars 1696, signifié et baillé copie à M⁽ˢ⁾ Véron, Commeau, Chardon, Danré, le Carron et Mesnard, procureurs, en leurs domiciles, parlant à leurs clercs.

« D'ALENÇON. »

« A la requête de Messire Léon Potier, duc de Gesvres, pair de France, premier gentilhomme de la chambre du Roi, chevalier de ses ordres, gouverneur de Paris, soit d'abondant signifié et déclaré à Messires Charles de Crussol, duc d'Uzès; Charles de Rohan, duc de Montbazon ; Charles de Levis, duc de Ventadour; Charles, duc de la Trémoïlle; Maximilien-Pierre-François-Nicolas de Béthune, duc de Sully; Jean-François [de] Bonne de Créquy, duc de Lesdiguières; Henri-Albert de Cossé, duc de Brissac; Charles d'Ailly, duc de Chaulnes; François, duc de la Rochefoucauld; Louis, duc de Saint-Simon; Jacques-Nompar de Caumont, duc de la Force; Louis de Rohan, duc de Rohan ; Louis de Grimaldi, duc de Valentinois, tous ducs et pairs de France : qu'il consent que MM. les présidents et conseillers qui sont parents, alliés ou créanciers d'aucunes des parties qui plaident, demeurent juges nonobstant leurs parentés, alliances ou qualités de créanciers, pour juger les instances et contestations qui sont pendantes entre lui, M. le duc de Luxembourg et mesdits sieurs les ducs et pairs ; à ce qu'ils n'en prétendent cause d'ignorance. Dont acte.

« DELARUE.

« Le 10 mars 1696, signifié et baillé copie, sur es sept heures du matin, à M⁰ˢ Chardon, Véron, Commeau, Danré, le Carron et Mesnard, en leurs domiciles, parlant à leurs clercs.

« D'ALENÇON. »

Ms. (Arch. nat., K 616, n° 22.)

(Mars 1696). Mémoire pour M. le duc de Luxembourg et de Piney, pair de France, contre MM. les ducs et pairs, destiné à servir de preuve à sa requête du 21 mars 1696 : « Bien que l'on se soit beaucoup étendu à l'audience.... » *Signé :* NIVELLE.

Imp. en 27 p. in-4, et publié dans le *Recueil* de 1710, tome I, p. 133. Se trouve aussi dans le ms. Clairambault 733, fol. 331-358, et dans le registre des Arch. nat. KK 599, p. 739-765.

(Mars 1696). Réponses de MM. les ducs et pairs à la requête à fin de provision de M. le duc de Montmorency du 21 mars 1696 ; « M. le duc de Montmorency, convaincu que l'extinction de l'ancienne pairie de Piney érigée en 1581.... »

Imp. en 3 p. in-fol. (Recueil Thoisy, vol. XXIII, fol. 286-288 et 348; ms. Clairambault 733, fol. 359-362.)

(Mars 1696). Dernier mémoire pour MM. les ducs et pairs contre M. le duc de Montmorency : « M. le duc de Montmorency réduit toute la cause à sa requête à fin de réception.... »

Ms. (Recueil Thoisy, vol. XXIII, fol. 440-444; ms. Clairambault 733, fol. 489.)

Extrait des demandes sur lesquelles il s'agit de prononcer,
suivant le rôle.

« 7 janvier 1695. Opposition formée par MM. les ducs de Montbazon, de la Trémoïlle, de Richelieu, de la Rochefoucauld, de Saint-Simon, de la Force, de Rohan-Chabot et de Valentinois, pairs de France[1], par laquelle ils concluent à ce qu'aucuns des enfants, soit mâles ou femelles, ou prétendus ayants cause de défunt Messire Henri de Montmorency de Bouteville et de la dame sa veuve, ensemble les enfants du premier lit de dame Marguerite-Charlotte de Luxembourg, soient reçus en la dignité du duché et pairie de Piney et pair de France, et à la prestation de serment, même à l'enregistrement de toutes lettres qui pourroient être obtenues à ce sujet, pour les causes à déduire en temps et lieu.

« 26 mars (*pour* avril) 1695. Acte de reprise fait au greffe de la Cour,

---

1. En marge de ce paragraphe est écrit : « Commeau, procureur, qui a fait l'opposition sous le nom desdits sieurs ducs. Il l'a employée pour M. de Sully. — Chardon, procureur de M. de Chaulnes, a signifié cette opposition par copie au procureur de M. de Luxembourg, et l'a employée pour lui. — Danré le jeune, procureur, a fait la même chose pour M. de Ventadour et M. de Brissac. »

par M. le duc de Luxembourg, au lieu de Monsieur son père, du procès
de préséance.

« 14 avril 1695[1]. Requête présentée à la Cour par MM. les ducs de
la Rochefoucauld, de Sully, de Valentinois et de Rohan-Chabot, par
laquelle ils concluent à ce que, en conséquence des oppositions ci-dessus, ils soient reçus opposants à l'acte de reprise fait au greffe le
26 mars 1695, de l'instance de prétendue préséance desdits duché et
pairie de Piney; faisant droit sur lesdites oppositions, ordonner que
Messire Charles-François-Frédéric de Montmorency, ni aucun autre,
ne pourra être reçu à la dignité de duc et pair de Piney, ni reprendre
ladite instance de prétendue préséance desdits duché et pairie de Piney[2].

« 21 janvier 1696. Autre requête présentée par MM. les ducs de
Sully, de la Rochefoucauld et de Valentinois, par laquelle ils concluent
à ce qu'en venant plaider par les suppliants et Messire Charles-François-Frédéric de Montmorency sur les oppositions et requêtes des 7 janvier et 14 avril 1695, ordonner que M. le duc de Gesvres viendra
pareillement y défendre et plaider conjointement sur la présente requête, et, en conséquence, déclarer, en tant que besoin est ou seroit,
l'arrêt qui interviendra sur lesdites oppositions et requêtes commun
avec M. de Gesvres.

« 21 janvier 1696. Requête civile obtenue contre l'arrêt du 20 mai
1662, par MM. les ducs de Ventadour, de Brissac et de Rohan-Chabot,
le 13 août 1695; signifiée le 21 janvier 1696.

« 1er février 1696. Arrêt intervenu sur les oppositions et requêtes
ci-dessus datées, par lequel on donne acte à M. de Luxembourg de sa
reprise, sans que les qualités y prises puissent nuire ni préjudicier, et
on sursoit durant trois mois au jugement du procès de préséance qui
est au rapport de M. Portail, et à toute instruction; et, durant ce
temps, on ordonne que l'on fera diligence de faire statuer sur l'opposition à la réception et sur la requête civile.

« 4 février 1696. Requête présentée par MM. les ducs de Ventadour, de Brissac et de Rohan-Chabot, par laquelle ils concluent à l'en-
térinement de leurs lettres en forme de requête civile; ce faisant,
qu'ils soient mis en tel et semblable état qu'ils étoient avant l'arrêt du
20 mai 1662.

« 24 février 1696. Requête présentée par MM. les ducs d'Uzès, de
Montbazon, de Ventadour, de la Trémoïlle, de Sully, de Lesdiguières,
de Brissac, de Chaulnes, de la Rochefoucauld, de Saint-Simon, de la
Force, de Rohan-Chabot, de Valentinois, par laquelle ils concluent à
ce qu'en prononçant sur les oppositions[3] formées par les actes d'oppositions et requêtes du 7 janvier, 14 mars, 14 avril 1695 et [21] janvier

1. En marge est écrit : « Pour moyens, dans la requête, on dit qu'il est
éteint, et qu'il n'y a plus d'instance de préséance. »

2. En marge est écrit : « Commeau, procureur de MM. de Sully, la Rochefoucauld et Valentinois; Véron, procureur de M. de Rohan-Chabot. »

3. En marge est écrit : « L'opposition à la réception est fondée sur la

1696, déclarer la pairie de Piney érigée par lettres du roi Henri III, du mois d'octobre 1581, enregistrées en la Cour le 29 décembre 1581[1], du très exprès commandement du Roi, éteinte à défaut de descendants du nom et de la famille de Luxembourg, sans que M. de Montmorency, ni autres enfants ni descendants de Messire Henri-François de Montmorency, maréchal de France, puisse se dire pair de Piney, avoir rang ni séance en la Cour, sacre et couronnement des rois, ni prétendre aucunes fonctions ni prérogatives personnelles de la dignité de pair de France, et sans que, dans aucun cas, ladite pairie de Piney, qui sera déclarée éteinte, puisse passer ni à la maison de Montmorency, ni à celle de Gesvres, ni à leurs descendants dans aucuns degrés que ce soit; ordonner qu'en venant plaider sur lesdites oppositions et autres chefs de contestations incidentes auxdites oppositions, les parties viendront pareillement plaider sur les conclusions de la présente requête.

« Voilà toutes les requêtes qui sont au rôle dont on plaide. »

Requêtes présentées depuis la cause commencée à plaider.

« 15 et 29 mars 1696. Requête présentée par MM. les ducs d'Estrées, de la Meilleraye, de Villeroy, de Choiseul, d'Aumont, de la Ferté-Senneterre et de Béthune-Charost, par laquelle ils demandent d'être reçus parties intervenantes en la cause qui se plaide en la Cour entre MM. les ducs et pairs et M. le duc de Luxembourg et M. de Gesvres; faisant droit sur leur intervention, déclarer la pairie de Piney, érigée par lettres du roi Henri III du mois d'octobre 1581, enregistrées en la Cour le 29 décembre suivant 1581, du très exprès commandement du Roi, éteinte à défaut de descendants du nom et de la famille de Luxembourg, sans que M. le duc de Montmorency, ni autres enfants ni descendants de Messire François-Henri de Montmorency de Bouteville, maréchal de France, puissent se dire pairs de Piney, avoir rang ni séance en la Cour, sacre et couronnement des rois, ni prétendre aucunes fonctions ni prérogatives personnelles de la dignité de pair de France, en qualité de pair de Piney, et sans que, dans aucun cas, ladite pairie de Piney, qui sera déclarée éteinte, puisse passer ni à la maison de Montmorency, ni à celle de Gesvres, ni à leurs descendants, dans aucun degré que ce soit.

« 21 mars 1696. Requête présentée par M. le duc de Luxembourg, par laquelle, en déboutant lesdits sieurs ducs de Ventadour, de Brissac et de Rohan-Chabot de leurs lettres en forme de requête civile obtenues contre l'arrêt du 20 mai 1662, et de la requête à fin d'enté-

demande en extinction et sur le moyen des lettres obtenues par M. le duc de Luxembourg, le 6 avril 1676, que l'on oppose *per media causæ* seulement. »

1. En marge est écrit : « La demande en enregistrement desdites lettres de 1676, et l'opposition que MM. les anciens ducs y ont formée, est jointe au procès de préséance. Ainsi il n'y a pas moyen de prononcer dessus quant à présent. »

rinement d'icelles du 4 février, déclarer MM. les ducs d'Estrées, de la
Meilleraye, de Choiseul, d'Aumont, de la Ferté, de Villeroy et de
Béthune non recevables en leurs requêtes d'intervention, et, sans
s'arrêter aux oppositions et demandes desdits sieurs ducs et pairs,
ordonner que, sans préjudice de l'instance de préséance, il sera passé
outre et procédé à la réception du suppliant en la dignité de duc et
pair de Piney, au lieu et place de feu Monsieur son père.

« 30 mars 1696. Requête présentée par MM. les ducs d'Estrées,
de la Meilleraye, de Choiseul, de Villeroy, d'Aumont, de la Ferté et de
Béthune-Charost, par laquelle ils concluent, en plaidant sur leur intervention, les recevoir, en tant que besoin est ou seroit, opposants à
l'arrêt du 20 mai 1662 en ce qu'il ordonne qu'il sera procédé à la
réception de feu Messire François-Henri de Montmorency, comte de
Bouteville, en la dignité de duc et pair de Piney. »

(Arch. nat., K 616, n° 22.)

Arrêt du Parlement[1].

« Du vendredi 13e avril 1696, la grand'chambre et tournelle assemblées, M. le président de Longueil.

« Entre Messire Charles de Rohan[2] .   .   .   .

.   .   .   .

« Après que Fréteau, avocat pour les ducs de Montbazon, de la Tré-
moille, de Richelieu, de la Rochefoucauld, de Saint-Simon, de la
Force, de Valentinois et de Rohan-Chabot;

« Arrault, avocat pour les ducs de Ventadour, de Brissac et de
Rohan-Chabot;

« Magueux, avocat pour les ducs d'Estrées, de la Meilleraye, de
Villeroy, de Choiseul, d'Aumont, de la Ferté-Senneterre et de Béthune;

« Héron, avocat pour le duc d'Uzès;

« du Mont, avocat pour le duc de Luxembourg;

« Nouët, avocat pour le duc de Gesvres;

« Chardon, avocat pour les ducs de Sully, de Lesdiguières et de
Chaulnes;

« Et Daguesseau pour le procureur général du Roi, qui a conclu à
ce qu'il plût à la Cour recevoir les intervenants parties intervenantes,
déclarer les parties d'Arrault non recevables en leurs lettres en forme
de requête civile; ayant aucunement égard aux oppositions des parties
de Fréteau, Chardon et Arrault, et à la réquisition qu'il faisoit, en tant
que besoin seroit, pour le procureur général du Roi, faire défenses à la
partie de du Mont de poursuivre sa réception en vertu des lettres
d'érection de l'année 1581, ordonner qu'il seroit sursis au jugement du
surplus des contestations jusqu'à ce qu'il ait plu au Roi de déclarer

---

1. Cet arrêt a été plusieurs fois imprimé; nous le donnons d'après la minute originale conservée aux Archives nationales, X^{1a} 7040.

2. Ici, un blanc dans le manuscrit.

son intention sur les lettres de 1661 et de 1676, et déclarer l'arrêt
commun avec la partie de Nouët ;

« Ont été ouïs pendant quatorze audiences :

« La Cour a reçu les parties de Magueux intervenantes, et, sans s'y
arrêter, a débouté les parties d'Arrault de leurs lettres en forme de
requête civile, et les opposants de leurs oppositions à l'exécution de
l'arrêt du 20 mai 1662 et à la réception de la partie de du Mont ; a
joint la requête à ce que la pairie de Piney soit déclarée éteinte à
l'instance de préséance pendante en la Cour entre les parties ; cependant ordonne que la partie de du Mont sera reçue en la dignité de duc
de Piney, pair de France, conformément à l'arrêt du 20 mai 1662 et à
l'arrêté de la Cour du même jour ; condamne les demandeurs en lettres
en forme de requête civile en amende envers le Roi et la partie, et aux
dépens à cet égard, tous autres dépens compris.

« DE LONGUEIL.

« *Nota* que, le jeudi 12ᵉ et le vendredi 13ᵉ, Messieurs sont montés
aux hauts sièges, quoiqu'à toutes les audiences ils se fussent mis aux
bas, et que M. le président de Longueil avoit sa robe rouge les deux
jours[1]. »

Réception de M. le duc de Luxembourg[2].

« Du vendredi 4ᵉ jour [de] mai 1696.

« Mʳˢ Achille de Harlay, chevalier, *premier ;*

M. J. de Longueil,
M. L. Molé,
M. L. le Peletier,
M. J.-A. de Mesmes,   } *présidents ;*
M. N.-L. de Bailleul,
M. J.-J. Charron,
M. A.-A. de Hanyvel,
Le duc de Bourbon,   } *princes du sang ;*
Le prince de Conti,
Le duc du Maine, comte d'Eu, duc d'Aumale,
Le comte de Toulouse, duc d'Amville ;
L'archevêque-duc de Reims,
Le duc de Piney-Luxembourg,
Le duc d'Estrées,
Le duc de Villeroy,   } *pairs de France ;*
Le duc de Randan,
Le duc d'Aumont,
Le duc de la Ferté-Senneterre,

----

1. Cette note, comme le reste du texte, est de la main du greffier Gilbert.
2. Arch. nat., X¹ᴬ 8412, fol. 335. Ce procès-verbal fut imprimé en huit
pages in-4°, chez Coignard.

« Sur les bancs du parquet et sur les bancs d'en haut :

<table>
<tr><td>MM. Doujat,</td><td>MM. Barentin,</td><td></td></tr>
<tr><td>Guillart,</td><td>Sainctot,</td><td></td></tr>
<tr><td>Lenain,</td><td>Cadeau,</td><td></td></tr>
<tr><td>le Mairat,</td><td>Petit,</td><td></td></tr>
<tr><td>Thibeuf,</td><td>le Musnier,</td><td></td></tr>
<tr><td>Pinon,</td><td>Robert,</td><td></td></tr>
<tr><td>Morel,</td><td>Bochart,</td><td></td></tr>
<tr><td>Maulnorry,</td><td>Joly ;</td><td></td></tr>
<tr><td>Portail,</td><td>Boucherat,</td><td>conseillers</td></tr>
<tr><td>Catinat,</td><td>Camus,</td><td>d'honneur ;</td></tr>
<tr><td>Chevalier,</td><td>Dreux,</td><td>maîtres</td></tr>
<tr><td>Malebranche,</td><td>de Bérulle,</td><td>des</td></tr>
<tr><td>Ledoulx,</td><td>Barberie,</td><td>requêtes.</td></tr>
<tr><td>le Boultz,</td><td>Roujault,</td><td></td></tr>
<tr><td>Brunet,</td><td></td><td></td></tr>
</table>

« A la mercuriale :

« MM. Briçonnet, de la Barde, de Thumeryes, Ferrand, Feydeau, Sevin, Gilbert, Lescalopier, Benoise, de la Grange, Molé, de Vienne, du Tillet, Gilbert, Dreux, le Fouyn, le Féron, Portail, Méliand, Pageau, Demurard, Ravière, le Mairat, Mandat, de Lamoignon, Mesgrigny, Mérault, Leclerc, Richebourg, Lucas, Barrillon, le Maître, Bauyn, Canaye, de Thuisy, de Vienne, Fraguier, Delpech, etc.

« Ce jour, pendant que la Cour vaquoit au jugement de quelques instances, sont entrés successivement MM. les princes du sang, ducs et pairs ci-dessus nommés ; et, sur les huit heures du matin, les grand'chambre et tournelle ayant été assemblées, M. Doujat, doyen, a fait lecture de la requête de Messire Charles-François-Frédéric de Montmorency-Luxembourg pour être reçu en la qualité de duc de Piney-Luxembourg, pair de France, ensemble des lettres d'érection de ladite terre, de l'information faite de ses vie et mœurs, et autres pièces ; sa réception a été ordonnée, et, après le serment accoutumé, a été reçu et a pris place au-dessous de M. l'archevêque-duc de Reims, suivant l'arrêt qui en a été dressé.

« Lorsque ledit sieur duc de Luxembourg a été assis, M. le Premier Président lui a dit :

« Monsieur,

« La grandeur de votre maison si ancienne et si illustre, en même
« temps la mémoire des services et des grandes actions de feu M. de
« Luxembourg, l'autorité des choses jugées et la faveur d'un fils qui
« demande de recueillir une dignité héréditaire dont son père a joui
« durant trente-trois ans, vous ayant conservé par un second arrêt les
« avantages qu'un premier vous avoit acquis, nous aurions une joie
« parfaite de vous voir prendre possession de l'éminente dignité dont le

« quatrième de ces grands connétables que votre maison a donnés à
« la France a ouvert le chemin à la noblesse par son mérite et par ses
« services, si toutes vos contestations avoient pu être terminées, et
« beaucoup plus encore, si elles l'avoient été d'une manière qui eût
« éteint, avec le procès, toutes les suites fâcheuses qui sont presque
« inséparables des différends de cette nature.

« Et comme nous avons eu ces desirs pour la première partie de ce
« procès, il est encore plus juste que nous fassions les mêmes vœux la
« seconde, dans laquelle on peut dire qu'il ne s'agit plus de donner
« un exemple qui eût été préjudiciable à ceux mêmes que l'on avoit
« engagés à la demander, mais d'une préséance d'honneur, que l'on
« conteste avec un intérêt véritable, et où l'on tâche de conserver les
« droits de la possession qui a été l'un des principaux fondements de
« vos prétentions et de l'arrêt que vous avez obtenu.

« La Cour, qui a bien voulu joindre ses offices et ses souhaits,
« m'avoue encore aujourd'hui, lorsque je vous invite, Monsieur, en son
« nom, de contribuer de votre part, autant qu'il vous sera possible, à
« cette pacification. La main qui seule a le pouvoir de mettre dans vos
« maisons les grandes dignités, peut seule terminer heureusement les
« différends d'honneur qu'elles font naître. Le rang que l'on reçoit
« d'elle est toujours le plus honorable; et, quand il ne seroit pas
« entièrement conforme à nos prétentions, l'on en seroit aisément con-
« solé par le plaisir que l'on auroit d'obéir à son maître et à son bien-
« faiteur.

« Nous vous invitons donc tous également de terminer, s'il se peut,
« vos contestations par une voie si douce et si honorable, et nous ver-
« rons avec autant de plaisir la réunion de tant de personnes qui tien-
« nent un si grand rang dans le Royaume et qui font une partie si con-
« sidérable de la Compagnie, que nous aurions d'exactitude et de
« soumission pour exécuter tout ce qu'il auroit plu au Roi de régler
« sur ce sujet. »

« Toutes les chambres ayant été assemblées pour la mercuriale, les
huissiers ont fait serment de bien et fidèlement exercer leurs charges,
et de ne plus grands droits prendre que ceux qui leur sont attribués.

« Les gens du Roi aussi mandés, après lecture des ordonnances qui
les concernent, M. le Premier Président leur a dit[1] :

. . . .

« Les gens du Roi, M° Chrétien-François de Lamoignon portant la
parole, ont laissé sur le bureau un article signé du procureur général
du Roi, pour être délibéré en la mercuriale, dont la teneur suit :
« Comme la diminution du nombre des affaires donne plus de temps
« pour les examiner dans les chambres, Messieurs qui servent dans les
« chambres des enquêtes seront invités d'en voir le moins qu'ils pour-
« ront de petits commissaires, et de se souvenir que cette manière de

1. Un blanc dans le manuscrit.

« visiter les procès n'a été introduite que pour en faciliter l'expédi-
« tion; » et se sont retirés.

« La lecture a été faite des ordonnances concernant les présidents et
conseillers de la Cour, et encore de celle concernant la décence des
habits.

« Après que M. le Premier Président a dit que l'article proposé par
les gens du Roi ne concernoit que l'expédition des affaires de petits
commissaires, on n'a pas estimé qu'il fût nécessaire de se retirer en la
tournelle pour y délibérer plus amplement.

« MM. les princes du sang, ducs et pairs s'en sont allés, MM. les
princes du sang traversant le parquet, et les autres derrière le barreau.

« MM. les princes du sang ont été reconduits par deux huissiers jusques à la Sainte-Chapelle, et MM. les ducs du Maine et comte de Toulouse par un huissier, frappant de leurs baguettes. »

X

L'ÉVÊQUE DE METZ ET LE DUC DE LA FEUILLADE[1].

*Lettre du procureur général près le parlement de Metz au contrôleur
général Pontchartrain[2].*

« A Metz, le 29 mai 1696.

« Monseigneur,

« M. de Vaudrey est venu m'avertir ce matin qu'il venoit de remettre
entre les mains de M. l'intendant les clefs du cabinet et du coffre-fort
de M. l'évêque de Metz de la part de M. le duc de la Feuillade, qui en
avoit tiré cette nuit la somme dont il avoit besoin pour faire la dépense
de cette campagne, et qu'il avoit charge de me faire part de la facilité
qu'il avoit eue d'exécuter son dessein, afin que je donnasse les ordres
nécessaires pour empêcher qu'un autre ne pût profiter de l'état où est
Monsieur son oncle et se rendre maître de son argent. Je suis allé dans
le moment trouver M. l'intendant, et je lui ai proposé de se transporter
au palais épiscopal, et de dresser procès-verbal de l'état des portes et
des serrures, et de vous en rendre compte, Monseigneur, pour recevoir
des ordres du Roi sur ce qui seroit à faire pour la conservation des
effets de ce prélat. M. l'intendant a cru d'abord devoir préférer les
voies ordinaires de la justice, et a envoyé querir le lieutenant criminel
pour en informer; mais plusieurs obstacles l'ont empêché de persister
dans le dessein qu'il avoit de poursuivre cette procédure. Le premier
est que le lieutenant criminel a refusé de l'entreprendre à moins qu'il
ne fût fait un inventaire des effets de M. l'évêque et des espèces qui
étoient dans son coffre, et que, pour leur sûreté, ils ne fussent
mis entre les mains d'un notable bourgeois, ou qu'au moins il
n'apposât le scellé sur ses effets et qu'il n'y établît un gardien : ce
qui étoit également difficile, et par la difficulté de trouver un gardien
solvable qui voulût en prendre la charge, et par la contradiction de
M. l'évêque, qui, dans sa démence, conserve assez de présence d'esprit
sur le sujet de son intérêt pour ne vouloir souffrir chez lui ni scellé,
ni gardien, et qui ne donnera jamais de son vivant son consentement
au transport de son argent. Nous avons même cru qu'il valoit mieux
employer l'autorité du Roi dans un cas aussi extraordinaire que celui
du procédé de M. le duc de la Feuillade à l'endroit de Monsieur son
oncle, par rapport au caractère de l'un et de l'autre, et de l'état où
est le dernier, que d'en rendre toutes les circonstances publiques en

1. Voyez ci-dessus, p. 117-118.
2. Archives nationales, Papiers du Contrôle général, G⁷ 277.

traitant l'affaire par les voies ordinaires de la justice. Ainsi M. l'intendant s'est déterminé à recevoir la déclaration de M. de Vaudrey, et à se
transporter ensuite à l'évêché, où il a reçu la plainte de M. l'évêque de
Metz et la déclaration de ses domestiques sur ce qui s'est passé, et a
dressé un procès-verbal de l'état des portes et des serrures auxquelles
il a fallu toucher pour s'emparer de l'argent de ce prélat. Je ne m'é-
tendrai point à vous rendre compte de la somme et des espèces que
M. le duc de la Feuillade s'est appropriées, ni de celles qu'il a laissées
dans les coffres de Monsieur son oncle, parce que je sais que M. l'intendant vous en fait un détail fort exact dans son procès-verbal, et
qu'il vous envoie même jusqu'au bordereau des espèces[1]. Il me suffit
de vous marquer, Monseigneur, que, l'ayant accompagné dans cette occasion, j'ai remarqué dans M. l'évêque de Metz tant d'aliénation et de
foiblesse d'esprit, que je crois qu'il est nécessaire de pourvoir promptement à la sûreté de ses effets en lui donnant un curateur, ou par
telle autre voie qu'il plaira au Roi. Cependant, comme l'exemple de ce
qu'a tenté M. de la Feuillade peut enhardir les domestiques de Monsieur son oncle à profiter de la foiblesse de leur maître, M. l'intendant
a jugé à propos de mettre deux ou trois gardes, personnes sûres, autour
du cabinet où sont les papiers et de celui où est l'argent, pour y veiller
jusqu'à ce qu'il ait plu au Roi d'y mettre ordre.

« Je suis, avec bien du respect, Monseigneur, votre très humble et
très obéissant serviteur.

« De Corberon. »

1. Cet envoi de l'intendant ne s'est pas retrouvé.

XI

LE COMTE DU MONTAL[1].

(Fragment inédit de Saint-Simon[2].)

« Le comte DU MONTAL, Charles de Montsaulnin, lieutenant général, gouverneur de Charleroy[3], puis de Mont-Royal, étoit un bon gentil-homme tout uni de Bourgogne, qui n'étoit pas fait pour être chevalier de l'Ordre, mais qui avoit parfaitement mérité le bâton de maréchal de France par les plus belles et les plus valeureuses actions, par avoir souvent et très dignement commandé des corps d'armées séparés, par avoir conduit et soutenu de grands sièges. C'étoit un grand homme, d'un air martial et tout à fait vénérable ; un beau visage, avec un œil crevé à la guerre, qui ne le défiguroit point ; plein d'honneur et de fidélité. Le Roi fut ébranlé de la douleur et de la modestie de ses plaintes sur le bâton, qui furent mêlées à ses remerciements de l'Ordre ; il les réitéra encore, par sa permission, lorsqu'il fit des maréchaux de France en 1693, et lui promit qu'il le seroit. Il mourut dans cette espérance, à Dunkerque, 28 septembre 1696, où il commandoit un corps séparé dans la Flandre maritime, à soixante-dix-sept ans, et le Roi eut au moins cet égard de l'avoir toujours mis en chef à part dans cette guerre. Il l'estimoit, et il avoit de la bonté et de la familiarité pour lui. C'étoit un homme vif, ardent, mais toutefois sage et bon homme [de] guerre, et qui rarement trouvoit rien d'impossible. Il s'étoit acquis un grand respect des troupes et beaucoup de considération dans le monde, où il avoit des amis de la première volée[4].

1. Voyez ci-dessus, p. 122.

2. Extrait des *Légères notions des.... chevaliers du Saint-Esprit*, vol. 34 des Papiers de Saint-Simon, fol. 134.

3. Saint-Simon avait commencé à écrire « Mont-Royal ».

4. Dès l'année 1680, dans un mémoire que M. Camille Rousset a reproduit, Louvois, défendant ses réformes et citant des exemples d'officiers parvenus par leur seul mérite, écrivait : « M. de Montal n'est pas né avec plus de bien (que M. Lebret), quoiqu'il soit d'une autre naissance ; chacun sait qu'il n'avoit pas cinquante écus de rente quand il commença à porter les armes, et que les parents de sa femme eurent beaucoup de peine à la lui laisser épouser, quoiqu'elle n'eût pas vaillant mille écus. Cependant où en est-il aujourd'hui, et n'est-il pas à la veille d'être maréchal de France ? » (*Histoire de Louvois*, tome III, p. 292.) Et plus anciennement encore, en 1672, Louis XIV lui-même, parlant de la belle défense de Charleroy, disait : « Montal tint lieu de secours ; à peine fut-il entré (dans la ville) que les armes tombèrent des mains aux ennemis. » (*Ibidem*, tome I, p. 406.) A la

« On se moqua fort de sa femme qui mit le collier de l'Ordre à son
carrosse. Il faut convenir que ce n'est pas l'usage ; mais, en même
temps, que répondre à qui demanderoit pourquoi ? C'est le seul orne-
ment qui ne soit pas commun au mari et à la femme, de tous ceux qui
se mettent aux armes, et si encore celui-là s'y [met] aux vaisselles,
aux meubles, aux maisons, et à tout ce qui passe pour armes communes du mari et de la femme, pourvu que ce ne soit pas à ce qui passe
pour être aux siennes particulières, quoique les unes et les autres
soient en tout parfaitement semblables, c'est-à-dire des deux écus-
sons accolés et unis sous la même couronne, et au milieu des mêmes
honneurs, si le mari en a. La maréchale de Broglio ne s'en est pas
embarrassée et a imité Mme du Montal ; il est vrai aussi qu'elle est la
seule.

« La mère du bonhomme Montal étoit Rabutin, et sa femme Solages.
Elle est morte à quatre-vingt-neuf ans, en 17[0]2[1] ; deux fils de ce mariage, dont aucun n'a figuré à la guerre, étant morts trop tôt. Le cadet
a laissé plusieurs fils et une fille, mariée à Eustache Marion, seigneur
de Druy, lieutenant général et lieutenant des gardes du corps, très
galand homme, père de celui qui, sous le même nom, a le même emploi[2]. Le fils aîné épousa une fille du comte de Tavannes et de la fille
du duc de Gesvres[3], desquels le fils épousa une sœur de Villacerf, premier maître d'hôtel de Madame la Dauphine. Il est aujourd'hui maréchal
de camp[4]. »

cérémonie de l'Ordre où il fut reçu, comme il s'embrouillait dans la lecture
du serment, le Roi eut la bonté de lui dire : « Vous ne seriez pas si embarrassé dans une tranchée. » Bussy, qui rapporte ce mot (*Correspondance*,
tome VI, p. 430), et qui était un vieil ami de M. du Montal, l'ayant connu
page chez M. de Montpéroux, parle aussi de sa belle conduite au siège de
Charleroy (tome II, p. 193-194). Voyez la *Gazette*, 1672, p. 1280 et *passim*.

1. *Sic.* Le P. Anselme, que suit certainement Saint-Simon, dit (tome IX,
p. 235) : « le 29 mars 1702, âgée de 89 ans. »

2. Jean-Baptiste Marion, comte de Druy, devenu lieutenant des gardes
du corps en 1728, et mort le 19 octobre 1729.

3. Ceci prouve que Saint-Simon suit l'*Histoire généalogique* (tome IX),
et non le *Moréri*, car ce dernier ouvrage donne pour mère à Mme du Montal
Gabrielle de Barault, mariée à un marquis de Tavannes, et c'est l'*Histoire
généalogique* qui se trompe, quoiqu'elle renvoie exactement, pour le mariage, à l'article antérieur du même marquis de Tavannes (tome VII, p. 257),
où l'erreur n'existe pas.

4. Charles-Louis de Montsaulnin, marquis du Montal, fut nommé maréchal de camp en 1719, et ne passa lieutenant général qu'au mois d'août
1734. Il eut l'Ordre en 1745. — De ce que Saint-Simon, en terminant, le
dit seulement maréchal de camp, il ne faut pas conclure que cet article soit
antérieur à 1734, car il doit, au contraire, avoir été écrit après 1739 ; mais
notre auteur oublie souvent les modifications survenues dans l'état des
personnages depuis l'impression du dernier volume de l'*Histoire généalogique* (année 1733).

XII

DOCUMENTS ET NOTES SUR VARILLAS[1].

Outre ses fonctions d'historiographe du Roi, Varillas travaillait pour le compte de Colbert, qui l'utilisa notamment, avec Saint-Réal, à collationner une copie des manuscrits de Brienne. Voici une lettre qu'il écrivait au ministre, à propos de plusieurs autres travaux historiques :

« De la Bibliothèque du Roi, le 19 octobre 1663[2].

« Monseigneur,

« Les diverses tentatives que j'ai faites inutilement pour avoir l'honneur de vous voir, et la crainte que j'ai de sortir de la Bibliothèque du Roi avant le dernier jour de l'année, où l'on m'a donné mon congé, m'obligent de vous écrire ce second billet :

« 1° Pour vous offrir mon très humble service, avec toute la soumission dont je suis capable et toute l'ingénuité qui m'est naturelle;

« 2° Pour vous avertir que j'ai reconnu, après avoir employé quinze ans entiers à l'étude de la Bibliothèque du Roi, qu'il n'y a pas la dixième partie des pièces rares qu'elle contient qui soient énoncées dans les catalogues, ni qui soient connues d'aucune autre personne qui vive présentement;

« 3° Que, si le différend entre la France et la cour de Rome continue, je pourrai trouver la véritable source de la fausse donation de Constantin, sur laquelle le saint-siège a fondé toute son autorité pour le temporel; elle a été inconnue jusques à présent, et je la produirai quand il en sera temps, pourvu que celui qui me succédera ne change point la disposition des livres ;

« 4° Que j'ai fait des recueils, suivant vos ordres, de toutes les matières qui peuvent être contestées entre la France et les puissances étrangères;

« 5° Que j'ai fait tous les extraits nécessaires pour écrire l'histoire secrète de la maison de Médicis suivant vos ordres, et que j'en ai presque achevé les deux premiers livres[3]. Je commence où Machiavel finit, et je ne dis rien de ce qui a été imprimé auparavant. L'ouvrage

1. Voyez ci-dessus, p. 123.
2. Bibl. nat., ms. Baluze 362, fol. 38.
3. Les *Anecdotes de Florence*, ou *Histoire secrète de la maison de Médicis*, ne parurent qu'en 1685, à la Haye. C'est un tissu d'erreurs et de faussetés.

est tout à fait curieux, et vous en jugerez, Monseigneur, s'il vous plaît
que j'en fasse transcrire le premier livre.

« C'est,

« Monseigneur,

« Votre très obéissant et très fidèle serviteur,

« VARILLAS. »

Les tendances de Varillas ayant, à ce qu'il paraît, déplu au ministre, il
perdit son emploi vers 1670, et même la pension de douze cents livres qui
lui avait été attribuée sur le fonds des gratifications des gens de lettres,
comme étant « bien versé dans l'histoire et les antiquités » et en considération de « son mérite et de son application aux belles-lettres. » Depuis cette
époque jusqu'à sa mort, il prit asile à la communauté de Saint-Côme et se
consacra entièrement aux travaux historiques. Le contrôleur général le
Peletier lui fit donner, en 1685, une somme de deux mille livres, et, en
1691, M. de Pontchartrain rétablit sa pension sur le Trésor royal (brevet
du 9 décembre, reproduit dans le *Dictionnaire critique* de Jal, p. 1224).
Nous trouvons dans les Papiers du Contrôle général (Arch. nat., G⁷ 992)
la lettre suivante, qu'il écrivit à Pontchartrain au sujet de cette pension :

« Monseigneur,

« Si mes infirmités m'avoient permis de me transporter en votre
hôtel, ou à pied ou en carrosse, je n'aurois pas manqué d'aller remercier de vive voix Votre Grandeur, comme je fais ici, de la bonté qu'elle
a eue de me faire rétablir ma pension, dont M. de Barmond a bien
voulu m'apporter de votre part la patente. Je l'ai envoyée, Monseigneur,
avec ma quittance, au Trésor royal ; mais les commis ont dit qu'ils n'a-
voient point ordre de la payer : ce qui m'oblige de recourir de nouveau
à Votre Grandeur, pour la supplier très humblement de le donner, tant
par la considération de mon grand âge, que parce que, le commerce de
la librairie étant fort diminué, les libraires donnent aux auteurs très
peu de chose pour leurs ouvrages. Les miens, qui m'ont fait subsister
depuis quinze ou vingt ans, m'alloient devenir inutiles, et je laissois
périr dans la poussière, sans la bonté du Roi, plus de quarante
volumes qui me restent à donner au public. J'ai chargé le sieur Barbin
de remettre à Votre Grandeur mon dernier ouvrage d'*Henry Second* et
de *François Second*, et j'espère être bientôt en état de mettre sous la
presse l'*Histoire d'Henry Trois*, et que vous ne dédaignerez pas, Monseigneur, de m'envoyer les mémoires de deux ou trois de vos illustres
ancètres qui se sont signalés durant le règne de ce prince, afin que je
n'en dise rien au-dessous de ce qu'ils ont mérité envers l'État. Je serai
toute ma vie, avec un profond respect et une parfaite reconnoissance,
Monseigneur, de Votre Grandeur, le très humble et très obéissant
serviteur.

« VARILLAS. »

Gaignières[1] a conservé le fragment suivant d'une lettre que Varillas écrivit à Mme de Maintenon, à propos d'un ouvrage que Colbert avait empêché de paraître[2] :

« Madame,

« Si vous ne m'accordez votre protection dans la conjoncture présente, je verrai périr le moins mauvais de mes ouvrages, qui m'a coûté dix ans de continuel travail. Je m'étois proposé, comme bon François, de continuer selon ma portée au grand dessein du Roi d'exterminer l'hérésie par les voies les plus douces ; et, parce que l'expérience m'avoit appris que la théologie n'avoit pas pu le faire toute seule jusqu'à présent, j'avois voulu essayer si l'histoire n'y pourroit point aider. J'ai écrit vingt volumes pour montrer que toutes les dernières hérésies n'ont été, dans leur origine et dans leur progrès, que des intérêts humains et de pures intrigues de cour.

« Je parcours tous les pays de l'Europe, et je prouve que Luther n'a parlé contre les indulgences que pour se venger de ce que la cour de Rome avoit ôté à l'ordre des Augustins, dont il étoit, le droit de les publier, pour les donner aux Jacobins, et que l'électeur palatin n'étoit devenu premièrement luthérien, et depuis calviniste, que pour conserver l'État de la Bergstrasse engagé à ses prédécesseurs, pour quatrevingt mille florins, par les archevêques de Mayence ; l'électeur de Saxe, pour augmenter son revenu des trois quarts, en s'emparant du temporel de six évêchés enfermés dans son électorat ; l'électeur de Brandebourg, pour usurper la Prusse ducale sur l'ordre *Teutonique* ; l'électeur de Cologne, pour épouser à cinquante-huit ans une demoiselle de quinze ; le landgrave de Hesse, pour avoir deux femmes en même temps ; le duc de Wittemberg, pour obtenir du secours contre la ligue de Souabe, qui travailloit à le dépouiller à cause qu'il avoit maltraité à coups d'éperon Sabine, sa femme, sœur du duc de Bavière, chef de cette ligue ; le duc de Brunswick, pour chercher l'impunité de ses crimes ; et le grand maître de l'ordre Teutonique, pour ne pouvoir vivre dans le célibat à l'âge de soixante-dix ans. Je démontre historiquement qu'on appuya le calvinisme dans la France pour supplanter la maison de Guise ; dans les Pays-Bas, pour rendre les peuples irréconciliables avec l'Espagne ; dans l'Angleterre, pour répudier Catherine d'Aragon et mettre en sa place Anne de Boulen, et en Écosse, pour ôter la couronne à Marie Stuart et la transporter à son frère bâtard ; que Frédéric de Holstein rendit le Danemark luthérien pour détrôner Chrétien II, son neveu ; que Gustave Ier fit de même en Suède pour

---

1. Bibl. nat., ms. Fr. 22 222, fol. 352 et 353.

2. Voyez le recueil de Depping, tome IV, p. 572, lettre du 26 décembre 1670. Colbert écrit à l'évêque de Luçon : « C'est une matière bien délicate que l'histoire de l'hérésie, et je ne sais pas s'il ne seroit pas plus avantageux pour notre religion de la taire que de la traiter historiquement. »

rendre cette couronne héréditaire à sa maison, d'élective qu'elle étoit
auparavant; et qu'enfin les Suisses suivirent les erreurs de Zwingle
pour frustrer la maison d'Autriche de l'espérance de les remettre en sa
domination.

« J'ai remarqué que deux choses ont empêché les théologiens de
convertir les hérétiques : l'une, qu'ils en disent toujours du mal; l'autre,
qu'ils suppriment leurs belles actions morales ; et ç'a été pour éviter
ces inconvénients que je me suis abstenu des injures, et que je n'ai
pas passé sous silence les belles actions des personnes séparées de
l'Église, quand je les ai trouvées vraies et dignes de louange. J'ai cru
que je persuaderois les hérétiques de lire mon histoire, en évitant de les
rebuter, et que, s'ils les lisoient, ils se convertiroient, parce que, d'un
côté, leur intérêt les en solliciteroit, et, de l'autre, ils verroient, par
plus de dix mille exemples incontestables, que les François calvinistes
furent et sont encore les dupes de ceux qui, en 1558, voulurent perdre
le duc et le cardinal de Guise, comme les hérétiques des autres nations
ont été et sont encore les dupes de ceux qui les ont engagés dans leurs
sectes.

« Pour attirer plus de gens à lire mon livre, je n'ai rien négligé, ni le
style, ni les autres agréments historiques; mais M. le Chancelier, ayant
vu le titre de mon ouvrage, qui est l'*Histoire des dernières hérésies*, a
nommé pour l'examiner deux docteurs de Sorbonne, qui l'ont défiguré
en effaçant tout ce que l'on y dit de bien des hérétiques. Ils ont surtout retranché presque tout à fait le troisième livre, quoique M. l'Archevêque l'eût fait lire en sa présence et n'y eût rien trouvé à redire.
Cependant mes livres ne sont pas théologiques, et il n'y a pas, dans
tous les cent ensemble, quatre pages de doctrine; ils sont purement
politiques, et ne contiennent que des faits appuyés par les citations
aux marges, tirées des manuscrits de la Chambre des comptes, du
Trésor des chartes, de la Bibliothèque du Roi, des copies collationnées
qui lui ont été envoyées d'Allemagne, d'Angleterre, d'Écosse, de
Suède, de Danemark, des Pays-Bas, et de celles que j'ai vues dans les
cabinets des curieux. Ainsi, je demande pour examinateur un homme
qui entende le monde et mon métier. Si le titre de l'*hérésie* choque, je
suis prêt de le changer et de mettre, au lieu de l'*Histoire des dernières
hérésies*, l'*Histoire des révolutions arrivées dans l'Europe depuis 1374
jusqu'en 1658.*

« Au nom de Dieu, Madame, pensez de quelle utilité peut être mon
travail, et employez votre crédit en faveur de la religion, si ce n'est
pour[1].... »

Ce fut seulement en 1686, et sous le titre proposé à Mme de Maintenon,
que l'*Histoire des révolutions* commença à être livrée au public. Ces six
volumes forment l'œuvre principale de Varillas, avec quinze autres volumes

[1]. La fin manque.

d'histoire de France depuis Louis XI jusqu'à Henri III, et trois sur la *Politique de Ferdinand le Catholique* [1]. Comme il le dit dans la lettre reproduite plus haut, il laissa à ses héritiers de nombreux manuscrits; mais les libraires n'en voulurent pas faire la publication.

Saint-Simon avait dans sa bibliothèque la plupart des ouvrages imprimés de Varillas. Dès le temps même qu'ils parurent, on y reconnut une emphase de rhéteur qui, le plus souvent, ne tenait aucun compte de la vérité historique; aussi est-il piquant de le voir, dans une lettre au bénédictin dom Audren qui a été récemment mise au jour par M. de la Borderie [2], recommander aux préparateurs de l'*Histoire de Bretagne* de travailler d'après les titres, *in rerum natura*, et d'éviter les « contes à dormir debout. »

Une clef des *Caractères* (tome III, 1re partie, p. 229) prétend que l'accoutrement suranné de Varillas l'avait fait ranger dans les types ridicules que vise un passage de la Bruyère; mais il était fort charitable et avait destiné une partie de sa fortune à la fondation d'un collège de Barnabites dans sa ville natale. Voyez son article dans les *Hommes illustres* du P. Nicéron, tome V, et dans le *Mercure*, juin 1696, p. 297-300. On trouve, dans un registre des insinuations, aux Archives nationales, Y 256, fol. 426 v°, une donation de divers biens qui lui étaient venus de son père, dans la Marche, et dont il assura la nue propriété à ses petits-neveux, fils de feu noble homme Antoine Varillas, conseiller au présidial du pays de la Marche, par acte en date du 19 juin 1690.

L'épitaphe mise sur son tombeau, dans l'église des Carmélites de la rue Saint-Jacques, à Paris, a été reproduite dans les *Descriptions de Paris* de G. Brice, Piganiol de la Force, etc.

1. Voyez l'examen de ses ouvrages dans *la Science du gouvernement*, par G. Réal de Curban (1764), tome VIII, p. 264-266.
2. *Correspondance historique des Bénédictins bretons*, 1880, p. 6-7.

XIII

NÉGOCIATIONS AVEC LA SAVOIE[1].

1. *De M. de Tessé à M. de Barbezieux.*

« Pignerol, 5 février 1696.

« .... Par un commerce très particulier[2], qui m'a coûté plusieurs gentillesses, comme qui diroit paires de gants de Grenoble, écrans, miroirs
de toilette et amusements de femme, dont je suis payé d'avance par
les bontés dont le Roi m'honore, et que j'ai fait passer à gens qui ne
me connoissent que de nom, j'ai su que, depuis quelques jours, le
marquis de Leganez a dit, en grand secret, à cette femme, laquelle est
de grande considération, que tout étoit disposé en préparatifs, grands
bruits ; que tout l'hiver se passeroit ainsi, et que ce seroit la montagne qui enfanteroit du rat ; et qu'en un mot comme en mille, il
ne voyoit présentement ni possibilité, ni apparence à pouvoir entreprendre cette campagne ; le tout faute d'argent. La même personne
qui me mande ce que dessus, m'assure qu'en effet tout ce qui regarde
l'habillement et les ajustements des troupes n'est commandé que pour
la fin d'avril.

« Mon[3] petit négociateur est sous ma clef et dort. Je ne l'ai vu qu'un
instant cette nuit ; ainsi, je ne sais pas encore ce qu'il a dans le ventre.
J'ai l'honneur d'être respectueusement tout à vous.

« TESSÉ. »

1. Ces fragments de la correspondance diplomatique de Piémont (1696)
sont extraits des volumes du Dépôt de la guerre cotés 1373 à 1375, où ont
été réunies aux lettres adressées à M. de Barbezieux quelques-unes de
celles que Tessé écrivait à M. de Croissy et les doubles de celles qu'il adressait au Roi lui-même. Presque toute la partie de la correspondance adressée
au Roi se retrouve en originaux, avec les lettres au secrétaire d'État des
Affaires étrangères, dans les volumes du Dépôt de ce dernier ministère
cotés *Turin* 95 à 98.

2. On voit, par une des lettres suivantes, que Tessé était depuis quatre
ans en commerce secret avec Grupel ou Gropel (Jean-Baptiste), maître des
comptes et intendant général de justice et de guerre du duc de Savoie.
Lui ou Catinat avaient plusieurs fois rendu compte de ces relations au Roi.
Voyez, sur le même point, les *Mémoires de Catinat*, tome II, p. 201.

3. Ce dernier paragraphe est de la main de Tessé, ainsi que la signature.

2. *De M. de Saint-Thomas à M. de Tessé.*

« A Turin, ce 29 février.

« J'ai reçu avec autant de joie la lettre que vous m'avez fait l'honneur de m'écrire le 19 de ce mois, qu'on avoit d'impatience de l'avoir, et, pour commencer par où vous finissez, s'il y a de l'intérêt [de tenir] dans un secret rigoureux ce qui se traite, c'est de notre côté, et ce que vous voulez bien me dire de l'électeur de Bavière n'a nul rapport imaginable, ni au vrai, ni au vraisemblable. Aussi nous n'avons qu'à souhaiter que le secret soit aussi bien gardé de votre part qu'il l'est de la nôtre, principalement en vue d'un bon succès de ce qui se ménage.

« S. A. R. est pénétrée de consolation d'avoir remarqué ce que vous me mandez des sentiments de bonté du Roi à son égard. Je vous proteste qu'on ne peut rien ajouter à la sincérité du constant et fidèle attachement qu'elle desire d'avoir, et qu'elle aura à la personne du Roi. S. A. R. n'entreroit point, après la manière avec laquelle elle a été entraînée dans cette guerre, et tout ce qu'elle a perdu d'États et souffert de maux, dans les engagements qu'elle est disposée à prendre avec Sa Majesté, si S. A. R. n'avoit une résolution fixe de se mettre tout à fait bien dans les bonnes grâces de Sa Majesté, et se les conserver pour toujours. Elle se flatte aussi qu'un si grand roi voudra bien entrer avec équité et générosité dans ces justes réflexions, et prendre les voies qui peuvent donner une base permanente et solide à ce dessein, de la manière que je vous l'ai touché dans ma dernière lettre, par rapport aux discours plus étendus que nous en avons tenus, et le peu que Sa Majesté, si vous le voulez, pourroit sacrifier; et cela lui produira des avantages incomparablement plus grands dans la masse des autres grandes affaires que cette guerre enveloppe. Enfin il suffira que Sa Majesté veuille ce que S. A. R. desire ardemment, et, comme il seroit presque impossible de s'entendre par lettres sur tous les articles différents, moyens et expédients qui peuvent réunir en un seul les intérêts du Roi et de S. A. R., qui paroissent opposés présentement, sans entreprendre de faire un volume tel que pourroit le demander cette matière, et ne pouvant pas m'éloigner de ce pays sans éclat, outre que je ne me sens pas capable de soutenir une pareille thèse dans un si vaste théâtre, je vous dirai seulement que le contenu de votre lettre, et ce que j'ai dit à S. A. R. de vos bonnes intentions, lui donne lieu d'espérer qu'on trouvera des expédients de parvenir à la fin qu'elle souhaite avec candeur et passion; et, dans cette vue, elle vous prie de supplier le Roi de vouloir bien choisir quelque personne de son entière confiance, pleinement instruite de ses intentions, qui puisse s'absenter sans bruit, laquelle vienne à Gênes sous figure de marchand; et, dès qu'on saura le temps qu'elle pourra y arriver, sous quel nom, et en quelle auberge elle ira loger, on enverra un homme qui, lui montrant un contresigne que vous enverrez, la conduira ici en sûreté et secrètement : d'où elle vous pourra écrire à Pignerol, recevoir vos lumières sur les divers

moyens qui se proposeront pour conclure ensuite, le plus tôt qu'il
se pourra, l'ouvrage du service du Roi et du bonheur de S. A. R., qui
consiste à rentrer dans les bonnes grâces de Sa Majesté, dont elle
vous prie de la bien assurer, et d'être bien persuadé en votre particulier qu'elle conservera chèrement toute sa vie le souvenir des peines
que vous prenez. Il faudroit que l'homme qui viendra à Gênes ne
s'adressât point et ne fût point connu à l'envoyé, pour plus de précaution. »

Dès la fin de l'année précédente, le duc de Savoie avait instruit Tessé
qu'il se trouvait obligé de renouer avec la ligue d'Augsbourg, et que cependant il ne demandait qu'à se dégager, pour peu que la France lui rendît
Pignerol. Louis XIV s'était refusé à répondre à ces premières ouvertures ;
mais, M. de Saint-Thomas et l'intendant Grupel étant revenus à la charge
en février 1696, comme on le voit par les deux lettres qui précèdent, Tessé
vint apporter ses propositions à Versailles (voyez le *Journal de Dangeau*,
tome V, p. 367 et 388, et les *Mémoires et lettres du maréchal de Tessé*,
publiés en 1806, par le général de Grimoard, tome I, p. 67-75). Il s'en retourna le mois suivant, avec des instructions signées le 18 mars et la permission de céder Pignerol, si le duc de Savoie voulait accorder quelque
compensation territoriale dans les Alpes ou vers le Rhône.

Dès le 20 mars, Grupel demanda un rendez-vous à M. de Tessé, qui n'arriva à Oulx, auprès du maréchal de Catinat, que le 1ᵉʳ avril, ayant été
retardé par les neiges et la tempête dans le passage des Alpes.

Le 18 avril, des « dispositions d'articles pour la paix d'Italie » furent signées entre Tessé et Grupel, ainsi qu'un « projet d'articles entre S. M. et
S. A. R., supposant que l'Empereur et le roi d'Espagne ne voudront pas
entrer dans le traité de paix proposé pour la neutralité d'Italie. » Mais,
sous l'influence d'un envoyé du prince d'Orange, le duc ayant changé toutes
les bases de la convention, Tessé dut demander de nouveaux ordres pour re-
commencer les pourparlers, et il se plaignit vivement de ces « chipoteries. »
« M. de Savoie, écrivait-il à Barbezieux, continue de me tenir comme les
joueurs de gobelets : cinq sous qu'il est dedans! cinq sous qu'il est dehors! » M. de Savoie ayant témoigné le désir de voir le secrétaire de M. de
Tessé, celui-ci même, *incognito* et sous le nom de Valère, se rendit de nuit,
à travers des dangers de toute sorte, au palais de Turin, où il eut une
longue conférence avec le duc et MM. de Saint-Thomas et Grupel, et en
rapporta les conditions d'un traité à peu près convenu de part et d'autre,
sauf explications à donner sur trois points, entre autres sur la remise d'o-
tages français, à quoi le Roi avait déclaré qu'il ne voulait point entendre.
(Vol. 1373, nᵒˢ 14, 19, 27 à 30, 33 et 39.)

3. *De M. de Tessé au Roi.*

« A Pignerol, ce 1er juin 1696.

« Voici bien autre chose, Sire, et j'eusse envoyé ce qui suit par un
second exprès, sans que je crois qu'il est de votre service que nous
allions toujours notre train. Car l'important, c'est l'éclat d'une trêve,
et puis nous verrons comment M. de Savoie et ses incertitudes démê-
leront la fusée; car je crois que Votre Majesté sera contente des signatures, mais elle ne le sera pas de ce que Grupel me mande. »

LETTRE DE GRUPEL.

« A Turin, ce 30 mai. — Je vous écris ces lignes plutôt mort que
« vif, S. A. R. ayant extrêmement désapprouvé que j'aie signé les deux
« traités de paix et de guerre en cas que la neutralité vînt à être refu-
« sée par l'Empereur et le roi d'Espagne, d'une manière si contraire
« et qui bouleverse ceux dont elle m'avoit remis les minutes que vous avez
« vues. Ainsi, Monsieur, je suis au désespoir d'être contraint de vous
« dire le désaveu qu'elle fait de ma signature. Comme néanmoins ces
« manquements sont réparables par le succès de la neutralité, elle ne
« laissera pas d'y travailler de tout son pouvoir, espérant d'y réussir, et,
« si vous voulez nous aider à réparer mon manquement, elle ratifiera
« incessamment, et, quoique S. A. R. ait désapprouvé que j'aie signé les-
« dits traités avec une tournure toute différente qui m'ait embarrassé
« l'esprit, cela passeroit encore sans les articles qui sont essentiels [1]. »

. . . .

« Voici, Sire, ce que j'ai répondu dans l'instant, sans approfondir davantage une matière laquelle, étant signée d'un homme muni d'un bon
pouvoir, doit être par moi regardée comme une chose consommée et
irrévocable :

« COPIE DE MA RÉPONSE A GRUPEL.

« A Pignerol, ce 1er juin. — Je reçois avec une surprise étonnante
« votre lettre du 30, et je ne puis croire que le Roi s'accommode d'un
« désaveu, ayant déjà tant fait de choses pour S. A. R. Mon courrier sera
« après-demain à la cour, et c'est se moquer que de croire faire ainsi
« essuyer au Roi toutes ces variations. Il me paroît qu'agissant de
« bonne foi, comme je le suppose, vous vous effrayez de bien peu de
« chose. Hé! croyez-vous que l'on soit capable de vous tracasser pour
« un peu plus ou un peu moins de chemin? S'il y en a un autre que
« les bords du Rhin ou du Danube pour renvoyer les troupes auxiliaires
« à leurs maîtres, elles le pourront prendre. Fiez-vous à moi : cet
« article-là est la moindre de toutes les bagatelles, et, si, comme vous
« le dites, les Brandebourgs vont au service des Vénitiens, cela ne nous
« importe. Bref, il est entendu que toutes les troupes impériales et
« auxiliaires sortiront d'Italie, et que celles qui sont au roi d'Espagne

---

1. Suit la discussion d'un certain nombre d'articles.

« resteront dans le Milanois ; et l'on ne prétend point, sur de mauvaises
« petites interprétations, faire de chicanes.

« A l'égard d'un peu plus ou un peu moins de troupes à S. A. R. en
« temps de paix, ne croyez pas que le Roi soit son commissaire, et vous
« savez que j'ai passé cet article comme S. A. R. l'a voulu. Si Sadite
« A. R. est dans les sentiments de demeurer unie au Roi comme vous
« me l'avez dit de tant de manières, et comme S. A. R. le témoigne,
« S. M. ne se souciera guère qu'il ait un peu plus ou un peu moins de
« troupes.

« A l'égard du douzième article du second traité en cas de guerre,
« dont vous me parlez, je ne comprends pas votre nouvelle difficulté.
« Le Roi n'a jamais entendu, ni permis, ni pensé, qu'il pût être autre-
« ment. Il donne des otages officiers de sa couronne, il rend les places
« du comté de Nice, il rend la Savoie entière et les revenus de Suse, il
« assure à jamais la possession de Pignerol à la maison de Savoie, il
« rend, outre sa parole et les otages, le Pape et les Vénitiens garants
« de sadite parole. Que diable veut-on donc autre chose ? En un mot,
« si S. A. R. désavoue notre traité, dont je suis persuadé que j'aurai
« incessamment la ratification, il n'y a qu'à plier les épaules et croire
« que rien au monde n'est ni ne peut être stable.

« L'armée n'a pu marcher le 1er juin, à cause des mesures prises
« pour le pain. Elle marchera le 2, et M. le Maréchal écrira comme
« nous sommes convenus, car nous sommes immuables, fidèles et exacts
« dans ce que nous promettons, et le serons.

« Je crois que le plus grand service que l'on puisse rendre à S. A.
« R., c'est de ne point informer le Roi de ce que contient votre lettre.
« Je suis tout à vous. »

« Votre Majesté remarquera que j'ai traité tout cela de bagatelle,
comme en effet ce n'est qu'une chipoterie, à la réserve du dernier article, par lequel il prétendroit le nantissement de Pignerol rasé en cas
que l'on continuât la guerre. Je mande à M. le maréchal de Catinat,
auquel je rends compte de tout ceci, que j'estime qu'il faut qu'il aille
toujours son chemin, et qu'un traité signé n'est pas un jeu d'enfant.
Au bout du compte, Votre Majesté plaide, comme l'on dit, les *mains
garnies*, et l'important, c'est de faire éclater la trêve concertée, pendant laquelle l'on peut prendre le loisir de s'entendre ; car, au surplus, quand un prince veut se barbouiller et se déshonorer, et désavouer
ce que son ministre a fait, ce sont choses que toutes les pénétrations
du monde, ni les mesures possibles, ne peuvent éviter. Si Votre Majesté
croit que la réponse à ce que dessus mérite la diligence d'un de ses
courriers pour que je reçoive plus promptement ses ordres et ses instructions, elle verra ce qu'elle jugera à propos de me commander.
Pour moi, je crois qu'il faut aller son chemin en conséquence des traités
signés, et, s'il y a des éclaircissements à donner, l'on essayera de les
donner amiablement dans les choses qui ne seront pas essentielles.

Votre Majesté me permettra d'ajouter qu'un théatin consommé dans la
patience s'impatienteroit, à ma place, de tout ce qui m'arrive avec ces
gens-ci, dont j'avoue que les variations et les procédés m'excèdent
de douleur et de chagrin. »

4. *De M. de Saint-Thomas au maréchal de Catinat.*

« Le 7 juin 1696.

« Monsieur,

    « J'ai reçu la lettre que vous m'avez fait l'honneur de m'écrire le
6 de ce mois. Je l'ai présentée à S. A. R., qui en a considéré le contenu dans toutes ses circonstances, autant que le cas dont il s'agit le mérite, et m'a ordonné, après l'avoir communiquée aux chefs de ses alliés,
de vous écrire que vous savez mieux que personne l'étrange fatalité qui
l'a obligée à chercher les moyens de se garantir de l'oppression dont
elle étoit menacée ; que si, en prenant les armes, par une si dure nécessité, contre le Roi Très Chrétien, elle a perdu quelque chose dans l'honneur de son amitié, elle se flatte d'avoir pour le moins autant acquis
dans celui de son estime, qu'elle croiroit de devoir perdre entièrement
    elle étoit jamais capable de tourner ses armes, dans le Milanois, contre
ie Roi Catholique et l'Empereur, desquels elle reconnoît sa principale
défense dans son malheur, et qui prennent presque le même intérêt à
l'État de Milan. Vous voyez donc qu'une pareille action est indigne d'un
prince de la qualité de S. A. R., qui a le cœur aussi·bien placé qu'elle
l'a, et par conséquent du tout impossible, S. A. R. ne pouvant disposer
que d'elle-même et de ses États. C'est ce què j'ai eu ordre de vous
dire. En mon particulier, je suis très respectueusement, Monsieur, etc. »

5. *De M. de Tessé à M. de Croissy.*

« A Pignerol, ce 10 [juin] au soir.

« Pour moi, je ne sais plus que dire à tout ceci. Comme vous le verrez par la lettre ci-jointe, un plus habile que moi, fût-il prophète, n'y
comprendroit rien. Cependant nous verrons, car l'avenir est toujours le
refuge des choses incertaines ; et, comme vous verrez les raisonnements,
au moins en nombre, si ils ne sont pas bons, que je fais, je n'ai plus
l'honneur de vous en rompre la tête dans celle-ci, qui n'est que pour
vous assurer de mes respects et de ma fidélité pour tout ce qui a ou
aura rapport à vous. J'avoue qu'en marchant seul avec ce cauteleux[1]
prince sur le rempart de son jardin, le diable me tenta de le jeter du
haut en bas, et de lui rompre le cou. Il le mériteroit bien, si il désavoue tout ce qui est fait et signé.

« Mon courrier me rendit hier matin les paquets contenus dans la
lettre du 5 que vous m'avez fait l'honneur de m'écrire. Je ne saurois

---

1. Ici, Tessé a écrit une première fois, puis biffé le mot *prince.*

assez vous dire combien je suis sensible aux témoignages que je reçois de vos bontés généreuses et infinies, dont je prends[1] la liberté de vous demander la précieuse continuation, et que, passé cette maudite et désastreuse négociation, vous veuillez[2] bien ne jeter jamais sur moi les yeux pour aucune autre que pour celles des affaires qui se passeront de Versailles à l'Étang.

« J'ai l'honneur d'être plus à vous qu'à moi-même, et serois encore plus touché que je ne le suis de toute la bizarrerie de ce qui m'arrive, sans que le grand-père ou l'aïeul du prince avec lequel j'ai affaire fît, du temps de Henri IV, toutes les mêmes choses. J'ai l'honneur d'être respectueusement tout à vous.

« Tessé.

« Je rouvre mon paquet pour y joindre ce que M. de Savoie me fait mander. J'ai l'honneur d'être, avec respect, tout à vous.

« T. »

6. Du maréchal de Catinat au Roi[3].

« Au camp de Rivalte, le 24 juin 1696.

« J'ai reçu, Sire, la lettre du 13 dont il a plu à Votre Majesté de m'honorer, par laquelle elle m'accuse la réception de la mienne du 1er, écrite de Veillane. Elle me marque qu'elle auroit souhaité que, dans la première lettre que j'ai écrite de concert à M. le marquis de Saint-Thomas, j'eusse changé quelques termes qui lui ont paru trop rudes. Je puis assurer de bonne foi Votre Majesté que je les y employai avec répugnance; mais je crus n'y devoir rien changer, parce qu'ils avoient été sollicités par le sieur Grupel, et convenus par M. le comte de Tessé. Il falloit bien, en cela, que je me laissasse guider. Votre Majesté m'ordonne, en cas de rupture, de lui mander ce que je crois que l'on pourroit faire dans le courant de la campagne : sur quoi il n'est pas possible de s'expliquer, parce que cela dépend des mouvements et différents partis que pourroient prendre les ennemis. Quand ils sont dans un esprit de précaution aussi grand que celui où ils paroissent jusques à présent, l'on doit songer à consommer et profiter des subsistances les plus voisines de Turin. Je compte, après avoir épuisé toutes les subsistances que je puis consommer ici, d'aller à Orbassan, pour pareillement consommer par préférence au plus près de Turin qu'il me sera possible. Il faudra voir si ce mouvement fera penser aux ennemis autre chose que ce qu'ils font naturellement. Du camp d'Orbassan, je devrai m'approcher du Pô. Je crois que l'on doit compter, m'approchant du Pô, que les ennemis se camperont vis-à-vis, de l'autre côté, et qu'ils s'allongeront en remontant, suivant les mouvements que fera l'armée

---

1. Les deux premières lettres de *prends* surchargent *vo[us]*.
2. Écrit : *veilliez*.
3. Cette lettre est en chiffre, avec la traduction en interligne.

de Votre Majesté. Votre Majesté me fait l'honneur de me demander si, en cas de rupture, il ne seroit pas à propos de donner la mortification à M. le duc de Savoie de voir bombarder Turin. Il y auroit à Pignerol ce qui seroit nécessaire pour cette expédition. Turin ne peut être approché que par deux côtés : le premier, du côté de la porte de France: ce terrain est absolument vu, enfilé par les hauteurs qui sont de l'autre côté du Pô, et, comme l'armée devroit être fort à portée de soutenir les batteries, il seroit très difficile de la situer de manière qu'elle fût hors de l'enfilade du canon ; l'autre, par le côté de la porte Susine, où est leur gros camp d'infanterie, laissant la citadelle sur leur gauche. Ces retranchements sont fort bons et larges, avec de bons et larges fossés ; le parapet en finit au sommet à huit ou dix pieds d'épaisseur. L'on ne sauroit que difficilement approcher le long de la Doire, parce que cette rivière s'approche à moins que la portée du mousquet de Turin, et que vous auriez à craindre des revers de l'autre bord de cette rivière, l'armée des ennemis étant réunie auprès de cette place, soit de canon, carabines ou mousqueterie. Il est difficile, devant les ennemis, de faire des ponts sur la Doire, qui est une rivière assez considérable et assez fâcheuse. De plus, supposé des ponts, si près des ennemis il y auroit de l'inconvénient de partager l'armée de Votre Majesté, si voisine de celle des ennemis, de lui faire passer toute la Doire ; l'on n'auroit de vivres que ceux que l'on porteroit avec soi, et les ennemis seroient sur nous dans une retraite fort embarrassante. Voulant absolument bombarder Turin, l'on ne peut guère concevoir autrement que ce devroit être par la tête de la citadelle, où il seroit certain de manquer d'eau, parce que les ruisseaux qui paroissent sur la carte ne sont que des bialières, actuellement sèches : ce que nous savons pour y avoir été au fourrage. Il ne resteroit donc d'eau sûre que celle de la Doire, qui seroit extrêmement contestée, à moins que de prendre des postes au delà. Comme ce bombardement est une chose à laquelle j'ai bien réfléchi auparavant d'avoir reçu la lettre de Votre Majesté, j'ai été en état d'avoir l'honneur de l'informer de toutes les différentes pensées que j'ai eues là-dessus.

. . . .

                                        « CATINAT. »

Cinq jours plus tard, le duc de Savoie adressait au Roi cette lettre, entièrement écrite de sa main, et que nous reproduisons telle quelle : « A Turin, ce 29 jein 1696. — Monseigneur, apres les temoignage que ie viens de recevoir des bontes de V. M^{té}, ie dois esperer qu'elle aura celle d'oublier ce qui s'et passé, et d'agréer cette fidelle protestation de la gioe inflnie dont ie me sans penetré de me vois dans l'honeur des bonnes graces de V. M^{té} par de si pretieux liens que ceux qu'elle a bien volu qui m'attachent indisolublement à la roiale persone de V. M^{té} et à ses intéres. Je suplie tres humblement V. M^{té} d'estre tres persuadé que se sera tougiors mon plus grand ampresemeant de luy en doner des marques bien positive et de la passion

tres respectueuse avec laquelle ie seray toute ma vie de la maniere dù
monte la plus dévuoé, Monseigneur, de V. M^{té} le tres humble et tres
obéi[ssant] serviteur. V. AUÉ. » (Dépôt des Affaires étrangères, vol. *Turin*
95.) Le même volume du Dépôt renferme une copie de la lettre en français
que M. de Savoie adressa à l'électeur de Brandebourg, le 7 juillet, pour
lui faire part des propositions présentées par Catinat et de la correspondance échangée à ce sujet, d'où ressortait pour lui une nécessité urgente
d'accepter les offres de paix de la France. La réponse en latin de l'électeur
est jointe à cette lettre, qui fut envoyée de Rome, le 11 septembre, par
le cardinal de Forbin-Janson.

7. *Du cardinal de Forbin-Janson au chevalier de la Fare.*

« A Rome, le 14 juillet 1696.

« J'ai reçu, Monsieur, la lettre que vous m'avez fait la grâce de m'é-
crire du 3 juillet, dont je vous suis sensiblement obligé.

« Enfin les affaires de Piémont, après bien des délais, se sont heureusement terminées. M. le duc de Savoie a donné part au Pape, par un
courrier dépêché exprès à son résident, du traité et des conditions
dont il est convenu avec le Roi, et je ne doute pas que vous n'en soyez
informé[1]. Ce prince a aussi supplié Sa Sainteté, par une lettre qu'il lui
a écrite, de vouloir interposer ses offices et sa médiation auprès de
l'Empereur et du roi d'Espagne pour les engager à accepter la neutralité d'Italie et à en faire sortir toutes les troupes étrangères. Sa Sainteté a écrit, pour ce sujet, des brefs à Vienne, Madrid et à Venise, avec
des instructions pour ses nonces, qui doivent les présenter. Le tout fut
envoyé à Turin dès le lendemain, 11 de ce mois, par le retour du
courrier de M. le duc de Savoie, et ce prince doit, aussitôt après avoir
reçu la réponse de Sa Sainteté, dépêcher d'autres courriers dans toutes
ces cours. La satisfaction que le Pape a ressentie de cette grande et
importante nouvelle ne se peut exprimer : il en pleura de joie, et
tous les ministres de la Ligue, aussi bien que ceux de leur parti, en
sont également consternés. Il faut espérer que les autres princes ne
tarderont pas de suivre l'exemple du duc de Savoie et d'avoir recours
à la modération du Roi, ou que les armes de S. M. les forceront à lui
demander la paix . . . .

« Le cardinal DE JANSON-FORBIN. »

1. Une copie de cette lettre au Pape, qui est datée du 6 juillet, se trouve
dans le volume des Affaires étrangères coté *Turin* 95. Nous en avons aussi
le texte italien dans les Papiers du Contrôle général, aux Archives nationales, G⁷ 552. Quant au texte français publié, comme original, dans les *Mémoires de la Société des Antiquaires de l'Ouest*, 1858-1859, p. 295-297, ce
ne peut être qu'une traduction du temps.

8. *De M. de Tessé au Roi.*

« A Turin, ce 16 juillet 1696.

« Je ne sais, Sire, si ceci durera ; mais je ne vais point les matins à la cour, aux heures ordinaires, sans empressement, et évitant même modestement de me trop montrer, que M. le duc de Savoie ne me prenne, et ne veuille publiquement causer des deux et trois heures avec moi. Ce ne peut être qu'affectation pour faire entendre aux chefs des alliés, dont quelques-uns sont quasi toujours les témoins, qu'il me parle d'affaire, d'autant plus que bien souvent ce prince ne me parle que de la pluie, du beau temps et de bagatelles. Cependant je sais que, dans son petit particulier, quand il n'est vu que de ses valets, il saute vis-à-vis de son miroir, se remercie de la grande affaire qu'il a faite, et gambade comme un homme auquel la joie donne des mouvements involontaires, qui se montrent naturellement quand on lâche la bride à l'humanité. Il est visible qu'il cherche à chagriner les chefs des alliés, et de leur donner, avec tous les témoignages extérieurs d'égards et d'affection, les mortifications qui ne laissent pas d'être cuisantes dans le moment, bien qu'elles n'aient rien de bien effectif. De dire présentement à Votre Majesté si cela durera, c'est ce que Dieu seul peut savoir, et plus ce prince m'honore de ses conversations et de ses confidences, plus je me tiens préparé à les voir diminuer ou finir. Cependant, Sire, attendu qu'il faut battre le fer pendant qu'il est chaud, je ne sais s'il ne seroit point du service présent de Votre Majesté qu'elle m'envoyât incessamment une lettre de créance aux princes d'Italie, pour que, si l'on trouve occasion de les engager à quelque chose, je puisse m'en servir et sonder avec eux, par les moyens secrets de M. le duc de Savoie, quelque moyen de les aider à s'unir contre l'oppression de l'Empereur, car je regarde les susdits princes d'Italie comme ayant une volonté impuissante.

. . . .

« Je ne vous rends point compte de la visite que j'ai faite à Mme la comtesse de Verrue, laquelle partit hier pour les eaux de Saint-Maurice. Ce fut Saint-Thomas qui me dit qu'il étoit à propos que je la visse et que je l'assurasse de l'amitié et de la protection de Votre Majesté. Je le fis, et elle reçut mon discours avec des témoignages excessifs de respect et de joie. Mais, à vrai dire, il ne me parut pas [1], à sa figure, à ses manières, à ses coiffures et à son attitude, qu'elle songeât à aucune autre affaire qu'à plaire, et je suis trompé si M. de Savoie lui dit son secret.

« J'ai tourné le marquis de Saint-Thomas de tous les sens possibles, pour pénétrer ce qui pouvoit lui convenir. Je ne crois pas que de l'argent, quelque besoin qu'il en ait, pût l'accommoder, parce qu'enfin les mystères n'ont qu'un temps, et que de l'argent reçu est toujours un reproche ; mais j'ai compris par ses propres discours qu'un portrait de

---

1. Les mots *ne* et *pas* sont ajoutés en interligne.

Votre Majesté, enrichi de pierreries et d'un prix convenable à votre grandeur, lui seroit très agréable. Quand je dis « convenable à votre « grandeur, » c'est à dire que j'estime que ce présent devroit être au moins de vingt ou vingt-cinq mille écus. Cependant, comme l'économie est la base qui fait durer les grâces, Votre Majesté peut réfléchir qu'alors que le contrat de mariage de Mgr le duc de Bourgogne se fera, il est de l'usage que l'on fasse un présent considérable au secrétaire d'État qui dresse le contrat : de sorte que Votre Majesté peut songer si elle fera filer le présent de Saint-Thomas[1] jusqu'au temps du contrat de mariage, et, en ce cas-là, le faire plus gros, ou bien en faire un sortable présentement, et en faire un second dans le susdit temps du contrat de mariage. Je remarque qu'à cette cour l'on estime fort les petits présents, et je ne sais si quelque rien à la marquise de Saint-Thomas ne seroit pas très agréable. Je prends la liberté de conter tout cela à Votre Majesté parce que M. le duc de Savoie ne se sert que du marquis de Saint-Thomas, lequel a toute sa confiance et est son seul ministre : non qu'il puisse rien d'assuré sur son maître ; mais, si quelqu'un y peut quelque chose, c'est lui.

« Voilà, Sire, jusques à présent, tout ce que je sais, et que, depuis la guerre, l'on n'avoit pas vu à Turin le peuple danser aux chansons dans les rues, et que d'avant-hier l'on a commencé. »

9. De M. de Tessé au Roi.

« A Turin, ce 20 juillet 1696.

. . . .

« L'on ne peut point exprimer l'embarras visible dans lequel MM. les princes Eugène, de Commercy, et les chefs des alliés se trouvent. Ces deux derniers ne me rencontrent jamais sans un embarras qu'assurément je n'ai pas : ils craignent que je ne les aborde, et c'est un jeu fort plaisant que M. le duc de Savoie se fait, de les faire discourir sur moi et sur ma présence ici, et de me faire, après cela, discourir de ce qu'il me dit, de ce qu'ils lui ont dit, et de ce qu'il voudroit que je[2] lui voulusse dire ; mais, en parlant respectueusement des personnes, je me tire d'affaire. Quant à M. de Ruvigny, il est et paroît au désespoir ; il ne met jamais les pieds où je suis, non plus qu'aucun religionnaire. Il dit hautement qu'il faut continuer la guerre en Italie. M. le prince Eugène dit la même chose, et tous ces Messieurs attendent des nouvelles de leurs maîtres, et paroissent faire ici un personnage très embarrassé.

. . . .

« Je ne saurois assez rendre compte à Votre Majesté de la joie vive et indicible de Mme la duchesse de Savoie. Elle éclate en tout, et, quoiqu'il lui soit fort recommandé d'être en garde pour ne point faire connoître aux chefs des alliés la partialité de son cœur, cette princesse

1. Un premier *jusques* est biffé ici.
2. *Que je* corrige *qu'on.*

ne peut se contenir et cherche tous les moyens de causer avec moi,
de parler de Votre Majesté, de sa joie, de ses embarras et de ses mortifications passées. Elle envoie dimanche prochain un portrait de la
princesse sa fille à Monsieur. Il est très ressemblant, à cela près que
l'on lui fait les cheveux un peu moins noirs qu'elle ne les a, et que,
dans le premier compte que j'en ai rendu à Votre Majesté, je les ai faits
plus noirs qu'ils ne m'ont paru depuis. Plus j'observe cette jeune princesse, plus je la trouve saine et bien constituée. Je n'ai jamais l'honneur
de la voir qu'elle ne rougisse modestement, comme si elle entendoit
que c'est moi qui la fais souvenir de Mgr le duc de Bourgogne . . . .

. . . . "

10. *De M. de Tessé au Roi.*

. A Turin, ce 31 juillet 1696.

. . . .
" . . . . M. de
Saint-Thomas m'est venu voir, et m'a apporté une lettre de M. l'abbé
de la Tour, ambassadeur de S. A., auprès de M. le prince d'Orange. Ce
ministre[1] écrit par la poste et lui mande avoir retenu son courrier, qu'il
lui dépêchera dès qu'il aura pu avoir une audience de M. le prince d'O-
range, et qu'en attendant, il ne peut mieux lui rendre [compte] des sentiments du prince auprès duquel il est, qu'en lui envoyant l'original de
la lettre qu'il reçoit de M. de Portland. Cette lettre, de la propre main de
ce favori, porte la surprise dans laquelle il est de voir S. A. résolue de
suivre aveuglément un parti si contraire à son honneur et à ses intérêts;
qu'à l'égard du premier, le respect qu'il conserve pour S. A. R. l'empêche d'en parler, mais qu'à l'égard des avantages de Sadite A. R.,
il est certain qu'ils ne peuvent jamais se trouver en quittant la Ligue
pour reprendre les intérêts de Votre Majesté, qui ne lui pardonnera
jamais le passé. Cette lettre, en françois, est assez bien écrite, et il
y paroît, dans les expressions, une grande surprise, beaucoup de douleur et des menaces, répétant que la Ligue prendra des mesures pour
faire repentir son maître du pas dangereux dans lequel il s'engage,
et qu'à quelque prix que ce soit, ladite Ligue soutiendra la guerre en
Italie.

« Non seulement, Sire, le marquis de Saint-Thomas m'a montré tout
cela, mais m'a dit que S. A., ne pouvant pas me parler présentement,
l'envoyoit pour m'en rendre compte, et pour me prier d'assurer Votre
Majesté que, quoi qu'il arrive, il vous sera fidèle, qu'il est entre vos
bras, qu'il mettra tout en usage pour vous servir utilement, et que,
sur la parole que je lui réitère que Votre Majesté ne lui en manquera
jamais, il prend toutes ses mesures pour se déclarer tout au plus tard

1. *Ce ministre* est écrit en interligne, de la main de Tessé, corrigeant
lequel, biffé.

au retour de ses derniers courriers, et qu'ainsi Votre Majesté peut compter que l'on entrera en action les premiers jours de septembre, ou même plus tôt, contre le Milanois, si la neutralité n'est pas accordée. L'abbé de la Tour se réjouit avec son maître, et lui fait compliment sur la fermeté qu'il paroît avoir de suivre dorénavant ses véritables intérêts, et ajoute que, dans les conjonctures où il voit toutes choses, en Hollande et à l'armée, il fera tout ce qu'il pourra pour faire arriver quelques événements et donner en Flandres une bataille, ou faire le siège de Dunkerque, s'il est possible. . . . . »

11. *De M. de Tessé au Roi.*

« A Turin, ce 5 août 1696.

« Enfin, Sire, il n'y a si bonne compagnie qui ne se sépare. Les troupes impériales, espagnoles, religionnaires et auxiliaires se séparèrent hier de celles de M. de Savoie. Ce fut, de part et d'autre, avec d'aussi froides cérémonies qu'on se puisse les imaginer. Ces Messieurs sont à Brandis et à Cette. Ils firent quelque difficulté de rendre quelques pièces de canon de M. de Savoie dont ils supposoient avoir besoin ; mais le ton que prit M. de Savoie eut bientôt fini cette remontrance. Ils passèrent hier le Pô et la Doire, sur le pont de Turin, avec toutes sortes de précautions pour la désertion. Pas un officier général n'entra à Turin. Les Brandebourgs ont opiniâtrément voulu suivre les Impériaux, et j'ai la joie de voir que les François qui sont sortis de votre royaume n'ont pas perfectionné leur conduite dans les cours étrangères. Ce M. de Varennes qui commande les Brandebourgs a suivi aveuglément les passions du milord, et n'a eu, dans cette séparation, ni procédé d'honnête homme, ni manières de savoir-vivre.

« Je ne dois pas celer à Votre Majesté que, quelques-uns des officiers de l'Empire ou d'Espagne, de ceux qui avoient paru avoir plus d'attachement extérieur pour M. le duc de Savoie, ou qui en avoient reçu le plus de grâce[1], étant venus hier prendre congé de lui, il leur dit, devant l'abbé Grimani, moi et plusieurs autres, les belles paroles qui suivent, que j'écoutai avec grande satisfaction, et que j'appréhende de n'avoir pas assez bien retenues : « Messieurs, leur dit ce prince, nous nous « éloignons un peu ; mais j'espère que vos maîtres voudront bien me « donner lieu de leur témoigner la reconnoissance que j'ai de la bonté[2] « qu'ils ont eue de me secourir ; et en votre particulier, Messieurs, je « chercherai les occasions de vous donner des marques de toute mon « estime. J'ai contribué autant que je l'ai pu à vous donner de bons « quartiers d'hiver : je vous en souhaite à l'avenir de meilleurs ; mais « trouvez bon que ce ne soit pas dorénavant en Italie. Je vous les de-

---

1. Ainsi au singulier.
2. Il y avait d'abord *des bontés*. Tessé a corrigé les deux *es* et *és* en *e* et *é*, et ajouté *la* en interligne.

« sire ailleurs : il est temps que mes États, et, s'il est possible, ceux
« des princes mes voisins, jouissent du repos que j'ai essayé de leur
« concilier. J'espère que vos maîtres y consentiront ; je leur ai instam-
« ment demandé cette grâce, qu'il est de leur justice de m'accorder :
« après quoi, si, malheureusement pour moi, ils me la refusoient, j'au-
« rois la douleur de vous disputer d'aussi bon cœur vos quartiers d'hi-
« ver, que j'ai contribué à vous en faire avoir, et j'agirois à la tête des
« François, contre vous, avec la même vivacité que vous m'avez vue
« pour mériter votre estime. Cependant, Messieurs, comme j'espère que
« vos maîtres m'accorderont cette grâce, je vous demande celle de
« votre amitié, et nous dînerons ensemble aujourd'hui, si vous voulez. »
Ces Messieurs firent de profondes révérences, se retirèrent, et pas un
ne resta à dîner. Je sais que, l'après-dînée, il monta dans une chambre
où il n'y avoit pas trois personnes, et qu'il dit : « Enfin, Mesdames,
« vous pouvez compter dorénavant que nous sommes François. » Je ne
rends point compte à Votre Majesté de tout ce qu'il me dit tous les
jours ; il n'y en a encore eu aucun dans lequel il ne m'ait fait l'honneur
de causer tête à tête deux ou trois heures.

« Voici, Sire, une circonstance dont ce prince vient de me parler,
plutôt je crois par pitié que par amitié, mais pourtant avec empressement. Il vouloit en écrire à Votre Majesté ; cependant, de crainte que
Votre Majesté n'eût encore présentement quelque petite répugnance à
lui accorder cette grâce qu'il vouloit vous demander, j'ai cru, Sire, qu'il
vous étoit plus[1] commode qu'avant qu'il vous écrivît pour cela, j'eusse
l'honneur de pressentir si cette faveur ne vous embarrasseroit pas, bien
que je sache que[2] les bras de Votre Majesté soient[3] toujours ouverts à
la miséricorde. Il m'a montré une lettre qu'il reçut hier par un exprès
de M. le comte de Soissons ; je l'ai lue toute entière, et je suis certain,
Sire, qu'elle vous feroit pitié. Il exhorte M. le duc de Savoie, par tout
ce que l'on peut imaginer de plus fort, d'obtenir que Votre Majesté lui
veuille bien pardonner toutes les fautes qu'il a commises soit par légèreté, soit par mauvais conseils et par la fatalité de sa mauvaise étoile.
Il témoigne la joie qu'il a de voir la maison de Savoie prête à rentrer
dans sa véritable situation et dans les bonnes grâces de Votre Majesté.
Enfin, Sire, il crie miséricorde, et supplie M. le duc de Savoie de vous
supplier de lui pardonner, et qu'à l'avenir il aura une conduite dont
Votre Majesté sera si contente, qu'elle voudra bien oublier ses crimes
et lui faire la faveur de permettre qu'il revienne en France. . . . . »

12. De M. de Tessé à M. de Barbezieux.

« A Turin, ce 7 août 1696.

« Nous attendons une vue de M. le comte de Mansfeld ; mais j'ai

1. *Plus* est en interligne.
2. *Que* est en interligne.
3. Ainsi au subjonctif.

prié S. A. de ne pas souffrir qu'il approchât de sa cuisine ; pour moi, il n'y a nulle apparence que je fasse aucun repas avec lui, car ce Monsieur est soupçonné d'avoir eu part à celui que fit la reine d'Espagne avant que de passer de ce monde-ci à l'autre. Messieurs les généraux alliés ne craignent pas au moins de moi la même chose, car ils trouvent mon vin fort bon, et je leur en envoie copieusement. . . . . . .

« TESSÉ. »

P. S. autographe. — « Au nom de Dieu, pressez le Roi pour de l'argent, car, depuis la lettre ci-jointe écrite, M. le duc de Savoie m'a dit que, dans deux heures de conversation, il auroit fini avec M. de Mansfeld, et que si il n'apporte pas un pouvoir pour la neutralité d'Italie, qu'il entrera en action ; cela ne peut pas vraisemblablement excéder les premiers du mois prochain, et arrivera peut-être les premiers de celui-ci.

« T. »

13. *De M. de Tessé à M. de Barbezieux.*

« A Turin, ce 11 août 1696.

« Les mystères n'ont qu'un temps, et moins le secret est multiplié, plus il est secret. Je prends donc la liberté de m'adresser à vous pour ce qui suit, vous suppliant d'en informer le Roi sans qu'il soit nécessaire que cela passe par son Conseil. Je connois l'attachement tendre que vous avez pour S. M., et elle n'ignore pas celui que singulièrement je dois avoir pour vous.

« Le marquis de Saint-Thomas me vint trouver hier au soir, et me dit qu'il ne pouvoit me cacher que son maître, sans avoir osé ni voulu m'en parler, avoit été surpris et affligé que le Roi eût choisi le duc d'Estrées pour venir ici en otage, et que, supposé qu'il fût indifférent au Roi d'en nommer quelque autre, il me prioit d'en supplier le Roi. A cela je répondis que je croyois que le Roi avoit destiné le duc d'Estrées parce que c'étoit un des anciens ducs et pairs de France par le rang de sa duché, et que d'ailleurs, n'étant pas employé dans les armées et n'ayant point de charge à la cour, j'étois persuadé que S. M. n'avoit eu d'autre raison pour jeter les yeux sur lui que parce qu'il étoit très sage et très honnête homme. « Je le crois, me dit Saint-Thomas ; mais il suffit qu'il soit parent de Madame Royale et neveu du cardinal d'Estrées, qui fait souvenir du voyage de Portugal, pour que sa personne et son nom soient insupportables à S. A. R., et je vous prie, comme de moi, quoique au fond ce soit S. A. qui m'ait chargé de vous en venir parler, je vous prie, dis-je, comme de moi, de supplier le Roi d'en nommer un autre, si cela ne fait point une extrême peine à S. M. »

« Après quoi, dans la conversation, il me dit : « Croyez-vous que le Roi voulût nommer le duc de Chevreuse pour venir ici ? » A cela je

ne pus répondre autre chose sinon qu'outre que j'ignorois sur cela les
sentiments de S. M., je savois seulement que, M. de Chevreuse ayant
une grosse charge[1] dans la maison du Roi, je ne pensois pas qu'il convînt fort au duc de Chevreuse de s'éloigner de la cour. « Mais, me ré-
« pliqua Saint-Thomas, si le Roi l'envoyoit ici, croyez-vous qu'il fît
« difficulté de voir sa sœur, la comtesse de Verrue? » Je ne pus répondre à cela qu'en haussant les épaules et répliquant que je n'en
savois rien. « Oh bien! me dit-il, s'il la voyoit, même sans trop de
« familiarité, cela seroit très agréable à tous; mais, s'il y a quelque
« difficulté pour M. de Chevreuse, que l'on souhaiteroit, essayez, me
« dit-il, qu'on n'envoie point le duc d'Estrées. »

« Je n'ai pas cru qu'il fût à propos que, dans une lettre de moi vue
au Conseil, tout ce narré fût écrit. Je vous supplie d'en rendre compte
en particulier à S. M., qui, sous différents prétextes, sans qu'il puisse
paroître que ce soit un dégoût pour le duc d'Estrées, peut jeter les
yeux sur quelque autre. Au reste, je vous supplie de dire au Roi que je
voyois noir, ou de travers, quand j'ai mandé que Mme la princesse de
Savoie avoit les cheveux très noirs; l'on lui avoit mis trop d'essence
les premiers jours que je la vis, de sorte que je me dédis : elle a les
cheveux d'un châtain même assez clair, et plus clair que ne les avoit
Madame la Dauphine. Cette princesse disoit hier à sa mère, qui lui parla
du comte de Mansfeld : « Mon Dieu, que vient-il faire ici? Vous verrez
« que papa écoutera encore des choses comme autrefois; cet homme-là
« n'avoit que faire ici. Que ne nous laisse-t-il en repos? » J'ai l'honneur d'être respectueusement tout à vous.

« Tessé. »

14. De M. de Tessé au Roi.

« A Turin, ce 11 août 1696.

. . . .
« J'ai lu une lettre de M. le prince d'Orange à M. de Savoie, du 27 du
mois passé, écrite en bon françois. Il accuse la réception de deux ou
trois de ses lettres, et lui mande....[2] qu'il a été très surpris et affligé de
voir qu'après tant de fermeté pour la cause commune, il paroisse déterminé à suivre les foibles et spécieux avantages que la France lui propose; qu'il le conjure de faire des réflexions sur le peu d'honneur et
de gloire, à la vue de toute la Chrétienté actuellement unie contre
l'ennemi commun, qu'il acquerra par une paix particulière; que rien
ne peut être pour lui stable, glorieux ni solide, que ce qu'il acquerra
par la paix générale; qu'il a chargé le comte président de la Tour, son
ambassadeur, de lui remontrer plus au long l'embarras et le précipice
dans lequel il est près de tomber. Enfin cette lettre, qui pourtant est

1. Chez le Roi, biffé.
2. Ainsi, avec trois points, dans le manuscrit, qui n'est qu'un duplicata.

honnête, sans menace et sans aigreur, finit par dire qu'il est fâché de
ne pouvoir consentir à la neutralité d'Italie, et la refuse. Cette lettre,
venue par un courrier extraordinaire, a été rendue par le milord Galloway. Mais il faut que les dépêches dudit milord soient remplies d'aigreur et des (*sic*) termes dont le marquis de Leganez ait craint l'effet,
car M. le duc de Savoie m'a communiqué une lettre dudit marquis,
écrite deux heures avant l'arrivée du milord, par laquelle il mandoit à
ce prince qu'il le supplioit de n'avoir aucun égard aux choses fâcheuses
que le milord pourroit lui dire, qu'il le conjuroit de ne rien précipiter,
que le comte de Mansfeld arriveroit incessamment, et qu'il ne seroit
pas juste que l'envie passionnée du roi Guillaume et du milord pour
perpétuer la guerre en Italie apportassent aucune nouveauté ni à la
trêve, ni à l'attente des dernières réponses que l'on attendoit de
Vienne et de Madrid. Or cette lettre du marquis de Leganez, lequel
est parfaitement honnête homme, bon espagnol, et qui voit que tout
le poids des affaires est prêt de tomber sur lui, explique, ce me semble,
que les dépêches de M. le prince d'Orange au milord contenoient des
choses désagréables que le milord n'a pas cru qu'il fût à propos de
dire, et qui nous doivent, ce me semble, marquer que le parti de soutenir la guerre en Italie est pris. . . . .

« J'ai lu naïvement et sans affectation à ce prince l'article de votre
lettre, très obligeant pour lui, dans lequel Votre Majesté souhaite de
savoir ses intentions sur la manière de conduire en France la princesse
sa fille; sur la joie sensible que Madame sa femme auroit de conduire
Madame sa fille; que Votre Majesté même pourroit s'avancer jusques à
Nevers pour la recevoir; que votre joie et celle de Monsieur seroient
sensibles; et tout de suite j'ai lu ce que Votre Majesté me mande, qu'il
est du repos et du bonheur de Madame sa fille qu'il ne reste auprès
d'elle aucune des femmes de celles qui sont à son service.

« Il a reçu le tout avec des démonstrations d'un profond respect . .

. . . .

« Quant au lieu jusques auquel l'on la conduira, c'est à Votre Majesté à l'ordonner. Ce ne peut pas être, de la part de M. de Savoie,
moins qu'au Pont-Beauvoisin, et ce ne peut être, je crois, plus loin que
Lyon. Ce sera celui des deux qu'il plaira à Votre Majesté. Quant à
la personne d'ici qui la conduira, ce prince m'a dit que si, dans ses
États, il étoit possible qu'il y eût une reine, qu'il lui donneroit cet
emploi; mais qu'il n'y a de princesse que Mme de Carignan, laquelle,
par mille raisons, sans compter les jalousies et les envies de cour, ne
peut faire ce voyage; car, pour Madame sa mère, il n'est seulement
pas question de la nommer : il ne peut pas l'entendre nommer. Il faut
donc retomber ici sur ce qu'il y a de meilleur et de plus élevé. Ce sera
donc ou la princesse de la Cisterne, dame d'honneur de Madame la Duchesse, ou la marquise de Dronero, ou la marquise del Mar, avec sa
gouvernante, qui l'accompagnera jusques au lieu que Votre Majesté
aura réglé pour la recevoir. Il ne m'a pas paru que cela fût encore dé-

cidé, et, quand cela le sera, j'aurai l'honneur d'en informer Votre Majesté. Quant à son équipage, M. le duc de Savoie sait les inconvénients que les femmes sont capables de faire naître, et se rend de tout son cœur à ce que Votre Majesté desire sur cela. Mais, au bout du compte, Sire, cette princesse est un enfant, qui pleurera : c'est tomber des nues que de tomber de cette cour-ci dans la vôtre, et, bien que cette princesse n'y puisse être reçue que tendrement et avec des soins d'elle infinis, cependant l'enfance comporte que l'on ait quelque mie à laquelle l'on fasse, avec familiarité, confidence des petits besoins dont on ne se vante point aux inconnus ni aux nouvelles connoissances. L'on compte donc ici de donner d'abord une espèce de sous-gouvernante, avec deux femmes de chambre, pour accoutumer cette princesse, encore très enfant, aux nouvelles connoissances et à ne se pas contraindre sur ses petites nécessités ; et l'on compte que, trois ou quatre mois après, l'on les renverra, toutes ou partie, pour peu que l'on n'en soit pas content. L'on compte aussi de faire passer un médecin qui connoît son tempérament, et qui reviendra ; c'est Madame la Duchesse qui insiste au dernier, que j'essaierai de faire retrancher. . . . . . . »

15. *De M. de Tessé au Roi.*

« A Turin, ce 14 août 1696.

« M. de Mansfeld, Sire, arriva le 11 au soir, et vit, le 12, M. le duc de Savoie, deux fois dans la journée. Ses audiences n'ont pas été moindres de deux heures chacune. Je sais qu'il propose bien des choses, dont celle de la possession du Montferrat en est une, aussi bien que le mariage du roi des Romains est l'autre ; mais, comme il n'est plus question de ces deux articles, qui m'ont paru avoir été rebutés comme propositions inutiles et qui ne sont plus de saison, je suis après à découvrir les autres, dont la principale, à mon avis, que j'ai à combattre et qui me fait blanchir, est la lenteur, qui n'est que trop ordinaire dans ce pays-ci. La subtilité italienne fait sa principale habileté de ne finir qu'à l'extrémité, et, bien que M. le duc de Savoie me rassure et me paroisse déterminé à faire éclater son traité dans les premiers de septembre, les mouvements de son tempérament et de sa nature indécise me tourmentent souvent. Le temps est précieux, l'arrière-saison approche ; ce prince voit qu'il est important d'agir, mais pourtant il veut la paix et la guerre quasi en même temps. Son cœur, flatté d'ambition, de gloire et d'agrandissement, ressent le plaisir qu'il y auroit d'agir et de réussir ; mais la crainte de l'avenir balance. Enfin, Sire, Votre Majesté ne doit pas juger des lumières des autres par les siennes : il reste encore dans l'esprit de M. de Savoie un souvenir récent de la prétendue grandeur de la Ligue et de la maison d'Autriche. Il est des moments où je le vois croire et espérer la neutralité, et d'autres où visiblement il ne la croit ni ne la desire . . . .

« Le 13, Saint-Thomas alla chez M. de Mansfeld, et fut plus de cinq

heures avec lui. Ce ministre passa chez moi au sortir de chez M. de
Mansfeld, et, comme Votre Majesté m'a commandé, dans ses dernières,
de ne point appréhender que mes dépêches fussent trop longues, et
qu'elle vouloit être informée des détails, sur lesquels elle peut mieux
juger de la disposition de ses affaires, voici ce que Saint-Thomas m'a
conté . . . .

Nous supprimons le récit de cette entrevue, où le ministre de Victor-
Amédée réfuta très habilement tour à tour les griefs de la Ligue et les propositions apportées par M. de Mansfeld. Celui-ci offrant, en dernier ressort,
de faire du duc de Savoie l'arbitre de la paix générale, M. de Saint-Thomas
objecta aussi l'urgence de pourvoir aux intérêts de son pays sans plus de
retard et de saisir l'occasion présentée par la France, plutôt que de s'en
rapporter à des gens aussi intéressés à la continuation de la guerre que
pouvaient l'être MM. de Galloway et de Leganez ou le prince Eugène.

« J'ai cru, Sire, que je devois rendre compte à Votre Majesté de
cette conversation et de ce que M. le duc de Savoie m'a dit de son
côté : qu'il étoit résolu, dans les quinze derniers jours de ce mois, de
se tourner de tous les côtés possibles pour obtenir la neutralité d'Italie ;
que, pendant ce temps-là, l'on travaille sourdement à tous les préparatifs nécessaires pour agir, et que, tout au plus tard dans les derniers
de ce mois, ou premiers de l'autre, l'armée de Votre Majesté sera en
mouvement pour faire ce qu'il conviendra pour la cause commune, qui
est ou le maintien de la guerre contre le Milanois, ou l'obtention de la
neutralité d'Italie.

« Depuis ce que dessus écrit, Sire, j'ai encore eu une conversation
très longue avec S. A., qui en venoit d'avoir une avec M. de Mansfeld.
Ce ministre lui a très finement proposé d'envoyer un courrier à Vienne
pour informer l'Empereur de son arrivée et de ses premières conversations et recevoir ses ordres : à quoi M. de Savoie a répliqué qu'il étoit
le maître d'envoyer tous les courriers qu'il voudroit, pourvu que ce ne
fût pas un prétexte pour en attendre le retour, et qu'en partant de
Vienne il avoit dû prévoir que les choses dont il devoit parler ne pouvoient souffrir un plus long délai. Avant quatre jours, j'espère que nous
saurons le fond du sac ; mais M. de Savoie m'a chargé d'assurer Votre
Majesté que, tout au plus tard le 1ᵉʳ septembre, il seroit à la tête de
votre armée, si la neutralité d'Italie n'est pas accordée. Ce mot de *neutralité* choque fort la Ligue ; celui de *paix d'Italie* les blesse ; celui
de *trêve* les afflige ; celui de *suspension d'armes* est honteux à des
gens de guerre : ils cherchent un terme, auquel je donne les mains
tant qu'ils voudront, pourvu qu'il signifie et fasse le même effet. »

16. *De M. de Tessé à M. de Barbezieux.*

« A Turin, ce 14 août 1696.

« M. de Mansfeld porte une perruque blonde, mais blonde et fri-
sotée, que celui qui fonda l'ordre de la Toison d'or en commémora-
tion de ce qu'il trouva, ne rencontra rien de si crêpé ni de si blond.
Il est pourtant sexagénaire. Vous verrez partie des propositions qu'il a
commencé de faire. Pour moi, je ne puis pénétrer encore si il y a apparence qu'il puisse consentir à la neutralité d'Italie, et si c'est son *ulti-
matum*. Il dit hier, en montrant son plein pouvoir, qu'il n'avoit nulle
instruction de l'Empereur, qui lui avoit dit seulement : « Partez, faites
« diligence, et tout ce que vous ferez sera à propos. » Cependant le
temps que l'on a mis à copier ses titres pouvoit suffire à celui qu'il
eût fallu pour une longue instruction. Je continuerai avec grande attention l'honneur que j'ai de vous rendre compte de toutes choses, et j'ai
celui d'être à vous respectueusement, au delà de toutes les expressions
et sans réserve aucune.

« TESSÉ. »

17. *De M. de Tessé au Roi.*

« A Turin, ce 25 août 1696.

« Votre Majesté m'a permis et commandé de lui rendre compte de
ses affaires; mais je crois qu'il est de mon profond respect de ne pas
confondre dans cette permission la liberté de vous entretenir des
miennes. Cependant, Sire, pour cette fois seulement, je supplie Votre
Majesté de me permettre de l'entretenir de ce qui suit, et de l'oublier,
s'il étoit possible qu'elle crût que l'effet de cette respectueuse et soumise proposition pût m'éloigner tant soit peu de l'attachement effectif
et, si je l'ose dire, tendre, que j'ai pour votre personne sacrée.

« Votre Majesté, Sire, ne peut pas vraisemblablement tarder à former
une maison à Mme la duchesse de Bourgogne; et si, en la formant, elle
la regardoit comme la sienne et cherchât à y mettre des personnes distinguées par leur dévouement pour Votre Majesté, et que ce ne fût point
une exclusion pour être encore plus particulièrement à vous, je ne
sais, Sire, si Votre Majesté me croiroit digne de remplir celle que feu
M. le maréchal de Bellefonds avoit auprès de Madame la Dauphine. Voilà,
Sire, l'idée toute unie que je crois pouvoir donner à Votre Majesté de
cette grâce, que je ne lui demande qu'à proportion qu'elle croira qu'elle
peut convenir à son service et à sa satisfaction; car, Dieu merci! hor-
mis l'ambition de vous voir et de vous servir, à laquelle je joins la passion que j'ai pour votre conservation, Dieu m'a fait la grâce de ne rien
desirer puissamment pour moi. »

18. *De M. de Tessé au Roi.*

« A Turin, ce 28 août 1696.

. . . .

« Quant au contrat de mariage de Mgr le duc de Bourgogne, que
Votre Majesté a grande raison de vouloir que, suivant l'usage, il soit
par un acte séparé, relatif à l'article du traité de paix, mais ne soit pas
inséré au long dans ledit traité de paix, comme M. le duc de Savoie
l'avoit souhaité, nous surmonterons cette difficulté, dont je me suis bien
gardé de me servir de l'exemple que Votre Majesté me donne de celui
du traité des Pyrénées, ayant découvert que c'est cela uniquement qui
lui avoit donné fantaisie de desirer que le contrat et les renonciations
fissent corps du traité, pour rendre lesdites renonciations plus valables,
attendu qu'ayant été faites au traité des Pyrénées par un acte séparé,
elles n'ont pas été valables, comme le sait bien Votre Majesté. En un
mot de la manière dont m'a parlé Saint-Thomas, j'ai lieu d'espérer que
nous surmonterons cette difficulté.

« Quant à ce qui regarde M. le comte de Soissons, tout ce que contient la lettre de Votre Majesté est si rempli de raison, de bonté et de
termes si obligeants, qu'il faudroit n'être sensible à rien, si l'on ne l'é-
toit à ce que Votre Majesté a la bonté de mander sur cet article. Il n'en
sera plus parlé, Sire; vous n'en serez plus importuné, et M. le duc de
Savoie m'a dit de mander à Votre Majesté que, bien loin de vous demander des grâces qui vous pussent faire de la peine, il a tant de besoin
des vôtres pour lui seul et pour ses États, qui sont présentement sous
l'honneur de votre protection. Il mandera à M. le comte de Soissons
que, sa mauvaise conduite lui ayant attiré ses malheurs, il doit prendre
son parti pour subsister ailleurs qu'en France; que cependant, si la
honte du passé et une meilleure conduite à l'avenir lui donnoient lieu,
dans la suite, de mériter quelque grâce en demeurant tranquille dans
quelque pays neutre, il verroit à essayer d'obtenir que Votre Majesté lui
fît quelque grâce sur le peu de bien de famille qui lui reste en France.

« J'ai oublié de mander à Votre Majesté que, contre l'usage interrompu depuis la guerre, votre fête, le jour de saint Louis, fut célébrée
le 25. Madame la Duchesse en fit les honneurs; la porte de l'église
étoit ornée d'un grand saint Louis, dont l'image, non plus que les ornements d'église, n'avoient pas paru depuis que M. le duc de Savoie
s'étoit uni à la Ligue, et il y eut musique, au sortir de laquelle je crus
devoir faire quelques aumônes de ma portée; et le soir il y eut des
danses dans les rues. »

19. *De M. de Tessé au Roi.*

« A Turin, ce 3 septembre 1696.

« J'ai reçu, Sire, la lettre du 27 que Votre Majesté m'a fait l'honneur
de m'écrire, et j'ai rendu celle dont vous honorez M. le duc de Savoie,

qui n'a seulement pas hésité à approuver les réponses que Votre Majesté fait à la proposition de la neutralité particulière du Piémont, et s'y conformer : de sorte, Sire, qu'il m'a chargé d'assurer Votre Majesté qu'il seroit le 15 à la tête de votre armée ; il en a pareillement donné sa parole à M. le maréchal de Catinat. Ses troupes sont en mouvement pour joindre les vôtres, et nous comptons de partir d'ici le soir du 15, en bateau, pour être le 16 à Casal, ou dans le lieu que sera l'armée de Votre Majesté, et dîner ledit 16 avec M. le maréchal de Catinat, qui a couché ici deux nuits. Je ne saurois assez exprimer à Votre Majesté avec combien de facilité et de dignité M. le duc de Savoie a vu la plupart des généraux ou principaux officiers de l'armée de Votre Majesté. Ce prince dit de bonne grâce à M. le maréchal de Catinat qu'il avoit reçu de lui des leçons et des corrections, dont il espéroit à l'avenir profiter pour votre service, et reçut de bonne grâce et avec respect la patente de général de votre armée que M. de Catinat lui remit. M. le Grand Prieur a été deux jours ici, et doit être, je crois, content de l'accueil qu'il y a reçu.

« La garde de Turin, remplie d'une infinité d'officiers, n'en a pas augmenté d'un homme. L'indiscrétion françoise, tant et si souvent reprochée à vos sujets dans les pays étrangers, n'a paru ici que dans le desirable empressement qu'ils ont de voir S. A. La joie de Madame la Duchesse ne s'est assurément pas contrainte, non plus que celle de Madame Royale. J'ose dire à Votre Majesté que Mme la princesse Adélaïde a plu à vos sujets, qui ont eu bien de l'empressement pour avoir l'honneur de la voir.

« Votre Majesté trouvera ci-joint le projet du contrat de mariage de Mgr le duc de Bourgogne. Il y a dedans une infinité de mots singuliers et d'expressions de pratiques particulières au pays; mais l'essentiel y est, et c'eût été la mer à boire que d'essayer de réduire ces gens-ci à nos manières. Ce projet est écrit de la main du comte de Butiliere, fils de Saint-Thomas. Vous y trouverez à la page 9ᵐᵉ, article 6, deux mots que j'ai crus essentiels, et que j'y ai fait ajouter, qui sont : « au préjudice des mâles, » afin qu'à tous hasards, en cas de mort de tous les princes mâles de la maison de Savoie, notre princesse ne pût pas perdre ses droits d'aînesse; et, par ces deux mots, sans en parler davantage, la succession lui reste absolument ouverte. Il s'agit donc, Sire, présentement, que Votre Majesté veuille m'adresser par le retour de ce courrier la ratification de ce contrat de mariage, signé de vous, de Monseigneur, de Mgr le duc de Bourgogne, de Monsieur, et de ceux ou celles de votre maison royale qui ont de coutume, si c'est l'usage, de signer dans ces sortes de contrats, et d'ordonner que l'on laisse en blanc la date de cette ratification, que l'on remplira en vous renvoyant la ratification de S. A. R., qui, par respect, n'a pas cru devoir signer le premier, même avec moi, comme il est exprimé dans ce projet, sans savoir si Votre Majesté agréoit ledit contrat tel qu'il est. Ainsi donc, comme il faut que cette ratification que j'attends soit postérieure à ce

que nous devons signer, et que Votre Majesté doit supposer être signé,
elle peut ordonner que l'on laisse la susdite date de la ratification en blanc.

« Votre Majesté trouvera pareillement un second projet de contrat
particulier, qui fait la quittance du dot, dont les circonstances sont
exprimées dans le traité de paix, et dont il est nécessaire que pareillement Votre Majesté envoie la ratification signée de vous, de Monseigneur et de Mgr le duc de Bourgogne.

« . . . . Quant au départ de Madame la Princesse, la grande
manière de ce pays-ci, c'est de finir le plus tard que l'on peut, et M. le
duc de Savoie, par ce principe, ou par tendresse pour sa fille, m'a
chargé de mander à Votre Majesté qu'elle étoit si jeune et que la saison
étoit si avancée, qu'il ne sait s'il ne conviendroit pas que l'on attendît
au printemps à lui faire passer les Alpes. Je ne lui ai pas, sur cela, donné
le moindre espoir, et, attendu que cette princesse n'a besoin que de
six chemises et d'un manteau, je presse et presserai autant que je le
pourrai son départ, et je supplie Votre Majesté de vouloir bien me mander que vous avez tant d'empressement de voir une princesse que vous
destinez à l'honneur de devenir petite-fille de Votre Majesté, que vous
ne pouvez consentir à retarder le desir de la voir auprès de vous. . . .

« Le marquis de Saint-Thomas sort de céans pour me dire que Votre
Majesté peut dorénavant faire publier la paix entre vous et son maître
dans Paris, et tout comme il vous plaira ; que nous conviendrons incessamment du temps que la Princesse partira, et qu'en un mot il est françois, et veut bien que l'on le sache. . . . . »

Le contrat fut signé par la cour de Savoie, en grande solennité, le 15 septembre. La Princesse eut une attitude « modeste et digne, » dit Tessé, qui
ajoute : « Après cette cérémonie, l'on a ouvert les portes, et il n'y a, je crois,
ni grand ni petit qui n'ait eu premièrement l'honneur de baiser la main à
Mesdames les princesses, puis de s'entre-embrasser. Pour moi, Sire, j'avoue
que rien ne peut mieux ressembler à la confusion d'une joie excessive que
de voir cent femmes et plus de deux cents hommes s'entre-embrasser et se
donner mutuellement toutes les marques extérieures d'une véritable satisfaction. » (Dépôt des affaires étrangères, vol. *Turin* 97, 15 septembre.)

20. *De M. de Tessé au Roi.*

« Du camp devant Valence, ce 9 octobre, au matin.

« Enfin, Sire, cette neutralité d'Italie, dont on a tant parlé, est accordée et signée. Ce n'a pas été sans bien des difficultés, et sans avoir
essuyé les humeurs, le cérémonial et toutes les petitesses que la fausse
vanité des hommes a mis dans le cœur de la plupart de ceux qui tra-
vaillent plus pour eux que pour l'utilité, l'avantage et la gloire de leur
maître. Il y a bien de tout cela dans M. de Mansfeld. Je me sers du re-

tour d'un courrier de M. le marquis de Barbezieux pour donner cette nouvelle à Votre Majesté, et, dans deux jours, j'espère vous pouvoir envoyer les copies de tout ce que nous avons fait, qui se réduit à trois choses : l'une, qu'en vertu des pleins pouvoirs de l'Empereur et du roi catholique, MM. de Mansfeld et de Leganez signent un traité et s'obligent de retirer les troupes allemandes et auxiliaires en Allemagne, pour observer une suspension d'armes en Italie jusques à la paix générale; et, pour sûreté de la ratification de l'Empereur et du roi catholique, M. de Mansfeld lui-même demeure en otage à Turin; M. de Leganez, pareillement en otage : c'est-à-dire que M. de Mansfeld y sera toujours, et M. de Leganez ira et viendra, mais restera à Turin quand on voudra. C'est le seul expédient, Sire, que nous ayons trouvé pour s'assurer positivement de la ratification ; car, pour celle du roi d'Espagne, elle est plus qu'assurée. A cela l'on joint la sortie réelle des troupes auxiliaires et allemandes, et le jour en est fixé depuis le 15 jusques au 20 de ce mois, tout au plus tard ; les Vénitiens ont honnêtement accordé le passage par leurs États, suivant la réponse que m'a faite M. de la Haye par le retour d'un courrier que je lui avois dépêché pour cela, et, pendant ce temps-là, M. le marquis de Leganez, qui met la nappe, fait fournir aux troupes de Votre Majesté vingt-cinq mille rations de fourrage, qui diminueront à proportion que les troupes de Votre Majesté s'en iront en France, comme celles de l'Empereur et les auxiliaires rentreront en Allemagne; et l'on se donnera réciproquement des commissaires pour suivre les troupes et les voir partir. Ce qu'il y a de singulier, c'est que la grandeur de M. de Mansfeld ne comporte pas qu'il soit otage; mais il se rend à Turin pour y attendre les ratifications de son maître, et promet par écrit de n'en point sortir que lesdites ratifications ne soient arrivées. Je ne sais pas comment il appelle ce personnage qu'il dit n'être pas otage; pour moi, Sire, je trouve que c'est bonnet blanc et blanc bonnet. Or, M. le duc de Savoie me remet un écrit par lequel il s'engage de le faire arrêter et mettre dans la citadelle de Turin, si la ratification tardoit, et pareillement le marquis de Leganez, lequel a agi dans tout ceci comme un très honnête homme, qui sert bien son maître, et qui va au bien, le connoît et le fait. Quant à M. de Mansfeld, il n'y a sorte de procédé oblique, faux et rempli de longueurs et de difficultés qu'il n'ait eu. Milord Galloway s'est surpassé en moyens de rompre et de brouiller. Il est au désespoir; il a fait des protestations, et tout ce que le dépit peut imaginer. Parmi tout cela, notre affaire est faite. L'on se donne, pour sûreté du traité, des otages, qui seront : de la part des ennemis, le prince Trivulce, lieutenant général, et le marquis de Borgomainero, autre lieutenant général ; et, de la part de Votre Majesté, ce sera, Sire, le marquis de Vins, et moi, que vos[1] ennemis ont désiré. J'espère que Votre Majesté ne m'y laissera pas passé la ratification, et je l'en supplie . . . . »

1. *Vos*, en interligne, de la main de Tessé, corrige *les*.

21. De M. de Tessé à M. de Barbezieux.

« A Turin, ce 16 d'octobre 1696.

« Je sors d'un second accès de fièvre, qui, suivant les apparences et
ce que j'espère, n'aura pas de suite, et je profite de cet intervalle pour
achever la dépêche ci-jointe, dans laquelle sont toutes les copies et tous
les papiers qui sont le nœud de notre affaire. Dieu veuille que le Roi
soit content ! En tout cas, nous n'avons pas pu mieux faire, en vérité.
Je ne vous cacherai pas que M. de Torcy avoit obligeamment chargé
M. de Bouzols de savoir de moi si l'ambassade de Turin me seroit
agréable. A cela j'ai répondu que je le suppliois de ne me proposer ni
en blanc ni en noir, et que, supposé même que cette vue vînt du Roi, je
le priois de l'en détourner. Je prends donc la liberté de vous supplier
de la même chose. Je ne sais point avoir d'autre volonté que celle
du maître ; mais *transeat a me calix iste*, si cela est possible . . . . .

« TESSÉ. »

22. De M. de Tessé au Roi.

« A Turin, ce 16 d'octobre 1696.

« Je n'ai point voulu, Sire, dépêcher le chevalier de Froullay, que j'envoie porter à Votre Majesté le traité fait entre M. le duc de Savoie et
MM. de Mansfeld et Leganez, plénipotentiaires de leurs maîtres, auquel traité, après bien des contrastes et des [1] difficultés, nous avons
enfin souscrit, M. le maréchal de Catinat et moi, suivant vos pouvoirs ;
je n'ai point voulu, dis-je, envoyer ledit traité, que M. de Mansfeld ne
fût réellement ici. MM. le prince de Trivulce et le marquis de Borgomainero, otages de la maison d'Autriche, s'y sont rendus le même jour que
moi ; mais M. de Mansfeld, ses petites finesses et ses irrésolutions ne
s'y sont rendus qu'hier . . . .
« MM. les ducs et pairs, qui sont ici, virent le lendemain M. le duc
de Savoie, avec tout le cérémonial dû à leur caractère ; comme ils en rendent compte eux-mêmes à Votre Majesté, je n'y ajoute rien, sinon que
M. le duc de Foix, qui porta la parole, parla et harangua sans manquer. J'espère des bontés de Votre Majesté qu'elle voudra bien ne me
mettre jamais à cette épreuve, qui me paroît de toutes la plus pénible,
et passe de bien loin mes foibles facultés . . . .
« J'oubliois de mander à Votre Majesté que, par des moyens trop
longs à écrire présentement, nous avons su, depuis hier seulement,
que, dès le premier jour que M. de Mansfeld est venu ici, il avoit pouvoir d'accorder la sortie des troupes allemandes, s'il ne pouvoit regagner M. le duc de Savoie par la promesse et possession du Montferrat ;

1. *Des* est en interligne. Le mot *contrastes* est très nettement écrit dans
la dépêche originale, comme dans le duplicata que nous suivons.

que c'est M. le prince d'Orange qui a toujours mandé qu'il enverroit
des troupes et de l'argent pour soutenir la guerre dans le Milanois,
qu'il falloit y maintenir les troupes auxiliaires à quelque prix que ce
fût, et qu'il les payeroit ; que l'on ne se mît en peine de rien, et qu'aucune chose de ce qu'il promettoit ne manqueroit. L'Espagne avoit beau
presser M. de Leganez de préserver le Milanois et d'acquiescer à la
neutralité : Mansfeld s'y opposoit, et Leganez ne pouvoit finir sans lui.
Milord Galloway promettoit tout ce que son maître vouloit. Enfin, Sire,
si Votre Majesté n'avoit fait ce qu'elle a commandé, c'est-à-dire d'agir
hostilement et de mettre le poignard sur la gorge du Milanois, jamais
les Allemands ne seroient sortis d'Italie. J'espère que, dans la fin du
mois, il n'y en aura plus dans ladite Italie . . . .

« J'envoyai hier un gentilhomme savoir de la santé de Mme la princesse Adélaïde. Elle a séjourné un jour à Modane[1], parce qu'elle a été
incommodée. Elle m'a fait l'honneur de me faire dire qu'elle n'avoit
pas oublié que je l'avois suppliée, en partant pour l'armée, de ne se
point contraindre pour pleurer, qu'elle avoit bien pleuré, et qu'elle se
souvenoit aussi que je l'avois suppliée au même temps qu'immédiatement après avoir pleuré il falloit rire et se souvenir de la place qu'elle
alloit occuper. J'ai appris, à mon retour ici, qu'elle s'est acquittée
de ses adieux et des réponses aux compliments qu'elle a reçus avec
dignité et plus de manières et d'esprit que l'on ne peut vraisemblablement en espérer d'une princesse de son âge. Je suis trompé, Sire, si
elle n'a le cœur bon, et j'espère que Votre Majesté, dans la suite, en sera
contente, quand la parfaite éducation que vous lui destinez aura fait
sur elle les impressions nécessaires, et telles que Votre Majesté les
desire . . . . »

23. De M. de Tessé au Roi.

« A Turin, ce 15 novembre 1696.

« M. le duc de Savoie nomma hier M. le marquis Ferrer, pour être
son ambassadeur auprès de Votre Majesté. Il a déjà eu deux fois cet
honneur, avec satisfaction et distinction de Votre Majesté. Il partira
dans le reste de ce mois. Il a même été choisi comme un sujet que l'on
a cru qui ne vous déplairoit pas. J'estime qu'il est de votre service que
celui sur lequel Votre Majesté jettera les yeux pour être son ambassadeur ici soit un homme de condition, d'un esprit qui ne soit ni tracas-
sier, ni mal à propos soupçonneux, et qui sache assez être maître de
lui pour ne point embarrasser M. de Savoie de la grandeur de son caractère. Au surplus, Sire, présentement que voilà, par vos soins, l'Italie
libérée du poids tyrannique de la maison d'Autriche, il est certain que
la haine récente que l'on a contre les Allemands pourroit et devroit

---

1. Ce nom est écrit de la main de Tessé, dans un blanc que son copiste
avait ménagé, sans doute parce qu'il n'avait pu lire la minute.

porter les princes de ladite Italie à souhaiter de faire une ligue défensive contre le retour desdits Allemands; mais je ne sais si il est présentement du service de Votre Majesté de toucher cette corde, dont le projet ne peut être assez secret pour n'être pas su de l'Empereur, qui y trouveroit peut-être le prétexte de quelque nouveauté. La ratification de son traité l'oblige à laisser l'Italie tranquille jusques à la paix générale : ainsi, jusque-là, Votre Majesté ni les princes d'Italie ne doivent avoir aucun soupçon du retour des Allemands. Or, si la paix générale s'achève, je crois qu'il y aura quelque article qui regardera la sûreté de ladite Italie : de sorte qu'il seroit, ce me semble, quasi inutile d'alarmer présentement l'Empereur pour une chose qu'il a assurée par sa ratification, et dont je suppose qu'il sera parlé à la paix générale; joint que, si il y a un traité de défensive à faire entre lesdits princes d'Italie, je ne sais si Votre Majesté peut penser à y réussir autrement qu'en commençant de renvoyer dans les cours d'Italie des résidents, comme elle en avoit avant la guerre, par lesquels Votre Majesté pourroit faire faire des insinuations secrètes, et leur donner à tous une relation pour le bien de la cause commune, à M. le cardinal de Janson par exemple, ou à celui que Votre Majesté tiendroit à Rome, afin de pouvoir réduire à l'unité d'un seul le pouvoir de traiter que Votre Majesté auroit subdivisé à ses résidents. Je demande pardon à Votre Majesté si la passion et l'attachement que j'ai pour son service me portent à dire avec trop de liberté mes sentiments sur un fait qui passe de bien loin mes lumières.

« Il ne me reste, en envoyant la ratification de l'Empereur à Votre Majesté, et par conséquent le dernier sceau de la neutralité d'Italie, qu'à recevoir des ordres pour ce qu'elle m'ordonnera de faire, et de la supplier de suppléer par bonté aux fautes que j'ai pu faire par ignorance ou par inadvertance . . . . »

24. *De M. de Tessé au Roi.*

« A Turin, ce 29 novembre 1696.

. . . .

« Depuis ce que dessus écrit, j'ai reçu, Sire, par le retour de mon dernier courrier, la lettre que Votre Majesté m'a fait l'honneur de m'écrire, dont j'aurai celui de vous rendre compte par le premier ordinaire; mais je dois dire, sur le chapitre de MM. les ducs, que le bruit qui a faussement couru que M. le prince de Carignan ne leur avoit pas donné la main est sans aucun fondement. Il leur a donné la main, un fauteuil, les a reçus au haut de l'escalier et conduits à leur carrosse, n'en partant pas que le leur ne fût marché; et non seulement cette cérémonie, qui leur est due, a été observée, mais je n'ai pu en empêcher la meilleure partie pour moi; et quand on parle au nom de Votre Majesté, il est bien assuré que l'on reçoit au delà de ce que la coutume prescrit : de sorte que je renvoie à M. de Torcy la lettre que

Votre Majesté m'avoit adressée pour eux, auxquels je n'en ai dit ni témoigné aucune chose. »

25. De M. de Tessé au Roi.

« A Turin, ce 15 décembre 1696.

« M. de Mansfeld, Sire, est enfin parti de Milan; il a pris la route de
Lorette par[1] Venise, d'où il doit aller à Vienne. L'on m'a assuré que
l'abbé Grimani fait fortement solliciter par l'Empereur la permission
qu'il demande de retourner à Venise. Cependant il doit partir dans peu
de jours pour Vienne, et, Dieu merci! ne reviendra plus vraisemblablement ici, d'où il est parti.mécontent à l'occasion de quelque petite
affaire d'intérêt, trop longue à conter à Votre Majesté, mais qui fait
voir que non seulement il a reçu de l'argent pour faire tout ce qu'il a
fait, mais qu'alors que l'on a été mercenaire, l'on a vendu sa liberté,
son honneur, son indépendance, et jusqu'à la consolation de pouvoir
seulement se plaindre.

« Le marquis de Saint-Thomas me dit hier que son maître me vouloit
parler en conséquence d'une conversation que nous avions eue, ledit
Saint-Thomas et moi, sur les bruits qui ont couru, et qui se confirment, que le roi d'Espagne ne peut pas vivre longtemps; car encore
faut-il prévoir les embarras que peut subitement occasionner cet événement, afin de n'avoir point à prendre de fausses ni d'incertaines mesures; et j'aimois mieux que ce fût eux qui me fissent sur cela quelque
ouverture, que si c'eût été moi qui leur en eût[2] fait.

« Voici donc, à peu près, le précis de notre conversation : « Hé bien,
« Monsieur! me dit-il, cette mort du roi d'Espagne, dont on m'a bercé
« depuis que j'ai l'âge de raison, arrivera-t-elle ou n'arrivera-t-elle pas?
« car, ce que nous disons ne hâtant ni ne retardant ce malheur, nous
« pouvons bien en raisonner. Cependant je vous avoue qu'il me semble
« qu'il seroit à desirer que ce changement, qui peut en apporter de
« considérables à l'Europe, ne se fît pas si tôt, et que ce ne fût qu'a-
« lors que cette ligue encore formée sera un peu plus dissipée. Mon
« ambassadeur à Madrid m'informe que l'on espère que ce prince
« pourra vivre, mais qu'enfin, la Reine sa femme tombant du mal caduc,
« et lui se trouvant foible, il faudroit quasi des miracles pour assurer
« cette succession par un fils. Que pensez-vous, continua-t-il, qu'il
« convînt au Roi que je fisse pour son service en Italie, si, tout d'un
« coup, l'on apprenoit la mort du Roi catholique? » A cela, Sire, je
ne répondis qu'en termes généraux, non seulement parce que je n'avois
nul ordre de Votre Majesté, mais encore parce que ce prince, éveillé
sur ses intérêts, est assez attentif à lâcher des discours pour pénétrer
ce que l'on pense et voir si l'on a des instructions sur les affaires dont
il parle. Cependant la notion générale qui me fait comprendre que ja-

1 et 2. Ainsi, dans la copie revue par Tessé et dans la dépêche originale.

mais il ne peut convenir à Votre Majesté que ce prince s'écarte de l'union de vos intérêts, m'obligea de lui répliquer que, Votre Majesté n'ayant aucune vue de s'agrandir en Italie, ce ne pouvoit être que les intérêts de S. A. qui pussent obliger Votre Majesté à y reporter la guerre, et qu'il me sembloit qu'il étoit bon de prévoir si Sadite Altesse avoit quelques prétentions fondées sur le Milanois, ou si Votre Majesté en avoit dont elle le pût assister. « Quant à moi, répliqua ce prince, je « ne pense pas en avoir d'autres que celles de la bienséance et d'em- « pêcher par toutes sortes de moyens, avec la protection du Roi, que « l'Empereur ne réunisse à l'Empire le duché de Milan, comme en effet « il prétend avoir un droit de succession légitime sur ledit duché; et « j'estime qu'en cela les intérêts du Roi se trouvent unis aux miens, « et qu'il ne peut jamais convenir à la France que l'Empereur joigne « le Milanois à l'Empire. » Cette conversation eût, de ma part, fini là; mais M. le duc de Savoie me chargea d'écrire à Votre Majesté et de lui dire, si j'avois l'honneur de vous approcher, qu'en cas de mort du Roi catholique, il vous offroit ses troupes, ses États, et d'agir à la tête de votre armée, et qu'en un mot il n'y avoit autre chose à faire qu'à reprendre notre traité d'offensive, le resigner, et agir conformément à ce qu'il porte, avec la clause que, moyennant le Milanois, il céderoit la Savoie. Au surplus, je ne romps point la tête à Votre Majesté des belles expressions dont ce prince se servit pour me renouveler l'attachement qu'il avoit et auroit pour vos intérêts, et vous obliger par sa conduite à oublier le malheur qu'il avoit eu de vous déplaire. Ce prince parle à merveille ; mais je fais quasi plus de cas de ce que Saint-Thomas me dit : que dorénavant il n'étoit plus question de l'inclination ni de la volonté de son maître pour être aussi bon françois qu'il avoit été autrichien et ligueur, et qu'enfin la nécessité, ses intérêts et l'impossibilité d'être autrement le faisoient et le feroient françois, comme s'il n'avoit jamais connu la Ligue. J'ai cru, Sire, qu'il falloit que Votre Majesté fût informée de cette conversation . . . . »

26. *De M. de Tessé au Roi.*

« A Turin, ce 25 décembre 1696.

. . . .

« Je reste à Turin, où j'attends vos ordres. Au surplus, Sire, en attendant que je puisse rendre compte à Votre Majesté de mille riens qui regardent ce prince, son humeur, ses caprices et ses inquiétudes, je crois devoir vous dire que, quelque inégalité qu'il y ait en tout entre Votre Majesté et S. A., il n'est pas pourtant possible d'exiger de lui les manières extérieures et charmantes dont les actions de Votre Majesté sont toujours remplies, ni par conséquent avoir la moindre peine de ce qu'il ne va pas au-devant de tout ce qui devroit vous plaire, avec les empressements qu'il auroit, s'il étoit capable de penser, d'imaginer et d'agir comme vous. Le tempérament ne se refait point : le sien est pétri d'inquiétudes, d'incertitudes continuelles, d'aversion pour le plaisir des autres, d'inquiétude pour lui-même, d'intérêt et d'impossibilité d'être autrement. Faites-lui bien: ce prince n'y est pas sensible; faites-lui mal: il est au désespoir; et jamais il ne se détermine à paroître reconnoissant. Naturellement, il hait tout, se hait lui-même, et se défie de tout, sans se fier à rien. Mais, au milieu de tout cela, il n'est pas en état de suivre d'autre parti que celui de vos intérêts : il hait les Allemands et les Espagnols, dont il dit toujours du bien, autant ou plus que les François, dont il pense plus de bien qu'il n'en dit. J'ai cru devoir, une fois pour toutes, informer Votre Majesté de l'incompréhensible génie de ce prince, afin que, sur de petites chipoteries déplaisantes, Votre Majesté ne croie pas quelquefois qu'il y ait rien de gâté dans le fond. Il est aussi peu possible à ce prince d'être aimable ni aimé de ceux qui l'approchent, qu'il seroit impossible à Votre Majesté de ne l'être pas de ceux auxquels elle veut seulement se laisser voir. »

27. *De M. de Tessé à M. de Barbezieux.*

« A Turin, ce 29 décembre 1696.

« Dix chevaliers de l'Ordre[1], à la tête desquels est le marquis de Saint-Thomas, et la survivance de la charge de secrétaire d'État et celle de l'Ordre, qu'il avoit, pour son fils; cent trente gouvernements ou offices dans la maison de ce prince distribués, et dont j'aurai l'honneur de vous adresser le mémoire quand je pourrai l'avoir; et, avec toutes ces grâces, trouver le moyen, par le changement et bouleversement que tout cela met dans sa maison, de rendre quasi toute sa cour mécontente, est un beau secret.

« Parmi tout cela, je crois vous devoir informer qu'ayant fait mon compliment à S. A. sur tant de bienfaits qu'il faisoit dans un jour, ce prince me répondit gracieusement que c'étoit moins lui que le Roi qui les donnoit, puisque en effet c'étoit la protection de S. M. et le retour dans l'honneur de ses bonnes grâces qui lui donnoit les moyens de répandre sur ses sujets ce qu'il venoit de faire. J'informe M. de Torcy des mêmes choses, et, si vous voulez honorer le marquis de Saint-Thomas d'un compliment, je suis bien certain qu'il y sera très sensible. J'ai l'honneur d'être, avec respect, plus à vous que je ne puis le dire.

« TESSÉ. »

28. *De M. de Tessé au Roi.*

« A Turin, ce 30 décembre 1696.

« MM. les ducs de Foix et de Choiseul, Sire, rendent compte à Votre Majesté de tous les beaux discours que leur tint hier M. le duc de Savoie. Il m'avoit dit les mêmes choses quelques heures auparavant, et m'avoit chargé de vous informer qu'enchanté de l'exactitude

---

1. L'ordre de l'Annonciade.

avec laquelle vous avez bien voulu lui rendre ses places, et certain de
la fidélité de votre parole, ces Messieurs avoient dorénavant la liberté
de retourner auprès de Votre Majesté. Ce discours fut accompagné d'expressions de sa part qui perdroient de leur grâce, si elles passoient
par moi. Ce prince parle à merveille; mais ce qu'il dit publiquement
n'est pas toujours ce qu'il pense intérieurement. Cependant je sais que,
dans son très petit et familier particulier, depuis six semaines principalement, il a changé de discours, et qu'il en a tenu de tels que Votre
Majesté pourroit croire qu'il est absolument déterminé à profiter de vos
faveurs et de votre protection. Mais l'indécision de son tempérament
ne lui permettra jamais de paroître gracieusement aussi décidé que
j'espère qu'il le sera foncièrement pour l'union de ses intérêts aux
vôtres. Ces Messieurs les ducs, qui certainement ont vécu ici avec toute
la dignité et tout l'applaudissement possible, vous rendront compte
eux-mêmes de ce qu'ils ont vu sur tout cela, et de la manière dont il
s'est déterminé à consentir qu'ils repassassent en France. Il est de
tous les temps que les bonnes raisons d'une femme qui plaît aient
quelque avantage pour persuader. »

XIV

LETTRE DU MARQUIS DE CHANDENIER A L'ABBÉ DE BOURZEIS[1].

« Ce 29e juin 1664.

« Je vous suplie Monsieur tres instament, suiuant ce que ie vous dis hier, de sauoir de ma part si Monsieur Colbert auroit agreable de representer au Roy ce que ie soufre depuis tant dannees sans auoir iamais eü le bonheur d'estre escouté. Comme c'est une grace que ie n'attens que de sa bonte seule sil y auoit quelque raison qui l'empeschast de me rendre cét office ie n'en seray ny moins satisfait ny moins son tres humble seruiteur. Et ce me sera tousiours assez qu'il me soit tesmoin que iay commencé par luy pour parvenir a ma justification aupres du Roy, ne uoulant rien ometre pour cela et pour satisfaire a ce que ie dois a ma maison et a mon honneur, qui souffre dans la partie la plus sensible et qui m'est mille fois plus cher que la vie. Jugez de la quelle obligation i'auray a Monsieur Colbert s'il m'en facilite les moyens. Je suis asseuré par l'amitié que vous maués tousiours temoignée que vous me ferés ce plaisir tres uolontiers. Aussi ie uous coniure de croire qu'il ny a personne qui soit plus a vous que ie suis, ny avec plus de passion,

« Vostre tres humble seruiteur.

« CHANDENIER. »

Suscription :

« A Monsieur,

« Monsieur l'abbé de Bourzé. »

---

1. Lettre autographe conservée à la Bibliothèque nationale, Mss., *Mélanges Colbert*, vol. 122, fol. 69. — Voyez ci-dessus, p. 149, note 1.

XV

LE DUC ET LA DUCHESSE D'ARPAJON[1].

(Fragment inédit de Saint-Simon[2].)

« Le vicomte D'ARPAJON, LOUIS, depuis, en 1650, duc à brevet. Ainsi on parlera de cette maison, bonne, ancienne et très bien alliée, aux DUCS A BREVET OU NON VÉRIFIÉS[3]; il suffira de dire ici que notre chevalier de l'Ordre étoit fils d'une Castelnau-Clermont-Lodève, qu'il fut lieutenant général au gouvernement de Languedoc, un moment gouverneur de Lorraine, qu'il servit avec réputation, distinction et fidélité, fut lieutenant général, qu'il fut aussi ambassadeur extraordinaire en Pologne, pour porter l'ordre du Saint-Esprit au roi Ladislas de Pologne, et qu'il fut commis en 1661 pour le donner, à Pezénas, à M. de Daillon, dernier évêque d'Albi, à M. le prince de Conti, au vicomte de Polignac, à M. de Mérinville et à M. de Castries. Il fut volontairement au secours de Malte, près (sic) à être assiégé par les Turcs; il y fut élu chef du Conseil et généralissime de la Religion ; il y pourvut si bien à tout, que, quoique Malte ne fut point attaquée[4], il en remporta du grand maître Jean-Paul de Lascaris et de la Religion le privilège, pour lui et ses descendants, de porter derrière ses armes la croix de Malte, avec les extrémités saillantes, et, pour une fois seulement, qu'un de ses fils, à son choix, seroit reçu chevalier de Malte à seize ans et grand-croix à seize[5]. Il épousa en premières noces (1622)[6] une fille du maréchal de Thémines, et on crut toujours qu'il s'en étoit défait par jalousie, dont même il ne se défendoit pas trop. Il en eut un fils unique et des filles religieuses. Il se remaria à une Simiane-Montcha, qu'il perdit en couche à Pezénas, en novembre 1657, et n'en eut point d'enfants. Enfin il prit (1659)[7] en troisièmes noces la sœur de M. de Beuvron, père du maréchal duc d'Harcourt, que nous verrons chevaliers de l'Ordre en 1688 et en 1705, dont une fille unique, femme du comte de Roucy la

---

1. Voyez ci-dessus, p. 176-180, et Additions 165, 169 et 170.

2. Extrait des *Légères notions des chevaliers de l'ordre du Saint-Esprit*, vol. 34 des Papiers de Saint-Simon, fol. 113.

3. Vol. 58, fol. 200.

4. Ce féminin est bien au manuscrit, quoique, plus haut, *assiégé* soit au masculin.

5. *Sic*. Lisez : « chevalier de Malte en naissant et grand-croix à seize ans. »

6. *1622* est en interligne.

7. *1659* en interligne.

Rochefoucauld, mère de l'archevêque de Bourges d'aujourd'hui, dame
du palais de Mme la dauphine de Savoie[1]. Cette dernière duchesse
d'Arpajon perdit son mari en son château de Sévérac, dont il ne bougeoit plus depuis bien des années, en avril 1679. Venue à Paris pour
de grands procès, à la fin de 1683, où elle n'avoit paru que des moments, et rares depuis son mariage, fut, à sa grande surprise et sans y
avoir pensé, nommée dame d'honneur de Mme la dauphine de Bavière à la mort de la duchesse de Richelieu, mai 1684. Elle est morte
à Paris en décembre 1716[2], belle, vertueuse, et ayant exercé sa charge
jusqu'à la mort do cette dauphine, avec grande dignité et considération. »

1. *De sa Savoye*, dans le manuscrit.
2. Saint-Simon, en suivant l'*Histoire généalogique*, qui lui sert de guide
(tome V, p. 898 et 899), commet ici une seconde erreur : il prend la date
de la mort de Mme de Roucy pour celle de la mort de sa mère, qui est le
4 mai 1701.

XVI

LE MARQUIS ET LA MARQUISE DE DANGEAU ET LEUR FILS[1].

(Fragments inédits de Saint-Simon[2].)

« Le marquis DE DANGEAU, du nom de Courcillon, étoit de bonne
noblesse, et rien de plus, qui, de pièces de rapport, tâcha de se faire
un seigneur, et, comme dit si bien la Bruyère, « ce n'étoit pas un sei-
« gneur, mais il étoit d'après un seigneur. » Il étoit fils de père et de
mère huguenots, qui n'ont jamais paru, et avoit une sœur, morte fille en
Hollande, où elle s'étoit retirée à la révocation de l'édit de Nantes. Il
se fit catholique fort jeune et se poussa à la cour comme il put. C'étoit
un homme plein d'honneur et de bonté, très officieux, très sûr et très
doux dans le commerce, qui n'a jamais dit de mal de personne, mais
fade adulateur à vomir, louant tout, approuvant tout, craignant tout.
Il se piquoit d'esprit et de lettres, avoit plus d'esprit qu'on ne pensoit,
et savoit très bien se conduire; d'ailleurs, contrefaisant le seigneur en
tout, à faire mourir de rire ceux même qui l'aimoient le mieux. Mme de
Montespan disoit de lui qu'on ne pouvoit s'empêcher de l'aimer et de s'en
moquer. Il étoit grand et bien fait; un beau visage jusque dans la vieillesse; fort gros pourtant, mais l'air et toutes les façons fort nobles; bien
avec tout le monde, mal avec personne; vivoit toujours à la cour avec la
meilleure compagnie et la plus choisie, avoit beaucoup d'amis, et l'estime
et la considération de tout le monde, à travers tous les ridicules qu'il
se donnoit; une bonne table et une maison très honorable toute l'année.

« Il se mit dans le plus gros jeu. La maison de la comtesse de Soissons, d'où le Roi ne bougeoit alors, lui fut favorable; le comte de
Guiche, Vardes et d'autres de cette privance et de cette volée le pro-
tégèrent, et la comtesse de Soissons beaucoup : cela l'initia dans tout
le meilleur et l'approcha fort du Roi. On n'envioit et on ne craignoit
rien de lui; il ne cherchoit qu'à plaire à tout le monde : chacun le
protégea, et les dames, à qui il plut et qui le trouvèrent discret, le
portèrent. Il fut doublement heureux au jeu, en ce qu'il y gagna si
gros, qu'il en tira son fonds de bien et les acquisitions de ses charges,
et en ce qu'il n'y eut jamais le plus léger soupçon sur sa fidélité. Il

1. Voyez ci-dessus, p. 182-192, et l'Addition 171, p. 362-363.
2. Le premier de ces fragments est tiré de la notice des CHEVALIERS D'HON-
NEUR DE MME LA DAUPHINE-BAVIÈRE, dans le mémoire sur les *Grandes charges*,
vol. 45 des Papiers de Saint-Simon, fol. 179 v°; le second, de l'article DE
LUYNES, dans les *Notes sur tous les Duchés-pairies existants*, vol. 64 des
mêmes Papiers, fol. 258 v°.

combinoit beaucoup et réussit fort par là; il étoit de toutes les grosses
parties du Roi et de Mme de Montespan, et de celle entr'autres où le
Roi perdit et regagna tant de millions, qu'il s'interdit, et à Mme de
Montespan, ces prodigieux jeux-là pour toujours. Cela le mit de tous
les voyages de la cour et dans une sorte de privance. Il la voulut entretenir par l'accès et les entrées : cela lui fit acheter une charge de lecteur
du Roi, qui les donne, et qui d'ailleurs est sans fonctions[1]. De là, jouant
un soir avec le Roi et Mme de Montespan, à une très grosse partie, il
pressa la maîtresse de lui obtenir un logement. Le Roi, à qui elle en
avoit déjà parlé et qui l'entendit, se mit en gaieté et lui en promit un
s'il faisoit sur-le-champ des vers sur des bouts-rimés fort étranges
qu'il imagina, ne croyant pas qu'il osât l'entreprendre. Dangeau se fit
presser, et cependant songeoit à ses vers : il fut assez heureux pour les
trouver, et les récita tout de suite. La compagnie fut bien étonnée, et
le Roi plus que personne, qui lui donna le logement. Il obtint ensuite
le régiment du Roi d'infanterie à sa création[2]; mais il le garda peu : ce
n'étoit pas son fait. On l'envoya faire un compliment en Angleterre;
puis on le dépêcha pour quelque bagatelle à des princes d'Allemagne.
Au mariage de Monseigneur, il fut au nombre des menins qu'on lui
donna. Il acheta ensuite le gouvernement de Touraine, et y alloit de
temps en temps faire la roue et *Monsieur le Gouverneur*. Il donna cinq
cent mille livres à M. de Richelieu, et se fit ainsi chevalier d'honneur
de Madame la Dauphine, et s'assura par là de l'ordre du Saint-Esprit,
qu'il eut à la promotion de 1688. Il étoit, il y avoit longtemps, de
l'Académie françoise, et ce n'étoit pas une des moindres sources de
ses fatuités que le sérieux avec lequel il traitoit tout ce qui avoit trait
à cette société. Il parvint à une des trois places de conseiller d'État
d'épée, et alloit presque toujours au Conseil quand le Chancelier le
tenoit à la cour, comme presque toujours, d'où Dangeau ne sortit que
rarement, et comme par échappées. Enfin, le Roi ne voulant plus être
grand maître de l'ordre du Mont-Carmel et de Saint-Lazare, il donna ce
magistère à Dangeau, qui en pensa mourir de joie, et qui ne s'y accoutuma jamais. Il n'y avoit presque que sa commanderie magistrale qui
fût bonne, et il la consacra à l'éducation d'un nombre de jeunes gens
de grand nom et fort pauvres, à qui il donnoit la croix. C'étoit une
nouvelle et un concours à chaque promotion qu'il faisoit, tantôt aux
Carmes des Billettes, tantôt à Saint-Germain-des-Prés. Il y contrefaisoit
les promotions du Saint-Esprit. Il avoit au milieu du chœur son prie-
dieu et son tapis de pied, avec son grand manteau en broderie de
l'ordre de Saint-Lazare, et le collier du même ordre par-dessus. Des
prêtres de l'Ordre, vêtus en camail et rochet, le camail et la soutane
cramoisie, imitoient les cardinaux ; et sur les bancs étoient les chevaliers, en habit de cérémonie. Il avoit son dais et son fauteuil près de

---

1. Voyez ci-dessus, p. 185, note 1, et ci-après, p. 457, note 2.
2. Ces trois derniers mots sont en interligne.

l'autel ; les officiers de l'Ordre le venoient prendre pour l'y conduire,
avec les mêmes révérences et cérémonies que font au Roi ceux du
Saint-Esprit ; et de même pour lui mener les novices et leurs parrains,
l'en ramener, le conduire et le ramener de l'offrande, entrer et sortir
de l'église. Là Dangeau se pâmoit d'aise, saluoit avec un air de grandeur et de bonté tout ce qui étoit là sur des échafauds ; et c'étoit toujours toute la cour qui y couroit pour rire, et, quoique personne ne
s'en contraignît, souvent jusqu'au scandale, lui étoit ravi, prenoit tout
en bonne part, et se croyoit admiré. Il lui échappoit quelquefois de
dire, en souriant avec complaisance, qu'il n'y avoit que le Roi et lui
qui, dans Paris, eussent un dais sur leur fauteuil dans l'église ; et cent
autres remarques pareilles, dont il s'épanouissoit. Très souvent, les
soirs, le Roi le faisoit entrer ces jours-là chez Mme de Maintenon, pour
s'en donner la farce ; et sa femme, plus sensée que lui, souffroit à tel
point que personne n'osoit lui en parler.

« Il avoit épousé, en 1670, Françoise, fille d'un homme très riche
appelé Morin *le Juif*, qui avoit marié ses deux autres filles, l'une au
maréchal d'Estrées, et c'est la mère du dernier maréchal d'Estrées,
l'autre à Montmort, maître des requêtes. Il n'en eut qu'une fille, très
riche, qui épousa le duc de Montfort, fils aîné du duc de Chevreuse,
qui en ont eu le duc de Luynes d'aujourd'hui. Cette Morin, qui ne parut
jamais à la cour, mourut en 1682.

« Il se remaria en 1686 à Marie-Sophie, fille d'honneur de Madame la
Dauphine, fille de Ferdinand-Charles, comte de Levenstein[1], et d'une
sœur du cardinal de Fürstenberg. Jamais nymphe si belle, si jolie, si
agréable, si bien faite, si marchant par les airs avec tant de grâce et
tant d'ignorance de ses agréments et de ses charmes, avec fort peu
d'esprit, un très bon, très sage, très judicieux esprit, un sens allemand, bon, simple, droit et ferme, et, plus que tout cela, la vertu
d'un ange, avec une bonté et une simplicité ravissante, sans paroître
dévote, étant de tout et à tout, aimable à tous, sans se démentir en
quoi que ce soit. Elle n'avoit rien de vaillant, comme elles sont toutes
en Allemagne ; mais elle avoit les plus grandes et les plus proches
parentés, ses frères et ses sœurs mariés au plus grand, et les premiers
emplois de l'Empire dans sa plus proche famille. C'est une branche de
Bavière mésalliée, ce qui s'appelle *de la main gauche* en Allemagne,
mais un vrai et légitime mariage, dont l'inégalité exclut des grands fiefs
de la maison et de la qualité de prince. Aussi pleura-t-elle bien quand
il fut question de ce mariage ; mais elle n'avoit rien, et elle s'y résolut.
Elle a vécu avec Dangeau dans l'union et l'amitié la plus intime, et lui
avec une tendresse et un respect qui entretenoit ce réciproque.

« Cette alliance le rehaussa beaucoup. Le cardinal de Fürstenberg
aimoit fort cette nièce, et il étoit dans la première considération à la
cour. Les armes de la nouvelle mariée, qui parurent à sa chaise, sur-

---

1. *Lewestein*, dans le manuscrit.

prirent fort les ignorants, qui, partout, et surtout à la cour, font le très
grand nombre. C'étoit le même écusson que celui de Madame la Dauphine et de Madame, qui, toutes deux, le trouvèrent extrêmement
mauvais. Elles étoient venues jeunes d'Allemagne : elles savoient bien
cette main gauche ; mais la disproportion entre les princes palatins et
cette branche mésalliée leur paroissoit ne pas souffrir les mêmes
armes. Elles se trompoient. Le cardinal de Fürstenberg soutint sa
nièce et montra que ses neveux, ainsi que leurs pères, portoient ces
mêmes armes en Allemagne, sous les yeux de l'Empereur, de toute la
maison palatine et de la diète de l'Empire, sans [que] qui que ce soit
l'eût trouvé mauvais. Ainsi, les armes demeurèrent entières.

« A la mort de Madame la Dauphine, Dangeau perdit sa charge. Lorsque le Roi déclara la paix de Savoie et le mariage de Mgr le duc de
Bourgogne, il rendit pour rien la charge à Dangeau et nomma sa femme
dame du palais ; il l'a encore perdue à la mort de cette princesse.

« Mme de Dangeau, estimée et considérée de toute la cour, fut goûtée
du Roi, et plus encore de Mme de Maintenon, par les privances de sa
place de dame du palais, et peu à peu devint plus la leur que celle de
la Princesse. Elle fut admise à toutes leurs parties particulières de
plus en plus, et, après la mort de Madame la Dauphine, c'étoit Mme de
Dangeau, Mme de Levis et Mme d'O, toutes trois dames du palais, qui
firent l'unique compagnie du Roi jusqu'à sa mort.

« Dangeau avoit un fils unique de son second mariage, plein d'esprit
et de valeur, mais qui n'avoit que ces deux qualités, et qui abusoit fort
de la première[1]. Ses étranges débauches lui causèrent une opération
qu'on lui fit à Versailles. Mme de Maintenon, qui en étoit la dupe,
comme de bien d'autres choses, lui alloit tenir compagnie tous les
jours et l'ennuyoit beaucoup, et il s'en dédommageoit par lui faire
cent contes, dont le moindre auroit perdu tout autre. Il eut à Malpla-
quet une cuisse emportée : il y eut de la malefaçon à son traitement,
en sorte qu'il la lui fallut couper une deuxième fois à Versailles. L'opération étoit infiniment périlleuse : son père et sa mère le pressoient de
se confesser ; Courcillon, après avoir fait la sourde oreille, leur dit
enfin qu'il le vouloit bien, mais qu'il desiroit le bien faire, et, pour cela,
prendre un homme en qui il pût mettre sa confiance ; qu'il n'en connoissoit qu'un seul par sa réputation, qui étoit le P. de la Tour, général
de l'Oratoire, et qu'il les prioit de le lui faire venir. A ce nom, Dangeau
pâlit et demeura muet : mander à la cour un janséniste pour confesser
son fils, cet acte de religion étoit plus fort que lui. Il ne parla plus de
confession, et c'est tout ce que son fils avoit espéré de sa demande.
L'opération faite et le danger fort grand, Courcillon aperçut son père
qui pleuroit : « Mon pauvre père, s'écria-t-il avec cette gaieté singulière
« qui ne l'abandonna jamais, je t'en prie, ne pleure point ; tu fais une
« grimace qui me fait peur. Eh bien ! mon pauvre père, je vois bien ce

1. Voyez la suite des *Mémoires*, tomes V, p. 59-60, VI, p. 5, et VII, p. 279-280.

« que c'est : je n'ai point de garçons. Console-toi, l'abbé se mariera. »
Et là-dessus, enfile une description de l'équipage de l'abbé de Dangeau
en plumet et en cavalier, qui les força tous à se tenir les côtés de rire.
Cet abbé[1] étoit frère de Dangeau, le meilleur homme du monde, mais
si doucereux, si fade, si pédant, et toutes ses façons si ridicules, que
ce travestissement en petit-maître étoit extrêmement plaisant. Il étoit
aussi lecteur du Roi, et les deux frères, contents de garder leurs entrées, avoient vendu cette charge[2]. L'abbé étoit aussi de l'Académie
françoise, infatué de corriger la langue, et auteur de cent ouvrages plus
futiles les uns que les autres. Il avoit plusieurs bénéfices et avoit été
huguenot ; peut-être, au fond, n'a-t-il jamais cessé de l'être.

« Courcillon épousa la fille unique du marquis de Pompadour qui fut
à la Bastille dans la Régence. Elle étoit riche et belle comme le jour.
Elle eut la place [de dame] du palais de sa belle-mère, et a logé et vécu avec
elle jusqu'à sa mort, en grande union. Elle n'eut qu'une fille
unique, qui épousa le fils du duc de Chaulnes, dont elle devint veuve
peu après, et ensuite a épousé, un peu sans sa mère, le prince de
Rohan. Elle est belle et fort bien faite, très vertueuse, et vit à merveilles avec lui et avec toute sa famille.

« Dangeau n'a point vu ces mariages, et a eu la douleur de voir mourir
son fils de la petite vérole. Il est mort à Paris, 9 septembre 1720,
à quatre-vingt-quatre ans, quoique taillé deux fois, et la grande opération de la fistule ; du reste, jusqu'à la fin entier de corps et d'esprit.

« Il a eu, depuis son entrée un peu avancée à la cour, un grand soin
d'apprendre toutes les nouvelles, de ne négliger pas les plus petites et
les plus indifférentes, de les écrire tous les soirs, avec ce que le Roi
avoit fait dans sa journée : cela, sèchement, sans raisonnement ; rien
que des faits de gazette. Cette patience et cette persévérante fidélité
ne se comprend point. On savoit qu'il écrivoit, le Roi même ne l'ignoroit pas ; aussi écrivoit-il de telle sorte qu'il auroit pu le faire imprimer
sans que personne en eût été blessé. Quelque fade et petit que cela soit
en beaucoup de choses, il faut avouer que c'est un ouvrage précieux
par les suites et les dates, qui ne se trouvent rassemblées nulle autre
part ailleurs, et un tableau des occupations et des plaisirs du Roi et de
la cour, une image de sa vie extérieure, qu'on n'a d'aucun autre, et
qui est extrêmement utile et curieuse, et qui fait beaucoup regretter
qu'un autre ne s'en soit avisé sous les précédents règnes. Il faut lui

1. Voyez la suite des *Mémoires*, tome XVII, p. 144-145.
2. Nous avons fait remarquer que, selon toute vraisemblance, selon les
pièces mêmes, ce fut l'abbé de Dangeau seul qui acheta cette charge, son
frère ayant déjà les entrées. Il est cependant étrange que Saint-Simon per-
siste partout dans la même erreur. Ici seulement, et dans son tome XIII,
p. 283, il donne à entendre que les deux frères se seraient associés pour
acheter la charge ; encore ses expressions ne sont-elles ni claires ni précises.

passer les fadeurs sans nombre et les louanges continuelles du Roi, et
s'attacher au gros, où il y a fort à apprendre.

« Mme de Dangeau, veuve, mena une vie retirée et très décente. La
faveur lui en vouloit. Elle et Mme de Levis avoient bien servi M. le
cardinal de Fleury auprès de Mme de Maintenon, qui, malgré le Roi, qui
ne l'avoit jamais aimé ni estimé, et malgré le P. Tellier, le firent faire
précepteur par le testament du Roi. C'est peut-être les deux seules
personnes à qui il ait témoigné de la reconnoissance. Toutes les fois
qu'il alloit au séminaire de Saint-Sulpice d'Issy, dont il a fait sa maison
de campagne, il les voyoit en la leur de Suresnes, très rarement à
Paris, et presque toujours en une petite maison qu'elle avoit pour cela
à Vaugirard, où il venoit dîner en tiers avec elle, sous la clochette, et y
passer tous trois seuls la plus grande partie de l'après-dînée. Mme de
Dangeau, modeste au dernier point sur sa naissance et sur ses parents,
dont elle ne parloit jamais, toute occupée de prières et de bonnes
œuvres, avoit souvent quelqu'un à manger, et, voyant peu de monde
choisi, a vécu jusqu'en 1737, qu'elle mourut de s'être rompu une cuisse
en tombant dans sa chambre, dont on ne s'aperçut que quand il ne fut
plus temps d'y remédier. Elle avoit soixante-quinze ans, et toujours
charmante dans le commerce, avec une franchise qui ôtoit le fade de
sa douceur, l'inclination toujours un peu impériale et allemande ; et,
jusque dans cet âge, tout en elle faisoit souvenir de ce qu'elle avoit été
dans sa jeunesse. »

« Marie-Jeanne de Courcillon[1], fille unique de M. de Dangeau et de
Françoise Morin, sœur de la maréchale d'Estrées mère du dernier maréchal, sa première femme.

« Mariée 18 février 1694, morte 28 juin 1718.

« L'occasion est trop naturelle sur M. de Dangeau pour ne pas donner
quelque chose à la curiosité sur lui et sur son aimable et vertueuse
seconde femme.

« Ce courtisan a fait mentir une vérité, qui est que les ridicules
nuisent plus que les vices. C'étoit un ancien gentilhomme, tout uni,
mais de bonne noblesse, et dont les pères avoient été huguenots ; il
n'étoit pas sans esprit, ni sans de certains talents, surtout beaucoup
d'honneur, de probité et de bonté, avec un penchant à plaire qui forma
en lui une fadeur dont la singularité étoit telle, qu'elle se faisoit supporter et divertissoit à travers son dégoût. Son goût dominant fut le
jeu et la cour, où il s'introduisit par les cartes, et son bonheur y fut tel
qu'il y fit sa première et foncière fortune, et sans le plus léger soupçon.

1. Saint-Simon arrive à parler de Mlle de Dangeau dans l'article du duc
de Luynes, en regard du duc de Montfort, son mari.

Il y avoit une application de mathématicien et en avoit aussi la science
des combinaisons à un point qui étonnoit, et qui le rendoit maître de
jeux. Il fut de toutes les grosses parties du Roi et de Mme de Montespan, et acquit bientôt de la familiarité avec le Roi et ses maîtresses.
Il avoit de la facilité à faire de méchants vers ; il leur en donnoit pour
les amuser et pour rire : si bien que, peu de gens ayant alors de logement[1] au château de Versailles, tout dans le commencement il en vaqua
un, demandé par tout le monde. Dangeau, loin de cette portée, en
soupiroit au jeu et s'en laissoit entendre ; le Roi le lui donna à une condition qu'il crut impossible : ce fut de remplir sur-le-champ des bouts-
rimés[2] qu'il fît sur l'heure ; et, dans le moment, Dangeau les remplit en
vers, et eut le logement. De là, il acheta une charge de lecteur du Roi,
pour se procurer les entrées, et il commença à devenir un homme tout
à fait de la cour. Il se faisoit aimer de tout le monde, et Mme de
Montespan disoit de lui qu'on ne pouvoit s'empêcher de l'aimer et de
s'en moquer. Le Roi lui donna son régiment d'infanterie, qu'il ne garda
guère ; puis il acheta le gouvernement de Touraine. Le duc de Richelieu, intimement avec Mme de Maintenon et fort mal dans ses affaires,
voulut vendre sa charge de chevalier d'honneur de Madame la Dauphine
de Bavière, qu'il avoit eue pour rien à son mariage. Il étoit ami de
Dangeau, l'avoit introduit auprès de Mme de Maintenon ; il regarda
avec raison cette charge comme sa fortune, et, comme on cherchoit
à favoriser M. de Richelieu, Dangeau l'eut pour cinq cent mille livres ;
et cela le fit chevalier de l'Ordre. Dans l'entre-deux, il fit un grand
mariage. Madame la Dauphine avoit amené avec elle une chanoinesse
allemande, qui avoit la figure, les grâces, les mœurs et la vertu d'un
ange, qui demeura une de ses filles d'honneur. Elle s'appelle Marie-
Sophie de Levenstein[3], qui, en effet, est Bavière. Son père étoit la
cinquième génération, de père en fils, de Frédéric, comte palatin du
Rhin, second fils de Louis le Barbu, cinquième électeur palatin de
la branche Rodolphine, qui se trouva, 1415, au concile de Constance,
dont il se déclara le protecteur, et mourut aveugle en 1439, après avoir
été à la terre sainte. Frédéric, son second fils, ayant perdu son frère
aîné, l'électeur Louis II, en 1449, qui laissoit un fils unique âgé d'un an,
Philippe, surnommé depuis l'Ingénu, Frédéric, son oncle, fut tuteur de
sa personne et régent de ses États avec gloire ; mais il en abusa et se
fit reconnoître électeur en 1452, adoptant son neveu et promettant de
vivre dans le célibat. Mais, ayant voulu se marier depuis, il exprez[4] ce
qu'ils appellent en Allemagne un mariage de *la main gauche*, c'est-à-

1. Ce mot étant écrit en abrégé, on ne distingue pas si Saint-Simon l'a
mis au pluriel.

2. Il écrit : *boutrimés*.

3. Ici ce nom se trouve correctement écrit, avec la forme que nous
avons adoptée : voyez p. 188, note 2.

4. Faut-il supposer que, devant « exprez » *(sic)*, Saint-Simon a sauté *fit*?
Le sens seroit à la rigueur acceptable : *exprès*, à cause de sa promesse.

dire avec une fille noble, mais si inégale, que ses enfants ne peuvent
succéder. Il épousa donc, 1462, Claire de Tettingen, et l'empereur Frédéric fit ce qui en sortit comtes de l'Empire, qui y ont toujours paru
avec éclat sous le nom de Levenstein[1], qui fut la terre de leur apanage.
Lorsque la chambre des filles fut cassée, où celle-ci s'étoit distinguée
par sa beauté, par son agrément, par sa douceur et par sa vertu, elle
fut donnée à la duchesse, depuis maréchale de Villeroy, qui voulut
bien s'en charger, et aussitôt après on chercha à la marier. Dangeau,
ami du duc de Villeroy, depuis maréchal de France[2], lui en parla.
C'étoit une fortune pour cette fille; mais il y avoit bien loin de ce
mariage à celui de ses sœurs. Elle tiroit ici un grand lustre de sa mère,
sœur du fameux cardinal de Fürstenberg, qui y étoit alors, avec l'é-
vêque de Strasbourg, leur frère, sur un grand pied de distinction. Les
sœurs de cette prétendue étoient sept : la comtesse de Walstein; la
landgrave de Hesse-Rheinfels, grand'mère de Madame la Duchesse
seconde femme de Monsieur le Duc d'aujourd'hui, et de la reine de
Sardaigne; l'abbesse de Thorn; la comtesse de Salm, puis Sereni;
la comtesse de Rosenberg; la princesse de Nassau-Ullingen[3]; la duchesse Albert de Saxe, puis princesse de Lichtenstein. Elle eut donc
grand'peine à se résoudre. Enfin le Roi et Mme de Maintenon, qui y
entrèrent, lui firent parler par son oncle et par Madame la Dauphine, et
le mariage se fit. Mais il y arriva un scandale : le nom de *Palatin* fut
mis dans le contrat, et les armes à la chaise et au carrosse. Voilà
Madame la Dauphine et Madame en furie, et Dangeau bien empêtré.
Enfin, après de fâcheux propos, il fallut demander pardon du nom, qui
ne se souffroit point en Allemagne; mais, pour les armes, qui s'y
étoient toujours portées, il fallut bien les souffrir. L'orage passa; en
peu de temps[4] il n'en fut plus mention. Le frère aîné est devenu prince
de l'Empire et président de la Chambre impériale de Wetzlar. Elle a
vécu merveilleusement bien avec son mari, et lui avec elle; et furent,
l'un chevalier d'honneur, l'autre dame du palais de Mme la duchesse
de Bourgogne, à son arrivée en France. C'est elle dont on a parlé à
propos de la duchesse de Levis[5]. Dangeau fut de tous les voyages de
guerre et de plaisir du Roi, menin de Monseigneur, conseiller d'État
d'épée, et fort du grand monde et des meilleures compagnies de la
cour, dont il faisoit fort honorablement les honneurs aux étrangers.
Il fut aussi grand maître de l'ordre de Saint-Lazare, voulut rétablir cet
ordre en splendeur, en fit les cérémonies avec les grands habits, et y

1. Ici, *Lavenstein*.
2. Saint-Simon, dans cette partie de ses notes, remplace l'expression
maréchal de France par deux petits bâtons croisés.
3. Pour *Usingen :* voyez ci-dessus, p. 362 et note 3.
4. Il n'y a aucune ponctuation ici, ni après *passa*.
5. Sans doute à l'article de Poligny dit Levis, dans les *Duchés et comtés-
pairies éteints*, fol. 144 v° du vol. 58 des Papiers de Saint-Simon. Voyez
ci-dessus, p. 458, ligne 4.

donna des farces où toute la France s'empressoit d'aller l'admirer faisant la roue et imitant le Roi quand il faisoit des chevaliers du Saint-Esprit. Il écrivoit tous les soirs tout ce que la cour avoit fait dans la journée et les nouvelles; il ne s'en cachoit point, et, comme il étoit bon courtisan, il prenoit bien garde à y[1] désobliger personne. On admire la patience d'un récit si répété, si fidèle en riens, si sec en choses, dont il n'exprime que ce que la *Gazette* pouvoit dire, et surtout les louanges et les fadeurs dont le tout est farci; mais on regrette en même temps qu'il ne se soit pas trouvé un Dangeau par chaque règne, par la commodité des dates de toutes les sortes, et par le naïf tableau de l'extérieur de la cour. Il est mort, 9 septembre 1720, à quatre-vingt-quatre ans, ayant été taillé deux fois en sa vie, et essuyé peu après le Roi la même opération de la fistule. Les plaisantes singularités de son fils unique mèneroient trop loin[2]. Il eut la douleur de le perdre un an avant sa mort, et ne laissa[3] qu'une fille unique, qui a épousé le duc de Picquigny, fils du duc de Chaulnes, dont il n'y a qu'une fille, puis le prince de Rohan, où elle se retrouvera. »

NOTES SUR DANGEAU.

Dans les *Mémoires* (ci-dessus, p. 182), Dangeau est qualifié de « gentilhomme de Beauce tout uni. » Dans les deux morceaux qu'on vient de lire, il est « de bonne noblesse, et rien de plus, » ou « un ancien gentilhomme tout uni, mais de bonne noblesse. » En effet, la famille de Courcillon ne possédait même pas de titre régulier, et, comme le disent les *Mémoires*, elle « ne tenoit à personne, » c'est-à-dire ne se rattachait à aucun personnage illustre, à aucune grande famille, si ce n'est que notre marquis, par sa mère, Charlotte des Noues de la Tabarière, et par sa grand'mère maternelle, Anne de Mornay du Plessis, qui se remaria avec le maréchal duc de la Force, se trouvait être arrière-petit-fils d'une des gloires du protestantisme français, Philippe du Plessis-Mornay, l'ami d'Henri IV, l'orateur du colloque de Poissy. Quant à la noblesse même des Courcillon, sans être douteuse, elle n'avait certainement ni l'antiquité ni l'illustration que lui prête certaine note généalogique fournie, en avril 1686, au *Mercure galant*, et reproduite avec une complaisance visible par les auteurs de la *Vie de Dangeau* (tome I, p. xix). Deux ans plus tard, quand Dangeau dut faire ses preuves de noblesse pour l'ordre du Saint-Esprit, il ne fournit rien de suivi au delà de 1459[4]; les commissaires nommés le 12 décembre pour recevoir ces preuves étaient le duc de Saint-Simon, père de notre auteur, et le duc de Nevers. Outre lesdites preuves, nous possédons un grand nombre de

1. *Sic*, sans la particule négative.
2. Voyez ci-dessus le premier article, p. 456.
3. Ce verbe a pour sujet Courcillon, le fils, et non le père.
4. Bibl. nat., Cabinet des titres, dossier Courcillon, fol. 35 et suivants, et recueil des *Pièces originales*, vol. 884, fol. 173 v° et suivants.

titres originaux[1] où l'on voit, pendant un assez long temps, les ancêtres
de Dangeau qualifiés simplement de *nobles hommes* et *paroissiens* de
Moléans. Enfin il y a des grand'mères de très modeste extraction, et dont
la noblesse eût certainement fait défaut, si leur descendant avait eu à
prouver huit ou seize quartiers. Sans doute d'Hozier, dans le mémoire qu'il
fit pour le Roi, vers 1706, sur les familles des membres du Conseil[2], dit
que la maison de Courcillon doit être placée dans la troisième classe de la
plus ancienne noblesse, qu'elle était de noblesse militaire dès 1250, et les
seigneurs de Courcillon des principaux vassaux de Château-du-Loir; qu'un
Philippe de Courcillon (dont le nom fut relevé, avec intention sans doute,
pour notre marquis) vivait en 1080; qu'un des frères de Guillaume IV de
Courcillon s'établit dans le pays Dunois en 1361, et que les marquis de
Dangeau sont venus de cette branche. Mais d'Hozier, si rigoureux pour tant
d'autres noms dans ce mémoire confidentiel, nous semble répéter tout
simplement l'article du *Mercure* de 1686, que sans doute il avait rédigé en
collaboration avec Dangeau (tous deux étaient des fournisseurs habituels du
Mercure pour les généalogies ou pour les comptes rendus des cérémonies),
et, ni d'un côté ni de l'autre, on ne voit aucune preuve de l'attache des
Courcillon de Dunois avec les anciens chevaliers angevins ou manceaux de
même nom. Autrement, s'il y en eût eu des preuves, Dangeau n'aurait pas
manqué de les produire pour l'Ordre, en 1688. La complaisance de d'Hozier
paraît donc évidente; elle nous rappelle que Boileau, au temps où il avait
besoin, comme le dit Fontenelle, de « se ménager adroitement des protecteurs, » dédia à Dangeau, tout fraîchement mis à la tête du régiment du
Roi, sa satire v, *Sur la Noblesse*, parce que le nom de la Rochefoucauld,
bien autrement illustre, s'était trouvé trop long pour entrer dans les vers.
On serait presque tenté de se demander s'il n'y aurait point quelque ironie
dans cette dédicace. Plus d'un trait pourrait viser Dangeau, sa noblesse et
son titre si récent :

> De là vinrent en foule et marquis et barons....

et ces vers de la fin s'appliquer au jugement du célèbre généalogiste sur
les Courcillon :

> .... Quand un homme est riche, il vaut toujours son prix,
> Et l'eût-on vu porter la mandille à Paris,
> N'eût-il de son vrai nom ni titre ni mémoire,
> D'Hozier lui trouvera cent aïeux dans l'histoire.

Du reste, Dangeau ne se souciait guère de faire examiner les choses par
des juges impartiaux, car, au lieu d'user du bon vouloir de Clairambault,
il lui écrivait, le 16 mai 1703 : « Je suis honteux du peu de soin que j'ai
toujours eu là-dessus (les titres de sa maison); je vous serai très redevable
de me tirer de ma paresse. Je sens bien que je devrois mettre ma généa-

1. Dans le même volume 884 des *Pièces originales* et dans les vol. 207
et 208 des *Carrés de d'Hozier.*
2. Ms. Clairambault 664, p. 730-731.

logie un peu plus en forme[1]. » Le *Dictionnaire de Moréri*[2] montre, en ces
matières, une prudente réserve : « Il y a eu, dit-il, dès le septième siècle,
en Anjou, des seigneurs de Courcillon qui y ont fait une assez grande
figure;... mais, ceux qui ont porté le nom de Courcillon dans les seizième et dix-septième siècles n'ayant pas pris le soin de prouver qu'ils
descendoient de ces anciens seigneurs, on ne dira rien ici de leur famille
que ce que celui qui fait le sujet de cet article s'est contenté d'en faire
connoître pour jouir de l'honneur que le roi Louis XIV lui avoit fait de le
nommer chevalier de ses ordres.... » Les continuateurs du P. Anselme,
eux aussi, se sont bornés à donner vingt-cinq lignes à Dangeau, à ses deux
femmes et à ses enfants (tome IX, p. 229), sans remonter plus haut que
ses père et mère. D'après les titres originaux que possède la Bibliothèque
nationale, ou ceux que M. Merlet, archiviste du département d'Eure-et-
Loir, a employés dans l'article fourni, en 1857, au *Bulletin historique et
littéraire de la Société de l'histoire du Protestantisme français* (p. 72-78)[3],
et d'après l'étude de M. de Possesse sur *Dangeau et ses seigneurs*, il paraît
que le premier personnage marquant parmi les ancêtres authentiques de
l'auteur du *Journal* fut Guillaume de Courcillon, chambellan du roi Louis XI,
bailli de Viennois en 1463 et bailli de Chartres en 1468. Son fils épousa,
en 1473, l'héritière de la seigneurie de Dangeau. Au seizième siècle, les
Courcillon embrassèrent la religion protestante, et, vers 1570, Louis, premier du nom, fonda l'église réformée de Dangeau. Une de ses filles se
maria avec l'ambassadeur Canaye du Fresne. Son fils Jacques alla comme
ambassadeur en Angleterre; mais il s'allia très petitement, avec la fille
d'un licencié ès lois. Louis de Courcillon, issu de ce mariage et père de
l'auteur du *Journal*, fut un des *anciens* de l'église de Dangeau, figura au
synode national de Tonneins, à l'assemblée de Loudun, et dans la députation que les nobles du pays Chartrain envoyèrent à Monsieur le 8 février 1652.

Notre marquis, ainsi que son frère, le futur abbé, et que toute leur famille, fut élevé dans la religion protestante; mais ce fut lui qui donna le si-
gnal du retour à la foi catholique, assez tard il est vrai, puisqu'il avait déjà
une trentaine d'années, tenait un certain rang à la cour et allait bientôt
commander le régiment d'infanterie du Roi. La *Gazette* ne manqua point
d'annoncer cette nouvelle (article de Paris du 18 juillet 1665[4]) : « Ces jours
passés, le marquis d'Angeaut (*sic*), petit-fils du sieur du Plessis-Mornay, fit
abjuration de l'hérésie entre les mains de notre archevêque, en présence de

1. Ms. Clairambault 1163, fol. 15.
2. Notice sur Dangeau, au mot Courcillon.
3. Les auteurs de la *Vie de Dangeau*, en tête de son *Journal* (tome I,
p. xx, note 3), ont indiqué, par mégarde, un article de la *Revue* (sic) *du
Protestantisme françois*, année 1853 (*lisez :* 1854), p. 176-181, qui a trait à
des protestants du nom de Dangeau habitant à Laurenque, en Guyenne (département de Lot-et-Garonne), lesquels n'appartenaient ni aux Courcillon
de Dangeau, ni même à la noblesse.
4. *Gazette* de 1665, p. 699. La *Gazette*, dans ces temps-là, commence à
enregistrer, avec force éloges, les conversions marquantes de seigneurs
ou de ministres protestants.

plusieurs personnes de qualité. » Trois ans et quelques mois plus tard,
nouvelle abjuration encore plus solennelle et plus retentissante : « Le
10 [octobre 1668], l'abbé Bossuet reçut en l'église des Carmélites de la rue
du Bouloy l'abjuration du marquis de Courcillon d'Anjau (*sic*[1]), petit-fils du
sieur du Plessis-Mornay, ayant été commis pour cette fonction par notre
archevêque, qui avoit, durant plusieurs mois, pris le soin de l'instruire:
laquelle conversion est d'autant plus considérable, que ledit marquis est
fort éclairé sur les matières de la religion, et qu'il n'a changé de parti
qu'après une entière connoissance de cause[2]. » Cette seconde conversion
devançoit de quelques jours celle de Turenne[3], sous qui Dangeau avait fait
ses premières armes comme capitaine de cavalerie; mais il ne s'agit plus
de Philippe lui-même (serait-il admissible que cette cérémonie eût été répétée à trois ans d'intervalle?), et, sous le titre de « marquis de Courcillon
de Dangeau, » nous croyons qu'il faut reconnaître le frère cadet du vrai marquis, Louis de Courcillon, qui, né en janvier 1643, venait de remplir une mission auprès du roi Casimir de Pologne, pour lui porter les condoléances de
la cour de France sur la mort de la reine sa femme[4]. Peu après cette conversion, Louis de Courcillon dut entrer dans les ordres, puisqu'il portait
déjà le titre d'abbé quand le Roi lui permit, en 1671, d'acheter la charge de
lecteur de sa chambre; les bénéfices vinrent ensuite, et, quoique l'abbé
se déclarât bien hautement hostile au cumul[5], il eut tout à la fois jusqu'à
deux abbayes et deux ou trois prieurés, représentant de quarante à cinquante mille livres de revenu[6], sans compter le titre de camérier d'honneur que le pape Clément X lui donna en souvenir de sa mission à Varsovie.
  Le reste de la famille demeura fidèle au protestantisme[7], et le château

1. La *Gazette* persista assez longtemps à garder cette orthographe.
2. *Gazette* de 1668, p. 1258.
3. 23 octobre 1668.
4. Selon *la France protestante*, sa conversion suivit de près le voyage en
Pologne. Saint-Simon dit en effet (tome XVII, p. 144) que l'abbé n'abjura
qu'après son frère aîné. Le marquis de Sourches (*Mémoires*, éd. 1881,
tome I, p. 89, note 2) note que l'abbé « huguenot aussi bien que son frère,
avoit porté les armes en Pologne sous le nom de Courcillon. » Ceci achève
de nous convaincre.
5. Avant de posséder plusieurs bénéfices, il déclarait à Boileau qu'un
seul, ne fût-il que de mille écus, lui suffirait. Cependant il accepta abbayes
et prieurés. « Eh bien! lui dit un jour Boileau. — Ah! répondit l'abbé, si
vous saviez que cela est bon pour vivre! — Mais pour mourir, Monsieur
l'abbé, pour mourir? » (*Correspondance de Boileau avec Brossette*, p. 36
et 38, 6 mars et 1ᵉʳ avril 1700.) — On remarquera (ci-dessus, p. 457) que
Saint-Simon conteste la sincérité de cette conversion de 1668.
6. L'abbaye de Fontaine-Daniel (février 1680) et celle de Notre-Dame de
Clermont (juillet 1710), toutes deux au Maine; les prieurés de Notre-Dame
de Gournay, de Saint-Maixent de Verines, de Ranty et de Saint-Arnoul.
7. Voyez *la France protestante* des frères Haag, article Courcillon, et le
Bulletin de la Société de l'histoire du Protestantisme français, année 1857,
p. 72-78; *Dangeau et ses seigneurs*, par M. de Possesse, p. 72 et suivantes;
le Calvinisme dans le Dunois, au XVIᵉ siècle et au XVIIᵉ, par M. Amédée

de Dangeau, ou du moins la basse-cour de ce château, et celui de Bazoches-en-Dunois, appartenant aux demoiselles de Courcillon, servirent de lieux d'exercice aux réformés des paroisses environnantes jusqu'à la suppression de leur culte par arrêt du Conseil [1]. Néanmoins, trois sœurs du marquis, et non une seule, comme le dit Saint-Simon, persistèrent dans leur foi. Lorsque vint la révocation de l'édit de Nantes, il obtint pour elles une permission tout exceptionnelle de demeurer dans son château de la Bourdaisière, près de Tours, quoique non converties, et un de ses beaux-frères, le marquis du Perray, eut un répit de trois semaines pour abjurer [2]. Peu après, une des sœurs [3] fut convertie par les soins de l'intendant de Poitiers; les deux autres résistèrent à tous les procédés d'intimidation, même à la détention dans une maison religieuse, et, de guerre lasse, on les laissa partir pour la Hollande. Leurs biens furent alors frappés de confiscation, suivant les termes de la loi; mais Dangeau en obtint le don pour lui-même, par lettres royales du 20 décembre 1688 [4]. L'une de ces émigrées, une « seconde Dorcas, » au dire de Mme du Noyer, sans doute celle dont Saint-Simon a parlé au début de l'appendice (p. 453), fonda à la Haye deux pensionnats pour les jeunes Françaises de qualité. Charlotte mourut en Angleterre. Une autre sœur, Catherine de Courcillon, femme de Jean Guichard, marquis du Perray, enfermée en 1687 chez les Hospitalières de Saint-Gervais, finit, à ce qu'il semble, par se rallier au catholicisme, comme l'avaient fait déjà, en 1686, son fils et sa fille [5]; mais son mari était passé à l'étranger, et, en 1697, se trouvant « délaissée » par le fait de cette émigration, elle donna à Dangeau et à son fils la terre de Renay, en Vendomois, moyennant une pension viagère de quinze cent soixante livres, avec stipulation de nullité si M. du Perray ou sa fille rentraient en France et se faisaient « réhabiliter » [6].

Lefèvre-Pontalis, p. 4-5; *Histoire du comté de Dunois*, par l'abbé Bordas, publiée par la Société dunoise (1880), tome II, p. 31-32.

1. Arch. nat., E 1820, arrêt du 15 février 1683. Selon l'abbé Bordas (dont le texte est incorrect), Charlotte, Hélène-Françoise et Hélène-Suzanne de Courcillon habitaient à Bazoches un logis seigneurial récemment rebâti, et où les avait attirées l'existence d'un des prêches les plus fréquentés du Dunois. Ce prêche ayant été supprimé, elles firent transporter la chaire et les bancs dans leur propre maison. Une des deux Hélène s'avisa de donner à son ministre protestant une chapelle seigneuriale qui attenait à l'église de Bazoches; mais l'ordinaire y fit installer un prêtre. Comparez *Dangeau et ses seigneurs*, par M. de Possesse, p. 71-76 et 155-161.

2. Dépôt de la guerre, vol. 758, 31 décembre 1685.

3. Élisabeth, mariée à Frédéric Suzannet de la Forest : voyez Doyen, *Histoire de la ville de Chartres et du pays Chartrain*, tome II, p. 248-250.

4. Le 2 janvier précédent, Charlotte et Hélène de Courcillon, dames de Bazoches, demeurant à l'hôtel de Dangeau, avaient fait donation aux trois filles de leur feue sœur, Suzanne, femme de M. du Plessis de la Perrine, aussi protestante, de ce que celle-ci leur avait laissé par testament en 1685. (Arch. nat., Y 253, fol. 92.)

5. L'abbé Bordas dit que la plus jeune des sœurs fut convertie par le curé de Dangeau; selon M. de Possesse (p. 75), ce serait Mme de la Perrine.

6. Arch. nat., Y 270, fol. 339 v°.

Le titre de marquis de Dangeau n'était que ce qu'on appelle un titre de *courtoisie*. Jamais la terre de ce nom ne fut érigée en marquisat. Située dans le Perche-Gouët (département d'Eure-et-Loir, canton de Brou, à dix-sept kilomètres N. O. de Châteaudun), sur les confins de la Beauce et à plus de vingt lieues des ruines du château patronymique de Courcillon[1], elle était venue aux Courcillon de Dunois, avec plusieurs fiefs du voisinage, par une héritière de la maison de Cholet[2], dans le courant du quinzième siècle. Le père de notre Philippe de Courcillon se qualifiait simplement seigneur de Dangeau ; Philippe prit successivement les titres de baron ou de marquis de Saint-Hermine, en Poitou, après la mort de sa mère, puis ceux de baron et enfin de marquis de Dangeau : titres tolérés à la cour, mais non reconnus par la Chambre des comptes, qui protesta à plusieurs reprises, notamment[3] lorsque l'auteur du *Journal* fit ériger ses terres de Touraine, la Bourdaisière, Montlouis, le Taillau, la Vallière, etc., en marquisat de Courcillon. Sans attendre d'ailleurs cette érection, il avait fait prendre à son fils le titre de comte de Courcillon et de Dangeau, alors que ce fils n'était pas encore baptisé et ne possédait même point de prénom[4].

Il est à remarquer que les contemporains, ou du moins la grande généralité, supprimant la particule *de*, disaient et écrivaient « le marquis » ou « l'abbé Dangeau, » tout court, pour « d'Angeau, » comme si le nom de la terre avait été *Angeau*[5]. Longtemps la *Gazette*, plus correctement cela supposé, imprima : *d'Anjau*, ou même : *d'Anjo*.

L'auteur du *Journal* se qualifiait encore comte de Melle et de Civray, baron de Saint-Hermine, de Château-du-Loir, de Lucé et de Bressuire, seigneur de Chausserais, etc. La plupart de ces terres étaient situées dans le Poitou, pays d'origine de sa mère, et quelques-unes furent acquises par lui des Petit de Chausserais[6], dont nous rencontrerons le nom dans les *Mémoires*.

Quand Saint-Simon dit : « La guerre étoit moins le fait de Dangeau, non qu'il ait été accusé de poltronnerie,... » il ne faut pas prendre ces expressions au pied de la lettre. Dangeau eut une carrière militaire et la remplit convenablement. Vers sa vingtième année, il avait débuté en Flandres, comme capitaine de cavalerie, sous Turenne. Après la paix des Pyrénées, il voulut continuer le métier des armes, et, ainsi que le faisaient beaucoup d'officiers français, il alla prendre part à la guerre de l'Espagne contre le Portu-

1. Il n'en reste que des ruines, dans la commune de Dissay-sous-Courcillon, à la limite sud-est du département de la Sarthe.

2. Un baron de Cholet, issu sans doute de la même souche, a relevé de nos jours le titre de marquis de Dangeau.

3. En 1719.

4. Il ne le fit baptiser et nommer que très tard, le 3 mai 1697.

5. Au contraire, nous avons vu plus haut (p. 25, note de note *a*) Rioult *de Douilly*, pour *d'Ouilly*.

6. Dangeau acheta, par décret, la baronnie de Bressuire, qui avait été saisie sur les Chausserais, et la paya deux cent sept mille livres, le 26 septembre 1675. Le domaine de Chausserais lui coûta soixante-quinze mille livres. (B. Ledain, *Histoire de Bressuire*, 2ᵉ édition, p. 191 et 213.)

gal : il se signala même, nous dit Fontenelle, sous les ordres de don Juan
d'Autriche, à tel point que le roi Philippe IV lui fit offrir un régiment de
cavalerie et une pension; mais il préféra rentrer en France, et ce fut au
sortir de ces campagnes qu'il vint prendre rang à la cour de Louis XIV[1].
Converti tout aussitôt au catholicisme et récompensé par le commandement
du régiment du Roi, il donna, si l'on en croit la *Gazette*, tous ses soins à
l'instruction et à la formation de ce beau corps[2]. Néanmoins, et c'est en
cela que Saint-Simon se fait l'écho des contemporains de Dangeau, on re-
prochait à celui-ci non seulement un goût insuffisant pour le métier militaire, mais aussi quelque manque de vaillance. Outre la chanson dont
Mme de Sévigné cite un fragment[3] :

> Dangeau, par des hasards si grands,
> Si la paix dure encor dix ans,
> Tu seras maréchal de France[4],

on voit, à deux reprises, pour des querelles de jeu, Dangeau traité de lâche
et de poltron avéré par son partenaire et émule Langlée. Sur quoi, Bussy-
Rabutin dit à Mme de Scudéry[5] : « D[angeau] est de meilleure maison que
Langlée, mais je le tiens bien égal en courage; » et Mme de Sévigné écrit
à sa fille : « D[angeau] est hors de la Bastille.... Ils seront accommodés devant les maréchaux de France. Cela est dur à D[angeau] : il faudra qu'il dise
qu'il n'a point donné des coups de bâton, et les injures atroces lui de-
meureront. Tout ce procédé est si vilain, qu'un homme que vous recon-
noîtrez a dit que, quand les joueurs ont tant de patience, ils devroient
donner leurs épées aux cartes[6]. »

Quoi qu'il en soit, Dangeau, en quittant le commandement du régiment du
Roi (1670)[7], comptait se faire donner le commandement d'un des corps les
plus importants de la maison du Roi, celui des Cent-Suisses : il n'obtint
que l'ambassade de Suède[8]; mais, dès le début de la guerre suivante, il se
fit nommer aide de camp du Roi et suivit plusieurs campagnes, soit en cette

1. *Vie de Dangeau*, p. xxii.

2. *Gazette*, 1666, p. 341, 342, 948 et 972; 1667, p. 413; 1669, p. 340 et
548. Sous son commandement, le régiment fut porté à cinquante compagnies et peuplé de tout ce qu'il y avait de plus brillant à la cour; mais il ne
put obtenir qu'on le fît entrer dans les cadres de la maison du Roi, comme
les gardes françaises et suisses. Il le conduisit pendant la campagne de
Flandres de 1667, notamment au siège de Lille.

3. Lettre du 23 août 1678, dans le tome V, p. 474.

4. Comparez l'extrait des *Caractères* du Musée britannique cité page 182,
note 5.

5. *Correspondance*, tome III, p. 336.

6. *Lettres de Mme de Sévigné*, tomes II, p. 455-456, et V, p. 238 et 242.

7. Il y fut remplacé par l'ancien lieutenant-colonel Martinet (corrigez, sur
ce point, notre note 1 de la page 29 du tome I), qui d'ailleurs avait conservé la direction effective du régiment.

8. Daniel, *Milice françoise*, tome II, p. 397-398; C. Rousset, *Histoire de
Louvois*, tome I, p. 206. Les éditeurs du *Journal* ont eu tort de chercher

qualité, soit comme volontaire[1]. De même, dans la guerre dite de la Ligue d'Augsbourg, il servit sur le Rhin, à Mons et à Namur[2]. On voit donc qu'il pouvait faire valoir d'autres titres que son « assiduité, » et d'ailleurs nous remarquerons que, dans un autre endroit (Addition n° 6, tome I, p. 322), Saint-Simon dit lui-même que Dangeau fut compris « uniquement pour la guerre » dans la promotion de l'Ordre de 1688.

Les missions diplomatiques que remplit successivement Dangeau sont indiquées avec inexactitude par Saint-Simon; mais, comme les éditeurs du *Journal* ont étudié particulièrement ce sujet[3], nous nous bornerons ici à une simple chronologie. En 1671, Dangeau, désigné pour aller en ambassade à Stockholm, préféra une mission moins lointaine chez l'électeur palatin (juillet 1672 à mars 1673). Il s'arrêta, en allant et en revenant, chez les électeurs de Trèves et de Mayence[4], et fut envoyé peu après (septembre 1673) à Modène, pour y prendre la nouvelle duchesse d'York[5] et la ramener en Angleterre, où Charles II et son frère le traitèrent fort bien. Il retourna encore une fois à Londres (c'est sans doute de cette seconde mission que parlent les *Mémoires*, ci-dessus, p. 186), en juillet 1680, avec la qualité d'envoyé extraordinaire; mais il n'y resta que quelques jours, et tout aussitôt un yacht du roi Charles II, qu'il était allé simplement complimenter, e ramena à la côte de France, où il retrouva la cour[6].

Ce ne fut point au retour de sa mission en Angleterre ou après le mariage de Monseigneur (1673 ou 1680), comme le disent les *Mémoires* et l'un des fragments imprimés ci-dessus, p. 186 et 454, ni de M. de Vivonne, comme Saint-Simon le dira ailleurs (tome XVII, p. 136), mais en 1666, et du duc de Saint-Aignan, que Dangeau acheta la charge de gouverneur et lieutenant général du Roi en Touraine et celle de gouverneur particulier des ville et château de Tours[7]. Le prix d'achat fut de trois cent soixante-quinze

---

querelle au général Suzane pour sa façon de présenter cette partie de la carrière militaire de Dangeau.

1. Ce fut lui qui reçut la capitulation de Besançon, le 14 mai 1674. Il eut l'honneur d'ouvrir la tranchée devant Valenciennes, le 9-10 mars 1677, et prit part à l'assaut de cette ville, ainsi qu'à celui de Cambray.

2. Voyez sa *Vie*, dans le *Journal*, tomes I, p. xxii-xxiv, et XVIII, p. 433-434.

3. *Journal*, tomes I, p. xliii-xliv, et XVIII, p. 445-447.

4. *Mémoires de Pompponne*, tome II, p. 222-223 et 324-327; *Gazette* de 1672, p. 968. A son retour, le 21 avril 1673, Dangeau fut reçu par le Roi « aussi favorablement que le méritoit l'heureux succès de ses négociations. » (*Gazette*, p. 387.)

5. Pellisson, *Lettres historiques*, tomes I, p. 404-405, et II, p. 20, 49-51, 59 et 67.

6. Voyez le ms. Clairambault 986, p. 523, 524, 581, 585, 613 et 633, le Chansonnier, mss. Fr. 12 618, p. 473 et 527, et 12 619, p. 15, 21, 23, 73, etc., le *Nouveau Siècle de Louis XIV*, tome IV, p. 225, et la *Gazette* de 1680, p. 364, 422 et 435.

7. Voyez le *Dictionnaire des bienfaits du Roi* tenu par l'abbé son frère, ms. Fr. 7656, fol. 4.

mille livres; mais, en recevant ses provisions, le 4 mars 1667, Dangeau eu
un brevet de retenue de cent cinquante mille livres, et, lorsqu'il se remaria,
le Roi accorda à Mme de Dangeau, le 29 avril 1686, un second brevet de cen
mille livres. Le 17 octobre 1719, le comte de Charolais remboursa ces deux
brevets pour avoir la survivance de l'un et l'autre gouvernement [1].

Dangeau était très fier de son titre de gouverneur de province, et de plus,
le voisinage de sa terre de la Bourdaisière, quand il venait à Tours et que
la cour passait dans le voisinage, lui permettait d'y recevoir princes et
princesses et de combler chacun « de festins et d'honnêtetés [2]. » C'est bien
ce que dit Saint-Simon, dans le premier de nos deux fragments inédits :
« Il y alloit de temps en temps (en Touraine) faire la roue et *Monsieur le
Gouverneur.* » Les *Mémoires* nous fourniront encore, sur ce même sujet,
une anecdote caractéristique, répétée deux fois, tomes IV, p. 371, et XVII,
p. 138, et qu'il convient de rapprocher d'un passage des *Lettres de Mme de
Sévigné* sur M. de Chaulnes et M. de Grignan [3].

Saint-Simon ne raconte pas dans les *Mémoires* [4], et cette omission est
bien singulière de sa part, quel déboire Dangeau et sa seconde femme
éprouvèrent dès le lendemain même de leur mariage. Dans le premier de
nos fragments inédits [5], il dit seulement que les deux époux durent prouver
et faire attester leur droit à mettre sur les panneaux de leur chaise à porteurs les armes de Bavière; dans le second toutefois [6], il parle un peu plus
complètement du « scandale » qui se produisit : « Le nom de *Palatin*, dit-il,
fut mis dans le contrat, et les armes à la chaise et au carrosse. » En effet,
Mlle de Levenstein, selon son habitude, s'était nommée *Sophie de Bavière*
dans l'acte de mariage, et, comme le dit Mme de Sévigné [7], « l'endroit le
plus sensible étoit de jouir du nom de Bavière, d'être cousin de Madame la
Dauphine, de porter tous les deuils de l'Europe par parenté. » Mais la Dauphine et Madame, toutes deux Bavière aussi et issues de branches princières,
parfaitement en règle, ne purent souffrir une assimilation si outrageante
pour leur orgueil. Dans sa colère, la Dauphine se fit apporter le registre tenu
par le curé de Versailles et voulut brûler l'acte incriminé : on retira le registre du feu où elle l'avait jeté; mais le Roi, dès le jour suivant, fit délivrer un ordre de détruire les feuillets 27 et 28, sur lesquels figurait l'acte,
et de rétablir un autre texte, où la mariée est dénommée simplement : « Illustre dame Madame Sophie, comtesse de Levenstein-Wertheim-Rochefort de
Montaigu, fille de haut et puissant seigneur Messire Ferdinand-Charles,

---

1. Bibl. nat., *Pièces originales*, vol. 884, dossier Courcillon, fol. 53-54.
Mme de Dangeau s'intitule, dans cette pièce : « Sophie de Bavière Lewestein. »
2. *Lettres de Mme de Sévigné*, tome VII, p. 277.
3. Tome VII, p. 27.
4. Ci-dessus, p. 191.
5. Ci-dessus, p. 455-456.
6. Ci-dessus, p. 460.
7. Lettre du 3 avril 1686. tome VII, p. 492-493.

comte de Lewenstein [1].... » Ces faits firent grand bruit à la cour, comme on
en peut juger dans les *Mémoires de M. de Sourches*, éd. Bernier, tome II,
p. 31, dans la *Correspondance de Bussy*, tome V, p. 528, dans une lettre
de Mme de Sévigné au président de Monceaux, du 3 avril 1686, dans le
Chansonnier, ms. Fr. 12 689, p. 217, dans les *Mémoires d'Amelot de la Houssaye*, tome III, p. 50-51, et surtout dans ceux *de l'abbé de Choisy*, qui a consacré aux Lewenstein un long passage, p. 601-602. La sagesse de Mme de
Dangeau put seule rendre cette déconvenue moins amère à son mari, qui,
pour se mettre à la hauteur de la maison de Bavière, avait demandé au *Mercure* de faire remonter les Courcillon jusqu'à Hugues-Capet [2]. Le cardinal de
Fürstenberg fut obligé de solliciter le pardon pour sa nièce, dit Mme de Sévigné, et d'avouer qu'elle n'appartenait qu'à « une branche égarée et séparée
depuis longtemps, et rabaissée par de mauvaises alliances, qui n'a jamais
été appelée que Levestin (*sic*). » La nièce, en effet, pour ne pas poursuivre
une lutte ridicule, cessa de prendre le nom de Bavière, à la cour du moins
et dans les premiers temps qui suivirent [3], sauf à y revenir après la mort de
la Dauphine, car, dans le contrat de mariage du duc de Montfort avec la fille
de Dangeau, en 1694 [4], nous voyons la marquise de Dangeau et ses proches
nommés *de Bavière de Lewenstein*. De tout cela Madame conserva un sourd
ressentiment, et elle sut se venger à sa façon, comme elle le raconte dans
une des lettres nouvelles du recueil de M. Jæglé [5]. « Je connais bien, écrivait-elle le 7 avril 1701 à la duchesse de Hanovre, une dame qui monte la
Pantocrate contre moi, à ce qu'on me dit : c'est Mme Dangeau, et cela pour
un motif que j'ignorais ; il n'y a que dix jours que je le sais. Il y a quelques
années, après la mort de Madame la Dauphine, un *quidam* vint me demander la permission de faire ma généalogie. Je n'y voyais aucun inconvénient,
et le lui permis. Il écrivit l'histoire de notre maison, et y dit que les comtes
de Lœwenstein (*sic*) en étaient des bâtards. Le gaillard ayant écrit qu'il avait
fait ce livre, que je n'avais jamais vu, avec la permission de Madame, la
dame s'est imaginé qu'on avait mis cela pour lui faire un affront ; mais elle
ne m'en a pas dit un mot.... » Quoi qu'en dise Madame, on peut croire que
cette *bâtardise* avait été mise là à son instigation, et non à son insu, bâtardise ou mésalliance étant tout un pour elle. Beaucoup plus tard, en 1718,
elle écrivait encore ceci [6] : « Mme de Dangeau est une bien vertueuse et

---

1. Voyez la *Vie de Dangeau*, p. LVII et suivantes. Les auteurs de cette notice ont, par un excès d'exactitude, imprimé : *Leuenstein* dans le corps de
l'acte et dans la signature.

2. Voyez l'article publié à l'occasion du mariage.

3. « Mme Dangeau, *ci-devant Bavière*, est toute sage, tout aimable, et
rend son mari heureux ; il n'auroit tenu qu'à elle de le rendre bien ridicule. » (*Sévigné*, tome VII, p. 501.) Elle n'est nommée que « Sophie, comtesse
de Lewestein, » dans ses lettres de naturalisation (Arch. nat., O¹ 348, fol.
249), et dans la *Gazette*. Dans son *Journal* (tome I, p. 316), Dangeau dit
simplement : « A minuit..., j'épousai la comtesse Sophie de Lowenstein. »

4. Nous avons mentionné ce contrat page 190, note 3.

5. Tome I, p. 266-267. — 6. Tome II, p. 197.

honnête femme, qui est aimée de tout le monde ; mais son oncle l'évêque
de Strasbourg lui a fait faire un mariage par trop inégal. Elle vit fort bien
avec son mari, comme s'il était non seulement son égal, mais même de
meilleure condition qu'elle. »

———————

Pour terminer ces notes, nous reproduisons ici, avec la bienveillante autorisation de M. Ch. Schefer, un article sur Dangeau écrit en 1690 par l'ancien envoyé de l'électeur de Brandebourg en France, Ézéchiel Spanheim.
Nous avons déjà eu l'occasion de dire que le manuscrit de Spanheim, intitulé *Relation de la cour de France*, serait prochainement publié. Nous
ajouterons que, dans une partie annexe de ce mémoire, où l'auteur a marqué
en signes hiéroglyphiques les bonnes qualités ou les défauts des principaux
personnages qu'il retrouva à la cour, en 1700, lors de sa dernière mission,
les qualités suivantes sont attribuées à Dangeau : « Honnête homme ; beaucoup d'esprit ; généreux ; estimé du Roi ; riche. »

PORTRAIT DE DANGEAU PAR ÉZÉCHIEL SPANHEIM.

« Il y a encore la charge de chevalier d'honneur de Madame la Dauphine, qui, de même que celle de chevalier d'honneur des Reines,
quand il y en a, se trouve ordinairement remplie par des ducs et pairs.
Le duc de la Vieuville, gouverneur du Poitou, étoit chevalier d'honneur
de la feue Reine, quand elle mourut en 1683, et le duc de Richelieu,
celui de Madame la Dauphine dès son arrivée en France. Mais, comme
la mort de la duchesse sa femme, qui étoit en même temps dame d'honneur de la Dauphine, et le mauvais état de ses affaires par son grand
attachement au jeu lui donna lieu de songer à se défaire de la charge
susdite de chevalier d'honneur de cette princesse, le marquis d'Angeau
(*sic*), quoique d'un rang assez inférieur à celui de duc et pair, eut permission du Roi d'en traiter avec le duc susdit, et, par là, d'être revêtu
de cette belle charge, moyennant la somme de trois cent mille livres
qu'il lui en paya. Ledit marquis l'exerce encore à présent, et doit un si
grand établissement, de même que celui de gouverneur de la province
de Touraine, qu'il avoit acheté assez longtemps auparavant du feu duc
de Saint-Aignan, il les doit, dis-je, uniquement à sa bonne fortune au
jeu, qui lui donna lieu d'y gagner peu à peu de grandes sommes, dès
son avènement à la cour, où il étoit venu avec un patrimoine assez médiocre d'ailleurs, avec un esprit vif et hardi, un génie assez heureux
et facile pour les vers, avec quoi il sut s'introduire et s'insinuer même
insensiblement dans les bonnes grâces du Roi.

« Il a épousé en secondes noces une jeune comtesse de Levenstein
(*sic*), qui étoit une des filles d'honneur de la Dauphine, et nièce du
cardinal de Fürstenberg. Comme ledit marquis d'Angeau y eut principalement en vue de s'illustrer encore davantage par ce mariage et par

les alliances où il entroit par là, puisque d'ailleurs la demoiselle ne lui
apportoit point de dot, et qu'en échange il lui fallut constituer un grand
douaire, cette même vue susdite pensa presque lui être ruineuse, par
la vanité qu'il eut, ou à laquelle il consentit, de faire prendre le nom
de Sophie de Bavière à son épouse dans le contrat de mariage et dans
la proclamation qui s'en fit par le prêtre qui les épousoit dans la chapelle de Versailles. Madame la Dauphine ne l'apprit pas plus tôt, qu'elle
en fit éclater un dépit et un ressentiment extrême, et qui ne put être
apaisé qu'en rayant ce nom de Bavière du contrat susdit, d'ailleurs par
les soumissions du cardinal de Fürstenberg, auquel on en attribuoit la
principale faute, et enfin par les larmes de l'épouse. Elle est d'ailleurs
fort aimée du Roi et de Mme de Maintenon, et y a contribué par la
bonne conduite qu'elle a tenue depuis son mariage, et par tout l'attachement pour son mari en d'aussi longues et fâcheuses maladies que
celles dont il a été atteint depuis, et qui l'ont obligé d'essuyer en premier lieu, et à l'exemple du Roi, la grande opération, comme on l'appelle, et ensuite à être taillé de la pierre, comme il l'a été heureusement. »

XVII

LE MARQUIS ET LA MARQUISE D'O[1].

(Fragment inédit de Saint-Simon[2].)

« Nous avons vu gouverneur de M. le comte de Toulouse un M. de
Villers, qui, jeune et bien fait, officier de vaisseau, montoit ceux qui
ramenèrent de Constantinople Mme de Guilleragues après la mort de
son mari, qui y étoit ambassadeur et que Mme de Maintenon, sa bonne
amie, y avoit fait envoyer pour le remplumer : en quoi elle ne réussissoit pas, car c'étoit un homme de beaucoup d'esprit, charmant dans
le commerce, aimé de beaucoup de gens considérables, mais un panier
percé que rien n'auroit pu enrichir. Il ne laissa qu'une fille, assez
belle, encore plus galante et romanesque, qui s'éprit si bien du jeune
Villers, et lui d'elle, qu'ils s'épousèrent dans la traversée, publiquement, du consentement de la mère. Ils arrivèrent ; mais ni[3] chausses
ni cotillons pour pas un des trois. Mme de Maintenon, qui avoit aussi
du romanesque et qui n'avoit jamais oublié qu'elle avoit été galante et
quelque chose de plus, et qui a toujours aimé ses anciens bons amis et
ce qui en restoit, prit soin d'eux. Villers se dit de la maison d'O, en prit
le nom et les armes, et, en peu de temps, fit le gros dos. Tant fut procédé, que Mme de Maintenon le fit gouverneur de M. le comte de Toulouse et le maître de sa maison. M. d'O devint dévot et important à
merveilles, cachant son très peu d'esprit par un silence dédaigneux
et une austérité apparente. Sa femme prit tout un autre chemin, devint
dame du palais de Mme la duchesse de Bourgogne à son mariage, et la
commode de la jeune cour : grand dîner et grand souper tous les jours,
bons équipages, feu et lumières, le tout aux dépens de M. le comte
de Toulouse ; et le mari parmi tout cela, qui savoit l'art de ne rien voir,
ni de sa femme, ni de ses jeunes poulettes, et de ne paroître jamais mal
à propos. La dévotion de métier de l'un et la commodité publique de
la femme, outre ce qu'elle se raccrochoit parmi le subalterne, faisoit
un contraste le plus rare et le plus plaisant du monde, à la face de
toute la cour, et qui a duré en grande fleur jusques à la mort de
Mme la duchesse de Bourgogne, et n'a pas laissé d'aller jusques à celle
du Roi, qui renversa leurs escabelles. Elle fut de ces trois ou quatre

1. Voyez ci-dessus, p. 197-204, et Additions 173 et 174.
2. Extrait de l'article de M. D'O DE MANOU, dans les *Légères notions
des chevaliers du Saint-Esprit*, vol. 34 des Papiers de Saint-Simon, fol.
78 v°.
3. Les mots *mais ny* sont en interligne, au-dessus de *n'ay[ant]*, biffé.

dames dont, après la mort de Mme la duchesse de Bourgogne, lors Dauphine, Mme de Maintenon amusa le Roi. Le mari avoit été[1] des trois menins de Mgr le duc de Bourgogne. M. d'O, intimement lié à M. du Maine, porté par Mme de Maintenon, et sa femme par Mme la duchesse de Bourgogne, et uni avec les Noailles, lors en grand[2] faveur, ne couchoit[3] pas de moins que d'être duc et pair et gouverneur des princes fils de Mgr le duc de Bourgogne ; mais ce fut l'aventure du pot au lait de la bonne femme. Il n'y avoit guère plus que de la bienséance entre M. le comte de Toulouse et lui ; il n'étoit plus son Mentor depuis que, le lendemain du gain de sa bataille navale, il l'avoit empêché d'attaquer une seconde fois la flotte battue et de prendre Gibraltar, comme le maréchal d'Estrées, Relingue, lieutenant général et son premier écuyer, qui mourut de ses blessures, et tous les principaux officiers de la flotte le vouloient ; mais il y avoit défense expresse du Roi de rien faire sans l'avis de M. d'O, lieutenant général aussi, et qui l'étoit devenu, de subalterne, sans être sorti de Versailles. Il n'étoit donc plus le maître de cette opulente maison ; Mgr le duc de Bourgogne, Mme la duchesse de Bourgogne et leurs enfants morts, excepté le Roi[4], à qui le Roi pourvut, et Mme de Maintenon, de concert avec M. du Maine et pour son intérêt, d'un gouverneur d'un[5] autre poids que M. d'O, sinon par le mérite, à peu près égal pour la capacité, au moins pour les dignités. Le Roi mourut[6] ensuite, et Mme de Maintenon à Saint-Cyr. M. d'O fut réduit à se trouver heureux d'avoir la grand croix de Saint-Louis de la marine, et sa femme et lui virent marier M. le comte de Toulouse à Mme de Gondrin, sa compagne de dame du palais, et qui devint sa maîtresse. Elle est demeurée confinée à Paris dans l'hôtel de Toulouse, fort peu comptée et fort esseulée, jusques à plus de quatre-vingts ans qu'elle est morte, depuis longtemps sourde comme un pot et aimant toujours le monde. Le mari mourut fort avant elle, et leur fils unique bientôt après, leur belle-fille aussi, séparée du mari, plus galante et avec moins de mesure ; elle étoit fille de Lassay et d'une bâtarde de Monsieur le Prince morte folle. Une fille unique restée de ce mariage, fort riche des millions acquis par Lassay, son frère sans enfants, et fort belle, a laissé un fils au fils du duc de Brancas, et n'a presque point paru, morte en couche. Mme d'Espinay, fille de M. d'O et morte dame d'atour de Mme la duchesse d'Orléans, qui, à sa mort, donna sa place à sa sœur, a poussé M. de Clermont-Gallerande, son mari, qui n'avoit rien, à la place utile de premier écuyer de M. le duc d'Orléans, son fils : ce qui l'a fait chevalier de l'Ordre très jeune, en 1734, par la nomination

1. *Avoit été* est en interligne au-dessus d'un mot biffé, probablement *furent*.
2. *Grd*, en abrégé, sans accord, dans le manuscrit.
3. Voyez le *Dictionnaire de M. Littré*, Coucher, 8°.
4. Le futur roi Louis XV.
5. *Une*, par mégarde.
6. Les mots : « Le Roi mourut », surchargent « Mᵉ d'O ».

tolérée au premier prince du sang, et leur nièce, fille de Mme d'Espinay[1], dame de Mme la duchesse d'Orléans, dont elle a fait le beau-
père, le marquis de Laval, puis le mari, son chevalier d'honneur, fort
peu propre à l'être. Ainsi la seconde fille de M. [et] Mme d'O a[2] recueilli quelque fortune de l'amour de Mme la duchesse d'Orléans pour
ce qu'elle est née, et toute celle qu'elle a pu lui faire en considération
du dévouement de M. d'O à la même passion. »

1. Les mots : « niepce fille de Mⁱ d'Espinay », sont en interligne, au-dessus
de « fille est ».
2. *A corrige ont*.

XVIII

LE MARÉCHAL DE BELLEFONDS ET SA FAMILLE[1].

(Fragment inédit de Saint-Simon[2].)

« LE MARQUIS DE BELLEFONDS. Il servit utilement en Normandie, dans le temps des troubles de la minorité de Louis XIV, puis en Catalogne et en Guyenne, ayant le régiment de Champagne, en 1650 et 51; et bientôt après, fait maréchal de camp, il défendit Cognac et prit plusieurs places. Lieutenant général en 1655, il battit un corps d'ennemis près de Tournay en 1659, commanda ensuite un corps auxiliaire de François pour le duc de Parme, et fut en Espagne complimenter le roi Charles II sur la mort du roi son père, Philippe IV, de la part du Roi[3].

« Il porta la queue du manteau du Roi à la grande promotion de 1661, aux Augustins, à Paris, la dernière qui ait été faite dans toute la cérémonie : cette fonction lui donnoit droit à la première grande promotion d'après.

« A la mort du marquis de Vervins, en 1663, il eut sa charge de premier maître d'hôtel du Roi, qu'il revendit en [1676][4] à Sanguin, maître d'hôtel ordinaire, père de Livry et grand-père de Livry d'aujourd'hui, qui ont eu successivement la même charge. Il fut chargé en 1666 d'aller concerter en Hollande la jonction de sa flotte avec celle de France, et servit[5] sur le bord du duc de Beaufort. L'année suivante, il servit avec succès en Flandres, y eut le gouvernement d'Entre-Sambre-et-Meuse, et continua d'y servir avec réputation. Étant maréchal de France, fut ambassadeur extraordinaire en 1670, et, en novembre 1673, il eut le commandement de l'armée en Hollande. Il commanda en 1684 celle de Catalogne, où son désastre devant Gironc, 23 mai, fut imputé à son opiniâtreté. M. de Louvois, qui ne l'aimoit pas, s'en prévalut, et il n'a pas servi depuis. Le Roi, qui a toujours eu de l'amitié pour lui, lui donna en 1680 la lucrative charge de premier écuyer de Madame la Dauphine, avec la survivance pour son fils au mariage de Monseigneur. Il avoit été exilé en 1672, avec les maréchaux de Créquy et d'Humières,

---

1. Voyez ci-dessus, p. 209 et 212.

2. Extrait de l'article des MARÉCHAUX DE FRANCE, dans le mémoire sur les *Officiers de la couronne de Louis XIV*, vol. 15 des Papiers de Saint-Simon, fol. 150.

3. Comparez l'article du maréchal dans l'*Histoire généalogique*, tome VII, p. 593-594. Saint-Simon le suit de très près.

4. La date est en blanc au manuscrit.

5. Ces deux derniers mots sont ajoutés en interligne.

pour avoir refusé d'obéir à M. de Turenne et de servir sous lui[1]. Ce
dernier avoit pourtant deux titres sur eux : près de trente ans d'ancienneté de maréchal de France, et le titre de maréchal général des camps
et armées de France depuis douze ans[2]. Jusqu'alors, les maréchaux de
France ne s'obéissoient point les uns aux autres : lorsqu'ils se trouvoient ensemble, ils commandoient l'armée chacun leur jour; souvent
l'un défaisoit ce que l'autre avoit commencé, et l'inconvénient de rouler
ainsi ensemble, en égalité entière, avoit été souvent ruineux. A l'égard
de l'état de maréchal général des camps et armées, il est certain qu'il
avoit été mis en faveur du maréchal de Lesdiguières, depuis connétable, comme un degré entre ce premier office de la couronne et celui
de maréchal de France ; mais il dura si peu dans M. de Lesdiguières,
qu'il n'eut pas le loisir de le faire valoir, et M. de Turenne, depuis
qu'il l'avoit obtenu, n'avoit point encore eu sous lui de maréchaux de
France. Ces trois Messieurs s'ennuyèrent de leur disgrâce; ils capitu-
lèrent, et ne sortirent d'exil qu'à condition d'en partir tous trois à jour
nommé, d'aller directement, sans passer à Paris ni à la cour, trouver
M. de Turenne dans son armée, d'y prendre l'ordre de lui, d'y rester
sept ou huit jours. Ils l'exécutèrent tous trois de la sorte, et, en arrivant, furent bien reçus du Roi.

« Le maréchal de Bellefonds étoit homme d'esprit et de bonne compagnie, ayant passé sa vie à la cour et dans le grand monde, ou à la
guerre. Il avoit beaucoup de valeur, presque autant d'opiniâtreté, et on
lui disputoit les qualités de général. C'étoit un homme de figure fort
singulière, fort grand et maigre, des épaules hautes et larges, un menton immense, et, comme dit la chanson, *mine indifférente*. Il étoit
pauvre, mal habile, dérangé dans ses affaires, dévot, et grand artiste de
remèdes. Son fils, épousant une fille du duc Mazarin, avoit eu le gouvernement du château et capitainerie de Vincennes ; le maréchal y
habitoit avec sa famille, et y mourut de ses remèdes, 4 décembre 1694,
à soixante-quatre ans, doyen des maréchaux de France ; il l'avoit été
vingt-six ans et plus, et l'avoit été avant trente-huit ans.

« Son nom étoit Gigault[3], connu seulement vers l'an 1500[4]. Ils eurent
de ce temps-là la terre de Bellefonds par le mariage de Jeanne[5] Grassi-
gnon. Le fils de cette alliance servit dans l'artillerie, et le petit-fils fut

1. Voyez notre tome I, p. 132.

2. Voyez la suite des *Mémoires*, tome V, p. 103.

3. « On sait en Normandie quels sont les Gigaults.... » (*Mémoires*, tome IV,
p. 456.) Nous avons dit (p. 209, note de note *b*) que le maréchal signait :
Gigaut Bellefont ; mais l'orthographe du nom patronymique ordinairement adoptée par les membres de la famille et par les généalogistes est
Gigault.

4. *Histoire généalogique*, tome VII, p. 594-598.

5. Les prénoms, comme presque toujours dans ces articles où Saint-
Simon paraphrase l'*Histoire généalogique*, sont indiqués par de simples
initiales.

un des maîtres d'hôtel du duc d'Alençon frère d'Henri III, en 1574.
Celui-là fut père de deux fils, et d'un troisième d'un autre lit, qui fut
maréchal de camp et gouverneur du Câtelet, mort sans alliance en 1644.
De l'aîné, quatre générations, sans terres, sans alliances, sans emplois;
il y a encore des enfants de la dernière génération, qui vivent dans
l'obscurité. Du second, Bernardin Gigault, vint la lignée dont on va
parler. On ne sait par quel événement il parvint à épouser Jeanne Aux-
Épaules [1], qui, bien que cadette, hérita de l'Ile-Marie; ce mariage se
fit en 1607. Il en eut un seul fils, gouverneur de Valognes, sans autre
emploi, qui fut père du maréchal de Bellefonds. Bernardin Gigault fut
lieutenant général de Normandie, et, outre ce fils, laissa quatre filles
mariées : la première, à Charles Castel, seigneur de Saint-Pierre-Église
(ce sont les Saint-Pierre attachés à Mme la duchesse d'Orléans); la seconde, à Pierre Davy, seigneur de Sorteville; la troisième, à François
Cadot, seigneur de Sébeville; la dernière est la mère du maréchal duc
de Villars. Leur cousine germaine, d'enfants des deux frères, *étoit la
célèbre mère Agnès*, trente-deux ans supérieure des Carmélites de la
rue Saint-Jacques, à Paris, si consultée, si révérée, si illustre par son
esprit, par son excellent jugement, par son savoir, par ses amis, et
surtout par sa solide et éminente piété, morte 24 septembre 1691, à
quatre-vingts ans, et soixante-deux de religion.

« Le père du maréchal de Bellefonds ne fut rien que gouverneur de
Valognes, et, de Marie d'Avoynes, n'eut que le seul maréchal de Bellefonds. Ce maréchal épousa, en 1655, Madeleine Foucquet, parente obscure du surintendant Foucquet, dont il eut un fils, tué au combat de
Steinkerque, et trois filles, mariées : la première, fille d'honneur de
Madame la Dauphine, au marquis du Châtelet; elle fut dame du palais
de la mère du Roi [2], à son mariage; son mari est mort lieutenant général, gouverneur et capitaine de Vincennes, et son fils l'a eu par son
mariage avec la sœur du duc de Richelieu; la seconde, à Charles-François Davy, seigneur d'Anfreville, lieutenant général des armées navales; la troisième, à Jean-François du Fay [3], seigneur de Vergetot,
maréchal de camp; et deux abbesses, l'une de Montmartre, l'autre des
Bénédictines de Conflans.

« Le marquis de Bellefonds, tué 1692, à Steinkerque, laissa d'une
fille du duc Mazarin une fille, épouse de M. de Bullion-Fervacques, chevalier de l'Ordre, gouverneur du Maine et lieutenant général, et un fils,
mort subitement, 20 août 1710, à vingt-cinq ans, qui, d'une Hennequin,
sœur d'Ecquevily qui a les toiles pour le sanglier, et laquelle est aussi
morte à vingt-deux ans, en 1708, a laissé un fils [4], qui a épousé sa

____

1. Nous retrouverons tout ce passage, depuis : « On ne sait.... », jusqu'à :
« mère du maréchal de Villars », dans la suite des *Mémoires*, en 1706,
tome IV de 1873, p. 456.
2. Du roi Louis XV.
3. Saint-Simon écrit : *Faïs.*
4. Bernardin-Godefroy Gigault, marquis de Bellefonds, qui parvint au grade

cousine, fille du marquis du Châtelet [1]. Il a été pris, avec son régiment, à Dantzick, et a vu la cour de Russie [2]. »

———

LE MARÉCHAL DE BELLEFONDS, D'APRÈS ÉZÉCHIEL SPANHEIM [3].

« Le maréchal de Bellefonds, gentilhomme de Normandie, du nom et famille de Gigault, a été un des seigneurs et officiers de la cour qui, durant quelques années, parut d'avoir le plus d'ascendant sur l'esprit du Roi. La charge de premier maître d'hôtel de sa maison, qui l'attachoit à un service actuel et régulier auprès de S. M., lui donna lieu de s'insinuer dans les bonnes grâces du Roi par les manières et la conduite d'un esprit vif, droit et régulier, d'un grand attachement à son devoir et auprès de la personne de S. M., et d'ailleurs par la réputation d'un homme fort entendu dans le métier de la guerre. Il quitta enfin cette charge de premier maître d'hôtel pour une autre plus considérable de premier écuyer de Madame la Dauphine, à son arrivée en France. Cependant la conduite qu'il tint dans la guerre passée de Hollande, où il commanda l'armée en place de M. de Turenne, à n'obéir pas d'abord aux ordres du Roi pour l'évacuation des places conquises dans les Provinces-Unies, la disgrâce qu'elle lui attira, la dévotion dans laquelle il se jeta et qui contribua à le tenir plus longtemps dans la retraite et l'éloignement de la cour, accoutuma aussi le Roi à se passer de lui : à quoi se joignit le peu d'intelligence entre ledit maréchal et le marquis de Louvois, et ensuite le malheureux succès du siège de Girone en Catalogne, en 1684, où il commandoit l'armée françoise, et ce qui confirma l'opinion qu'on avoit déjà de lui comme d'un homme fort entier dans ses [4] sentiments, entêté de ses avis, et peu soumis naturellement aux ordres de la cour et aux volontés du ministère : ce qui a aussi contribué à le tenir éloigné jusques ici de l'emploi dans la direction des finances à quoi plusieurs le destinoient depuis la mort de M. Colbert, et même de celui de chef du Conseil royal, qu'on appelle, où il se traite des finances, qui vint vacante par la mort du maréchal de Villeroy, et dont on le jugeoit plus capable à s'en acquitter que le duc de Beauvillier, qui lui a été préféré, et dont il a été parlé ci-dessus. »

de maréchal de camp et eut le gouvernement de Vincennes, comme son père et son aïeul. Il y mourut le 20 janvier 1747, âgé de quarante et un ans.

1. Marie-Suzanne-Armande du Châtelet, morte le 9 avril 1754, à trente-neuf ans.

2. M. de Bellefonds commandait le régiment de la Marche dans cette expédition, où périt si glorieusement le comte de Plélo. La capitulation à laquelle Saint-Simon fait allusion fut signée avec les Russes le 28 juin 1734.

3. Extrait de la *Relation de la cour de France en 1690*, p. 129 du manuscrit appartenant à M. Ch. Schefer.

4. Dans le manuscrit, *ces*.

———

XIX

LA MARQUISE DE GUERCHEVILLE[1].

(Fragment inédit de Saint-Simon[2].)

« Elle s'appeloit Antoinette de Pons. Son père étoit Antoine, sire de Pons, comte de Marennes, capitaine des cent gentilshommes de la maison du Roi, lieutenant général au gouvernement de Saintonge, chevalier de l'ordre du Saint-Esprit de la première promotion, mort 1580[3], et sa mère étoit Marie de Montchenu, dame de Guercheville[4]. De plusieurs frères et sœurs qu'elle avoit eus, morts sans postérité, il ne lui resta que sa sœur aînée, qui eut Marennes et la plupart des biens, qui avoit épousé Henri, des bâtards d'Albret, comte de Miossens, chevalier de l'Ordre 1595 ; et le maréchal d'Albret fut leur petit-fils. Antoinette de Pons avoit épousé en premières noces Henri de Silly, comte de la Rocheguyon, chevalier de l'Ordre 1585, mort 1586, dont elle avoit eu un fils unique, qui fut grand louvetier en 1619, chevalier de l'Ordre la même année, duc à brevet 1621, mort 1628, au siège de la Rochelle, sans postérité d'Éléonor[5] Goyon, fille du comte de Torigny, fils du maréchal de Matignon, et de Léonor de Longueville : par quoi la Rocheguyon vint à son frère utérin par leur mère, qui, en 1594, épousa M. de Liancourt. C'étoit alors le fort des amours d'Henri IV et de Gabrielle d'Estrées, qui s'appeloit encore alors Mme de Liencourt, qui ne fut démariée qu'en 1595, comme on le voit au titre d'Estrées, page 103[6], et qui ne quitta ce nom qu'alors, pour s'appeler Mme de Beaufort. La différence de Liancourt à Liencourt[7], qui n'en faisoit point dans la prononciation, ne put satisfaire Antoinette de Pons ; elle ne put se

1. Voyez ci-dessus, p. 214.

2. Extrait des *Duchés et comtés-pairies éteints*, article LA ROCHEGUYON, vol. 58 des Papiers de Saint-Simon, fol. 129. Comparez l'*Histoire généalogique*, tomes IV, p. 756, et VIII, p. 173.

3. La mention de mort est ajoutée en interligne.

4. *Guiercheville*, dans le manuscrit.

5. *Sic*, au lieu de Catherine-Gilonne.

6. Dans le même mémoire sur les *Duchés.... éteints*, fol. 120.

7. Si cette différence a existé autrefois (au point de vue étymologique elle n'était point fondée), elle ne subsiste plus aujourd'hui. Les noms de Liancourt-Fosse (département de la Somme), où se voit encore le château de Gabrielle d'Estrées, ou plutôt de M. d'Amerval, son mari, et de Liancourt-sous-Clermont (département de l'Oise), où les ducs de la Rochefoucauld-Liancourt ont multiplié les fondations utiles et charitables autour de leur château patrimonial, s'orthographient de la même façon l'un et l'autre.

résoudre à porter un nom si semblable à celui de la maîtresse déclarée
du Roi. Quoique toute-puissante, elle lui en fit l'affront, pour n'être
pas confondue avec elle par le nom, et elle n'épousa M. de Liancourt
qu'à condition expresse qu'elle ne porteroit jamais son nom, et qu'elle
s'appelleroit la marquise de Guercheville : tellement que le mari et la
femme portèrent toute leur vie différents noms, quoique vivant ensemble
dans la plus parfaite union. Cela montroit une fière et austère vertu :
aussi fut-elle en cette dame, dont la beauté avoit épris Henri IV, à qui
elle fut inaccessible, et à qui elle répondit fermement qu'elle n'étoit pas
d'assez bonne maison pour être sa femme, mais qu'elle étoit de trop
bonne maison aussi pour être sa maîtresse[1]. Aussi disoit-il d'elle que
c'étoit la seule qui lui eût résisté ; et dès lors il assura que, puisqu'elle
étoit si femme d'honneur, Mme de la Rocheguyon en ce temps-là, il la
feroit dame d'honneur de la Reine ; et la fit en effet, lorsqu'il épousa
Catherine[2] de Médicis, étant lors femme de M. de Liancourt, et malgré
l'affront qu'elle avoit fait à sa maîtresse. Mme de Guercheville fut,
dans cette place, la première cause de la fortune du cardinal de Richelieu : ses ouvrages de piété et de controverse le lui firent connoître, et,
comme il avoit intérêt de plaire à une femme de cette vertu et de cette
considération, il le voulut, et y réussit si bien, qu'elle le produisit à
la Reine, et devint si bien sa protectrice auprès d'elle, qu'elle le mit
dans ce degré de faveur et de confiance qui lui valut, par elle, tout
ce qu'il fut depuis. Elle ne courut point la fortune de la Reine, soit
qu'elle se fût retirée d'auprès d'elle, ou qu'elle eût cessé de la suivre,
et il ne paroît point qu'elle ni son fils aient rien souffert du cardinal
de Richelieu comme les personnes distinguées par leur attachement à
cette princesse si mal conseillée. Mme de Guercheville vécut en grand
honneur jusque dans un âge fort avancé, ayant grand lieu d'être satisfaite du florissant état où elle laissoit le fils unique et la fille unique
qu'elle avoit eus de M. de Liancourt, et mourut à Paris le 16 janvier
1632. »

1. Depuis : « A qui elle répondit.... », tout ceci a été ajouté en interligne.
2. *Sic*, pour Marie.

XX

LA MAISON D'ALBRET-MIOSSENS,
LE MARÉCHAL D'ALBRET ET MADAME D'HEUDICOURT[1].

(Fragment inédit de Saint-Simon[2].)

« On ne peut quitter la maison d'Albret sans faire mention d'une bâtardise qui a eu quelque éclat, et de nos jours une grande fortune, dans le sein de qui elle s'est éteinte[3].

« Gilles d'Albret, seigneur de Castelmoron, frère de père et de mère de notre Jeanne d'Albret, cause de tout cet article, eut de Jeanne du Sellier, sa maîtresse, un bâtard nommé Étienne, dont, comme à bien d'autres, les bâtardises firent la fortune.

« Ce bâtard épousa en 1510 Françoise, dame de Miossens, de Gerderest et de Coaraze, fille de père et de mère issus de bâtards de Béarn de la maison de Foix, et prit le nom de baron de Miossens, sous lequel il fut sénéchal de Foix, premier chambellan de Jean d'Albret, roi de Navarre, eut plusieurs emplois au dehors et au dedans par cette petite cour, et fut enfin légitimé par François Ier, en 1527, qui, par complaisance pour la reine de Navarre sa sœur, le traita de *cousin* dans les lettres de légitimation. Il n'eut qu'un fils, qui fut lieutenant général d'Henri d'Albret, roi de Navarre, en tous ses pays, et qui épousa Suzanne, gouvernante de la personne de notre roi Henri IV dans son enfance, fille de Pierre, seigneur de Busset, bâtard de [Pierre][4] de Bourbon, évêque de Liège. De ces quatre bâtardises ainsi mêlées, un autre fils unique, Henri, baron de Miossens, grand terrien, enseigne de la compagnie d'Henri IV, lors roi de Navarre, puis lieutenant de sa compagnie de deux cents hommes d'armes, gouverneur et sénéchal de Navarre et Béarn, et enfin chevalier du Saint-Esprit en 1595. Il épousa Antoinette, fille aînée et héritière d'Antoine, sire de Pons, chevalier du Saint-Esprit, et de Marie de Montchenu, sa deuxième femme, et eut de cette héritière les terres de Pons et de Marennes. Le fils aîné de ce mariage épousa Anne de Pardaillan, fille aînée d'Antoine-Arnaud de Pardaillan, seigneur de Gondrin, marquis d'Antin et de Montespan,

---

1. Voyez ci-dessus, p. 213-222.

2. Extrait du mémoire sur les *Alliances directes des filles de seigneurs françois avec des seigneurs et des princes du sang de nos rois*, vol. 44 des Papiers de Saint-Simon, fol. 241.

3. Ce qui suit est établi à l'aide de l'*Histoire généalogique*, tome VI, p. 219-221.

4. Saint-Simon a laissé le prénom en blanc.

chevalier du Saint-Esprit (1619), premier capitaine des gardes du corps
d'Henri IV et de Louis XIII, etc. De ce mariage vinrent plusieurs
enfants : trois fils et six filles. L'aîné mourut en 1648; il laissa un fils
unique d'Anne Poussart du Vigean, qui se remaria depuis au duc de
Richelieu père de celui d'aujourd'hui, dont elle fut la première femme,
et mourut sans enfants, dame d'honneur de Mme la Dauphine de
Bavière, après l'avoir été de la Reine. Le maréchal d'Albret, et M. de
Miossens, qui fut tué en duel en 1672, par le comte de Saint-Léger-
Corbon, sans enfants d'Élisabeth de Pons du Bourg, morte 13 février
1714, à soixante-dix-huit ans, sœur aînée de Mme d'Heudicourt. Le
maréchal d'Albret, qui, depuis la mort de son aîné, avoit pris le nom
de Miossens, distingué de son cadet seulement par le titre arbitraire de
marquis et de comte, fut un homme d'un génie très propre à la cour.
Il étoit capitaine-lieutenant des gendarmes de la garde lorsque Monsieur
le Prince, M. le prince de Conti et M. de Longueville furent arrêtés, et
il eut la commission de les conduire à Vincennes. Leur carrosse rompit
en chemin; il fallut mettre pied à terre : Monsieur le Prince tenta tant
qu'il put Miossens de le laisser échapper; il y résista, les remit tous
trois dans le donjon de Vincennes, et en fit sa fortune. Il fut maréchal
de France 15 février 1653, chevalier du Saint-Esprit dernier décembre 1661, gouverneur de Guyenne novembre 1670, et mourut à
Bordeaux, 3 septembre 1676, à soixante-deux ans, le dernier de cette
bâtardise. Il avoit épousé en 1645 une fille de Guénegaud, trésorier de
l'Épargne, dont il devint veuf, et en avoit eu une fille unique, qu'il avoit
mariée au fils unique de son frère aîné, qui s'appeloit le marquis d'Albret, lequel, étant allé pour une galanterie au château de Pinon, en
Picardie, y fut tué par M. de Lamet, seigneur du lieu, 6 août 1678,
sans enfants. Sa veuve, qui étoit aussi sa cousine germaine héritière,
fut dame du palais de la Reine, puis s'amouracha du comte de Marsan,
à qui, par contrat de mariage, elle donna tous ses biens. Le mariage fut
stérile, et peu heureux d'ailleurs. Elle mourut, et tous ses biens passèrent aux enfants du second mariage du comte de Marsan avec une
Matignon veuve, avec des enfants, de M. de Seignelay Colbert, ministre
et secrétaire d'État.

« La maison d'Albret, comme on vient de voir, étoit entièrement
éteinte dès 1555 : après la mort d'Henri IV, ces bâtards Miossens ne
craignirent plus de porter les armes pleines d'Albret, et, comme personne n'y étoit intéressé, on les laissa faire. Leurs alliances et leurs
richesses les avoient élevés tellement, qu'ils auroient trouvé fort mauvais qu'on leur eût parlé de bâtardise, le maréchal d'Albret surtout,
qui étoit la galanterie et la magnificence mêmes, extrêmement poli,
mais haut et gascon à merveilles, qui tenoit un grand état dans Paris et
s'étoit conservé à la cour une considération très distinguée. Sa maison
étoit le rendez-vous de ce qui l'étoit le plus en tout genre, même d'esprit, et encore de beautés, quoiqu'il n'eût plus de femmes. La trop
fameuse Maintenon, alors veuve de Scarron, gueuse, logeant dans une

montée et vivant de ses grâces et de sa beauté, y fut introduite par ses
amants. Elle y étoit sur tabouret[1] derrière la porte, faisant toutes les
petites commissions de toutes les compagnies, dont les sonnettes ont
depuis ôté l'importunité. Elle y fit beaucoup de connoissances utiles, à
quelques-unes desquelles elles l'ont été beaucoup depuis l'incroyable
et l'effroyable [fortune] qu'elle a faite, dont l'hôtel d'Albret lui fraya le
chemin; et il faut dire à sa louange que, dans son apothéose, elle n'a
jamais méconnu les amis qu'elle s'y étoit faits, et que le souvenir de
l'hôtel d'Albret lui a toujours été cher et considérable.

« Le maréchal d'Albret et M. de Montespan étoient enfants du frère
et de la sœur. Ce dernier ne bougeoit de chez le maréchal, et la trop
célèbre beauté qu'il avoit épousée en 1663 y étoit aussi très souvent :
la Scarron n'oublia ni grâces, ni souplesses, ni respects, ni charmes
pour se rendre agréable à Mme de Montespan, et elle y réussit si bien,
que, devenue maîtresse du Roi trop féconde, elle en confia les funestes
fruits à Mme Scarron, d'où elle sut monter sur le trône. Elle y fit donner
à M. et à Mme de Richelieu les emplois qu'ils eurent, et protégea celui
d'aujourd'hui en entrant dans le monde, et tout ce qui eut rapport à
M. de Richelieu. Il en fut ainsi de ses autres amis particuliers des bas
temps de sa vie. Elle mèneroit trop loin ici; il s'en trouvera des curiosités aux titres de MORTEMART et de NOAILLES[2], plus naturellement placées qu'en celui-ci. La seule qui n'en peut être séparée est la petite
fortune de Mme d'Heudicourt. On a vu, à la page précédente, qu'elle
étoit sœur de Mme de Miossens, belle-sœur du maréchal d'Albret; elle
étoit parfaitement belle, spirituelle, plaisante, et se refusoit peu à dire
et à faire. Le maréchal, de chez qui elle ne bougeoit, en étoit amoureux; elle n'avoit rien vaillant, et fut réduite à se trouver heureuse
d'épouser en 1666 Sublet d'Heudicourt, recrépi de la charge de grand
louvetier, qu'il acheta de M. de Saint-Hérem, capitaine de Fontainebleau. Elle en eut une fille, depuis mariée à Montgon et dame du palais
de Mme la Dauphine de Savoie, à son mariage, non sans grand scandale. Mme d'Heudicourt, initiée auprès de Mme de Montespan par son
amie la Scarron et par le maréchal d'Albret, qui, en courtisan rompu
et corrompu, avoit abandonné M. de Montespan pour elle, la fut aussi
dans le secret de la nourriture faite par la Scarron, qui prit sa fille,
depuis Mme de Montgon, pour l'élever avec M. du Maine et Madame la
Duchesse; et de là la fortune de la mère et de la fille. Mais, pour le
présent, c'est assez de curiosité[3]. »

1. *Sic*, sans *un*.
2. Saint-Simon n'a pas continué jusqu'à ces deux titres son mémoire sur
les *Duchés-pairies existants*.
3. Saint-Simon avait précédemment, dans le chapitre des GRANDS LOUVE-
TIERS, consacré aux d'Heudicourt un article beaucoup plus long, qui trouvera sa place à l'année 1709 (tome VI de 1873, p. 245-249).

XXI

CORRESPONDANCE DU MARQUIS D'HARCOURT
AVEC LE MARÉCHAL DE CHOISEUL[1].

Lettre du maréchal de Choiseul au Roi.

« Au camp de Lacken[2], le 13 septembre 1696.

« Sire,

« L'extrait de plusieurs lettres de M. d'Harcourt que Votre Majesté trouvera ci-joint avec mes apostilles, sont[3], je crois, suffisants pour répondre à la lettre du 9 de ce mois que votre courrier m'a rendue. Elle verra que je n'ai pu ni dû imposer à M. d'Harcourt, mais seulement de lui représenter[4] les conséquences, s'il manquoit à me joindre incessamment pour songer au capital, qui est Philipsbourg. S'il avoit été tout à fait à mes ordres, et que j'en eus[5] été informé à temps, j'aurois pu prendre des partis plus hardis ; mais, Sire, je n'en pouvois prendre d'autres. Votre Majesté m'ayant ordonné de jeter huit de mes meilleurs bataillons dans Philipsbourg, et M. d'Harcourt me mandant que son parti étoit pris, je ne pouvois donc, en lui faisant part de toutes mes nouvelles, que l'exciter à faire diligence pour me joindre ; mais, ses considérations l'ayant empêché de le faire aussi tôt que je l'aurois desiré, il m'a fallu le joindre par Spire, pour ne point exposer une arrière-garde, si toutes les forces ennemies étoient venues tomber sur moi, comme ils[6] étoient à portée de faire en forçant une marche. Il est si vrai, Sire, que mon dessein étoit de marcher en avant, que M. l'intendant peut assurer Votre Majesté que je lui avois demandé plusieurs chariots pour porter notre subsistance. Après cela, Votre Majesté me permettra de lui dire que je suis le plus affligé homme de son royaume de voir qu'elle me croit capable de foiblesse quand il s'agit de mon honneur et de la gloire de ses armes. Je suis, avec un très profond respect,

« Sire,

« De Votre Majesté,

« Le très humble, très obéissant et très soumis
serviteur et sujet.

« LE MARÉCHAL DE CHOISEUL. »

1. Dépôt de la guerre, vol. 1367, n⁰ˢ 24 et 25. —Voyez ci-dessus, p. 249-250.
2. Ainsi, pour Lackheim.
3, 4, 5 et 6. Nous n'avons pas besoin d'avertir que toutes ces méprises et irrégularités grammaticales sont bien dans le texte.

*Extrait de plusieurs lettres écrites par M. le marquis d'Harcourt
à M. le maréchal de Choiseul.*

« Par sa première, qui est du 18 du mois d'août, datée du camp de Gouy, il lui mande qu'il croit être obligé de lui donner avis qu'il est en mouvement pour marcher toujours à la hauteur de l'armée du Landgrave, et qu'il espère qu'il lui donnera de ses nouvelles.

« Par cette première lettre, il ne paroît point du tout que M. d'Harcourt soit à mes ordres, la cour d'ailleurs ne m'en ayant rien mandé.

« Par la seconde, du camp de Rhouen, du 25 dudit, il mande qu'il a trouvé à se porter avantageusement pour attendre les ennemis et couvrir Kirn, qu'il avoit trouvé en trop bon état pour être attaqué ; au surplus, qu'il ne peut encore rien mander du dessein et de la marche des ennemis, mais que, si les Hessois songeoient à marcher du côté de Mayence, par deçà du Rhin, qu'ils y trouveroient d'assez grandes difficultés, à cause du passage des montagnes, et parce que même je pourrois m'opposer à leur jonction en m'approchant à mesure de leurs marches, et lui me joignant au rendez-vous que je pourrois lui donner.

« Celle-ci à côté ne me dit rien de plus, si ce n'est que M. d'Harcourt me propose de marcher en avant ; et pour lors les ennemis n'étoient pas déterminés par en bas, et avoient des ponts prêts au-dessus et au-dessous de moi. J'avois ordre de jeter huit de mes meilleurs bataillons dans Philipsbourg, et S. M. sait que les autres ne sont pas trop bons.

« La troisième lettre est du camp de Rhouen, du 27 dudit mois ; il me fait part des mouvemens des Hessois, et me dit qu'il faut laisser passer à M. de Hesse le bois de Lône, et que nous aurons le loisir de voir de quel côté il aura dessein de marcher : que si c'est du sien, que son parti est déjà pris de manière qu'ils ne pourront rien entreprendre sur Mont-Royal, sur Kirn, ni sur lui ; qu'il ne reste plus à prendre de précautions que pour Ebernbourg, et que, comme il se pourroit faire que le Landgrave se présenteroit

« Cette troisième marque que M. d'Harcourt a pris son parti ; donc je n'ai rien à lui ordonner, et son armée ne peut être réputée que comme troupes auxiliaires.

devant M. d'Harcourt et devant Kirn pour l'empêcher de se porter sur Ebernbourg, le prince Louis y arrivant de son côté, il lui seroit impossible de marcher; mais qu'il est persuadé que je tiendrai le prince Louis de si près qu'il ne lui sera pas facile de faire cette démarche devant moi; que si, d'un autre côté, le Landgrave se met à portée de joindre le prince Louis, pour marcher ensemble dans la vallée du Rhin, qu'il se mettra en même temps en état de me joindre lorsque je le jugerai à propos.

« Par une autre, dudit jour 27, au soir, datée de Kirn, M. d'Harcourt me confirme ce qu'il m'a mandé, et répète que si le Landgrave joint les alliés, qu'il faut que ce soit de moi qu'il sache par où doit être notre communication ; qu'il se préparera à exécuter ce que je lui manderai; qu'il lui auroit semblé que, si je me fus (*sic*) avancé à Niederolm avec l'armée, les ennemis n'auroient pu déboucher de Mayence, et que notre communication auroit été aisée, et celle des ennemis impraticable.

« Par sa lettre du 28 dudit mois, écrite de la hauteur de Sodrenheim, M. d'Harcourt me marque qu'il vient d'examiner le pays aux environs d'Ebernbourg, et qu'il lui paroît, soit qu'il me joigne, soit qu'il ne me joigne pas, que le secours de ce château est fort difficile, et me donne là-dessus de bonnes raisons, autant qu'on en peut juger de loin.

« Par celle du 5 septembre, datée du camp de Kervillers, M. d'Harcourt me mande qu'il se trouvera le lendemain, 6, à Neustadt, où je lui avois donné rendez-vous. »

« Il répète la même chose, si ce n'est qu'il me demande enfin où pourra être notre communication, en cas que les ennemis se joignent. Je l'ai pressé de me venir joindre en tant qu'il le pourroit, et j'ai bien fait. Il me propose de m'avancer à Niederolm, et ne voit pas que, les ennemis étant joints, notre jonction ne peut plus se faire que par le derrière des montagnes.

« J'avois raison d'aller au certain et de couvrir Philipsbourg, puisque M. le marquis d'Harcourt ne sait si, étant joints ensemble, nous pourrions sauver Ebernbourg.

« Il n'y avoit que la tête de l'armée de M. d'Harcourt arrivée le 5; le reste n'arriva que le lendemain. Ainsi je ne pouvois mieux faire que de marcher comme j'ai fait. »

XXII

NICOLAS DE FRÉMONT[1].

Ce que nous avons dit dans le tome II, p. 262, note 5, p. 263, note 2, et p. 265, note 6, des origines de la famille de Frémont, ne reposait pas uniquement sur des *on-dit* recueillis avec plus ou moins de complaisance par Bussy-Rabutin. Pour plus de sécurité, nous avons procédé à un nouvel examen des pièces conservées au Cabinet des manuscrits, ce qui nous permet de rectifier les premiers degrés des généalogies données par d'Hozier[2] et par la Chenaye des Bois[3], ou d'y ajouter les notions que ces deux auteurs ont dû omettre à dessein.

Une note de d'Hozier de Sérigny et plusieurs tableaux qui se trouvent dans le dossier FRÉMONT, au Cabinet des titres, font connaître que le nom originaire de la famille, LOUE[4], fut changé en 1531, contre celui du petit fief de Frémont, au profit de Guillaume Loue, receveur de la seigneurie de Lintot. D'Hozier père, dans un rapport sur l'origine des maîtres des requêtes qui a pour ainsi dire le caractère d'une pièce officielle, et qui, en tout cas, présente les meilleures garanties de sincérité[5], s'exprime ainsi à l'article de M. Frémont d'Auneuil, oncle de Mme de Saint-Simon : « Il est frère de la maréchale de Lorge, et son père, appelé Nicolas Loie (*sic*) de Frémont, après avoir commencé par les plus petites commissions dans les aides, devint fermier général des gabelles, puis grand audiencier de France et garde du Trésor royal. Il étoit fils d'un huissier du parlement de Rouen, dont le père étoit avocat, mort sans bien[6]. »

La mère de Nicolas de Frémont, qui s'appelait Baduel, était grand'tante de Mme Catelan[7] : ce qui explique comment Frémont débuta par être commis chez le financier de ce nom, et comment même il épousa sa fille en premières noces. De ce côté donc, et quoique Mme de Lorge ne fût pas issue du même lit, Saint-Simon se trouva apparenté aux Cate-

1. Voyez ci-dessus, p. 250.
2. Registre IV de l'*Armorial général*.
3. *Dictionnaire de la Noblesse*, tome VI, p. 671.
4. Ou *Loie* et *Loye*, comme nous l'avons dit au tome II, p. 265, note 4.
5. Il fut fait vers 1706, par ordre de Chamillart, pour l'instruction du Roi et de Mme de Maintenon.
6. Ms. Clairambault 648, p. 369. Le grand-père, nommé Robert, était aussi huissier au même parlement, en 1574. En 1421, un Raoul de Frémont était geôlier des prisons royales de Montivilliers.
7. La mère de Théophile Catelan de Sablonnières, capitaine du bois de Boulogne.

lan[1], comme, du côté de Mme de Frémont, il l'étoit aux Damond, aux Douilly, et, par ceux-ci, aux Berthelot, ces « bas financiers, » d'un « nom si vil[2]. »

Robert de Frémont, sieur de Gressy, frère de Nicolas, fut reçu, le 10 février 1656, receveur général et payeur ancien des rentes sur les entrées de Paris, et receveur des consignations et greffier des immatricules, etc. dépendant desdites rentes. Comme son aîné, et pour s'assurer aussi la noblesse, il acquit une charge de secrétaire du Roi, dans laquelle il parvint à l'honorariat le 16 octobre 1682. Ce Robert eut d'Anne-Thérèse Cherouvrier une fille nommée Anne-Geneviève, qui épousa, par contrat du 17 février 1689, Messire Pierre Pollalion, chevalier, seigneur de Launay[3].

Quant à Mme de Frémont, elle aussi devait sa noblesse à une charge de secrétaire du Roi possédée, de 1620 à 1647, par son père, Claude Damond[4].

Nous avons dit[5], en opposition avec Saint-Simon, qui qualifie le grand-père de sa femme « d'homme le plus riche de France, » que Nicolas de Frémont laissa une fortune très diminuée et très embarrassée. Cette situation remontait assez loin, au temps même de Colbert et à l'époque où Mlle de Frémont eut l'honneur d'épouser le maréchal de Lorge[6]. En 1682, Frémont ne put se tirer d'affaire que moyennant une somme de quatre millions[7], et ce fut probablement pour assurer certaines parties de ses biens contre des éventualités menaçantes qu'il multiplia depuis lors les donations à sa femme et à ses enfants. Ainsi (et nous ne connaissons qu'un petit nombre d'actes), quand M. de Lorge se maria avec la fille de Frémont, outre la dot de six cent mille livres portée par le contrat du 19 mars 1676 (Ogier et le Vasseur, notaires), le père et la mère de la mariée s'étaient engagés à loger les nouveaux époux pendant dix ans dans leur hôtel de la rue Neuve-Saint-Augustin, avec train et équipage, et, ce temps passé, à leur céder l'hôtel ou payer cent cinquante mille livres, et, en outre, à les nourrir toute leur vie, ou bien payer douze mille livres par an. Conformément à ces stipulations, le 9 avril 1687, ils abandonnèrent à M. et Mme de Lorge

1. Voyez une note de Clairambault, dans le dossier FRÉMONT, fol. 8.

2. *Mémoires*, tomes IV, p. 446, et XVI, p. 316. Bien entendu, ces parents ne figurèrent pas aux mariages de 1696, ou du moins leurs noms ne furent pas portés dans les contrats, à côté de la brillante parenté des Durfort de Lorge.

3. Arch. nat., Y 254, fol. 418. — Nous ne croyons pas qu'il y eût aucune parenté entre ces Frémont et le banquier du même nom (ou peut-être plutôt *Fromont*) qui, sous Colbert, faisait toutes les affaires de la cour en Pologne (*Mémoires de Pomponne*, tome II, p. 467), ou l'écrivain protestant Nicolas Frémont, dit d'Ablancourt.

4. Lainé, *Dictionnaire véridique des origines des familles nobles*, tome I, p. 278. Voyez notre tome II, p. 267, note 2.

5. Tome II, p. 263, note 2.

6. *Le Livre commode*, édition Éd. Fournier, tome I, p. 28 et note 1.

7. *Lettres historiques et anecdotiques*, 10 et 17 avril et 8 mai 1682.

non seulement l'hôtel et sa basse-cour [1], mais la maison contiguë où
ils demeuraient eux-mêmes, et dont ils gardèrent seulement l'usufruit,
les deux jardins, un terrain attenant pour bâtir, l'hôtel qu'ils possédaient à Saint-Germain-en-Laye, rue de la Reine, la terre d'Argueil,
en Normandie [2], et celles de Saint-Lucien et de Bois-le-Borgne, sises à
Gournay [3]. Trois jours plus tard, le 12 avril, comme compensation aux
avantages qui venaient d'être assurés par les Frémont à leur fille et à
ses enfants, ils donnèrent à M. d'Auteuil, leur fils, une maison qu'ils
venaient d'acquérir en face de leur hôtel, dans la même rue Neuve-
Saint-Augustin, leur marquisat de Rosay et d'autres terres [4]; puis, en
1689, les seigneuries d'Auneuil (où ils avaient un château et douze
mille livres de revenu), d'Argueil, de Dominois, etc., et nous les voyons
encore, le 30 avril 1692, délaisser à M. et Mme de Lorge, en place
des terres d'Argueil, de Bois-le-Borgne et de Saint-Lucien, celles de
Boisséguin et l'Isle, près de Civray, en Poitou. Quelques jours auparavant, le 23 avril, Frémont avait assuré à sa femme et à son fils une
somme de cent cinquante mille livres à prélever par chacun d'eux au
jour de sa mort. Le 2 mai suivant, il donna à M. et Mme de Lorge :
1° les bâtiments faits aux frais de M. et de Mme de Frémont dans
l'hôtel de Lorge, à Versailles; 2° la moitié des eaux et fontaines acquises par eux de l'hôtel de Grancey, pour le service de leur hôtel de
la rue Neuve-Saint-Augustin; 3° la moitié de la chapelle et du banc
qu'ils possédaient dans l'église Saint-Roch; et ils assurèrent encore à
leur fils des avantages équivalents [5].

En 1695, aux approches du mariage de Mlle de Lorge avec Saint-
Simon, M. de Frémont donna aux parents une somme de cent mille
livres à prendre à son décès, ce qui servit à parfaire la dot de la future duchesse [6]; mais, quatre jours auparavant, par acte du 1er avril,

1. Selon les *Anciennes maisons de Paris*, par M. Lefeuve, tome III,
p. 244, le maréchal de Lorge acheta de la Ville, le 10 juin 1688, le terrain
triangulaire où était placée l'ancienne porte Gaillon. Germain Brice, dans
sa *Description de Paris* (édit. 1752, tome I, p. 389-390), dit que Fromont
(*sic*) avait beaucoup dépensé dans son hôtel, mais que le maréchal, « ayant
acquis cet hôtel, » y fit construire un corps de logis d'entrée, sur les dessins de Hardouin-Mansart. « L'on en estime fort la porte, ajoute-t-il, qui
est d'une proportion élégante, et le reste du bâtiment est décoré avec la
même sagesse et le même bon goût. Le grand péristyle, au rez-de-chaussée,
qui donne entrée dans la seconde cour, et qui précède en même temps
l'escalier, annonce une maison digne de loger un prince. » Nous avons déjà
parlé de cet hôtel au tome II, p. 272.

2. Aujourd'hui chef-lieu de canton de l'arrondissement de Neufchâtel,
avec un château ancien, entouré d'un parc magnifique.

3. Arch. nat., registre des Publications Y 31, fol. 198. — 4. *Ibidem*, fol. 199.

5. Arch. nat., registres des Insinuations Y 259, fol. 394 v° et 421; 260,
fol. 129 et 347 v°; 267, fol. 418.

6. Voyez notre tome II, p. 272, note 1, et p. 273, note 2. Le texte de
cette donation se trouve dans le registre Y 265, fol. 202.

M. d'Auneuil s'était fait faire une donation égale à celle que sa sœur avait reçue en 1692 [1].

Enfin, lorsque Lauzun épousa la seconde fille de M. de Lorge, la dot se composa pour trois quarts d'une promesse de trois cent mille livres à toucher au décès de Frémont [2] ; mais, disent les *Annales de la cour* [3], « M. de Frémont.... étant venu à mourir quelque temps après, M. de Lauzun fut tout étonné de voir que M. d'Auneuil, son fils, renonça à sa succession, aussi bien que la maréchale sa fille,... sa veuve ayant renoncé pareillement à la communauté de son mari. » En effet, il n'y eut qu'une petite-fille du frère de Frémont, Mlle de Pollalion, qui se porta héritière bénéficiaire, et, pour leur compte personnel, trouvant la succession « plus véreuse que profitable, » M. et Mme de Saint-Simon déclarèrent y renoncer par acte du 24 décembre 1697. Ce fut comme créanciers qu'ils reçurent, le 20 janvier suivant, les cent mille livres assurées par leur contrat de mariage. Ils prirent part aussi à la distribution de l'actif de la succession ; car nous voyons, à la date du 10 avril 1698, une assemblée de parents, composée de trois cousins du duc de Saint-Simon, les marquis de Saint-Simon (Eustache-Titus), de Sandricourt et de Mailly-Nesle, du duc de Duras, oncle de la duchesse, et de trois de ses cousins, le prince de Talmond, le duc de la Meilleraye et M. de Montgomery, désigner l'ancien gouverneur de Saint-Simon, René de Gogué Saint-Jean, pour recevoir une partie du remboursement de la charge de garde du Trésor royal vendue par Frémont en 1694 [4].

M. d'Auneuil avait déjà passé une transaction avec Mme de Frémont, le 12 avril 1697 [5] : Lauzun « se vit obligé.... d'intenter procès contre la veuve et contre son fils ; car, pour ce qui étoit de son beau-père et de sa belle-mère, il ne leur pouvoit rien demander, parce qu'ils n'avoient pas même signé à la donation que le grand-père de sa femme lui avoit faite en faveur de son mariage.... Frémont lui avoit encore promis, outre ces cent mille écus, dont il lui avoit payé l'intérêt tant qu'il avoit vécu, comme d'une chose qui lui étoit déjà acquise, cent autres mille francs à prendre sur tous ses biens.... L'affaire fut portée aux requêtes du Palais, à cause de la qualité des parties, qui avoient droit de *committimus*.... Cependant, outré plus qu'on ne sauroit dire du procédé de Mme de Frémont et de M. d'Auneuil, dans lequel il faisoit entrer le

---

1. Registre Y 267, fol. 418. — Voyez aussi les pièces imprimées réunies dans le dossier DURAS des *Pièces originales*, vol. 1043, n⁰ˢ 164-174.

2. Voyez tome II, p. 278, note 4.

3. Édition de 1739, tome I, p. 211-214.

4. Ces actes sont conservés dans le minutier de Mᵉ Galin, notaire.

5. Bibl. nat., *Pièces originales*, vol. 1242, FRÉMONT, n° 15. On voit, par cet acte, que M. d'Auneuil avait droit à prélever sur l'actif de la succession, ou sur le bien de sa mère, une somme totale de sept cent quatre-vingt-huit mille livres, comme équivalent des avantages faits à sa sœur et à ses nièces.

maréchal et la maréchale de Lorge, il défendit à sa femme de les voir ni les uns ni les autres. Cela fut fâcheux à cette dame, aussi bien qu'à la maréchale, qui aimoit sa fille tendrement[1].... » Lauzun commença par demander que son instance fût portée devant la Cour des aides, comme la seule juridiction pouvant connaître des affaires des traitants et des financiers ; mais, sur ces entrefaites, un des anciens commis de Frémont alla aviser le contrôleur général Pontchartrain que le défunt l'avait employé à cacher une somme de quarante millions dans les caves d'un château acheté par lui en Normandie, sans doute Argueil. Des fouilles furent entreprises sous la direction de l'intendant de la province ; elles ne produisirent rien. Le donneur d'avis fut mis pour quelque temps en prison, et Lauzun, qui avait compté sur sa part du trésor, reprit avec une nouvelle ardeur ses poursuites contre Mme de Frémont et M. d'Auneuil, qu'il n'accusait de rien moins que d'avoir dissimulé les effets de la succession. « Toute la cour et tout Paris sollicitoit pour les uns ou pour les autres, et, quoique le maréchal et la maréchale de Lorge parussent ne point prendre de part à cette affaire, dans laquelle il sembloit que, s'ils se fussent déclarés, ce devoit être plutôt pour leur gendre et pour leur fille que pour Mme de Frémont et pour son fils, néanmoins ils agirent sous mains (sic) pour ceux-ci. Ils considérèrent qu'outre que la mémoire du défunt leur devoit être chère, non seulement à cause qu'il avoit donné la vie à la maréchale, mais encore parce que, devant et après leur mariage, il les avoit toujours comblés de bienfaits, ils ne devoient pas souffrir qu'on eût lieu de mettre la main sur la succession. Ils crurent, avec beaucoup d'apparence, que, si le contre-coup n'en retomboit pas sur eux, par les précautions qu'ils avoient prises et dans leur contrat de mariage et dans les dons qu'ils en avoient reçus, il retomberoit du moins sur leur fille, puisque, au lieu d'avoir les cent mille écus que Mme de Frémont et M. d'Auneuil vouloient bien lui donner en effets, elle courroit risque de ne rien avoir du tout[2].... » Toutes les démarches de Lauzun échouèrent contre une plus puissante intervention : non seulement le Conseil rejeta sa prétention d'être jugé en Cour des aides[3], mais, lorsque, refusant

---

1. *Annales de la cour*, endroit cité. — 2. *Ibidem*, p. 224-225.

3. « Tout ce que M. le Chancelier dit qui lui pût être agréable, par rapport à la haine qu'il portoit à la grand'mère de sa femme et à son fils, c'est que, quand des gens comme le défunt marioient ainsi leurs filles ou leurs petites-filles à des gens de qualité, ce n'étoit que pour commencer à restituer au public l'argent qu'ils lui avoient volé. Mais, n'en déplaise à ce magistrat, il me semble que le nom de *restitution* ne convient guère à une action comme celle-là : *restituer*, c'est rendre ce que l'on a pris, et même le rendre à ceux à qui il doit appartenir ; mais combler de biens ses enfants ou ses petits-enfants afin de cacher en eux, sous l'éclat des richesses, un sang qui ne sauroit se mêler avec le leur sans quelque sorte de honte, voilà la première fois de ma vie que j'avois ouï dire que cela se dût appeler *restitution*. » (*Annales de la cour*, p. 225-226.)

d'accepter l'arbitrage de MM. de la Reynie et de Ribeyre, qui ne pouvaient condamner la succession à donner plus d'argent comptant qu'elle n'en avait, il voulut être jugé dans les formes, « les requêtes du Palais se moquèrent de ses prétentions, et le condamnèrent aux dépens[1]. »

Cet épisode n'expliquerait-il pas le silence que garde Saint-Simon sur la succession si grandement escomptée lors de son mariage; et, en même temps, ne faudrait-il pas y voir un des principaux griefs qui aggravèrent les dissentiments entre Lauzun et l'hôtel de Lorge[2]?

Comme beaucoup de financiers, Frémont fit des fondations religieuses et charitables. Il était un des gouverneurs et administrateurs de l'hôpital général de Paris[3]. Lui et sa femme furent les fondateurs de la nouvelle église des filles de la Visitation de Chaillot[4] et fournirent entièrement à sa construction[5]. Mais on doit surtout signaler une institution qui fait le plus grand honneur à leur intelligente générosité[6].

Entre 1678 et 1680, plusieurs paroisses de Paris avaient vu s'ouvrir des écoles de charité dirigées par des maîtres ou des maîtresses vivant en communauté, mais ne faisant point de vœux, sur le modèle du premier établissement de ce genre que le P. Nicolas Barré, de l'ordre des Minimes, avait fondé dans la rue Neuve-Saint-Maur, en face des Incurables[7]. La paroisse Saint-Roch se trouvait chargée d'une très grande quantité d'artisans et d'ouvriers à qui les moyens manquaient pour donner à leurs enfants, principalement aux filles, une éducation professionnelle et chrétienne tout en même temps. M. de Frémont, qui était premier marguillier d'honneur[8], prit à bail de la fabrique deux terrains attenants aux maisons de l'église et au cimetière, sur la rue Saint-Roch et la rue d'Argenteuil[9], et il y fit bâtir à ses frais, en 1683, une école pour les jeunes filles pauvres et pour la communauté de sœurs des petites écoles chargées de l'enseignement. Placées sous la direction spirituelle de l'archevêque de Paris et d'un prêtre

1. *Annales de la cour*, tomes I, p. 219-227, et II, p. 246-247. Il est vrai que, dix ans plus tard, en juillet 1704, après la mort de Mme de Frémont, Lauzun gagna son procès.

2. Voyez ci-dessus, p. 114-117.

3. *Le Livre commode*, édition Éd. Fournier, tome I, p. 116.

4. Monastère établi en 1651, par la reine Henriette d'Angleterre.

5. Piganiol de la Force, *Description de Paris*, édition de 1742, tome II, p. 304.

6. Certains historiens de Paris, comme Sauval, Félibien et Jaillot, ont parlé de cette fondation; mais presque tous appellent le garde du Trésor royal *Fromont*.

7. Piganiol de la Force, *Description de Paris*, édition de 1742, tome VI, p. 434-439.

8. « Fonction bourgeoise, » dit Saint-Simon (*Mémoires*, tome II de 1873, p. 276).

9. Voyez le plan du terrier de Paris, aux Archives nationales, Q¹ Seine 1099¹², tome II, fol. 106.

séculier qu'il commettait pour trois ans (ce fut d'abord le curé Denis
Coignet, que nous avons vu marier Saint-Simon), ces maîtresses ne
pouvaient être admises dans la communauté et y prendre engagement
qu'après deux ans d'épreuve et avec l'approbation des fondateurs ou
de la maréchale de Lorge, lesquels gardaient, pour leur vie durant,
la surveillance de tous les détails d'administration financière et intérieure. Uniforme pour toutes, l'habillement des sœurs ne différait des
habits du monde que par sa modestie : une coiffe de taffetas et un
bonnet noir dissimulaient entièrement leurs cheveux; les manches de
leur robe descendaient au-dessous du coude, et leurs mouchoirs de cou
étaient, comme la coiffe, de taffetas noir. La maison était conduite
par une supérieure et par une maîtresse des prétendantes, dont le
choix, expressément attribué à Mme de Frémont et à sa fille, pendant
leur vie, devait se faire ensuite à l'élection et se renouveler tous les
trois ans[1].

Il n'y avait point de vœux de religion, mais un simple engagement,
point de clôture non plus[2], et, la maison n'ayant même pas de chapelle
particulière, les sœurs suivaient les exercices religieux à Saint-Roch.
Elles conservaient d'ailleurs leurs biens et leurs droits dans le monde,
avec la libre disposition de tout ce qui leur pouvait appartenir, en
dehors de leurs hardes et ameublements.

La communauté, ayant pour but principal l'instruction des pauvres
filles[3], devait admettre toutes celles qui se présenteraient en état de
travailler. On les conservait la journée entière, de sept heures du matin
à la chute du jour, en leur fournissant un dîner selon les facultés de
la maison. Outre la lecture, l'écriture, l'arithmétique « au jet et à la
plume » et l'instruction chrétienne, les sœurs enseignaient aux enfants
« toutes sortes d'ouvrages selon la portée de leur esprit, la force de
leur corps et la proportion de leur âge, comme la couture, tant en draps
qu'en linge, la tapisserie, les ouvrages de dentelles, le blanchissage,
le raccommodage de linge, d'habits, et généralement tous les ouvrages
convenables à leur sexe et à leur état. »

A ces classes de métier ou *ouvroirs* étaient admises toutes les filles
qui, en dehors de l'école, voulaient venir s'instruire. Le produit du
travail se vendait au profit de la communauté et des pauvres.

« On se souviendra, disaient les statuts dont nous résumons ici les
parties essentielles, on se souviendra toujours de la fin pour laquelle

---

1. La première supérieure fut Mme Marie Villin.
2. Comme chez les Miramionnes (ci-dessus, p. 74, note 6).
3. Les statuts commencent en ces termes : « Comme l'instruction et l'é-
ducation des pauvres petites filles dans leur bas âge est un des principaux
biens que les chrétiens peuvent faire et procurer, et une des plus grandes
et des plus nécessaires œuvres de miséricorde qu'ils puissent exercer pour
le salut des âmes, M. et Mme de Frémont ont pris le dessein d'établir dans
leur paroisse de Saint-Roch, de cette ville de Paris, une communauté de
filles qui seroient, pendant leur vie, tout appliquées à ce bon œuvre.... »

on a institué la communauté, qui est de mettre les pauvres filles en état
de gagner leur vie honnêtement par le moyen de quelque métier et de
les instruire dans la vertu, et, par conséquent, qu'elles ne soient pas
pour la communauté, mais que la communauté soit pour elles. Aussi
leur bien doit être préféré à toutes choses. C'est pourquoi, lorsque les
filles seront suffisamment instruites, on ne les retiendra pas dans la
communauté, afin qu'elles profitent de leur science, et, lorsque quelqu'une aura quelque ouvrage à faire qui ne sera point pour la communauté, on ne laissera pas de la diriger et lui en laisser le profit; on le
fera même avec joie, afin de les engager à travailler avec courage, et
par là on témoignera le désintéressement et la charité avec quoi on doit
agir en toutes rencontres, et qui doit être le fondement et le soutien
de cette communauté. »

La fondation de M. de Frémont, organisée en 1686, et les sages statuts sur lesquels elle reposait furent confirmés par l'archevêque de
Paris le 4 janvier 1687, et par le Parlement le 28 février suivant. Outre
les frais de construction de la maison, qui dépassèrent quinze mille
livres, et ceux de la location du terrain[1], M. de Frémont pourvut aux
premières dépenses de la communauté par le don d'une rente de quatre
cents livres sur la ville, dont il obtint l'amortissement par lettres royales
du mois de mars 1686[2]. Le 4 avril 1687, il abandonna encore à la
communauté une rente de six cents livres sur les aides et gabelles, et,
le 8 avril 1694, une somme de neuf mille livres, qui servit à constituer
une autre rente de cinq cents livres. En outre, il assura sur sa succession la somme de deniers nécessaires pour garantir le payement du
loyer dû à la fabrique[3].

Cette maison des Filles de Sainte-Anne (qu'on appelait aussi les
Dames de la Charité de la paroisse) eut une rapide prospérité, comme
toutes les écoles fondées sur le même plan et malgré les grands procès
que le chapitre de l'église Notre-Dame suscita à ces institutions charitables[4]. Mme de Frémont, après la mort de son mari, continua les
mêmes libéralités, et prit une telle affection pour l'établissement,
qu'elle voulut s'y assurer une retraite, ainsi qu'à sa fille. Pour cet
effet, elle acheta un nouveau terrain contigu au jardin qui donnait sur
la rue d'Argenteuil, et s'engagea, le 18 juin 1703, à faire construire

1. Cette location fut portée en dernier lieu à trois cent quatre-vingt-
dix-sept livres.

2. Ces lettres furent enregistrées au Parlement le même jour que les
statuts; les deux textes sont conservés dans la liasse des enregistrements
de février 1687, X¹ᵇ 8997. Les lettres de mars 1686 ont été publiées dans les
Antiquités de Paris, de Sauval, tome I, p. 653, et l'arrêt d'enregistrement
dans l'*Histoire de la ville de Paris*, par Félibien, tome V, p. 230.

3. Acte du 1ᵉʳ octobre 1694, dans le registre des Insinuations Y 264,
fol. 209.

4. Voyez la *Description de Paris*, par Piganiol de la Force, tome VI, p. 435-
439.

sept classes et une chapelle, de telle sorte qu'une portion de l'ancien corps de logis de la rue Saint-Roch pût fournir à ces deux dames le logement dont elles auraient besoin[1]; mais, avant que ce contrat pût avoir son exécution, Mme de Frémont mourut subitement. L'épitaphe suivante fut placée en son honneur dans l'église du couvent de la Visitation de Chaillot[2] :

Ici repose
le cœur de dame Geneviève Damond,
veuve de Messire
Nicolas de Fremond[3],
conseiller du Roi en ses Conseils,
grand audiencier de France honoraire
et garde du Trésor royal.
Une douceur toujours égale,
une humilité sincère, une piété constante,
une tendre charité pour les pauvres,
des aumônes abondantes,
un zèle éclairé pour la gloire de Dieu,
toutes sortes de vertus fidèlement
pratiquées tandis que ce cœur a respiré,
ont été des preuves que Dieu l'avoit
formé selon le sien,
et qu'il y faisoit sa demeure.
Elle est décédée le 19 d'août 1703,
âgée de 69 ans, après avoir vu
commencer le bâtiment de cette église,
que son époux et elle ont fondée.
Priez Dieu pour leur repos.

Cette épitaphe et l'article qui fut inséré dans le *Mercure galant* lors de la mort de Mme de Frémont[4] confirment en tous points l'éloge, fort bref d'ailleurs, que Saint-Simon a fait de la grand'mère de sa femme[5].

1. Bibl. nat., *Pièces originales*, vol. 1242, Frémont, n° 40. Dans le dossier Duras, vol. 1044, n°° 192 et 202-209, on trouve encore des baux à loyer du terrain de la rue d'Argenteuil, signés : G. de Frémont, Ma^lle de Lorge.

2. *Description de Paris*, par Piganiol de la Force, tome II, p. 305-306. Une des filles de Frémont avait pris le voile à Chaillot, en 1687.

3. Ainsi par un *d*.

4. Septembre 1703, p. 276-279.

5. Voyez notre tome II, p. 267.

XXIII

CORRESPONDANCE RELATIVE A L'ARRIVÉE DE LA PRINCESSE
DE SAVOIE EN FRANCE [1].

1. *De M. Desgranges à M. de Torcy* [2].

« A Lyon, le 6 octobre 1696.

« Monseigneur,

« M. le comte de Brionne me demanda, étant à Versailles, quel
siège il auroit à la réception de Mme la princesse de Savoie ; je lui fis
réponse que je savois bien de quelle manière il devoit être devant elle
comme princesse de Savoie, mais que je ne savois pas quelle seroit la
volonté du Roi pour cette occasion, qui étoit extraordinaire. A quelques jours de là, il me dit qu'il avoit éclairci la chose et que, sans
difficulté, il devoit être assis ; et il partit dans cette pensée. Cependant,
Monseigneur, lorsque j'eus l'honneur de prendre congé du Roi, il me
dit, entre autres choses, que les honneurs qu'on rendroit à cette princesse étoient un *ambigu* (ce sont les termes dont se servit S. M.),
qu'ils seroient sans conséquence, et que, lors de la réception, M. de
Brionne seroit debout, et la Princesse aussi. Quoique je l'aie trouvé
dans cette pensée qu'il devoit être assis, je n'ai pas eu de peine à lui
persuader que la manière expliquée par S. M. étoit la plus convenable ;
il la suivra sans difficulté, et Mme la duchesse du Lude aura soin que
la Princesse se tienne debout pendant le temps qu'il sera avec elle.
Je vous rends compte de ce détail, Monseigneur, parce que je n'ai pu le
faire avant mon départ, à cause du voyage que vous fîtes à Paris dans
le temps que j'allois à votre appartement à Marly pour recevoir vos
derniers ordres. Il y a sur cela une seule réflexion à faire, qui est que
M. le comte de Brionne, après avoir reçu la Princesse à la descente de
son carrosse, ne pourra rester qu'un moment avec elle lorsqu'il l'aura
menée à son appartement ; qu'il sera de même obligé d'en sortir lorsqu'il lui aura donné la main pendant les deux jours qu'il sera à sa
suite, et qu'à Lyon, où il doit être présent aux compliments qu'on lui
fera, il sera obligé de prendre des précautions pour n'entrer pas trop
tôt dans la chambre de la Princesse, afin de ne la pas tenir longtemps

1. Voyez ci-dessus, p. 268-272. — Toutes ces lettres sont tirées du Dépôt
des affaires étrangères, volume coté *Turin* 98.

2. Quoique cette pièce et presque toutes les pièces suivantes soient autographes, nous ne conservons l'orthographe que des deux courts n°ˢ 6 et 13,
qui sont du duc et de la duchesse de Savoie. Pour les autres, la minutieuse
fidélité serait presque impossible, et d'ailleurs de nul intérêt.

debout ; au lieu que, s'il avoit la liberté de s'asseoir, il pourroit entrer
un peu plus longtemps en conversation avec la Princesse et les dames
qui l'accompagneront, sans la gêner, ni Mme la duchesse du Lude et
les autres dames du palais : ce qui seroit plus agréable pour un homme
de sa qualité qui a l'honneur d'être chargé par le Roi de la réception
et qui vient ici uniquement pour cela. Il ne sait point que j'ai l'honneur de vous en écrire. Il est content de la manière réglée par le Roi :
ainsi nous la suivrons, à moins que vous ne donniez des ordres contrai-
res. Je suis, avec un très profond respect,

     « Monseigneur,

        « Votre très humble et très obéissant serviteur.

             » DESGRANGES.

« Depuis cette lettre écrite, Monseigneur, le courrier de M. de Tessé
est arrivé ; il marque le départ de la Princesse le 6, et son arrivée au
Pont-de-Beauvoisin le 11 ou 12, supposé qu'elle ne séjourne point.
Le marquis de Dronero, qui est chargé de la conduire, a apparemment les honneurs réglés avec elle ; on verra de quelle manière il en
use, et on prendra garde de ne rien faire contre l'ordre, et de suivre
en tout ce qui se pourra ce que S. M. a réglé. Le courrier qui vous
porte cette lettre est dépêché par Mme la duchesse du Lude pour
porter à M. de Barbezieux un paquet de M. de Tessé qui étoit dans
le sien, et qu'on n'a pu donner à un courrier de M. de Barbezieux qui
est parti cette nuit. »

       2. *Du marquis de Dangeau au Roi.*

          · A Lyon, ce jeudi 11 octobre 1696.

   « Nous partirons d'ici samedi, et serons dimanche au Pont-de-
Beauvoisin, où Mme la princesse de Savoie doit arriver lundi, quinzième du mois. Nous savons qu'elle partit de Turin dimanche, à trois
heures après midi ; on l'attend aujourd'hui à Saint-Jean-de-Maurienne,
et l'évêque a ordre d'aller trois lieues au-devant d'elle. Vendredi, elle
sera à Aiguebelle, et samedi à Chambéry, où elle séjournera le dimanche. La journée de Chambéry au Pont-de-Beauvoisin est fort grande ;
ainsi elle y arrivera apparemment fort tard. Il auroit été à souhaiter
qu'elle y arrivât avant la nuit, pour éviter de petits embarras que la
nuit apporte toujours, surtout dans un lieu qu'on ne connoît point.
Nous ferons tout le mieux que nous pourrons, Sire, pour y remédier. M. le comte de Brionne avoit écrit au marquis de Dronero pour
lui proposer que la Princesse vînt, s'il étoit possible, le dimanche aux
Échelles, au lieu de séjourner à Chambéry : par ce moyen, elle seroit
arrivée de bonne heure au Pont-de-Beauvoisin ; mais je crois qu'ils aime-
ront mieux demeurer un jour entier à Chambéry. Le marquis de Dronero, qui est chargé de conduire la Princesse, est, comme sait Votre
Majesté, de la maison d'Este, et il est seigneur du sang de Savoie par

sa mère, qui étoit fille de Charles-Emmanuel. Les fils et petits-fils des *donnés*[1] ont le rang après les princes du sang, au-dessus des chevaliers de l'Ordre. On appelle *données*, en Savoie, les légitimées de la maison....

« DANGEAU. »

3. *De M. de Torcy à la duchesse du Lude*[2].

« Du 13 octobre 1696, à Fontainebleau.

« J'ai eu l'honneur de vous mander, Madame, ce que le Roi avoit résolu sur la manière dont Mme la princesse de Savoie devoit être traitée aussitôt qu'elle auroit été remise entre vos mains. S. M. a fait rechercher depuis ce qui s'étoit pratiqué en des occasions à peu près semblables : il s'est trouvé des exemples de princesses mariées à des dauphins de France qui, avant leur mariage, ont eu, pendant plusieurs années, les mêmes honneurs qu'elles auroient eus étant Dauphines. Cet expédient lève beaucoup d'embarras que le rang incertain de Mme la princesse de Savoie causeroit tous les jours, quelq'ordres que la sage prévoyance de S. M. y pût apporter. Ainsi elle s'est déterminée à suivre les anciens exemples. La considération de Monsieur et de Madame arrêtoit encore le Roi. Monsieur a levé cet obstacle, demandant lui-même à S. M. que, pour prévenir toutes difficultés, Madame sa petite-fille fût traitée dès à présent comme elle sera étant duchesse de Bourgogne. Sur ce fondement, S. M. m'ordonne de vous écrire, Madame, qu'elle veut que Mme la princesse de Savoie reçoive présentement les mêmes honneurs qu'elle aura lorsqu'elle sera duchesse de Bourgogne ; qu'elle n'en aura le titre qu'après son mariage, mais qu'elle sera cependant traitée de la même manière que Mgr le duc de Bourgogne le seroit, comme Madame l'est, et comme les filles de France le doivent être ; et que, par conséquent, il n'y ait que vous, Madame, qui vous assoyiez devant elle. Voilà ce que S. M. m'ordonne de vous faire savoir de ses intentions, et j'y ajouterai seulement que je suis, etc. »

4. *Du marquis de Dangeau à M. de Torcy*.

« A Lyon, ce samedi matin 13 octobre.

« Nous étions prêts à partir ce matin. Les dames ont grand regret à deux heures de sommeil qu'elles ont perdues : le marquis de Dronero vient d'envoyer un courrier à M. le comte de Brionne pour lui dire que la Princesse n'arriveroit que mardi au Pont-de-Beauvoisin ; qu'ils ne pouvoient se dispenser de séjourner le dimanche à Chambéry, pour y recevoir les compliments du Parlement[3], de tous les corps et de toute

---

1. Le manuscrit porte ici *donnes*, et à la ligne suivante, *données*.
2. Minute.
3. Les mots : « du Parlement » sont en interligne.

la noblesse de la province, et que, le lundi, ils ne pourroient aller
qu'aux Échelles, parce que la journée de Chambéry au Pont-de-Beauvoisin seroit trop longue. Nous nous étions bien doutés de ce petit
retardement-là, et je me souvenois d'avoir trouvé ce chemin-là bien
long quand j'amenai en France la reine d'Angleterre d'aujourd'hui.
Une partie de nos dames s'est recouchée; les autres avoient déjà fait
partir leurs lits. Ce petit contretemps a fait un embarras, qu'on a mieux
aimé avoir que d'aller attendre au Pont-de-Beauvoisin : il est, ce me
semble, plus décent de n'y arriver qu'un jour avant la Princesse. Ainsi
nous demeurerons encore ici aujourd'hui. Si nous avions pu partager
en trois les journées d'ici au Pont-de-Beauvoisin, nous aurions pris cet
expédient-là, car elles sont fort longues aussi; mais on ne l'a pu faire :
il faut par nécessité aller coucher à Bourgoin; les autres lieux qui sont
sur la route ne sont pas logeables. J'irai au-devant de la Princesse
jusqu'aux Échelles, comme j'ai eu l'honneur de vous le mander. M. Desgranges a cru devoir aller jusqu'à Chambéry, pour s'informer exactement
de tout ce qui vient avec la Princesse et voir à régler de petites choses
du cérémonial avec le marquis de Dronero. Je reçus hier au soir la
lettre que vous m'avez fait l'honneur de m'écrire. Je vous rends grâce
de vos bons offices; vous connoissez mes bonnes intentions.

« Dangeau[1]. »

5. De M. Desgranges à M. de Torcy.

« Au Pont-de-Beauvoisin, le 14 octobre 1696[2].

. . . .

« Lorsque M. de Dronero faisoit état que sa princesse coucheroit au
Pont du côté de Savoie, il comptoit aussi que M. de Brionne et les
dames iroient l'y prendre. Il m'a dit que Mme de Savoie lui avoit expliqué que cela s'étoit fait ainsi pour elle, et que M. de Savoie étoit venu lui-
même la prendre du côté de France. Je lui ai répliqué que cela étoit
différent: que Mme de Savoie avoit été remise à l'ambassadeur dès le
jour même du mariage à Versailles, et qu'il convenoit à M. de Savoie
d'avoir l'empressement qu'il avoit eu de voir Madame son épouse; mais
qu'en l'occasion d'aujourd'hui il n'y avoit pas encore de célébration,
que M. le duc de Savoie faisoit au Roi le plaisir de lui envoyer une
princesse pour l'élever, et que M. de Brionne et les dames avoient
ordre de la venir recevoir au Pont. Il a paru content de ces raisons, me
disant cependant qu'il verroit si M. de Brionne et Mme la duchesse du
Lude étoient aussi impatients que je le disois de la voir. Je lui ai
répondu qu'aussitôt qu'elle paroîtroit, il verroit l'empressement res-

1. Au haut de la troisième et dernière page, à contre-sens de l'écriture,
on lit : « Mme de Dangeau et Mme d'O vous font mille compliments. »
2. La première partie de cette lettre n'a trait qu'au règlement de la marche
du cortège.

pectueux qu'on auroit de la recevoir. Je ne crois pas qu'il demande
plus qu'on l'aille prendre de l'autre côté du pont; mais, s'il faisoit
quelque nouvelle difficulté, il sera aisé de faire trouver le carrosse du
Roi sur le pont, de l'y faire entrer en sortant de sa chaise, et de la
mener à son logis, qui n'est qu'à trois cents pas. Mais je ferai en sorte
qu'on l'apporte jusque dans ce logis : après quoi les dames se verront,
et on régalera la suite. Vous vous souviendrez, Monseigneur, qu'il avoit
été proposé de faire une loge sur ce pont; c'étoit une chose impossible : il n'est que d'une seule arche, fort étroit, en dos d'âne, à peu
près de la forme d'un petit pont qui est au milieu du village d'Essonnes; les maisons touchent l'arche des deux côtés, en sorte qu'il seroit difficile d'y placer une guérite de bois sans incommoder la voie
publique.

« Il semble, Monseigneur, qu'on ne puisse vous écrire avoir eu
l'honneur de voir la Princesse sans vous dire ce qu'on en pense. Je la
trouve bien faite, assez grande pour son âge, la peau belle, et la gorge
faite de manière à devoir l'avoir comme Mademoiselle. Pour le visage,
il est assez agréable; elle a la physionomie spirituelle, et elle paroît
toute raisonnable par son maintien et par quelques réponses que je
lui ai entendu faire à gens qui venoient la complimenter. Je suis, avec
un très profond respect, Monseigneur, votre très humble et très obéissant serviteur.

« DESGRANGES. »

6. Du duc de Savoie au Roi.

« Turin, se 16 octobre 1696.

« Monseigneur,

« Le repos de l'Italie qu'on avoit refusé à la grande generosité de
V. M^{té} vient d'estre le fruit de ses armes victorieuse, qui ont acquis par
là une nouvelle gloire, et à la moderation d'un roy tougiors trionfant.
Monsieur le conte de Tessé randra un compte plus particulier à V. M^{té}
de ce detail et des petits soins que ie me suis donné pour le succes de
ses intentions; ie luy proteste que ie n'en epargneray iamais point pour
tacher de meriter l'honeur de la puissante protection de V. M^{té} et la
rendre fortement persuadé qu'on ne peut rien aiouter à l'attaciement
tres sinsere et tres deuvoué que i'aurai toute ma vie à son service, et
que persone ne sera iamais avec plus de verité et de respect,

« Monseigneur,

« De V. M^{té}

« tres humble et tres obeisant
serviteur.

« V. AMÉDÉ. »

7. *De la duchesse du Lude à M. de Torcy.*

« A Pont-de-Beauvoisin, le 16.

« J'ai reçu, Monsieur, les ordres que vous m'avez envoyés de la part
du Roi. J'exécuterai dès ce soir ce qu'il me commande, et Mme la princesse de Savoie sera traitée comme duchesse de Bourgogne. Votre courrier veut partir; ainsi, je n'ai que le temps de vous dire que Mme la
princesse de Savoie est une figure très aimable, bien faite dans sa
taille, et j'ose espérer que sa personne plaira au Roi. Je suis plus que
personne du monde, Monsieur, votre obéissante servante.

« LA DUCHESSE DU LUDE. »

8. *De M. Desgranges à M. de Torcy.*

« Au Pont-de-Beauvoisin, le 16 octobre 1696.

« J'eus l'honneur de vous écrire dimanche au soir, Monseigneur, sur
ce que j'avois fait à Chambéry pour empêcher que Mme la princesse
de Savoie ne couchât ici autre part que de notre côté; la lettre pourra
être encore à la poste, auquel cas je la ferai reprendre par le gentilhomme de M. le comte de Brionne qui vous porte celle-ci : ainsi je ne
vous répète point ce qu'elle contenoit, qui d'ailleurs est devenu inutile.

« J'ai reçu aujourd'hui de grand matin celle par laquelle vous me
marquez la résolution que le Roi a prise de traiter dès à présent cette
princesse comme elle le sera après la célébration du mariage. Mme la
duchesse du Lude a déjà donné ses ordres sur cela.

« La Princesse est arrivée à six heures. J'avois bien envie qu'on
l'apportât jusques à son logis; mais je n'ai pu le gagner, ou plutôt
l'insinuer, car je n'ai point fait sur cela de mauvaises disputes, sachant
bien, comme vous me l'avez expliqué, qu'on trouveroit bon qu'on la
reçût au pont. Elle y a été apportée dans sa chaise, avec M. de Dronero, la princesse de la Cisterne et Mme Desnoyers.

« Le carrosse du Roi étoit sur le pont, la tête des chevaux tournée
de notre côté, précédé du second carrosse, et non d'autres, parce que
la rue n'en pouvoit pas contenir plus grand nombre. La Princesse, sortant de sa chaise, a été présentée par M. le marquis de Dronero à
M. le comte de Brionne, qui lui a fait son compliment après l'avoir
saluée. Mme la duchesse du Lude, M. de Dangeau et ses quatre dames
du palais l'ont saluée de même. On a cru, quoique nous allions la
traiter dans un moment comme duchesse de Bourgogne, que M. de
Dangeau et ses quatre dames du palais, qu'on avoit flattés de cet honneur dès le commencement du voyage, pouvoient la recevoir dans cet
instant où Mme la duchesse du Lude ne lui avoit pas encore annoncé
qu'elle seroit traitée de la sorte.

« La Princesse est entrée dans le carrosse, Mme de la Cisterne à
côté d'elle: Mme du Lude, Mme de Roucy et Mme d'O ont occupé
trois autres places. A l'égard de Mme de Dangeau et de Mme de No-

garet, elles ont monté avec Mme Desnoyers dans un autre carrosse, ayant bien voulu avoir cette honnêteté pour cette dame, qui la sert en qualité de gouvernante, et non de sous-gouvernante, comme on nous avoit dit d'abord. M. le comte de Brionne et M. le marquis de Dangeau lui ont donné la main ; les gardes du Roi, qui étoient sous les armes, occupant tout le pont, ont suivi le carrosse avec tout ce qu'il y avoit de pages et de valets de pied.

« Lorsque cette princesse a été dans sa chambre, M. le comte de Brionne lui a présenté les officiers du Roi destinés pour la servir, et Mme la duchesse du Lude ses femmes de chambre. Si Madame la Princesse avoit été amenée d'abord à son logis, sans nous obliger de l'aller prendre au pont, Mme la duchesse du Lude s'étoit proposé de laisser encore coucher Mme de la Cisterne dans la chambre cette nuit ; mais, puisqu'ils nous l'ont voulu remettre au pont, sa fonction est finie : elle n'y couchera plus.

« Je vous envoie, Monseigneur, le mémoire des présents qui seront faits, tant en pierreries qu'en argent. J'y ai marqué le prix coûtant des pierreries ; mais vous pouvez bien croire qu'on ne leur donnera pas sur ce pied-là : je saurai l'augmenter à ceux qui seront curieux de le savoir.

« Je puis dire aujourd'hui encore plus sûrement que dimanche que la Princesse est bien faite, de bonne grâce, agréable, et passablement belle. Je suis avec respect, Monseigneur, votre très humble et très obéissant serviteur.

« DESGRANGES. »

9. Du marquis de Dangeau à M. de Torcy.

« A Bourgoin, ce mercredi 17.

« Je ne rends point compte du cérémonial : M. Desgranges m'assure qu'il vous en a envoyé tout le détail ; je vous dirai seulement qu'il m'a paru que tout s'étoit passé dignement, et qu'il n'y eut point de confusion, malgré la foule, qui étoit grande. Les Savoyards sont retournés en leur pays fort contents, à ce que je crois. Les principaux ont eu des présents magnifiques, et les moindres domestiques se sont ressentis des libéralités de S. M., qui ont été très bien dispensées. M. Desgranges alla à Chambéry dès le dimanche matin, et régla avec le comte de Vernon, grand maître des cérémonies de Savoie, toutes les difficultés qui auroient pu embarrasser si la Princesse fût arrivée au Pont-de-Beauvoisin avant que tout eût été décidé. Quand j'arrivai hier matin aux Échelles, le marquis de Dronero et la princesse de la Cisterne m'en parlèrent encore : ils insistoient fort pour que la Princesse fût reçue sur les terres de Savoie et qu'elle y couchât ce jour-là ; mais enfin ils se rendirent et me témoignèrent, en se rendant, qu'ils seroient bien aises que le Roi leur sût bon gré de leur facilité là-dessus, et de la diligence qu'ils ont fait faire à la Princesse. Je leur promis d'en rendre compte

à S. M., et vous aurez, s'il vous plaît, Monsieur, la bonté de le faire.
Je me donnai l'honneur de lui écrire hier; je n'ai rien de nouveau à
lui dire. La Princesse nous paroît très aimable; je me retiens sur son
chapitre de peur d'en dire trop.

« Je croyois vous envoyer cette lettre ce soir par le courrier de la
duchesse du Lude; mais elle vient de me dire qu'elle ne l'enverroit que
demain de Lyon. Ainsi ma lettre sera vieille. »

10. De M. Desgranges à M. de Torcy.

A Bourgoin, le 17 octobre 1696.

« J'eus l'honneur de vous mander hier, Monseigneur, par le courrier
de M. de Brionne, de quelle manière la Princesse avoit été reçue.
Après son arrivée, les dames la traitèrent en duchesse de Bourgogne,
et, comme Mme de la Cisterne y étoit, et qu'elle ne pouvoit être assise,
on se tint debout; Mme la duchesse du Lude lui fit même l'honnêteté
entière de la laisser encore coucher dans la chambre. On fut particulièrement occupé à voir nos beaux présents. Mme de la Cisterne et
Mme Desnoyers se parèrent des leurs sur l'heure. Les portraits furent
trouvés beaux, même celui qui fut donné à M. de Dronero, que nous
ne trouvions pas assez fort pour lui; en effet il est des plus beaux, et
il n'y a que le haut prix de celui de Mme de la Cisterne qui pourroit
diminuer le mérite de celui-là. Tous ceux qui ont reçu des présents
en argent ont aussi été fort contents. L'homme que j'ai marqué dans
ma liste comme second écuyer, auquel on donnoit une épée de cent
pistoles, s'appelle M. Maffey; il est écuyer, comme le commandeur de
Sandaillan, qui a eu un portrait, avec cette différence qu'il n'étoit
qu'en second. Il fit difficulté de prendre de l'argent, me disant que, si
je lui donnois une épée, il la recevroit volontiers; j'eus beau lui dire
qu'on n'avoit pas eu le temps de la faire faire : il me quitta avec beaucoup d'honnêteté, sans cependant prendre de l'argent. Il n'y avoit que
cet homme-là qui pouvoit n'être pas content; mais M. de Dangeau a
magnifiquement réparé ce défaut. Il m'a trouvé ce matin avec l'écuyer,
en conférence sur cette épée, lui disant que j'étois bien fâché de n'en
avoir point à lui donner : sur-le-champ il lui a donné celle de diamants
qu'il avoit au côté, le priant de l'accepter de la part du Roi. L'écuyer
l'a prise avec grande joie, l'a tenue une heure en sa main dans le
logis de la Princesse, la faisant voir à tout le monde. Cet homme se
trouve être une espèce de favori du duc de Savoie; c'est lui qui lui
va porter en poste la nouvelle de la réception de la Princesse, et je l'ai
vu partir avec son épée, très content. Je ne sais pas ce qu'elle vaut;
mais je la trouvois belle. Hier, M. de Dangeau l'avoit à son côté à la
réception de la Princesse; ainsi c'étoit certainement sa plus belle[1].
Tout s'est fort bien passé de la part de M. le comte de Brionne, qui a

1. Mme de Maintenon, en remerciant Dangeau, le 21 octobre, des détails

rempli ses fonctions avec beaucoup d'honnêteté et de dignité. Pour
M. de Dangeau, on ne peut en dire trop de bien : il a fait accueil à tout
le monde; il étoit partout, faisant bien les honneurs, et chacun en étoit
très content. Il est de vos amis, Monseigneur; je crois que c'est vous
faire plaisir de vous en parler. Cet homme-là, s'il m'est permis d'en
dire mon sentiment, a bon esprit, des manières agréables, et il est capable de remplir de grandes places. Je suis, avec un très profond respect, Monseigneur, votre très humble et très obéissant serviteur.

« Desgranges. »

11. De M. Desgranges à M. de Torcy.

« A Lyon, ce 18 octobre 1696.

« Peu de temps après qu'on fut arrivé hier à Bourgoin, il y vint un
homme envoyé par le maître des cérémonies de Savoie, adressé à
M. de Dangeau, auquel il renvoyoit l'acte de réception fait par M. le
comte de Brionne, sur quelques mots qu'il avoit trouvé y manquer.
M. de Brionne a dressé cet acte conformément au modèle que vous lui
en avez donné, Monseigneur. Il y a qu'il a reçu la princesse Adélaïde,
fille de M. le duc de Savoie, etc. Le maître des cérémonies fait remarquer à M. de Dangeau que M. de Brionne a omis les mots de Son Altesse Royale, et le prie de les y faire ajouter. M. de Brionne m'a fait
l'honneur de me consulter sur cela; je lui ai dit, Monseigneur, que,
sans difficulté, vous, secrétaire d'État, mettez ces mots dans les actes
que vous faites entre le Roi et le duc, et qu'en dernier lieu je[1] les ai
vus répétés bien des fois dans le contrat de mariage, et qu'ainsi je
n'en ferois nulle difficulté, à moins qu'il n'y eût à son égard[2] des raisons particulières que je ne sais point. Il me dit, et un homme qui
est à lui m'en assura, que les princes de la maison de Lorraine ne
donnent point d'Altesse Royale au duc de Savoie; qu'il le feroit volontiers, s'il n'avoit peur de faire tort à sa maison; qu'il s'informeroit encore ici plus particulièrement, de M. le prince d'Harcourt, de leur
usage sur cela. Comme je suis ici des premiers arrivés[3], et que M. le
prince d'Harcourt est venu dîner chez M. de Canaples, je lui en ai parlé
par conversation. Il m'a dit qu'il ne donnoit point d'Altesse Royale : de
manière que je prévois que M. de Brionne ne voudra rien changer sans
vous en avoir consulté, Monseigneur, ou sa famille. Comme la poste va
partir, j'ai été bien aise de vous donner cet avis à l'avance, afin que
vous y puissiez faire vos réflexions. Si j'osois dire mon sentiment dans

qu'il donnait sur les agréments de la Princesse, lui dit : « Vous savez, Monsieur, faire toutes sortes de personnages; l'épée de diamants et le colin-
maillard en sont des preuves. Mme de Dangeau m'en paroît fort touchée, et
elle a raison. » (Correspondance générale, tome IV, p. 125.)

1. Je est en interligne.

2. Les mots à son esgard sont en interligne.

3. Arrivez en interligne.

cette matière, je croirois assez que la maison de Lorraine, qui a toujours disputé la préséance à celle de Savoie, ne lui rend point cet honneur quand la maison de Savoie lui en[1] refuse d'autres de moindre conséquence. Si, d'un autre côté, on ne veut point refuser cette satisfaction à M. de Savoie, on pourroit prendre le tempérament de faire donner l'acte par M. de Dangeau, si cela n'est point au-dessous de lui, par moi, ou par quelqu'autre. Cela a son exemple quand M. le prince d'Harcourt fut conduire la reine d'Espagne. M. de Châteauneuf ambassadeur à Constantinople, qui étoit alors conseiller au Parlement, et qui se trouvoit comme simple curieux à la suite de M. le prince d'Harcourt, donna l'acte, de la forme duquel je me souviens à peu près :

« Nous, Castagnère de Châteauneuf, conseiller du Roi en sa cour
« de Parlement, etc., certifions que, cejourd'hui, M. le prince d'Har-
« court, chargé par le Roi de la conduite de..., reine d'Espagne, l'a
« remise entre les mains de, etc. En foi de quoi, etc. »

« Apparemment, Monseigneur, que M. de Brionne vous écrira ce soir ou demain sur ce sujet; ainsi n'ayez attention qu'autant qu'il vous plaira à ce que j'ai l'honneur de vous en écrire. Je suis, avec un très profond respect, votre très humble et très obéissant serviteur.

« DESGRANGES. »

12. Du marquis de Dangeau à M. de Torcy.

« A Lyon, ce samedi 20 octobre 1696, à minuit.

« Je vous envoie une lettre que m'a écrite le comte de Vernon, et la copie de la réponse que j'y ai faite. Vous verrez par là que ces Messieurs prétendoient que M. le comte de Brionne mît le titre d'*Altesse Royale* en parlant de M. le duc de Savoie, et que M. le comte de Brionne a cru ne le devoir pas faire et que jamais aucun prince de sa maison ne l'avoit fait.

« Nous partons demain matin : nous serons lundi à Roanne, où nous séjournerons mardi; mercredi, à la Pacaudière; jeudi, à Varenne; vendredi, à Moulins; samedi, nous y séjournerons; dimanche 28, à Saint-Pierre-le-Moustier; lundi 29, à Nevers; mardi 30, à la Charité; mercredi 31, à Cosne; nous y passerons la Toussaint : c'est pourtant un vilain lieu pour y passer une si bonne fête; le 2, à Briare; le 3, à Montargis.

« Apparemment nous aurons l'ordre à Montargis de ce que nous aurons à faire, et si nous coucherons à Nemours : auquel cas nous n'arriverions à Fontainebleau que le 5.

« Notre princesse n'a point été embarrassée de tous les honneurs qu'on lui a rendus à Lyon; elle apprit, avant que d'arriver au Pont-de-Beauvoisin, qu'elle seroit traitée comme duchesse de Bourgogne dès qu'elle seroit livrée entre nos mains, et en parut transportée de joie,

____

1. *En* est en interligne.

à ce que me dit le gentilhomme que j'y envoyai, et qui la trouva à une demi-lieue de là. Pardonnez à ma mauvaise écriture; je ne me porte pas trop bien ce soir. Attendez-vous à voir une princesse très aimable par son esprit, par son humeur et par ses manières. Plus nous la voyons, plus la bonne opinion que nous avons d'elle augmente [1].

« DANGEAU. »

13. *De Mme la duchesse de Savoie au Roi.*

« De Turin, ce 2 novembre.

« Monseigneur,

« Toutes les exprestions sont au desous de celle dont ie me poures servir pour temoigner a Vostre Majesté la parfaite reconnoisance que j'ai des nouvelle marque quelle a bien voulu nous donner de sa royal bontes en donnans a la Princesse ma fille le rang[2] de duchesse de Bourgognes des son entrée dans le Royaume. Vostre Majesté ne pouvois rien faire de plus glorieux pour elle, ni qui peut rendre ma ioie plus parfaite, ocmentans dune maniere si distinguée les obligation infinie dont ie luy suis redevable; lesquelle mangageront a estre toute ma vie plus que personne du monde,

« Monseigneur,
« de Vostre Majesté
« tres humble et tres obbeisante
servante et niesse.
« ANNE[3]. »

1. Voyez une réponse de Mme de Maintenon à Dangeau, datée du 26 octobre, dans la *Correspondance générale*, tome IV, p. 125-126. Cette lettre finit ainsi : « Adieu, Monsieur le Marquis ; je me sens de la joie de me retrouver en quelque manière dans la même maison que vous, et j'espère un peu plus de commerce avec Mme de Dangeau que par le passé. »

2. Le *g* final de *rang* corrige un *d*.

3. C'est Anne-Marie d'Orléans, fille de Monsieur, mariée à Victor-Amédée le 10 avril 1684.

XXIV

LE COMTE DE BRIONNE[1].

(Fragment inédit de Saint-Simon[2].)

« . . . . . Il fut choisi en 1698 pour aller recevoir au Pont-de-Beauvoisin la princesse de Savoie mère du Roi[3]. Il retarda un jour cette réception parce que, dans l'instrument qu'il en devoit signer, il prétendit l'*Altesse*, ou que M. de Savoie n'y fût pas traité d'*Altesse Royale*. Messieurs de Lorraine s'étoient bien gardés d'en faire la difficulté d'avance, de peur d'accident; mais, sur les lieux et dans l'empressement de la réception, ils se gardèrent bien aussi de l'omettre. Cela fit un grand embarras tout un jour. Enfin la peine d'attendre en si triste gite le retour des courriers qu'il falloit dépêcher à Paris et à Turin là-dessus, fit céder les Savoyards : ainsi[4] leur maître n'eut point l'*Altesse Royale*, ni le comte de Brionne l'*Altesse*. Le Roi le trouva extrêmement mauvais. Monsieur le Grand et le chevalier de Lorraine, qui avoient leur compte, baissèrent la tête, sans désavouer le comte de Brionne. Le Roi leur fit mauvais visage quelques jours et ne regarda presque pas le comte de Brionne à son retour en poste, dès que l'échange fut fait[5]. Cela passa, et l'*Altesse* nulle de part et d'autre, c'est-à-dire l'égalité[6], leur resta. M. de Savoie fut outré de colère de ce que ses gens l'avoient cédée[7].... »

1. Voyez ci-dessus, p. 269-270, et l'Addition 181.
2. Extrait de l'article D'ELBEUF, dans les *Notes sur tous les duchés-pairies existants*, vol. 58 des Papiers de Saint-Simon, fol. 8. Comparez un passage, de rédaction bien antérieure, dans les *Écrits inédits* publiés par M. Faugère, tome III, p. 184-185.
3. Du roi Louis XV.
4. Cet adverbe est écrit en interligne, ainsi que, plus loin, *n'eut point*, qui corrige *eut*, et *ni*.
5. *Faite*, dans le manuscrit.
6. Ces derniers mots, depuis *nulle...*, sont en interligne.
7. *Cédée* est écrit en interligne, sur *passée*, qui a été biffé.

XXV

LES INTENDANTS ET LA TAILLE[1].

Les « intendants de justice, police et finances, commissaires départis
dans les généralités du Royaume pour l'exécution des ordres de S. M., »
étaient pris, sauf de très rares exceptions, dans le corps des maîtres
des requêtes et chargés, par une commission essentiellement révocable,
de veiller à la répartition et au recouvrement des impôts, à l'emploi
des fonds du Roi, aux opérations des fermiers, traitants et commis, au
passage des gens de guerre, à l'organisation de leurs étapes, logements ou quartiers d'hiver, à la subsistance des garnisons, à la levée
des milices, à l'entretien des chemins et des édifices publics, aux progrès de l'agriculture et des relations commerciales, à l'organisation des
établissements industriels, à la bonne administration de la justice, à la
police des villes et des campagnes, à la répression des délits commis
soit par les troupes, soit par les gens de finances, soit par les officiers de justice, dans l'exercice de leurs fonctions, et en général à l'exécution des ordres du Roi et des arrêts du Conseil. Dans les affaires qui
exigeaient de la célérité ou une répression exemplaire, le Roi commettait les intendants pour juger les coupables en place des juges ordinaires,
mais avec l'assistance de ces juges ou de gradués pris à leur choix.

L'organisation régulière des intendances, sous une forme définie et
avec des garanties de durée et de stabilité, ne remontait qu'au temps
du cardinal de Richelieu, et elle n'était même devenue définitive que
sous le ministère de Colbert. Il y avait eu, auparavant, depuis le règne
de Henri II, des intendants de justice et police, ou même de finances,
mais essentiellement temporaires, avec des attributions restreintes à
tel ou tel objet, et, conjointement à ces intendants, les maîtres des requêtes étaient alors chargés de faire des chevauchées annuelles pour
la réformation de la justice et la surveillance des services royaux.

Le nombre des intendances, même en ne considérant que le règne de
Louis XIV, varia souvent, à cause des subdivisions, des annexions ou
des restitutions de territoires. En 1700, on comptait : dix-huit généralités[2] de pays d'élections soumis à la taille, six de pays d'États vo-
tant des dons gratuits, et sept provinces frontières : ce qui ne formait
en tout que trente intendances, les deux généralités de Languedoc

---

1. Voyez l'historiette de Courtin, ci-dessus, p. 283-285.
2. On appelait *généralité* la circonscription soumise à un bureau des
finances composé de trésoriers *généraux* de France, et *élection* la circonscription secondaire soumise à un tribunal composé d'*élus*.

étant réunies dans une seule main. Les sièges des intendances étaient[1] :
Aix (Provence), Alençon (partie de la Normandie et Perche), Amiens
(partie de la Picardie et Artois), Besançon (Franche-Comté), Bordeaux
(Guyenne, Périgord, Agénois, Condomois et Gascogne), Bourges (Berry,
partie du Nivernais et du Bourbonnais), Caen (Normandie occidentale),
Châlons (partie de la Champagne et de la Brie), Dijon (Bourgogne,
Bresse et Bugey), Dunkerque et Ypres (Flandre Maritime), Grenoble
(Dauphiné), Lille (Flandre française), Limoges (Limousin, Marche et
Angoumois), Lyon (Lyonnais, Forez et Beaujolais), Maubeuge (Hainaut),
Metz (pays Messin, Trois-Évêchés et partie nord de la Lorraine), Montauban (Quercy, Rouergue, Armagnac, etc.), Montpellier et Toulouse
(Languedoc), Moulins (parties du Bourbonnais, du Nivernais, de l'Auvergne et de la Marche), Orléans (Orléanais, Blaisois et parties du Gâtinais, du Nivernais et de la Beauce), Paris (parties de l'Ile-de-France,
de la Picardie, de la Brie, de la Champagne, du Nivernais, du Gâtinais,
de la Beauce et du Vexin), Pau (Béarn, Bigorre et basse Navarre), Perpignan (Roussillon et Cerdagne), Poitiers (Poitou), Rennes et Nantes (Bretagne), Riom (Auvergne), la Rochelle (Aunis, Saintonge et partie de
l'Angoumois), Rouen (Normandie orientale), Soissons (parties de la Picardie et de la Brie), Strasbourg (Alsace), Tours (Touraine, Anjou et
Maine, partie du Poitou).

Dans les conditions de centralisation imparfaite où se trouvait encore
le gouvernement de Louis XIV, les pouvoirs de l'intendant avaient souvent un caractère arbitraire, comme le dit l'abbé Fleury[2] : « L'intendant est fort puissant dans sa province, plus ou moins suivant qu'il est
plus ou moins appuyé de la cour. Bon, fait de grands biens; mauvais,
fait de grands maux. D'un côté, s'il est important au Roi d'avoir des
personnes fidèles qui veillent sur les officiers ordinaires, d'un autre c'est
un moyen d'oppression sous de mauvais ministres. » Un exposé som-
maire du système d'imposition de la taille fera comprendre quelle influence l'intendant pouvait exercer, à ce point de vue, dans les provinces
soumises à cette contribution, c'est-à-dire dans les pays d'élections[3].

La taille était un impôt de répartition, dont les cotes, du moins dans
les pays dits de *taille personnelle*[4], se fixaient d'après le revenu présumé des contribuables non exempts. Chaque année, à la fin de juin,
le Conseil en dressait l'état total ou *brevet*, selon les besoins prévus de
l'année suivante, et déterminait en même temps le contingent de chaque
généralité ou intendance. Des extraits de ce brevet étaient envoyés par

---

1. Voyez le détail dans l'*État de la France*, 1698, tome III, p. 398-410.

2. *Opuscules*, tome IV, Droit public de France, p. 89 et suivantes.

3. Dans les pays d'États, non soumis à la juridiction des élus, les subdivisions, au point de vue de l'impôt, s'appelaient diocèses, bailliages, recettes. Quelques intendances comprenaient à la fois des pays d'États et des
pays d'élections.

4. Il faut encore distinguer ces pays-là des provinces de *taille réelle*, où
l'impôt portait sur les fonds de terre non exempts.

chacun des secrétaires d'État dans les généralités de son département,
pour que l'intendant et les trésoriers de France, informés de la situation
respective des élections et des paroisses dont se composait la généralité, pussent donner leur avis sur la répartition du contingent entre les
élections. Conformément à cet avis, dans le courant du mois d'août,
une *commission*, ou *brevet particulier des tailles*, était expédiée par le
Conseil, pour chaque élection, sous forme de lettres patentes, et l'intendant transmettait cette pièce d'abord au bureau des finances de sa
généralité, puis au greffe de chaque élection. Après quoi, accompagné
d'un ou deux trésoriers de France et des élus, il devait se transporter
dans chacune de ces circonscriptions, pour répartir l'impôt entre les
paroisses suivant l'état actuel de leurs forces, de leur population, des
récoltes, etc. C'est ce qu'on appelait le *département*. Le *mandement*
pour chaque paroisse était envoyé aux collecteurs du lieu ; ceux-ci
dressaient le *rôle* de répartition entre les habitants non privilégiés, et
c'est d'après ce rôle, vérification faite par les élus, qu'ils exigeaient de
chaque contribuable le payement de sa quote-part. Le contingent de
la généralité étant fixé à l'avance, il n'était possible de décharger une
élection, une paroisse, un contribuable, qu'aux dépens des autres élections de la généralité, des autres paroisses de l'élection ou des autres
contribuables de la paroisse. Au cas où des accidents, des sinistres, la
grêle, le feu, l'inondation, le manque de récoltes, venaient, après la
fixation du montant de la taille, compromettre les ressources et la sol-
vabilité du contribuable, l'intendant, sur la requête des intéressés ou
d'après les renseignements recueillis par les trésoriers de France au
cours de leurs chevauchées réglementaires, proposait d'accorder à la généralité une diminution en *moins-imposé*, et c'était lui, comme dans les
cas de décharge dont il a été parlé plus haut, qui devait, suivant les
pertes subies et prouvées, faire bénéficier de la diminution telle contrée,
telle paroisse, tel particulier. C'était lui aussi qui, dans l'opération si
importante du département, avait voix prépondérante sur les trésoriers
de France et les élus, réduisant ceux-ci à un simple rôle consultatif ;
lui encore qui faisait sur l'ensemble des contribuables de sa généralité
la réimposition des cotes rayées ou modérées l'année précédente, et
qui taxait d'office, selon sa propre estimation, les contribuables qui
jouissaient de certains privilèges ou ceux qui, sur le rôle de répartition
dressé par les collecteurs, lui semblaient avoir été augmentés ou dimi-
nués indûment [1]. « La répartition des tailles et des autres impôts entièrement entre la main des intendants, dit quelque part Saint-Simon [2],

1. M. de Boislisle a publié dans l'Appendice du *Mémoire de la généralité de Paris* (1881), p. 506, 512, 517, etc., divers procès-verbaux et autres
pièces qui montrent en pratique le système de répartition arbitraire et expliquent la prépondérance de l'intendant. On trouvera dans le même volume,
p. 488-489, un mémoire de 1726 sur les procédés d'assiette et de recouvrement de la taille.

2. *Parallèle des trois rois Bourbons*, p. 285-286.

les rendit maîtres de l'oppression ou du soulagement des paroisses et des particuliers. » Chacun d'eux était censé se rendre un compte exact des besoins et des ressources de chaque localité dans les tournées qui étaient obligatoires pour lui au moins une fois par an ; mais ces tournées ne consistaient le plus souvent qu'à « traverser toute la généralité d'une marche rapide et plus convenable à un voyageur, ou même à un courrier, qu'à un intendant, » et l'on citait comme une exception bien rare celui qui « s'arrêtoit longtemps dans le même lieu, attentif à écouter toutes les plaintes, encore plus à connoître et à réformer tous les abus[1]. » En vain les contrôleurs généraux renouvelaient chaque année les recommandations les plus expresses sur ce point. « Il faut, disait par exemple Claude le Péletier aux intendants, en 1688, il faut entrer dans le détail de la répartition avec tout le soin et l'exactitude possible, pour la faire avec justice et égalité.... Comme c'est la plus importante de vos fonctions, vous y devez donner tout le temps nécessaire, et surseoir plutôt toutes les autres affaires dont vous êtes chargé. Si l'étendue de votre département ne vous permet pas de demeurer dans chaque élection autant qu'il seroit utile pour y bien régler toutes choses par vous-même, vous devez au moins observer d'y choisir, tous les ans, certain nombre de paroisses qui vous paroîtront les moins bien réglées, y séjourner quelque temps, pour y entrer jusque dans le moindre détail des facultés et des cotes de chaque contribuable, pour connoître si la proportion y est bien gardée, y faire faire ou réformer les rôles en votre présence, et enfin y mettre par vos soins et votre application les choses sur un pied qui y puisse servir de règle pour l'avenir. Mais, pour cela, il est absolument nécessaire que vous alliez vous-même visiter tous les cantons de votre généralité[2]. »

On a nombre de circulaires semblables de Colbert insistant pour que la répartition se fasse avec égalité, forts et faibles portant chacun leur part à proportion de leurs biens et facultés[3]; mais, à côté de ces sages

---

1. *Vie de H. Daguesseau*, par son fils, dans les *Œuvres* du chancelier, éd. in-4°, tome XIII, p. 17.

2. *Correspondance des contrôleurs généraux avec les intendants des provinces*, tome I, n° 617.

3. Voyez les *Mémoires de Nicolas-Joseph Foucault*, publiés par M. Baudry, p. LXV-LXVI, 454, 467, etc. Dans un mémoire de 1663, Colbert recommanda aux enquêteurs qu'il envoyait dans certaines provinces de ne rien négliger pour que les petits contribuables ne fussent plus écrasés au profit des riches ou des puissants. « Par l'inégalité des charges, écrivoit-il, c'est-à-dire quand le plus puissant ou le plus riche, par des moyens qu'il tire de l'état où il se trouve, se fait décharger ou soulager, le pauvre ou le foible se trouve surchargé; et cette inégalité cause dans les provinces la pauvreté, la misère, la difficulté du recouvrement des deniers du Roi, qui attire les vexations des receveurs ou commis aux recettes, des sergents, et généralement toutes sortes de maux : en sorte que les commissaires dans les provinces doivent avoir toujours cette maxime fondamentale et cette règle certaine dans l'esprit, dont ils ne doivent jamais se départir, de bien connoître

prescriptions, nous le voyons lui-même appuyer les demandes en diminution de certains personnages puissants et en crédit, « autant, dit-il, que vous estimerez que cela pourra s'accommoder avec le service du Roi[1]; » et Foucault, pour ne citer que cet intendant, avait grand soin de décharger la paroisse de Poitou où Pussort, l'austère, l'intègre, le probe conseiller d'État[2], avait des terres : si bien que les métayers de celui-ci « ne payoient presque point de taille[3]. »

Est-il besoin d'insister sur les conséquences de cet état de choses? Boisguilbert les a exposées très nettement dans la seconde partie du *Détail de la France*[4]. Il dit par exemple : « Lorsque la somme à laquelle une généralité est arrêtée est venue du Conseil, tout le monde fait sa cour à Messieurs les intendants, afin que leurs paroisses soient favorablement traitées, indépendamment du pouvoir où elles peuvent être de payer plus ou moins de taille : en sorte qu'il n'est pas extraordinaire de voir une paroisse de cent feux, et du contenu de quinze cents arpents de terre, payer beaucoup moins que la paroisse voisine, qui n'en contiendra que la moitié. Mais celui qui cause ce soulagement, qu'on peut appeler une ruine, a pour sa récompense l'exemption de ses fermiers ou receveurs, qui sont [taxés] à rien ou très peu de chose; mais, par une espèce de contre-échange, il[s] lui paye[nt] la taille, et, si les autres fermiers ou détenteurs de fonds à louage tiennent les terres à huit livres l'arpent, ceux des seigneurs les prennent à dix et onze livres. Quoique quelques intendants bien intentionnés aient voulu arrêter ce désordre, cependant, comme il étoit impossible que ce fût d'une manière générale, qui ôtât toute jalousie, parce que, de très grands seigneurs se trouvant dans cette espèce, on ne pouvoit pas commencer par eux, comme il eût été de nécessité pour montrer l'exemple et arrêter tout à fait le désordre, ainsi ils ont tous abandonné ce projet dès les commencements, et cette conduite a passé et passe imperceptiblement d'une condition à l'autre jusqu'aux personnes qui sembleroient être les moins privilégiées, parce qu'il n'a jamais été constant à quel degré il falloit commencer d'arrêter un si grand mal : en sorte qu'aujourd'hui une des plus agréables fonctions de Messieurs les intendants des provinces est cette répartition, parce que, comme l'usage n'est pas que la justice seule en décide, on a recours à tous les moyens qui peuvent

la force au vrai de tous ceux qui sont sujets au payement des droits des aides, tailles, gabelles, tant en *général*, c'est-à-dire les paroisses et les communautés, que les principaux habitants de chacune, et empêcher que tous les gens puissants de tous les ordres de la province, par le moyen des trésoriers de France, des élus, et même des collecteurs, ne fassent soulager les communautés ou le particulier. » (*Lettres de Colbert*, publiées par P. Clément, tome IV, p. 35.)

1. *Lettres de Colbert*, tome VII, p. 39-40.
2. Voyez l'éloge que Saint-Simon fait de Pussort à la date de 1697.
3. *Mémoires de Foucault*, p. LXVI et 144.
4. Édition *princeps* de 1695, p. 29 et suivantes.

être utiles à se faire considérer, un homme étant respecté dans le pays à proportion que ses paroisses sont favorablement traitées par Messieurs les intendants. Ce mauvais exemple dans le département des paroisses autorise en quelque façon une pareille conduite dans l'assiette particulière des contribuables de chaque lieu, d'une manière surprenante : en quoi les autres collecteurs ou asseyeurs, outre la pente naturelle qu'on a à suivre les mauvais exemples, se trouvent merveilleusement secondés, ou plutôt forcés, par des intérêts indirects des receveurs des tailles, tant généraux que particuliers [1].... »

Le même Boisguilbert, dans sa correspondance avec le contrôleur général Chamillart, revient mainte fois sur cet abus. « Il faut, dit-il en 1700, que tout ce qu'il y a de grands seigneurs qui afferment, avec leurs terres, une presque exemption de taille, conçoivent que ce n'est qu'en faveur de leurs fermiers qu'ils font cette injustice, et que, les dupant les premiers en gagnant avec eux deux fois plus qu'ils ne le devroient, ils veulent encore qu'ils leur aident à tromper le Roi et leurs compatriotes en leur faisant payer leurs tailles : témoin Mme de Rothelin, qui fatiguant M. de la Bourdonnaye [2] de lettres pour cent cinquante livres de taille que son fermier payoit sur six mille livres de recette, on lui trouva, l'an passé, soixante mille livres d'argent comptant. M. de Villeroy se trouve, dans cette généralité [3], à la tête de ceux de son genre [4]. » Ailleurs : « Le fermier de M. de Vieuxpont, à Neuf-Bourg, sur deux mille cinq cents livres de ferme, paye quinze livres de taille, et c'est à peu près de même partout à l'égard des fermiers des gens de condition [5]. » Et il conclut ailleurs en ces termes : « La juste

1. Le duc de Noailles dit de même, dans son rapport de 1717 au Conseil de régence : « Une troisième cause de la misère publique a été l'inégalité dans la répartition des impositions.... Les personnes accréditées dans les provinces trouvoient le moyen de s'en exempter, les fermiers des terres augmentoient ou diminuoient le prix de leurs fermes à mesure qu'ils trouvoient de la protection, et les intendants n'avoient garde de se commettre avec les personnes d'un rang élevé, pour ne pas risquer la perte de leurs emplois. De là il est arrivé que le poids des impositions est tombé sur les misérables ou sur les gens dénués de tout crédit, qui ont été accablés, et auxquels on n'a pas même laissé le moyen de faire valoir leur bien, ni celui des autres. Ce désordre vient de ce que les impositions sont arbitraires, de ce qu'il n'y a pas un pied commun ou une estimation des biens pour régler les impositions à proportion des facultés, ainsi qu'il se pratique dans tous les États bien réglés.... » (Bibl. nat., ms. Fr. 11 152, fol. 120 v°.) Comparez un mémoire sur la taille, de 1725 environ, que M. Chéruel a donné, en 1858, dans l'Appendice du tome XVII de son édition des *Mémoires*.

2. Intendant de la généralité de Rouen.

3. De Rouen.

4. Lettre du 3 octobre 1700. Cette correspondance inédite s'imprime en ce moment dans l'Appendice du tome II de la *Correspondance des contrôleurs généraux*.

5. Lettre du 31 décembre 1701.

contribution des personnes puissantes aux impôts est si essentielle au
maintien d'un État, qu'en Angleterre, où l'on ne peut pas dire que la
haute noblesse manque de fierté, elle les paye sans difficulté, et, en
France, où elle a une tout autre soumission pour son prince, elle croit
n'y point déroger en refusant de lui payer ce qu'elle lui doit très légi-
timement par les plus anciennes constitutions[1]. » Ce fut précisément cet
abus invétéré qui arrêta, trois ans plus tard, l'essai des réformes pro-
posées par Boisguilbert. Saint-Simon expliquera[2] que « Bullion avoit là
(dans le pays Chartrain, où M. de Bouville avait été chargé de faire
l'expérience) une terre où sa femme fit soulager ses fermiers : cela fit
échouer toute l'opération, si entièrement dépendante d'une répartition
également et exactement proportionnelle. »

Dans l'affaire du duc de Chaulnes que raconte Saint-Simon, et sur
laquelle il reviendra, avec quelques détails de plus, lors de la mort de
Courtin[3], il évalue à quarante mille livres le montant des torts que l'intendant eut à réparer. Quelle que fût l'étendue des terres de M. de
Chaulnes (le total des revenus que nous avons indiqués ne pouvait s'é-
lever à plus de soixante-quinze mille livres), ce chiffre de quarante
mille livres semble exagéré, puisqu'il représente environ 1/13 de la
taille que portait alors la généralité d'Amiens tout entière, et 1/1100 de
la taille du Royaume[4]. On ne peut pas dire d'ailleurs que ce soit un
total applicable à plusieurs années, puisque Courtin ne fut intendant
que de 1663 à 1665. Enfin, dans des proportions pareilles, l'iniquité
aurait été par trop criante et eût certainement provoqué un *tolle* général. Turgot a établi quelque part que les diminutions arbitraires, du
fait de l'intendant, ne pouvaient, sans un grave danger pour celui-ci,
dépasser un chiffre très minime, et il raconte que M. d'Orsay, intendant
à Limoges vers 1730, ayant voulu réserver une diminution de huit cents
livres pour les paroisses dont il était seigneur, ne put faire approuver
cette opération par les élus et se trouva littéralement déshonoré[5].

Malgré des recherches attentives dans les papiers de Colbert qui contiennent la correspondance des intendants de 1663 à 1665 (Bibl. nat.,
mss. *Mél. Colbert*, vol. 114 à 128), et dans les dépêches de Louvois à
Courtin (Dépôt de la guerre, vol. 191), nous n'avons rien trouvé qui eût
rapport à cette affaire; mais toutes les lettres de l'intendant témoignent
d'un esprit laborieux, scrupuleux et honnête, préoccupé tout autant
des intérêts de ses administrés que de ceux du gouvernement, et inca-

1. Lettre du 5 mai 1702.

2. *Mémoires*, tome V, p. 155-156.

3. *Mémoires*, tome IV de 1873, p. 37.

4. En 1663, la généralité d'Amiens portait 774 841 livres; en 1664,
745 000 livres; en 1665, 694 000 livres. (Bibl. nat., mss. *Mélanges Colbert*,
vol. 177.) Le montant général de la taille était alors d'environ quarante-cinq
à quarante-sept millions.

5. *Œuvres de Turgot*, dans la collection des Principaux économistes,
tome I, p. 477-479.

pable de commettre, sciemment ou non, une faute aussi grave que celle dont Saint-Simon l'accuse. Dans la dernière lettre à Colbert que nous ayons rencontrée, datée du 31 janvier 1665, il annonce qu'il a reçu un congé pour aller à Paris, où l'appellent ses affaires. Ce congé lui avait été envoyé par son ami Louvois, mais avec avis de n'en pas profiter avant d'avoir pris les ordres de Colbert. La semaine suivante (3 février), Louvois lui écrivit de nouveau que Balthazar de Fargues, l'ancien major d'Hesdin, venait d'être pris, qu'on devait lui commencer son procès[1], et que le Roi désirait que Courtin, au lieu de venir à Paris, allât, sur les lieux mêmes, « diriger la procédure de telle façon qu'il ne s'y fît pas la moindre chose contre les formalités de la justice[2]. » Courtin, qui considérait Fargues comme couvert par l'amnistie générale de 1662, refusa de faire ce procès ; aussitôt le maître des requêtes Louis de Machault vint le remplacer, et Fargues fut condamné à mort le 18 mars 1665. Ce motif de retraite, fort honorable pour l'intendant, est en effet indiqué par Olivier d'Ormesson[3], qui, allant s'informer auprès de Courtin lui-même, dès son arrivée à Paris, apprit ainsi que l'intendant avait été nommé malgré Colbert au poste d'Amiens, qu'il avait eu beaucoup de peine à s'y maintenir par le crédit de Michel le Tellier, que Colbert avait fini par obtenir son rappel, et qu'il revenait sans être sûr qu'on pût lui offrir l'ambassade d'Angleterre comme compensation. Il l'eut cependant au mois de mai suivant.

1. Ce procès dont Saint-Simon a si étrangement dénaturé les circonstances et le caractère : voyez tome IV de 1873, p. 311-313.

2. Dépôt de la guerre, vol. 191, fol. 225 et 283.

3. *Journal*, tome II, p. 313 et 314.

XXVI

LE DUC DE LONGUEVILLE CANDIDAT EN POLOGNE[1].

(Fragment inédit de Saint-Simon[2].)

« Charles-Paris, comte de Saint-Pol, et, par la démission susdite[3], duc de Longueville, né dans l'hôtel de ville à Paris, la nuit du 28 au 29 janvier, où Madame sa mère avoit été obligée d'aller loger[4] au milieu des feux de la guerre civile, pour plus grande assurance de la foi de son parti à celui de la Ville, qui, pour marque d'attachement, donna son nom à l'enfant. Il trouva tout paisible et tout changé de face dès sa première jeunesse. Il suivit Louis XIV en Flandres en 1667, et s'y trouva aux sièges de Tournay, de Douay et de Lille, et, l'année suivante, à la conquête de la Franche-Comté. Il fit ensuite une compagnie de cent gentilshommes, qu'il mena au secours de Candie assiégée par les Turcs. Monsieur le Prince, son oncle, s'étoit fait un plaisir de le former, et y avoit si bien réussi, qu'on ne vit point d'homme si aimé, si considéré, si applaudi dans cette jeunesse, plus instruit de tout, et d'une plus grande réputation de valeur, ni d'une plus grande espérance pour toutes choses. Monsieur le Prince, qui le chérissoit tendrement, fit usage de cette réputation si heureuse et de l'état triomphant de Louis XIV pour le porter sur le trône de Pologne, que la mort du roi Michel Wiecnowiecki venoit de laisser vacant. La tache de la bâtardise, qui est, en Pologne, d'un si odieux mépris, se trouvoit effacée par tant de solides et brillantes grandeurs, qu'avec l'appui du Roi, alors si redouté partout, et le crédit de ce mérite héroïque de Monsieur le Prince, si révéré partout, il se flattoit, non sans beaucoup d'apparence, de voir incessamment ce cher neveu couronné, quand, au fameux passage du Rhin, c'est-à-dire du Tolhuys, M. de Longueville, sortant de l'eau des premiers, alla charger imprudemment une troupe qui ne pensoit qu'à précipiter sa retraite, et fut tué, à vingt-quatre ans, le dimanche de la Trinité, 12 juin 1672, sans alliance. Le célèbre Jean Sobieski fut élu roi de Pologne.

« Ainsi s'éteignit cette race si prodigieuse en toutes sortes de fortunes et de grandeur, échantillon premier et modèle après de celles des

1. Voyez ci-dessus, p. 294.
2. Extrait de l'art. Longueville, dans les *Notes sur tous les duchés vérifiés sans pairies*, vol. 58 des Papiers de Saint-Simon, fol. 134 v°, et 64, fol. 186.
3. La démission de Jean-Louis-Charles, duc de Longueville, dont il vient de parler.
4. *Loger* est en interligne.

bâtards en France, et avec elle le duché de Longueville. En deux cent
soixante-treize ans et sept générations, dont deux de comtes, cinq de[1]
ducs, dix ducs de Longueville et un duc et pair de Fronsac, huit duchesses, offi[ces] sept, prov. [gouverneurs de provinces] sept, X [gé-
néraux d'armées] trois, + [chevaliers du Saint-Esprit] deux, s[urinten-
dant des finances] un, ch[arges] deux, emplois plus[ieurs?], a[mbas-
sade] une[2]. Brevets et patentes de princes du sang non enregistrés ;
rang peu à peu monté et formé sans exemple. »

1. *De* est en interligne.
2. La plupart du temps, Saint-Simon se sert de ces abréviations ou signes
de convention pour résumer les titres, fonctions et dignités énumérés dans
la notice. Comparez l'*Histoire généalogique*, tome I, p. 212-223, dont il s'est
servi pour faire l'article qui se termine ici.

XXVII

LE GRAND TRÉSORIER MORSTIN[1].

Les ennemis de ce personnage, au cours de la guerre acharnée qu'ils lui firent comme agent de la politique française et qui aboutit à son exil, prétendirent qu'il était de basse origine et avait eu des commencements fort humbles[2]; on ne sait par conséquent s'il faut s'en fier à un tableau généalogique dressé pour son fils, en France, et qui présente André Morstin comme fils d'autre André de Raciborko Morstin, palatin de Sandomir et échanson (*pocillator*); celui-ci fils de Christophe Morstin, chancelier de Catherine d'Autriche, reine de Pologne, et les bisaïeul et trisaïeul administrateurs héréditaires des salines de l'État[3]. Mais ce qui peut intéresser ici le lecteur, et ce que nous nous sommes proposé dans cet appendice, c'est de reconstituer sommairement l'histoire d'André Morstin, ou du moins d'indiquer les points principaux de sa vie, en le considérant surtout dans son rôle « françois, » comme dit Saint-Simon. Les correspondances de Pologne envoyées à la *Gazette*, quelques pages des mémoires contemporains, l'*Histoire de Jean Sobieski* par J. Coyer, l'étude beaucoup plus moderne de Salvandy, et enfin quelques papiers de la maison de Condé conservés aux Archives nationales nous suffiront pour préciser les points les plus intéressants, sans qu'il soit besoin de recourir aux documents diplomatiques que possède, sans nul doute, le Dépôt des affaires étrangères, mais qui nous entraîneraient trop loin.

Nous ne remonterons pas au delà de 1654. A cette époque, la reine Christine ayant laissé le trône de Suède à Charles-Gustave, le roi de Pologne, qui était Jean-Casimir, dernier de la race des Jagellons, protesta contre la proclamation du nouveau prince, et, au lieu d'accréditer auprès de celui-ci un ambassadeur pour renouveler le traité d'alliance, il ne lui adressa que Morstin, avec le simple caractère d'envoyé. Comme Morstin était porteur de lettres de créance où Casimir prenait la qualité de roi de Suède, Charles-Gustave refusa de le recevoir, et, peu après, il commença contre la Pologne une guerre qui ne devait finir qu'à sa mort (1660)[4]. Pendant ce temps, Morstin remplit les fonctions de résident en Danemark, et il n'en revint que pour être nommé grand référendaire de Pologne[5].

<hr>

1. Voyez ci-dessus, p. 294-297. — 2. Voyez plus loin, p. 520 et note 6.
3. Cabinet des titres, dossier Morstin.
4. *Mémoires de M. de *** pour servir à l'histoire du XVIIe siècle*, p. 591.
5. *Gazette* de 1660, p. 363.

Son crédit était dès lors considérable ; un mémoire sur la cour polonaise, dressé en 1662[1], s'exprime ainsi à son sujet :

« M. Morstin, grand référendaire, est un homme fort habile et fort
capable de servir. C'est la personne de toute la Pologne dont l'esprit
revient le plus à la Reine[2], avec qui elle traite d'affaires, et qu'elle
emploie le plus volontiers. Il n'y en a point à qui elle se laisse si aisément persuader qu'à lui, ni qui soit plus propre à découvrir les sentiments de la Reine, même sur les choses qu'elle n'a pas dessein de lui
communiquer. C'est le grand maréchal[3] qui a commencé à le produire et
à le faire connoître à la Reine. Il lui est devenu nécessaire, peu de
temps après, en se rendant le médiateur entre elle et le maréchal. Cela
lui a donné beaucoup d'emploi et beaucoup de moyens de se faire considérer de la Reine, car le maréchal a toujours été embarrassant et
difficile à faire agir, et l'on ne peut bien juger sur quoi la Reine s'est
fondée pour vouloir surmonter l'aversion que le roi de Pologne a toujours eue pour le maréchal, et pour s'employer si chaudement à l'établissement d'un homme de la puissance de qui elle a eu, en tout
temps, grand sujet de se défier. M. Morstin a beaucoup servi à faire
avoir au maréchal les charges et les bienfaits qu'il a, et il s'est toujours
fort employé à faire paroître à la Reine que le crédit du maréchal étoit
grand et qu'il la serviroit utilement. »

Vers cette même époque, Morstin épousa la fille du marquis de Huntley, Catherine-Geneviève Gordon, d'origine écossaise, mais amenée de
France par la reine Louise-Marie de Gonzague, et, une première enfant
étant issue de cette alliance, il la fit tenir sur les fonts, à la fin du
mois de mai 1665, par la Reine elle-même et par l'ambassadeur de
France Bonsy, qui donnèrent à sa fille les noms des deux reines Anne
et Thérèse[4]. Peu auparavant, lors du passage des fils du duc de Gramont en Pologne, Morstin s'était montré des plus hospitaliers pour eux,
et leur avait fait présent d'un beau cheval du pays[5]. Quoique très lié,
comme nous venons de le voir, avec le grand maréchal Lubomirski (on
prétendait même qu'il avait été domestique ou page chez ce prince[6]),
il ne prit point part à sa révolte contre Jean-Casimir, et, au contraire,
servit d'intermédiaire entre lui et la Reine, lorsque celle-ci entreprit
de faire abdiquer son mari et de préparer la candidature du prince de
Condé, que l'évêque de Béziers avait ordre de mettre en avant dès la
prochaine diète[7]. C'est à cette occasion que Morstin fut envoyé une

1. Arch. nat., K 1313, p. 15 et 16.
2. Louise-Marie de Gonzague, mariée le 30 mai 1649.
3. Georges Lubomirski.
4. *Gazette*, 1665, p. 640.
5. *Gazette*, 1663, p. 1266, novembre.
6. J. Coyer, *Histoire de J. Sobieski*, tome II, p. 237.
7. *Mémoires de Pomponne*, tome I, p. 357-360. Lorsque Henri-Jules de
Bourbon avait épousé Anne de Bavière (1663), celle-ci avait été traitée
comme fille adoptive et héritière du roi et de la reine de Pologne, qui ne

première fois auprès du roi Louis XIV pour demander tout à la fois
que la France prêtât aide aux Polonais contre l'invasion menaçante des
Turcs, et que le commandement de l'armée de secours fût donné au
prince de Condé, dont la présence sur les champs de bataille aurait facilement triomphé des inimitiés et des compétitions[1]. Parti de Varsovie
le 10 janvier 1667, arrivé à Paris le 6 mars, Morstin eut sa première
audience le 12, et reprit le chemin de la Pologne à la fin du mois d'avril,
emportant, avec les meilleures assurances de la sympathie française
pour son pays, les plus flatteurs témoignages de l'estime du Roi, qui
lui donna son portrait enrichi de diamants[2]. Dès son arrivée, il s'était
mis en relation avec les Condés, comme le prouve cette lettre autographe, conservée dans les papiers des princes[3] :

« Monseigneur,

« On ne me permets pas encor d'aller à Chantilly. Je scay bien que
je ne scaurois faillir marchant soubs les ordres de Monseigneur le Duc ;
mais il m'est impossible pourtant de m'empescher de tesmoigner à
V. A. Ser^me l'impatience que j'ay de me pouvoir jetter au plus tost aux
pieds de V. A. et de luy tesmoigner que mes commissions et mon zele
ne sont pas moins forts pour ses interests que pour le bien de la
Pologne. Je m'accuse aussy moy mesme d'avoir contrevenu à l'ordre
convenable, et aux ordres receus, que d'avoir demandé au Roy la personne de V. A. pour chef de nostre secours avant que d'en avoir eu
l'adveu de V. A. Mais je la supplie tres humblement de considerer que
le temps nous est fort cher, que je ne pouvois ny ne devois pas eviter
de parler au Roy à la première ouverture que Sa M^té m'en a voulu
donner, et que mes lettres de creance parlent si positivement de V. A.,
qu'il estoit inconvenient de passer soubs silence ce principal poinct de
ma negotiation. J'en envoye les coppies à V. A. pour luy faire voir la
verité de ce que je dis, et que tout ce qu'elles contiennent ne se pouvoit pas separer. Monseigneur le Duc aura faict savoir à V. A. ce que
Monsieur de Lyonne me dict hier sur un traicté que l'on veut faire avec
Monsieur l'electeur de Brandebourg. Je le tiens tres important à touttes
nos affaires, et ne le croy pas impossible ; mais j'apprehende que, sur
cette esperance, on ne s'abandonne pas tout sur ce seul expedient, qui
n'est ny prompt, ny tout à faict asseuré. Je ne scay pas aussy si V. A.
se disposeroit à partir d'icy sans aucunes trouppes, et pour commander
un corps incogneu, et obtenu d'un prince qui ne fairoit qu'entrer dans
nos interests. J'attendray là dessus les sentiments de V. A., comme
aussi sur l'entiere conduitte de ma negotiation, dans laquelle ma plus

songèrent plus qu'à abdiquer au profit du prince français ou de quelqu'un
de ses proches. Colbert poussa le Roi à faire tous les sacrifices d'argent
pour réaliser ce projet.

1. *Mémoires de Pomponne*, tome I, p. 355 et 356.
2. *Gazette* de 1667, p. 414 ; *Mémoires de Louis XIV*, tome II, p. 220.
3. Arch. nat., K 1312.

grande gloire consiste à monstrer à touts et à bien confirmer à V. A.
que je suis,

> « Monseigneur,
>> « De V. A. Ser^me,
>>> « Le tres fidelle et tres obeissant serviteur.
>>>> « Morstin.

> « Ce 13 de mars 1667. »

La mort subite de la reine Louise-Marie (10 mai 1667) porta un
coup fatal aux intérêts français. Morstin était déjà en Hollande lorsque la nouvelle lui en parvint; il écrivit tout aussitôt au duc d'Enghien
cette nouvelle lettre autographe[1] :

>>>> « A Amsterdam, ce 23 may.

> « Estant arrivé icy devant trois jours, j'attendois avec impatience les
lettres de Dantsigh, qui arrivent aujourd'huy. Je n'en ay pas eu, à
cause que, croyant faire plus grande diligence, je les ay faict arrester a
Dantsigh; mais je receu d'ailleurs la cruelle nouvelle de la mort de la
Reyne. C'est le maistre des postes de Dantsigh qui l'escrit à deux de
ses amy en cette ville, et dict qu'un courier expres l'a apporté à
Dantsigh. C'est un coup qui m'abbat, et tant plus que je prevoy et
cognois touttes les mauvaises suittes qui en peuvent provenir. Je supplie V. A. S. de croyre et d'asseurer Monseigneur le Prince que rien
n'est capable de rallentir mon zele et ma fidélité envers Vos Altesses.
Mais il faut secourir Monsr des Beziers[2] de nouveaux ordres et de quelque chose avec, et me dire aussy ce que je dois faire. Je prends la
poste demain pour Hambourg, et de là à Berlin, ou le Roy m'a commandé de m'abboucher avec Mr Millet, et m'a envoyé de lettre de
créance pour M^r l'Electeur. Je me serviray de tout cela de la fason que
cela ne puisse retarder mon voyage, voyant de quelle importance soit
que je sois au plus tost à Varsovie, ou V. A. disposera tousjours de
moy comme de son tres fidelle serviteur.

>>> « Morstin.

> « J'escry à Monseigneur le Prince par la poste ordinaire, et cecy par
Breda, d'ou j'espere que M^r d'Estrade escrit droict au camp du Roy. »

Quelques changements que cette mort apportât dans la situation, on
voit que Jean-Casimir, sous l'influence de Bonsy, persistait à suivre la
même voie. Il désirait que Morstin s'assurât de l'intention du Brandebourg pour le cas où le trône de Pologne deviendrait vacant par son
abdication : l'ambassadeur s'arrêta donc à Berlin; mais ses insinuations
en faveur du prince de Condé, quoique produites avec sagesse et mesure, furent travesties par les partisans de l'Empire et de la Suède, et
produisirent un très mauvais effet[3]. En France d'ailleurs, la mort de

---

1. Arch. nat., K 1313.
2. L'évêque Pierre de Bonsy.
3. L'auteur des *Mémoires* (prétendus ou authentiques) *de M. de* *** raconte

la reine Louise-Marie décida Louis XIV à délaisser la candidature
qu'il avait mise en avant, et à reporter les chances sur le duc de
Bavière-Neubourg. Bonsy eut ordre d'agir en conséquence lors de la
réunion de la diète de Varsovie (janvier 1668[1]), et Morstin continua de
manœuvrer de concert avec le représentant de la France, encore que
l'abandon de la candidature du prince de Condé eût fait suspendre le
payement des pensions qu'on avait assignées à ses partisans, et dans
lesquelles le grand référendaire figurait pour neuf mille livres, de même
que Jean Sobieski, grand général du royaume, pour vingt mille[2]. La
Gazette de 1668 mentionne à diverses reprises les fêtes offertes par
Morstin. Généralement elles étaient accompagnées d'une comédie française, et Bonsy y avait une place d'honneur[3]. Elles se donnaient sans
doute dans le palais magnifique que Morstin avait fait construire au
milieu d'un des faubourgs de Varsovie, et qui, cinquante ou soixante
ans plus tard, devint la résidence du roi Auguste II. Ce palais, ces
fêtes, les festins à huit services, les bals splendides, nous porteraient
à suspecter le témoignage des contemporains qui l'accusent d'avarice
(au moins pendant son séjour en France); remarquons toutefois que
l'histoire affirme aussi que Sobieski tomba dans le même défaut après
avoir été très libéral et généreux[4].

Ce fut au milieu de l'année 1668 que Morstin échangea la charge
de grand référendaire contre celle de grand trésorier de Pologne, que
l'on regardait comme la plus considérable du royaume après celles de
grand maréchal et de grand général. Il prêta serment le 27 juin 1668[5].

L'année suivante, le roi Jean-Casimir ayant enfin mis à exécution
ses projets de retraite et cherché un asile en France, la couronne fut
mise sur la tête de Michel Koribut Wiecnowiecki, ancien pensionnaire
de la reine Louise-Marie. L'incapacité notoire de ce prince, son inap-
plication, le mépris professé partout pour lui, même parmi ses électeurs, provoquèrent la formation immédiate d'un parti considérable,
dont le chef fut Jean Sobieski, et où Morstin, « homme riche et de
beaucoup d'esprit, » eut la principale part avec le grand maréchal. Ils
reprirent le projet, qui avait jusque-là échoué, de faire monter sur le
trône de Pologne un prince de la maison de France, et, à défaut des

(p. 602) qu'en venant prendre possession du poste de résident de France
en Pologne, il trouva à Varsovie le comte de Morstin, qui était arrivé de
Francfort depuis quelques jours, et qu'il eut par son entremise une audience
particulière du Roi.

1. *Mémoires de Pomponne*, tome I, p. 386, 396, 428-433, 451-453, 491-
492, 495.

2. *Ibidem*, tome II, p. 420 et 429.

3. *Gazette* de 1668, p. 543 et 749; de 1669, p. 319.

4. *Mémoires de M. de ***, p. 609.

5. *Gazette*, p. 725. Son prédécesseur s'appelait Gonziewski. Il prit possession du trésor de la couronne, qui se conservait à Cracovie, le 5 janvier 1669.

Condés, qui ne voulaient plus se compromettre, ils jetèrent les yeux sur le jeune duc de Longueville[1]. Les partis opposés saisirent dès lors toute occasion de provoquer la disgrâce du grand trésorier. Accusé de trahison par une diète provinciale, en juillet 1670, Morstin commença d'abord par s'assurer un asile à Dantzick, le grand refuge de tous les mécontents ; puis il fit agir ses protecteurs auprès du Roi et dans les autres diètes, si bien que l'examen des dénonciations dirigées contre lui fut remis à une future session de la diète générale, et qu'il se trouva couvert, ainsi que les personnages accusés avec lui, par une amnistie plénière du Roi pour tout ce qui avait pu se dire, se faire ou s'écrire depuis l'élection de 1669[2]. Les manœuvres commencées au profit de M. de Longueville furent reprises plus activement que jamais, avec le concours de la Reine elle-même (Éléonore, sœur consanguine de l'empereur Léopold), qui, selon un contemporain[3], s'éprit du jeune duc sur la vue de son portrait et ne songea plus qu'à forcer Wiecnowiecki à abdiquer, pour faire casser ensuite leur mariage et convoler en secondes noces avec le prince français, en lui apportant la couronne de Pologne. Cette intrigue, fort bien menée, eût infailliblement réussi sans la catastrophe de Tolhuys. Morstin perdit à la mort du duc de Longueville de grosses sommes qu'il avait avancées pour lui faire des partisans, ou du moins ce ne fut que trente ans plus tard que l'héritière du duc les remboursa aux petites-filles du grand trésorier[4].

Vers le même temps, Morstin se trouva sous le coup d'une nouvelle dénonciation de l'envoyé polonais en résidence à Constantinople, puis d'une autre du palatin de Syradie ; mais le roi Michel et la diète le dégagèrent encore[5], et il revint en faveur comme par le passé, ainsi qu'un sien neveu, le colonel Morstin, qu'on voit depuis lors, malgré sa jeunesse, jouer un rôle important, soit à la cour, soit dans les expéditions contre les Turcs et les Cosaques, soit dans les missions diplomatiques à l'étranger[6].

Un mémoire fait à peu près vers ce temps, ou vers 1670, traite l'oncle fort mal[7]. « Le grand trésorier, dit cette pièce, est d'un si vilain caractère, qu'il manque des termes convenables à l'idée que sa conduite donne de lui. Il a ce qu'on appelle communément de l'esprit ; je trouve

1. *Mémoires de Pomponne*, tome II, p. 419-421.

2. *Gazette* de 1670, p. 786, 810, 833, 857, 926, 973, 997-998, 1037, 1061, 1085, 1160-1161, 1183, 1234.

3. *Mémoires de M. de *** pour servir à l'histoire du XVIIe siècle*, p. 607.

4. *Journal de Dangeau*, tome VIII, p. 111. Voyez ci-après, p. 526, une lettre du duc d'Enghien.

5. *Gazette* de 1672, p. 889 ; de 1673, p. 223.

6. *Gazette* de 1673, p. 795 et 1231 ; de 1675, p. 150 et 221 ; de 1679, p. 217. Dans cette dernière année, Morstin neveu, devenu sous-écuyer de Lithuanie, fut envoyé en Hollande et en Angleterre, par la diète de Grodno, comme son oncle en France.

7. Arch. nat., K 1313, dans les papiers de Condé.

que ce n'est que de la mémoire : il ramasse tout ce qu'il a ouï dire des
gens qui sont devenus riches, ou qui ont engagé quelqu'un en un mauvais pas pour en profiter. Pour les deux fins, il vendroit son roi, sa patrie
et son âme. Il y a très peu de temps qu'il est riche ; il l'est devenu
sans autre industrie que d'avoir vendu le secret de M. L. D. P., et de
n'avoir pas rendu compte au Roi des sommes qui lui ont été confiées à
l'élection. Il a souffert d'être diffamé par des factums et par des reproches publics au Sénat, sans se mettre en devoir de se justifier. »

En 1674, la mort de Michel Wiecnowiecki rouvrit le champ aux compétitions. Contre les prétendants publiquement avoués, qui étaient
le fils du grand-duc de Russie, le prince Charles de Lorraine et le duc
de Neubourg, Louis XIV n'opposa que très faiblement, sous main, la
candidature d'un des princes de Condé ou celle du comte de Soissons
(Louis-Thomas de Savoie) ; mais il ordonna à l'ambassadeur qui avait
remplacé Bonsy de faire exclure à tout prix le prince de Lorraine.
« La principale créance que l'évêque de Marseille (Forbin-Janson) devoit prendre, étoit au grand maréchal (Sobieski) et au grand trésorier
Morstin.... Cependant, pour disposer plus aisément les amis de S. M.
à ce qu'elle desiroit d'eux, elle chargea l'évêque de Marseille d'une
année des pensions qui leur avoient été données en 1669, et qui ne
leur avoient point été payées depuis.... Il devoit tirer parole d'eux
qu'ils ne donneroient point leur voix au prince de Lorraine. S. M. remit de plus au pouvoir de l'évêque de Marseille une somme de cinquante mille écus, pour répandre dans la diète selon qu'il le croiroit à
propos. Mais, pour toucher le grand maréchal et le grand trésorier par de
plus grandes espérances, elle lui permit de leur promettre quatre cent
mille livres après l'élection du prince de Neubourg, ou au moins après
l'exclusion du prince Charles, soit qu'ils voulussent distribuer cette
somme parmi ceux de leur parti, pour s'assurer leurs suffrages, soit
qu'ils voulussent se la réserver pour eux-mêmes[1].... » On sait comment l'élection se termina par un revirement subit de l'ambassadeur
français, qui réunit les voix sur celui des généraux polonais qu'il avait
droit de considérer comme tout acquis à la France, sur Jean Sobieski[2].

Sous ce nouveau roi, Morstin, plus que jamais en faveur, parvint
enfin à obtenir de la diète qui se tint à l'occasion du couronnement
une quittance générale de tout son maniement passé, quittance qu'il
n'avait jamais su arracher aux diètes précédentes, et qui seule pouvait lui assurer quelque sécurité[3].

1. *Mémoires de Pomponne*, tome II, p. 428-430.
2. *Ibidem*, p. 433. Les *Mémoires de M. de* *** (p. 609) prétendent que,
« si l'évêque de Marseille eût bien appuyé les intérêts du prince de Condé,
il auroit été sûrement élu ; mais, ce prélat s'étant déclaré pour Jean Sobieski, qui avoit beaucoup de partisans dans la diète, toutes les voix se
réunirent en sa faveur. »
3. *Gazette* de 1676, p. 355. Les *Mémoires de M. de* *** (p. 585) disent, de
la charge qu'exerçait Morstin : « Le grand trésorier reçoit tous les deniers

En avril 1676, le duc d'Enghien, envoyant Monsieur de Lavaur en
Pologne, lui donnait cette instruction :

« Il verra en particulier M. le comte de Morstain (*sic*), de la part de
Monsieur mon père et de la mienne. C'est un homme d'un grand mérite et qui, en toutes rencontres, a paru de nos amis. Ainsi, il n'y a pas
lieu de douter qu'il ne nous témoigne en celle-ci toute l'amitié que
nous en devons attendre, particulièrement étant, comme il est, en état
plus que personne de nous rendre en cette occasion des services solides pour toutes les différentes prétentions que j'ai, et qui sont mar-
quées par le mémoire à part qui en a été donné, dont M. le comte de
Morstain a plus de connoissance que qui ce soit. Si ledit sieur comte
de Morstain parle de la prétention qu'il a contre la succession de feu
M. le duc de Longueville, et dans laquelle il avoit espéré que nous le
pourrions servir, il faut lui répondre qu'il ne doit pas douter de nos
bonnes intentions pour tout ce qui pourroit lui faire plaisir, et qu'il
jugera aisément qu'en cette occasion nous l'aurions dû faire pour notre
propre intérêt, puisque nous aurions pu espérer que cela auroit facilité
les affaires que nous avons en Pologne, mais que cette même raison
nous a empêchés de pouvoir presser Mme de Longueville de payer cette
somme par l'avantage que nous en aurions pu tirer.

« La difficulté que fait Mme de Longueville est un pur effet de la
délicatesse de sa conscience, parce que cette dette doit être portée par
les héritiers de feu M. de Longueville, et point par Madame sa mère :
ce qui doit faire juger à M. de Morstain que nous serons bien aises
que la prétention du roi de Pologne puisse être trouvée bonne par les
commissaires qui seront nommés par le Roi, puisqu'elle pourra encore
servir de préjugé en faveur de M. de Morstain[1].... »

En 1678, Morstin fut envoyé, comme ambassadeur du Roi et de la
République, à Vienne et à Rome. Arrivé à Vienne le 5 mars, il eut
aussitôt une audience de l'Empereur, par l'intermédiaire du nonce
apostolique, présenta les félicitations dont il était chargé à l'occasion
du mariage du prince Charles de Lorraine avec son ancienne reine
Éléonore d'Autriche, sœur de l'Empereur et veuve de Michel Wiecnowiecki, et donna assurance que les pensions assignées à celle-ci par la
Pologne seraient payées. De Vienne se dirigeant sur Rome, le grand
trésorier s'arrêta quelque temps à Venise en compagnie du prince et
de la princesse Radziwill[2], qui revenaient à Varsovie après un long

---

de la République. Lorsqu'il rend ses comptes, la diète nomme des commissaires pour les examiner et lui donner quittance. Comme cette décharge lui
est extrêmement nécessaire, il régale bien ses commissaires et leur fait
des présents considérables : ce qui fait que ces commissions sont extrêmement recherchées. » Parmi les attributions de la charge figurait le payement des troupes (*Gazette* de 1677, p. 518).

1. Arch. nat., K 1313.

2. Le prince Michel Radziwill, vice-chancelier et petit général de Lithuanie, avait épousé une sœur du roi Michel.

séjour auprès du Pape. Il eut sa première audience d'Innocent XI le
15 juin, et repartit pour la Pologne au bout d'un mois, ayant « terminé avec beaucoup de succès les négociations dont il étoit chargé[1]. »

Depuis trois mois, il était devenu Français : Louis XIV lui avait
accordé pour lui, sa femme et ses enfants, des lettres de naturalisation,
en date du 24 mars 1678, avec dispense de résider[2]. Aussi, au lieu de
retourner directement en Pologne, il vint remercier le Roi à Fontainebleau[3], et sa femme fit un plus long séjour en France[4] ; peut-être
même s'y établit-elle dès lors à demeure. Ce voyage et le fait que
Colbert avait mis, six mois auparavant, une somme de cent mille livres
à la disposition du grand trésorier[5], indiquent que celui-ci prenait une
part active aux projets médités par Louis XIV contre l'Autriche. La politique française, dans ces derniers temps de la guerre de Hollande,
s'appliquait à faire une puissante diversion du côté de la Hongrie en
y favorisant le soulèvement des mécontents, et en y envoyant même
des troupes : toujours fidèle à ses anciennes attaches, Morstin aida à
la formation de cette petite armée auxiliaire, et il fit même des avances
considérables pour le payement[6].

Par les relations que lui avaient procurées ses précédentes ambassades, Morstin se trouva tout désigné lorsque la diète de Grodno, en
avril 1679, choisit des représentants pour aller de nouveau solliciter
le secours des puissances occidentales contre les Turcs. En même
temps que son neveu se dirigeait sur l'Angleterre et la Hollande, le
grand trésorier partit pour Paris (3 juin) ; il y arriva vers la fin du mois
suivant, fit son entrée publique le 13 août, et ne prit congé qu'au
bout d'un an révolu, le 12 juillet 1680[7], sans avoir pu cependant obtenir
une adhésion formelle aux projets de croisade, car le gouvernement
royal craignait de compromettre les intérêts du commerce français
dans le Levant. Sa femme avait eu audience de la Reine et pris le
tabouret le 20 août[8].

Ce fut pendant ce troisième séjour en France que Morstin acquit

---

1. *Gazette* de 1678, p. 236, 262, 306, 420, 606, 634, 690, 730.

2. Ces lettres furent confirmées plus tard, en février 1707, au profit de sa
fille, Isabelle-Catherine de Morstin, mariée au prince Casimir Czartoryski,
duc de Klewan, grand échanson du duché de Lithuanie, et pour les fils et
filles issus de cette alliance. (Dépôt des affaires étrangères, vol. *France* 413.)

3. *Gazette*, 6 octobre 1678, p. 848.

4. *Ibidem*, p. 922. Elle va « faire sa révérence » à la Reine le 7 novembre.

5. Colbert écrit à Louis XIV, le 23 mars 1678, que les cent mille livres du
grand trésorier de Pologne seront payées aussitôt que demandées. (*Lettres
de Colbert*, tome VI, p. 344.)

6. *Mémoires de Pomponne*, tome II, p. 467.

7. *Ibidem*, p. 471-472 ; *Gazette* de 1679, p. 217, 336, 348, 396, 407, 408 ;
de 1680, p. 256, 352, 364, 645, 657.

8. *Gazette* de 1679, p. 407.

les terres de la maison de Vitry dont parle Saint-Simon[1], et il rendit hommage au Roi pour le comté de Châteauvillain, le 26 janvier 1680[2]. Peu après, sa seconde fille, Anne-Thérèse, que nous avons vu baptiser en 1665, prit le voile, le 25 mai 1680, au couvent des religieuses de la Visitation du faubourg Saint-Germain (elle y fit profession le 18 mai suivant)[3]. Morstin, étant reparti dans le courant du mois de juillet, fut accueilli à merveille par le roi Sobieski[4], qui témoigna, ainsi que la diète générale, une pleine satisfaction de ses services, et lui donna tout crédit à la cour[5] ; mais les ressentiments du parti antifrançais firent explosion au commencement de l'année 1682, sous l'influence des agents autrichiens, et une requête fut présentée par le palatinat de Sandomir pour que Morstin rendît compte de ce que, pendant son ambassade en France, il avait acquis des terres et prêté serment de fidélité à Louis XIV. Cette requête fut rejetée à une grande majorité par le Sénat et le Roi[6]. Le 23 août suivant, il fiança une de ses filles au comte Bielinski, fils du palatin de Marienbourg[7].

Ses ennemis ne tardèrent pas à renouveler leurs accusations, soit parce qu'il avait refusé de donner la main de sa fille au comte de Maligny[8], frère de la Reine, soit parce que, disaient-ils, le grand trésorier s'était engagé envers la France à détourner les Polonais de toute alliance avec l'Autriche contre les Turcs, et avait même formé un complot pour renverser le roi Jean Sobieski et lui substituer un partisan déclaré de la France, Jablonowski[9]. Les accusations étaient fondées, cette fois, sur une correspondance de l'ambassadeur de Louis XIV, marquis de Vitry, et l'on produisait une lettre de Morstin lui-même, mais avec des parties chiffrées que personne ne parvenait à lire. Sobieski fut obligé de se rendre personnellement au Sénat pour demander le jugement du grand trésorier. Abandonné de tous, Morstin n'obtint grâce de la vie qu'à condition que, dans un délai de six mois, il donnerait la clef de son chiffre (mars 1683) ; mais le grand maréchal Lubomirski, à qui il fut confié selon l'usage, le laissa s'évader, et il partit pour la France[10].

Arrivé à Paris dans le courant du mois de décembre, Morstin fut

1. Voyez ci-dessus, p. 297 et note 4.

2. L'acte d'hommage est conservé aux Archives nationales, dans le fonds de la Chambre des comptes de Paris, P 167[2], n° 2986.

3. *Gazette* de 1681, p. 324.

4. Le Roi lui écrivit pour le féliciter de la guérison de son fils et l'invita à venir rejoindre la cour à Zolkiew (*Gazette* de 1680, p. 657).

5. *Gazette* de 1681, p. 73, 170, 653. On voit (année 1680, p. 521) que Morstin avait alors une compagnie de hussards.

6. *Gazette* de 1682, p. 239-240. — 7. *Ibidem*, p. 631.

8. Anne-Louis de la Grange d'Arquien.

9. Morstin fut nommé commissaire par la diète de février 1683, pour examiner les propositions de l'Empire (*Gazette*, p. 145).

10. Salvandy, *Histoire de la Pologne sous J. Sobieski*, tome II, p. 138-141. Morstin arriva à Berlin le 30 octobre 1683 (*Gazette*, p. 652).

aussitôt présenté par le ministre Croissy au Roi, qui lui assura sa protection pour lui et les siens[1]. Il prit rang dès lors à la cour, où il
comptait déjà tant d'amis. L'auteur des *Mémoires de M. de* *** était
du nombre de ceux-ci, et il cite l'exilé comme un « homme d'esprit,
qui parloit plusieurs langues et aimoit les lettres, » et qui avait été
disgracié « pour n'avoir pu bien rendre ses comptes[2]. »

Son éloignement ne mit pas fin aux poursuites, car la *Gazette* nous
apprend qu'en avril 1685 ses comptes furent encore examinés longuement par la diète, surtout en ce qui concernait la vente des pierreries de la couronne qu'il avait été chargé de faire en 1673, et il fut
sommé de représenter dans un délai de trois mois deux diamants qu'il
avait achetés pour lui-même au prix de quatre mille six cents écus, et
de justifier de l'administration de la Monnaie de Bigodtz, qu'il avait
dirigée pendant six mois[3]. Nous ne savons pas comment se termina
cette affaire; mais, en France aussi, à partir de 1686, le grand trésorier
eut à essuyer les revendications du prince et de la princesse de Condé,
qui l'accusaient de s'être approprié anciennement plus de quatre cent
mille livres sur le produit de certaines salines dont le revenu eût dû
profiter au roi Jean-Casimir[4] : de là un grand procès, qui durait encore en 1694, et dont les pièces remplissent un carton[5].

La famille de Morstin ne fut pas comprise dans sa disgrâce. Son
gendre Bielinski lui succéda comme grand trésorier, puis fut fait grand
chambellan et continua ses traditions de politique française : nous le
verrons, en 1697, comme maréchal de la diète, favoriser l'élection du
prince de Conti. Le neveu Morstin joua aussi un rôle assez important
dans les affaires du pays; en 1703, il était palatin de Mazovie.

Selon les comptes de Hyacinthe Rigaud conservés à la bibliothèque
de l'Institut (ms. 139), le comte de Morstin se fit peindre, avec sa fille,
en 1692, pour le prix de cinq cent vingt-six livres quinze sols, et un
autre portrait du comte seul (est-ce le père ou le fils ?) fut payé cent
quarante livres en 1697.

Comme on l'a vu dans une note du tome II, Morstin et sa femme moururent à Paris, l'une le 12 mars 1691, à cinquante-cinq ans, et l'autre
le 8 janvier 1693, à quatre-vingts ans[6]. Leur fille, qui était restée
en Pologne, y épousa le prince Casimir Czartoryski, le 11 mai 1693[7].

---

1. *Gazette* de 1684, p. 12.

2. *Mémoires*, p. 610. — Un diplomate français, Le Roy de Bellevue, dans
un grand rapport de l'année 1703 (Arch. nat., K 1352, n° 59, p. 26), fait,
à propos de Morstin, une allusion à « l'illustre grand trésorier de ce nom
qui s'est vu la victime de l'envie et de la jalousie de ses compatriotes. »

3. *Gazette* de 1685, p. 261.

4. Ces salines constituaient le revenu principal du Roi.

5. Arch. nat., K 1313.

6. *Gazette* de 1691, p. 144, et de 1693, p. 24. Selon ce dernier article, Morstin avait eu des missions en Transylvanie et auprès des princes de l'Empire
et figuré comme plénipotentiaire aux négociations de la paix d'Oliva (1661).

7. Voyez ci-dessus, p. 527, note 2.

XXVIII

CANDIDATURE DU PRINCE DE CONTI AU TRONE DE POLOGNE [1].

(Fragments de correspondances diplomatiques [2].)

« La pensée de placer Mgr le prince de Conti sur le trône de Pologne est venue uniquement des Polonois. Longtemps avant la mort de leur roi Jean III, ils disoient que la Pologne ne seroit jamais heureuse ni florissante que lorsqu'ils auroient un prince du sang royal de France; qu'il leur falloit un roi guerrier, qu'ils ne connoissoient que M. le prince de Conti qui eût toutes les qualités nécessaires pour remettre la Pologne dans son ancien lustre. »

M. l'abbé de Polignac, le 17 juillet 1696 : « Il faudra, par nécessité, recourir aux princes étrangers, entre lesquels la faction dont je parle choisit, par préférence à tout autre, et desire ardemment M. le prince de Conti, dont les grandes qualités sont ici parfaitement connues de tout ce qu'il y a de meilleur, et surtout au grand trésorier de la couronne, qui l'a vu faire la guerre en Hongrie d'une manière à n'être jamais oubliée. Cette estime s'est fort augmentée par le récit des victoires de Votre Majesté où ce prince a fait éclater sa prudence et son courage. On ajoute que, si la France néglige de placer sur le trône de Pologne un prince de son sang aussi digne que celui-là de porter une couronne, il ne sera plus possible d'empêcher les Allemands d'en profiter. »

Le même, le 3 août : « Pour ce qui est de M. le prince de Conti, les grands du Royaume l'aiment et l'estiment au dernier point, parce qu'ils trouvent en lui tout ce qu'ils ont à desirer. »

Le Roi, le 6 septembre 1696 : « Les biens que possède en France mon cousin le prince de Conti seroient suffisants pour répondre de toutes les promesses que vous feriez en son nom, si vous étiez dans un pays où l'on voulût prendre toute la confiance que doit donner une parole aussi sûre que la sienne.... Les qualités que l'on doit chercher, pour le bien de ce royaume, dans celui qui sera élu, se trouvent par-

1. Voyez ci-dessus, p. 302.
2. Nous plaçons ici quelques fragments de correspondances qui se trouvent dans le ms. Clairambault 1160, fol. 9, et à l'aide desquels on pourra suivre la marche des négociations préliminaires. Les originaux, sauf ceux des deux dernières pièces, existent au Dépôt des affaires étrangères, *Pologne*, vol. 92 et 93, et ne présentent que des différences insignifiantes. Comparez Flassan, *Histoire de la diplomatie française*, tome IV, p. 140 et suivantes.

faitement dans la personne de mon cousin le prince de Conti. Il n'y a
qu'un prince de mon sang qui puisse garantir la Pologne du sort des
royaumes de Bohême et de Hongrie, qu'elle craint avec tant de raison,
et vivre en roi sans être à charge à la République, ni pour ses parents. »

Le 27 septembre : « La Pologne a besoin d'avoir un roi comme mon
cousin le prince de Conti, capable de bien conduire ses armées et de
repousser les efforts des Turcs, qui seront désormais fort à craindre,
si les Allemands ne sont pas en état de leur résister. »

Le 1er novembre : « Le sieur Towinski, après avoir nommé les Lubo-
mirskis, les Radziwills, les Sapiehas, et tous ceux qui souhaitoient d'avoir
mon cousin le prince de Conti pour roi, a fait de fortes instances pour
savoir de lui s'ils n'appuieroient pas son parti. Il a seulement répondu
à cet envoyé que, comme cette affaire regardoit autant mon service
que ses intérêts particuliers, il s'étoit contenté jusqu'à présent de savoir qu'il y avoit un parti en Pologne qui desiroit de l'avoir pour
roi, et qu'il ne s'étoit point informé du détail de ceux qui le compo-
soient. »

Réponse à l'évêque de Cujavie : « Que cherchent les Polonois dans la
prochaine élection? N'est-ce pas un roi très bon, un roi très grand, un
roi belliqueux, sage, magnanime, libéral, modeste, affable, qui, avec
toutes ces grandes qualités, rétablisse la République dans son premier
état de gloire, de richesses, de grandeur, et qui, par le bruit de ses
triomphes, pour me servir des propres termes de V. É., terrasse les
ennemis de la patrie, donne de la terreur aux jaloux de sa gloire, et
oblige ses voisins d'entretenir avec lui une amitié éternelle? qui gou-
verne ses peuples par son exemple plus que par son autorité? qui soit
à la guerre le premier soldat, dans le Conseil le premier à conseiller, et
partout le modèle de tous les autres? qu'aucun des Polonois ne haïsse
ni ne méprise? qui s'étudie à porter dignement un sceptre qui lui aura
été donné, non par la loi et par la coutume, mais pour l'amour et
l'estime, et qui se trouve dans la nécessité de le conserver par les
mêmes vertus qui le lui auront acquis? »

Traité d'association : « Nous soussignés, amis, associés et confédérés,
tant en notre nom qu'en celui des absents de notre même ligue, dont
nous promettons la ratification, après avoir mûrement délibéré sur tous
les concurrents qui aspirent à la couronne de notre royaume, et diligemment examiné leur naissance, leurs alliances et leurs qualités personnelles par rapport à l'avantage que la République en peut retirer
dans les conjonctures présentes, nous avons préféré à tous les autres,
par l'espérance de la félicité publique et de la conservation de notre
liberté, le sérénissime prince du sang royal de France François-Louis
de Bourbon, prince de Conti, tant parce qu'il est plus versé dans le
métier de la guerre, dans les belles connoissances, que parce que
l'éloignement de sa patrie le rend moins dangereux à notre république,
et que la grandeur de son extraction et de ses vertus nous est un gage

que, bien loin de donner à notre liberté la moindre atteinte, il la conservera dans toute sa vigueur. C'est pourquoi non seulement nous souhai-
tons, pour le comble de notre bonheur, dont la sûreté, par son élection,
sera éternelle, qu'il plaise au Ciel de l'élever sur le trône par les suffrages
libres de tous les citoyens, mais encore, pour obtenir un si grand bien,
nous ferons tous nos efforts, nous emploierons tous nos droits et nous
unirons toutes nos puissances sans relâche, et avec le zèle le plus
sincère, pour faire l'avantage de notre patrie. »

XXIX

LE DERNIER DUC DE ROUANNEZ [1].

(Fragment inédit de Saint-Simon [2].)

« ARTUS, duc de ROUANNEZ, fut, après son père, gouverneur de Poitou,
et, faute de pairs, il représenta au sacre de Louis XIV le comte de
Flandres [3]. Il prit un habit et des manières singulières, vécut dans une
grande retraite et dans un commerce intime avec Messieurs de Port-
Royal, dont rien ne le sépara jamais, et voulut s'unir à ceux qui pen-
sèrent à une acquisition dans l'Amérique, pour s'y aller établir, et à
laquelle il devoit beaucoup fournir, et que la cour rompit [4]; embrassa
enfin l'état ecclésiastique, sans néanmoins s'engager dans aucuns
ordres, et passa sa vie dans une grande piété, dans la solitude, dans
l'étude, et dans l'exercice de toutes sortes de bonnes œuvres, mais
toujours avec une grande singularité. On a vu, au titre de ROUANNEZ-
AUBUSSON, pages 148 et 149 [5], quelle étoit sa sœur, et comme, en la
mariant, il lui donna tout et procura une érection nouvelle de son
duché, en s'en démettant en faveur de son beau-frère, le premier maréchal duc de la Feuillade, avec qui il ne conserva pas grand commerce,
et qu'il survécut de cinq ans, et sa sœur de quinze. Il s'étoit presque
tout à fait retiré à Saint-Just, près Méry-sur-Seine, et il y mourut fort
âgé, 4 octobre 1696. Ainsi s'éteignit le premier duché de Rouannez. »

MADEMOISELLE DE ROUANNEZ [6].

(Fragment inédit de Saint-Simon [7].)

« CH[ARLOTTE] GOUFFIER, sœur du dernier duc de Rouannez Gouffier,
fut élevée à Port-Royal et en sortit fort jeune; mais elle y rentra à dix-
sept ans et y prit l'habit. Au bout de six semaines, elle reçut ordre
d'en sortir, et, auparavant de l'exécuter, elle fit vœu de chasteté, de se

1. Voyez ci-dessus, p. 315-319.

2. Extrait des *Notes sur tous les Duchés vérifiés* [sans pairies, article
ROUANNOIS, vol. 58 des Papiers de Saint-Simon, fol. 169.

3. Le membre de phrase : « Il représenta... », est ajouté dans la marge
du manuscrit, avec un renvoi.

4. Voyez une Addition au *Journal de Dangeau*, tome III, p. 402.

5. Nous réservons cet article-là pour le passage consacré au duc de la
Feuillade dans les *Mémoires*.

6. Voyez ci-dessus, p. 318.

7. Extrait des *Notes sur les Duchés-pairies éteints*, art. ROUANNEZ, vol. 58
des Papiers de Saint-Simon, fol. 142 v°.

faire religieuse, et se coupa même les cheveux. Elle vécut neuf ans fort
retirée et fort solitaire, allant souvent à Port-Royal et vivant sous la
conduite de la célèbre mère Agnès, jusqu'en 1664, que cette mère,
l'abbesse et les principales de la communauté en furent violemment
enlevées. Mlle de Rouannez, qui avoit alors trente et un ans, eut une
lettre de cachet pour se retirer en Poitou, dont son frère empêcha
l'effet en représentant sa délicatesse. Alors elle renouvela son vœu, et,
ne pouvant plus penser à l'exécuter à Port-Royal, elle promit à Dieu de
se faire carmélite. Elle vendit ses pierreries, dont elle ne se servoit
point, et en donna l'argent aux pauvres, et dissuada une personne de
sa connoissance d'écouter aucune proposition de mariage, qui en étoit
tentée après avoir fait un vœu de chasteté. Elle-même fut d'autant
plus attaquée que son frère ne vouloit point se marier, et fut obligée
de subir l'interrogatoire de son curé sur ses vœux, à qui elle maintint
qu'elle les avoit faits en toute connoissance et liberté, et qu'elle ne
croyoit aucune puissance ecclésiastique en autorité ni en pouvoir de
l'en dispenser. Cependant le temps et les manèges la changèrent. Elle
souhaita de pouvoir être affranchie : elle consulta, et fut mécontente de
la réponse; elle consulta ailleurs avec plus de succès pour ce qu'elle
desiroit, et obtint une dispense de Rome pour se marier. M. de la Feuillade, fort en faveur et fort distingué et avancé à la guerre, n'épargnoit
rien pour se procurer par ce grand mariage mieux que les grands biens
de cette maison, et au Roi une occasion pressante et un moyen de le
faire duc sans tirer à conséquence et en être retenu par des demandeurs sur un exemple qui n'en pouvoit point faire. M. de Rouannez,
fort dans la plus haute piété, et peut-être plus extraordinaire que
dévot, avoit renoncé au mariage et au monde, et ne demandoit pas mieux
que de tout donner à sa sœur : il traita donc avec M. de la Feuillade
de la vente, et en même temps de la démission de son duché, dont le
rang et les honneurs lui furent, à l'ordinaire, conservés en passant à
M. de la Feuillade par une érection nouvelle, qui épousa en même
temps sa sœur, 9 avril 1667, et prit le nom de duc de la Feuillade, à
cause de son beau-frère, qui conservoit celui de duc de Rouannez. Il se
sut plus de gré de cette grande fortune, et à son adresse, qu'à la femme
qui en étoit le moyen, qui ne tarda pas à se repentir d'avoir rompu
ses vœux et d'en avoir de violents scrupules le reste de sa vie. Elle se
passa en chagrins et en maladies douloureuses et presque continuelles,
qui la mirent au tombeau à cinquante ans, 14 février 1683, sans avoir
pu obtenir que son cœur fût porté à Port-Royal-des-Champs, à qui
elle avoit légué trois mille livres, qu'elle confirma, pour y recevoir une
converse pour y tenir la place qu'elle avoit vouée et y prier Dieu pour
elle, qui ne bénit ni son mariage ni ses fruits. »

Obsèques du duc de Rouannez[1].

« Messire Artus Gouffier, duc de Rouannez, pair de France, est mort le 4ᵉ de ce mois (octobre 1696), après avoir reçu les sacrements, qui lui ont été administrés par le père prieur de Macheret, selon la permission que je lui en avois donnée, ne le pouvant moi-même parce que j'étois au lit, malade; et, ayant donné aussi permission audit prieur et à ses religieux d'accompagner le convoi et de le conduire dans ma paroisse pour y être inhumé, Maître Nicolas Dorges, prêtre desservant le prieuré de Saint-Just, se trouva au convoi à la porte de cette ville, avec l'étole, et, après avoir demandé au père prieur de Macheret d'ôter son étole et de cesser les fonctions qu'il faisoit avec ma permission, sur le refus qu'il en fit, il fit fermer les portes de l'église, pour empêcher les religieux d'entrer avec l'étole et de s'immiscer de faire l'enterrement du corps dudit seigneur duc de Rouannez. Sur quoi, les religieux, de concert avec les domestiques de M. de Rouannez, au lieu de faire entrer dans l'église le corps pour y être inhumé, le conduisirent en l'abbaye de Macheret, où ils déposèrent ledit corps. Ce qui m'ayant donné occasion de sommer lesdits religieux de me représenter ledit corps pour être inhumé dans ma paroisse, d'autant que M. le duc de Rouannez n'avoit point demandé par testament, ni les parents pour lui, de sépulture particulière, il devoit être enterré dans ma paroisse, dans laquelle il étoit décédé; et, sur le refus qu'ils en firent, je les fis assigner pardevant M. l'official de Troyes, pour y être condamnés. Il y eut sentence qui ordonna que le corps demeureroit, par forme de dépôt, en l'église de Macheret, que le luminaire me seroit rendu, et mes droits curiaux payés : ce qui fut ordonné sur ce que le sieur Giraud, qui étoit chargé du service de l'enterrement, avoit représenté qu'il attendoit des ordres de Paris pour transporter le corps de M. le duc de Rouannez dans la sépulture de ses ancêtres. Mais les religieux, après m'avoir fait signifier ladite sentence de l'Officialité, ne laissèrent pas de passer outre, attendu la sommation que ledit Giraud leur fit d'enterrer le corps en question, qui se gâtoit. Sur quoi, je leur fis donner assignation par-devant M. l'official de Troyes, pour être condamnés à exhumer le corps, me le représenter, et ensuite être conduit à Saint-Just pour être enterré dans ma paroisse. Sur quoi, il fut ordonné que ledit corps resteroit à Macheret, enterré, avec défense à l'avenir auxdits religieux de s'ingérer de faire aucunes fonctions dans ma paroisse sans mon consentement, que le luminaire me seroit rendu, et mes droits curiaux payés. Ladite sentence est du samedi 20ᵉ d'octobre, et fut rendue du consentement des parties : à quoi j'ai consenti en considération de la qualité de M. le duc de Rouannez, que je ne voulus point faire exhumer, et en consi-

1. Communication de M. Pélicier, archiviste du département de la Marne, d'après le registre paroissial de Saint-Just.

dération aussi des lettres que des personnes de qualité écrivirent à
Monseigneur de Troyes pour arrêter le cours des contestations qui
étoient entre les religieux de Macheret et moi....
    « En foi de quoi j'ai signé :

                                « GOMBAULT, curé. »

XXX

LES MARQUIS DE CASTRIES [1].

(Fragment inédit de Saint-Simon [2].)

« Le premier marquis DE CASTRIES, René-Gaspard de la Croix,
servit avec distinction, fut lieutenant général, gouverneur de Sommières
en 1646, fit ériger sa terre de Castries, qui se prononce *Castres*, en
marquisat en 1660 ; en 1661, gouverneur de Montpellier; en 1668,
lieutenant général au gouvernement de Languedoc, où il se tint presque
toujours et y commanda, depuis qu'il en fut lieutenant général, en
l'absence des gouverneurs. Il mourut 22 août 1674, à soixante-trois
ans. C'étoit un homme de valeur, d'honneur, de tête et de mérite,
mais qui dut toute sa fortune au cardinal Bonsy, qui étoit, dans ces
temps-là, dans la plus haute faveur, et à l'esprit, au courage et à l'industrie de sa femme, sœur de ce cardinal, lequel l'aimoit uniquement.

« Il avoit épousé en premières noces, en 1637, Is[abelle] Brachet,
mère en premières noces de l'archevêque d'Embrun, évêque de Metz,
et du maréchal duc de la Feuillade, colonel du régiment des gardes. Il
la perdit un an après, en 1638, sans en avoir eu d'enfants, et, en 1644,
il épousa la sœur du cardinal Bonsy, morte en novembre 1708, à
quatre-vingts ans. De ce dernier mariage, deux fils, et des filles religieuses ou mariées en province; les deux fils, dont le cadet est maintenant archevêque d'Albi et élève ses deux neveux comme ses enfants,
on en verra un chevalier de l'Ordre en 1724, l'autre commandeur de
l'Ordre en 1732, et on parlera d'eux à leur tour.

« D'Hozier père, qui, comme son fils, s'est acquis plus de bien et
de faveur par leurs généalogies que de réputation et de créance, prétend [3] que ces la Croix viennent de J[ean] Ier de la Croix, chevalier,
vivant en 1320, et de J[ean] III [4], son petit-fils, qui se signala sous
Charles VI à la bataille de Baugé, en Anjou, gagnée contre les Anglois
en 1421, sans toutefois montrer aucune jonction entre eux, ni du der-

1. Voyez ci-dessus, p. 327-329.
2. Extrait des *Légères notions des.... chevaliers du Saint-Esprit*, vol. 34
des Papiers de Saint-Simon, fol. 127 v°.
3. La généalogie dressée par d'Hozier en 1637 a servi de base à l'article du
Moréri que Saint-Simon suit en ce moment, l'*Histoire généalogique* du P. Anselme ne parlant que de René-Gaspard et de sa descendance (tome IX, p. 207).
Comparez le dossier LA CROIX, fol. 18, 23-25, 40 et 43, au Cabinet des titres.
4. Saint-Simon transcrit inexactement le *Moréri* et d'Hozier, car, suivant
celui-ci, le héros de la bataille de Baugé serait Jean II, et l'on ignoreraît le
nom de son père.

nier avec J[ean] IV[1], qui lui est donné pour fils, et premier baron de Castries sans qu'on voie comment il l'est subitement devenu dans un temps où on ne l'étoit pas sans bons titres, et moins encore dans les pays d'États comme est le Languedoc.

« De ce premier baron de Castries et de sa femme, Judith de Pierrefort, vint Guillaume de la Croix, baron de Castries et seigneur de force terres, des titres duquel, obtenus aux États de Languedoc, il conte des merveilles[2]. Louis, fils de ce Guillaume, épousa J[eanne], fille héritière de C[laude] de Montfaucon, baron d'Alais, etc.; dont H[enri]. On ne voit pourtant ni cet H[enri], ni pas un autre de ses descendants, se qualifier d'aucune des seigneuries de ce baron d'Alais. Cet H[enri], tué fort jeune en Allemagne, se trouve, dit-on, qualifié *monseigneur* aux archives de Montpellier[3]. C'est peut-être un usage pour les barons des États; sinon, M. d'Hozier est hardi à alléguer ce qu'il sent bien qu'on ne prendra pas la peine de vérifier, et il y a été pris plus d'une fois en sa vie. Ce même H[enri] eut, de Catherine de Guilhens, fille du seigneur de Monjustin, Jacques de la Croix, baron de Castries. On dit de lui que le maréchal de Damville lui donna l'ordre de Saint-Michel par commission de Charles IX du 21 novembre 1568, qu'il fut capitaine de cinquante hommes d'armes et gouverneur de Sommières, Gignac et Frontignan. De Diane d'Aubenas, il laissa J[ean], capitaine de cent cinquante lances des ordonnances, qui épousa en 1590 Marguerite, fille de Pierre Voglia[4], seigneur de la Lauze, premier président de la Cour des comptes et aides de Montpellier. De ce mariage vint autre J[ean] de la Croix, qu'on appelle le comte de Castries sans parler d'érection de cette terre en comté, et colonel des légionnaires de Languedoc. J'ai peur qu'il n'y ait bien de la milice dans toutes ces lances et ces légions. Il fut de ceux qui furent privés de leur droit d'entrée aux États pour avoir suivi le parti de Gaston et du dernier duc de Montmorency. Le sieur d'Hozier dit qu'il y fut entraîné par la parenté: en effet il avoit épousé une fille du marquis de Choisy qu'on a vu, page 64[5], chevalier de l'Ordre en 1597, et d'une fille du maréchal de Cossé. C'est de ce mariage qu'est venu notre chevalier de l'Ordre, auquel nous nous arrêterons[6]. »

1. Même observation. C'est Jean III dans le *Moréri*.

2. Ici, Saint-Simon a effacé : « des titres qui lui sont donnés dans les délibérations des États de Languedoc. »

3. Aux archives des États de Languedoc, dont il vient d'être parlé.

4. Marguerite est nommée *de la* Voglia, et non Voglia tout court, dans le *Moréri*.

5. Même mémoire sur les *Chevaliers de l'Ordre*, fol. 94 v°.

6. L'article de René-Gaspard et celui de Joseph-François sont fort longs l'un et l'autre dans le *Moréri*.

ADDITIONS ET CORRECTIONS

Page 2, note 8. La *Gazette* de 1683, aux pages 20, 140 et 152, donne quelques détails sur le mariage de Mlle de Noirmoutier avec le duc Lanti, sur les fêtes qui accompagnèrent ou suivirent la cérémonie des épousailles, et sur les relations de la duchesse de Bracciano avec MM. d'Estrées.

Page 3, note 2. Le duc Lanti prit les insignes de l'Ordre, mais ne fut jamais reçu : voyez les *Mémoires de Coulanges* (p. 152-154 et 213), où il est dit aussi que le palais Lanti était toujours ouvert libéralement aux Français, mais que le mauvais état des affaires du duc le força de louer cette demeure au cardinal de Janson et de se retirer dans ses terres.

Page 11, note 1. D'Hozier fit, ou du moins signa une généalogie des Gilier, en 1631.

Page 12, note 1, ligne 6. Le maréchal du Plessis ne fut pas nommé gouverneur de Monsieur en mars 1648, mais seulement le 5 mai 1649 (Arch. nat., O¹ 9, fol. 323, et *Gazette*, 1649, p. 308).

Page 21, ligne 4. Mlle de Monaco, présentée par la comtesse d'Armagnac, avait pris le tabouret chez la Dauphine le 7 juin 1688, et la duchesse de Valentinois (Armagnac), le jour suivant.

Ibidem, note 6. Il est plusieurs fois question de la « princerie » des Monaco dans le tome III des *Écrits inédits de Saint-Simon* publiés par M. Faugère, p. 46-47 et 325-334.

Page 24, note 4. Ce n'est pas, comme je l'ai dit au tome II, p. 272, note 2, Jacques Rioult de Douilly, beau-frère de Nicolas de Frémont, mais le frère aîné, Pierre Rioult, qui avait, dans la rue Neuve-Saint-Augustin, une belle maison, plus tard occupée par le chancelier de Pontchartrain.

Page 33, note 8. Le comte de Feuquière avait eu le régiment de son frère en février 1689.

Page 36, ligne 6. Dans ses notes sur les *Duchés-pairies vérifiés et non vérifiés*, art. CHATILLON (vol. 51, fol. 98), Saint-Simon dit : « M. de Luxembourg, qui avoit longuement et ardemment persévéré à demander au Roi la survivance de sa charge de capitaine des gardes du corps, et même les honneurs qu'il avoit accordés à MM. de Bouillon et de Rohan, vint enfin à bout de cette érection, puis de la survivance de son gouvernement, enfin d'avoir parole d'une autre pareille érection pour son second fils lorsqu'il se marieroit, qui, même après sa mort, lui a été tenue. »

Page 38, note 2. On trouvera un article sur les Isenghien, considérés comme princes étrangers, dans le tome III des *Écrits inédits*, p. 336. — Il y est aussi parlé des tabourets de grâce, p. 29-30.

Ibidem, note 5. Sur la concession des honneurs du Louvre au prince d'Isenghien, nouvellement marié avec Mlle d'Humières, voyez la *Gazette* de 1677, p. 143-144. Ce n'est pas en 1694, comme le dit Saint-Simon (même note, lignes 8-9), mais en mai 1679, et définitivement en mars 1687, que la princesse de Fürstenberg (Marie de Ligny) eut le tabouret de grâce (*Gazette* de 1679, p. 216 ; *Journal de Dangeau*, tome II, p. 29).

Page 48, note 8, ligne 9. Cavoye figura aussi au siège de Dôle, en 1674 ; on voit dans la *Gazette* (p. 518) qu'il commanda la tranchée avec le duc de la Feuillade et le chevalier de Lorraine. En 1677, il servit comme aide de camp du Roi au siège de Cambray.

Page 49, note 4. On trouve encore le mot *rapsodie*, au même sens, dans les *Lettres de Mlle Aïssé*, éd. Ravenel, p. 224.

Page 52, note 1, ligne 8, lisez : « M. de Chastellux ».

Ibidem, note 2, ligne 3. Pellisson, dans ses *Lettres historiques*, tome II, p. 97, à l'occasion du renvoi des filles, dit que Mlle de Coëtlogon « doit demeurer avec Mme de Richelieu, le Roi en ayant parlé favorablement et témoigné qu'il falloit chercher quelque occasion de la placer. »

Page 56, note 2. Jacques II avait obtenu, dès son arrivée ou peu après (février 1689), la permission d'enrégimenter ceux de ses partisans qui émigraient en France (*Gazette* de 1689, p. 60), et le nombre des Irlandais s'était considérablement augmenté après la reddition de Limerick.

Page 67, note 8. La *Gazette* de 1694, p. 345-346 (comparez *Dangeau*, tome V, p. 40), cite un beau fait de guerre du marquis de Blanchefort dans le pays de Liège, et l'on voit, dans les *Œuvres de Louis XIV*, tome IV, p. 436, que le Roi apprécia ce témoignage de sa valeur. Il avait été blessé au siège de Bude, le 13 juillet 1686.

Page 68, fin de la note 7. Beringhen aîné est un de ceux dont le nom figure dans l'épître de Boileau sur le passage du Rhin.

Page 69, note 2, ligne 4. La pension de douze mille livres avait été donnée à M. de Saint-Géran dans les derniers jours de 1678 (*Gazette*, p. 1034).

Page 70, note 10. Il est parlé, dans les *Lettres de G. Patin*, éd. Réveillé-Parise, tome III, p. 415, de la mort de Bonneau, fameux partisan et adjudicataire des gabelles, natif de Tours, où il avait été marchand de passements, et décédé le 25 décembre 1662, à soixante-seize ans. C'était sans doute l'oncle de Mme de Miramion.

Page 71, note 4. M. Boucher de Molandon, à qui nous avons cru devoir soumettre notre note sur les Beauharnais, comme à l'érudit qui possède le mieux l'histoire de la noblesse orléanaise, a bien voulu nous répondre que la légende recueillie par Saint-Simon lui semblait être « un de ces contes qui se perpétuent par cela seul qu'ils ont été acceptés par un auteur en renom. » — « Le nom de Beauharnais (toujours sans particule), dit notre honorable correspondant, paraît pour la première fois dans les listes de l'échevinage d'Orléans en l'année 1512

(Guillaume Beauharnois); mais plusieurs membres de cette famille, alors simples bourgeois, sont nommés dans les vieux comptes de ville antérieurs à Jeanne d'Arc, toujours sous la dénomination de *Beauharnois* ou *Biauharnoys*. On remarque dans ces comptes de ville que Jehan Beauharnois, bien que n'étant pas au nombre des douze procureurs de la ville, prit une part active à la défense de la cité, surtout en ce qui regardait le service de l'artillerie : cette active coopération aux faits d'armes de la Pucelle peut expliquer son audition dans l'enquête orléanaise pour la réhabilitation. Il n'est point invraisemblable que sa femme Pétronille fût une de Loynes...; mais il me paraît peu vraisemblable qu'une famille de simple bourgeoisie ait, antérieurement au quinzième siècle, demandé et obtenu des lettres patentes pour changer de nom.... » — Faisant un dernier examen de la question, M. Boucher de Molandon nous a suggéré que la légende de *Beauvit* pourrait bien avoir son origine dans ce fait que François de Beauharnais possédait sous Louis XIV une seigneurie de *Beauville*, et que le fils de ce François, devenu intendant général des armées navales, en fit transporter le nom sur une terre de Port-Maltais qu'il avait en Acadie, et qui fut érigée ainsi en marquisat de Beauville le 25 juin 1707. (Généalogie de Beauharnois, dans le registre V de l'*Armorial général* de d'Hozier, p. 7 et 13.) Ce serait donc une confusion entre le nom patronymique et le nom de fief analogue à celle que nous avons déjà dénoncée (p. 204, note 1) à propos du marquis d'O, mais aggravée ici par l'altération, volontaire ou involontaire, du nom de Beauville. Quant à l'origine de la légende recueillie et perpétuée par Saint-Simon, nous n'avons pu en trouver trace dans les ouvrages d'Amelot de la Houssaye, à qui on attribue la première mise en circulation; mais M. Boucher de Molandon nous signale un autre écrivain, Adrien Baillet, qui, bien antérieurement à Saint-Simon et à Amelot, aurait prétendu, dans ses *Auteurs déguisés* (Paris, 1690), p. 57, que les Beauharnais avaient pris ce nom en échange de celui qu'ils portaient originairement, et qui était peut-être (p. 163) *Cheval*. Mais nous ne voyons pas que cette nouvelle assertion soit justifiée, ni même présentée clairement.

Page 73, ligne 6. Le marquis de Sourches dit de Bussy-Rabutin, rappelé à la cour en avril 1682 : « Ses écrits faisoient voir qu'il avoit beaucoup d'esprit ; mais il auroit peut-être mieux valu pour lui qu'il en eût eu moins. » (*Mémoires*, éd. 1881, tome I, p. 98.)

Page 75, note 2. On verra peut-être avec intérêt un spécimen du style et de l'orthographe de Mme de Miramion; voici le fac-similé d'une lettre qu'elle écrivait, dans les derniers temps de sa vie, au contrôleur général Pontchartrain (Arch. nat., Papiers du Contrôle général, G⁷ 552):

« Japran, Monsieur, que lon vous solisite fortement pour quil niay que les anfans de feu Mʳ le p. Riaute de Melun qui ait part a la grase que le Roy affaite antaquesent sa charge de presiden a jeuste pris. Mʳ Pavilon et moy vous a vont pries insctament quelle feut pour la veuve ossibain que pour les anfans ; elle en na besoint, et sest la grase

que je vous de mande et de me croire, Monsieur, comme veritablement
je suis, vostre tres humble et tres obeissante servante.

« M. B. DE MIRAMION.

« Ce 30me aoust 1692. »

Page 77, ligne 4. Il est fait deux allusions aux prétentions de Mme de
Nesmond dans le mémoire sur la Pairie, tome III des *Écrits inédits*,
p. 136 et 147.

Page 81, note 2. Le marquis de Sourches dit, à la date du 20 mars
1685 : « Il n'y avoit alors (du temps de M. de Soyecourt) que deux
maîtres de la garde-robe du Roi, qui servoient par année ; mais le
marquis de Guitry, qui étoit l'un des deux, trouva le moyen de faire
agréer au Roi qu'il le fît grand maître de sa garde-robe et qu'il restât
encore deux maîtres de la garde-robe, qui eussent peu de fonction et
qui gardassent les mêmes entrées dans la chambre de S. M., le grand
maître ayant tout le soin de la garde-robe.... » (*Mémoires*, éd. Bernier,
tome I, p. 61-62 ; éd. 1881, tome I, p. 196, note 3.)

Page 86, ligne 4 et dernière. *Dom* n'est écrit qu'en abrégé : *D ;* mais,
en un autre endroit du manuscrit des *Mémoires* (p. 226, correspondant
au tome II, p. 368, de l'édition de 1873), le mot se lit en toutes lettres,
avec l'orthographe *dom*, généralement admise au dix-septième siècle.

Page 93, ligne 12. François-Annibal III, né le 30 décembre 1648 et
titré d'abord comte de Nanteuil, puis marquis de Cœuvres, et enfin
duc d'Estrées depuis le commencement de 1687, était fils de l'ambassadeur à Rome et neveu du cardinal. Il avait succédé à son père
comme gouverneur de l'Ile-de-France et du Soissonnais, gouverneur particulier des villes de Laon, Noyon, Soissons et Domme, et capitaine
de Villers-Cotterets. Il avait reçu l'Ordre en 1688. Mort le 11 septembre
1698.

Page 95, note 5. Le mémoire que nous avons indiqué sur la Pairie
est imprimé actuellement dans le tome III des *Écrits inédits*, et le passage sur les bas sièges se trouve aux pages 104-108.

Page 96, ligne 7. Le manuscrit porte : « Accompagné de MM. de
Saillans et de Clérembault, son beau-père, dont.... » Cette forme du
membre de phrase, si toutefois Saint-Simon ne l'a pas écrite ainsi par
inattention, signifierait rigoureusement que le duc de Luxembourg était
accompagné : 1° de MM. de Saillans, au nombre de plusieurs ; 2° du
beau-père Clérembault, à qui Saint-Simon ne donne pas le M^r (voyez
plus haut, p. 11). Mais il faut observer que le frère aîné de M. d'Estaing de Saillans portait le titre distinctif de marquis du Terrail.

Page 101, note 8. Mme de Maintenon disait (*Lettres historiques et édifiantes*, tome II, p. 40) : « Je pétille dans ma chambre quand je pense.... »

Page 118, dernière ligne de la fin de note, effacez la virgule entre
Remy et *de Reims*.

Page 123, note 3. La lettre suivante de Bontemps au cardinal de
Noailles, sur la succession du marquis de ce nom, a récemment passé
dans un lot d'autographes (vente Charavay, 17 mars 1881, n° 22) :

« A Versailles, le 24ᵉᵐᵉ juin 1696.

« Monseigneur,

« J'ay dit au Roy avant le salut que vous estiés allé à Paris apres avoir receu la triste nouvelle de la mort de M. le marquis de Noailles, qui vous accabloit, bien faché d'estre party sans avoir eü l'honneur de le voir, et Sa Maiesté m'a commandé de vous escrire qu'il compatissoit fort à vostre douleur. J'ay adjousté de moy mesme qu'il avoit la lieutenance de Roy d'Auvergne, qui estoit depuis longtemps dans vostre famille, et qu'il avoit mangé presque tout son patrimoine. Apres quoy il m'a demandé s'il y avoit des enfants, et ayant respondu qu'il y avoit des filles, il a dit que quand vous seriés icy, il verroit. Je vous supplie d'estre persuadé qu'il n'y a personne qui prenne plus de part que nous à tout ce qui vous regarde, estant avec un attachement tres respectueux,

« Monseigneur,

« Vostre tres humble et tres obeissant serviteur.

« BONTEMPS. »

Page 128, ligne 4. Un carton de documents sur la Savoie qui est aux Archives nationales (K 1358, n° 68) renferme cette pièce relative aux conditions dans lesquelles se négocia la paix de 1696 :

« Le marquis de Saint-Thomas, premier ministre, gagné par les alliés; le sieur   ¹, sa créature.

« Le marquis de Dronaire², gouverneur de Turin, affectionné pour la paix.

« L'abbé de Cumiane.

« Le président de Muns, secrétaire de guerre, disposé à la paix.

« L'avocat Perroquin, qui demeure à Pignerol, et sa femme à Turin.

« Le président d'Albaret, premier président du Conseil souverain, à Pignerol; c'est lui qui donne les nouvelles.

« Le duc de Savoie a beaucoup d'esprit; ambitieux, remuant, fin et rusé; il aime l'argent; homme d'ordre et d'économie, dissimulé, inquiet, méfiant, incertain, changeant d'avis d'un jour à l'autre. Envoyer quelqu'un pour négocier tête à tête avec lui, le prendre au mot et le faire signer sur-le-champ.

« Pignerol est une place trop étroite, dont on ne peut jamais faire un magasin. Il faudroit faire une nouvelle place, ou au moins l'agrandissement proposé par M. de Vauban, qui est de s'approcher du Chison³ et enfermer le petit ruisseau de Lemne, qui vient du val Saint-Pierre, cette place manquant d'eau. Cette nouvelle fortification couvriroit la gorge ou l'entrée de la vallée de la Pérouse.

« On pourroit aussi, pour soutenir Pignerol, faire une place à la Pérouse, suivant le projet qui en a été fait par le maréchal de Catinat, dans la vue d'y faire des magasins et suppléer par là à ceux qui manquent à Pignerol; s'assurer par là la communication avec Pignerol, et conte-

---

1. Ce blanc est au manuscrit. C'est sans doute de Grupel qu'il s'agit.
2. Ainsi, pour *Dronero*. — 3. Ainsi, pour *Chiuson* (Clusone).

nir les Barbets dans leur vallée, à cause de la vallée de Saint-Martin, qui vient déboucher vis-à-vis de la Pérouse.

« On a bâti Fenestrelle non seulement pour rendre praticables les chemins de Briançon avec la Pérouse, mais aussi pour être maître du col de la Fenestre, qui verse à Suse, et en soutenir par là les retranchements.

« Si on abandonnoit Pignerol et le Pragelas jusques à Sézanne, il faudroit faire bâtir une place sur le mont Genèvre, ainsi que le maréchal de Catinat l'a projeté ; par là, le Roi seroit toujours le maître des chemins qui conduisent à Pignerol et à Suse.

« *Nota* qu'en abandonnant jusques au mont Genèvre, on céderoit Exiles et Chaumont.

« En abandonnant tout le mont Genèvre à condition que le duc de Savoie n'y pourroit construire aucune place, on pourroit agrandir Briançon. »

Page 129, note 2. Guy Patin dit une fois, dans ses *Lettres* : « Ni savant, ni honnête homme, mais *Manceau* ; » et une autre fois : « un *Manceau* recuit. » (Tome III, p. 101 et 277, éd. Réveillé-Parise.)

Page 133, ligne 3. Pignerol (voyez tome I, p. 272, note 6) avait coûté dix-sept cent mille écus à acheter, autant à fortifier, et eût demandé encore une dépense de six ou sept cent mille écus. C'était d'ailleurs une entrée moins commode que la vallée de Suse pour déboucher en Piémont. (Vauban, mémoire daté de 1694, dans le Supplément des *Oisivetés*, p. 54-57.)

Ibidem, note 4. L'obtention des honneurs royaux avait été demandée avec insistance par la Savoie dès le temps de Louis XIII, et, en 1653, on avait rendu aux ambassadeurs du duc le privilège d'être « traités à la royale, » c'est-à-dire menés au Louvre par un grand officier de la couronne, entre deux haies de gardes. (*Gazette* de 1653, p. 95.) En septembre 1690, le marquis de Dronero, envoyé à Milan pour obtenir du gouvernement espagnol l'argent et les troupes nécessaires en Savoie, avait reçu les honneurs dus aux ambassadeurs de têtes couronnées, en vertu d'un décret de la cour de Madrid (*Gazette*, p. 510). — En avril 1699, Victor-Amédée demandait encore le privilège de la Salle Royale.

Page 138, note 7. Saint-Simon parle encore des filles d'honneur de la princesse de Conti et de leurs privilèges dans le mémoire sur la Pairie qui est actuellement imprimé au tome III des *Écrits inédits*, p. 126.

Ibidem, note 9. Sur l'attribution de deux filles d'honneur à la princesse de Conti douairière, voyez les *Mémoires du marquis de Sourches*, tome I, p. 339, de l'éd. de 1881, et le *Journal de Dangeau*, tome I, p. 263. Ailleurs, M. de Sourches (tome I, p. 277, note 4) dit, comme Saint-Simon, que les princesses du sang ne peuvent faire manger leurs filles d'honneur ainsi que le font les petites-filles du Roi. — Quand Saint-Simon écrit que la princesse de Conti fille du Roi était seule à avoir des filles d'honneur, il veut sans doute dire (et cela détruit la contradiction que nous avions cru relever) que c'était la seule des trois Princesses, et non la seule de toutes les princesses de la cour. En effet, la chambre des filles de Madame la Duchesse avait été cassée en juin

1689 (*Dangeau*, tome II, p. 413; *Mme de la Fayette*, p. 241), et la duchesse de Chartres n'en avait point.

Page 156, note 3. Saint-Simon s'étend longuement sur l'inconve-
nance de la tenue des deux otages dans le mémoire sur la Pairie publié au tome III des *Écrits inédits*, p. 98-99.

Page 168, note 3. Nanon doit être Anne Bailbien, fille majeure, demeurant ordinairement à Versailles, que nous voyons, le 31 mai 1700,
donner trois mille livres à l'abbaye de Notre-Dame de Meaux, où elle
avait deux tantes du nom de Thévenot, et dont Mme de Montchevreuil
était abbesse. (Arch. nat., Y 273, fol. 427.)

Page 170, note 4. A propos de la nomination de Mme d'Espinay, en
1724, la duchesse de Lorraine écrit : « Je suis surprise qu'elle veuille
être dame d'honneur, car c'est une furieuse sujétion, et elle n'est plus
jeune. » (*Lettres de la duchesse de Lorraine à Mme d'Aulède*, p. 184.)

Page 172, note 1. Saint-Simon parle encore des dames d'honneur et d'a-
tour dans son mémoire sur la Pairie, tome III des *Écrits inédits*, p. 73-74.

Page 173, note 1, fin. Dans le nouveau foliotage, l'article Nangis est
fol. 104 vᵉ du vol. 34.

Ibidem, note 3. M. de Sourches dépeint, en 1685, le marquis de Nangis
comme « très bien fait et brave de sa personne, mais dépensant les grands
biens amassés par sa mère. » (*Mémoires*, éd. 1881, tome I, p. 231, note 3.)

Page 178, note 4. Mme d'Arpajon avait eu la petite vérole en soi-
gnant sa fille. (*Sourches*, éd. 1881, tome I, p. 168-169.)

Page 181, note 3. Ézéchiel Spanheim, dans sa *Relation de la cour de
France en 1690*, écrit : *minions*, pour *menins*.

Ibidem, note 4. Le jeune marquis de Rochefort, n'ayant que dix-sept
ans, avait figuré au carrousel de 1685 ; mais, comme le dira ailleurs
Saint-Simon, c'était un débauché, sans aucun mérite.

Page 186, note 4. Le bruit courut, en février 1685, que la place de
chevalier d'honneur était convoitée par le prince de Fürstenberg, mais
que le Roi refusait l'agrément à celui-ci, à cause de son origine allemande. (*Sourches*, éd. 1881, tome I, p. 179.)

Page 187, note 1. Par allusion à ces deux charges, Dangeau prit
pour devise, au carrousel de 1685 : *Fert autumni et veris honores.*

Ibidem, note 4. Dans une lettre au comte d'Aubigné que la Beaumelle
et Auger ont reproduite, sous la date du 25 juin 1684, Mme de Maintenon dit : « Nous n'avons rien à opposer à la beauté de Mlle de Leu-
vestin (*sic*), nièce de Monsieur de Strasbourg, que l'on vient de prendre
(dans la chambre des filles de la Dauphine). » Mais l'autographe vu par
Lavallée (*Correspondance générale*, tome II, p. 371) porte : « La nièce
de Monsieur de Strasbourg, que l'on vient de prendre, et la nièce de
la comtesse de Gramont, que l'on va nommer, sont plus jolies que les
autres. »

Page 194, note 6, lignes 5-6. Sur le refus de laisser donner le nom
du marquis de Nogaret au régiment qu'il voulait acheter, voyez les
Mémoires de Sourches, éd. Bernier, tome I, p. 183-184.

Page 196, note 3. Mme de Biron s'était mariée le 24 février 1640.

Page 197, note 3. Quoique nommé ambassadeur à la fin de décembre 1677, Guilleragues ne s'embarqua, avec sa famille, que le 11 septembre 1679, sur un vaisseau commandé par le marquis de la Porte, et n'arriva que le 8 décembre suivant, deux ans après sa nomination.

Page 198, note 3. Aux documents cités sur l'ambassade de Guilleragues, on peut ajouter divers mémoires conservés aux Archives nationales, K 1342, nᵒˢ 31-33, et les articles de la *Gazette* de 1679, p. 251 et 592-593 ; de 1680, p. 114-115 ; de 1682, p. 507-509 ; de 1684, p. 745 et 778-780 ; de 1685, p. 237-240, 248 et 273-284. En annonçant sa mort, la veuve supplia le Roi « d'avoir la bonté de pourvoir à l'établissement d'une fille unique que son mari lui avoit laissée, les affaires de Guilleragues étant dans un très mauvais état. » (*Mémoires de Sourches*, éd. Bernier, tome I, p. 99.) Il est à remarquer que l'ambassade semblait peu profitable pour les titulaires, car le prédécesseur de Guilleragues, M. de Nointel, qui l'avait eue aussi « pour se remplumer, » était rentré en France sans ressources, et fût mort de faim si sa famille n'avait pris soin de lui (*Sourches*, tome I, p. 71). Or, d'après une note du ms. Clairambault 986, p. 557, Nointel avait touché, pour sa première année (1670), seize mille livres d'appointements, huit mille de présents à faire, quinze mille pour augmentation d'ameublement et don des marchands de Marseille, deux mille d'augmentation d'appointements, six mille pour son ameublement, vingt-quatre mille pour les frais de voyage. La dépense était très peu considérable, dit M. de Luynes.

Page 199, note 1. Supprimez la particule *de* avant *Girardin*.

Ibidem, note 3. D'une lettre écrite par Mme de Guilleragues au contrôleur général, le 17 juillet 1706 (Arch. nat., G⁷ 558), il résulte qu'elle portait le titre de *comtesse*, et non de *vicomtesse*, et qu'elle avait un fils, également titré comte de Guilleragues, qui venait d'acheter une charge de chevalier d'honneur au parlement de Bordeaux. Elle mourut en cette ville, au mois d'octobre 1712, selon Dangeau.

Ibidem, note 5. Au sujet du mariage célébré à Galata d'après le *Mercure*, ou en Troade d'après Saint-Simon, M. Ch. Schefer a bien voulu nous faire observer que la côte d'Asie Mineure dépendait de la même circonscription ecclésiastique que Galata. — En souvenir de ce séjour dans le Levant, Galland, qui avait accompagné le prédécesseur de M. de Guilleragues à Constantinople, durant les années 1672 et 1673, dédia le second livre de ses *Mille et une Nuits* (1704) à Mme d'O.

Page 210, note 5. Il est aussi question des usurpations de manteau dans le tome III des *Écrits inédits de Saint-Simon*, p. 111-114.

Page 212, note 3. Spanheim, en un autre endroit de sa *Relation*, place le maréchal de Bellefonds parmi les favoris du Roi, entre le duc de la Rochefoucauld et la Feuillade ; et néanmoins, quand le maréchal mourut, on ne maintint pas sa pension de six mille livres à ses enfants, sous prétexte que les temps étaient trop difficiles. — Les lettres de Mlle de la Vallière au maréchal viennent d'être réimprimées plus correctement dans le livre de M. Jules Lair sur *Louise de la Vallière et la jeunesse de Louis XIV*, p. 351-398.

Page 218, note 4, ligne 1. Au lieu de *fils*, lisez *neveu*.

Page 219, note 6. Selon Mme de Motteville, Mlle de Pons fut éloignée de la cour au moment même où elle réussissait auprès du Roi ; selon Mme de la Fayette, elle ne sut pas se prêter à son rôle. On cherchait alors à dissimuler que le Roi s'occupait de Madame.

Page 221, note 1. M. Lair place le début de cette réclusion en mars 1669.

Page 223, note 6. Une note du P. Léonard sur la paix de Savoie fait bien connaître avec quels sentiments le public accueillit cette grande nouvelle. Elle est ainsi conçue (Arch. nat., K 1327, n° 34) :

« La paix ayant été conclue, dans l'été 1696, entre la France et la Savoie, elle fut publiée à Paris le 10 septembre de la même année. L'on en chanta le *Te Deum* à Notre-Dame, et l'on fit des feux de joie. Non seulement la cour de France, mais encore tout le peuple fut fort joyeux de cette paix, parce que, outre que c'étoit le commencement de la désunion de cette forte et incroyable ligue contre la nation, qui faisoit espérer que d'autres souverains feroient leur paix aussi, c'est qu'on espéroit un peu de relâchement du côté des impôts et des subsides ; car il est incroyable combien cette guerre, de ce côté-là, coûtoit au Roi et combien cela fatiguoit ses troupes, qui souffroient beaucoup à passer et repasser les Alpes, par la difficulté des chemins et des gîtes et des étapes pendant plus de vingt-cinq lieues de chemin, et, quand elles étoient passées en Piémont, la difficulté de s'étendre pour subsister. Ainsi il falloit qu'elles tirassent leur subsistance de Pignerol, où il étoit très difficile de faire de grands magasins de munitions, parce qu'il falloit tout voiturer à force de mulets. Ces convois étoient souvent enlevés par les Barbets, qui occupoient les montagnes, et même il y avoit des endroits, sur les passages de ces montagnes, où les mulets ne pouvoient aller ; il falloit que ce fussent des hommes qui portassent les munitions dans ces magasins ou petits forts, dans lesquels il y avoit des troupes afin de disputer le passage aux ennemis et pour couvrir nos troupes des insultes des Barbets. De plus, comme on ne savoit point le dessein des ennemis, il falloit garder tous les passages, qui sont en grand nombre dans ces montagnes. Ainsi il falloit quantité de troupes de côté et d'autre. C'est pourquoi je ne fais pas difficulté de croire que la dépense qu'il falloit que le Roi fît pour la guerre de ce côté-là montoit à plusieurs millions tous les ans (l'on dit quinze millions au moins dans certaines années), et qu'elle égaloit presque celle de la guerre de Flandres. C'est un malheur qu'il n'y a de ce côté-ci aucune place forte que le seul fort de Barraux ; encore n'est-il d'aucune utilité. C'est pourquoi, tous les ans, le roi de France faisoit quelque tentative pour désunir le prince ; mais, soit qu'il ne fût pas satisfait des offres qu'on lui faisoit, soit qu'il fût obsédé par les ministres des princes des alliés, il n'a point accepté les propositions de paix que cette année ; aussi sont-elles fort avantageuses. Mais il s'agissoit de rompre cette ligue si fatale, non seulement à la France, par l'argent qu'on en a tiré, mais à la plus grande partie de l'Europe. [Il] est vrai que, si, en 1689, le Roi avoit eu une très belle armée aux portes de Turin, ou n'eût point tant différé à l'attaquer, il [ne] nous auroit pas fait tant de peine; mais ce prince, qui ne s'étoit pas encore déclaré ouvertement, temporisoit toujours, pour avoir le temps de se mettre en état de nous résister, simulant qu'il vouloit bien la neutralité et qu'il consentoit de donner quelques places pour garantie, mais trouvant toujours de nouvelles difficultés. Ainsi il amusa la cour de France par ses lettres fort soumises. Le Roi eut égard à la prière de M. le duc d'Orléans, frère de Sa Majesté et beau-père du prince.... »

Page 233, note 2. En juillet 1634, le maréchal de Lorge avait fait fortifier de même le bras gauche du Spirebach : voyez la *Gazette*, p. 382 et 393.

Page 266, note 2. Sur le marquis de Saint-Thomas, voyez la *Relation de la cour de Savoie*, en 1673, par Chapuzeau, p. 128, et un livre récent de M. de Léris sur *Madame de Verrue*, p. 240-241.

Page 275, note 7. Selon les chroniqueurs du temps de la Fronde, les pierreries de la couronne employées au reposoir du Palais-Cardinal, le 15 juin 1648, représentaient une valeur de trois millions. En 1679, on évaluait tous les joyaux à quatre millions et demi (*Lettres de Colbert*, tome VI, p. 348-349).

Page 389, lignes 23-24. L'un des arrêts cités par Saint-Simon était du 19, et non du 5 juillet 1663. L'arrêt définitif fut rendu le 5 juin 1666.

Pages 463-464. Selon des pièces officielles, Dangeau, s'étant converti en 1664 (*sic*), s'adressa peu après au Roi pour que l'exercice de la religion réformée fût interdit dans toute l'enceinte de son château et dans le voisinage de l'église paroissiale, et il provoqua une procédure à cet effet. (Arch. nat., TT 314.)

Page 468, note 5. Il est parlé du voyage de Dangeau à Modène dans les *Mémoires de Pomponne*, tome II, p. 517.

Page 470, ligne 1. Une copie du contrat de mariage du 30 mars 1686 est conservée au dossier COURCILLON, dans le recueil des *Carrés d'Hozier* de la Bibliothèque nationale, fol. 31 et suivants. La future est nommée : « Illustre dame Madame Sophie, comtesse de Leveinstein-Wertheim-Rochefort et Montaigu.... » Il y est dit qu'elle se marie avec la dot et les droits portés par les pactes de sa maison et suivant les renonciations obligées; que, de plus, il lui revient cent mille livres sur le gouvernement de Touraine. — Ce volume 208 et le précédent contiennent bon nombre de titres intéressant la famille de Dangeau.

Page 495, ligne 31. A Argueil comme à Paris, Mme de Frémont assura l'existence de petites écoles qui avaient été fondées par Jeanne Lombard. (Arch. nat., Y 271, fol. 12, acte du 11 décembre 1697.)

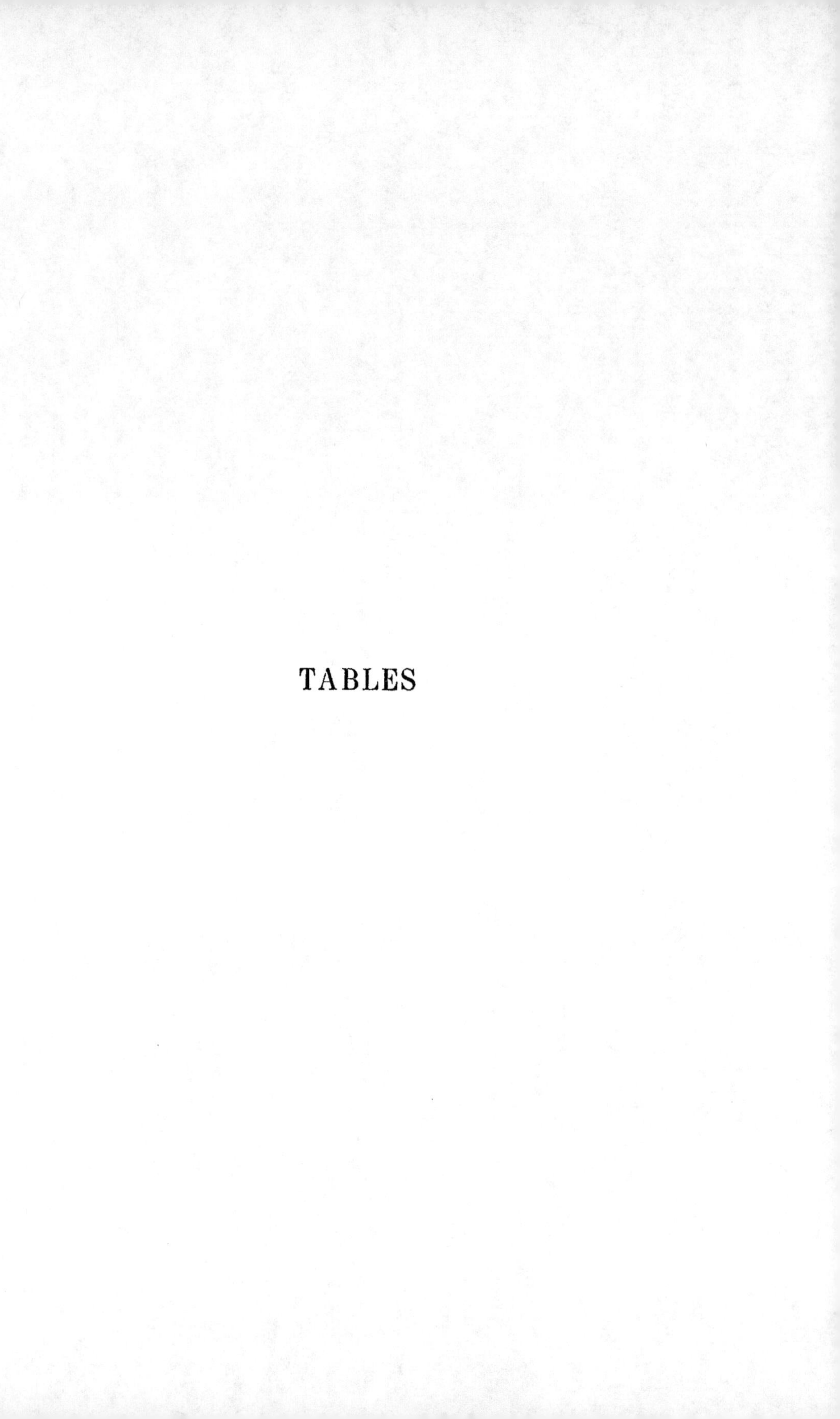

TABLES

I

TABLE DES SOMMAIRES

II

TABLE ALPHABÉTIQUE

DES NOMS PROPRES

ET DES MOTS OU LOCUTIONS ANNOTÉS DANS LES *MÉMOIRES*

N. B. Nous donnons en italique l'orthographe de Saint-Simon, lorsqu'elle diffère de celle que nous avons adoptée.

Le chiffre de la page où se trouve la note principale relative à chaque mot est marqué d'un astérisque.

L'indication (Add.) renvoie aux Additions et Corrections.

A

III

TABLE DE L'APPENDICE

—

PREMIÈRE PARTIE

ADDITIONS DE SAINT-SIMON AU *JOURNAL DE DANGEAU*

(Les chiffres placés entre parenthèses renvoient au passage
des *Mémoires* qui correspond à l'Addition.)

SECONDE PARTIE

I

II

III

IV

V

VI

VII

VIII

Pages.